行为医学
临床实践指南

（第5版）

Behavioral Medicine
A Guide for Clinical Practice

（5th Edition）

主 编

［美］米歇尔·D.费尔德曼
Mitchell D. Feldman
［美］约翰·F.克里斯坦森
John F. Christensen

主 译

曾学军 沙 悦

中国协和医科大学出版社

北 京

图书在版编目（CIP）数据

行为医学：临床实践指南：第5版/（美）米歇尔·D. 费尔德曼（Mitchell D. Feldman），（美）约翰·F. 克里斯坦森（John F. Christensen）主编；曾学军，沙悦译. —北京：中国协和医科大学出版社，2023.10
（协和百年医学译丛）
书名原文：Behavioral Medicine A Guide for Clinical Practice 5th Edition
ISBN 978−7−5679−2223−5

Ⅰ.①行…　Ⅱ.①米…②约…③曾…④沙…　Ⅲ.①行为医学　Ⅳ.①R395.1

中国国家版本馆CIP数据核字（2023）第157869号

行为医学：临床实践指南（第5版）

主　　编：[美]米歇尔·D. 费尔德曼（Mitchell D. Feldman）
　　　　　[美]约翰·F. 克里斯坦森（John F. Christensen）
主　　译：曾学军　沙　悦
策划编辑：戴申倩
责任编辑：沈冰冰
封面设计：邱晓俐
责任校对：张　麓
责任印制：张　岱

出版发行：中国协和医科大学出版社
　　　　　（北京市东城区东单三条9号　邮编100730　电话010-65260431）
网　　址：www.pumcp.com
经　　销：新华书店总店北京发行所
印　　刷：小森印刷（北京）有限公司
开　　本：787mm×1092mm　　1/16
印　　张：39.75
字　　数：990千字
版　　次：2023年10月第1版
印　　次：2023年10月第1次印刷
定　　价：298.00元
ISBN 978−7−5679−2223−5

（版权所有，侵权必究，如有印装质量问题，由本社发行部调换）

译者名单

主　译　曾学军　沙　悦

译　者（按姓氏汉语拼音排序）

曹　宇　　陈芳菲　　程　成　　姜忆南　　李　晨
李梦抒　　李源杰　　李月婷　　沙梦吟　　沙　悦
宋　爽　　王　玉　　王军霞　　伍　洁　　徐玲玲
严　楠　　尹　月　　余佳文　　曾学军　　张　昀
章　筱　　朱卫国

著者名单

Erin C. Accurso, PhD
Department of Psychiatry, Weill Institute for
    Neurosciences
University of California, San Francisco
San Francisco, California
Erin.Accurso@ucsf.edu
Chapter 23: Eating Disorders

Jonathan Amiel, MD
Associate Professor of Psychiatry
Columbia University Vagelos College of Physicians
    and Surgeons
New York State Psychiatric Institute,
    NewYork-Presbyterian Hospital
New York, New York
jma2106@cumc.columbia.edu
Chapter 47: Narrative Medicine

Anne Armstrong-Coben, MD
Associate Professor of Pediatrics at Columbia
    University Irving Medical Center
Columbia University Vagelos College of Physicians
    and Surgeons
NewYork-Presbyterian Hospital, Morgan Stanley
    Children's Hospital of New York
New York, New York
Aha2@cumc.columbia.edu
Chapter 47: Narrative Medicine

Robert B. Baron, MD, MS
Professor of Medicine
Associate Dean for Graduate and Continuing
    Medical Education
Vice Chief, Division of General Internal Medicine
University of California, San Francisco
San Francisco, California
Bobby.Baron@ucsf.edu
Chapter 22: Obesity

Melanie Bernitz, MD, MPH
Associate Vice President and Medical Director
Columbia Health
Associate Clinical Professor of Medicine
Columbia University
Columbia University Irving Medical Center
New York, New York
mjb239@cumc.columbia.edu
Chapter 47: Narrative Medicine

Adam L. Braddock, MD, MPhil
Assistant Clinical Professor of Pediatrics
Division of Academic General Pediatrics,
    Child Development, and Community Health

University of California, San Diego School of
    Medicine
San Diego, California
abraddock@ucsd.edu
Chapter 12: Children

David G. Bullard, PhD
Clinical Professor of Medicine
Clinical Professor of Medical Psychology (Psychiatry)
Consultant, Symptom Management Service
Helen Diller Family Comprehensive Cancer Center
Member, Professional Advisory Group, Spiritual Care
    Services
UCSF Medical Center and UCSF Benioff
    Children's Hospital
Private Clinical Practice of Individual and
    Couples Therapy
San Francisco, California
dgbullard@yahoo.com
Chapter 33: Sexual Problems

Bethany C. Calkins, MS, MD
Palliative Care Physician
VA Western New York Health Care System
Buffalo, New York
Bethany.Calkins@va.gov
Chapter 3: Delivering Serious News
*Chapter 42: Palliative Care, Hospice, & Care of the
    Dying*

Patricia A. Carney, PhD
Professor of Family Medicine
Oregon Health & Science University
Portland, Oregon
carneyp@ohsu.edu
*Chapter 45: Assessing Learners & Curricula in the
    Behavioral & Social Sciences*

Selena Chan, DO
Health Sciences Clinical Instructor, School of
    Medicine
Osher Center for Integrative Medicine
University of California, San Francisco
San Francisco, California
Selena.Chan@ucsf.edu
Chapter 35: Integrative Medicine

Rita Charon, MD, PhD
Professor and Chair, Medical Humanities and Ethics
Professor of Medicine at Columbia University Irving
    Medical Center

Columbia University Vagelos College of Physicians
    and Surgeons
Columbia University Irving Medical Center
New York, New York
rac5@cumc.columbia.edu
Chapter 47: Narrative Medicine

John F. Christensen, PhD
Healthcare Consultant
Corbett, Oregon
nagarkot247@gmail.com
Chapter 5: Suggestion & Hypnosis
Chapter 9: Environment, Health, and Behavior
Chapter 26: Depression
Chapter 36: Stress & Disease
Chapter 39: Errors in Medical Practice
Chapter 49: Trainee Well-Being

David Claman, MD
Director, UCSF Sleep Disorders Center
UCSF Professor of Medicine
San Francisco, California
David.Claman@ucsf.edu
Chapter 32: Sleep Disorders

Tiffany E. Cook, BGS
New York University School of Medicine
New York, New York
Tiffany.Cook@nyulangone.org
*Chapter 17: Lesbian, Gay, Bisexual, Transgender, &
    Queer Patients*

Ann Cottingham, MAR, MA
Director, Research in Health Professions Practice and
    Education
Center for Health Services Research
Regenstrief Institute
Indiana University School of Medicine
Indianapolis, Indiana
ancottin@iu.edu
*Chapter 44: Teaching Behavioral Medicine: Theory &
    Practice*

Hetty Cunningham, MD
Assistant Professor of Pediatrics at Columbia
    University Irving Medical Center
Columbia University Vagelos College of Physicians
    and Surgeons
NewYork-Presbyterian Hospital, Morgan Stanley
    Children's Hospital of New York
New York, New York
hc451@cumc.columbia.edu
Chapter 47: Narrative Medicine

Thomas Denberg, MD, PhD
Senior Medical Director
Medical Operations and Healthcare Strategy
Pinnacol Assurance
Denver, Colorado

tom.denberg@pinnacol.com
Chapter 15: Cross-Cultural Communication

Christine Derzko, MD
Associate Professor
Department of Obstetrics & Gynecology
Department of Internal Medicine (Endocrinology)
University of Toronto
St. Michael's Hospital
Toronto, Ontario, Canada
derzkoc@smh.ca
Chapter 33: Sexual Problems

Mark DiCorcia, PhD
Assistant Dean for Medical Education and
    Academic Affairs
Associate Professor of Integrated Medical Science
Charles E. Schmidt College of Medicine at Florida
    Atlantic University
Boca Raton, Florida
mdicorcia@health.fau.edu
*Chapter 44: Teaching Behavioral Medicine: Theory &
    Practice*

M. Robin DiMatteo, PhD
Distinguished Emerita Professor of Psychology
University of California
Riverside, California
robin.dimatteo@ucr.edu
Chapter 20: Patient Adherence

Elizabeth Eckstrom, MD, MPH
Professor and Chief, Geriatrics
Division of General Internal Medicine and Geriatrics
Oregon Health & Science University
Portland, Oregon
eckstrom@ohsu.edu
Chapter 14: Older Patients
Chapter 34: Dementia & Delirium

E. Jennifer Edelman, MD, MHS
Associate Professor of Medicine and Public Health
Yale Schools of Medicine and Public Health
New Haven, Connecticut
eva.edelman@yale.edu
Chapter 24: Unhealthy Alcohol & Other Substance Use

Michael Eisman, MD
eismanm@schuylerhospital.org
*Chapter 42: Palliative Care, Hospice, & Care of the
    Dying*

Ronald Epstein, MD
Professor of Family Medicine, Psychiatry, Oncology
    and Medicine (Palliative Care)
American Cancer Society Clinical Research Professor
University of Rochester School of Medicine and
    Dentistry
Rochester, New York

Ronald_Epstein@URMC.Rochester.edu
Chapter 7: Mindful Practice

Nate L. Ewigman, PhD, MPH
Staff Psychologist and Associate Director,
    IMPACT Team
San Francisco VA Health Care System
Clinical Assistant Professor of Psychiatry
University of California, San Francisco
San Francisco, California
newigman@gmail.com
Chapter 41: Trauma

Mitchell D. Feldman, MD, MPhil, FACP
Professor of Medicine
Chief, Division of General Internal Medicine
Associate Vice Provost, Faculty Mentoring
University of California, San Francisco
San Francisco, California
Mitchell.Feldman@ucsf.edu
Chapter 4: Difficult Patients/Difficult Situations
Chapter 11: Families
Chapter 15: Cross-Cultural Communication
Chapter 26: Depression
Chapter 27: Anxiety
Chapter 37: HIV/AIDS
Chapter 40: Intimate Partner Violence
Chapter 49: Trainee Well-Being

Sarah Forsberg, PsyD
Department of Psychiatry
Weill Institute for Neurosciences
University of California, San Francisco
San Francisco, California
drsarahforsberg@gmail.com
Chapter 23: Eating Disorders

Auguste H. Fortin, VI, MD, MPH
Professor of Medicine
Division of General Internal Medicine
Yale School of Medicine
Director of Psychosocial Communication
Yale Primary Care Internal Medicine Residency
    Program
New Haven, Connecticut
auguste.fortin@yale.edu
Chapter 2: Empathy

Richard M. Frankel, PhD
Professor of Medicine and Geriatrics
Indiana University School of Medicine
Director: Advanced Scholars Program for
    Internists in Research and Education
Indianapolis, Indiana
Education Institute
Cleveland Clinic
Cleveland, Ohio
rfrankel@iu.edu
Chapter 48: Educating for Professionalism

Lawrence S. Friedman, MD
Associate Dean for Clinical Affairs
Professor of Clinical Pediatrics and Medicine
University of California, San Diego Health System
    and School of Medicine
San Diego, California
lsfriedman@ucsd.edu
Chapter 13: Adolescents

Jennifer Gafford, PhD
Licensed Psychologist
Behavioral Health Consultant at Family Care
    Health Centers
Director of Behavioral Medicine Education
Saint Louis University Family Medicine Residency at
    SSM St. Mary's Health Center
St. Louis, Missouri
jengafford@aol.com
*Chapter 10: Training of International Medical
    Graduates*

Julie Glickstein, MD
Professor of Pediatrics
Columbia University Irving Medical Center
Department of Pediatrics / Division of Pediatric
    Cardiology
Columbia University Vagelos College of Physicians
    and Surgeons
NewYork-Presbyterian Hospital, Morgan Stanley
    Children's Hospital of New York
New York, New York
Jg2065@cumc.columbia.edu
Chapter 47: Narrative Medicine

Deepthiman Gowda, MD, MPH, MS
Assistant Dean for Medical Education
Kaiser Permanente School of Medicine
Pasadena, California
deepthiman.gowda@kp.org
Chapter 47: Narrative Medicine

Gillian Graham, MS, PMHNP-BC
Psychiatric Nurse Practitioner
Behavioral Health Network
Northampton, Massachusetts
gillian.graham87@gmail.com
Chapter 47: Narrative Medicine

Richard E. Greene, MD, MHPE, FACP
Associate Professor, Department of Medicine
New York University School of Medicine
New York, New York
Richard.Greene@nyumc.org
*Chapter 17: Lesbian, Gay, Bisexual, Transgender, &
    Queer Patients*

Frederic W. Hafferty, PhD
Professor of Medical Education
Mayo Clinic

Rochester, Minnesota
fredhafferty@mac.com
Chapter 48: Educating for Professionalism

Steven R. Hahn, MD
steven.hahn@nychhc.org
Chapter 11: Families

Frederick M. Hecht, MD
Professor of Medicine, Division of General Internal
  Medicine
Osher Center for Integrative Medicine
University of California, San Francisco
San Francisco, California
Rick.Hecht@ucsf.edu
Chapter 35: Integrative Medicine

Stephen G. Henry, MD, MSc
Associate Professor of Medicine
University of California, Davis School of Medicine
Sacramento, California
sghenry@ucdavis.edu
Chapter 25: Opioids

Nellie Hermann, MFA
Creative Director, Columbia Narrative Medicine
Department of Medical Humanities and Ethics
Columbia Vagelos College of Physicians and Surgeons
New York, New York
nellie.hermann@gmail.com
Chapter 47: Narrative Medicine

J. Carlo Hojilla, RN, PhD
Postdoctoral Fellow, Traineeship in Drug Abuse Treat-
  ment and Services Research
Department of Psychiatry
University of California, San Francisco
San Francisco, California
Carlo.hojilla@ucsf.edu
Chapter 24: Unhealthy Alcohol & Other Substance Use

Eric S. Holmboe, MD
Chief, Research, Milestones Development and
  Evaluation Officer
Accreditation Council for Graduate Medical
  Education
Adjunct Professor, Yale University School of Medicine
New Haven, Connecticut
Adjunct Professor
Uniformed Services University of the Health Sciences
Bethesda, Maryland
Adjunct Professor, Feinberg School of Medicine
Northwestern University
Chicago, Illinois
eholmboe@acgme.org
*Chapter 43: Competency-Based Education for Behavioral
  Medicine*

Elizabeth Imbert, MD, MPH

Assistant Professor
Division of HIV, Infectious Diseases and Global
  Medicine
Department of Medicine
Zuckerberg San Francisco General Hospital
University of California, San Francisco
San Francisco, California
elizabeth.imbert@ucsf.edu
Chapter 37: HIV/AIDS

Thomas S. Inui, ScM, MD, MACP
Director of Research, IU Center for Global Research
Professor of Medicine, IU School of Medicine
Investigator, Regenstrief Institute
Indianapolis, Indiana
tinui@iupui.edu
*Chapter 44: Teaching Behavioral Medicine: Theory &
  Practice*

Leah Kalin, MD
Geriatric Fellow
Oregon Health & Science University
Portland, Oregon
kalin@ohsu.edu
Chapter 14: Older Patients
Chapter 34: Dementia & Delirium

Sara Kalkhoran, MD, MAS
Assistant Professor of Medicine, Harvard Medical
  School
Investigator, Tobacco Research and Treatment Center
  and Assistant in Medicine
Division of General Internal Medicine,
  Massachusetts General Hospital
Boston, Massachusetts
skalkhoran@partners.org
Chapter 21: Tobacco Use

Nicholas Kinder, MSN, APN, AGNP-C
Assistant Professor
Division of General Internal Medicine & Geriatrics
Oregon Health & Science University
Portland, Oregon
kindern@ohsu.edu
Chapter 14: Older Patients
Chapter 34: Dementia & Delirium

Coleen Kivlahan, MD, MSPH
Executive Director Primary Care
Professor, Family and Community Medicine
University of California, San Francisco
San Francisco, California
Coleen.Kivlahan@ucsf.edu
Chapter 41: Trauma

Kavitha Kolappa, MD, MPH
The Chester M. Pierce, MD Division of Global
  Psychiatry

Department of Psychiatry, Massachusetts General
    Hospital
Boston, Massachusetts
kavitha.kolappa@gmail.com
Chapter 8: Global Health and Behavioral Medicine

Timothy R. Kreider, MD, PhD
Assistant Professor
Department of Psychiatry
Donald and Barbara Zucker School of Medicine at
    Hofstra/Northwell
Hempstead, New York
tkreider@northwell.edu
Chapter 30: Personality Disorders

Ryan Laponis, MD, MS
Associate Professor of Medicine
University of California, San Francisco
San Francisco, California
Ryan.Laponis@ucsf.edu
Chapter 4: Difficult Patients/Difficult Situations

Patrick T. Lee, MD, DTM&H
Chair of Medicine, North Shore Medical Center
Salem, Massachusetts
PTLEE@PARTNERS.ORG
Chapter 8: Global Health and Behavioral Medicine

Mack Lipkin, Jr., MD
Professor of Medicine
New York University School of Medicine
New York, New York
Mack.Lipkin@nyulangone.org
Chapter 1: The Medical Interview

Debra K. Litzelman, MA, MD
D. Craig Brater Professor of Medicine
Director of Education and Workforce Development
Indiana University Center for Global Health
Associate Director of Health Services Research
Regenstrief Institute
Indianapolis, Indiana
dklitzel@iu.edu
*Chapter 44: Teaching Behavioral Medicine:
    Theory & Practice*

Edward L. Machtinger, MD
Professor of Medicine
Director, Women's HIV Program
University of California, San Francisco
San Francisco, California
Edward.Machtinger@ucsf.edu
Chapter 41: Trauma

Felise Milan, MD
Professor of Medicine
Director, Ruth L. Gottesman Clinical Skills Center
Director, Introduction to Clinical Medicine Program
Albert Einstein College of Medicine

Bronx, New York
felise.milan@einstein.yu.edu
*Chapter 45: Assessing Learners & Curricula in the
    Behavioral & Social Sciences*

Vishnu Mohan, MD, MBI, FACP, FAMIA
Associate Professor, OHSU School of Medicine
Department of Medical Informatics and Clinical
    Epidemiology
Portland, Oregon
mohanv@ohsu.edu
*Chapter 10: Training of International Medical
    Graduates*

Gina Moreno-John, MD
Attending Physician and Professor of Medicine
University of California, San Francisco Medical
    Center
Department of General Internal Medicine
San Francisco, California
Gina.Moreno-John@ucsf.edu
Chapter 40: Intimate Partner Violence

Diane S. Morse, MD
Associate Professor of Psychiatry and Medicine
University of Rochester School of Medicine
Department of Psychiatry
Director, Women's Initiative Supporting Health
Center for Community Health
Rochester, New York
Diane_Morse@urmc.rochester.edu
Chapter 16: Women

Daniel O'Connell, PhD
Training, Coaching and Consultation
Clinical Instructor, University of Washington
Seattle, Washington
danoconn@me.com
Chapter 19: Behavior Change

Karli Okeson, DO
Pediatric Emergency Medicine Fellow
Emory University
Atlanta, Georgia
karlisinger@gmail.com
Chapter 32: Sleep Disorders

Steven Z. Pantilat, MD
Alan M. Kates and John M. Burnard Endowed Chair
    in Palliative Care
Director, Palliative Care Program, Division of
    Hospital Medicine
Department of Medicine
University of California, San Francisco
San Francisco, California
Steve.Pantilat@ucsf.edu
Chapter 38: Pain

Constance Molino Park, MD, PhD

Retired Associate Clinical Professor of Medicine
Columbia University Irving Medical Center
New York, New York
constancepark@gmail.com
Chapter 47: Narrative Medicine

Misa Perron-Burdick, MD, MAS
She Her Hers
Medical Director
Women's Health Center
Zuckerberg San Francisco General
Assistant Clinical Professor
Department of Obstetrics, Gynecology, and
    Reproductive Sciences
University of California, San Francisco
San Francisco, California
Misa.Perron-burdick@ucsf.edu
Chapter 16: Women

Stephen D. Persell, MD, MPH
Associate Professor of Medicine, Division of General
    Internal Medicine and Geriatrics
Director, Center for Primary Care Innovation,
    Institute for Public Health and Medicine
Feinberg School of Medicine, Northwestern
    University
Chicago, Illinois
SPersell@nm.org
Chapter 46: Evidence-Based Behavioral Practice

Olesya Pokorna, MD
PGY4 Resident Physician, Department of Psychiatry
University of California, San Francisco
San Francisco, California
olesya.pokorna@ucsf.edu
Chapter 31: Psychosis

Timothy E. Quill, MD, MACP, FAAHPM
Professor of Medicine, Psychiatry, Medical
    Humanities and Nursing
Palliative Care Division, Department of Medicine
University of Rochester School of Medicine
Rochester, New York
timothy_quill@urmc.rochester.edu
Chapter 3: Delivering Serious News
*Chapter 42: Palliative Care, Hospice, & Care of the
    Dying*

Michael W. Rabow, MD
Helen Diller Family Chair in Palliative Care
Director, the Symptom Management Service
Associate Chief for Education
Division of Palliative Medicine
University of California, San Francisco
San Francisco, California
Mike.Rabow@ucsf.edu
Chapter 38: Pain

Y. Pritham Raj, MD

Associate Professor,
Departments of Internal Medicine & Psychiatry
Oregon Health & Science University
Medical Director,
Emotional Wellness Center
Adventist Health Portland
Portland, Oregon
pritham.raj@duke.edu
Chapter 26: Depression
Chapter 29: Somatic Symptom & Related Disorders

Gita Ramamurthy, MD
Assistant Professor,
Department of Psychiatry and Family Medicine
    SUNY
Upstate Medical Center
Syracuse, New York
agramam@gmail.com
Chapter 6: Practitioner Well-Being

Neda Ratanawongsa, MD, MPH
Associate Chief Health Informatics Officer for
    Ambulatory Services
San Francisco Health Network
Associate Professor
Division of General Internal Medicine
UCSF Center for Vulnerable Populations
Zuckerberg San Francisco General Hospital
San Francisco, California
Neda.Ratanawongsa@ucsf.edu
Chapter 18: Vulnerable Patients

Giuseppe J. Raviola, MD, MPH
Assistant Professor of Psychiatry, and Global Health
    and Social Medicine
Harvard Medical School
Department of Psychiatry, Massachusetts General
    Hospital
Boston, Massachusetts
Giuseppe.Raviola@childrens.harvard.edu
Chapter 8: Global Health and Behavioral Medicine

Nancy A. Rigotti, MD
Professor of Medicine, Harvard Medical School
Director, Tobacco Research and Treatment Center,
    Massachusetts General Hospital
Associate Chief, Division of General Internal
    Medicine, Massachusetts General Hospital
Boston, Massachusetts
nrigotti@partners.org
Chapter 21: Tobacco Use

George W. Saba, PhD
Associate Program Director
Family and Community Medicine Residency
Department of Family and Community Medicine
University of California, San Francisco
San Francisco General Hospital
San Francisco, California

George.Saba@ucsf.edu
Chapter 18: Vulnerable Patients

Emma Samelson-Jones, MD
Assistant Clinical Professor
Department of Psychiatry
University of California, San Francisco
San Francisco, California
Emma.SamelsonJones@ucsf.edu
Chapter 31: Psychosis

Veronica J. Sanchez, PhD
Cerritos College
Department of Psychology
Norwalk, California
vsanc006@ucr.edu
Chapter 20: Patient Adherence

Derek D. Satre, PhD
Professor, Department of Psychiatry
Weill Institute for Neurosciences
University of California, San Francisco
San Francisco, California
Derek.Satre@ucsf.edu
Chapter 24: Unhealthy Alcohol & Other Substance Use

Jason M. Satterfield, PhD
Professor of Medicine
University of California, San Francisco
San Francisco, California
Jason.Satterfield@ucsf.edu
Chapter 27: Anxiety
Chapter 43: Competency-Based Education for Behavioral Medicine
Chapter 45: Assessing Learners & Curricula in the Behavioral & Social Sciences

Dean Schillinger, MD
UCSF Professor of Medicine in Residence
Chief, UCSF Division of General Internal Medicine
Zuckerberg San Francisco General Hospital
Director, Health Communication Research Program
UCSF Center for Vulnerable Populations
San Francisco, California
dean.schillinger@ucsf.edu
Chapter 18: Vulnerable Patients

Jason Schneider, MD, FACP
Associate Professor, Department of Medicine
Emory University School of Medicine
Atlanta, Georgia
jsschne@emory.edu
Chapter 17: Lesbian, Gay, Bisexual, Transgender, & Queer Patients

Antoinette Schoenthaler, EdD
Associate Professor of Population Health
Center for Healthful Behavior Change
Division of Health and Behavior

NYU School of Medicine
New York, New York
Antoinette.Schoenthaler@nyumc.org
Chapter 1: The Medical Interview

H. Russell Searight, PhD, MPH
Professor of Psychology
Lake Superior State University
Sault Sainte Marie, Michigan
hsearight@lssu.edu
Chapter 10: Training of International Medical Graduates
Chapter 28: Attention Deficit Hyperactivity Disorder

Taylor Severance, BS
Department of Psychology and Biological Sciences
Lake Superior State University
Sault Sainte Marie, Michigan
tseverance@lssu.edu
Chapter 28: Attention Deficit Hyperactivity Disorder

Ann C. Shah, MD
Assistant Clinical Professor
Pain Management Center
Department of Anesthesia and Perioperative Care
University of California, San Francisco
San Francisco, California
Ann.Shah@ucsf.edu
Chapter 38: Pain

Clifford Singer, MD
Chief, Geriatric Mental Health and Neuropsychiatry
Principal Investigator, Alzheimer's Disease Clinical Trials
Acadia Hospital and Eastern Maine Medical Center
Bangor, Maine
csinger@emhs.org
Chapter 32: Sleep Disorders

Gregory T. Smith, PhD
Director
Progressive Rehabilitation Associates
Portland, Oregon
Vancouver, Washington
greg@progrehab.com
Chapter 38: Pain

Bonnie Spring, PhD, ABPP
Professor of Preventive Medicine, Psychology, and Public Health
Director, Institute for Public Health and Medicine— Center for Behavior and Health
Co-Program Leader for Cancer Prevention
Team Science Director, NUCATS CTSA
Northwestern University Feinberg School of Medicine
Chicago, Illinois
bspring@northwestern.edu
Chapter 46: Evidence-Based Behavioral Practice

Anthony L. Suchman, MD
Senior Consultant, Relationship Centered Health
    Care
Clinical Professor
University of Rochester School of Medicine and
    Dentistry
Rochester, New York
asuchman@rchcweb.com
Chapter 6: Practitioner Well-Being

Howard L. Taras, MD
Professor of Pediatrics
University of California, San Diego
La Jolla, California
htaras@ucsd.edu
Chapter 12: Children

Delphine Taylor, MD
Associate Professor of Medicine at Columbia
    University Irving Medicine Center
Columbia University Vagelos College of Physician
    and Surgeons
Columbia University Irving Medical Center
New York, New York
Dst4@cumc.columbia.edu
Chapter 47: Narrative Medicine

Teresa Villela, MD
Professor and Chief of Family and Community
    Medicine
UCSF and Zuckerberg San Francisco General
    Hospital
San Francisco, California
Teresa.Villela@ucsf.edu
Chapter 18: Vulnerable Patients

Judith Walsh, MD, MPH
Professor of Clinical Medicine
University of California, San Francisco
Women's Health Clinical Research Center
University of California, San Francisco
San Francisco, California
Judith.Walsh@ucsf.edu
Chapter 16: Women

John Q. Young, MD, MPP, PhD
Professor and Vice Chair for Education
Department of Psychiatry
Donald and Barbara Zucker School of Medicine
Hofstra/Northwell
Hempstead, New York
JYoung9@northwell.edu
Chapter 30: Personality Disorders

Kelly C. Young-Wolff, PhD, MPH
Research Scientist
Division of Research
Kaiser Permanente Northern California
Oakland, California
Kelly.C.Young-Wolff@kp.org
*Chapter 24: Unhealthy Alcohol & Other
    Substance Use*

作者简介

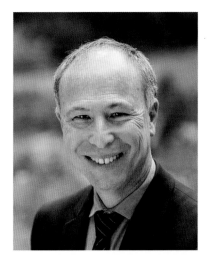

Mitchell D Feldman, MD, MPhil, FACP

Professor of Medicine

Harris M. Fishbon Distinguished Professorship in Medicine

Chief, Division of General Internal Medicine

Associate Vice Provost, Faculty Mentoring

米歇尔·D. 费尔德曼（Mitchell D. Feldman）

医学博士，哲学硕士，美国内科医师协会会员，医学教授，Harris M. Fishbon医学杰出教授，普通内科主任，教职员工指导副教务长

费尔德曼教授供职于美国加州大学旧金山分校（University of California，San Francisco，UCSF），任教职员工指导副教务长和普通内科主任。在担任副教务长期间，费尔德曼医生创办了UCSF教职员工的导师项目，为3000多名健康科学教职员工提供指导。他的研究和相关成果表明，导师制是使健康科学教职员工职业生涯更有成效、更令人满意的关键。他还对妨碍和促进内科患者抑郁症高质量治疗的因素进行了研究。

费尔德曼医生本科毕业于约翰·霍普金斯大学，是美国优秀大学生组织Phi Beta Kappa联谊会成员；在英国剑桥大学获得硕士学位，在UCSF获得了医学博士学位并完成了内科学培训。他获得过多项荣誉和奖项，包括健康学院的年度论文奖和普通内科学会的国家医学教育创新奖。

费尔德曼医生曾担任美国和国际多所大学的客座教授，并曾是日本京都大学的富布赖特研究学者。他是《普通内科杂志》（*Journal of General Internal Medicine*）的前联合主编，也是本教材的主编。现在费尔德曼医生仍然活跃在基本医疗临床一线，致力于为所有患者提供公平的照护。

Foreword

With this new translation into the Chinese language of Behavioral Medicine: A Guide for Clinical Practice, doctors in China will have the opportunity to broaden their perspective in the way they care for their patients. This translation has come about as a result of a long-standing and fruitful collaboration between Professor Feldman at the University of Califortnia, San Francisco (UCSF), and many wonderful colleagues at the Peking Union Medical College Hospital (PUMCH). UCSF and PUMCH have a rich history of collaboration in research and education spanning more than 20 years. Professor Feldman has been fortunate to be part of this close working relationship through his leadership of the UCSF Mentor Training Program at PUMCH, and now with this new translation of Behavioral Medicine: A Guide for Clinical Practice. In fact, many of the PUMCH faculty involved in the translation of this book are graduates of the PUMCH – UCSF Mentor Training Program. I hope that this collaborative effort will lead to many more precious partnerships between UCSF and PUMCH in the future.

The value of integrating behavioral medicine into the practice of medicine is increasingly recognized in China and around the world. The science of genetics is revolutionizing the understanding of disease and the design of therapies targeted to specific diseases. New medications are available for treatment of a variety of health problems, including heart disease, hypertension, and depression. And palliative care has emerged as the care of the dying has developed into an array of therapies requiring special knowledge and skills. There

are new models of chronic care and patient self-care that increase effectiveness in the treatment of those with chronic illness.

This Chinese language edition of Behavioral Medicine addresses these and other developments in the integration of social and behavioral science with health care. Most chapters include the hospital as well as ambulatory settings, and case examples are drawn from both domains of practice. Chapters have been updated to reflect advances in pharmacotherapy and evidence on the relationship between psychosocial factors and disease. For example, there is evidence on depression as a risk factor for heart disease and diabetes. New chapters on attention deficit hyperactivity disorder, vulnerable patients, and chronic illness have enhanced coverage of topics useful to clinicians.

The training of physicians and other health professionals in China has also evolved during the past decade. Education for professionalism—embodying the core values motivating patient care and the quality of interactions with patients, colleagues, and staff—has taken root in many training institutions in China. Medical educators in China attend to the "hidden curriculum", the set of implicit verbal and nonverbal messages that may enhance or erode the highest ideals of the health care professions. And as in the US and in Europe, trainees in China are looking to find balance in their lives and to develop the life skills for a sustainable career.

We hope that many faculty and community doctors in China will find that this book helps them to better understand and care for persons with a wide variety of mental and behavioral problems. For trainees, Behavioral Medicine: A Guide for Clinical Practice can function as a valuable resource for understanding the psychosocial dimensions of medicine. It is also our intent that medical educators in China will find this book to be a clinically relevant text that forms a basis for developing a comprehensive curriculum in behavioral medicine. For faculty and students who wish to explore a topic in greater depth, the suggestions for further reading and web-based resources provided at the end of each chapter will be helpful.

I am so pleased to see this translation of Behavioral Medicine: A Guide for Clinical Practice be made available to educators and clinicians in China. I hope it is just one more example of the many ways that our work together has enriched thc lives and work of physicians in both China and in the U.S.

2023.8

中文版前言

这本全新的《行为医学：临床实践指南》第5版中文译本让更多的中国医生有机会从不同的视角看待患者照护。本书是美国加州大学旧金山分校（University of California, San Francisco，UCSF）费尔德曼教授（我本人）和北京协和医院（Peking Union Medical College Hospital，PUMCH）许多优秀同事之间长期合作的成果。UCSF和PUMCH在科研和教学领域的合作已有20多年历史，我有幸成为这种紧密关系中的一员，先是领导了UCSF在PUMCH的导师培训计划，现在又出版了《行为医学：临床实践指南》第5版中译本，且参与本书翻译的许多PUMCH教师都是PUMCH-UCSF导师培训计划的毕业生。希望将来这一项目能够深化UCSF和PUMCH之间的宝贵合作。

全世界逐步认识到行为医学在医学实践中的价值。遗传学正在彻底改变我们对疾病的理解和针对特定疾病的治疗方案；新药物正在用于各种健康问题的治疗，包括心脏病、高血压和抑郁等；随着临终关怀发展成为一系列需要特殊知识和技能的疗法，缓和医疗应运而生。而慢性病诊疗和自我照护的新模式，提高了慢性病治疗的疗效。

《行为医学：临床实践指南》第5版将社会和行为科学与医疗卫生整合，介绍了上述内容及其他方面的进展。大多数章节涵盖住院部和门诊单元，案例来自这两个区域的医疗实践。新版各章节都已经更新，反映了药物治疗的进展，提供了心理社会因素与疾病之间关系

的证据。例如，有证据表明抑郁是心脏病和糖尿病的危险因素。书中还增加了关于注意缺陷多动障碍、弱势患者和慢性病等新主题章节，对临床医生更为实用。

在过去10年里，中国对医生和其他卫生专业人员的培训在不断发展。包含促进患者照护的核心价值观以及与患者、同事和员工的互动质量在内的职业素养教育已经在中国许多培训机构扎根。中国的医学教育工作者正在关注"隐性课程"，这是一套隐含的语言和非语言信息，能够影响医疗卫生行业的至高理想。与美国和欧洲国家一样，中国的学员也在寻求生活中的平衡，为职业生涯的持续发展培养技能。

希望中国能有更多医务人员包括社区医生能够从本书获益，帮助他们理解和治疗有各种心理和行为问题的人。对学员来说，本书可以作为他们理解医学心理社会层面的宝贵资源。我们也希望中国的医学教育工作者能够认识到这是一本与临床相关的专著，为开发行为医学综合课程奠定基础。对于希望更深入地探讨某个主题的师生，每章节末尾提供的扩展阅读和网络资源将很有帮助。

我很高兴看到《行为医学：临床实践指南》第5版能为中国的医学教育工作者和临床医生所用。希望我们将来能有更多这样的协作，以丰富中美医生的工作和生活。

2023年8月

译者前言

2002年我受邀赴美国加州大学旧金山分校（University of California, San Francisco, UCSF）访学。上班第一天，第一次见到我的副导师Mitchell Feldman教授时，他正在门诊晨间学习时间与做教学门诊督导的医生交流如何照顾好作为医生的自己。这几位医生来自医院和社区，这让我深深感受到温暖。但很多年以后我才真正懂得，照顾好作为医生的自己，才可能照顾好患者，这也是医生角色和行为中非常重要的内容。

2004年协和成立普通内科以后，Mitchell Feldman教授常有机会来协和讲学，他和大家分享如何在门诊和患者沟通、如何做好临床教师，如何关注"犯错误"的同行，给予心理支持并促进系统的改进……他的视角和研究成果，给不断追求医术精进为己任的医生们打开一扇窗……

2009年，Feldman教授受邀参加了当年的中华医学会内科学分会年会。时任UCSF教师培训项目负责人，《普通内科杂志》（JGIM）副主编的Feldman教授，在当年"大内科"的全国性学术年会上作了题为"从优秀到卓越：将社会/行为科学整合入医学教育"的专题演讲，首次将他主编的《行为医学：临床实践指南》作为理念带到了中国。他介绍说，美国医学研究所（Institute of Medicine，IOM）将医学相关社会/行为科学归结为6个重点领域——身心相互作用、患者行为、医生角色和行为、医患互动、社会文化因素、健康政策和经济。十几年来这本书不断更新、补充和完善，确保了内容在这个学术领域的前沿性。

随着人口老龄化进程和疾病谱发展变化，医学模式已由传统的生物医学模式向生物－心理－社会模式转变，医学中社会/行为科学的重要作用日益凸显，而在我们的医学教育中社会和行为科学的教育相对薄弱；国内近十余年

不断推进的分级诊疗制度，强调以人为中心做强基本医疗，从聚焦患者疾病到关注居民健康。特别是党的二十大报告中指出，要"推进健康中国建设，把保障人民健康放在优先发展的战略位置"，更是对当今医务人员的岗位胜任力提出了新要求，需要我们不断学习新理念、提高新技能。作为老师的医生、作为医生的老师，在临床医学教育中需要不断提升自己，从而成为年轻医生的榜样。

在北京协和医院与UCSF普通内科团队持续性的学术交流过程中，我们日益认识到行为医学在医疗和医学教育实践中的重要性，于是决定通过翻译引进本书，系统性地向国内同侪介绍这方面的国际经验与方法。2017年，Feldman教授受聘担任北京协和医院普通内科客座教授；2018年，Feldman教授应邀担任PUMCH-UCSF Mentor Training Program（MTP）导师培训项目授课专家。来访期间，我们再次谈到将《行为医学：临床实践指南》译成中文推荐给国内同行的意愿。感谢中国医学科学院北京协和医学院的戴申倩副编审，积极落实推进，策划了本书中文版的引进洽谈并持续跟进，多次与作者和译者沟通，并对本书的中文版引进出版、版式设计，甚至内容等细节提出了诸多有益建议。

《行为医学：临床实践指南》第5版内容涵盖医生与患者、全球健康、面向特定人群的工作、健康相关行为、精神与行为障碍以及特殊话题、教学和评估7个部分。书中涉猎极广，富含医疗实践和医学教育通用技能，充分体现了医学的科学性与人文性。例如，第一部分通过医疗晤谈、共情、告知坏消息、困难患者与困难情境、暗示与催眠、医生的幸福感及正念医疗这7章内容，从患者与医生——"人"的角度出发，阐释了医患互动中二者都要作为主体的重要性，解析了以患者为中心的接诊方

法，强调了满意的医疗不仅要关怀患者，还要关注医务人员自身；第二部分从美国本土实践出发，以国际化视野展示了环境、背景与人类医疗保健的关系；第三部分分别介绍了以年龄、性别、背景划分的特殊人群的医疗保健工作特征；第四部分在阐述行为改变和患者依从性相关基本理论后，具体介绍了肥胖、进食障碍、烟草使用、酒精和物质使用障碍、阿片类药物等常见行为相关疾病的诊疗与管理；第五部分从基本医疗的角度介绍了抑郁、焦虑、注意缺陷多动障碍、躯体症状障碍、人格障碍、精神疾病、睡眠障碍、性相关问题及痴呆与谵妄等经典精神行为障碍的诊疗；第六部分涵盖了整合医学、缓和医疗等新兴学科以及应激、疼痛、创伤等拓展内容，对医疗差错进行了专门的阐释；第七部分则集中于行为医学教学与评估的理论和实践，论及胜任力、循证医学、叙事医学、职业素养教育等在行为医学教育中的应用，并专设一节讨论学员的幸福感。需要注意的是本书中包括流行病学、药物使用等数据以及临床实践举例，包括患者行为、社会关注焦点等都是基于美国本土情况，有些内容可能与中国的现实状况有所差异，甚至迥然不同。所以读者使用本书时，尚需要结合我国的文化背景和相关疾病诊疗指南做出具体分析处理，不能一味照搬原文的内容。

为了更准确地翻译《行为医学：临床实践指南》第5版，翻译团队除了由沙悦副教授领衔、北京协和医院全科医学科（普通内科）医生携北京协和医学院八年制医学生及全科医学科（普通内科）硕士研究生学习和参与以外，还特别邀请了北京协和医院心理医学科姜忆南副主任医师、曾经从事高等英语教学工作的北京协和医学院全科学系秘书徐玲玲和北京大学前沿交叉学科研究院硕士沙梦吟（现任北京亦庄实验中学教师）、中国人民大学劳动人事学院人力资源管理专业硕士李梦抒共同担任一线翻译工作。在翻译过程中，原书作者Feldman教授给予了持续关注和支持，并专门为中国读者撰写了前言；译者同时就环境与健康、叙事医学、性相关疾病、痴呆与谵妄等相关内容咨询北京协和医学院及公共卫生学院张敏教授、北京协和医学院马克思主义学院人文和社会科学学院李飞副教授、北京协和医院泌尿外科李宏军教授、北京协和医院神经科高晶教授等，并邀请天津大学法学院江润南老师对本书翻译初稿进行通读和初步修订，本书的翻译工作获得了学者们严谨、专业、热情的支持。

《行为医学：临床实践指南》第5版的翻译过程历时3年余，感谢持续为之努力终而付梓成书的所有团队成员！相信本书将为读者打开一扇窗，让我们从关怀人——包括患者和医务人员自身的角度，去体验不同于以往医学教育和医学实践经验中疾病诊治和健康促进的方法。通过本书的学习，希望行为医学蕴含的思想能够潜移默化地改变我们的医疗和教学行为，让每一位医者都从身边点滴做起，有温度地对待患者、同行和我们自己。

2022年11月14日

目　录

第一部分
医生与患者

医疗晤谈

第1章

MackLipkin, Jr., MD, Antoinette Schoenthaler, Ed. D. &Vishnu Mohan, MD

一、引言

医疗晤谈不仅是病患照护的最主要方法，而且是患者和医生之间的核心诊疗要素。成功的晤谈可以收集到完整、准确的信息。谈话本身对患者是否同意服药、接受检查、积极参与诊疗或改变生活方式能够起到决定性作用。通过晤谈可以获得超过80%的诊断。医患互动也是患者满意度的基石，晤谈相关因素影响着医疗照护的主要结果，包括患者的生理反应、症状缓解、疼痛控制、功能状态、不良事件时的诉讼倾向，以及心理健康等。医疗晤谈关系到医疗质量，包括医疗事故诉讼与解决、患者披露困难或污名化信息的数量、时间效率，以及晤谈结尾"门把手"问题（译者注：患者已经握住门把手准备开门离开时，回身说道"医生，我还有个情况……"）的消除。

医疗晤谈是医生职业成功的重要决定因素，然而，只有不到10%的医务工作者会从医学院开始花时间提升晤谈能力。大多数医生在被问及此事时表示，他们并没有计划，也没有方法来检验或者维护、提升这项关键性技能。你能想象一名专业音乐家、运动员或飞行员不做练习吗？人们将会质疑他们的

投入度、能力以及保持成功的可能性。

医疗晤谈也是医生职业幸福感的关键，因为它是影响每次诊疗满意度的最重要因素。职业满意度低的医生，通常会将原因归结为不愉快的医患沟通和医患关系。而职业满意度高的医生，则对医疗的心理社会方面极具兴趣，能够与患者有效沟通，并处理困难情境。

（一）无处不在的晤谈

晤谈的核心作用源于其广泛的应用，也源于其"一对一"交流对患者的影响。它比任何其他活动都更加普遍地存在于大多数医生的工作及生活之中。75%的门诊患者在内科医生、家庭医生或儿科医生那里就诊，他们的平均就诊时间为20分钟。但如果用所有医生的门诊来计算，平均接诊时间仅为6分钟，奇特的是这个数字在美国、英国、荷兰及其他地区都一样。将平均接诊时间缩短到6分钟的医生们，晤谈进行得太快了。

保守估计，一位医生在其40年职业生涯中，总共会有约250 000次晤谈。每次晤谈都可能带来满足或者失望，可能学习到或者忽略掉什么，可能效率颇高或者徒劳无功，可能激励个人成长或者导致沮丧气馁（表1-1）。

尽管熟练实施这项复杂的技能非常重要，但是很少有学员或医生会计划，甚至只是去思考如何改进患者的接诊，以期在满意度、学习和效率方面达到理想目标。

表 1-1　提升晤谈技能的好处

- 提高时间利用效率
- 提升资料准确性及完整性
- 完善诊断
- 减少检查与操作
- 增加依从性
- 提高医生满意度
- 提高患者满意度
- 减少不满意
- 促进每次晤谈中的相互学习

每个学科或专业领域，如精神病学、职业健康、妇女健康或家庭暴力支持等，都有特定的一套问题需要询问每一个就诊患者，来完成晤谈并引出患者自身的问题（如果晤谈者打算把每个专业领域推荐的所有问题全部问及，晤谈将花费数小时）。大多数情况下，这些问卷的有效性、敏感性或特异性并未证实。值得注意的是几个例外，包括CAGE问卷（表1-2），一种高度特异、敏感且有效的酗酒筛查测试（见第24章），两个问题的抑郁筛查（见第26章），以及单一问题家庭暴力筛查（见第40章）。

表 1-2　CAGE 问卷

C：你尝试过减少（Cut down）饮酒量吗？

A：有人询问你饮酒情况时，你感觉生气（Annoyed）吗？

G：你对自己饮酒感觉愧疚（Guilty）吗？

E：你曾在清晨饮酒提神（take an Eye opener）吗？

相比于使用一系列过于特异、局限性的问题，以患者为中心的方法更加有效。首先，要问出患者全部的担忧与问题。接着，通过从开放式到封闭式问题的询问，鼓励患者描述，了解每个担忧的相关信息，从而探知需要优先讨论的问题。开放式问题比封闭式问题能更加有效地获取信息。以患者为中心的方法可以确保患者的担忧被理解和接受，这预示着更好的患者依从性。开放式提问可以使患者自行组织回答的框架，该框架的特点能够显示患者对当下所讨论问题的处理方法，这些信息很难通过封闭式提问来获得。

以患者为中心的方法具有高效性，有多种原因。其中之一就是患者通常能感觉到什么与自己的疾病相关，会讲出关键的、医生预料之外的信息。如果医生一心只想着下一个要问的问题而没有倾听患者当下的讲述，就无法听到并从不同的水平去理解和关注患者传达的信息。如果总是医生在讲话，患者就会因为没有讲话而不能提供信息。事实上，如果患者可以把故事讲清楚，医生就总是能够采集到所需要的特殊条目的信息。如果每次晤谈的形式相同，患者的回应只取决于其自身，那么医生就能够据此深入了解患者。

以患者为中心的方法具有优势的支持性证据不仅来自临床实践获益，也来自医疗照护的结局得到改善。获得更加完整而高质量的信息，会使得操作和检查减少，从而减少花费、副作用和并发症。患者对诊治计划依从性提高，会使临床效率和疗效都有所提高，而患者也能在自己的诊治过程中起到更积极的作用。

（二）效率与积极倾听

许多因素可以提高晤谈效率。医疗的企业化、规范化和数字化使得诊疗过程更加匆忙和受限，于是人们越来越关注医疗晤谈的效率。实际就诊时长并无变化，但一次诊疗中需要完成的任务倍增——要评估更多的疾病和风险，从更多的治疗方案中做选择并进行解释，协调更多的电脑操作与文书流程——这种趋势无疑会导致事与愿违：当诊疗中有太多事项需要处理时，社会心理层面的讨论首先被压缩；这将带来不必要的检查、患者不满意，以及无用甚或有害的操作及治疗。当行为医学以外包给"行为管理"公司的形式从就医过程中去除时，效率和有效性的问题就更加严重了，双方会互相竞争却不是为了患者的诊疗。可以想见，这样下去会使医患关系及治疗质量恶化。

特定的技能可以提高成本效益及效率。开放式问题使患者能够详细回应，提供额外信息并缩短晤谈时间。"积极倾听"涉及从多个水平倾听讲述，包括表述方式、包含的内容和遗漏的内容，以及讲述内容所反映出的患者的文化、个性、精神状态、情感、有意识及无意识动机、认知方式等。能听到上述内容的全部或一部分，会超越时间限制，获得丰富的、多层次的额外信息。积极倾听还包括认同或复述患者所述信息的重点，无论是临床信息还是情感信息，都能使患者感受到被理解，并可纠正其中的误解。一位娴熟的积极倾听者能够快速、连续地获取信息。像爵士音乐家一样，一位积极娴熟的医生所谱写的和谐旋律与患者的主题、韵律及风格同步，促成双方投入其中，一起完成这复杂多变的、即兴创作式的晤谈。经验丰富的倾听者能够通过观察分辨出是清晰的资料，还是假设或偏差。这勾勒了患者复杂且特征分明的形象，可以用于提出假设、加工回复、提供信息、处理情感反应和非言语行为，以及进一步提出问题。

二、晤谈的结构

近期关于医疗晤谈的文献，包括文章、章节和书籍，多达 50 000 篇以上。尽管其中只有一小部分源于经验，但已有足够多的工作将晤谈的概念框架描述为具有"结构"和"功能"两部分。行为观察，以及详细的、可重复的晤谈分析，将特定的行为和技能与结构和功能联系起来；实施这些行为和技能可以改善临床结果。下文对基本结构元素及相关行为或技术的描述，尽管复杂，但也不至于无法实施。关键行为的总结见表1-3。图1-1描述了该方式的一种综合模型。

表1-3 医疗晤谈的结构要素

要素	技巧或行为
环境准备	制造私密区域 清除噪声及干扰 提供视线平齐的舒适座椅 提供易于进入的通路
自我准备	清除杂念及干扰 专注于： 　自我催眠 　冥想 　有建设性的想象 　放下侵入的想法
观察患者	创建关于观察范畴的个体清单 在各种环境下练习 注意躯体的提示 注意患者的表现与情感 注意患者说了什么和没说什么
问候患者	采用灵活的个人开场白 自我介绍 核对患者的姓名和发音 营造积极的社交环境
开始晤谈	解释个人的角色与目标 明确患者的预期 讨论双方观点的差异 确认与患者达成一致的预期
发现并克服沟通中的障碍	认识和发现潜在的障碍： 　语言 　身体障碍，如聋、精神错乱 　文化差异 　精神障碍，如耻感、恐惧及妄想
调查问题	形成个人方法引出对问题的叙述 询问"还有什么"直到问题描述清楚
协商优先次序	询问患者心中的优先次序 陈述自己的优先次序 确定共同关注事项 就解决问题的顺序达成一致
形成叙事线	形成个人方式请患者讲述自己的故事： 　患者是从什么时候开始感到不健康的 　描述生病的全过程 　描述最近或典型的发病场景
了解患者的生活背景	利用第一次机会询问患者具体的个人和社会资料 完善成长史 了解患者的支持系统 了解患者的家庭、工作、邻里及安全情况

续 表

要素	技巧或行为
建立安全网	熟记对系统完整的回顾 审核适合特定问题的内容
解释发现与 选择	简明扼要 确定患者的理解水平与认知方式 要求患者回顾并讲述自己的理解 总结与核对 对晤谈进行录音并将录音带的拷贝给予患者 询问患者的观点
协商计划	使患者积极参与 就可行的计划达成共识 尽可能尊重患者的选择
结束晤谈	请患者回顾计划及安排 预约下次就诊 明确期间患者需要做什么 说再见

（一）环境准备

建筑师与设计师认为形式服务于功能。相似地，医生设置环境的方式显示了他们行医的核心特征：如何看待患者的舒适度；希望获得怎样的尊敬；作为医生如何控制自己的环境。患者是否可以选择如何就座？医患双方是否坐在视线平齐的地方？房间是否易于进入并且安静、私密？最佳环境可以减轻焦虑并增添平和与好感。

（二）自我准备

一个人可以同时处理的信息是（7±2）比特（bit）。受此限制，明智之举是考虑接诊所处理信息中有多少比特被分心或琐事所占用。催眠概念中的焦点，或者近期被接受的心理学概念定心或心流，适用于临床情境（见第5章）。各种各样的想法都会影响专注度：上一位或下一位患者，昨日的错误，昨晚的争论、激情或电影，等等。于是信息与机会就这样失之交臂。相反，一位专注的医生，不受外界或内部的干扰，就可以期待晤谈成为一次富于挑战、迷人且独特的经历。

达到内心专注的状态是个体化的，并且与每次的情形相关。即便如此，成功的定心通常包括：去除传呼机和电话的干扰；去除无关的声音干扰；消除内在的分心与侵入的想法，比如决定不处理其他事情，将侵入的想法简单地忽略掉，控制住晤谈中分散注意力的反应，包括注意到它们、考虑它们的来源并暂时将它们搁置。

这些技能不会从天而降。我们教导住院医师自我催眠，医生可以常规、高效地达到一种高度警觉且精力充沛的注意力集中状态。医生将该技能与表1-4中的建议合用，可以增加机会使得每一次接诊患者都变得有意义。

表1-4 提升晤谈结果的自我催眠建议

我将在本次晤谈中：
- 聚焦于患者及其担忧
- 无视外界干扰
- 忽视侵入的想法
- 有意地与患者建立联系
- 了解关于他/她的新奇的事情
- 进行积极的接诊
- 离开时感到充满活力
- 帮助患者成长、改变、治愈
- 帮助患者在离开时心存希望与信念

（三）观察患者

医生通过晤谈前及晤谈期间对患者的行为及肢体语言进行仔细观察，可以了解到很多。尽管初始观察仅仅是探索性的——用来对患者生成可检验的假设——患者的非语言行为像语言行为一样可以解释患者的心理状态。有些医生可能意识不到晤谈中初始反应和观察的影响，但能够注意到当自己登上公交车或飞机时，会很快知道喜欢不喜欢坐在身边的人。这种反应整合了多重非语言线索。来自患者的相似"输入"，与他们的整体健康、生命体征、心肺代偿、肝功能及更多信息相关。患者的装束、休息状态、警觉性及说话方式显示了他们的自信，有无精神疾病、抑郁、焦虑或慢性病，人格类型，文化或亚

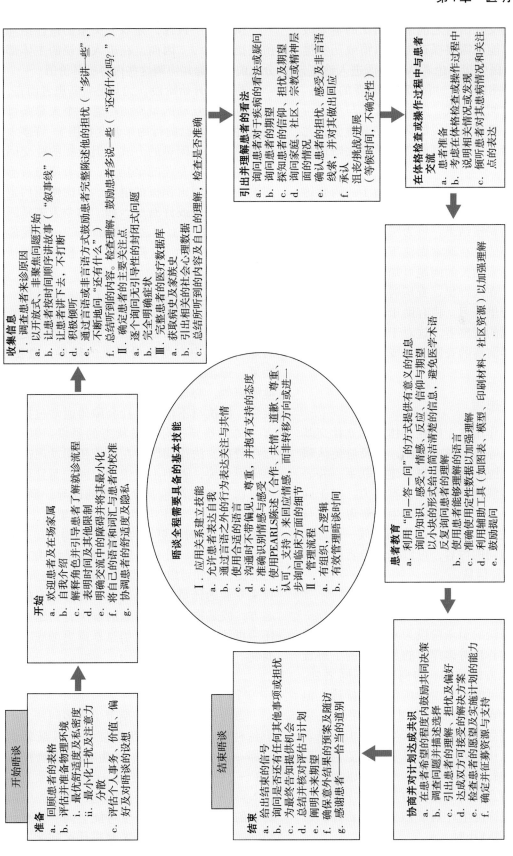

图 1-1 医疗晤谈（由 Macy Initiative in Health Communication 项目发展而来）

注：该模型由 1999 年 5 月拜耳－费尔支持召开的卡拉布兹共识会议工作延伸而来；此外，还直接参考了其他模型，包括布朗晤谈清单、三功能模型、AAPP 课程委员会的工作——蓝卡、森格威、卡尔加里－剑桥观察指南、拜耳模型，以及为梅西倡议而做的大量关于医疗沟通的文献综述。该模型由每西健康传播倡议（Macy Initiative in Health Communication）拟定。如有问题请致信 Regina Janicik（212）263-2304。

开始晤谈

准备
a. 回顾患者的表格
b. 评估并准备物理环境
  i. 最优化适度及私密度
  ii. 最小化干扰及注意力分散
c. 评估个人事务、价值、偏好及对晤谈的议题

开始
a. 欢迎患者及在场家属
b. 自我介绍
c. 解释角色并引导患者了解就诊流程
d. 表明时间及其他限制
e. 明确将自己的障碍并将其最小化
f. 将自己的语言和词汇汇总与患者的校准
g. 协调患者的舒适度及隐私

收集信息
Ⅰ. 调查患者来诊原因
a. 以开放式、非聚焦问题开始
b. 让患者按时间顺序讲下去，不打断
c. 让患者讲下去，不打断
d. 积极倾听
e. 通过言语或非言语方式鼓励患者完整陈述他的担忧（"多讲一些"，不断地问"还有什么"）
f. 总结听到的内容，检查理解，鼓励患者多说一些（"还有什么吗？"）
Ⅱ. 逐个询问无引导性的封闭式问题
a. 确定患者的主要关注点
b. 完全明确症状
Ⅲ. 完整病史及家族史
a. 获取病史及社会心理数据
b. 引出相关的社会文化史
c. 总结所听到的内容及自己的理解，检查是否准确

引出并理解患者看法
a. 询问患者对于疾病的看法或疑问
b. 询问患者的期望
c. 探知患者的信仰、担忧及期望
d. 询问家庭、社区、宗教或精神层面的情况
e. 确认患者的担忧、线索，并对其做出回应
f. 承认晤谈进展（等候时间，不确定性）

在体格检查或操作过程中与患者交流
a. 患者准备
b. 考虑在体格检查或操作过程中说明相关病情或发现
c. 倾听患者对其患病情况和关注点表达

患者教育
a. 利用"问一答一问"的方式提供有意义的信息
  询问知识、感受、反应、情感、信仰及期望；以小块的形式给出简洁清晰的信息，避免医学术语
b. 反复询问患者能够理解的语言
c. 使用患者能够理解的语言
d. 准确使用定量数据以加强理解，利用辅助工具（如图表、模型、印刷材料、社区资源）以加强理解
e. 鼓励提问

协商并对计划达成共识
a. 在患者希望的程度内鼓励共同决策
b. 调查问题并描述选择
c. 引出患者的理解、担忧及偏好
d. 达成双方可接受的解决方案
e. 检查患者的意愿及实施计划的能力
f. 确定并征募资源与支持

结束晤谈

结束
a. 给出结束的信号
b. 询问是否还有任何其他事项或担忧
c. 为患者告知就诊机会
d. 总结并核实对评估及计划
e. 阐明未来期望
f. 确保意外结果的预案及随访
g. 感谢患者——恰当的道别

晤谈全程需要具备的基本技能
Ⅰ. 应用关系建立技能
a. 允许患者表达自我
b. 允许患者之外的行为表达关注与共情
c. 通过言语之外的语言
d. 使用合适的语言
e. 沟通时不带偏见，尊重、尊重、沟通识别情感（合作、共情、道歉、尊重、认可、支持）来回应情感的细节
f. 使用 PEARLS 陈述（合作、共情、道歉、尊重、认可、支持）来回应情感的细节，而非转移方向或进一步询问临床方面的细节
Ⅱ. 管理流程
a. 有组织，合逻辑
b. 有效管理晤谈时间

文化，也能反映出与之前来访相比的重要改变。医生可能还需要探查患者酒精或药物滥用的迹象。医生接引患者从候诊区进入诊室，请他们走在稍前方，可以观察患者的步态、利用等候时间的方式、陪同者及其与患者可能的关系。患者最初说的话往往最重要，尤其是新患者，这些话可能会预示本次晤谈的走向。

将临床观察技能最大化，始于"需要这样做"的坚定信念。形成习惯，系统地保留与整合初始观察结果，将为医生提供重要信息，而这些信息在通常做法下常被忽视。询问与行为线索相关的问题可加快观察速度并增进理解。在人群里、查房时、讲座上、飞机上或聚会里练习，将有助于训练一个人成为更加敏锐的观察者。这对于医生来说，相当于是钢琴演奏的音阶练习或者球员的击球练习。

（四）问候患者

问候的作用在于确认个体，建立社交基调，表明平等或主导的意图，以及避免认错人。还能使医生迅速与患者建立联系，并表现出患者能够信任的开放、有能力、富于同情心且专业。问候还能让医生了解患者的身份及名字发音。使用标准化的问候——每次说差不多相同的内容，可以基于患者回应获取其个人特征信息。

（五）开始晤谈

医疗晤谈的引入阶段为双方提供了表述机会，表达各自对诊疗目的及情形的了解程度，核对双方的预期、协商意见不同之处。例如，患者可能希望由诊所负责人接诊，但接诊的却是结束住院医阶段才1年的医生；患者想要缓解后背疼痛，而医生却只担心患者当前的高血压问题；心内科专家期望会诊后可以直接进行心脏导管术，而患者以为心内科专家会将意见传达给他的基本医疗医生再做决定。或许医生计划了15分钟的诊疗，患者却认为需要1小时。

预期的一致性，是双方关系的最佳结局预测指标之一。因而，在进入晤谈的主体部分之前，明确并协调这些内容极具价值。

晤谈的开始阶段，尤其是对新患者而言，确立了双方互动的氛围（尽管一个人总是可以通过改变自己的行为来改变氛围）。许多人试图采取社交闲聊的方式，但乏味的社交问题可能会冲淡专业的聚焦点，或者使患者感到被强迫表现出积极的语气。考虑使用约定俗成的开头语或许有用，如"你今天来是因为什么问题？"（与之相反的是"……我能怎样帮助你？"），这样问相当于预判了晤谈目的。

（六）发现并克服沟通障碍

诸多干扰因素会在医患沟通时制造更多的障碍。其中有些是看得见的障碍：谵妄、痴呆、聋、失语、醉酒（患者或医生）或环境噪声等。心理障碍包括抑郁、焦虑、精神疾病、偏执与不信任。社会障碍通常包括语言、文化差异、对移民状态的恐惧、耻感、诊疗费用、法律问题。在晤谈初期发现这些障碍很重要，否则不仅浪费时间，而且可能会对医生造成严重甚至危险的误导。例如，住院医生与医学生向谵妄患者采集病史时，经常花费1小时或更长的时间，获得的却是极不可靠的病史。此外，发现障碍是纠正它们的前提，例如可以等待谵妄或醉酒状态解除，找来专业的译员或手语翻译，转移到安静的地方，或是推迟困难问题的解决直到建立信任后再谈，这样可以使信息暴露更彻底、更准确。

（七）调查问题

患者在前来就诊时携带了诸多问题，出于各种原因，这些问题可能并不以最紧迫的那一个为首。通常，医生会迅速地打断（18～23秒）。非常关键的一点是：不要直接进入第一个看起来重要的问题，而应先引出所有的问题。例如，医生可能会问"你有什么问题？"或"你想最先解决什么问题？"，得到了最初的答案或一系列答案后，医生可以接着问"……还有什么？"，直到问出所有问题，共同建立起优先次序。

（八）协商优先次序

一旦医生与患者清楚地理解了全部问题，医生应该接着询问："你最想解决其中哪一个问题？"如果在患者选定后医生却认为有比它更重要的事情，那么就需要对此差异进行协商："今天我们时间有限，我认为你的气促可能比背痛更加危险。要不我们先处理这个问题，如果之后还有时间，就继续处理背痛；如果没有时间，我们在下次诊疗中处理背痛的问题。"

当医生没有明确或确认患者的优先次序时，患者出现不满合情合理。这将导致治疗依从性问题，或导致患者不愿来复诊。

（九）形成叙事线

一旦医生与患者决定了优先解决哪个问题，就可以开始对该问题进行探索。注意"探索"这个名词。常见的方式是直接进入系统回顾（"你有过直肠出血吗……你牙龈出血吗……？"）或是引出体征或症状的七大主要特征（"部位、是否放射、缓解或加重因素……"等）。然而，最高效的方法是请患者讲述关于这个问题的故事，如"谈谈你直肠出血的情况吧"。许多患者能够从合适的时间点开始叙述直到当下，但有些患者可能需要在讲述的开始进行引导：最后感觉到健康是什么时候，现在的症状是什么时候开始的，或是认为自己什么时候开始出现了问题。患者可能难以判断需要讲得多么详细，因此可能会全盘托出或讲得很浅。此时需要医生打断，表达想听到更详细或者更简练内容的愿望。对问题的澄清可以让患者知道需要表述的内容，大部分患者对细节的回答都能达到合适的水平。

（十）了解患者的生活背景

一旦叙事线确立，医生可借此机会进行

具体询问。当患者第一次提及社会心理问题时给予回应非常重要，这样可以向患者传达一个信号——这些问题与生物技术方面的问题同样重要。具体的询问有助于医生了解更多患者生活相关的内容——配偶、家庭、邻居、工作及文化。当患者提供了足够多的信息，简单地回应"你刚才说……"或"后来呢？"让患者继续讲述。这种方法很奏效，因为几乎所有人都知道该怎样讲故事，并且记得由真实情况编织而成的关键点。

（十一）建立安全网

患者希望讨论的问题探索过后，可能还会存在其他问题。对此，医生可以选择询问一系列特定的系统型问题。问题可以围绕主诉的7个方面展开，部位、持续时间、强度（使用10分制，0分表示"一点也不疼"，10分表示"最严重的疼"）、性质、诱因、放射、加重因素及缓解因素或上述各方面的子集。这样的封闭式问题最终将零星的问题串联起来，使信息完整，从而提供了安全保障。

（十二）在体格检查和操作过程中交谈

在查体时，存在这样一种矛盾：医生需要安静地集中注意力观察、倾听并感受，而医患双方也需要必要的交流。医生需要用他们的嗅觉、视觉、触觉和听觉对患者进行检查。他们需要在接诊中保持感官高度敏锐。而患者需要知晓正在进行的检查，接下来会发生的事情（"这可能会有些疼"），对动作的指示（"请坐在这儿"……"抬起膝盖"……"屏住呼吸"），以及对他们的做法及反应的确认（"这样疼吗？"）。检查常能引起相关经历的记忆，以及患者可能忘记提及的问题。有些医生喜欢对检查进行详细解释（"我正在观察你的眼底，因为那里是体内唯一能看见血管的地方"）。也有医生会在查体时进行系统回顾。总的来说，在查体或操作过程中，将谈话限于任务本身和患者需求，是一种明智的、最小化干扰的方法。检查中的发现则可在检查最后进行解释。然而，如果遇到大的、痛苦的、明显的或者令人发愁的问题，基于常识我们应该立即做出处理。

（十三）解释发现和选择

在病史采集与查体完成后，接下来医生与患者要讨论存在的问题及可能的情况、相关发现、医生的假设或推论、进一步的诊断评估及可能的治疗方式。该过程应避免专业术语，并在患者可以理解的水平上进行提炼。

坏消息包括可能使患者从他们理想化的自我形象转变为较差形象的任何信息。告知某人患有糖尿病对于疲倦的医生来说可能看起来再平常不过，但如果患者听说过糖尿病患者的艰辛故事，有亲属死于糖尿病，或仅仅是性格胆小，那么这件事必定会改变其生活，而且看起来是灾难性的。在告知任何坏消息或令人不安的消息前给出预警很有价值（见第3章）。这让患者在听取并接受信息时有所准备。建议患者带来值得信赖的伙伴（尽管这预示着可能是坏消息），可能有用。当坏消息确凿时，记录下患者的解释与讨论会有所帮助。现今，房间内的数字录音机让医生可以在诊疗结束时向患者提供拷贝。患者得以在震惊平复后回顾，并与亲人及朋友分享。有文献证明听录音能够提升患者的理解并改善预后及生活质量。我们不应低估积极与消极发现对患者的潜在影响。在分项陈述后，医生应探索患者的理解与反应。医生的陈述应是问题导向且系统性的，并尽可能简单明了。尽管陈述的要义是"简洁"，但不应为了简短而减少必要的内容与共情。

（十四）协商制订计划

一旦告知患者真实的诊断及预后，让他们积极参与决策，一起制订诊疗计划至关重要。证据表明，患者的"主观能动性"有助于提升诊疗计划的依从性、改善预后和生活质量。

当医生与患者对重点或选择产生分歧时，有必要进行协商。协商的原则总结为：找出并强调双方都同意的部分（如尽可能延长生存期、维持尊严、避免痛苦）；避免采取强硬的立场，因为那样只会导致冲突，且总有一方失败（不能实现双赢）。如果医生能花时间理解患者的处境并尊重他们的关注点，通常可以解决问题。例如，同意在孙子毕业后再行手术，或在可能奏效的情况下首先进行非侵入性检查。

（十五）结束晤谈

晤谈的结束应包括：积极回顾主要发现、计划及共识，请患者回忆决策和建议；安排复诊并向患者提供说明；确保重要问题都已涉及；告别。医生和患者可以在未来一起回顾医生的记录。

三、晤谈的功能

晤谈的3项功能也就是晤谈的主要目的，每一项都与预示着过程和结果的技能与行为有关：①收集信息并监督进度；②建立和保持治疗关系；③教育患者和实施治疗计划。

这些目标相互依赖，例如，在患者与医生建立信任之前，不能期望患者讲述个人或难以启齿的事情。如果医生尚不清楚患者的抽象、语言、读写和运用解释模型的水平，不知该运用什么概念，不知如何建立清晰的框架用以澄清，以及不知如何表达会给患者的接受带来障碍时，也无法进行有效的患者教育。因此，这3项功能必须整合在一起，同时追求而非依次达成。

（一）功能1：收集信息并监督进度

许多医生认为收集信息是晤谈的主要重点。与这项功能相关的任务包括：了解患者当前的疾病与不适，以及社会心理状况和病态行为，引出每个问题的相关信息，形成相关假设并进行检验。实用技巧包括：使用开放式问题如"跟我说说吧"，然后逐渐缩窄询问范围到特定的问题；使用小的鼓励（如"啊哈"和"嗯……"）推动对话；采用温和的引导控制谈话方向而非强势主导；进行总结与确认（"我想你刚才说了a点、b点、c点，我的理解对吗？"）。

（二）功能2：建立和保持治疗关系

晤谈的第二功能始于确定医患关系的性质（短期还是长期，会诊、基本医疗还是以疾病发作为导向）。医生需要展示专业水平、对沟通的兴趣、尊重、共情和支持；发现并解决沟通交流的相关障碍；并引出患者的观点。信任与安全并存的医患关系，对于收集私人信息，对于患者积极参与改变生活方式、进行困难的医疗决策，都是至关重要的。

医患关系不能被改善或被打造，这个观点已经被经验性的心理治疗文献证明是错的。有证据表明，采用合适的建立关系的技能，可以显著提高晤谈效果，体现在满意度、依从性、信息告知、生活质量、生物学结果及个人成长层面，这在涉及精神问题的案例中尤为明显（见第31章）。此时，采用与治疗相容的方式管理患者很关键。

总的来说，提出感受、传达无条件积极关注、表达共情与理解并达到情感上的一致（所说的代表真实的意思和感受）可以带来最佳预后。其他技能包括反馈、正常化、伙伴关系以及非言语技巧，如肢体和眼神接触、运用开放性姿态及避免病耻感（见第2章）。

（三）功能3：教育患者和实施治疗计划

教育患者和实施治疗计划，需要做到：了解患者的知识水平、理解力、动机和认知方式；使患者能够接纳而不是震惊或反对；运用通俗易懂的语言，避免使用术语或复杂的语言。认知方式既包括患者的概念能力，也包括其最佳理解，以及最流畅的思考方式。这项功能相关的任务包括：传达问题的诊断意义；协商和推荐合适的诊治选择；推荐预防措施和改变生活方式的恰当措施；通过理解与沟通疾病的心理、社会影响，来增强患者的应对能力。让患者参与决策、明确不确定性，以及引出其恐惧和担忧，能够显著改善预后。让患者积极回顾讨论后的决定（利用回讲或回述方式），对于核实患者的理解、增强患者的记忆至关重要，这样患者才能够并且愿意实施达成共识的内容（见第20章）。

在某些情况下，问题出现在高危的健康行为或习惯，如过度进食、吸烟、赌博等嗜好，以及服药依从性差。有证据表明，两种方法对此有帮助：①行为改变阶段模型；②动机性访谈（见第19章）。

由普罗查斯卡和迪克伦特提出的"行为改变阶段模型"，包括要确定患者处于哪一阶段，以及采用适合该阶段的互动方式。该模型评估患者是否已开始考虑改变行为（无意阶段和考虑阶段）。如果患者已经开始考虑，那么下一步是制订行动计划，设置里程碑式的关键节点，如戒烟日期。计划要包括对障碍的讨论及应对复发的方式。初次行为改变失败很常见，可能需要经历几轮循环才能最终成功地改掉该行为。如果患者能够接受这样的概念，可以减少由此造成的负担和耻感，转而将失败定义为经验积累，使最终成功的可能性及稳定性提高（见第19章）。

由米勒和罗尔尼克建立的动机性访谈法，是一种直接的、以患者为中心的访谈方式，通过帮助人们明确目标、探索行为改变中可预知的障碍、承诺做出改变，来激发人们实施改变的积极性。动机性访谈法被广泛应用于健康行为改变领域，如体重控制项目的依从性、饮食与服药的依从性、蔬菜水果摄入及体育活动等。对行为提供客观的反馈、承认信仰、将控制最小化并提供替代行为，可以提高患者的自我效能及内在动力，促使其采用所推荐的健康行为。该方法最初应用于成瘾行为，即利用反应式倾听来重构患者的阻抗，要求患者采用自我动机陈述法，使用"准备就绪标尺"，对自己"在多大程度上准备改变"进行评级（从1到10，10表示程度非常高，1表示程度非常低）。即使患者对减重的评级低至2，也可以通过询问"为什么不是1？"来挖掘其内心细微的改变动机。这种方式可以促使医患关系从对立转向合作。

四、特殊情境与晤谈的调整

尽管程序化原则适用于大多数情形，但在某些情况下仍然需要改变方式，使晤谈的有效性和耐久性最大化。早期发现特殊情况至关重要，这将有助于做出合适的技术调整。大部分特殊情况，如对有妄想症的患者，医生需要容忍其自我保护的需求，以及对探究性问题的疑虑。

（一）诊断精神障碍的辅助工具

多种工具可以用于诊断和监测精神疾病。最简单的工具敏感性相对较高（可以发现大多数案例），但特异性（选出不符合诊断标准的案例）较低。抑郁症的筛查工具包括患者健康问卷-9（PHQ-9）、Beck评分、Zung评分及Hamilton评分。PHQ-9是一个具有9个问题的量化评分方法，它还有一个简化的2个问题版本（PHQ-2），适用于基层医疗机构的抑郁症筛查（见第26章）。有些医生会在接诊前请每位初诊患者填写这一系列量表。然而，正如任何其他问卷一样，评价假阳性结果会耗费大量时间。精神障碍的基本医疗筛查（PRIME-MD）被开发（获制药公司支持）用于筛查常见精神疾病。它具有合适的敏感性与特异性，适用于电话访谈及计算机操作。然而，具有同理心的医生在应用此方法时存在两个问题：该程序询问了感受却不能做出回应；评分需要花费几分钟的时间。上述各种筛查辅助手段仍在不断发展中。

（二）当患者语言或文化背景不同时：使用翻译并建立解释模型

在美国各地，医生常会遇到第一语言或唯一语言非英语的患者，他们所坚持的文化信仰可能与医生自己的背道而驰。因而，与医生的建议相比，患者的健康相关行为与他们自己的健康信仰更加密切相关。克莱曼、勒旺塔尔等将患者的健康信仰或解释模型定义为患者建立的概念与行为框架。该框架用

以理解疾病的原因、可能的进程、特定症状的意义，以及它们对治疗与恢复的影响。患者的解释模型根植于他们在社交网络、家庭、种族及文化中的经历，从而反映了他们看待世界、自我及自身健康的方式。而医生的解释模型则反映了根植于医疗训练中的专业意识（见第15章）。无意识偏见会影响到医生如何交代重要的医疗信息，也影响到患者对此如何理解。例如，不少医生的内隐偏见与黑种人患者满意度更低、对医患沟通负面印象更多有关。无意识偏见带来的信任缺乏与16周后用药依从性更低相关。当医生能够换位思考并表现出共情时，患者更容易感到被理解、被赞扬，这会带来患者满意度和依从性的提高。

对于许多患者，健康信仰和价值观与语言、文化相互作用，从而形成了与疾病生物模型不一致的经验和期望。处于文化背景转型期的患者可能面临一种需要，即调解（或弄清楚）原有文化与当下文化中健康信仰的差异。表1-5提供了一套问题来探索患者的健康信仰。医生需要评估患者最突出的健康信仰，以免因为患者的文化信仰及价值观念与之冲突或无关，导致进行的教育、建议与协商失败。询问患者的健康信仰，可以促使医生理解并调整讨论内容，对患者的文化和语言给予回应与尊重，最终使医患双方的信仰系统达成一致。

表1-5 用于引出患者对问题或症状的解释模型的问题

你把你的问题称作什么？
是什么导致了你的问题？
最初你为何认定出现了问题？
它是如何起作用的——你的身体发生什么了？
你认为对这个问题哪种治疗最适合？
这个问题是如何影响你的生活的？
关于这个问题，你最害怕或担忧什么？

注：经授权引自 Johnson TM，Hardt E，Kleinman A. Cultural factors in the medical interview.In Lipkin M，Putnam SM，Lazare A.，eds. The medical interview.New York，Springer-Verlag，1995，p.157.

实际上，解释模型的差异问题在患者使用另一种语言时总是会遇到（与萨皮-沃夫假设类似，认为语言会不可避免地影响并引导使用者的态度、文化信仰及观点）。问题会因翻译的差异和偏倚而进一步放大。总的来说，采用翻译造成了错误与误解的可能性。严格控制翻译的使用标准很重要。可能的话，应采用专业口语翻译。若借助朋友或家人翻译则会引起准确性及隐私的问题。与电话翻译或房间内的现场翻译相比，远程同声传译具有速度快、匿名及更少外来关系建立的优势。房间内的译员应被安置于患者身后，或患者视线范围以外的地方，以保持医患之间的互相关注。译员应提供直译，而非改述或成为文化中介者。然而，当他们感知到文化问题时可以向你告知。口译的原则及标准已经由国家卫生健康口译委员会（见本节末"组织和网站"）给出了说明。

（三）电子技术：是有效沟通的途径还是障碍？

当今社会中电子技术无处不在，在日常生活包括医疗中日益成为核心。新技术不断涌现，有3项已经在诊疗中发挥举足轻重的作用：计算机和与之相关的电子健康档案；电话；与患者的电子交流，如电子邮件和手机短信的安全通信。用智能手机和电脑能够实现安全的视频聊天。

不久以后，远程医疗和远程手术技术可能实现医生的远程操作。可以预见，它们将引起冲突的观点。推广者与营销者声称电子技术能够提供更好的质量、效率、性价比及满意度。而批评者则声称这会导致温暖与触摸缺失、去人性化、难以以患者为中心、浪费时间、实际工作强度增强，以及产生不当花费。

公众（如患者）通常喜欢科技，认为与计算机"交谈"比与医生交谈更容易、更安全，认为技术不可或缺而且与质量相关。医生可能会抗拒大多数改变，比如抗拒从纸质记录转变为电子健康档案这种跨越式的变化。惊慌过后随之而来的是矛盾的接纳。医生通常会认为，电子健康档案提高了易读性、完整性，加强了记录分享与数据结构化。患者也喜欢在患者端能够接入和回顾医生的诊疗记录。另外，它减慢了诊疗的速度，将医生对患者的注意力分散到了计算机操作上。计算机将医生交流技能的正面和负面特质同时放大。总的来说，当房间内有计算机时，医生的注意力将从患者的社会心理问题、患者的参与以及诊疗中的关系建立，转移到医生更加主导的提供生物医学信息、采集病史及花费精力记录电子笔记。计算机使用的增加也与诊疗时间延长、医患对话减少及医生情感反应减少有关。这些对于患者预后的影响还有待考证。因此，要警惕过于武断。

然而，一些特定的计算机相关行为看起来合情合理，如果运用得当可以改善诊疗。首先，电子健康档案使医生得以在患者进入诊室前进行准备，从而节省晤谈过程中收集资料的时间。其次，随着经验的提升，医生可以在与患者的直接交流（具有良好的眼神交流和开放的姿态）过程中，借助明确打断的对话自如地切换到电子健康档案录入（"不好意思，我需要一些时间来……"）。再次，医生可以利用接诊中的自然停顿，比如当患者正在改变或是在晤谈的结尾，来完成大部分打字或使用声音识别软件进行录入。最后，医生可以选择分享屏幕来增进与患者的合作，包括共享实验室检查结果、提供患者教育并展示有用的图像（疾病部位在哪里、手术会做什么、饮食分配等）。医生应避免在患者说话时打字，因为这样会错过非言语信息，而且患者常会把医生过度专注于计算机视为对自己的不关心。

近期完成的一项重要的大规模研究（OpenNotes）测试了与患者分享电子健康档案的效果。前期的结果显示，这样的透明度使患者更能感受到对自己的诊疗负责，有助于促进患者对治疗计划的依从性、减少误解和错误，建立更加信任与合作的医患关系，而且对于医生的工作生活几乎没有副作用。然而，分享接诊记录是否会影响，以及怎样影响结局和诊疗效率，仍需花费更长时间进行了解。

电话已不是新事物，它依然是医患交流的核心方式，约占25%。电话的应用范围早已超出了要求再取药和查询检验结果。现在，医生利用电话进行提示，包括监督慢性病管理、提供临床路径治疗、进行筛查以及从居家设备接收数据传输。手机进一步扩展了这一路径，包括发短信及分享图片的能力。如今，电话应答系统成为去人性化的象征。要试图透过这些无法违背的机械性的语言，如"请听清以下选择，它们有些改变"，来找到所需要的医生，患者和医生经常都会感觉很挫败。

与患者电话交流就像看黑白照片而非彩色照片一样。电话（尽管可能很快会包含录像）使人失去了对非语言信息（包括读唇语）的观察机会。双方被迫多听，因而可能听到更多信息。这种非可视化的特点可能会有益，尤其是对那些身体会分散注意力的患者，但代价是损失非言语信息。

医生越来越多地采用电话接诊来评估急性问题，通常可用于分类谁需要来急诊，谁可以等到下次预约，以及介于两者之间的所有选择。这样做能够挽救生命，比如患者没有意识到的"亮红灯"的症状或体征，被医生识别出来需要急诊干预或者外科手术。这样做还能减少不必要的急诊就诊和干预。对于模糊不清的主诉，更了解患者的基本医疗医生比急诊室里陌生的医生更容易了解其意义。

手机的用途在延伸，包括短信和影像的分享能力。使用手机技术，急诊就诊可以通过视频来完成，增强了为任何时间、任何地点提供诊疗的能力。安全短信还提供了与患者连续性沟通的途径，特别是与需要密切监测的患者，包括使用阿片类镇痛药的患者沟通（见第25章）。手机技术确实是一种高效、安全、私密且价效比高的方法，能够实施以患者为中心的诊疗，但它的确切作用还需要仔细评估。

虽然患者对电子邮件的接受度及满意度很高，但医患间仍很少使用电子邮件。患者方面的障碍包括读写能力、计算机能力、语言（不一致）及顺利写字的技能。医生之所以抗拒电子邮件，是因为他们担心电子邮件会成为侵扰性的，会造成不可补偿的时间损失，会被误认为是在紧急情况下真正的接触，使患者能够避免有偿就诊，拒绝口头交流和身体检查的机会，并让医生每周7天每天24小时全天候负责，且留有永久的书面记录。然而，这些看法中的大部分是没有事实根据的。大多数患者平均每天发一封电子邮件，认为使用电子邮件时，他们的医生更容易接触到并了解他们的个人治疗需求。更重要的是，电子邮件信息不会彻底失去沟通交流的社会心理与情感特性。患者表现出更高的参与度，且在电子邮件中对细节的注意优于实际的诊疗。而大多数医生倾向于在电子邮件中简短表述，将大部分内容集中于提供信息。由于电子邮件是与同事交流的常用介质，结果，医生在与患者交流时更容易忘记匹配相似的语言水平。

数字化沟通，例如电子邮件或短信沟通必须遵从健康保险流通与责任法案（Health Insurance Portability and Accountability Act, HIPAA）的指南。患者应意识到与电子邮件和短信相关的风险，以及如何保证私密性。每位患者都应知情同意电子邮件或短信的使用。邮件和短信应是加密的，遵守权威的使用指南。

（四）筛查和讨论健康的社会因素

在某些医生中有一种看法越来越强烈，即要减少医疗卫生的不公平，只解决患者的医疗需求是不行的，必须要改善患者的身心健康状态。这就要求医生在临床实践中采用"筛查和解决健康的社会因素"（SDoH）的方法，来识别和解决患者健康行为的社会性和结构性限制。同样重要但又强调不足的，是如何讨论和解决患者没有被满足的社会需要以达到最佳诊疗。缺乏食品安全、无家可归和穷困潦倒等社会需要，是敏感甚至可能带有羞辱性的话题。要想经验性地建立最佳诊疗，医生需要沟通技能方面的指导和训练，以使患者感受到舒适和信任，能够开放地谈论这些没有被满足的社会需要。

以关系为核心的沟通策略中用于"筛查和解决健康的社会因素"的筛查工具包括在这些环节表达尊重：引入话题（例如，将自己置于患者的视线水平，重视患者的隐私），正常化（"许多人都会觉得谈论……有些困难"），请求允许（"你觉得我们可以来谈谈吗？"），对分享了这样的信息表示感谢（"感谢你愿意跟我谈及你在家庭和工作中的经历……"）。这样做可以减少耻感，增加患者的自我暴露。询问患者在各种社会需要中最迫切需要获得哪方面帮助，也可以表达出对患者自主性的尊重，而且能够帮助患者做出优先选择，以便于照护团队能够聚焦于患者最迫切、最重要的需求。

五、总结

医疗晤谈是医疗中最常用的诊断和治疗手段。正因为如此，医生对它的持续关注及相关技能的提升应贯穿职业生涯。医疗晤谈中的艺术可以影响医患交流质量、患者满意度、数据准确性和完整性、患者对治疗方案的依从性、预后及医生满意度。既关注晤谈的结构也关注其功能，为这一核心临床方法的精进提供了框架。它还将确保核心医患关系在各种医疗进步包括电子交流新技术及信息处理中，始终处于中心地位。

六、推荐阅读

Delbanco T, Walker J, Bell SK, et al. Inviting patients to read their doctors'notes: a quasi-experimental study and a look ahead. *Ann Intern Med* 2012; 157 (7): 461-470.

Delbanco T, Walker J, Darer J, et al. OpenNotes: doctors and patients signing on. *Ann Intern Med* 2010; 153: 121-125.

Duffy DF, Gordon GH, Whelan G, et al. Assessing competence in communication and interpersonal skills: the Kalamazoo II report. *Acad Med* 2004; 79: 495-507.

Frankel R, Altschuler A, George S, et al. Effects of exam-room computing on clinician-patient communication: a longitudinal qualitative study. *JGIM* 2005; 20: 677-682.

Garg A, Boynton-Jarrett R, Dworkin PH. Avoiding the unintended consequences of screening for social determinants of health. *JAMA* 2016; 316: (8) 813-814.

Haidet P. Jazz and the art of medicine: improvisation in the medical encounter. *Ann Fam Med* 2007; 5: 164-169.

Lipkin M, Putnam SM, Lazare A, eds. *The Medical Interview: Clinical Care, Education, and Research*. New York, NY: Springer-Verlag; 1995.

Rao JK, Anderson LA, Inui TS, Frankel RM. Communication interventions make a difference in conversations between physicians and patients. *Med Care* 2007; 45: 340-349.

Roter DL, Larson S, Sands DZ, et al. Can e-mail messages between patients and physicians be patient-centered? *Health Commun* 2008; 23: 80-86.

Ventres W, Kooienga S, Marlin R, et al. Clinician style and examination room computers: a video ethnography. *Fam Med* 2005; 37: 276-281.

Walker J, Leveille S, Ngo L, et al. Inviting patients to read their doctors'notes: patients and doctors look ahead. *Ann Intern Med* 2011; 155: 891-899.

七、其他资源

Novack DH, Clark W, Saizow R, et al, eds. *Doc. com: An Interactive Learning Resource for Healthcare Communication*. American Academy on Communication in Healthcare http: // www. doccom. org. Accessed September 2018.

八、组织和网站

American Academy on Communication in Healthcare. www. aachonline. org. Accessed September 2018.

American Medical Association (AMA). Electronic Communication with Patients. https: //www. ama-assn. org/delivering-care/electronic-communication-patients. Accessed September 2018.

The Foundation for Medical Excellence. https: //tfme. org/. Accessed September 2018.

Motivational Interviewing Network of Trainers. https: // motivationalinterviewing. org/. Accessed September 2018.

National Council on Interpreting in Health Care. http: //www. ncihc. org. Accessed September 2018.

共　情

Auguste H. Fortin VI, MD, MPH

你的一言一行都会成为他人的过眼云烟，唯一让他们印象深刻的就是你带给他们的感受。

——Maya Angelou

一、引言

共情是医患互动中治疗部分关键的一环。无论是患者的就诊体验、健康状态，还是临床医生的倦怠状态，都能通过共情得以改善。如果医生缺乏共情，往往会导致接诊时间更长，医疗事故索赔风险更高。共情如何定义目前仍处于争论中，文献中对共情的解释有很多互相矛盾的表述，可能与这一概念的起源有关。"共情"最初出现于19世纪晚期，用来描述一个人在面对建筑或艺术品时所激起的感受。后来，这个词被引用至医学领域，直到近来再次受到医务工作者、教育工作者及大众的关注。由于技术发展和经济负担，医患之间已经日益变得缺乏人情味（"我和他"），而共情是在医患关系中恢复同情心与人文精神（我和你）的一种方法。

当学术界仍在为共情是一种认知过程还是情感状态，是一种态度还是行为进行争论时，患者对共情越来越期盼，医生也逐渐意识到共情在医患互动中的重要地位。我们将共情定义为理解他人的情感状态并就这种理解进行沟通交流的能力，以及想要为这个人服务的愿望。研究表明，共情作为技能是可习得的。本节将从探寻共情的起源开始，讲述如何建立和提高这项技能。

（一）表达共情需要什么

临床中的共情对医生的态度、知识和技能都有着一定的要求。最重要的是，医生要意识到整个患病过程也是一种情感过程。当临床工作变成例行公事或劳碌时，医生可能会忘记这一点，因而忽略掉安抚患者情绪，而只是专注于手头的医学工作。能够共情的医生会尝试理解患者的体验，他们会考虑到患者对患病的情绪反应并做出应对，而且将此作为自己职责的一部分。这样的医生是关心患病的"人"，而不仅仅是给他们看"病"。

共情时需要知晓的内容包括认识到许多患者会（向医生）提供有关情绪的线索，即把情绪或其蛛丝马迹"摆到明面上"，医生所需要做的就是识别这些线索。但也有些患者可能不会去表达情绪，这并不意味着他们没有有待发现和回应的情绪。医生通常具有很强的"治愈情结"，即有强烈愿望去解决患者的问题（或者回避那些看上去无法解决的问题），所以同样重要的是，医生要认识到患者并非需要他们解决自己提出的每一个问题。很多个人的或情感方面的问题医生无法解决，或者至少在短期内无法解决。医生此时要采用的方法就是共情——见证另一个人的痛苦，通过这种方式分担痛苦，从而减轻对方的负担。

在本节中，我们用"情绪"这个词来总括情感和感受。患者可能通过语言信息（如

"我不开心")来表达感受，也可能通过非语言信息（如沮丧的表情或低垂的肩膀）或动作（如哭泣）来表达情感。保罗·艾克曼（Paul Ekman）认为从人的面部能够识别出15种不同的情绪：愉悦、愤怒、蔑视、满足、厌恶、尴尬、兴奋、恐惧、内疚、骄傲、解脱、悲伤/苦恼、满意、快乐和羞耻。感受作为主观的情感体验，则要更为微妙而丰富。例如，用非语言信息表达了悲伤情绪的患者，可能会说他/她觉得被抛弃、被疏远、震惊、糟糕、被背叛、被责备、忧伤等。

共情的基本技能包括：①识别患者（用语言或非语言形式）表达的情绪；②帮助患者表达情绪；③理解情绪并通过语言或非语言的共情回应来传达这种理解。许多医生感觉他们缺乏评估情绪和对这种情绪做出共情反应的能力，下文将介绍如何掌握这些技能。

二、克服共情中的障碍

如前所述，共情包括3个组成部分：理解、传达理解和有意帮助。医生不需要与患者有共同经历就能够表达共情；同情则是产生了与患者和家属相同的情绪反应，常常源于在帮助患者和家属的过程中得以减轻的不良感受。以上两点都是情感表达的合理形式。共情更会受到意识的管控，本质上是能够允许患者具有情感并且允许他/她表达情感，医生能够作为患者痛苦的见证者，或者表现出不焦虑的样子。

有些医生担心共情会转化为同情，以至于在体验患者情绪的同时变得不够专业。恰恰相反，医生感受到强烈的情绪往往意味着患者存在情感上的需求。这些经历共情的机会可以唤起医生的感恩之心，也是职业价值感和满意度的重要源泉。

引出和重视患者的情绪会促发部分医生的焦虑，例如，医生会更加担心伤害到患者或是自己被冒犯。患者知道如何保护自己，当他们不想将目前的对话进行下去的时候，通常都会很直接地表达出来。事实上，在被

允许和鼓励表达情绪时，多数患者会感受到被支持以及减负。医生必须警惕自己打断患者或改变话题的冲动，而更加注重上述的态度、知识和技能。

医生在与患者讨论情绪时会遇到更多障碍（表2-1），从非私人的办公室环境，到医患双方都不愿谈及特殊敏感话题。尽管如此，恰当且娴熟的沟通可以突破这些障碍。

表2-1　讨论情绪的障碍

医生
● 耗费太多时间
● 过于消耗精力
● 会失去对晤谈的控制
● 无法治愈患者的痛苦
● 认为不是自己的工作范围
患者
● 讨论情绪的文化禁忌
● 倾向于用生物医学模式阐释不适
● 躯体化障碍
● 希望迎合医生的期待
● 担心会情绪失控
● 缺乏表述情感的语言

理解患者的感受、态度及经历是迈向高效的治疗伙伴关系的第一步。然而，许多患者可能不善于向医生表露感受。他们需要明白医生在关心他们并重视他们的感受，意识到感受在就医过程中是一个合理的话题。

情绪问题对医患双方来说都是困难的，特别是对医生而言，因为他们可能更喜欢科学的确定性。从患者的角度出发，如果棘手的情绪问题以躯体不适为主诉表现出来，那么对于用精神心理原因来解释症状，患者的第一反应通常可能是抗拒。医生应当以患者能够理解的方式来表述一些疾病术语。在某些文化中，情绪甚至不曾被提及。在美国，疾病的生物医学模式比生物心理模式更占主导，患者可能会觉得躯体疾病比情感问题更容易接受。因为这种想法常被医生强化，所以对于医生来说很重要的一件事就是建立一种有利于表达情绪的环境及适合该目的的语

言表达方式。

与患者谈论情绪时，医生们通常会遇到以下困难。

（一）耗费太多时间

在繁忙的临床工作中，对时间的担忧是合理的。然而，在有组织的框架下，有效地解决情绪问题只需花几分钟时间，本节后文将讨论的策略会证明这种时间上的高效性。有研究表明，医生接诊时如果对患者的情绪做出回应，接诊时长实际上可能较不回应情绪时要短。对该发现的一种解释是，未解决的情绪问题带来的间接影响可能需要消耗更多时间来解决。此外，分清"短期效率"与"长期效率"对理解这件事情可能有帮助。提及"效率"，不仅应考虑某一次就诊的持续时间，还应考虑解决患者关注的问题所需总时长。多花几分钟解决情绪问题，可以通过减少电话与计划外的就诊来节约时间。

（二）过于消耗精力

期待所有医生在任何时候对任何患者都做好情绪交流准备并不现实。一夜未眠或情感匮乏的医生，可以暂缓讨论情绪问题。但如果医生选择了暂缓，明智之举是换个时间回到这个话题再进行讨论。有时由于医生认定直接处理情绪问题太耗精力，反而会花费很多精力来回避情绪。实际上，相较于拒绝，积极与患者产生情感连结，可能更为高效而令人满意。

有时候，患者可能无意中提出一些问题，这些问题对于医生来说在情感方面难以解决，医生有时可以与朋友、亲人或同事讨论这些困难。另一些时候，医生也许能够在自己的治疗过程中有效地解决问题。这些"困难"接诊也为医生提供了自我成长的机会（见第4章）。

（三）会失去对晤谈的控制

尽管许多医生担心处理情绪问题会导致情绪愈演愈烈，但实际情况通常恰恰相反。

处理情绪有助于情绪的消解。学习处理情绪的语言可以与情绪本身保持舒适的距离，这样医生和患者都不会不知所措。

（四）无法治愈患者的痛苦

医生习惯于根除病痛。然而，感受作为一种客观存在不能被根除。患者并不会期待他们的感受被消除，而只是希望被理解。当一个患者因相同的主诉反复就诊，并未因医生的干预得到改善时，他是在尝试传递一种信息。医生常因这些患者感到沮丧，如果处理潜在情绪问题取得进展，这种挫败感将得以减轻，相应的满意度也会得以提高。

三、共情在诊断中的作用

有些患者总是引起医生的厌恶与嫌弃。可能看起来患者是在故意惹医生生气甚或厌弃自己。当医生觉察到这些感受时，需要考虑到自己的负面感受可能会融入患者"应受排斥或应得惩罚"的自我形象。这种模式可能会符合人格障碍（见第30章）。

医生的体验并不总能反映患者的经历。所以，医生应注意自己的感受并自问，"我的感受告诉了我一些患者的情况还是我自己的情况？"例如，一位医生近期接诊了若干要求取药的患者，在看到分诊护士的记录上写着下一位患者主诉是"下腰背痛"时，可能会感到生气并产生抵触情绪。这些负面感受提示的更有可能是医生的近期经历，而与下一位患者无关。一个人的感受主要反映其自身的情况，对于他人的情况只能做出间接反映。下一部分将解释如何验证患者正在经受某种特殊情感的假设，并概述了如何进行回应。

四、共情的治疗性语言

尽管人们通常不会把共情当作治疗手段，但讨论情绪问题确实可以产生治疗效果。共情关系在心理治疗中至关重要，并具有能增强所有治疗关系的力量。以下将展示如何使用特定的技巧引出和谈论情绪。进行这一讨论的前提是，如果不考虑疾病对情感产生的影响，就不能在生物医学层面有效地解决疾病问题。情绪，无论是与躯体疾病还是社会精神问题相关，都会影响在诊室里的沟通，可能会分散患者的注意力，以至于他们在情绪问题解决前无心谈论其他问题。

下面的临床场景有助于阐释本节所描述的共情技术的用途。

 案例1

你值班时，收治了一位45岁男性，主诉胸痛2周，疑似不稳定型心绞痛。尽管急诊室医生认为他并没有紧急到需要来急诊，但患者有高脂血症史、心脏病家族史，急诊室测血压为180/95mmHg。患者描述他在休息或院子里工作，以及夜晚要入睡时会发生胸骨后锐痛。否认吸烟史，无糖尿病史。体格检查时发现他很焦虑，在心脏科病房测血压为160/90mmHg，体重超重5%。低密度脂蛋白胆固醇为160mg/dl，其余查体、实验室检查以及心电图、胸部X线片均正常。

你伸出手迎接患者。

医生：早上好，斯文森（Swenson）先生，我是伯根（Bergen）医生，你在医院期间由我负责照顾你。

患者：（焦虑地）医生，我现在是心脏病发作吗？

医生：你不是心脏病发作，从你的血液检查和心电图结果可以得出这个结论。

患者：那疼痛是来源于心脏吗？

医生：我不这么认为。

患者：但你不太确定？

医生：你的年龄、疼痛性质、抑酸剂治疗有效，这些让我更倾向于认为是胃酸过多或肌肉痛。

患者：你不觉得我们应该再做一些检查来确定吗？

医生：你患心脏病的风险很低，我想可以在门诊做运动负荷试验再确认一下。

患者：如果在此期间我心脏病发作怎么办？我还是很担心。

医生：你不必担心。将你收治在观察室就是来确认你并非处于不稳定的心脏状态，我们就已经这样做了。从标准流程来看，你的危险分层属于低危，你的保险不允许你住院进行进一步的危险分层。别担心，你不会有问题的。

患者：好吧，如果你这样说的话。

虽然医生诊断了非心源性胸痛、提供了高质量的信息并试图安慰患者，但这次互动还是存在问题，患者似乎仍不满意。让我们来看看引发患者情感并使用共情技术回应会有什么效果。

（一）引导患者表露情绪

有些患者会自发地说出自己的情绪感受，但许多患者的表达只显示出一点情感的苗头，就像是在试水，试探着看是否能与医生分享疾病对自身日常生活和情绪的影响。莱文森（Levinson）等在基本医疗和外科开展的研究表明，这种情况在诊室接诊中约占一半。患者给出的线索大致分两类，但不幸的是，医生只对其中的一小部分做出了回应（38%的外科病例和21%的基本医疗病例）。值得重视的是，医生如果错过这些表达共情的机会，往往会使接诊时间变长。

有时患者并不会表露疾病对个人或情绪的影响，但这并不意味着没有情绪隐藏在疾病的外衣以下。有多种方式可供医生选择，以帮助患者吐露情绪，按照我们偏好的一般顺序列出如下（表2-2）。

表2-2　引导患者表露情绪的技巧

技巧	示例
察言观色	"你看起来似乎很沮丧。"
直接询问	"这对你来说意味着什么？"
间接探询	
影响	"这对你的日常生活有哪些影响？"
信念/归因	"你认为是什么导致了你的（症状）？"
诱因	"是什么促使你今天就诊来解决你的（症状）？"
觉知感受	"我能想象这会让你很担心。"

1. 察言观色

患者的情绪可能很容易从面部表情和其他非言语信息中读出。医生适时地将观察到的情绪描述出来，例如，"你在讲这些的时候看起来很悲伤"。患者接下来的反应通常是描绘出更细微的感受，使医生能够理解得更深入，这是达成共情的关键。

2. 直接询问

当发现患者在叙述过程中明显会产生强烈的情绪波动时，直接询问其感受是一种有效手段。例如，询问"这对你来说意味着什么？"，或者"你对此有什么感受？"，或者"你对此感觉情绪还好吗？"，或者"这给你带来了哪些情绪？"

3. 间接探询

当直接询问无果时，医生常可以询问以下一个或多个方面来获知情绪。

（1）影响：询问疾病对患者或家庭生活造成的影响来间接了解情绪，例如，"背痛是怎样影响你的日常生活的？"，或者"你妻子去世对你女儿造成了什么影响？"

（2）信念/归因：询问患者认定的病因，不仅有助于了解患者的疾病解释模型，还能帮助揭示其深层感受或情绪，特别是在患者认定症状由严重疾病引起时。

（3）诱因：了解患者为什么会在今天这个时间点来寻求治疗，尤其是症状已经持续数日以上时。这样可以揭示患者就诊的潜在原因，并且给患者提供了一个表达情绪的窗口［"是什么让你决定今天为此（症状）就诊

的？"］。另一个通常能引发情绪表达的因素是个人或人际危机。当人处于危机之中时，忧虑和苦恼会增加他们对疼痛和身体不适的敏感性，但他们往往不会将压力同躯体症状联系起来。询问"你生活其他方面过得怎么样？"可以促使患者展露痛苦、表达情绪。

4. 觉知感受

分享医生或其他人在类似情况下的感受，可以帮助患者识别自身的情绪和感受（"我想如果我遇到这种情况会感到难受"）。避免使用"愤怒"或"抑郁"等情感强烈的词语，因为患者对于这种形容可能并不认可；建议使用比较缓和的术语，如"难过""不开心"或是"沮丧"等。如果患者的描述中显然是暗示了一种情绪，但他/她并没有明确说出来，医生可以用类似这样的话来表述自己的直觉："我感觉，对你来说那可能是挺难的。"通过委婉地表达"大概""可能"而不是"肯定"，来鼓励患者表述其真实感受，而不是要患者被迫去验证你不准确但很强烈的猜测。例如，如果医生说"对此你一定很害怕"，那么患者可能认为他/她应该害怕。更好的说法是"我能想象这可能让你很担心"，或者"你的邻居因为同样的疾病去世，大概这个想法让你担忧了"。然而，当患者并不是担忧，而是感到愤怒时，则很可能会去更正医生的猜测。像对待其他疾病一样对情绪做鉴别诊断是完全可接受的（而且可能是更佳选择）："你似乎感受到很强烈的情绪，但我不确定具体是什么，你能帮我明确它吗？"

医生在接诊过程中产生的感受，可能有助于觉察患者的情绪。例如，医生接诊时如果感觉到压力、沉重或沮丧，要考虑患者抑郁的可能性。

医生们都有过这样的经历：试图帮助患者改变某种行为，如减肥，但自己的每个建议都被驳回，"这个办法我试过，医生，不起作用"。医生试图鼓励患者时所感到的挫败与无力感，与患者在试图改变行为时的挫败与无力感通常一致。医生可以通过询问"我对此感到沮丧，不知你是否也有这种感觉"来

确定"患者感觉沮丧"的假设，就像做出其他诊断一样。

一旦情绪被"摆到明面上"，医生应该通过进一步问询以确认对这种情绪的理解，例如"再多说一点"或者"多跟我讲讲你的担心"。避免问"为什么"，例如"你为什么会担心？"，因为这样可能会使患者觉得有必要把自己的情绪封闭起来。由澄清过程所获得的更深层理解，将有助于精准而有效的共情式沟通。

（二）表达共情

许多甚或是大多数医生对患者的痛苦会产生情感共鸣，但他们的反应要么是往往徒劳地试图"修复情绪"，要么是对如何有益地回应情绪直接一无所知。共情技术是展现同理心的方式，也是医生们最有力的治疗手段之一。共情可以是非言语的或言语的技巧，可以通过允许患者礼貌的沉默、使用更柔和的语气和更加靠近患者来表达。其他非言语共情的例子包括给流泪的患者递纸巾或是保持尊重的前提下抚摸患者。医生要判断触碰患者是起到支持作用的、冒犯性的还是不恰当的，需要考虑文化、年龄、性别、性取向、创伤史，以及患者有无偏执等精神症状等。一般来说，把手放在患者手上或手臂上不会被误解。许多医生更愿意通过配合患者的非言语行为来发挥引导作用。

非言语共情固然重要，但往往不足以使患者感到被理解；用言语表达对患者情绪状态以及自身所需的理解，治疗作用更为强大。我们都经历过，因为抑郁或失去家人而倍感孤独的患者在我们对他们的悲伤情绪表达理解时所表现的感激之情。我们推荐使用"NURS"来帮助医生构建共情反应：命名（Naming）、理解（Understanding）、尊重（Respecting）和支持（Supporting）（表2-3）。这4个内容按顺序使用，可以在沟通时有效地与患者共情，每当患者表达情绪时，它们也可以单独或配对使用。

表2-3 共情技巧

技巧	示例
命名	"你很担忧。"
理解	"我可以理解你被这样无情对待之后的愤怒。"
尊重	"这是你的一段艰难时刻。"或"你在处理悲伤时做得非常好。"
支持	"或许我们可以一起努力让你感觉更好一些。"

1. 命名情绪

命名情绪只需复述患者的表达，"你感到悲伤"，或反映观察到的情绪，"你看起来有点泪眼婆娑"。这种反馈式命名的结果是，患者感觉自己被听到和听懂了。例如，一名患者对迟到了20分钟的医生说："我的时间和你的一样宝贵。"医生可能会说："很抱歉我迟到了，看来你很生我的气。"接下来患者可能会对这位医生的迟到或由这位医生经手的治疗发表意见，他甚至可能会否认自己的愤怒，因为许多患者认为在医生面前表达愤怒是不能接受的。在任何情况下，医生都有机会先直接解决情绪问题再继续接诊，而不是试图与一个满身怒气却没机会表达愤怒的患者合作。

在命名情绪之后，医生应该停下来看看患者作何反应。患者通常会详细解释其情绪，但如果医生持续说个不停，这个探索过程可能就会过早结束。

2. 理解

表明"理解"的各类表述意味着患者的情绪反应被充分了解了。"按照你告诉我的情况，我觉得你有这样的感受是可以理解的"，或者"我明白这是为什么了"，或者"我懂了，我觉得那是合情合理的"。这样的表述认可、接受、确证了患者表达的情绪，使患者感到不再那么孤单。例如，对于一位具有躯体化症状的患者，她已看过多位医生寻找腹痛的原因，你可以说"我能理解，你在多次寻求帮助后仍没有好转会感觉多么沮丧"。一些医生不愿意去确证困难患者的情绪，担心那样会火上浇油。如果说命名是打开潘多拉魔盒的共情技巧，那么理解则是关上魔盒的技巧——人们很难在理解你感受的人面前仍然保持沮丧。表达自己对患者情绪的理解创造了一个"分享平台"，突显了患者和医生同为人类，尽管在治疗关系中的角色不同，但两者仍然是相互平等的。

要理解患者的情绪，与其具有相同的经历不是必需的；理解更多来自对所述感受进行澄清的过程："你的情况我从未经历过，但我能看到你有多么害怕。"

3. 尊重

尊重，即表达出赞扬或认可患者和/或承认他们的处境，可能是"NURS"中让人感觉最不自然的内容。尊重要表达出对患者能够做分享的感谢（"谢谢你如此开放"），承认患者的处境（"你真的经历了很多"），或者称赞患者的努力："我很欣赏你的坚持。"

医生或许并不总能体会患者是怎样的体验，但他们能尊重患者的经历："我尚未为人父母，所以我只能想象失去一个孩子会是什么样，我能看到这种失去带给你的深深痛苦。"

4. 支持

表达支持可以让患者知道他们并不孤单，医生准备与他们成为伙伴一起合作，例如，"我想让你知道我就在这里，和你在一起"，或者"我会尽我所能来帮助你的"。

支持性的伙伴关系优点是可能有助于激励患者在自我照护中发挥积极作用，并为达成做出行为改变的共识奠定基础。这与下面的观念一致：医生是在促使患者康复而不是去治愈被动型患者的疾病，尤其是当疾病源于患者的行为时。医生使用代词"我们"可以表达支持性的伙伴关系，例如"或许我们可以制订计划来帮助你感觉更好一些"，或者"让我们找出一种方法来帮你应对这个棘手的诊断"。

尽管在首次解决情性问题时通常按顺序使用命名、理解、尊重和支持会有帮助，但事实上这些技术在整个接诊过程中都可以单独使用，或者按照任意顺序来使用。

使用NURS四步法的简单场景

患者：（刚表示自从自己的狗死后时常感到孤独）

医生：所以，对你来说这段时间非常孤独。（命名）

失去爱犬或亲人都会让人悲伤。我能理解这事的意义。（理解）

对你来说这真是一段艰难时光。（尊重）

有时候聊聊这个会有帮助。（支持）

患者：我确实感觉好多了，之前我一直都不好意思跟别人提起这些。

这四步表述具有很强的治疗效果。在完成"NURS"后，患者可能会哭着说："没有其他人知道这件事"或者"我真的感觉好多了"。这样的时刻对医生职业价值感的积极影响可能是深远的。

共情并不等于完全一致。相反，共情是在表达对患者看法或处境的理解和赞同。例如，对于一个无适应证但要求阿片类药物的患者，医生可能会说："我能理解你为什么生气，因为你今天来是希望我能给你开羟考酮的处方。"愿意去想象对于这些更具挑战性的患者来说事情是什么样子，能够让我们了解到他们的动机是什么，或者什么可能帮助到他们。这些都是诊断信息。传达这些见解可能能够鼓励患者改变行为，这是一种治疗手段。

案例1（续）

让我们回到那个45岁男性胸痛患者的场景，看看医生如何使用共情技术来改善互动。所用的共情技巧被列入括号。

医生：早上好，斯文森先生，我是伯根医生，你在医院期间由我负责照顾你。

患者：（焦虑地）医生，我现在是心脏病发作吗？

医生：听起来你很担心。（命名）

患者：难道你想到自己工作时会心脏病发作能够不紧张吗？

医生：我一定也会担心的。（理解）

患者：我父亲当年就是这样，他正在耙树叶，突然就倒下了，当时是我发现他的。

医生：当时一定很是艰难。（尊重）

患者：你根本无法想象那有多糟糕，我每次想起这件事就感到难受，有时甚至会胸口痛。最近我越来越多在想他，尤其是在夜晚入睡时。这让我害怕睡着，我害怕自己会醒不过来。

医生：多说说这种害怕是什么情况。（命名，澄清）

患者：我以为自己已经从他的过世中走出来了。但最近到了他去世的季节。耙树叶，每周末我都要做，总会让我想到他。然后我就犯了这种胸痛的毛病，我现在很担心我自己。心脏病是会家族遗传的，这不用我说吧。

医生：我明白你为什么害怕了。（理解）

听起来好像是想到你的父亲与胸痛之间有强烈的联系。

患者：是的。我想可能不安给我的心脏带来了太多压力。你觉得这是不是全是我脑中所想引起的呢？

医生：通过你的血液检查和心电图，我可以肯定你并没有心脏病发作，但我确信你感到了疼痛，我想你依旧在为你的父亲感到心痛，即使仅仅是想起他。失去父亲确实很令人难过。现在你已经知道身体与心理有着强烈的联系，如果你曾担忧自己的健康，这可能是身体来提醒你确保照顾好自己的一种方式。（尊重）

患者：我从未那样想过。你说的很有道理，我想很可能你是对的。但我心底里还是会有担忧。

医生：可以理解。（理解）

这样如何？我们一起来努力减轻你现存的心脏病危险因素，来确保你的问题不会加重。（支持）

尽管你处于冠状动脉疾病的低危组，为防万一我想你应该到门诊做一次运动负荷试验。我会把名片给你，这样你可以在回家后给我办公室打电话进行安排。接下来的几周里任何时间都可以。与此同时，如果胸痛加剧或有任何变化，请给我打电话。现在你对你的父亲有强烈的情感，如果这是你胸痛的来源，它可能不会很快消失。下次在诊室再见时我们可以多聊一聊这个。

患者：这对我来说很合适，感谢你听我说。

医生：好的，那么我们几周后见。请记住，如果疼痛加剧或者你有新的伴随症状，立刻给我打电话，不要等到第二天。

患者：谢谢你，医生。几周后见。

在这个场景里患者的体验似乎比第一种情况好得多，正如患者在晤谈结尾时反映出来的那样。尽管这一场景耗时更长，但使用共情技术仅仅使晤谈延长了约1分钟，而且如果这额外的1分钟能够缓解患者的担忧从而避免了不必要的诊疗，那么时间就花得很值得。在晤谈的开始，医生说得很少，但他所说的话初步缓解了患者紧绷的情绪状态。起初，当患者请他确认疼痛全是如自己心中所想时，他拒绝了。取而代之的是要患者继续挖掘自己的情绪状态。在晤谈结束时仍留有不确定性，但似乎是一种令医患双方都舒服地接受的不确定性，有种伙伴关系的感觉。

五、对职业发展的意义

假设患者表达的是让医生不安、反感甚

至厌恶的内容。在前述胸痛患者的例子中，假如医生的母亲刚去世，父亲安排了冠状动脉三支病变旁路移植手术。仅仅是想到可能会失去父亲就非常令人不安，于是医生就退缩了。心理防御机制可能会使医生从患者的诊疗中分心并转而去考虑自己的担忧。

然而，假设患者描述的情境充满强烈情绪，但医生对此太过陌生以至于难以产生共情。例如，一位患者因为她的猫被诊断出癌症而感到悲伤，从未养过宠物的医生可能会同情她，但却无法理解她的悲伤和恐惧。或者假设医生必须为患者提供一种她所厌恶或排斥的治疗，她显而易见的感受可能会妨碍患者对其做出的决策真正知情。

找到正确的治疗立场是十分有必要的，这可能一部分凭直觉，一部分靠学习，而且对于不同患者可能有所不同，甚至于同一患者在不同时间也不同——这取决于患者的需求。当医生不能与患者共情，或者自我界限消失使得治疗立场丧失时，可能也会因此失去机会。最高效的医生是那些有能力在客观现实和情感之间快速切换的人。

调整自己对患者做出的反应，要求医生留意并理解自己的情绪何时会妨碍自己最好地诊治患者。第一条线索可能是某一位或某一类患者特别能惹恼医生。这些"令人讨厌的患者"是我们的老师。他们教会我们了解自己。影响医患沟通有效性的个人障碍通常源于医生自己的原生家庭。有许多工具可以帮助医生克服这些困难：与可信任的同事交谈，巴林特小组或其他支持性小组聚焦于个人意识的课程，正念练习，以及个人心理治疗。

（一）关于真实性

刚开始使用共情的语言时，人们会感到陌生而虚假。有人曾把共情技巧比作表演。所有新技能，无论是体育、烹饪或表演艺术，最初都是笨拙且需要努力的。随着经验的积累，将概念与自己的个人风格相结合，共情技巧就成为我们自身的一部分。如果医生为

控制患者状况说出了连自己都不相信的话，那么很有可能会被发现，而且最终事与愿违。我们都感受过接受了客户满意度培训的服务员造访我们的情形。然而，如果我们以增进与患者的联系为目的，表达我们所想象的患者的感受，患者很可能会发觉我们的真实意图并原谅表述中的任何尴尬。回到"表演"这个暗喻，在表演艺术中，"表层表演"（不含感情的表演）和"深层表演"（基于某人自己的生活经历或对他人生活经历的想象）是不同的。对"假装的"共情有着伦理及实用主义的双重争议。只有最富技巧的演员才可能具备足够能力，将潜意识的非言语线索与不真实的言语表达相匹配。

（二）医疗培训中的共情

有证据表明，共情与培训阶段的情绪状态波动有关（见第49章"学员的幸福感"）。值得注意的是，医学生鲜活的热情与同情心是如何迅速沦为住院医的愤世嫉俗的。是什么导致了这种退步？通常的解释是，以这种方式自我孤立是面对超负荷需求时的一种自我保护行为。感受他人的痛苦是折磨人的，如果自身已经由于训练时间长且要应对其他紧急情况而倍感压力，会更加难以保持开放的心态。

医生退缩的方式取决于他们的个性和所处的环境。如果培训或实践的文化环境默许了对患者的贬义称呼，那么就很容易将患者视为"他人"，而非具有相同人文元素的"我们"。尽管这样的称呼不被允许，并且视照顾患者为宝贵品质，但黑色幽默仍可能会作为一种自我隔绝的手段出现。在照顾他人之前，必须先照顾好自己。

寻找恰当的平衡是医疗专业人员发展的主要任务。或许保持学员的幸福感可以使他们成为更好的医生（见第44章）。由于共情与学员的幸福感直接相关，在培训项目中说明照顾他人是有价值的这一点非常重要。有经验的医生能够关注学员的成长，帮助他们形成有效且健康的工作方式，以这样的方式为

范本，并提醒他们注意了解自我发展的重要性。在培训中，培育或指导的概念与"淬火"的概念有很大的不同。淬火会使得金属百炼成钢，历经试炼而更加坚硬。

（三）医疗实践中的共情

培训后会发生什么？对一些医生来说，压力减轻，形成了健康的应对方式，那个有爱心的医生又回来了。然而，太多人却成了培训过程的受害者。医生的强迫型人格易受到迟来奖励的感动。医生不断培育他人，可能很少给自己留下时间，从而导致与家人朋友关系的萎缩。最高效的医生可能是那些关注自己的需求与关注患者的需求一样多的人，他们理解自己独有的挣扎，因而通过这些挣扎——可以让医生意识到自己的人性——可以增进而非疏离他们与患者的关系。

由于机构的文化对其范围内的行医风格有很大影响，一起工作的医生具有一种独特的互相增进共情技能的机会，可以在患者照护会议上将社会心理学问题合并入困难案例的讨论中。回顾与可能患者晤谈的录像是一种有力的工具，让医生检查自己的行为是否导致了交流中出现的困境。

在定期的视频会议中让医生轮流介绍案例，可以使他们在摄像机前放松，展示合作与相互帮助，并强调组内共情的重要性和价值。巴林特小组或其他类型的支持小组（可包含非医生的办公职员）可以帮助医疗工作者应对由于职业而紧张的同事交流与家庭关系。这样的小组还表明社会心理学视角对医患双方都有益。

理解疾病与情绪之间的相互作用可以帮助我们成为更高效的医生。如本节所述，对于该技能的熟悉程度与练习可以让我们在与患者讨论这种相互作用时更加自如。意识到我们对患者的个人反应也可以提升我们的个人成长。医疗职业的情感需求可以旺盛，也可以贫瘠。利用共情的技能，我们或许可以成为更具职业满意度的和更加高效的医生，与此同时，我们的患者也会更加满意和健康。

六、推荐阅读

Back AL, Arnold RM. "Isn't there anything more you can do?": when empathic statements work, and when they don't. J Palliat Med, 2013, 16(11):1429-1432.

Back AL, Arnold RM. "Yes it's sad, but what should I do?" Moving from empathy to action in discussing goals of care. J Palliat Med, 2014,17(2):141-144.

Blatt B, LeLacheur SF, Galinsky AD, Simmens SJ, Greenberg L. Does perspective-taking increase patient satisfaction in medical encounters? Acad Med, 2010,85(9):1445-1452.

Cripe LD, Frankel RM. Dying From cancer: communication, empathy, and the clinical imagination. J Patient Exp, 2017,4(2):69-73.

Del Canale S, Louis DZ, Maio V, et al. The relationship between physician empathy and disease complications: an empirical study of primary care physicians and their diabetic patients in Parma, Italy. Acad Med, 2012,87(9):1243-1249.

Derksen F, Bensing J, Lagro-Janssen A. Effectiveness of empathy in general practice: a systematic review. Br J Gen Pract, 2013,63(606):e76-e84.

Eide H, Frankel R, Haaversen AC, et al. Listening for feelings: identifying and coding empathic and potential empathic opportunities in medical dialogues. Patient Educ Couns, 2004,54(3):291-297.

Eikeland HL, Ornes K, Finset A, et al. The physician's role and empathy—a qualitative study of third year medical students. BMC Med Educ, 2014,14:165.

Finset A, Ornes K. Empathy in the clinician-patient relationship: the role of reciprocal adjustments and processes of synchrony. J Patient Exp, 2017,4(2):64-68.

Fortin AH VI, Dwamena FC, LovegroveLepisto B, Frankel RM, Smith RC. Smith's Patient-Centered Interviewing: An Evidence Based Method. New York, NY: McGraw-Hill, 2019.

Frankel RM. The evolution of empathy research: models, muddles, and mechanisms. Patient Educ Couns, 2017,100(11):2128-2130.

Hojat M, DeSantis J, Gonnella JS. Patient perceptions of clinician's empathy: measurement and psychometrics. J Patient Exp 2017, 4(2):78-83.

Hojat M, Louis DZ, Markham FW, Wender R, Rabinowitz C, Gonnella JS. Physicians' empathy and clinical outcomes for diabetic patients. Acad Med, 2011,86(3):359-364.

Krasner MS, Epstein RM, Beckman H, et al. Association of an educational program in mindful communication with burnout, empathy, and attitudes among primary care physicians. JAMA, 2009,302(12):1284-1293.

Lamm C, Decety J, Singer T. Meta-analytic evidence for common and distinct neural networks associated with directly experienced pain and empathy for pain. Neuroimage, 2011,54(3):2492-2502.

Lown BA. A social neuroscience-informed model for teaching and practising compassion in health care. Med Educ, 2016,50(3):332-342.

Newton BW, Barber L, Clardy J, et al. Is there hardening of the heart during medical school? Acad Med, 2008,83(3):244-249.

Novack DH, Suchman AL, Clark W, Epstein RM, Najberg E, Kaplan C. Calibrating the physician: personal awareness and effective patient care. JAMA, 1997,278:502-509.

Rakel D, Barrett B, Zhang Z, et al. Perception of empathy in the therapeutic encounter: effects on the common cold. Patient Educ Couns, 2011,85(3):390-397.

Riess H. The science of empathy. J Patient Exp, 2017,4(2):74-77.

Shanafelt TD, West C, Zhao X, et al. Relationship between increased personal well-being and enhanced empathy among internal medicine residents. J Gen Intern Med,

2005,20(7):559-564.

Ventres WB, Frankel RM. Shared presence in physician-patient communication: agraphic representation. Fam Syst Health, 2015,33(3):270-279.

七、其他资源

Egener B. Responding to strong emotions. Web-based Learning: an Interactive Learning Resource for Healthcare Communication. (doccom.org). Accessed July 2018.

八、网站

Academy of Communication in Healthcare Web site. www. achonline.org. Accessed July 2018.

告知坏消息

第3章

Bethany C. Calkins, MS, MD & Timothy E. Quill, MD, MACP, FAAHPM

一、引言

随着时代的发展，对于应该向患者透露多少关于其疾病状况的信息，人们的态度在变化。在《礼仪论》（*Decorum*）里，希波克拉底写道："……在照顾患者时要向他隐瞒大部分消息，尽量给出轻松平和的医嘱，将他的注意力从对他的处置措施上转移开，（因为）提前告知即将发生的事情会导致预后不良。"1847年，美国医学会（American Medical Association，AMA）发布了《第一部医学伦理学准则》（*First Code of Medical Ethics*），"患者的生存期不仅会因医生的行为缩短，也会受医生的语言或行为方式影响"。因此，我们的神圣职责之一就是在这方面悉心保护患者，并避免所有会使他气馁或沮丧的事情。

时至今日，医生对此的态度和实践方式已经发生了翻天覆地的变化。1961年，90%的医生倾向于不告诉患者癌症的诊断。1990年的数据显示，该比例发生了明显变化，97%受调查的医生会告知患者不利的诊断。其中的原因一部分是由于随着时间推移，慢性病如癌症及艾滋病的治疗方案有很大改善；有了这些进步，医生在告知坏消息的同时可以给予治疗希望以支持患者渡过难关，这使得医生在告知时能够更加容易些。然而，伴随治疗而来的也可能是治疗失败、疾病复发及不可逆转的治疗副作用，需要医生与患者一同探讨这些不乐观情形，以便一起做好准备。95%的患者更希望知晓诊断，只是他们具体想了解的内容有些差异。例如，大多数人想知道他们治愈的机会和有效的治疗选择，少数人想知道他们的具体预后，尤其是当情形并不乐观时。遗憾的是，文献表明大多数医生很少或没有接受过向患者传递坏消息的训练，即使是常向患者告知坏消息的医生也不确定他们是否具备做好这件事的能力。

二、传达坏消息

坏消息在文献中被定义为"任何有可能彻底改变患者对自身未来的看法的信息"。客观地说，坏消息可能是威胁生命的情形，特别是癌症或其他致命或严重的诊断，也可能是亲人的死亡，治疗失败或医疗方式的转变（如转向临终关怀）。我们需要记住的重要一点是，坏消息是一种主观体验，有赖于患者对情况的期待与理解。例如，如果患者本以为自己患的是脑瘤，那么诊断为脑卒中可能会让他感觉松了一口气；而如果患者会从患有高血压联想到像父母那样最终接受透析，那么诊断为高血压对他来说则意味着灾难。在尚未知道患者的人格特点时，很难了解坏消息将会对他造成怎样的影响，但针对患者的临床特点与其进行有效的交流，可以帮助患者更好地理解并且与疾病同行。

这一领域以往的文献将这些对话描述为"告知坏消息"。然而，在2011年的一项关于这个话题的定性研究中，患者不喜欢医生去判断什么是"坏"消息。比起直接贴上"坏消息"的标签，患者更愿意将其看作是需要与医生一起处理的情况。

一般来说，向患者告知坏消息时有更好的方式和更糟的方式。这种对话充满技巧且富有挑战性，对于告知和被告知者都有重要意义。然而大多数医生并未接受过这种沟通技术的训练。在一项调查中，只有5%的肿瘤科医生表明他们曾在正规教学项目中学习过告知坏消息；大多数人要么是在其他医生告知坏消息时从旁学习，要么根本没有学习过。还有一部分人则依靠实操来学习，或是依靠自己的直觉以及既往向患者告知坏消息的经验。然而，研究表明沟通技巧并不会单纯随经验积累而提升（见第1章）。文化和种族差异使这一过程变得更加复杂，关于这部分内容将在本节结尾进一步讨论。

三、讨论坏消息的重要性

传达坏消息时，理想的沟通会为医患双方都带来更好的结局。随着医生对于沟通越来越得心应手，他们会报告更少的工作压力、更高的个人成就感、更强烈的自信，以及更少的情绪压力和职业倦怠。患者则通常在与医生互动时感到自己被鼓励参与困难的决策过程，这将提高医疗决策的质量。良好的开放式沟通会促进医患之间建立信任关系，患者会展示出更好的预后、更高的满意度、对自身处境更深的理解，以及对治疗计划更好的依从性。当患者感到他们加入的是清晰、诚恳且富于共情的谈话，医疗诉讼的比例会显著下降。

如果针对坏消息的沟通匮乏，那么患者从总体上如何看待人性和医学界、从个体上如何看待自己的医生，可能都会受到负面影响。患者可能会把一次糟糕的对话视为医患合作关系破裂，这最终将影响他们对治疗计划的依从性、期待水平以及后续对疾病态度的心理调节。当患者生活质量不佳时，他们的健康结局也不会好。诸多研究表明，肿瘤科医生若不能有效传达坏消息，则可能导致无效的短期治疗，或者在患者生命末期进行不必要的化疗。

告知坏消息是一个复杂的互动过程。告知者需要组织语言准确地传达消息，同时还要引发和回应患者的情绪，应对患者期望被治愈而带来的压力，使患者能够参与决策，让尽可能多的在场家属参与其中，并努力在前景黯淡时为他们带来希望。在这样一种情绪泛滥的环境中，沟通出现误解的可能性很高。考虑到告知坏消息涉及的方方面面问题，学习沟通技巧的重要性就不言而喻了。

以患者为中心的沟通是一种重在使用语言和非言语行为与患者建立伙伴关系的方法。在与患者开始讨论前，医生应首先通过确定患者希望了解多少信息，来建立和维持以患者为中心的沟通。使用下面描述的由罗伯特·巴克曼博士等首创的六步法树立以患者为中心的目标，可以使医疗的转变过程顺利实施。

四、传达坏消息的准则

巴克曼提出了一个向患者传达坏消息的六步准则，即SPIKES。在《美国医学会杂志》（*JAMA*）上发表的一篇关于告知坏消息的综述里，大多数作者认为遵循SPIKES框架既可减轻患者在接收坏消息时的压力，也能减轻医生传达坏消息时的压力（表3-1）。

表3-1 传达坏消息的SPIKES准则

建立晤谈	提前准备，注意物理环境：坐下来、目光交汇、避免干扰并邀请患者让家人陪同
评估患者的看法	"告诉我你现在感觉如何吧！" "你对于目前发生的情况有什么了解？"
获得患者的邀请	"我可以讲一讲我所知的信息吗？" "有什么是你不想知道的吗？"
向患者提供知识和信息	"恐怕我要带给你的是坏消息。" "活检证实是癌症。"
以共情的方式回应患者的情绪	"我希望自己能给你带来更好的消息。" "可以看出你很不安。跟我再多说说你的感受吧。"
设定目标	总结这次接诊的对话并制订后续计划

在开始一场准备向患者传达坏消息的讨论时，医生可能有多个目标：收集患者对病情的已知内容及想要知道的信息；向患者提供清晰且不超出承受范围的信息；通过回应患者在对话中产生的情感需求来支持他们；与患者共同制订治疗策略。这些都是实质性的目标，而SPIKES准则有助于专业人员去实现它们。

（一）建立晤谈

建立晤谈（Set up the interview）包括对讨论的事先准备及选择适合晤谈的实体环境。在心里演练你要告诉患者的内容，并预判他们会问什么问题或者会如何应对。

请记住，虽然将要进行的谈话对于任何人来说都极具挑战性，但是必须把信息简洁清楚地传递过去，这对于患者准备好规划未来至关重要。考虑好要在哪里进行晤谈。选择的场所应当私密、安静、舒适且对所有参与者都方便。确定应在场的关键人员，包括与患者关系密切、可以提供支持的亲友，小组内的其他人员如护士、翻译、社工及了解患者情况的专科会诊人员。有支持性伙伴在场可以在消息格外糟糕时改善医生的舒适度。

在医院，实体环境使本来就已困难的对话更加复杂。找到一个可以舒适地与患者进行私密谈话的地方，又要同时维持平和与支持性的环境以满足公开讨论敏感信息的需要通常很困难。提前寻找空房间或办公室可能有所帮助。在门诊，时间限制的问题可能比实体空间的问题更严重。推荐在SPIKES准则的这一步留出一大块时间，这样就不会因为其他事务的压力而导致对话缩短。许多经验丰富的医生发现，在患者就医的结尾留出时间进行这场讨论最为方便。如果可能的话，医生应把他们的值班呼机交给另一位同事，并请工作人员帮忙应付电话及其他干扰，直到坏消息讨论结束。

除了最佳实体环境，医生还应准备医学专业信息用于回答任何有可能被问及的问题。提前与专科医生讨论特定诊断、检查结果和治疗选择，可能有助于与患者一起制订治疗计划。

与患者对话前还要考虑哪些人员需要到场，以及具体由谁来告知坏消息。这个问题的答案并不唯一，但是在大多数情况下，最了解这位患者的医生往往就是最合适的人选。充分发挥跨学科团队的作用可以避免向患者传递的信息出现不一致，也有助于确定患者的需求。护士可以帮助进行医患之间的支持性联络。社会工作者也能提供重要的服务，比如告诉患者如何与医生进行沟通最佳、设置翻译，以及安排关键人员见面。

讨论开始、准备告知敏感信息时，要注意肢体语言等非言语表现，它们可能带给患者额外信息。同时，要敏锐地识别出患者肢体语言所提供的信息。坐下来让患者知道你不着急，进行眼神交流（尽管有时会不舒服），有助于加强患者与医生的密切关系。

（二）评估患者的看法

评估患者的看法（assess patient's Perception）的目标是：召集大家到一起谈话评估者对于就迄今已发生的事情的看法。做出自我介绍、阐明自己的角色，然后邀请每个人进行自我介绍并讲出他们到场的原因。此时是明确这次沟通时限的好机会。比如，"在做其他工作之前，我有30分钟可以和你谈谈"。接下来阐明这次谈话的目的，如"今天我请你来是为了谈谈格林先生近期的检查结果和它对我们接下来计划的影响"。谈话进行到这个节点，一个好的经验法则是"在说之前先问"。了解患者及其家人已知的和想要知道的信息。有些患者可能会选择"不想多了解病情"，如果不去询问，你就无法知晓这一点。在有些文化中，会将坏消息传达给患者的家人而非患者本人，以保护患者。必须在谈话之初搞清楚这些问题，确认患者和家属的真实愿望。关于医疗方面和讨论坏消息的文化差异将在本节后文中更详细地探讨。

一旦确定房间内的每个人都愿意参与到接下来的讨论中，应先邀请患方谈谈他们对于迄今为止经历的理解。研究表明，家庭会议的满意度会随着家人之间对话时间的延长而提高。尝试去积极倾听患者及其家人的描述，尽量少打断他们。邀请他们自由交换信息，把握在这首次家庭会议上暴露了多少信息。积极倾听可以确保避免仅仅是因为高估了患者和家属已知的信息量而在谈话时遗漏任何内容。在SPIKES准则第二步邀请患者方表达他们的已知信息，是纠正患者和家属所持错误信息的绝佳时机，也是评估患者或家属是否以任何形式否认病情的好机会。例如，不切实际的幻想或治疗期望，或者忽视重要的诊疗细节，都可能会在此时浮出表面。

（三）获得患者的邀请

获得患者的邀请（obtain the patient's Invitation）的目的在于获得患者的对医生进一步邀请来谈谈其所知患者病情。理想情况下，医生应该在为患者安排可能得到坏消息的检查时就征求其意见，如果需要的话他们希望如何被告知？他们想要亲自去告诉家人吗？还是更希望所有人一起听到，同时能够向医生提问？要患者邀请自己发言时，医生应该同时询问，是否可以在房间内的所有家属面前公开讨论？在研究过程中大多数患者表示，尽管他们可能没有向医生表达全部诉求，他们想获得尽可能多的疾病相关信息（如果他们因坏消息产生了强烈的情感反应，他们可能无法记住医生分享的信息细节）。

（四）向患者提供知识和信息

向患者提供知识和信息（give Knowledge and information to the patient）是向患者提供信息的实际过程。如果是坏消息，建议医生以"示警"的方式开始；这可能会减轻坏消息披露造成的冲击，而且便于后续信息的处理。示警也可以在更早的阶段做出准备。例如，可以在打电话预约患者时说"这次面谈你想要谁陪你来吗？恐怕我们要讨论一些糟糕的事情"。示警与实际告知在时间上的间隔，可能使患者更容易进入应对过程。

一旦告知患者这不是好消息，就要开始"先问，后说，再问"的过程。在第三步已询问过患者想知道多少信息；使用第四步准确地告诉他们少量信息；重新评估患者在讨论全程的语言及非言语线索，并询问患者是否可以继续展开谈话。使用非专业词汇，并要确定使用的词语可以使患者在准备好的情况下清楚理解你所告知的内容。例如，医生应该说"你的肝脏有个很大的癌肿"（不是"肿块"），而不要说成在其肝脏有一个"侵袭性包块"。使用"扩散"而非"转移"，说"气短"而非"呼吸困难"。一定要避免过于生硬（"我们没什么办法治疗这个癌症"），要让患者感觉到参与了对话，避免激起孤单和愤怒情绪——要询问患者和家属还有什么问题，来衡量需要提供其他哪些信息，以及怎样提供。

每次最多提供3条信息就要核查患者和家属的理解，这是基于"先问，后说，再问"的有效经验。尽可能多重复信息以满足患者及家属的需要。请患者不断小结你所分享的内容，有助于检查他是否接收到了信息。

重要的是，医生要帮助患者及其家人找到希望。如果这样希望不再能够以"治愈"的方式呈现，要帮助患者改变治疗目标或"期望值"。本节后文将详细讲解期望值。有时候患者听到坏消息后，在看到希望之前不得不面对强烈的负面情绪（见下一部分）。但即使不再有有效的治疗方法，患者也可以对未来良好的生活质量或其他对个人或家庭重要的结果抱有希望。

（五）以共情的方式回应患者的情绪

以共情的方式回应患者的情绪（address the patient's Emotions with empathic responses）意指以人道主义方式回应患者的情绪。大部分人发现这是告知坏消息中最难的部分。尽管我们可以假想患者对足以改变其生活的消息可能做出何反应，但潜在的情绪多种多样，因此在说出坏消息之后，要等待患者的反应。从确认——甚或可能的情况下——命名情绪开始共情（"格林先生，我明白你现在很悲伤"）。识别情绪的来源也会有帮助，"我想你有这种感受是因为你本来对这项治疗的效果抱有很大期望"。将确认过的情绪合理化["大多数情况下任何人听到这样的消息都会感到（伤心、愤怒）……"]。不要过早地保证什么，努力探索患者的情绪以便自己能够充分理解（"告诉我最艰难的部分……"）。通过做出陈述来呈现你的理解，让患者知道你已将他们的情绪及其背后蕴藏的感受联系起来了，"如果我是你，我很可能也会有同样的感受"。给患者足够的时间表达他们的恐惧和情绪非常重要。仔细倾听，不要打断，允许患者自由地谈论他们的经历和感受能够改善你们双方对此次谈话的体验。表3-2提供了一些可以回应患者情绪的方式。

表3-2 回应患者情绪的方式

确认情绪正在被表达	"我能看出这让你很不安。"
使情绪合理化	"任何人听到这个消息都会很崩溃。"
探索情绪背后的深层内容	"再跟我讲一讲……"
如果真的感受到了，进行共情	"我可以想象，这真是令人失望。"
探索支持力量	"从以往来看，什么会有帮助？"

共情被定义为能够对患者的感受与体验感同身受（见第2章）。共情是能够用来与患者建立信任关系的一种强有力的工具。如果做得好，医生的共情表达会促使家庭的满意度提升。然而，如果共情反应缺乏真诚，或是患者并不接受，到头来反而会对治疗关系造成损害。例如，如果一位患者在得知坏消息后一言不发，还没有向医生清晰地表达任何情绪。在这种情况下，在表达共情之前探索患者的所思所感会有帮助。有时医生的感受可以为患者的感受提供线索，但这并不总是正确。如果医生在告知坏消息后等待患者反应时感到焦虑，这可能代表的是医生自己的反应而不一定指向患者的感受（反移情作用）。

在谈话中解决患者的情绪问题，将有助于减轻医患双方的焦虑，预防病程后期出现抑郁，并提高对医患互动的整体满意度。当患者感觉医生发现并解决了他们的担忧时，痛苦会有所减轻。尽管识别和回应情绪需要专注、经验和时间，但如果忽视情绪，临床互动实际上会花费更多时间。

医生常常想对患者的所见和感受做出共情反应，尽管有时可能也会感到绝望，或对于未能早点查明疾病感到愧疚，但医生会担心共情反应被认定成为不足、出错或失败的证据。在表达共情之前，医生应尝试确定回应的是患者的感受而不是自己的感受。医生的感受和反应也很重要，除非它们与患者的体验直接相关，否则就应该在其他场合由可信任的同事进行探索。

向患者或家属告知坏消息时通常要避免道歉，除非你确实犯了错误并做好了承认的准备。道歉可能会被误以为是医生承认愧疚或有错。尽管我们可能会因为作为坏消息的传达者而感到歉意，但出于多种原因，道歉仍然会为医生带来诸多问题。患者可能会把道歉误以为是在表达遗憾，又或者把对话的重点从患者的感受转移到医生的感受。"我很抱歉"可能还会限制对患者感受的进一步探索。一种很好的替代"我很抱歉"的表达是表述为"我希望"。"我真希望我有更好的消息带给你"这样的话让医生得以站在患者的立场，并同时承认这个消息其实不太可能会有改变。

共情可以有多种形式。比如，医生可通过给出建议来表达共情，这些建议依据的是医生所知患者的信仰、目标、恐惧以及病情。例如，"格林先生，基于我对你个人价值观和病情的了解，我建议你转到临终关怀计划。这将让你在余下的生命里有尽可能好的生活质量"。

能够促进在这种困难的沟通情境里对患者的关注与共情的因素包括年长、女性及医生的个人经历。一项研究表明，有过危及生命疾病亲身经历的医生与没有这样经历的医生相比，会更加关注患者的情感需求。该研究还表明，年长的医生相较年轻医生，能给予患者更多的情感支持。女医生会比男医生在告知坏消息时花费更多时间。

（六）设定目标

设定目标（Set goals）即总结谈话并与患者一同制订清晰的未来计划。这一步在降低患者的焦虑及不稳定情绪水平方面起到了至关重要的作用。当对话进行到这一步时，患者已听到了许多对他们个人极其有影响的信息。此时首先要询问患者及家属是否做好了讨论计划的准备。如果他们没有准备好，简要回顾此前的谈话并询问对已讲过的内容还有什么问题。此时，患者很可能会急于做计划并讨论下一步做法。一点一点地提出可能的治疗选择，并确认患者的价值观及偏好，因为这与后续治疗方法的选择有关。清晰地陈述每一种选择，并基于你的医学专业知识、经验，以及对患者价值观的了解提出一种你认为最有效的建议。接下来与患者一起做出决定。如果治疗没有完全成功，与患者共同决策可以缓解医生的一部分压力。将患者转入社区内的支持团体也显示对疾病终末期的患者有好处。有证据表明，与未参加支持小组的患者相比，与支持性医生及经历相似的病友分享经验的患者具有更好的生活质量、更轻的疼痛体验，对疾病终末期的应对更有效。

有些医生可能会考虑简要地写下诊断及可能的治疗计划，以供患者在准备好的时候查阅。在有些研究中，医生会将这些接诊录音，以便于患者把它带回家；然而，重温这种经历可能会导致患者情绪恶化，增加抑郁的发生率。在患者离开诊室前，要为患者安排好你或其他会诊医生的随诊，因为他们自己仍在消化坏消息时可能无法完成这些任务。

首次讨论时患者可能不会询问预后的相关内容。在一项调查中，30多名新诊断癌症的患者里只有一位询问了特定的预后。研究表明，更多患者倾向于定性而不是定量评估预后，但在不同个体存在着差异。医生总是高估疾病终末期患者的生存率，尤其是对于那些预期寿命短的患者。随病程发展，患者对获知预后的愿望可能发生改变。第一次就诊时，他们可能对自己的疾病信息和可能的治疗过程更感兴趣，在随后的诊疗中才逐渐表现出对预后的好奇。如果患者在初次讨论时想要获得一些信息，可以提供该疾病的平均生存期，并告知实际上超出其上限或下限都是可能的。"像你这种情况，平均生存期为3～6个月。有些人能活得久一些，我们将尽最大可能让你成为那类人，但也有患者会活得短一些，所以你也应做好以防万一的准备。"医生需要知道患者对于他们的预测是乐观还是悲观，但将预期范围之外的可能性囊括进来，有助于在一定程度上抵消沟通难度。

总的来说，该领域内的医生与研究者认为SPIKES准则在告知坏消息时对医患双方都有帮助。大多数指南依赖于专家意见，关于告知坏消息的最佳方法证据很少。需要记住，所有指南均建议根据患者情况进行晤谈，且由于患者间的差异，每场讨论都会有所不同。并非所有与坏消息相关的对话都需要上述6步中的全部，但当需要时，应按顺序完成SPIKES准则的各个步骤。

五、在困难对话之前及之后告知者的压力

研究和临床实例提醒我们，最初告知坏消息时一旦提及诊断，患者常常不记得大部分讨论内容。对于告知者及患者，告知坏消息的对话都充满压力，但患者仍需要且想要获得他们疾病的相关信息。尽管一些压力可以调节，但若压力过大或无法控制，就可能会对接受者产生负面影响。患者的情绪反应取决于多种因素，如年龄、家庭义务和社会心理支持水平，例如，一位35岁初为人父的男性患者与96岁子孙满堂的男性患者，在得知自己患肺癌的消息时反应可能会大有不同

（但每项规则都有例外）。

医患关系随双方的期望而形成。妥善地进行坏消息讨论，是很好的强化关系的机会。前面我们讨论过，制订治疗计划时，共同决策是一种缓解医生压力的方法。这种决策模型是西方文化的常规，但并不存在于所有文化。因此，早期评估患者希望在治疗中发挥多少作用很重要。有些患者可能想获得医生的指导，而另一些患者可能只想知道医学事实以便日后做决策。告知坏消息的多重文化方式将在本章后文详细讨论（见第15章）。

告知者对坏消息的反应与患者对困难讨论的反应同样重要。由于医患关系的特性，医生比患者更早接收到坏消息。向患者告知坏消息有压力及心理上的困难。负责告知坏消息的人担负着多重压力，这些挑战包括：在保证诚实的同时给予患者希望；事先不知道患者会有怎样的情绪反应；如何应对告知后各种各样可能的反应；如何解决自己可能与患者和家属极不相同的感受与反应。所有这些潜在的变量使得医生即便在患者尚未察觉到任何异样情况前就已经足够焦虑。缺乏告知坏消息的经验也可能会使医生在告知前感到压力与焦虑。有时候这些压力和焦虑情绪在告知后得以迅速消散，但也有时，当患者和/或家属有强烈的负面情绪反应时，医生的这些感受可能会被强化。

医生压力大可能导致回避讨论坏消息。另外，在实际的对话里医生可能会表达毫无根据的乐观态度。在困难案例中，与患者谈话之前先与同事交谈并获得他们的支持，可能会有所帮助。在与患者坐下来谈之前，医生必须认识到自己对疾病、死亡、临终的个人信仰，确保不会无意中给患者压力，驱使患者以某种特定方式回应。例如，一位医生因为刚刚失去患乳腺癌的亲人，很可能会极力推动他的乳腺癌患者去做那些不一定有效的治疗。在对话中，要警醒你投射到患者身上的情绪和患者可能投射到你身上的情绪。与一位值得信赖的同事讨论医患任一方的强烈情绪反应，可能有助于找出这些问题，并

使医生在照顾患者的同时也照顾到自己。

那些负责处理坏消息的人常常会体验高度的压力、紧张和对负面评价的恐惧。由于不愿传达坏消息，医生可能延迟联系患者而延长了自己持有坏消息的时间，称为"沉默效应"。医生在告知坏消息之前承受的压力，会因医生缺乏经验、患者年龄尚轻，以及治疗成功希望渺茫而加剧。医生对患者将有何反应、要如何处理患者的情绪可能感到不确定。他们会害怕摧毁患者的希望。另外，医生可能会因为在治疗早期给予了过多的希望而感到尴尬，或者在面对无法控制的疾病时感到无所适从。以上所有情绪因素会影响到医生在告知患者信息之前如何处理这些信息，而且会对实际讨论坏消息形成阻碍。与值得信赖的同事及多学科小组成员交谈有助于找出这些复杂的问题，这对于照顾自己和治疗患者都很关键。

六、希望——讨论坏消息的一个重要部分

在得知自己身患重病后，希望就成为患者未来新生活的一个重要部分。从诊断之时开始，作为治愈过程中的一部分，患者眼中的希望会随疾病的发展而不断改变。当治愈或找到有效疗法的期望变得不现实时，医生不得不时常去探索和共情绝望情绪。在就原有希望的丧失进行情绪探索和共情之后，讨论最终要回到重新聚焦于新的希望、重新构建希望的框架或重新找到希望上。对于病情迅猛发展的绝症患者，当前的希望不再是治愈，但可以由患者或医生转移到其他方面，比如希望未来能舒服或生活质量尽量高些。重新构建希望是医生在讨论坏消息过程中起到的重要作用。

告知坏消息时，医生必须平衡乐观与诚实之间的关系，这很关键；患者需要足够多的有价值的信息来做决定，但真实性也同等重要。然而，证据表明无论被告知的信息性质如何、患者所感觉到的真实性程度如何，

患者认为医生的态度与告知方式更加重要。

寻找希望时，识别狭义的和广义的两种希望会有所帮助。了解这一点，即使如生存期延长这样良好的预后希望渺茫，医生也有可能帮助痛苦的患者寻找到希望。狭义的希望是一种渴求状态，希望某种可能的事件发生或未来某种状态能够出现，也被称为期望目标。能被称为期望目标的事物必须有达成的可能性，尽管可能性不一定很高，例如，可以是治愈某个患者具体的疾病。狭义的希望在两个维度上有所不同：渴望（其强度从轻微到强烈），以及对事件发生可能性的感知（从不确定到几乎确定）。这两个维度互相独立。

广义的希望是感觉到对未来有益但具有不确定性的事物，它的发展不与某一特定事物相关，而是有着很广的范围。换句话说，是一种"开放性"的感觉。有些人认为，晚期癌症患者体验到的希望通常不是狭义的，而是广义的；他们觉得生活仍然保持着开放性，这种开放性给人的生命赋予了意义。信仰与希望不同，但可能起到广义希望的作用，它是一种相信生活总是有意义的信念，即使会有不可避免的损失与苦难。通过使用两种不同类型的希望，医生可以帮助绝望的患者找到希望，即使获得好结局的概率很小。

医生永远应该为患者寻找希望，但同时也应当保持真实客观。在关于坏消息的对话中，有时医患双方都感觉到绝望；在这些困难案例中，持续诚实地探索绝望的情绪可能最终会帮助找到通往希望的新道路。有时候，患者最初会将全部希望寄托于统计学上无效的实验性治疗。在确保知情同意后，继续进行支持治疗并"抱最好的希望"是有用的，但与此同时，医生可能需要让患者及其家属"做好最坏的准备"，这样就不需要回避准备后事之类的后续问题了。这两种策略——抱最好的希望与做最坏的准备，互相并不排斥。希望着，同时准备着，能够将每种策略自身的缺点最小化。

医生与患者讨论重病时如果只讲希望，很可能会失去一些机会，包括改善疼痛与症状的管理、讨论患者的恐惧与担忧、增进医患及患者与家人朋友之间的关系。将谈话内容延伸，涵盖"抱最好的希望和做最坏的准备"，则医生当下就可以帮助解决症状管理、精神和社会心理需求等问题。单纯依赖于希望的患者可能无法意识到他们的生存期已经有限，可能继续去做昂贵、艰难而且可能无效的治疗。在医患关系中仅聚焦于希望的医生，可能会觉得自己对患者不诚实，而且可能会在患者病情加重时从医患关系中退缩。

七、希望的发展与走出悲痛

希望往往最初聚焦于强烈渴望，且反映了个人不同的信仰、价值观及对于可能性的感知的结果。随着疾病的进展，希望的主要焦点会不断发展变化。在重病初期，大多数人会盲目地希望可以治愈疾病活下去。随着预后的改变，常常需要帮助患者将希望的重点转移，比如转移到维持生活质量，或是与家人就"未竟之愿"进行一次重要的谈话。这些转变在起初充满了失望与悲伤，但也可能打开通往希望的新道路。当患者准备好时，医生可以提出某种替代的焦点来帮助患者找到希望。当疾病终末期接近尾声，患者可能会希望医生有能力控制症状并且将不适感最小化。在传达坏消息时使用"我希望"的表达方式，有助于将不现实的希望重新定义为一种心愿，从而实现不带虚假希望的共情。

患者通常以逐渐变化的心态去经历危及生命的疾病的发展，从认为某个部分出现了问题的想法开始，接着理解诊断、适应疾病，最终将其生活方式改变到与疾病共存的状态。医生告知坏消息的时刻通常是患者开始理解坏消息真相的时刻，而此时压力也达到峰值。当接受坏消息后，患者就进入了试图适应生活环境改变的时期。这可能会以否认、接受或愤怒结尾。接受通常是患者的最佳结果。那些达到"接受"的患者，通过建立新的优先事件级别、转变希望的焦点和找到新的目标，将疾病及其带来的限制整合起来。这种面对悲伤的过程会花费很长时间，有些患者可能永远都无法完成。通常，患者会到达一种"中间认识"的阶段，在准备死亡的过程中，他们在继续做出调整与接受生命的逝去之间摇摆不定。医生在患者形成新的希望与准备死亡的时候都发挥着至关重要的作用。

讨论坏消息时，受到情感影响的不只是患者及其家属。无论是否与患者建立了长期关系，医生在向患者告知坏消息后也常常留下难过、悲伤、无奈或愤怒的感觉，这些情绪不容忽视。留出时间进行自我反馈，并且找出与你一同体验到这些情绪的专业人员，包括实习医生，了解他们的反应。识别你的情绪，并且讲给同事们听。试着在日记里详细记录这一经历，以便快速释放强烈的情绪，也对日后的医师生涯有益（见第6章）。

八、文化在讨论坏消息中的作用

向患者告知坏消息前，医生必须找出患者及其家属喜欢的信息类型。在有些文化中，认为揭示真相会带来糟糕的结果，而不告知则具有保护性且仁慈。告知坏消息前，询问患者和家属他们的文化里如何看待分享信息和做决策，特别是当患者来自与医生差异很大的文化时，可以增进医患关系。例如，提出这样的问题："如果我们必须讨论一种严重的疾病，你希望我怎么去处理这个信息？"在真正告知坏消息前，使用开放式问题来探索文化差异，有助于医生勾勒出告知的界限（表3-3）。西方文化非常重视讲出真相，以及

表3-3　讨论坏消息时探索文化信仰的方法

你认为将会发生什么？你怎么称呼这个问题？

你认为是什么导致了这个问题？

你认为诊断了这个病之后会发生什么？

关于这个病你最害怕什么？

你是想自己处理信息并做决定，还是想要其他亲人代理？

来源：Back and Curtis，West J Med，2002，176：177-180.

对疾病的科学解释；然而其他文化对真相的告知程度可能有不同要求，且更倾向于以家庭为中心而非以患者为中心的决策方式。医生可以询问患者，如果遇有病情严重的情况，他们是愿意自己知道坏消息并做决策，还是更愿意将消息告知家属。在患者/家属不愿意患者得知坏消息时，提前了解患者的想法有助于避免他们与医疗团队的冲突。提前获得患者这方面的信息，有助于在不得不讨论坏消息时维持医患关系的完整。

在西方文化中，患者自主与知情同意权赋予了医生伦理与法律义务，要尽可能多地向患者提供他们想知道的疾病与治疗相关信息。不告知是不道德的，除非事先清楚患者拒绝进行决策，这种情况下强行向患者告知全部坏消息是不道德的。在确知消息前进行假设性讨论，可以避免这样的冲突。医生不可以单方面保留坏消息，但患者确实可以"选择"不听。告知坏消息必须慎重，要高度重视患者是否已经准备好听取并理解这次讨论。

如果告知坏消息不顺利，将随之产生误解，导致医生与患者及其家属之间更多的矛盾冲突，这会造成决策的质量低下。在与患者坐下来讨论前，尝试识别双方关于谈话可能存在的任何文化偏见。还需要意识到，尽管一些患者来源于相似的文化背景，但不同群体的文化偏好也会有所不同，因而切忌先入为主。此外，患者可能还有着与他们文化背景迥异的信仰。在决策方面，欧洲人通常像美国人一样渴望获得更多信息，强调患者的自主权。而亚洲人与东欧人在一般情况下可能倾向于让家人做决定。非裔美国人也倾向于家人高度参与临终决策。

当医患沟通存在语言障碍时，应随时通过口译员使患者能够向医生提问并完全理解对话的内容。不鼓励患者亲属担任口译员，因为他们会为了让自己或患者感觉舒服而频繁地错误解释或漏掉内容。例如，患者的孩子常常漏掉与身体功能相关的内容。经过训练且在医疗环境中工作的口译员对于增进与

患者的沟通至关重要，尤其是当沟通内容含有如告知坏消息这样的敏感问题时。训练要求医疗口译员精确地翻译医生和患者所说的内容，但有时候他们也可以通过洞察敏感的文化问题来帮助医生更好地理解患者。

九、推荐阅读

Back AL, Arnold RM, Quill TE. Hope for the best, and prepare for the worst. *Ann of Int Med* 2003; 138: 439-443.

Back AL, Curtis JR. Cultural issues in breaking bad news. *West J Med* 2002: 176; 177-180.

Back AL, Trinidad SB, Hopley EK, et al. What patients value when oncologists give news of cancer recurrence: commentary on specific moments in audio-recorded conversations. *Oncologist* 2011; 16: 342.

Baile WF, Buckman R, Lenzi R, Glober G. SPIKES: A six-step protocol for delivering bad news: application to the patient with cancer. *Oncologist* 2000; 5: 302-311.

Barclay JS, Blackhall LJ, Tulsky JA. Communication strategies and cultural issues in the delivery of bad news. *J Palliat Med* 2007; 10: 958-977.

Buckman R. Breaking bad news: why is it still so difficult? *Br Med J (Clin Res Ed)* 1984; 288: 1597.

Casarett DJ, Quill TE. "I'm Not Ready for Hospice": strategies for timely and effective hospice discussions. *Ann Intern Med* 2007; 146: 443-449.

Fujimori M, Uchitomi Y. Preferences of cancer patients regarding communication of bad news: a systematic literature review. *Jpn J Clin Oncol* 2009; 39: 201.

Glare P, Virik K, Jones M, et al. A systematic review of physicians' survival predictions in terminally ill cancer patients. *BMJ* 2003; 327: 195.

Harman SM, Arnold RM. Discussing Serious News. Up-to-Date; Literature review through April 2018; online last accessed May 24, 2018.

Helft PR. Necessary Collusion: prognostic communication with advanced cancer patients. *J Clin Oncol* 2005; 23 (13): 3146-3150.

Ptacek JT, Eberhardt TL. Breaking bad news: a review of the literature. *JAMA* 1996; 276: 496-502.

Quill TE, Arnold RM, Plass F. "I Wish Things Were Different": expressing wishes in response to loss, futility and unrealistic hopes. *Ann Int Med* 2001; 135: 551-555.

Quill TE, Holloway RG, Stevens Shaw M, et al. *Primer for Palliative Care.* 5th ed. American Association of Hospice and Palliative Medicine. 2010; 1: 102-119.

Slevin ML, Stubbs L, Plant HJ, et al: Attitudes to chemotherapy: comparing views of patients with cancer with those of doctors, nurses, and general public. *BMJ* 1990; 300: 1458-1460.

Whitney JN, McCullough LB, Fruge E, McGuire AL, Volk RJ. Beyond breaking bad news: the roles of hope and hopefulness. *Cancer* 2008; 113 (2): 442-445.

十、网站

Ambuel B. Fast Facts and Concepts #29. Responding to Patient Emotion. https: //www. mypcnow. org/blank-hecck. Accessed April 2018.

Ambuel B, Weissman D. Fast Facts and Concepts #6. Delivering Bad News part 1. https: //www. mypcnow. org/blank-k4ibb. Accessed April 2018.

Weissman DE, Quill TE, Arnold RM. Fast Facts and Concepts #224. Responding to Emotion in Family Meetings. https: //www. mypcnow. org/blank-k4ibb. Accessed April 2018.

困难患者/困难情境

第4章

Ryan Laponis, MD, MS & Mitchell D. Feldman, MD, MPhil, FACP

一、引言

　　无论何时何地，困难的患者和家属总是医务人员聚会时的热门话题。文献表明，医生认为多达20%的患者是"困难的"。这些遭遇会增加我们的工作挫败感并降低工作满意度，使我们难以开展以患者为核心，高质量、高满意度且有效的诊疗。

　　幸运的是，大多数困难场景都可以识别并解决。大多数的问题情境由医患间的不愉快交流，或医患无意中带入的个人问题所造成。这样的问题是医生或患者个人世界中相似问题的写照，会引起对患者的疾病、个性或生活习惯内在或明显的负面反应。

　　有时，医生之所以会认为患者棘手，是因为这些患者与医生的亲人，或是与医生有人际关系问题的人有相似之处。例如，一位医生的叔叔曾经以愤怒来控制她，现在她拒绝给一位患有上呼吸道感染的老年男性患者开抗生素，当这个患者表现出愤怒时，她可能会反应很激烈。另一种常见的情境是医生难以容忍不积极改变行为的患者。也许该医生有一位近亲，她没能说服他戒烟，而他后来死于肺癌。医生对这些情况发生内在反应很正常，但把它们带入接诊过程就会造成不和谐和不必要的冲突。提高自我认知，有意识地审视自己在实际临床互动中的内在反应，然后主动选择反应方式，能够使困难场景变得容易。成功的关键在于仔细觉察接诊的晤谈进程，同时管控自己对患者和医患互动情况的内在想法与情绪。医生更好地认识自己的感受、经历与信仰，有助于减少在临床互动中的评判与困惑，从而更有希望学会

相关技能并建立信心。下面的案例分析聚焦于医生会遇到的最常见的一些具有挑战性的情境，并提供了特定的解决方法。表4-1总结了一般性指南。表4-2推荐了处理某些特定情境的实际策略。

表4-1　应对困难患者的一般指南

- 识别你自己对这次接诊的反应
- 为患者的情绪或问题寻找更广阔的可能性
- 直接回应患者的情绪
- 关于为什么会出现问题，征询患者的看法
- 探询并发掘出这次接诊的共同目标

表4-2　处理困难情境或患者行为的小建议

情境	技巧建议
愤怒的患者	引出患者生气的原因： 　你看上去很生气；跟我说说吧 对患者的经历共情： 　我能理解你为什么生气 征求患者的看法： 　我们能做些什么来改善状况吗 如果合适的话，道歉： 　很抱歉让你久等了
沉默的患者	指出问题： 　你一直很安静 引出患者沉默的原因： 　你能告诉我发生了什么吗 解释合作的需求： 　我很愿意帮助你，因此我需要你跟我多 　讲一讲你的问题 对听力障碍或语言障碍的信号做出回应： 　你能听见或理解我说的话吗

续 表

情境	技巧建议
苛求的患者	寻找要求背后的原因： 　MRI似乎对你来说很重要。能告诉我为什么吗 觉察提要求时未能表达的情绪： 　我想后背仍然疼痛让你很沮丧 探询该要求的目的： 　你认为MRI能给我们提供什么特殊帮助吗 探询患者的观点： 　你认为是什么导致了你的问题 　你希望我怎样来帮助你

二、愤怒的患者

 案例1

斯旺森医生周四上午挂了10个号，现在她进入房间来看4号患者。她的患者，B.女士是一位35岁的社会工作者，正双臂交叉坐在那，根本不看她。斯旺森医生问候说"B.女士，你好吗？"来跟她打招呼，她回应道："我已经等了35分钟了！像你这样是不可能开好诊所的！"这位医生刚刚花了50分钟与一位患者谈了乳腺癌的事情，正处于心理疲惫状态，此刻不禁质疑起自己为什么选择了做医生。她接着说道："我对于迟到表示抱歉。但除此之外，还有其他事情令你不满吗？"

B.女士回答："上周我背痛，你说让我去急诊室，你会打电话告诉他们我过去看病。但我到急诊时，没有人知道我为什么来，也不清楚我的任何病史。这太让人尴尬了。"

（一）诊断

一般来说，识别愤怒的患者很容易。即使没有直接表达愤怒，不友好的非言语信息，如姿势僵硬、目光尖锐、拒绝握手、咬紧牙关、对抗或偶尔侮辱性的语言都是可靠的证据。更细微的提示愤怒的行为包括拒绝回答问题，回避目光接触，或制造沟通的非言语障碍，如双手抱胸、扭头不看医生，或坐得离医生更远。

医生时常认为患者是对他们感到愤怒，结果是感觉自己为必须要做的事或者忘记做的事受到了责备。尽管这确实是一种可能的原因，但医生也应考虑导致患者或其家属愤怒的其他重要原因。这些包括但不限于表4-3中列举的内容。

表4-3　患者愤怒可能的原因

- 抵达诊室很困难
- 与诊室工作人员之间发生冲突
- 对患病的愤怒
- 对医疗花费不满
- 与会诊医生之间发生冲突
- 医生推荐的手术或药物出现意外情况
- 以前医生非支持性的、傲慢的治疗经历
- 医疗团队成员之间缺乏沟通或沟通有误
- 其他与医疗服务无关的重大问题，如工作或家庭相关冲突

（二）心理机制

许多患者会依赖他们与医生建立的特殊关系。成功的关系建立在信任与安全的基础上，因而患者展现出从未向他人表露过的情绪很常见。患者希望医生能够带着同情心和兴趣评估自己的担忧。如果患者觉得自己的担忧没有被认真对待或者被轻描淡写，可能会威胁到他们对医生的信任，致使他们感到过分脆弱，最终走向愤怒。

其他违背预期的情况也可能触发愤怒。事实上，患者对医生有很高的期待。他们期望得到及时的服务，有关诊断和治疗的最新相关信息，以及关于如何应对疾病的建议。如果互动不足，至少从患者的角度来看，可能会滋生出耻感和抗拒，由此带来的羞辱感

很容易变成愤怒。

从医生的视角来看，患者表现出的愤怒可能会引发各种各样的感受，对诊疗失败的羞愧自责，或为患者的无礼行为而感到羞辱。结果，医生可能会表现出防御反应，比如生患者的气，从这段医患关系中退缩，或者否认可能是自己的行为首先引发了愤怒。如果医生自己在生活中正在经历或者曾经遇到过表达愤怒的问题，困难则会被进一步放大。医生在意识到自身经历的作用后，开放地探索患者的愤怒有助于创建更真诚的关系、更明确地找到问题并促进准确及时地做出反应。

（三）处理

在大多数愤怒的情境中，治疗过程应该从评估与理解开始。不加评判或投射地报以平和的回应（"你似乎生气了"），来检测医生是否正确判断了患者的情绪。有时，用一种不那么强烈的情绪来标签行为，可能会对患者更加有效且能降低威胁感，如"你似乎心烦呢"。如果医生不予理会，患者会认为医生对自己的愤怒无动于衷或无能为力，这将妨碍其分享任何有意义的情绪，而只会给出一些表面化的信息。反之，建设性地接纳和处理愤怒是有效的做法，而且在医疗上是合理的。

尽管许多患者在这种情况下会回答"我当然生气"，但是有人会否认他们的愤怒，而肢体语言或语调会背叛他们的否认。这种情况下，医生可以这样处理患者的否认："可能'愤怒'这个用词太过了，你似乎只是感到心烦。你愿意跟我讲一讲吗？我或许可以帮上忙。"请患者进行解释，为患者提供了表达自我感受的机会，也传递了好奇的感觉（而不是评判），同时可以培养合作伙伴关系。于是，医生能够更全面理解患者的想法，双方就问题的性质和程度得以达成深度共识，并且在这个过程中建立起关系。此时，患者的愤怒通常会有所减轻，医生会感到宽慰，富有成效的合作关系会得以恢复。

 案例1（续）

医生道歉说之前太忙了，她忘记了打电话。她解释为了以防之后再出现相似的问题，工作人员在近期的会上决定设置一个"随访"板，这样可以减少流程中的错误。B.女士感受到了医生的理解，接受了道歉，最终说道："我希望这样的事情不再发生；我在工作上已经有很多压力了。"记起这个患者之前抱怨等待了35分钟，于是医生说："我应该让接待员告诉你我会迟到，对此我很抱歉。我们真的在努力确保可以与我们的患者和会诊医生进行更高效的沟通。"整个改变耗时50秒——这样的时间值得花费。

（四）患者教育

重要的是让患者明白，自己与家人表达情绪不仅是被允许的，而且是很重要的。鼓励患者表达愤怒有助于识别可能干扰治疗而又尚未解决的冲突。鼓励患者及其家人表达担忧或失望，实际上可以识别并消除妨碍有效而真诚合作的障碍，从而为医生提供契机做得更为高效。鼓励医院、急诊部或办公室工作人员使用此方法可达到同样效果。

（五）总结

我们常常认为愤怒的患者是在生我们的气。虽然有时确实如此，但往往愤怒有更加复杂的原因。在错误地将自己的想法投射到患者身上之前，我们必须先直接找出患者愤怒的原因。通过努力避免产生防御反应，医生得以确认并接着建设性地解决愤怒的起因。面对这样一种处理方式，大多数愤怒的人都会得到满足并重新开始与医生有效的合作关系。

三、沉默的患者

 案例2

　　克伦医生在下午开始工作时遇到了K.先生，一位近期迁居到这里的47岁男性患者。K.先生自从进入房间就没有过眼神交流，且一直在玩弄一张纸片，折叠了许多次。"下午好，我是克伦医生。"K.先生安静地说"下午好"。当问及他有什么问题时，K.先生回答"我已经很累了"。等了几秒钟后，医生让他再多讲一些，K.先生回应道"我不知道要说什么"。

　　医生说"你看起来很安静"，K.先生回应"今天是我最喜欢的姑妈过世3个月的日子"。当克伦医生说"听到这我很难过，你愿意改约一天再来就诊吗？"，患者对此表示感谢，并说他很担心自己疲劳的症状，也想就此谈一谈。接着，患者似乎变得更有动力了一些，并谈论起他的疲劳。随后，医生诊断该症状与抑郁相关。

（一）诊断

　　沉默患者提供的言语信息很少，但他们的大量非言语线索值得医生注意。患者可能会看起来很孤僻，表现为坐在距离医生更远的地方，没有眼神交流，似乎心不在焉或者看不见医生为互动而做的努力。患者也可能看起来很焦虑，表现为紧张的或重复性的习惯动作，如咬指甲、打节奏、反复折叠和打开纸片等。此外，患者还可能会表现出悲伤，如叹气、眼睛发红或流泪。表4-4提供了患者就诊中一些更常见的沉默原因。

表4-4　患者沉默的可能原因

原因	讨论
处方药的不良反应（如镇静）	检查有无药物过量或药物相互作用
酒精或其他药物中毒	利用CAGE问卷筛查并询问药物滥用史
阿尔茨海默病或其他类型痴呆	年龄相关，尽管有些痴呆早在四五十岁发病，大多数还是发生于65岁以上人群。沉默通常是疾病进展的征象，与在环境中退缩相关
愤怒	患者感到被冤枉或被轻视，试图引起情绪反应（表4-3）
文化或语言障碍	询问患者是否理解；如果可能的话，使用口译员或双语工作人员
抑郁、恶劣心境或伴抑郁情绪的适应障碍	命名情绪；要求阐释
继发于抑郁的注意力分散	与憔悴的容貌、悲伤的情感和缺乏眼神交流有关
害怕被告知自己的问题是由严重疾病导致	清晰地表达出，无论结果如何，医生都会在这里提供帮助
害怕医生的权威	家庭背景，专横的权威人物要求其服从的其他经历；温和的举止、安慰和明确的合作需求可能有助于赢得患者的信心
听力障碍	进行耳语检查
被动或害羞的性格	转变为更直接的封闭式问题；鼓励描述和阐释
专注于幻视或幻听	向家属或护理人员询问额外信息
安静的人	常常以鼓励进行回应，提供详细说明
脑卒中、短暂性脑缺血发作、占位性病变	进行全面的神经系统查体以发现局部病灶

（二）心理机制

　　在许多家庭里，权威人物可能会要求"安静，除非别人对你讲话"，这可能会被转移到医患关系中来。这种服从也可能会延伸到在性别、种族、性取向或社会阶层方面存在着差异的互动中。在以往的医疗关系或其他等级关系中被羞辱或虐待的经历可能也会导致退缩的沉默行为。

当患者感觉自己患了严重，甚至危及生命的疾病时，沉默可能代表着否认，并起到保护作用。例如，一位女性如果不提起在洗澡时发觉乳房肿块，就可以避免面对患乳腺癌的恐惧。沉默可能是被动型人格的象征，或者在某些文化里可能是与医生交流的合适方式。这些人希望晤谈者控制并引导整个过程。沉默可能还代表抑郁情绪、药物副作用，或是妨碍患者沟通能力的另一种疾病。那些要与抑郁或恶劣心境抗争的患者可能会发现，表达自己的担忧甚或找到开始对话的力量都非常困难。

（三）处理

面对沉默的患者时，探索其行为的方式常常最好以"你今天看起来很安静"开始。这为患者提供了意识到自己的沉默并分享其原因的机会。医生保持沉默，为患者留一些反应时间，也许能给一位踌躇、害怕或被动的患者创造空间，使之鼓起勇气开始讲话。

当患者仍然表现被动时，通过邀请取得其合作的态度、建立同盟非常重要："我希望能够赢得你的信任，尽全力帮助你。你能和我分享一下发生了什么事情吗？"如果这个尝试失败了，采用更直接的方式是合理的："为了帮到你，我需要你更详细地告诉我，你正在经历什么？"寻找更具体的线索可能是有用的。例如，如果患者看似在分心，可以询问"你有没有听到或看到了你认为不真实的东西？"。如果患者也显得生气，这么说就更加合理了。如果高龄患者以"什么？"来回答，可能他只是听力障碍，医生只需提高讲话的音量。

（四）患者教育

向患者解释，其沉默可能会为有效诊治带来额外障碍。医生可以邀请患者更多地参与到评估和治疗决策中来。强调这样做的重要性，可以凸显患者积极参与决策的价值，

也劝阻了患者，不要让医生不恰当地独自负责评估和治疗计划。

（五）总结

诊疗中，患者的沉默有诸多原因。坦然地接受沉默，然后探求原因，为患者提供了表达感受的机会，比如情有可原的处境，对结果的恐惧或对医生的畏惧。进一步询问还可能找出身体疾病的诊断，如感音神经性聋或精神疾病。过早去检验假设可能会有冒犯患者并恶化关系的风险。

沉默患者对于在工作中重视社会和人际方面问题的医生可能格外有挑战性。学会有礼貌地鼓励更多语言表达上的合作，通常有益而且值得。与愤怒一样，沉默的患者会让医生十分挣扎，可能是因为他们会让我们想起先前或个人经历中的其他人，这会引起强烈的负面反应。例如，一位很容易因沉默患者而产生挫败感的医生，可能是想起了母亲由于没能表达自己的劳力性胸痛而去世。识别自己强烈反应的来源有助于医生聚焦于患者的问题，并且避免对于使人不安的过往经历无用功的回忆。

四、苛求的患者

 案例3

H.医生正在看她下午的第五位患者。G.先生是一位48岁的砖匠，因慢性背痛就医。初次诊疗时，在排除了提示癌症或脊椎损伤的情况后，H.医生在处方中建议限制活动，在可承受的范围内锻炼，使用非甾体抗炎药以及电热毯。2周后，G.先生来复诊，当被问及过去2周的情况时，他回答"我并没有好转。我查询了网上的一个背痛聊天室，在那所有人都认为我应该使用更强的药，比如阿片类药物"。医生背靠在椅子上，预计这将是一次令人沮丧的接诊。

（一）诊断

患者通常会在诊疗中提出各种要求，如做检查、转诊给专家及要求特殊的治疗，这些需求通常与不满于推荐的评估方式、担心诊断不正确或者未能讲出病史中的重要内容相关。然而，推荐的检查或治疗可能会使患者回忆起家人或朋友相似的不愉快经历。其结果是，患者由医生推荐的方案中影射出不良结果。

有时候，额外需求涉及附加获益，如劳工赔偿、伤残索赔或诉讼，以及寻求精神类药物。还有一种可能是患者通过互联网、好友或媒体书刊等途径得知某些事情，因而可能会担心医生拒绝进行更昂贵的检查或治疗以限制费用。最后，患者可能因为没有得到缓解而沮丧，确实需要进一步检查或治疗。通过仔细倾听患者的担忧，医生可能会重新考虑诊断和/或寻求当前疗法的替代方案。

生病期间与亲人朋友分隔的患者，可能会开始怀疑医生是否足够关心他们的问题以确保最佳预后。如果不信任感滋生壮大，患者可能会越来越觉得自己应当对自己负责，并且去寻找其他的诊疗资源。患者可能会变得恐惧而苛刻。然而，如果继发获益与疾病相关，患者可能会要求进行检查以显示更高程度的残疾，或证明问题足够严重。特别是对于慢性疼痛综合征患者，在检查无果又治疗效果不满意的情况下更是如此。

医生在回应苛求的患者时通常会感到被拒绝、不信任、责怪或羞辱，导致他们表现出防御反应。如果过早地这样做，医生会失去探索患者苛求原因的机会。例如，随意跑题，谈论某一话题时改变姿势，常常忽视而不是去探索那些恐惧、激惹和悲伤的表达。患者要求额外干预的可能原因见表4-5。

表4-5　要求额外干预的可能原因

感受	讨论
愤怒	患者感到委屈或正在重复体验先前的不良结果（表4-3）
恐惧	患者可能害怕疾病会是晚期的、严重的、可怕的、让人变丑的，等等，即使不是快速进展的
沮丧	患者可能觉得没有改善或改善不多
对健康结局的个体责任	以往的经历可能使患者坚定地认为医生不值得信任、能力不足或不够关心自己
怀疑	患者可能会怀疑是否有经济因素驱动了决策，医生是否有足够的经验了解最新的评估和治疗技术

（二）处理

评估或再评估需求，第一步是了解患者的想法，而非根据自己预想的原因做出反应。

 案例3（续）

由于G.先生看起来很沮丧，医生反馈了他的感受"你看起来很沮丧"。患者回答"我确实很沮丧。我父亲曾出现过类似的情况，2年后他们发现他有椎间盘突出并成功做了手术。我不想等那么久以后才发现我有什么问题"。

为了回应医生对于沮丧的评论，患者通常会确认或否认。如果患者报以肯定的回答（如"我很生气、沮丧、悲伤、紧张"），医生可以问"你为什么……"，这使患者得以解释并分享情感背后的经历，常常能够促进医患交流并提供重要信息。在G.先生的案例中，最恰当的是更好地理解促使患者索要更多镇痛药的原因，以确定做什么程度的患者教育，对评估或治疗进行再次解释时该采用什么说法，还应该做什么检查或者患者可能问到的有关继发性获益的问题。搞清楚患者需求的方方面面，通常就可以做出合理的反应。

当这种方式不太成功时，采用更加寻根究底的问题可能会有帮助。其一是询问患者认为是什么原因导致了他们的问题；通常如果不问患者，他们不会提供自己的意见。有了这个机会，患者常常会说，做完评估后他们被告知检查结果全部阴性，但他们确信造成问题的原因并未得到解决。这一点被强调得不够：为了提供有意义的安慰，患者关于症状起因的感受必须被找到、确认。

另一个有用的问题是"你希望我怎样帮助你？"，这给予了患者表达不满的机会，包括对评估、治疗或其所认定的医生承诺的不满；这通常能减轻医生的负担，因为患者的要求可能远比医生的预期简单。一个典型的例子是气愤地抱怨髋关节疼痛的关节炎患者。当医生询问"你希望我怎样帮助你？"时，患者回答"我想请你为我开一根手杖"。医生本以为患者会要求额外的（没有指征的）影像学检查。

临床医生常常在患者要求阿片类镇痛药时感到棘手。为了回应G.先生使用阿片类药物治疗背痛的要求，医生应当承认患者痛苦的体验及对疼痛缓解的期待，反馈对患者要求的理解并表达关切。此外，医生可以将疼痛的概念重构为"能力"。例如，"很明显，你对疼痛的感受能力是完好的。这很重要，因为疼痛是我们体内的一种警报系统，它可以让我们注意到有些东西需要修理或清除。然而，这个警报会逐渐减弱"。使用暗喻来描述疼痛的适应性本质或许有用，例如，"它像是汽车报警器，用来警示需要关注的事情。慢性疼痛就如同汽车报警器设置得过于敏感，我们需要的是重新设置警报的敏感性，而不是把它移除"。

只有当确认了患者的体验，医生才能给出不支持使用阿片类药物治疗慢性疼痛的理由："它会使警报变得更加敏感。""它会导致思维迟缓并且妨碍你的工作能力。""它会导致成瘾。"通常情况下，当患者提出曾有医生给他开具阿片类药物且有效时，医生可能会谈及，随着对疼痛与阿片类药物的新认识，

治疗标准已经做出了怎样的改变。"我们对于疼痛如何起作用，以及阿片类药物本质的理解已经改变了治疗标准，那就是对于你这种慢性疼痛不使用这些药物。"应当避免把不使用阿片类药物的行为表现为自己的个人偏好，而是把它称作"本诊所的治疗标准"。最后，向患者建议有多种安全的药物及非药物选择可用于治疗慢性疼痛。逐步引起患者的好奇心，不要过早地详细阐述。"现在你可能还没准备好跟我讨论这些，但当你准备好的时候，希望你能联系诊所并进行预约，这样我们可以讨论其他治疗方式。我相信它们可以改变你的情况。"（这段话告诉患者，他并没有被推诿放弃，尽管他不能按照预期拿到阿片类药物。）（见第25章）

 案例3（续）

在结束G.先生的诊疗时，H.医生说："我希望能继续我们现有的治疗过程，因为你所描述的症状在90%的案例中都会于几周之内缓解。如果到那时你还有这些症状，我们可以考虑进一步的影像学检查评估，并采用其他方法来减轻你的疼痛。我非常感谢你的建议，我将继续与你一起做工作，直到你好转。"

当医生认定患者的苛求与继发获益相关时（如想要更长时间不用上班），他们可以温和地面对患者，并且提出一个提供充足时间来恢复的计划。

（三）患者教育

当患者认为医生的指导有助于解决他们的问题时，就会积极响应。但在医患双方就教育的必要性达成共识之前，患者可能会认为教育是医生控制诊疗的一种方式。这种情况下，患者通常的反应是不理睬这些信息，或对于执行医生的建议构建心理屏障。然而，

一旦患者的担忧被成功解决，并且建立起伙伴关系，患者通常会要求支持医生观点的信息并且从中获益。

（四）总结

以非评判的方式探索患者苛求的原因可以促使医生理解并解决患者的大多数需求。只有了解苛求的原因后，才能通过协商达成双方均同意的计划。如果难以协商，医生应告知患者自己现实中能提供的东西的局限性，然后患者可以决定她是愿意接受医生能力或条件有限，还是去寻求其他服务。

五、"是的，但是……"型患者

 案例4

58岁的M.女士因肥胖和血压控制不佳来随诊。她的医生非常沮丧，因为他曾不断地尝试让她减肥却并未成功。结果是，医生对与她一起合作治疗高血压并不乐观，但血压显然已经在威胁她的健康。当医生发现M.女士的血压仍然很高时，他询问她是否还在服药。

她回答道："噢，真抱歉，医生，我在3天前把药吃完了，当时不想麻烦你再开药。"随后，医生问道："你参加我们上次讨论过的锻炼项目了吗？"M.女士回答："我太忙了，下周就去。"医生靠到椅子上，心想"这永远不会有结果"。

他向前倾，说："M.女士，你的行为告诉我，我正在强迫你做不想做的事情。我很担心你的体重；你对此有什么想法呢？"M.女士含着眼泪回答："我也想减肥，但我做不到。我已经尝试了好几年了，这让我感觉很挫败。"医生点头说："先暂缓控制体重的事情。咱们一步一步来，先集中在你的降压药上怎么样？"

（一）诊断

在就问题进行讨论时，这类患者的非言语行为通常显示出积极参与：身体向前倾、欢快的情绪及活跃的手势。但是一旦提出评估和治疗的建议，患者常会变得退缩、缺乏眼神交流，语言也明显少了活力。换句话说，患者会在讨论评估与治疗时变得安静、不太主动，而且往往不会提供任何解决问题的方法。实际上，当医生提出建议时，患者通常会有这样的典型回应："我想这么做，但是……"

医生最初会感觉受到了鼓励向患者提建议，接下来患者总是拒绝建议，或是同意了计划但不执行。这可能是因为患者表现出"被动/挑衅行为"，但也可能是医生的计划没有考虑到患者的想法，因而计划会脱离现实，或在经济或安排方面无法达成。另一个需要考虑的因素是，患者来自一个控制欲很强的家庭，他确实试图遵循这些建议，但由于心理社会方面的原因却做不到。最后，患者以往经历与医生的关系可能是等级森严或家长式的，因此患者即使不能接受提出的建议，也不会产生不同意或协商的想法。

（二）心理机制

当患者不能直接坚持自己的想法时，可能会出现被动-挑衅行为。他们会让自己进入一个令别人对他们有拯救欲的状态。医生对解决问题的尝试总会伴随着患者不合作而带来的挫败感。患者成功地将自己健康问题的责任转嫁给医生，然后拒绝医生提出的每一种解决方案。反复的失败导致一次次的回访，这使得患者能够持续被关注，但却增加了医生的挫败感。

那些不能与医生充分合作的患者可能曾受过情感、言语或身体上的伤害，或因为家庭或其他个人经历已经习惯对权威无条件服从。

大多数从事治疗相关职业的人都渴望自己能帮助他人。被动-挑衅型患者能引发医生强烈的拯救欲，使医生相信这些患者会从自己的专业知识中获益匪浅。医生通过患者的康复来证明自己的能力或职业价值的愿望越强烈，治疗失败时所感受到的挫败感和愤怒也会越强烈。医生与其从最初就聚焦于治疗结果，不如先去尝试回答"我是否在鼓励患者对自己的诊疗发挥更积极的作用？"以及"我有没有给患者机会表达，为什么没有实施那些我以为我们已经达成共识的治疗？"。

（三）处理

为获得改善，患者必须对自己的健康负责，清楚地传达这一点至关重要。为了帮助区分开那些依赖医生的患者和那些由于明确的医疗或个体问题无法参与的患者，医生可以说，"我对治疗的进度感到很失望。让我们从头开始，看一看我所认为的问题对你来说是否称其为问题"。

接下来要询问患者认为什么有助于解决问题。可以问"实际操作时你会有哪些困难？"。如果以支持的方式询问，大多数最初同意了不现实计划的患者（或许是为了讨好医生）会更加诚实地回应。一旦做到这一点，医生可以这样讲来鼓励患者合作："让我们一起找办法来解决这个问题，看看有哪些现实的选择。等会儿我们讨论选择的时候，如果你能告诉我哪些是你能够或不能接受的，将会有很大帮助。"

如果患者表现出被动－挑衅行为，医生可以先就问题的本质寻求一致，然后协商出非常具体的计划，明确患者需要做什么。可以直接说，"嗯，在下次就诊前你会坚持不饮酒"或者"从现在开始到我们下一次见面，你会坚持记日记，记录下来你的头痛在什么时间、什么情况下发生"。医生的支持与热情投入，将直接关系到双方实施协议计划的程度。采用这种方法，医生可以激发患者的主动性并提供支持，而不是为患者的行为承担全部责任。

随着时间的推移，患者学会了对医生提供的支持有所回应，并开始在自己的治疗中更主动地发挥作用。当然，这样的风险总会存在：试图控制关系的被动－挑衅型患者，选择去寻找另一位更加易于"操控"的医生。

（四）患者教育

医生可以向不熟悉合作模式的患者提供自己对于这种合作的理解，以及关于这种合作方式的具体信息。明确患者对合作的看法非常有用。随着时间推移，大多数人发现获得陈述观点和制订计划的机会能够令人满意、吸引人且激发动力。事实上，有大量证据表明，教育患者更加自信有助于改善他们的健康状况，例如血压降低和糖尿病控制的情况。

对表现出被动－挑衅行为的患者进行行为教育，会使患者开始自省和自知。鼓励患者探索导致这些行为的源头并考虑建立一种有助于推进治疗的医患关系，这对于医患双方都有益。切中要害的行为描述会激发患者的情绪反应，但打破其长期持有的心理防御可以鞭策成长。例如，医生可能会说，"你说你的母亲是一个专制、控制欲强且吝于赏识的人。难道你的孩子不也是这样说你的吗？"在大多数情况下，这样做的获益远超过风险。

 案例4（续）

M.女士同意服药并在2周后回来监测血压。医生给了她一张卡片，这样她可以在药店或购物中心测量血压时自行记录。

（五）总结

设立并提供清晰的反馈可以教会患者更加有效地合作。察觉到"是的，但是"模式有助于形成共同承担责任的策略，并避免最终无效的救治行为妨碍成功治疗。

六、欣赏式询问与困难患者

欣赏式询问可以用于我们工作中遇到的

困难患者。它能使我们把看问题的焦点从这种互动常常带来的挫败感转移到发现和欣赏我们的成功之处。技巧之一就是把最初交流有困难，后来关系逐渐变得积极的患者简单记述下来。当你反思这个案例时，请记得用以下问题来明确，是哪个或哪些因素帮助你将最初的困难关系转变为你认为成功的关系。

- 你曾说过或做过什么来克服困难？
- 患者在关系转向积极的过程中发挥了什么作用？
- 接诊时的哪些环境因素改善了状态或你们的关系？
- 你内在对患者的评价或看法做出了什么改变导致情况有所转变？
- 下次你会有什么不同的做法？

七、转诊指征

转诊指征包括无法做出诊断、客观评价表明患者不能从评估或治疗中获益，或医生感受到威胁或危险。当医生与患者互动能力不足而影响了提供有效治疗时，总是需要来自外部的援助与建议。由于负面感受通常与医生先前的家庭和生活经历有关，因此对于某位医生来说难于沟通的患者可能在另一位医生眼中是不困难的。

一旦决定转诊，以积极的方式安排转诊尤其重要。一种方法是承认需要他人的协助来处理困难的情况或问题，可以采用以下的方式对话。

医生：S.女士，在过去的2个月里，我一直在尝试找出能帮助你缓解头痛的方法。我想如果有心理医生对你做出评估会帮助到我；我或许能够更清楚，还能做些什么来帮你改善这个问题。

S.女士：你的意思是这些都是我想象出来的吗？你认为这一切都只是我的臆想吗？

医生：不，完全不是这样的。但是目前我们所做的一切都没能止住你的头痛。

请其他人了解一下情况通常会对我有所帮助，并且可能找到新的方向。F.医生之前帮了我很多次，我希望这次她也能帮上忙。

S.女士：那么需要我做什么？我真的很希望别再头痛了。

医生：我也是。除了转诊，接下来的12周里我们再安排两次随诊，来看看情况进展，看看我还能做些什么。

向患者说明转诊的积极作用非常有效。此外，为患者安排转诊后的复诊，可以再次证实医生确实是在寻求帮助，而不是简单地把问题丢给其他人。

学会理解患者的想法，磋商有现实意义的评估与治疗计划，从言语及非言语证据中意识到建议被误解或被拒绝并且做出回应，会创建出双方都满意的合作关系。未被充分利用的技能，如征求患者对问题的归因，表达赞扬与支持，仔细倾听患者对问题的描述，以及明确地面对有问题的或令人困惑的行为，可以让患者知道，医生正在为理解并成功处理其担忧而做出认真的尝试。随着医生的自知与处理自身感受的能力加强，他们的诊疗会变得更为有效。

最后，工作环境对医生诊疗效率的影响已经被越来越多地意识到。我们要求医生更加了解自己的情绪，能够处理复杂的慢性病和危及生命的疾病，能够识别提示疾病心理社会因素的言语及非言语线索，因此医疗卫生系统有责任创建有关爱、有回应的工作环境来呵护医生，正如我们要求他们呵护患者那样。

八、推荐阅读

Beach MC, Inui T. Relationship-centered care: a constructive reframing. *J Gen Intern Med* 2006; 21: S3-S8.

Hahn SR, Kroenke K, Spitzer RL, et al. The difficult patient: prevalence, psychopathology, and functional impairment *J Gen Intern Med* 1996; 11: 1-8.

Hull S, Broquet K. How to manage difficult patient encounters. *Fam Pract Manag* 2007; 14 (6): 30-34.

Lazare A. Shame and humiliation in the medical encounter. *Arch Intern Med* 1987; 147: 1653-1658.

Quill TE. Partnerships in patient care: a contractual approach. *Ann Intern Med* 1983; 98: 228-234.

Safran DG, Miller W, Beckman H. Organizational dimensions of relationship-centered care: theory, evidence and practice. *J Gen Intern Med* 2006; 21: S9-S15.

Suchman AL, Markakis K, Beckman HB, et al. A model of empathic communication in the medical interview. *JAMA* 1997; 277: 678-682.

暗示与催眠

第 5 章

John F. Christensen, PhD

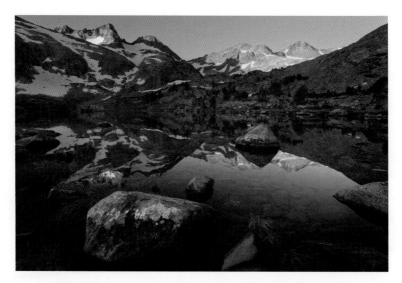

照片出自 Hank Christensen（www.hankchristensen.com）

一、引言

作为一种治疗艺术，催眠的历史可追溯至千年以前。这种治疗的现代表现形式出现于18世纪，其支持者如弗朗茨·安东·梅斯默，一位在18世纪后叶于维也纳和巴黎执业的奥地利医生。"催眠"（mesmerize）这一名词就来源于梅斯默（Mesmer）的名字。梅斯默认为疾病由体内磁流失衡引起，可通过催眠师的"个人磁场"进行纠正。1784年，经法国皇家委员会授权，由本杰明·富兰克林领导的对于梅斯默技术的调查让催眠受到质疑，但此后催眠的声誉得以恢复。富兰克林的书面意见认为患者的信念会影响机体反应。苏格兰外科医生詹姆斯·布雷德于1843年创造了"催眠"（hypnosis）这个词（来源于希

腊词语"睡眠"），并提倡将其用于医学治疗。20世纪30年代，克拉克·赫尔与他的学生米尔顿·埃里克森进行了关于催眠的早期研究。埃里克森继而成为一代催眠治疗实践者、研究者及教育者。20世纪50年代，英国与美国医学会推荐将催眠纳入医学课程。1960年，美国心理学会承认催眠是心理学的一个分支。1995年，美国国立卫生研究院发布了一项共识声明，其中有证据支持催眠可用于缓解慢性疼痛。

催眠似乎是身心系统处理信息的能力的一种特殊表现，通过将信息从语义形态转化为躯体形态来实现。研究结果与临床经验均支持其疗效。如今，催眠已广泛用于各种疾病的治疗，如疼痛、气道阻塞、胃肠道疾病、皮肤损害、烧伤及焦虑，以及为患者做术前

准备及辅助行为改变（如戒烟或减轻体重）。

出神与暗示自然而然地贯穿于人类的经历中，是思维运作的一种功能。常见状况如专注于小说而注意不到周围的声音，或在开车时做白日梦而记不得最后几英里的情况，都说明出神状态无处不在。消费者在广告的潜意识信息诱导下购买产品，这是一种常见的在人为制造的出神状态下对暗示的反应。医疗工作中，患者也常会经历这样的出神与暗示过程。

本节将描述在患者自然发生的出神状态和医患对话的过程中，暗示的治疗性应用。医生在所有患者来诊时均可常规使用这一方法。我们还将描述治疗性催眠的作用，这通常由训练有素的专业人员提供，用于治疗各种疾病。

二、定义

"催眠"一词来自希腊语的"睡眠"，是一种需要患者积极配合的治疗手段。本节使用以下定义描述其涉及的状态和过程。

● 出神：一种注意力集中的状态。处于该状态的人会不加辨别地沉浸于某些现象而忽略现实中的其他方面。出神状态既可以是积极的也可以是消极的。

● 暗示：发生于出神状态下的一种沟通交流，具有特殊的力量，能够引发一系列特定的注意、情绪、认知或行为。

● 催眠：一种引发出神状态的交流互动。在这种出神状态下，意识之外的过程会影响主体心身系统治疗的变化。催眠可以由他人诱导，也可以自我诱导。

● 诱导：出神状态的起始步骤，可自然地出现或作为催眠的第一阶段。

● 运用：用以实现期望结果的出神的治疗性作用，也指发生这种作用的诱导后的催眠阶段。

三、诊疗中的出神与暗示

患者和医生可以互相诱导出神状态，这取决于双方的自我意识，谁会更容易接受对方的暗示。这种状态既非病态，也并非毫无根据，而是人类意识在当时环境下的部分自然表现。一般来说，由于在求助情境下医生与患者内在力量的不均衡，患者更容易受到暗示。掌握出神与暗示可以让医生更具灵活性与影响力，从而引导患者达到更好的预后。

许多候诊的患者处于出神状态，是由他们求治的症状所带来的一系列问题发展而来。患者对症状的意识会促使其探寻症状到底意味着什么。以往的信仰、个人经历或家人朋友的提示，可能会让患者为症状赋予特定的含义。这种归因构成了最初的暗示，并可能引起人们的担忧："我想知道这个问题会不会很严重。"这种关注反过来使患者更加敏感，并进一步限制患者的注意范围。患者更加沉浸于这一症状，而减弱了对其他感觉的意识，这就是出神的本质。

做出看病的决定让患者进一步加深出神状态。在医生办公室、检查室排队等候时，患者会演练如何向医生描述自己的症状并进行相关讨论。此时，出神状态继续发展。如前所述，这种症状诱导的出神不是病理性的，而是围绕诊疗自然展开的意识的一部分。

当医生进入检查室时，患者正处于出神状态，因而容易受到暗示。在诊疗中，由于患者对暗示的易感性，无论医生说不说话，患者的出神状态都会进一步发展，并改变其关注点、放大或降低其体感意识，影响症状相关的情绪、认知及行为。

医生也容易陷入出神状态。有时，患者无意中通过言语或非言语的方法，如对问题最初的语言表达、手势、表情，以及语音语调和节奏的变化，引起了医生的出神状态。这些都会促使医生将注意力集中到这个问题或损害。医生关注范围的缩小（即使是正在进行鉴别诊断）可能会将其他有益于讨论的因素排除在外，例如患者未来良好的健康状况或积极的医患关系。医生如果反应过快，会导致过早终止探寻患者问题的本质，也固化了自己最初的出神状态。而关注并且引导患者讲出完整的病史（见第1章和第2章），可以使得关注点灵活多变。有时患者会诱导医生反复进入负面出神状态，导致医生对患者产生敌对情绪或厌恶感，或者面对患者的问题产生无力感（见第4章）。

 案例

一位55岁的单身女性正在接受基层保健医生对她开胸手术后慢性胸痛的随诊。疼痛让患者无法参与社会活动。她持续数月的主诉似乎与手术伤口周围的愈合进度不符。医生提出了各种管理疼痛的方法，包括理疗、对乙酰氨基酚及抗抑郁药，都收效甚微。患者和医生都十分沮丧，患者觉得医生并没有对她的疼痛采取什么新的措施，而医生对于减轻患者的痛苦感到无能为力。

最后，当医生看到这位患者的名字出现在预约时间表上时，会感到胃部下沉和紧缩，呼吸也随之变浅。当他走进检查室，观察到患者弯坐着的姿势和阴冷的表情，就可以想见这次讨论将如何进行。

医生：我们上次见面后你怎么样？

患者（指着她的胸口，以缓慢的语速和拖长的停顿回答道）：这种疼痛紧抓着我不放，我逃也逃不掉。

医生：（预期到否定的答案）你尝试过理疗师建议的那一种锻炼了吗？

患者（面露痛苦，变换了一下姿势，向下看后又看医生）：我以前曾经尝试过，但那只会加剧疼痛。（眼眶里充满泪水）难道你不能帮帮我吗？

这一案例阐释了患者和医生出神状态的若干组分。患者的复发性胸痛诱发了出神，使她的注意力变窄，只关注痛苦与失能。对于医生诊疗的预期更加限制了她的注意，而

反复演练如何说服医生情况有多糟糕则更进一步强化了这种出神。她已经学会了将医生的面孔和声音与关于她难治性疼痛的令人沮丧的讨论联系起来。她不断地预约诊疗，这与她坚信只有自身以外的力量才能缓解她的痛苦相符。只要这位医生了解所有情况，那他就应该理解她的疼痛并且能够帮上忙。这种期望让她处于一种易受暗示状态。

医生也在进入检查室的那一刻进入负面的出神状态。诱导开始于他预期看到患者之时，之后随着一系列的生理反应，他从习惯性的开放状态转向被吸引而专注于自己可能无力带来改变的方面。他的出神会因患者关于持续性疼痛的非言语和言语信息传递而加深。医生变得更加容易受到暗示，当患者请求他为她做些什么时，他也会对自己产生期待，认为自己必须做些事情。这种期待使他在面对患者的顽固性疼痛时无力感加剧。

（一）出神与暗示的临床治疗作用

医生可以利用患者的出神状态做出具体的暗示以改善治疗结果。诊疗中使用的语言可能会导致意想不到的患者信念和行为，影响疾病与康复。例如，对一位膝盖有问题的患者预测问题会持续存在，如术后第一次随访说"你很可能总是会受到这个关节痛的困扰"，将会使患者对未来膝盖的健康产生负面认识。这一警告会变成自我实现的预言，因为患者会不自觉地保护膝盖而形成代偿步态。积极的暗示，如"无论你还感到什么不适，随着时间推移你会发现自己的活动更加灵活自如"，可以树立期望，更有可能促进康复和恢复活动。

一种更加巧妙的策略是使用正面形象和避免负面修饰，考虑对术后患者做如下陈述。

医生：几周后你的脚踝会疼得轻一些。

潜意识倾向删去负面的修饰语，在这个案例中是"轻"。暗示下，内容会变成："几周后……脚踝……疼。"而正面的暗示应为：

医生：几周之内你会感觉到更舒服了。

由于句中主要的词是正面的，该暗示可能会被合并为：

医生：几周之内……你会感觉……舒服。

在与失眠患者讨论睡眠卫生时，出于好意的暗示，"当你上床睡觉时，试着不要担心会一直醒着"可能包含了多条可以意外导致睡眠障碍的信息。"试着"一词意味着努力，它会与"床"建立起联系；而负面修饰语"不"则被无意识删去，剩下的信息就变成了"担心会一直醒着"。该暗示可以用积极的方式重述如下：

医生：你上床后，在进入梦乡前可以享受几分钟的深度放松。

医生还可以将表示时间的从句嵌入暗示中，促进患者形成积极的期待。例如，可通过下面的表述将疼痛与对治愈的期待联系起来：

医生：当你第一次体验到术后疼痛时，重要的是意识到愈合已经开始了。

在患者意识到正面变化之前做出预测，可以构建正面期望，即使此时患者依然感到不适。例如，医生可能会在患者服用抗抑郁药物出现反应时预测恢复的过程。

医生：你的配偶和身边的其他人早在你开始感觉好转之前就注意到你的变化了。

其中隐含的暗示是你将感到有所好转，而当你真正感受到时，已经发生了积极的变化。

医生还可以将药物副作用造成的不适重构为指向有效性，以增强安慰剂效应。在开抗抑郁药时，医生可以这样表述预期的副作用：

医生：如果你在开始服药后发现这些不适，请记住这是一种有效的药物，它会带来我们想要的结果。

上述信息包含了与副作用相关的两项积极联系：服药和走向期望的结局。

医生如果认识到诊疗中天然存在的出神状态，利用患者对暗示的开放性，不仅能够提供积极暗示并避免消极暗示，而且可以促进康复。这对于医生自身的出神和患者的出神都是成立的。

（二）从消极的出神变为积极的出神

有多种方法可供医生选择，以便将出神从紊乱的境地转向一个更为开明的方向。

1. 改变体位

这直接作用于可以维持出神的体态。抑郁的患者可能呈现僵硬、瘫倒的姿势，眼睛低垂，呼吸浅。这种僵硬的姿势放大了负面的形象和自我表述，抑制了去关注任何改变的可能性。

医生可以对该姿势进行评论并建议患者做出一些改变，比如走出去抬头看看云卷云舒，看看鸟或者飞机，并且改用腹式呼吸。还可以建议患者偶尔听听音乐跳跳舞，即使是独自在家。

此外，医生也可以通过改变自己的姿势来打破不想要的出神状态。在面对抱怨或苛求的患者感到无力、胸闷和喉咙发紧时，医生可以站起来说，"不好意思，我调整一下室内光线"，然后走到窗边，调整百叶窗，将椅子稍微换个位置，再坐下来。做这些的同时，医生改为腹式呼吸，准备好与患者开启新的对话。

医生：很明显，你对于目前的进展状况感到沮丧。让我们花点时间来重新明确我们的目标，再看看病情会如何发展。

2. 困惑

困惑有助于打破这样一种模式，即患者

和医生不断重复演绎一个脚本，其负面结果都可以预测到。下面的讽刺描述展示了一个常见脚本。

患者：治好我。
医生：试试这个吧。
患者：没用的。
医生：你认为什么会有效呢？
患者：我不知道。你是医生。

当医生意识到这样循环往复的模式时，可以问问自己"患者期望我接下来说什么或做什么呢？"，如果此时医生反其道而行之、做得出乎意料，其结果将是患者暂时的困惑，然后会将患者的出神转向一个更为灵活的方向。这种出乎预料的行动可以是"哥伦布技术"（以电视侦探命名）。在这项技术中，医生突然戏剧性地想起一些细小的个人问题（如忘记给爱人买生日礼物），然后请求患者原谅自己的分神，并向患者寻求帮助（如建议一家购买礼物的商店）。紧随而来的短暂困惑（不管患者是否能提供任何帮助）打断了先前的出神状态，允许另一种新的出神状态形成。这种暂时的角色颠倒只是使用出乎意料的行动引起困惑并打断现有模式的一个例子。如此操作，可以形成更融洽的关系，实现更有效的沟通。

3. 开采金矿

"开采金矿"在此处指的是将讨论焦点从痛苦转移到对患者可用资源的探索。这种策略在任何时候都有用，尤其是当患者在诊疗中一直表现出无望，或为使就医合理化而一味强调躯体不适主诉，或持续抱怨以致医生感到无力或沮丧时更是如此。在"开采金矿"策略中，医生可以询问患者引以为傲的事情——曾经的成就、爱好、旅行、人际关系及克服的困难。医生要仔细观察患者在谈论什么时会恢复活力或脱离消极出神状态，并将相关话题记录下来，后续要简要地回到该话题。有时，患者状态的改变会导致其改变曾经深陷于"我出了什么问题"出神状态的

行为、情绪或观点。同样，医生对患者的感受可能也会有所改变；对患者的个人资源重新燃起兴趣和好奇心，可能会使先前困难的关系得以转变。

4. 引出目标状态

这里，医生引发患者思考和谈论未来的良好状态，要患者描述疾病治愈或不再妨碍患者生活时会是怎样的情形。重要的是，患者不能只去命名目标状态，比如"我希望自己能好起来"或"我希望不再疼痛"，而是要形成与目标状态相联系的视觉、听觉和动态图像。这样的讨论有助于医生和患者建立标准了解何时问题得以解决；同时引发患者想象未来与目前痛苦无关且和现有不适毫无关联的良好状态。这种出神的转变可能伴随着积极的生理变化和活力、希望增加。

 案例（续）

对于开胸术后疼痛的那位女性患者，医生尝试利用引出目标状态的技术来改变其出神状态。

患者（痛苦状）：我很难受，我从没想到它会这样疼。
医生：在你想象当中，术后完全康复了会是什么样的呢？
患者：哦，我希望能够感觉好一些。
医生：嗯，让我们来想一想，对你来说那会是怎样的情形。如果你觉得好一些，你会看到自己有什么不同？
患者：飞钓。
医生（微笑，眉毛上扬，声音更有活力了）：你喜欢钓鱼？（这位医生也喜欢钓鱼，并自动转变为一种高度感兴趣的状态）
患者（看着医生，微笑）：我以前喜欢穿着涉水靴去河边钓鱼，钓红鳟和王鲑。

医生和患者接着谈论起他们曾经到过哪

些河去钓鱼。患者暂时将自己的心理意象和动觉状态从疼痛导致的出神中转移到了未来的健康。这段对话为她创造了一个环境，使她能够构建一个未来的健康状态下完整的感官图像，与她所表现出来的疼痛行为完全不相关。此外，她眼中的医生形象以前是与疼痛意识相关，在之后的诊疗中会变成与康复和希望相关。医生对患者的印象也会发生变化，他会对诊疗心生期待而不是感到恐惧和担忧。

四、催眠的医学应用

催眠可以是多种问题的有效治疗选择，它为什么能影响到如此广泛的不适问题，其神经生理学过程仍然需要探索。当前的一种理论是借鉴了信息处理模型，将身体、大脑、细胞和器官视为信息处理系统。在大脑中，语义信息（以语言编码）被转换为分子信息，并通过神经化学和神经内分泌通路来引起各器官系统的改变。

最近使用正电子发射断层成像（positron emission tomography，PET）和功能性磁共振成像（magnetic resonance imaging，MRI）的脑成像研究表明，催眠状态与广泛的皮质区相关，包括枕叶、顶叶、中央前回、运动前区、腹外侧前额叶及前扣带回皮质。催眠的镇痛作用与中央扣带回皮质的活动相关。

在决定是否对患者使用催眠（或把他们转诊给催眠治疗师）时，考虑患者对催眠的看法，对其他治疗方法的接受度以及控制点都非常重要。一些宗教团体（如耶和华见证会）禁止使用催眠术，有些患者可能担心自己会将控制权交给强大的"他人"而被控制了思想。医生对患者进行简短的教育，告诉他们催眠的性质，以及催眠是一种帮助患者控制症状的工具，可能会纠正这些观念。如果患者无法信服，他们可能不适合催眠。

此外，一些患者可能会拒绝催眠，因为他们的理解是，医生认为他们的问题是"头脑里想象出来的"。这类患者会对生物医学干预以外的任何事情感到怀疑。向他们保证，催眠仅是针对他们的问题进行综合治疗的一部分，可能会增加他们的接受度。

控制点（locus of control）——内源或外源的——也是一个重要因素。具有内源控制点的患者认为他们能够影响生活中的许多奖励与惩罚，他们可能比那些具有外源控制点的人更适合催眠。后者可能更依赖于外部设备，因而对生物反馈治疗有更好的反应。

在以下对临床情境的简要描述中，催眠可以被看作是辅助治疗，或者是某些情况下的基本治疗。

（一）放松与压力管理

治疗性催眠的生理作用之一是刺激副交感神经系统（见第36章"应激和疾病"，图36-2）。多种压力相关的病症归因于交感神经系统的过度刺激，而它由副交感神经系统在动态的相互关系中进行调节。交感激活可以是感知到威胁时"战斗或逃跑"的一部分。鉴于当今世界存在太多现实或可感知的威胁，压力相关疾病可能是习惯性高交感兴奋水平患者的常见表现（见第36章）。交感反应包括心动过速、肌紧张、肾上腺素释放、瞳孔扩大、肠蠕动减弱、气短和出汗。催眠期间自主神经活性下调，此时在副交感神经的刺激下，人变得放松，能量得以恢复、保护与更新。

（二）焦虑

催眠作为焦虑的基本治疗或辅助治疗可能会非常有效。具有内源控制点的患者会发现，自我催眠是替代抗焦虑药物的一种特别令人满意的方式。介绍催眠用于替代治疗时，医生可以说：

医生：你的大脑中有一个强大的药房，可以产生显著的治疗效果。通过催眠，你可以学会调动那个药房，让它与我们使用的其他治疗协同合作。

医生可以花15～20分钟来诱导出神状

态。在此期间，患者在引导下形成了某一经历的完整感官回忆，能让他或她深度放松。在这个过程中，医生应避免将自己放松的图景施加于患者，而应通过非特异的暗示协助患者进行探索。这些暗示可以引导患者通过各种感觉形态（如视觉）和亚形态（如颜色、亮度、反射光质量）让自己沉浸于与放松相关的实际经历的完整感官体验中。

如果催眠治疗进行了录音，患者可以把录音带回家用于日常练习，从而学会自我诱导出神状态，并调节自己的自主神经系统兴奋水平。诱导催眠额外花费的时间，通常可以通过减少与焦虑患者的通话时间来补偿，因为录音可以让患者在任何需要的时候听到医生的声音与暗示。

（三）疼痛管理

大脑皮质对伤害性感受的进一步强化是构成疼痛的一个组成部分，催眠可以将注意力从痛觉转移走。在有些外科或牙科手术中，催眠可被用作麻醉的辅助或替代手段。此外，慢性疼痛患者受到诱导后可以放松疼痛区域周围紧张的肌肉，这种肌肉紧张本用于保护或支撑，催眠放松减弱了由肌肉收缩而引起的部分疼痛。可以教偏头痛患者想象暖手或暖脚的景象，例如坐在篝火旁，来扩张手部和脚部的血管。在偏头痛早期前驱阶段，这一过程有时可以逆转头痛的进展，可能是由于扩张了周围血管而使得头部血管随之松弛。颞下颌疾病、重复性劳损所引起的疼痛及紧张性头痛也可通过催眠得到有效治疗。在一项研究中，老年女性骨关节炎患者在接受了12周的放松想象治疗后，健康相关的生活质量显著提升。脑成像研究表明，在催眠诱导的镇痛中，前额叶和前扣带回皮质在下行通路形成了进行痛觉传入调节的重要结构。

（四）临终关怀与姑息治疗

催眠已用于辅助其他疗法来帮助慢性病和终末期疾病患者。放松、改善失眠、缓解疼痛和呼吸困难、增进与亲属及其他相关支持人员的关系，这些都是催眠用于临终关怀时可以获得的益处。

（五）癌症

有证据表明催眠可以有效缓解由癌症导致的慢性疼痛。此外，催眠可以控制诸如恶心、预期性呕吐和习得性厌食等症状，也有助于管理伴发的焦虑或其他情绪。催眠对减少乳腺癌幸存者的潮热也有效。

（六）皮肤问题

催眠已成功治疗了一些特定的皮肤问题，如疣和脱发。在出神状态下，患者受到暗示而感受到受累区域刺痛或发红，疣对此的反应是，可能会变小甚或在某些案例完全消失。烧伤对催眠暗示也有反应，无论是在减轻烧伤程度，还是在控制疼痛方面，都是有效的。治疗性催眠可能对其他皮肤病也有帮助，包括痤疮、特应性皮炎、单纯疱疹、多汗症、瘙痒、银屑病和酒渣鼻等。

（七）免疫系统功能

催眠已被成功用于治疗生殖器疱疹，包括减少急性发作次数和发作持续时间。已经证实催眠可降低单纯疱疹病毒的血浓度，并能够增加T细胞效能、NK细胞活性、分泌型免疫球蛋白A（SIgA）以及中性粒细胞黏附。一项荟萃分析显示，催眠可以有效地改变免疫系统功能。结合免疫暗示的催眠术显示出对总唾液SIgA浓度和中性粒细胞黏附的积极影响，以及对中间型过敏性红斑的适度抑制。这些效应通过放松来调节。一些研究显示，受试者的右臂和左臂之间迟发性皮肤过敏反应的差异取决于在催眠时暗示了哪一条手臂不发生变化。

（八）呼吸问题

哮喘患者被教导使用自我催眠来扩张气道，尽可能减少压力诱发的发作，并减轻对发作的预期焦虑。一些患者能够通过日常的自我催眠来减少支气管扩张剂的使用。重症监护病房患者的呼吸机脱机也可以使用催眠来辅助。

（九）高血压

催眠放松可以成为其他高血压治疗的有效辅助手段。经过8个疗程的催眠治疗，轻症高血压患者在治疗后的即刻及1年后随访时都显示出血压下降。

（十）胃肠问题

诸如肠易激综合征等问题可以用催眠辅助治疗。主要方法是减少焦虑、诱导放松、采取腹式呼吸、暗示腹部温暖及肠道功能正常。聚焦于肠道的催眠治疗已被证明对腹痛、腹胀和便秘有即时和持久的影响，并能显著改善躯体化症状和抑郁。术前暗示已成功用于腹腔手术后早期恢复胃肠动力的治疗，并因此缩短了住院时间。

（十一）睡眠问题

催眠疗法可用于治疗与焦虑、强迫性忧虑或习惯性上床后交感神经兴奋等相关的发作性失眠症。将诱导患者进入放松状态并使之与入睡前躺在床上形成积极联系的过程录音，医生就可以为患者提供一种新的夜间习惯帮助其放松。放松的出神状态还可以帮助患者在醒来后更快地重新入睡。

（十二）儿科

熟悉催眠的儿科医生及家庭医生发现催眠是一种对儿科治疗非常有效的辅助手段。通常可以对儿童使用想象和讲故事的方式来诱导出神。使用催眠作为基本治疗或辅助治疗反应较好的情况包括：夜间遗尿、夜惊、功能性腹痛、手术及其他操作、慢性呼吸困难以及囊性纤维化相关症状。在一篇有关减少儿童针刺相关操作痛的心理干预的研究综述中，催眠在减少自我报告的疼痛方面显得最有希望。

（十三）妊娠

催眠已被成功用于减轻妊娠剧吐的症状。排除器质性疾病后，催眠有助于习惯性流产者缓解预期焦虑并降低自己自然流产的心理风险。

（十四）分娩

关于缓解分娩时疼痛，一项荟萃分析显示催眠减少了分娩的镇痛需求。在另一篇综合性的方法学综述中，对于减轻疼痛，催眠总是比标准的医疗照护、支持性咨询和分娩教育课程更有效。其他益处还包括婴儿的Apgar评分更高和第一产程更短。

（十五）准备手术及其他困难操作

患者的期望似乎对于手术和操作（如结肠镜）中感受到的疼痛和不适程度起作用。催眠已被用于麻醉药物过敏患者的麻醉，也可以减少术后镇痛药的用量。通常，催眠麻醉需要深度出神状态，这需要催眠者高超的技能及患者被催眠的能力。催眠暗示可以为患者的术前沟通提供有用的补充，这比直接用于麻醉更常见。利用患者对手术预期自然发生的出神状态，医生可以做出简单的暗示，以促进手术伤口愈合并减轻术后疼痛。把"疼痛"换作"不舒服"或"不寻常的感觉"，医生可以对患者这样讲："无论你怎样设想，都会惊喜地看到，原来手术后的日子里，不适是这样的轻微。"

术前催眠也可以减少术后的定向障碍和思维混乱。

（十六）习惯改变

对拟戒烟或改变饮食习惯的患者，例如处于准备/承诺阶段或行动阶段（见第19章"行为改变"）的患者，催眠是一种有用的辅助。患者吸烟习惯化的行为模式可被视为一种出神现象。自动的、非意识的动感（触觉的、内脏的、情绪的、姿势的）觉知和行为通常通过特定情境线索而发起（如吃完饭、喝咖啡或饮酒、打电话）。对于处于准备/承诺阶段的患者，我们可将催眠描述为一种有力的工具"来帮助你走出烟瘾状态并进入一种更愉悦、能促进健康的状态"。

采集吸烟史时，医生可以将患者的注意力吸引到无意识行为的顺序（表5-1）上。让患者详细描述自己用哪只手拿起烟盒，将香烟从烟盒中取出，持打火机或划火柴，等等，可以使他们注意到这些行为自动的、出神样的特性。在诱导出催眠出神后，医生可以暗示患者将自己点燃每支烟全过程的慢动作形成思维图像。当先前的自动行为被提高到意识水平时，患者能够打破先前的模式，对待每一次吸烟都要多加考虑。一旦患者进入戒烟的行动阶段，自我催眠的副交感神经效应可以作为一种替代性减压方式。

有证据表明催眠与认知行为疗法相结合，可以有效促进减轻体重。

（十七）自我催眠

经过适当的训练，对催眠出神状态有良好反应的患者可以学会自我诱导催眠，以获得放松和特定的治疗效果。患者规律使用医生（基本医疗医生或转诊的专科医生）在诊室录制的催眠诱导录音，从而将医生在场的情景扩展到患者自身环境中去，这是提升自我催眠信心的有用过渡方式。在患者具备听录音进入治疗性出神状态的经验后，医生可以教患者几种自我诱导方案中的一种，如表5-2所示（这也可以作为发放材料）。有些患者能够形成自我催眠技能，并将其作为终身的健康资源。

表5-1 催眠戒烟晤谈

下列问题不只是为了收集患者吸烟行为及其因素的信息，也是为了引起患者对自身通常情况下自动而无意识行为的觉知。此处谈话假定为患者已表达戒烟意愿

- 你曾戒过烟吗？你曾成功戒烟多长时间？你是靠什么做到在那么长时间里都不吸烟的呢？
- 你还克服过其他什么习惯？你是怎样做到的？
- 你吸的香烟是什么牌子？
- 什么会促使你继续吸烟？
- 你全天的第一支烟在哪里吸？
- 你的第二支烟是在哪里吸？
- 你在吸全天第一支烟之前，活动顺序是怎样的？
- 描述一下你可能会想吸烟的不同情境
- 描述一下你吸烟前通常会有的情绪或情感状态
- 详细描述一下你吸烟的冲动
- 描述一下你是怎样点燃香烟的（如果答案很模糊，给出以下提示）：
  - 你用哪只手去拿烟盒？
  - 你用哪只手将香烟从烟盒里拿出来？
  - 你用哪只手将香烟放进嘴里？
  - 你用哪只手点燃香烟？
  - 你用哪只手持烟来吸？
- 你能详细描述一下所有你能想到的在戒烟后不抽第一支烟的原因吗？
- 多久不吸烟才会让你意识到自己已经真正永久地戒烟了？
- 你会怎样告诉大家你已经戒烟了？

表5-2 自我催眠的眼球转动技术

1. 找一个放松、安静的地方坐下来或躺下来
2. 开放自我，花几分钟进行内在更新并提神
3. 使用"一-二-三"数数：
   - 一：将眼球向上转
   - 二：缓慢地阖上眼睑，深吸气
   - 三：放松眼睛的同时缓慢呼气
4. 继续放松地腹式呼吸
5. 花几分钟想象自己在一些愉快的场景或体验里
6. 想象其中的景象、声音、感受及气味
7. 在想象这一场景时，关注这种出神状态的预期结局（放松、缓解疼痛等）
8. 要醒来时，利用"三-二-一-零"倒数：
   - 三：告诉自己"我准备好醒了"
   - 二：将眼球向上转到闭阖的眼睑下面
   - 一：缓慢睁开眼睛并握拳
   - 零：放松眼睛和双手，享受重新适应环境

自我诱导出神状态的用途之一，是通过获得积极状态相关的躯体记忆来增强自己的内在觉知或精神状态。这可能对医生和患者在准备富于压力的诊疗时都有用。该方法（表5-3）是基于这样的观察，即各种感官线索（如对音乐或气味的感觉）都可以触发相关感受的记忆。选择与其中一种感觉关联的预期状态，构建出那一状态下各个感官完整

的记忆，并将感受与有形线索绑定，预期状态就可以在新的情境下被重新激活。医生可能会发现这对于在接诊患者前转向积极的出神状态非常有用。

表 5-3　利用自我催眠形成灵活多样的状态

这项技术在预计会遇到紧张情境、希望调用自己积极的内部资源时非常有用。它基于这样的现实，即你已经体验了在预期情境下你需要有效的所有内在状态。这些内在状态是身体运动记忆的一部分，包含它们的内容可以与你面对新事物时的心理表征交互参照。这种重编程技术使你能够快速激活所需的动觉状态
1. 让自己安静下来，腹式呼吸，闭上双眼
2. 建立预期将遇到的压力场景的一个完整的感觉图像（视觉、听觉及动觉）。注意你的情绪和身体反应
3. 现在，改变位置从而打破你的身体状态。然后再次安静下来
4. 想想在充满压力的情境下，你想要获得的内部资源（态度、感受状态、能量水平），例如"自信""平静"或"同情"
5. 一旦决定了想要取用的资源，请在记忆中搜寻这样一种经历或情境：当时该资源在你身上体现得很强大。这段记忆中的经历可能与你将要面对的压力情境无关，而且可能来自你生活中一个完全不同的领域
6. 建立你感受到这种资源的正面体验的完整感官图像（视觉、听觉及动觉）。当你回忆起那些经历时，让这种资源丰富的感觉在你的内心里蔓延
7. 当你强烈感受到这一资源时，通过将右手的拇指和小指捏在一起来锚定它（锚点是这种资源状态的线索的任何刺激信号——它可以是你自言自语的一个词，一段旋律，一种气味。触觉锚点非常有用，因为可以随身携带。）
8. 通过改变位置来打破你的情绪状态。现在检测你通过接触拇指和小指形成的锚点。注意此时出现了什么感受
9. 如果你想要将额外的资源添加到预期要到来的情境中需要使用的同一锚点，每次添加均重复 4～7 步
10. 现在再次想象压力情境。想象自己跨了一个门槛进入那一场景。当你跨过门槛时，激活锚点（触摸右手中指和小指），并带着你所发掘的资源进入那一情境

五、转诊做催眠治疗

上述催眠的各种医疗用途都需要训练有

素的催眠治疗师参与至少一个疗程。熟练的催眠治疗师在催眠前会花时间与患者讨论他们对催眠体验的理解和期望，并解决他们的焦虑和误解，目的是建立融洽的关系并在患者心中提升积极的期望。在预备性讨论完成后，医生接下来要利用各种方法中的一种来诱导出神。这些诱导的详情太多且复杂，因而不在本节讨论，需要经过专门的训练以保证合理使用它们，并且能够灵活地根据患者的反应做出调整。一旦患者表现出出神的迹象，医生就可以继续用它来达成期望的特定治疗效果，包括暗示患者想象躯体感觉、情绪或未来行为的变化。然后医生唤醒患者，使之重新回到现实的外部环境来结束这一过程。操作过程结束后，催眠治疗师可以讨论患者的主观体验并为患者答疑。

如前所述，有些医生经过催眠训练（见最后部分），于是将这一治疗方法整合到他们的临床实践。其他医生可能会选择将患者转诊给接受过正规催眠训练且熟悉其临床应用的专家（精神科医生、心理医生、社会工作者或精神专科护士）。为了最大限度地提高治疗效果，转诊医生在专科接诊前与其进行沟通至关重要，沟通内容包括患者医疗问题的实质、期待的临床结局，以及患者对治疗的期望。同时，对于患者的准备也同样重要，包括向其解释治疗性催眠的本质，解释治疗目的是为加强患者对症状和症状带来的影响的控制。

六、总结

催眠作为一种治疗艺术具有悠久的传统，并可作为许多疾病的辅助治疗方法，或是某些疾病的基本治疗或首选治疗。医生可以将患者转诊给具有执照的心理专家、临床社会工作者、执业护士或接受过公认组织（如美国临床催眠协会或密尔顿·埃里克森基金会）正规催眠训练的医生来进行催眠治疗。无论是否有过正规的催眠训练，善于观察的医生都可以利用医疗环境中发现的患者频繁自然出现的出神状态，包括基本医疗及术前谈话，来将症状表现重构于常见表现中（如慢性非癌性疼痛或焦虑障碍）来减轻恐惧。在这些自然的出神状态中，仔细注意暗示语言的使用至关重要。避免无意地使用消极暗示，并提高患者对未来健康功能体验的积极期望可以调动患者固有的身心康复潜能。

七、催眠训练

鼓励有兴趣培养自己催眠技能的临床医生接受认可的培训计划的正式培训，或接受有过正式催眠训练的从事健康专业的持证人员的监督。以下几个组织提供认可的培训：

- The American Society of Clinical Hypnosis（ASCH）.http：//www.asch.net.Accessed February 2019.
- The Milton H.Erickson Foundation. http：//www.erickson-foundation.org.Accessed February 2019.
- Society for Clinical and Experimental Hypnosis.http：//www.sceh.us/.Accessed February 2019.

八、推荐阅读

Christensen JF, Levinson W, Grinder M. Applications of neuro-linguistic programming to medicine. *J Gen Intern Med* 1990; 5: 522-527.

Faymonville ME, Boly M, Laureys S. Functional neuroanatomy of the hypnotic state. *J Physiol* 2006; 99: 463-469.

Hammond CR. Hypnosis in the treatment of anxiety- and stress-related disorders. *Expert Rev Neurother* 2010; 10: 263-273.

Häuser W, Hagl M, Schmierer A, Hansen E. The efficacy, safety and applications of medical hypnosis—a systematic review of meta-analyses. *Dtsch Arztebl Int* 2016; 113: 289-296.

Landolt AS, Milling LS. The efficacy of hypnosis as an intervention for labor and delivery pain: a comprehensive methodological review. *Clin Psychol Rev* 2011; 31: 1022-1031.

Levinson W. Reflections: mining for gold. *J Gen Intern Med* 1993; 8: 172.

Miller GE, Cohen S. Psychological interventions and the immune system: a meta-analytic review and critique. *Health Psychol* 2001; 20: 47.

Palsson OS. Hypnosis treatment of gastrointestinal disorders: a comprehensive review of the empirical evidence. *Am J Clin Hypn* 2015; 58: 134-158.

Pittler MH, Ernst E. Complementary therapies for reducing body weight: a systematic review. *Int J Obes* 2005; 29: 1030-1038.

Rossi EL. *The Psychobiology of Gene Expression*: *Neuroscience and Neurogenesis in Hypnosis and the Healing Arts*. Norton, 2002.

Stoelb BL, Molton IR, Jensen MP, Patterson DR. The efficacy of hypnotic analgesia in adults: a review of the literature. *Contemp Hypn* 2009; 26: 24-39.

Uman LS, Chambers CT, McGrath PJ, Kisely S. Psychological interventions for needle-related procedural pain and distress in children and adolescents. *Cochrane Database Syst Rev* 2006; (4): CD005179.

医生的幸福感

Anthony L. Suchman, MD, MA, FAACH & Gita Ramamurthy, MD

一、引言

 案例

唐医生，一位38岁的基本医疗医生，在看到D.女士的名字出现在患者列表的最后补充一栏时叹了一口气。这是周五的下午3点，而他已经把当天的最后1小时预留下来，准备去看儿子本赛季的最后一场垒球比赛。"在她所有'剧烈头痛'的日子里，"唐医生低语道，"为什么要今天来？"

唐医生在其所处的医疗中心可以称作解决躯体化问题的专家。自从他开始负责D.女士的诊疗，她的急诊就诊次数已下降了90%，甚至还有了一份兼职工作。每当唐医生坐在她身旁、握住她的双手并让她讲话时，几乎总是能帮助她度过这些梦魇。

唐医生在他的成长历程中总是扮演着领导者的角色。在童子军、大学报社、医学院的学生服务项目里，他总是那个能够组织所有人把事情做好的人。人们因此逐渐开始依赖他，而他虽然从未表现出来，但实则会以担责的能力为傲。"嘿，唐医生！"他的同事格蕾丝问候道，她手里提着公文箱，像阵微风走向门口。"多么美妙的下午！我最后一位患者刚刚取消了预约……我要回家了，给自己倒上一杯白葡萄酒，坐到外面的露台上，翻翻杂志。祝你周末愉快！"

门打开又关上，唐医生目送格蕾丝离开，沮丧、悲伤、孤独和愤怒的感受一齐涌上心头。

基本医疗工作既是医生个人成长与价值感的丰富源泉，也是残酷而消耗巨大的任务。它让我们拥有更加广阔的人生经历——近距离观察成百上千的人和他们的故事——也让我们具有用自己的存在影响他人的机会。与此同时，它不断地提出需求，用永恒的不确定性包围着我们；无情地让我们直面自己有限的时间、精力、知识与同情心。这是一项永远也无法完成的工作，最好的情况也只是问题在变坏之前维持稳定。而且单纯临床工作的内在挑战还不够，医生还要面对前所未有的行政管理的复杂性和负担。

我们每个人对于自我充实与消耗的协调对我们自己的身体、情绪、精神健康及关照他人的能力至关重要，然而我们却常常忽略这一平衡。我们将注意力太过集中于外在的事物，关注临床问题的解决和其他工作要求，以至于无法关注自我的更新。这种平衡的缺失并不意外，因为我们所接受的教育更多的是教我们如何关照他人，而非照顾我们自己。医学院与住院医师培训的社会化过程培养了各种不切实际的自我期待与态度，尤其是在有关控制、自给自足和服从方面。

随着时间的推移，这种不平衡会产生一种模糊却日渐强烈的低落、疲惫和颓废——职业倦怠——此时工作了然无趣，患者似乎越来越令人厌烦和充满敌意。据估计，基本医疗工作者中职业倦怠的患病率高达50%。

当我们看不到这些不满的根本原因时，就会责怪如政府、保险公司或律师等外界因素。尽管对于工作环境与官僚主义的抱怨确实有合理之处，但决定满意与幸福感的基本因素是内在的，而非源于外界。

在本节，我们将重新审视可能影响我们幸福感的那些重要价值观、态度和技能，也思考了工作环境和个人实践如何保护我们的健康。

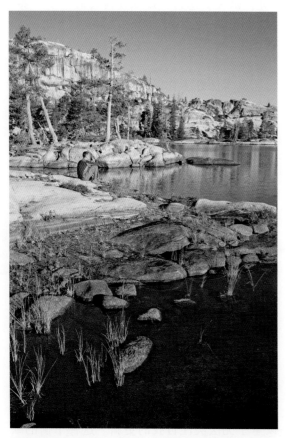

照片出自 Hank Christensen（www.hankchristensen.com）

二、医生的基本需求

幸福感的基础是承认我们也是凡人，我们有需求也有局限性。为了继续付出，我们必须知道并能够可靠地获取到支撑我们并为我们带来新活力的事物。不幸的是，医生的自我需求这一概念超出了传统职业理念的范围。对科学模型过于狭隘的解读要求我们做一个超然且客观的观察者，没有为我们自己的主观体验留下任何空间。我们也常常很早就接触到关于医生无私、坚强和无所不能的观点。

事实上，我们每个人都有多种多样的需求，这些需求既有普遍性的也有神经质的，但都无法放弃。我们的健康与幸福感取决于我们是否觉察到它们，并且有意识、有目的地关注它们的程度。

我们最基本的需求包括人际关系、寻求生存意义及自我超越——体验到自己是比我们本身更大的事物的一部分。临床工作中，人际接触与欣赏的机会尤其多。诸多研究表明，良好的医患关系是提升医生满意度最重要的因素（正如它对患者的核心重要性）。然而，当我们顶着巨大的压力，或在没有充分准备的情况下工作时，临床工作将会有碍于这些需求的满足并导致人性的泯灭，以及对患者的疏远和敌对。

临床工作挤占了家庭与社会生活大量的时间和精力，因而使得人际的需求受到威胁。此外，我们有时难以脱下白大衣——走出我们专业照顾的角色，以表达亲密关系中需要的自发与脆弱。我们个人人际关系的疏远会导致关键性个体支持系统的崩溃。

除了对于沟通和人生意义的普遍需求，我们还有非常个体化的神经质需求——这是痛苦与冲突的来源——与我们的医疗工作密切相关。这些需求既影响了我们最初学医的动机，也影响了我们的行医方式。出于对被爱或被欣赏的需求，我们常常发现自己扮演着超出职责范围的照护者的角色，而难以开口说"不"则会导致我们过度承诺。我们由于自己或亲友患病的童年经历造成的无力感，或许可以通过治疗患者的过程得以释怀；但是关于控制疾病的一厢情愿的想法，却总是受到现实的挑战。潜在的窥探欲，对死亡的恐惧，以及对父母的期望的满足，是其他可以有意或无意激发我们职业生涯的因素。

这些更黑暗的、神经质的需求并不比那

些显而易见的需求合理性差，它们也是生活中的正常部分。然而，当这些需求处于意识之外时，可能会驱使我们过度工作、承担不切实际的责任，扭曲我们的工作生活，因而使我们感到痛苦。如果我们将自己投身于注定失败的不现实的解决方案，我们将面临慢性焦虑、药物滥用甚至自杀的风险。通过各种自我探索（如精神疗法、同伴支持小组或正念工作坊），我们可以更多觉察到工作背后的需求，并且寻求更健康的方法来满足这些需求。如果我们无视它们，则有可能为自己埋下祸患。

三、个人哲学

另一个重要却被低估了的，决定我们幸福感的因素是我们的个人哲学（世界观）——即可以解决我们生活中大多数基本问题的内心深处的信仰与价值：生命、死亡、快乐与痛苦的意义及目的；事物为什么会这样发展；我们与他人及世界关系的本质；为人的目标和责任的本质。我们的个人哲学（世界观）决定了我们对自己和对他人的期待。它们引导着我们对自己的世界的认知与回应，并帮助我们确定自己在其中的位置。它们决定了我们在生活中注入意义、欢乐还是痛苦，并最终决定我们的是非观。

个人哲学（世界观）的形成更像是一种潜移默化的过程——将得自家庭、文化、教育与生活经验的态度和价值逐渐内化——这使我们可能完全意识不到我们意识形态里的核心信仰。我们也许会完全想当然地认为它们就是现实的一部分。如果我们不能理解这些信仰是如何渗透入我们的认知并塑造我们的行为，那么我们就无法对它们进行批判性反思，并决定哪部分对我们有益而哪部分需要改进。

（一）控制模型

在临床实践中，个人哲学（世界观）特别重要的一个方面是我们对控制的态度。受西方文化，尤其是医疗文化的影响，我们通常认为（疾病、患者及医疗团队）在掌控中是理想的状态（表 6-1）。我们利用特定的知识理论来收集和应用知识：还原论——"镰状细胞贫血可归因于单个核苷酸的替代"；线性因果律——"A 导致 B"；概括——"哮喘对支气管扩张剂有反应"。所有这些都具有明显的控制、结果导向的焦点，即操纵 A 来控制 B。尽管这种方法带来了重要的技术进步，它也会引起一些重要的不良后果。

表 6-1　基于控制或基于关系的个人哲学对比

特性	控制	关联（我-你）*
感兴趣的现象	事物的本身	事物在背景下
认知策略	还原论；线性因果	自然发生的；系统模型
医生的立场	独立的观察者	参与的观察者
认为相关的信息	只有客观数据	主观与客观数据
医患关系模型	等级	伙伴
注意焦点	结果导向的	过程导向的

注：* 术语来自 Martin Buber. I and Thou. New York：Scribner，1970.

控制模型制造了不切实际的期望，因而限制了我们感受成功的机会。例如，当我们治疗糖尿病患者时，对于良好控制的期望会导致我们只有当患者的血糖得到严格控制时才会感到成功。然而，患者的血糖还会被许多不受我们控制的因素影响，其中最重要的是患者自己的行为。我们会对"依从性差"的患者很愤怒，他们阻挡了我们的成功之路。如果我们心中的成功仅是控制疾病，那么在许多情况下（如果不是绝大多数）我们都无法体验到成就感。为我们难以控制的结果承担责任是极具压力的，它会导致我们感到无助、焦虑和愤怒。

我们对控制的要求增大了医患关系的距离感，使医患分离。而如前述，医患关系是职业满意度的一个重要因素。强烈的控制倾向会导致等级关系。这一点加上医学思维中固有的还原论和贴标签，把患者变成了客观物体，我们发现自己更多面对的是事物——器官、疾病、药物和检查——而不是人。我们也在这一过程失去个性，没有为我们自己的主观体验留下空间。

（二）关系模型

另一种个人哲学（世界观）强调关系而非控制，可以避免上述的许多问题。该模型并不排斥还原论的洞察力，而是在此基础上增加了对背景和关系的理解。因此，尽管似乎是A导致了B，但还有其他调节因素和双向作用（A与B彼此互相影响）。例如，结核分枝杆菌导致结核病，但并非所有暴露于这种细菌的人都会生病，环境与社会经济因素也对发病过程有影响，而疾病又会转而影响环境背景因素。系统里没有孤立存在的部分。

在关系模型中，我们试图肩并肩地同时从各个方面去理解患者——生理的、个人经历的、功能的以及精神的。理解了患者的经历后，我们可能会找到更好的机会，来推荐策略或采取治疗措施以缓解他们的痛苦。但我们也知道，患者才是他们自己生活的最终责任人，他们可以决定是否接受我们的建议。在某些情况下，我们可能无法提供任何建议或治疗，但仍然可以成功地提供阿瑟·克莱曼所说的"共情见证"，尊重患者对联系的需求，这本身就是一种治疗干预。

关系模型有助于我们避免对自己不切实际的期望。它让我们在这些情况下依然能有成就感，如疾病无法治疗或是患者拒绝接受我们的好建议。这些情况在控制模型下似乎都会被视为失败。关系模型还让我们采取更加有效的行动。与控制模型只关注结果不同，关系模型要求关注过程、沟通质量，以及我们合作过程中体现的价值观。看似矛盾的是，该模型通过忽略结果、尽可能优化过程，反而会达成最佳结果。关系模型也给了我们更多空间去向外部寻找指导和解决方案——承认我们自身的局限性和无能为力。

与控制模型易于制造医患沟通障碍相反，关系模型让我们更加贴近患者和我们自身的经历，增加了我们体验工作意义的机会，减少了潜在的沮丧、疏远与倦怠。

四、技能

有多种技能可以决定行医过程是精疲力竭还是丰富有趣。

（一）时间管理

这项技能在诊室接诊和安排工作日程时都至关重要。例如，在每次接诊开始讨论议程时，将注意力集中在对于患者和医生都是最重要的问题上，可以尽可能减少花在无用功上的时间，并大大降低接诊到后面出现新话题的频率（"哦，对了，医生，我还有胸痛……"），以避免破坏了办公日程。在最开始告知患者这次诊疗可以有多长时间，并在结束前的几分钟做出提醒，可以让患者分担责任从而有效利用时间（见第1章）。在更广泛的层面，时间管理技能有助于保持工作、家庭、社区，以及娱乐间的平衡，这对生活的满意度非常重要。记录几天实践日志，有助于我们发现自己是否在按照个人目标和事件优先等级安排时间。时间日志还能找出日常工作中浪费时间的习惯，从而帮助我们设计更加高效的办公流程。

（二）沟通

鉴于医患关系作为意义源泉的重要性，在本书其他部分描述的沟通与关系技能不仅对于良好的患者照护，而且对于医务人员的幸福感，都是一种关键性工具。学会"陪伴"患者，要求医生将晤谈目标从单纯做出诊断拓展为理解患者患病故事的生活体验。我们需要理解疾病对于患者意味着什么——为什么这一疾病会在这个特定的时间发生在这位患者身上，它如何影响了患者的机体功能，以及它可能会在患者的生活中扮演什么角色。因此，我们需要能够引出患者更深层次的故事，并对他们的情绪做出回应。随着我们的关系技能不断提升，会发现再没有常规的或无趣的案例——因为每位患者都是独特的。患者的个性丰富了我们自己。

（三）指导与协商

更有效、更实际地与患者共担责任，需要医生拥有指导与协商技能。特别地，我们必须知道如何促使患者清晰地表达自己的价值、目标和观点，其中也包括他们对治疗的反馈。我们必须愿意放弃我们传统的、繁重的且不容置疑的权威角色，采取更加灵活的立场，努力将我们自己的医疗知识与患者对其自身和日常生活的模式、问题和彼此间平衡的认知协同起来。我们必须学会将患者收集信息和自我决策能力的提升视为珍贵的资源，以及我们成功的标志，而非将其视为对我们的能力和权威的挑战。知道何时以及如何不加评判地设置明确的界限，如何开诚布公地讨论沟通和关系问题，有助于解决许多看似困难的患者的问题，使治疗过程少一些沮丧，多一些激励。我们还需要知道如何在自己过劳、抱有不切实际的希望或被控制欲支配时及时地意识到这些，尊重但清晰地将责任交还于患者。

（四）自我反馈与自我照顾

我们要能够反思自己的感受与行动，承认自己的脆弱与需求，能够寻求并勇敢地追随自己的使命感，能够用行动支持自己的健康。我们可以学会用自我同情来接受并恰当处理我们心中不可避免的愤怒、喜爱或不安全感，并从中收获对自己及患者的洞察，而非先入为主地判断，并将其排除在外。通过独自反思，以及与可信赖的同事真诚对话（以非正式或更加有组织的形式进行，如巴林特小组、专题讨论会、执行指导或心理治疗），我们得以在更大程度上了解我们内心所告诉我们的当下生活状态。卸掉无所不能和战无不胜的面具并认识到我们的弱点，对于在不确定中工作和应对错误至关重要。最

终，我们能够以工作时间为起点，仔细地审视我们选择的生活方式。简化物质需求以降低经济压力，可以让我们有更多的时间进行锻炼、健康饮食、社交、追求多种兴趣爱好，以及其他任何可以真正赋予我们快乐与意义的事物。

（五）集体自我照顾

在过去的25年里，人们对医生幸福感的关注已大大提升。早期的先驱者，如医疗卓越基金会和健康与疾病研究所，已与更大的主流组织，如美国医学会、加拿大医学会及美国医院协会联合提供项目及资源。目前美国医学会、加拿大医学会和英国医学会每两年就发起一次关于医生幸福感的国际会议。在美国和加拿大，几乎全部医院和许多医学协会都会提供某种健康项目，以及优质的网络资源。

这些项目的效果可能不仅在于所提供的教育，还因为它们组建了治疗团体。大多数医生即使身为忙碌的团体中的一员，也会体验到强烈的孤独感。他们很少与同事在任何深度讨论他们的患者，更是几乎从未讲过自己的反应与挣扎。一项正念和沟通项目的参与者珍惜与同伴真诚对话带来的联系和认同（"我不是唯一的一个人"），就像他们珍惜自己新获得的技能和洞察一样。最有效的自我照顾可能存在于我们与他人有共同追求的时候。

五、健康的工作环境

工作环境对我们的幸福感有重要影响。工作机构当地的文化，无论是医院、个体诊所，还是医疗团体，都会通过正式的教育过程、日常制度和实践巧妙地强化着自己的价值观。当地文化决定了我们在与他人的对话中是显示出不确定性和脆弱，还是觉得有必要维持"铁人"的外表；是把他人当作合作者来协商，还是作为竞争对手来进行无休止的地盘之争；是能够讨论错误并寻求帮助，

还是被迫永久地工作于孤独之中；是因为合理限制工作量照顾家庭而受到鼓励与尊重，还是因为自己的"软弱"或"懒惰"而感到羞愧。

工业界与学术界的研究已确定了具有最佳员工满意度的组织机构的共同特征。能够增进员工信任、敬业和发展的成功的组织文化具备以下特征：共同决策，对员工及顾客的行为符合伦理，成员之间互相尊重，有成长、提升能力的机会，合理的工作-生活平衡。相反地，忽略员工投入、充满政治偏袒、容忍粗鲁的组织，似乎会滋生员工的冷漠、愤世嫉俗和倦怠。员工的信任和敬业——即对组织的承诺——不仅与员工的幸福感正相关，而且也与组织的财务和运营成功正相关。

影响幸福感的另一个文化维度是，组织的价值观与员工个人的价值观相一致的程度。如果医生觉得本单位对产出和财务业绩过于关注而且不平衡，由此他们被迫提供了质量不合格的医疗，他们就会经历道德伤害，出现职业倦怠的症状。虽然消除不必要的变化和提高效率很重要，但医生必须要有足够的时间来促使患者成为伙伴，并思考和管理复杂的病例。他们需要有信心，对于提供高质量的医疗，个人和单位的目标一致。

打造环境去支持"以关系为中心的诊疗"是一个大的话题，但某些一般性原则必须讨论。

● 作为医生，我们在自己的机构中被如何对待，我们就会倾向于以同样的方式对待患者。尊重、伙伴关系、诚实和问责制等核心价值观不仅需要明确表达，而且必须在机构制度和流程中始终得到信奉和体现。医生和管理人员都需要学习新的沟通和关系技能，并对制订决策和保持行为责任的过程进行重新设计。

● 互惠原则控制着人际互动的大部分。互相帮助的行为与情谊创造了一个良性循环，员工因此能得到好的发展与成功。相互作用也可以让一个组织分崩离析。一些未加约束的粗暴言行可能会发展为广泛的纷争。工作中的不文明行为与工作满意度的缺失、组织认同感的下降和工作表现受损密切相关。组织可以通过招聘政策来特别地筛选具有人际沟通技能、积极参与团队发展、能够有意义（并且尊重）地问责的员工来培养文明习惯。尊重价值观和关注过程的质量，从组织水平必须将其作为获得高质量结局最有效的方法，就像在临床水平一样。这需要我们摒弃传统的、由上而下进行决策和工作过程控制的分级方法。

● 工作于诊治患者第一线、不在领导层的医生，往往对于改变单位的功能不良状态感到无能为力。这种无助感反映了一种错误的观念——只有领导者才要为组织文化负责。而实际上，应该是"领导者与追随者共同创建组织文化"。如果领导者不能或不愿意促进团队工作，医生可以主动跨越专业和学科，来促进相互尊重和问责的文化，表达谢意，开启文明的良性循环。他们可以努力去"成为他们所寻求的改变"。找到志同道合的同事，可以建立起相互支持的团体，以便于催生更好的文化。他们还可以学着"管理起来"，让他们的领导者知道他们需要什么。

● 我们可以用团队合作，问责制及相互支持的文化取代当前突出的个人主义文化。全体员工（包括医生）的支持小组可以鼓励自我觉察，提升对患者的担忧的敏感度，减少能够引起和加剧职业倦怠的孤立和去人格化。我们要对地方文化中强化工作成瘾、妨碍合作和进一步改善的方式保持警惕。

● 认识到管理者和领导者对文化和员工幸福感的巨大影响，组织可以在如何选择、定位、培训和评估各级领导者，以系统地建立关系能力、自我意识和情绪成熟度方面提高技能。

● 当组织应对当前医疗卫生领域的财务挑战时，他们必须保持对组织专业精神的承诺，并不断地对他们的实际行为忠于他们所拥护的价值观的程度进行批判性反思。

在这样一个医疗费用及患者安全堪忧的时代，医生、管理者、患者及家属需要共同合作来重新构建我们的医疗机构，让它们更加饱含尊重及人性，在治疗上更加合作，对他们的服务对象及在其中工作的员工更加富于责任感。临床结果、财政业绩、患者满意度及员工满意度都与为医疗工作者创建健康工作环境的因素相关。因此，维护医生及员工的幸福感与机构的利益直接相关。

六、总结

临床工作的严谨性会成为个人价值的来源还是职业倦怠的来源取决于许多因素。我们必须能够了解和认真地解决影响我们工作的个人需求。满足我们对联系和意义的需求尤其要持久。对于控制的不切实际的期望干扰了人际交流并让我们不断面对不足与失败。相反，我们需要对于平衡、接纳和关系更加成熟的观点。我们需要具备应对不确定性、分担责任和促进人际关系的技能。我们需要有反思和自我照顾的个人准则，并通过参加同伴组成的治疗团体来获得支持。我们必须更加注重工作环境中潜在而有力的价值观，并开始为此做出必要的改变，让这些环境唤起我们，同时作为专业人员和普通人，所能提供的最好的和最健康的东西。这些方法可以帮助我们充分理解（作为医生）照顾患者的荣幸，并能爆发出实现个人成就与成长的最佳潜力。

七、推荐阅读

Egener BE, Mason DJ, McDonald WJ, et al. The charter on professionalism for health care organizations. *Acad Med* 2017; 92: 1091-1099.

Friedberg MW, Chen PG, Van Busum KR, et al. Factors affecting physician professional satisfaction and their implications for patient care, health systems, and health policy. *RAND Health Q* 2014; 3: 1.

Krasner MS, Epstein RM, Quill TE, et al. A continuing education program in mindful communication: effects on primary care physician burnout, empathy and attitudes. *JAMA* 2009; 302: 1284-1293.

Linzer M, Manwell LB, Williams ES et al. Working conditions in primary care: physician reactions and care quality. *Arch Int Med* 2009; 15: 28-36.

Shanafelt TD, Noseworthy JH. Executive leadership and physician well-being: nine organizational strategies to promote engagement and reduce burnout. *Mayo Clin Proc* 2017; 92: 129-146.

Spreitzer G, Porath C. Creating sustainable performance. *Harvard Bus Rev* 2012; 90: 92-99.

Suchman AL, Matthews DA. What makes the patient-doctor relationship therapeutic? Exploring the connexional dimension of medical care. *Ann Intern Med* 1988; 108: 125-130.

Thomas LR, Ripp JA, West CP. Charter on physician well-being. *JAMA* 2018; 319: 1541-1542.

Vaillant G. Some psychologic vulnerabilities of physicians. *N Engl J Med* 1972; 287: 372.

八、网站

Accreditation Council for Graduate Medical Education Physician Well-Being Initiative. www. acgme. org/What-We-Do/Initiatives/Physician-Well-Being. Accessed February 2019.

Clinician Well-Being Knowledge Hub. nam. edu/clinicianwellbeing/resource-center. Accessed February 2019.

Institute for the Study of Health and Illness: Finding Meaning Discussion Groups. http: //www. rishiprograms. org/. Accessed February 2019.

正念医疗

Ronald Epstein, MD

卓越的患者照护不仅需要诊断和治疗疾病的知识与技能，还需要与患者及家属建立良好治疗关系、识别并回应情感需求的能力，在多变的情况下做出决策的能力，以及应对专业技术上的失败和错误的能力。这需要临床医生有自我觉知的能力：能够区分出自己和患者的价值观与感受，能够在诊疗思维过程的早期识别出错误的推断，能够注意到技术操作的异常状态，能够发现收集更多的需求信息，并且能够将未确定的数据纳入患者进一步的评估中。通常，除了自身的认知与情感资源，并没有其他的工具或仪器能够帮助医生处理这些每时每刻发生着的情况。

正念医疗指的是医生在临床实践中自我反思、自我监控与自我觉知的能力，以保证诊疗过程清晰、深刻、专业且富于同情心。医生大多重视正念医疗的原则——专注的观察，批判性的好奇心，设身处地，以及用新眼光看待惯常场景的能力（初学者的心态）。但是，在培训和实践中，医生很少花时间"磨炼自己"——在他们用自己的方式思考和感受临床实践中各种复杂要求的同时，发展、完善和校准自我理解的能力。对于心理治疗师、运动员和音乐家来说，自我校准和自我觉知被认为是走向卓越的基础，而且经常是明确的训练方向。而医生则往往认为具备知识和专业技术就已足够。而且，大部分医生会重视"适应能力"和思维习惯培养，这会让他们在日常工作中不断自我校准和反思。本节将展示正念医疗的重要性及其训练方法。

正念医疗是卓越照护的基础。它意味着有目的地关注自己在日常临床实践与教育活动中的想法和感受。正念蕴含着一种立场，使医生既能观察到患者的处境，也能体会到自己对此的反应。一位正念的医生能够同时从多个角度看待一种情境。正念医疗意味着好奇而非预判；意味着设身处地，而非事不关己。正念在处理与患者及家属的困难关系，处理有挑战性的临床状况和识别自我照顾的需求方面尤其有帮助。此外，近期在医学生、住院医生和执业医生中的研究表明，正念与更好的沟通交流，更高质量的医疗技术（如更少的差错）和人际关系（如共情），更少的种族和性别歧视，以及更高的医生幸福感（如更少的职业倦怠）有关。

相比之下，缺乏正念的医疗包括自欺，通常伴有对自己能力的错误认识。盲目确定，忽略不确定的数据，以及缺乏反思、自省的傲慢，注定让我们"看不到事物本身的面目，而只能看到我们内心的构想"。其中一个例子是，常常见到报告有所发现，但实际上并没有观察到，因为"肯定是这样的"。

正念对于精神疾病的诊断和治疗尤为重要，因为在评估某一患者的焦虑、抑郁或精神错乱的严重性或广泛性时，除了医生自己的判断，少有其他的评价标准。然而，正念也适用于医疗中其他认知及技术方面，如肝胆外科医生卡罗尔·安妮·莫尔顿所描述的外科专家"在不假思索中保持专注"的方法。他们快速地工作着，然而意识到异常和棘手的情形时会因此放慢速度，从自动思维转向慎重思考。本节将探讨正念实践的多个方面，以及如何在临床环境中认识和练习正念。

一、正念与临床医疗

正念实践取决于觉知当下的能力。当网球冠军处于正念状态时，他（或她）注意的不仅是球，还有他（或她）自身的平衡状态，对下一刻情况的预判，躯体疼痛或不适等感觉，以及焦虑水平。上述因素均可影响他（或她）的发挥，也可通过特殊关注而做出调整。像网球运动员一样，医生在觉知和注意上存在过失时也会造成严重的后果。医生的过失将直接影响患者安全，如忽视、反应过度、决定欠妥、判断错误以及沟通有误等，往往会对患者的生命和生活质量产生影响。因此，从对患者和自身的道义责任来说，医生应尽可能做到保持觉知，关注当下，善于观察。

 案例1

杰是一位我非常了解的患者，正处在冠状动脉旁路移植手术的恢复期。在查房时，我感觉到有些地方不太对，但我也不能准确说出到底是什么。我回想了一下，他的皮肤颜色不太对劲——灰白色，他的血压太容易控制了，有一次甚至出现了低血压，而且他看起来比平时更低落。他没有主诉胸痛或气短，查体也没有发现足踝水肿、颈静脉压升高或其他异常。但是我仍旧觉得不太放心。尽管没有出现任何危险信号，我仍然要求查了超声心动图，结果显示出现了一个新的缺血区。血管造影显示一根移植血管堵塞了。血管成形术后，他看上去好多了，自己也感觉好多了，而且降压药的使用也恢复了常态。

通过培养发现意外的能力，正念医疗可以提高医疗质量、减少差错。案例1中，医生

的观察促使其改变了诊治方案，并最终改善了结局。觉知当下并善于接受新信息（尤其是意料之外的、不想要的或令人苦恼的）可以提升医生对患者需求的关注度，因而也更有可能满足他们的需求。案例1中的医生如果忽视了自己的直觉，其工作至少在短期来看似乎可以更容易。

正念医疗让我们能够觉察到自己无知的领域和专业的领域。然而，许多医生并不能意识到第一印象和主观判断的准确性，而这是他们应该知道的。无论是初学者还是专家，医生通常在给出疾病的名称、分类或条理化的诊断之前就已经有了判断。例如，患者在诊室里走向椅子时不正常的步态可能是神经退行性疾病的第一个线索，这样的第一印象经常相当准确。教育工作者、心理学家和认知科学家把这些自动的无意识的心理过程称为"无意识能力""不假思索地获知"或"前注意过程"。

但是，这一能力很容易造成疏忽和自欺。如果未经考虑的偏见和先入为主的想法主导了临床推理，而初学者又没有一定的甄别能力，这种自动的"快"处理（通常有助于模式识别）可能会造成事与愿违。我想到了两个例子。我们临床小组怀疑一名尿路感染和低血压住院的患者存在肾上腺功能不全的可能。他们记录了这名患者有皮肤色素沉着。后来他们注意到，色素沉着只存在于患者的前臂和面部，而身体其他部分皮肤是白皙的。然而，即使已经意识到前面的观察和推定假设有误，住院医生和主治医生仍继续评估了肾上腺功能不全的可能性。另一个更令人瞠目的例子是菲茨杰拉德在她关于临床教育中的好奇心的经典文章里讲述的，查房时一名患者的情况被汇报为两次"膝下截肢"（below-knee amputation，BKA），而她发现患者在病床上两只脚从床单下伸出来，温暖而红润。她问住院医生为什么会认为患者截肢了，得到的回答是："病历上是这么写的。"一眼可以看出的是，这位患者之前因为糖尿病酮症酸中毒（diabetic ketoacidosis，DKA）入

院时，医生误将"DKA"写成了"BKA"，此后患者4次住院病历记录中就一直是这样写的。尽管这两个例子极富戏剧性，但在小细节上犯错误是很常见的。例如，患者想开抗抑郁药就很容易得到，不论他们是否满足抑郁症的诊断标准。那些被标记为"困难的""不配合的"或"苛求的"患者（如格雷迪夫人，案例2）似乎终生都会带有这样的标签，而并与此不一致的信息往往被忽略了。此外，医生通常将"困难患者"默认为是患者的问题，而不去考虑医生的期望和态度也在其中起了作用。

 案例2

　　伊丽莎白·格雷迪是近来才到我们诊所的新患者。尽管预约就诊的等候时间已经很长，但诊所为了提高产出，最近又重新向新患者开放了。格雷迪离开前一个医生的诊所，是因为不能接受医生的建议她去急诊室降血糖，而不是在诊所治疗难以控制的糖尿病。她的血糖持续高于400 mg/dl（22.2mmol/L），常会超过600mg/dl（33.3mmol/L）。尽管声称自己正在节食，但她的体重一直在上升，现在已经接近500磅（227kg）了。第一次就诊是她暴怒的姐姐陪她一起来的，要求立即将她收入院治疗。第二次就诊时格雷迪女士非常焦虑，以至于她在检查室无法坐下，在候诊室一直走来走直到进诊室。尽管接诊是按预约时间及时开始的，她仍表示自己急着要离开。在之后的预约就诊时间她没有出现，现在她回来进行第三次就诊了。

　　正念意味着在关注外界的同时关注自身情况——医生自己的想法、感受和内心状态。对患者的负面想法可能会促使医生贴一个贬义的标签（"躯体化"），负面感受可能会引起愤怒或厌恶，负面的内心状态可能会导致厌

倦或敌意。正面的感受也会带来困难。对患者的性吸引显然是有问题的，同样对患者的疾病表现出异常强烈的兴趣也有问题。我在做医学生时曾遇到过一个毛细胞白血病患者，这个疾病的遗传学基础刚刚被揭示。尽管住院医生和主治医生认为这是一个"令人激动的""很吸引人的"病例，但当我看到她这样一个悲伤、虚弱、苍白的即将死于癌症的女性，我感到很失落，站在她的角度看实在没什么能"令人激动"的。

　　正念使得医生在做临床决策时能够遵循直觉，同时又能避免偏见和认知陷阱。觉察感受在诊断精神障碍方面特别有用。医生在面对抑郁症患者时易于感到"低落"，而在遇到轻微妄想和轻度痴呆的患者时容易感到困惑。意识到自己的疲劳可以帮助医生识别出自己的认知、注意或技术并非最佳状态。这样的话，深夜急诊室里疲劳的住院医生就可能会向一位值得信赖的同事求证重要的查体发现（如一个发热患儿的颈强直情况）。

　　正念能够促进学习。那些更能意识到所知与表现之间有差异的学员更容易调整和改进。正念学习的关键特点在于能够在熟悉的情景下发现新鲜事物，并且能够站在暂时的、背景的角度看待事实。研究表明，正念和自我觉知训练能够提升推理能力和沟通技巧。正念能够作为某些人的矫正器，否则他们会坚信自己才是专家，当受到旁观者或客观实验的挑战时会感到惊讶。不仅仅是医务人员，其他类型的专业人员同样也会经历"能力"的错觉。音乐家们知道所谓"练习室演奏大师"，当演奏者走出练习室，面对一群有鉴赏力的观众时，这种"大师"的错觉常常会被打碎。然而，医生通常是在没有旁人观察的情况下行医，因此接受外部检验和学习的机会远较音乐家少，而其失误的代价却远比搞错音符高得多。

　　正念医疗还包括培养监测和调整自身情绪反应的能力。面对情绪上的挑战时，人们常常会以责备（自己、患者或其他医生）的形式反

应过度，也有一些人可能反应不足，表现为逃避、最小化或保持距离。与此相反，正念练习者能够观察自身的反应，因此有机会在可能的反应方式中做出选择，以达到提升医疗质量、提升治愈性医患关系质量的目的。医生因而能够基于对患者经历的理解去共情患者，而不会由于揣测患者而导致进一步的误解。这种觉知还能明确医生在每天工作中所做的伦理决策，例如要先回复哪一位患者的电话，是否要同意一名患者稍显无理的要求。

最后，正念还包括监测医生自身的需求。自我觉知能够通过加强自我联系和自我协调而直接提升医生自身的幸福感。自我觉知也能促使医生去寻求必要的帮助和支持。正念自我照顾能够带来更强烈的幸福感和更高的职业满意度，而职业满意度和幸福感更高的医生更易于表达共情，医疗差错更少，其患者满意度也更高。自我照顾和幸福感的自我强化过程有助于提升工作效率，减少工作中的倦怠和消耗（见第6章）。

二、培养自身和学员的正念

尽管自我觉知对于发展和维持临床专业性的必要性不言而喻，但要在混乱而忙碌的医疗环境中时刻处于自我觉知状态需要努力。多年来，在医学、心理学和其他学科的各种培训中，都为学员和在岗人员提供了小组设置，以便展示和讨论困难情境，希望讨论所产生的洞察或可指导未来的临床实践。这些讨论确实与沟通技能改善、临床工作满意度提升相关。例如，一门历时1年的"正念沟通课"——整合了沉思练习、叙述有意义的临床经验、赞赏性晤谈、宣教材料和讨论——带来了职业倦怠减少和心理压力降低，诊疗中共情和心理社会内容增多，以及个性风格中更多专注而更少焦虑。1年后对参与者的随访显示，他们保留了一种群体意识，并且仍然认为他们学会的正念技能很有价值。表7-1列出了一些小组模板，每组存在特定的关注点，但其共同思路是为参与者提供支持和洞察。

表7-1　促进正念医疗的小组学习经验

小组类型	描述	导师资质
正念练习工作坊	通过冥想、叙述、赞赏性晤谈和讨论来提升专注意识	接受过冥想、叙事医学、沟通、小组促进方面的训练
支持小组	通过分享困难的、有挑战性的情境来促进医疗中人文与技术方面的平衡	接受过心理治疗和小组促进方面的训练
巴林特小组	承认医生即是"药"（治疗媒介），通过检视可能妨碍诊疗的想法和感受，提高医生的功效	通过国际巴林特协会进行培训
原生家庭小组	通过绘制家系图（家庭树），使参与者理解家庭和文化对其价值观和态度的影响	家庭治疗培训
个人觉知小组	关注参与者个人需求的非结构化体验，该小组分析对医生诸多方面产生影响的个人事务	由美国医疗保健传播学院提供训练课程
医学文献小组	使用出版刊物或小组成员的作品探索医疗的人文维度	接受过叙事医学训练
挑战性案例会	使用录像带或重要事件报告来探究参与者在临床经历中采取的实时反应	接受过引导训练

适合于开展培训的维度包括：
* 医生的习惯（冥想、身体觉知、锻炼、与他人互动等）。
* 医生的观念和态度（健康观念，对人的行为和关系的看法，对患者自主权或在社会心理层面医疗、家庭、文化影响的态度等）。
* 医生的感受和情绪（快乐、成就感、活力、吸引力、愤怒、挫败、内心冲突、边界设定等）。
* 有挑战性的临床情境（艰难的决定，传达坏消息，面对失误，向患者道歉，临终

患者，苛求的或困难的患者，和医疗团队的冲突等）。

- 医生的自我照顾（伤害、平衡家庭与工作、倦怠、健康应对压力的方法、寻求工作的意义等）。

其他教育策略也可以增强反思和正念的能力。回顾和患者谈话的录像，无论是独自观看还是与导师一起，都发人深省且十分有益。学习协商或协议能有针对性地完善不足之处，同时也能提升自我觉知。同伴对医学生的工作习惯和人际关系属性进行评估，可以培养学生在临床团队中如何起作用的意识，以及如何与同事和患者互动的意识。记录日志不仅能促进对自身行为的反思，而且这本身似乎就具有治疗性，为过于忙碌、不堪重负的医生提供了自我表达的途径。然而，这些个人或小组的活动不一定能把获得的见解转化为临床实践中即刻的戏剧性事件。正念练习不仅指对自身行为的内省，而且进一步强调了在实践中的思维习惯；不限于社会和情绪领域，也包括在收集资料、做决策时的认知过程，以及在查体、手术和各种操作过程中使用的专业技能。以下就实践中如何增强正念，为医生自身和学员提供了一般建议。

- 启动：是指产生对正念的期望。通过观察在临床工作中的作为，医生会变得更加注重当下、好奇而专注。有时这很简单，比如在进入病房前停一下做个深呼吸，或者花时间看着患者而不是盯着图表或屏幕。医生采用这些方法把自己带入当下，然后去留意这些技术是如何增强他们作为医生的能力的。导师要设定的期望是学员在临床接诊过程中不仅要注意患者，也要关注他们自己的想法和情绪。然后可以就这些想法和情绪进行讨论，不论它们是发生在住院部还是门诊。将有关这些经历的叙述记录下来，能够帮助医生认识到自己的精神状态，并意识到他们是如何参与构建一段属于患者的连贯的故事的（他们从患者那里得到的通常是看上去支离破碎的信息）。

- 可及性：对患者来说，医生需要从心理上和身体上都具有可及性。与此相一致，老师需要留出专门的时间和空间，观察并讨论学生在自我觉知方面的进步。讨论可以在小组中或者面向个人进行。

- 问反思性的问题：反思性的问题谈及内心世界，除了医生自己，没有人能够回答。它们不是被设计来寻求事实或答案，而是为了培养实时反思。老师们可以问一些反思性的问题，但更重要的是，医生自己能够形成自我提问的习惯。反思性问题的例子可参见表7-2。这样来培训内心的对话，有助于开展正念医疗。

- 积极参与：在学习过程中，正念医疗能够也应该被直接观察到。受到自身价值观、期望值和焦虑水平的影响，学生汇报自己在临床场景中的言行时会有偏倚。因此导师或观察者的存在必不可少。想象一下，在音乐课或网球课上，学生只是口头报告他（或她）的进展和困难，并叙述了一首乐曲或一场网球赛的进度。这听上去很荒谬，而我们却常常在医学教育中这样做。

- 把想法大声说出来：当遇到具有挑战性的临床情景时，向同事或导师描述自己的观察、印象或临床推理，或者是把这些以书面叙述的形式记录在纸上，会十分有用。同样，有经验的医生也能在学习者面前大声地把想法讲出来，来证实与非正念医疗相比，认识到自己的无知、偏见或个人倾向是如何

表7-2　反思式的问题

- "我对这个患者的哪些假设可能是错误的？"
- "如果有某些信息被我忽视了，那么可能会是什么呢？"
- "我与这位（或其他）患者之前的哪些经历会影响我的思考和推理过程呢？"
- "这位患者的什么地方让我感到惊讶？这种惊讶是如何影响我的临床行动的？"
- "一位值得信赖的同事会如何评价我管理这位患者的方式？"
- "我对这种临床情形的结果有何期待？这些期待合理吗？"
- "我如何知道自己已经收集了足够的资料？"

促使医生做出更加深思熟虑的反应。这些方法有助于医生去聆听，就像在听第三者讲述故事或依据。于是他们得以审查自己的思维过程和情绪反应，发现自身看法中的盲点并纠正逻辑错误。这些方法也有助于反思，而反思不能简单地通过解决问题实现。

• 练习：医学与音乐和网球一样，需要不断练习，正念也是如此。练习有正式的和非正式的。正式的训练包括坐姿与走路冥想、瑜伽及其他自我觉知锻炼。非正式的训练同等重要，可以将其融入日常工作，不会引起周围人的注意。

正念医疗通常需要镇静心神。这种镇静可能频繁发生于短暂的非正式的练习中，例如在看下一个患者之前进行短暂的休整，或在开始手术前"小聚一下"。进入检查室之前先握住门把手，医生可以养成习惯暂停一下，做个深呼吸，去感知潜在的、可能导致分心的想法、感受和成见，以便把刚刚发生过的事情放在一边，把注意力转到下一个患者身上。正式进行冥想通常可以达到更长时间的镇静。越来越多的工作场所开始为员工提供工作时间进行冥想的空间。学习如何集中注意力、观察和专注的一个有力手段是每天做冥想练习。冥想包括观察一个人的想法、感受和躯体感觉（如呼吸）而不试图去改变它们，以此一遍一遍地练习专注而且不做判断，从而促使医生在临床实践中更容易唤起相似的、哪怕是短暂的，注意力集中而平静的状态，于是医生可以学着在处理新状况时降低反应性并容忍模棱两可。冥想可以是一种完全世俗的而不带有宗教或信仰色彩的活动。

对临床医生和教育工作者来说，日常工作的"口头禅"可以培训。医生在面对新的患者或新的诊断时，可能会使用"不一定是这样"的口头禅。医生习惯于从另一个角度思考，并对新出现的假设提出质疑。"意料之外"是一种练习，可以去认识自己的期待或引出学员的期待，然后积极地想象另一种结局（"它可能不是这样的"口头禅）。使用这些技巧的目的在于解放一个人的思维，重新校准感受，并训练大脑同时从两个或更多的视角做出考虑。

• 实践：临床技能在使用之前都不能算是真正地被理解和掌握了。专业知识的提升与习惯养成、成为条件反射相伴随。在这一点上，一位临床专家可能不容易准确地讲述他或她为什么做出每一个决策，因为决策过程中的许多早期步骤已经自动完成或了然于心。当医生习惯性的病史采集或体格检查已经形成条件反射时，正念练习的目标应该放到培养临床实践中及时反思、自我提问和自我觉知的习惯上来。

• 评估和肯定：合理地评估和肯定学习成就，对于学会和强化所有新技能都非常重要。加强自我评估、同伴评估和督导医生的反馈对识别练习正念的提示、排除练习障碍很重要。例如，督导者可以评估学员向特定患者清晰表达自身反应的程度。患者和同伴可评估学员的参与度和专注度。

三、结论

正念医疗并非是一种静止的思维状态，它既是一个过程又是一种结果。即便是最出色的从业者也无法宣称自己始终都能处于正念状态。医生在努力让自己更加专注、好奇、设身处地，并且用"初学者"的心态对待熟悉场景的过程中，能够成为更好的聆听者和诊断者，能够识别偏见和臆断，能够更加客观地分析自己的技能。目前多数医学院校和许多住院医师项目都提供了正念和自我觉知的训练，正是由于认识到这将有助于职业发展，并减轻职业倦怠和改善沟通交流。正念和自我觉知训练的资源也可以通过一些组织获得，比如罗切斯特大学的正念实践项目（www.mindfulpractice.urmc.edu）。

四、推荐阅读

Epstein RM. *Attending: Medicine, Mindfulness and Humanity.*

New York, NY: Scribner; 2017.

五、额外阅读

Balint E, Norell JS. *Six Minutes for the Patient*: *Interaction in General Practice Consultation*. London, UK: Tavistock Publications; 1973.

Beach MC, Roter D, Korthuis PT, et al. A multicenter study of physician mindfulness and health care quality. *Ann Fam Med* 2013; 11 (5): 421-428.

Burgess DJ, Beach MC, Saha S. Mindfulness practice: a promising approach to reducing the effects of clinician implicit bias on patients. *Patient Educ Couns* 2017; 100 (2): 372-376.

Dobkin PL, Hutchinson TA. Teaching mindfulness in medical school: where are we now and where are we going? *Med Educ* 2013; 47 (8): 768-779.

Epstein RM. Mindful practice. *JAMA* 1999; 282: 833-839.

Fitzgerald FT. Curiosity. *Ann Intern Med* 1999; 130: 70-72.

Krasner MS, Epstein RM, Beckman H, et al. Association of an educational program in mindful communication with burnout, empathy, and attitudes among primary care physicians. *JAMA* 2009; 302 (12): 1284-1293.

Novack DH, Suchman AL, Clark W, et al. Calibrating the physician. Personal awareness and effective patient care. *JAMA* 1997; 278: 502-509.

Sibinga EMS, Wu AW. Clinician mindfulness and patient safety. *JAMA* 2010; 304: 2532-2533.

六、网络资源

Epstein R. Integrating self-reflection and self-awareness. *Web-based Learning Module in Doc. com*: *An Interactive Learning Resource for Healthcare Communication*. American Academy on Communication in Healthcare Web site. http: //www. doccom. org/. Accessed September 2018.

第二部分
全球健康

全球健康与行为医学

Patrick T. Lee, MD, DTM&H; Kavitha Kolappa, MD, MPH; & Giuseppe J. Raviola, MD, MPH

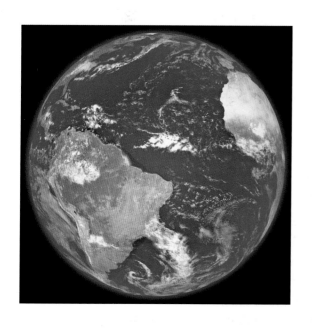

一、引言

　　全球健康与行为医学在两个重要的方面相关联。一方面，精神、神经和物质滥用（MNS）障碍影响着全世界的每一个社区。从区域层面来看，MNS障碍已经扎根于我们的习俗、文化和背景中；而从世界范围来看，MNS障碍带来了沉重的疾病负担、经治和未治疾病的人力和经济成本，以及对其他健康

结局的继发影响。另一方面，多数MNS障碍可以治疗，使患者获得好转。行为医学近年来的进展表明，协作的（理想状况下与基本医疗关联起来）、非专科的、跨诊断的方法能够提供基于循证的医疗，使得在群体水平获益。我们了解了如何在高、中、低收入人群减轻MNS障碍带来的痛苦。

　　我们将本节分为3个部分以提供全球范围内的精神卫生保健概述：①全球的治疗和体系缺口；②解决行为健康问题的新方法：协作的、非专科的、跨诊断的方法；③环境的重要性（框8-1）。

框8-1　WHO关于精神健康的叙述
通过了精神健康计划，将医学这一新的领域纳入政府间行动，应该被视为大会真正具有历史意义的一步。这项计划……将对WHO一项最基本原则的实施有很大帮助——即是说，如果没有心理健康，就没有真正的身体健康。 -布洛克·奇泽姆医生，医学博士，精神病学家，WHO第一任总干事 　自1948年成立以来，WHO一直致力于精神和身体健康的国际卫生政策方面的工作。精神病学家、WHO第一任总干事布洛克·奇泽姆博士帮助阐明了WHO对健康的整体定义，即"一种在身体上、心理上和社会上完全健康的状态，而不仅仅是没有疾病或虚弱"。*半个

续　框

> 多世纪后，2005年在丹麦举行的WHO部长级会议继续倡导整合的方式，适时地提出"没有精神健康就不健康"的说法。[†]

注：[*]世界卫生和人类生存研究组的大纲。

[†]WHO精神健康：面对挑战，构建解决方案。来自WHO欧洲部长级会议的报告。丹麦哥本哈根：WHO欧洲区域办事处，2005年。经BMJ出版集团有限公司许可转载自Chisholm B. The World Health Organization, Br Med J 1950; 1: 1021。

二、全球的治疗和体系缺口

要理解全球性治疗和系统缺口，我们必须首先了解需求情况。目前在全球范围内，精神障碍是失能最常见的原因。根据最近的估计，精神障碍的疾病负担占健康寿命损失年（years of lived with disability，YLDs）的32.4%，占伤残调整生命年（disability-adjusted life year，DALYs）的13.0%。抑郁是最常见的精神障碍，据估计影响着全球3.5亿人。作为失能的主要原因（以DALYs衡量），全球范围内抑郁比缺血性心脏病、道路交通事故、脑血管疾病和慢性阻塞性肺疾病更多见。包括精神分裂症在内的严重精神障碍，在全球每100人中至少有1人患病；在不同文化中，其疾病严重性、高发病率、低预期寿命以及影响家庭经济的情况都很显著。据世界经济论坛的一份报告，仅在2010年，精神疾病的直接和间接花费就达到了2.6万亿美元。到2030年，累计花费预计将超过15万亿美元。

尽管精神障碍显著影响中低收入国家（low and middle income countries，LMICs）的人群，而世界上80%的人口生活在这些地区，但90%以上的精神卫生资源是在高收入国家花费掉的。在中低收入国家实际使用的资源往往高度集中，倾向于流向国家级机构，而不是"分散"到基本医疗单位和社区去建立服务。此外，在全球所有国家，对精神障碍患者的"治疗缺口"都超过50%，而在资源最稀缺的国家，这一比例高达90%。在儿童和青少年的精神健康方面，50%以上的精神障碍开始于14岁之前，75%开始于24岁之前。24岁以下的年轻人占世界人口的40%以上，但在精神障碍和物质滥用所致DALYs中占1/4。

尽管需求巨大，MNS障碍在全球受到的关注却很少。这是为什么呢？造成这种情况的原因有很多，其中重要原因之一，是在高、中、低收入国家的社会各阶层，MNS障碍都会被视为耻辱和受到歧视。耻感会导致以下情况。

- 在国家和国际政策层面对MNS障碍的预防、护理和治疗强调不足，这导致
  - MNS项目的关键资金缺口，因而造成
  - 必要的MNS劳动力缺口、必备药物缺口和循证治疗缺口，以及
  - 统计报告精神健康的指标缺口，导致未满足的需求被掩盖，而在政策层面对MNS障碍强调不足的状况持续存在。

2017年世界卫生组织（World Health Organization，WHO）精神健康图册中的关键发现和精选图片（框8-2、图8-1和图8-2）提供了全球当前精神健康状况的情况。

总之，1/4的人在一生中罹患MNS障碍，其中85%无法得到适当的治疗，每年因此的损失都会达到数万亿美元。原因很复杂，但可以搞清楚。为填补精神健康方面的治疗缺口，对医疗卫生系统各个层级的资金投入都需要增加。

三、简单，非专科提供的新兴治疗模式

（一）问题

向精神障碍患者提供安全、循证和可负担的精神卫生保健也是全球卫生面临的一项重大挑战。由于人力资源的缺乏，加上培训、监督和专业发展的不足，要在资源匮乏的环境中解决全球精神卫生服务问题，所涉及的挑战对所有发展中国家和发达国家都具有重

框8-2 2017年WHO《精神健康图册》的主要调查结果

关键发现

核心精神健康指标的全球报告

- 194个成员国中有177个（91%）至少部分完成了图册问卷；WHO所有区域的提交率超过85%
- 37%的成员国定期统计至少涵盖公共部门的精神健康的特定数据。此外，29%的WHO成员国将精神健康数据作为一般卫生统计数据的一部分进行汇编
- 62%的成员国能够报告含有5项选定内容的一套指标，包括精神卫生政策、精神健康法、促进和预防方案、服务可及性和精神健康劳动力

精神卫生系统管理

- 72%的成员国有独立的精神健康政策或计划，57%有独立的精神健康法
- 在过去5年中，62%的WHO成员国更新了其政策和计划，40%更新了精神健康法
- 94个国家，相当于回应国家的68%或WHO所有成员国的48%，根据国际和区域人权文书制定或更新了其精神卫生政策或计划
- 76个国家，相当于回应国家的75%，或WHO所有成员国的39%，根据国际和区域人权文书制定或更新了其精神健康法
- 用于执行的人力和财政资源有限；只有20%的成员国报告了这一指标可获得并用于监测其行动计划的大多数组成部分的执行情况

精神健康的财政和人力资源

- 中低收入国家用于精神健康的公共支出水平非常低，且其中80%以上的资金用在了精神病医院
- 在全球范围内，精神卫生工作者的中位数为每10万人中有9人，但差异很大（从低收入国家的低于1人到高收入国家的72人）

精神健康服务的可及性和使用情况

- 在低收入和中低收入国家，精神健康床位数的中位数低于每10万人7张，而高收入国家的在50张以上
- 门诊服务、儿童和青少年服务，以及社会支持同样存在着巨大的差异；全球儿童和青少年床位的中位数不到每10万人1张，在中低收入和低收入国家这个数值低于0.2，而在高收入国家高于1.5

精神健康促进和预防

- 123个国家，相当于回应国家的69%，或WHO所有成员国的63%，至少有两个能够发挥作用的国家级或多部门精神健康促进和预防方案
- 在报告的近350个有效方案中，40%的方案旨在提高精神健康知识或消除耻感，12%的目标是预防自杀

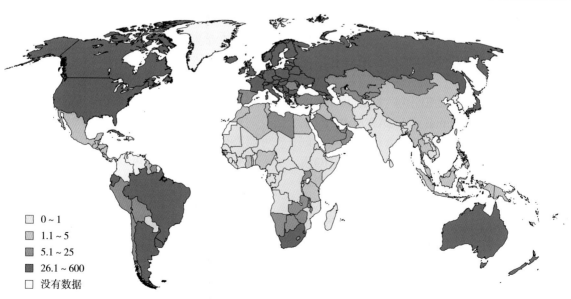

- 0 ~ 1
- 1.1 ~ 5
- 5.1 ~ 25
- 26.1 ~ 600
- 没有数据

图8-1 精神健康的人力资源（每10万人口）（数据来自2017年《精神健康图册》。©WHO，2018年。）

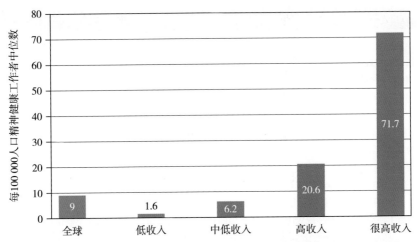

图8-2　每100 000人口精神健康的人力资源（摘自2017年《精神健康图册》。©WHO，2018年。）

要影响。越来越多的证据表明，关于心理社会和心理干预的有效"任务共享"——由非专科医生提供的治疗——可能是过去10年来全球精神健康（global mental health，GMH）领域最重要的研究发现。支持这一点、具有里程碑意义的该领域进展包括2007年《柳叶刀》（The Lancet）系列推出的"一项新的精神健康运动"，随后的2011年《柳叶刀》系列、2011年《自然》杂志出版物阐述该领域的研究重点，以及2013年关于全球心理健康重大挑战的PLOS系列。2018年，《柳叶刀》委员会的一份关于精神健康和可持续发展的报告强调了将以下目标联系起来的必要性：增加精神障碍的治疗机会，以及促进精神健康作为人类的普遍属性和整体健康中不可分割的组成部分。

通过"精神健康沟壑计划"（Mental Health Gap Action Programme，mhGAP），WHO在这个过程中发挥了重要作用。在这项计划中，基于大量的文献综述，2011年WHO发表了一个针对"精神、神经和物质使用障碍非专科健康设置"的干预指南（intervention guideline，IG）——关于最佳实践的一个新的国际共识，它有潜力适应不同环境，并确认了某些与文化背景无关的"普遍"的精神障碍表现方式。WHO的mhGAP-IG材料为低资源配置环境下的疾病治疗提供了指导，包括

抑郁症、精神疾病和双相情感障碍等，建议进行药物和社会心理干预。此后，第二版于2016年面世，还开发了用于人道主义紧急情况的附加版本以及额外的实施指南。

（二）最佳实践

精神卫生保健的跨环境的一般原则：
- 不伤害。
- 保密。
- 尊重和保护人身的自主权和安全。
- 与患者保持治疗界限，注意文化、阶级和资源的限制。
- 获得当前问题的清晰病史。
- 在诊断精神疾病之前需要进行充分的躯体疾病评估（如排除谵妄）。
- 为患者和家属提供关于诊断、推荐治疗和替代治疗方案（如果存在）的明确信息。
- 社会心理/心理的和精神药理学的治疗可能都有效，取决于问题。
- 轻度症状通常可以通过社会或社会心理干预，或单独采用心理治疗。
- 中度和重度症状可以联合使用心理社会支持、心理治疗和药物治疗。
- 基于家庭的疗法对精神健康相关问题往往效果最佳。
- 由同伴提供的基于其优势的预防方法可以非常有效，这取决于问题、个人是否存

在和/或经历过疾病，以及现实环境（如有限的卫生系统资源）。

除了这些基本原则之外，应该如何提供精神健康服务？当前的文献中提出了最佳实践的4个要素：①协作医疗与基本医疗整合；②社会心理和心理学诊断的跨诊断方法；③质量改进方法的使用；④直接作用于困境和健康的社会决定因素。

下面简要描述这些最佳实践要素。

1. 协作医疗与基本医疗整合

协作医疗是智能系统辅助的、以团队为基础的医疗模式。复杂的医疗路径被分解为一个个可以由团队不同成员分担的任务。团队成员可能包括社区医疗工作者、健康教练、社会工作者、心理医生、护理管理者、专科护士、助理医生、基层医疗医生和/或精神科医生。患者、家属和社区也被看作是团队中的一个积极成员，他们具有特定的、与结果相关的专长和知识。

医疗方案提供决策支持（如什么时候做什么，什么时候求助，什么时候转诊），因此每一个团队成员都能安全高效地完成超出他们常规医疗实践范围的任务。智能工具进一步为这项工作提供了支持。智能工具的范围，可以从纸质人口登记（如患者名单与促进协作医疗的积极事件）到基于智能手机的决策支持和数据录入应用程序。

有充分的证据表明，协作医疗模式相比于其他精神卫生服务模式同样或更加有效。除了显著的成效之外，以团队为基础的医疗还具有成本低、覆盖面广、员工离职影响更小的优点。

抑郁和常见精神障碍的协作、阶梯治疗理原则——最佳实践：

● 筛查先行的基于人群的特定疾病治疗。

● 治疗和跟踪结果。

● 自我照顾支持，包括家庭和患者关于患病和治疗的教育，自我监测和支持依从性的技能。

● 治疗管理和基于测量的治疗，使用患者报告的结果，重点关注依从性、副作用、症状变化和遵循循证指南情况。

● 靶向治疗，系统监测严重程度，对未获改善患者进行强化治疗。

● 病例注册，以跟踪临床结果（如抑郁严重程度评分）和关键过程步骤，促进非专业工作者、基本医疗提供者和咨询专家之间的透明的共享管理。

● 更复杂表现的精神病咨询。

● 使用经过证实的干预策略，包括简短的心理治疗和药物治疗。

将精神卫生服务纳入基本医疗有3个强有力的理由。第一，这样整合使得服务离人们的住址更近、更容易进入其中，也降低了远距离去寻找专家治疗的花费。第二，它可以将耻感和歧视降至最低，同时减少在限制性更强的机构如精神病院里受到人权侵害的可能。第三，它能以合理花费得到好的治疗效果。值得注意的是，这种整合并非没有缺陷。协作计划的制订，多学科团队成员之间的有效任务分工，以及对当地情况的适应是整合的重要条件。WHO在其2008年的报告《将精神健康纳入基本医疗：一个全球性的视角》中综述了将精神卫生服务纳入基本医疗的实践证据，并展示了10个来自世界各国的最佳实践案例研究。案例1和表8-1（关键信息提要）即摘录自WHO的报告。

 案例1

来自智利的胡安在他的整个成年时期都患有精神分裂症。在精神卫生服务纳入基本医疗前，他的病情管理很差，会不断地住进精神病院，在那里他受到了大量的人权侵犯。不幸的是，他的故事这一部分太过普遍了。然而，随着精神卫生的基本医疗服务在社区的出现，他的病情得到了有效控制，也能够重新融入他的家庭了。现在他已经有4年没有回到精神病院了。

摘自：WHO（2008）《将精神健康纳入基本医疗：一个全球性的视角》。日内瓦：世界卫生组织和世界家庭医生组织（Wonca）。

表8-1 《将精神健康纳入基本医疗：一个全球性的视角》的关键信息提要

1. 精神疾病影响数亿人，而且，如果不治疗，将导致巨大的痛苦、失能和经济损失

2. 尽管精神病有治愈的可能，但哪怕是最基础的治疗也仅有一小部分人能得到

3. 将精神卫生服务纳入基本医疗，是弥补治疗缺口并确保人们能接受到他们需要的精神卫生诊疗的最可行的途径

4. 精神健康在基本医疗可以负担，投资于此会带来重大的收益

5. 有效评估、诊断、治疗、支持和转诊精神疾病患者需要一定的技术和能力。基本医疗工作者对精神卫生工作做出充分的准备、得到足够的支持很重要

6. 目前不存在一个所有国家通用的最佳实践模式。相反，成功是通过多种原则在当地的合理应用实现

7. 精神卫生被纳入卫生政策和立法框架，并得到高层领导、足够资源和政府管理的支持时，整合最为成功

8. 为达到充分有效并且高效，精神卫生的基本医疗必须与不同层次的医疗服务网络相协调，并依托于更广阔的卫生系统发展来补充完善

9. 大量中低收入国家已经成功实现将精神卫生纳入基本医疗

10. 精神卫生疾病是《阿拉木图宣言》的核心价值观和原则。只有精神卫生被纳入基本医疗，才有可能实现"整体医疗"

注：资料来自《将精神健康纳入基本医疗：一个全球性的视角》。日内瓦：世界卫生组织和世界家庭医生组织（Wonca）。©WHO（2008）

2. 社会心理和心理学诊疗的跨诊断方法

在需求巨大、资源有限的情况下（这是世界上大多数MNS障碍的情况），对于应该提供什么样的治疗，需要做出艰难的决定。社会心理和心理治疗比药物治疗更好（尽管药物治疗可能非常有用），并且可以针对患病和不符合疾病诊断标准的不适进行调整。基于证据的心理治疗，如抑郁的认知行为疗法和人际疗法，正被日益简化为更基本的共同元素（即放松、行为激活和问题解决），以便

它们更容易被非专科医生使用。这种由不太专业的人员提供的跨诊断的干预，可以根植于包含基本医疗医生和精神专科医生的协作诊疗模式。发表在《公共科学图书馆医学杂志》上的一系列论文回顾了证据，并提出了一套基于证据的"治疗包"。表8-2摘自其中一篇论文。它总结了两种基于证据的抑郁治疗包，分别适合于低资源配置和高资源配置的环境。

表8-2 抑郁的治疗包

低资源配置	高资源配置
常规筛查	高风险筛查或常规筛查，由有经验的医生明确诊断
心理教育	心理教育
普通抗抑郁药	选择性抗抑郁药
问题解决导向	选择短程心理治疗
	电休克疗法

注：转自Patel V, et al. Packages of care for depression in low-and middle-income countries. PLoS Medicine 2009.

3. 质量改进

质量改进是指严格规范地使用性能数据来改进流程、系统和结果。质量改进有很多方法。所有方法都有清晰的目标、关联行动与结果的措施，以及将新的经验教训优化进入流程和系统的步骤。质量改进采用更务实的方式，而不是像研究那样因强调方法的严谨性而舍弃现实世界的重要性。

我们建议所有卫生专业的学生（以及所有卫生专业人员）学习质量改进的基础知识，并尝试在他们的日常实践中应用核心原则。

一个注意事项：质量改进过程，就像所有的工具一样，只有在适用它的环境中应用才有用。与全球健康和行为医学特别相关的是，医学生和医务人员应该将改进表现的原则与对当地环境的细致理解结合起来（见"环境的重要性"部分）。

4. 直接作用于困境和健康的社会决定因素

"困境"指的是使人们面临精神健康和社

会问题风险的创伤性生活事件和环境。2016年，WHO发布了问题管理＋（PM＋），这是一种实用的方法，可以在处于困境的社区整合跨诊断的治疗方法提供个体心理援助。在PM＋报告的前言中，WHO精神卫生和物质滥用部门主任谢卡尔·萨克森纳医生写道：

> 世界上有数以千万的人生活在极其困难的环境中，并遭受着情感上的痛苦。许多人生活在长期贫困中，在城市贫民窟、持续人道主义紧急情况难民营或流离失所者营地中生活。他们可能会失去家庭、朋友和生计，并可能面临诸如暴力死亡、性暴力或亲属失踪等极端压力。他们经常生活在缺乏安全、基本服务和生活机会的群体环境下。"困境"一词经常被用来描述这种艰难的环境。经历过困境的人发生精神健康和社会问题的风险更大。他们因为痛苦而受到伤害的风险更大。因此，需要提供一系列精神健康和社会心理支持，包括心理干预。然而，需要这些干预措施的人很少能获得它们。

萨克森纳医生将PM＋描述为一种简化的"低强度心理干预"，它"不仅可以由专业人员快速学习，也可以由非精神健康专业人员快速学习"。

PM＋的方法提出了管理困境的4种核心策略：

1. 管理压力：帮助患者管理焦虑和压力。
2. 管理问题：帮助患者解决实际问题。
3. 继续做下去：目的是提高患者的活动水平。
4. 加强社会支持：帮助减少孤独并改善社会支持。

PM＋倡导以下基本的帮助技能：

- 保密
- 表达关心
- 非言语技能
- 称赞开放性
- 验证
- 把你的个人价值观放到一边
- 提出建议

MNS障碍和社会决定因素（即人们出生、成长、生活、工作的条件和年龄）是密切相关的。一方面，MNS障碍的发病率随着社会梯度的下降而上升。例如，每个社会中最贫穷的人口患抑郁和酗酒的比例最高。另一方面，实际上MNS障碍和社会决定因素可以相互驱动形成恶性循环，如图8-3所示。

传统的基于设施的医疗模式未能解决MNS障碍的根本原因（例如，贫困、耻感和当地环境背景）。需要采取一种整合性方法取而代之，即将临床医学、公共卫生、社区赋权与针对贫困和耻感的直接行动结合起来。这种方法往往会重新定位通常的劳动力金字塔。与高居塔顶最为训练有素的医生相比，最靠近社区的团队成员最容易赢得信任，最容易理解当地环境背景，最容易以患者和社区为中心协调治疗。

四、环境的重要性

（一）问题

环境的重要性体现在4个方面。

第一，在全球健康和行为医学的历史中充斥着善意的（有时也并非那么善意的）治疗意图被扭曲的实例。对患者所处环境细致的理解可减少无心的伤害。

第二，环境背景影响观点和耻感。精神健康项目的来源和效果可以戏剧性地改变其地区接受度、文化含义和最终影响。

第三，精神不健康的原因包括社会性和生物性因素。对社会决定因素和困境采取的有效行动，必须根据当地的情况进行调整。同样，MNS障碍在不同环境下的表现和反应也不同。诊断和治疗的策略必须考虑到这些地区的差异，同时努力改变这种不确定性所造成的不作为行为。

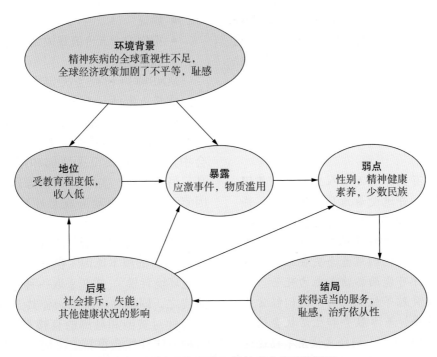

图8-3 社会决定因素和精神疾病的恶性循环

摘自 Patel V，et al. Mental disorders：equity and social determinants.In：Blas E，et al，eds. Equity，Social Determinants，and Public Health Programmes. Geneva：World Health Organization；2010.

第四，上述所有问题都与信任相关。考虑到复杂甚至混乱的全球健康和行为医学历史，如果需要建立和强化社区与医务人员之间的信任，就必须以下列共识为基础：什么是真正重要的，如何最好地合作，如何确定优先级和成功的标准。

感兴趣的同学可以进一步阅读关于环境的问题，我们推荐阿瑟·克莱曼的《全球健康的四个社会理论》，参考文献附于本节末。

（二）全球健康与行为医学领域的历史紧张关系

由于持续至今的一系列历史紧张关系，使得行为医学复杂化了。例如，MNS障碍的诊断系统（WHO开发的《国际疾病分类》和美国精神病学协会编写的《精神疾病诊断与统计手册》）所提供的科学依据并不充分，在某种程度上也反映了欧美的疾病概念。对于如何在不同环境下提供精神卫生服务，无法达成共识的分歧包括：使用精神的（超自然或宗教）还是科学的（自然或生物）方法解释病因和因果关系；基于力量（"恢复能力"）还是基于患病解释困境中人类的痛苦；使用传统的还是生物医学的治疗方法；基于社区还是基于医院提供服务。

行为医学与历史先例的关系也引发了进一步的争议。具体来说，精神病学有时被用作政治或政府的控制工具。在纳粹德国、前苏联、实行种族隔离的南非，以及许多殖民时期的发展中国家，这种案例都出现过。这种惯例持续影响对精神卫生专业的看法，并加剧了本就强烈的歧视MNS障碍及精神卫生服务的文化倾向。

 案例2

2010年1月，海地发生大地震，太子港被摧毁，并有大量人员伤亡。在海地提供医疗卫生服务和项目实施已有25年经验的国际组织"健康伙伴"(partners in health, PIH)针对该灾害派出了第一批应急人员。在地震发生时,PIH与海地卫生部合作运营了11家医院,拥有海地卫生工作者约5000名,其中包括2500名社区卫生工作者。

PIH意识到,长远来看,建立灾难情境下的精神卫生治疗系统需要一种综合的、循证的、多部门合作的方法。在灾难发生后的数周里,PIH立即与海地卫生部门建立了联系,还会与联合国及其他热心于震后精神卫生服务的非政府组织进行两周一次的会晤。完成最初的需求评估后,PIH提出了以社区为基础的精神卫生服务模式的构想,在PIH医疗卫生系统内做试点,并与海地卫生部合作努力进行全国性推广。

授权给海地人来满足当地特定的精神卫生需求,被视为长期规划成功的关键组成部分。PIH另外雇用了员工来扩大团队,心理学家从3名海地人增加到17人,社会工作者从20人增加到50人。地震后约18个月内,PIH的工作人员为2万人提供了所需的精神卫生服务。所有这些服务一方面与社会和经济支持系统有关,另一方面与先进的医疗保健有关。通过对当地信仰和心理需求的定性研究,PIH创立了适用于当地的、社区卫生工作者就能使用的筛查工具,并发展出精神卫生服务(包括治疗算法、培训课程和评估工具)的阶梯式医疗模式,还制订了支持当地从业者专业发展的培训计划。随着经验的积累,该团队开发了资料收集系统和精神健康电子医疗记录。该团队尝试了各种医疗模式,包括前往偏远社区的移动团队。今天,该项目跟踪了约3000名正在持续接受治疗的人,并成为国家精神卫生治疗的参考值。

通过与当地人和海地卫生部数十年的协作医疗,PIH能够以一种信任、有弹性和非常熟悉环境的立场来应对复杂的人道主义灾难。这种应对满足了急切的需求,提升了当地的能力,并将精神卫生服务置于连续性医疗之中,涵盖了基本需求、常见MNS障碍以及其他更为复杂的情况。

框8-3 精神健康服务提供:来自"健康伙伴"站点的教训和建议

- 既注重"任务分担"又纳入基本医疗系统的以社区为基础的精神卫生保健,是可行的
- 持续的临床指导和监督必不可少,需要持续的投入,无论你在卫生系统内外工作
- 致力于多学科的、协作的、基于团队的治疗,并为根植于卫生系统内外的耻感做准备
- 旨在通过与海地卫生部直接协作来加强本地能力建设
- 设法依据当地的优先事项、文化和背景,调整循证治疗包(如WHO的mhGAP)
- 必须进行监测、评估和持续质量改进,以证明资源的合理性和提高质量
- 如果可能的话尽量邀请专家参与,因为精神卫生保健服务可能会变得复杂
- 设法直接解决精神疾病的社会决定因素(贫穷、耻感)
- 科研对创新至关重要

来源: Raviola G. Partners In Health, Boston, MA, USA. 2018.

五、结论

本节考虑了整合全球健康和行为医学研究的基本原理,全球MNS障碍治疗缺口的范围和原因,更简单的、非专科的精神卫生保健模式最佳实践的4个要素,以及当地环境的重要性。

我们的目标是进行简明但有广度的介绍,覆盖的深度则有限。希望本节内容对读者有用,希望能够有医学生在读后产生深入学习的愿望,使他们在职业生涯中为全球健康与行为医学做出贡献。

六、推荐阅读

Becker AE, Kleinman A. Mental health and the global agenda. *N Engl J Med* 2013; 369: 66-73.

Belkin G, Unützer J, Kessler R, et al. Scaling up for the "Bottom Billion": "5×5" implementation of community mental health care in low-income regions. *Psychiatr Serv* 2011; 62:

1494-1502.

Bloom DE, Cafiero ET, Jané-Llopis E, et al. The global economic burden of non-communicable diseases. Geneva: World Economic Forum; 2011.

Collins PY, Insel TR, Chockalingam A, et al. Grand challenges in global mental health: integration in research, policy, and practice. *PLoS Med* 2013; 10 (4): e1001434.

Collins PY, Patel V, Joestl SS, et al. Grand Challenges in global mental health. *Nature* 2011; 475: 27-30.

Kleinman A. Four social theories for global health. *Lancet* 2010; 375 (9725): 1518-1519.

Kroenke K, Unützer J. Closing the false divide: sustainable approaches to integrating mental health services into primary care. *J Gen Intern Med.* 2016; 32 (4): 404-410.

Mathers CD, Loncar D. Projections of global mortality and burden of disease from 2002 to 2030. *PLoS Med* 2006; 3 (11): e442.

Patel V, Belkin GS, Chockalingam A, et al. Grand challenges: integrating mental health services into priority health care platforms. *PLoS Med* 2013; 10 (5): e1001448.

Patel V, Lund C, Heatherill S, et al. Mental disorders: equity and social determinants. In: Blas E, Sivasankara Kurup A, eds. *Equity, Social Determinants, and Public Health Programmes*. Geneva: World Health Organization; 2010.

Patel V, Saxena S, Lund C, et al. The Lancet Commission on global mental health and sustainable development. *Lancet* 2018; 392: 1553-1598.

Patel V, Saxena S. Transforming lives, enhancing communities-innovations in global mental health. *N Engl J Med* 2014; 370: 498-501.

Patel V, Thornicroft G. Packages of care for mental, neurological, and substance use disorders in low- and middle-income countries. *PLoS Med* 2009; 6 (10): e1000160.

Vigo D, Thornicroft G, Atun R. Estimating the true global burden of mental illness. *Lancet Psychiatry* 2016; 3 (2): 171-178.

World Health Organization. Closing the gap in a generation: health equity through action on the social determinants of health. WHO Commission on Social Determinants of Health, 2008.

World Health Organization. Integrating mental health into primary care: a global perspective. Geneva: World Health Organization and World Organization of Family Doctors (Wonca), 2008.

World Health Organization. mhGAP Humanitarian Intervention Guide (mhGAP-HIG): clinical management of mental, neurological and substance use conditions in humanitarian emergencies, 2015.

World Health Organization. mhGAP Intervention Guide for mental, neurological and substance use disorders in non-specialized health settings. Geneva, Switzerland; 2011.

World Health Organization. mhGAP Intervention Guide for mental, neurological and substance use disorders in non-specialized health settings: mental health Gap Action Programme (mhGAP) —version 2.0, 2016.

七、网站

Global Burden of Disease Collaborative Network. Global Burden of Disease Study 2016 (GBD 2016) Results. [Internet]. Seattle, United States: Institute for Health Metrics and Evaluation (IHME), 2017 [cited 2017 Dec 19]. http: //ghdx. healthdata. org/gbd-results-tool.

World Health Organization: Comprehensive Mental Health Action Plan 2013-2020. Geneva: WHO. http: //www. who. int/mental_health/action_plan_2013/en/. Accessed September 2018.

World Health Organization: Mental Health ATLAS 2017. Geneva: WHO. http: //www. who. int/mental_health/evidence/ atlas/mental_health_atlas_2017/en/. Accessed September 2018.

World Health Organization: mhGAP: intervention guide for mental, neurologic, and substance use disorders for nonspecialists. Geneva: WHO. https: //www. who. int/mental_ health/mhgap/operations_manual/en/. Accessed February 2019.

World Health Organization: mhGAP-HIG: Clinical Management of Mental, Neurologic, and Substance Use Disorders in Humanitarian Emergencies. Geneva: WHO. https: //www. who. int/mental_health/publications/mhgap_hig/en/. Accessed February 2019.

World Health Organization: Problem Management Plus (PM+). Geneva: WHO. http: //www. who. int/mental_health/ emergencies/problem_management_plus/en/. Accessed September 2018.

环境、健康与行为

第9章

John F. Christensen, PhD

如果你想要了解一个人群的健康状况，就看看他们呼吸的空气、喝的水和住的地方。

希波克拉底，公元前5世纪

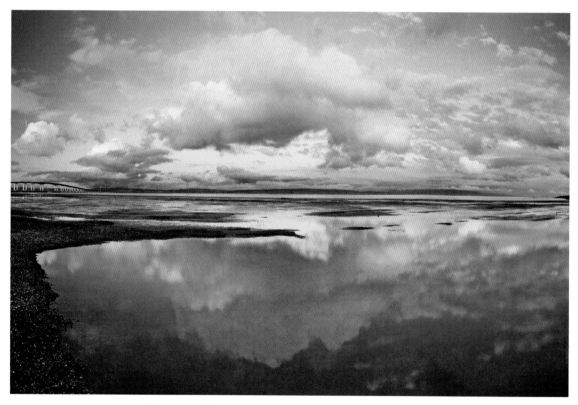

由汉克·克里斯滕森拍摄（www.hankchristensen.com）

一、引言

本章的视角超出患者和医生个体，而是着眼于人类群体的行为及其对环境的影响，这些影响本身又对人类健康和疾病产生了深远影响。对于那些影响人类健康和福祉的行为，我们将从个人和社会层面讨论对其进行改良的机会和策略。

卫生专业人士对环境因素的关注，是由在3个相互关联的领域科学认识发展所致：①环境退化和改善对人类健康的影响；②人类行为对环境的影响；③在群体层面开始改良人类行为的有效性。本节将回顾上述每一个领域，做出总结并向医生提出建议，建议他们在照护患者的过程中利用这些信息，并且开始投入到改变社会行为的过程中，以改善地球的健康状况。

二、环境退化对人类健康的影响

正如希波克拉底在几千年前观察的那样，支持着我们的生物圈的质量显著影响我们的健康。环境退化引起的疾病负担包括改变生育率、新生儿健康面临的挑战、人类发育障碍、营养不良、传染病传染媒介模式、紫外线照射引起的皮肤癌、呼吸系统疾病和肥胖症。随着世界卫生组织（WHO）、美国国立卫生研究院（National Institutes of Health，NIH）、美国疾病控制与预防中心（Centers for Disease Control and Prevention，CDC）、医学研究所（Institute of Medicine，IOM）等机构针对环境-健康关联开展的研究，我们在环境改变和健康问题之间的联系方面认识逐步提高，这里总结了其中一些环境-健康联系。

（一）空气污染

WHO估计全世界每年有700万人死于空气污染——是交通事故死亡人数的5倍。全球9/10的人呼吸着被污染的空气。在过去的18年，痴呆患者的死亡率上升与杀虫剂、工业废水、汽车尾气和环境中其他污染物浓度的上升有关。现已证实，化石燃料燃烧所产生的二氧化硫会诱发哮喘患者的急性支气管痉挛发作。空气颗粒物污染与呼吸系统疾病和心律失常（心血管事件的危险因素）有关。一氧化碳主要由机动车内燃机排放，其在高浓度时可导致一氧化碳中毒，对健康造成严重影响。但更常见的是接触低水平一氧化碳，这可能会增加血小板活性并促进凝血，导致血栓栓塞风险增高。全球荟萃分析发现空气污染，特别是一氧化碳、二氧化硫和二氧化氮的增加，与心力衰竭导致的住院或死亡之间存在关联。中国北方地区在冬季烧煤供暖，其人口预期寿命与南方相比低5.5年，与空气总悬浮颗粒物（TSPs）污染相关。对欧洲17个人群队列研究的荟萃分析发现，颗粒物浓度与肺癌发病显著相关。

（二）水质及可用水量下降

水质在多个方面与人类疾病有关。细菌性病原体，包括导致腹泻的沙门菌、志贺菌、大肠埃希菌和霍乱弧菌，都能通过水进行传播，尤其是在水处理不足的发展中国家。2017—2018年在也门暴发的霍乱导致了100多万例病例，相关死亡2310例。水质也受到各种有毒化学物质的污染，这些有毒化学物质来自径流和工业排放，在地下水和地表水中积聚，例如硝酸盐、杀虫剂、汽油添加剂甲基叔丁基醚（MTBE）、氡、砷、铅，以及一些消毒剂的副产品。这些有毒物质与多种健康问题有关，包括各种类型的癌症、婴幼儿的低智商（intelligence quotient，IQ）和行为问题、成人高血压以及神经毒性。

全球人均可用水量正在缩减。全球人类可利用的淡水总量约为地球上所有水量的0.007。目前，人类大约使用一半的量。在世界上许多欠发达地区，数百万人口生活在"水贫困"之中，人类用于饮用的直接用水和用于粮食生产的间接用水越来越稀缺。在这些地区，饮用水和灌溉用水超过了地下蓄水层的补给率。由于灌溉可用水量减少，争夺耕地的资源内战正在增加，例如在苏丹达尔富尔地区发生的内战。据估计，由于极端的炎热，到2100年尼罗河进入埃及的流量将减少75%。

（三）营养不良

全球77亿人中有40多亿人遭受有各种形式的营养不良，其中12亿人处于饥饿之中，另有20亿人遭受微量营养素缺乏。这些人大多生活在中或低收入国家。而在营养不良谱系的另一端，12亿人因过度饮食而患有肥胖、心血管疾病和2型糖尿病。

（四）气候变化

地球气候正在以令人震惊的速度持续变暖。据美国航空航天局（National Aeronautics

and Space Administration，NASA）分析，自从1880年开始留存气温记录以来，2018年地球表面温度之高排在第四位，2018年地球温度较1951—1980年平均温度上升了1.5 ℉（0.83℃）。

图9-1显示了过去1000年北半球温度的升高。

图9-2显示了自1880年开始保存记录以来，5个机构对地球变暖问题的共识。

全球变暖的主要原因是"温室气体"的积累，主要包括二氧化碳、甲烷和一氧化二氮。这些气体由工业污染和化石燃料燃烧排放。这些温室气体使来自太阳的辐射能被水蒸气、云层和气溶胶吸收，然后捕获被反射的红外辐射，不断吸收和再反射，从而进一

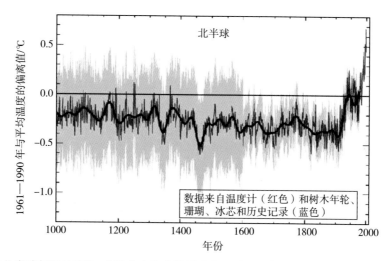

图9-1 一千年来北半球气温的变化。（温度变化曲线呈现出一种"曲棍球棒"的外观，自工业革命以来，气温加速变暖，类似于曲棍球棒的锋刃。）（经许可转载自IPCC2001年政策制定者总结：《2001年气候变化：科学基础》。第一工作组对政府间气候变化专门委员会第三次评估报告的贡献［霍顿，丁立勇，D.J.格里格斯，M.诺格尔，P.J.范德林登，X.戴，K.马斯凯尔和C.A.约翰逊（编辑）］。剑桥大学出版社，英国剑桥和美国纽约）

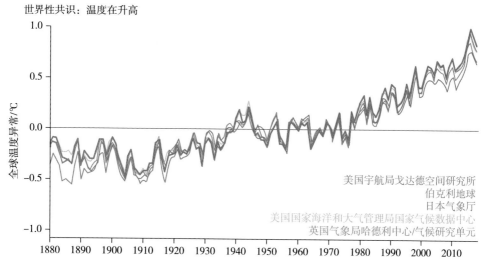

图9-2 温度数据显示过去几十年迅速变暖，最新数据更新到2018年。根据美国宇航局的数据，2016年是自1880年以来最热的一年，延续了全球气温上升的长期趋势。在139年的记录中，最暖的10年都是自2005年以来发生的，其中最暖的5年就是最近的5年。归属：NASA的地球天文台。（资料来源：科学共识：地球气候正在变暖。NASA的地球天文台。可在：https://climate.nasa.gov/scientific-consensus/上获得）

步加热低层大气和地球表面。

目前的估计是，地球变暖正在加速，气候模型预测，到2100年，地球的平均地表温度将上升2.4～6.4℃。气候科学家得出结论，如果没有全球的积极努力来控制温室气体排放，地球可能很快就会通过一个临界点，导致全球平均温度远高于过去120万年间任何间冰期的温度，海平面高度明显高于全新世的任何时期。这种失控的"温室地球"效应将由一些自我强化的反馈产生。这些因素包括随二氧化碳和甲烷释放增加而来的永久冻融；海洋中的细菌呼吸作用增加；陆地和海洋碳汇减弱；亚马孙和北方森林的二氧化碳排放（通常通过野火）；由于夏季北极海冰消减、春季北半球积雪减少、夏季南极冰层消退，以及极地冰盖减少，造成"反照率"（冰雪对阳光的反射）减少。所有这些反应都将放大和加速气候变暖。

地球变暖对人类健康的影响巨大而多样。气候变化对人类健康的直接影响包括：与高温相关的疾病和死亡；更多的洪涝和干旱（往往伴随由于农田的流失导致的营养不良）；传染病传播的地理范围在纬度和海拔上都有所扩大，如登革热和西尼罗河病毒等蚊传播疾病，莱姆病等蜱传播疾病和汉坦病毒病等啮齿动物传播疾病；生物变应原的季节持续时间更长；由于地面臭氧浓度增加及野外火灾烟雾引起的心肺疾病；由于缺水和海平面上升导致淡水污染，水相关疾病增加；伴随藻华暴发的霍乱；由于强降雨而增加的隐孢子虫病；以及与气候变暖相关的更加剧烈的风暴对人类健康和福祉的威胁。

对健康的间接影响包括：水资源短缺，生活在缺水国家的人口数量预计将在2025年增至30亿人；作物产量下降导致的营养缺乏，以及由于人口增长和消费水平提高而导致的需求增加（促进向以肉为主的饮食的转变）；由于作物产量下降导致营养不良（表现为5岁以下儿童发育不良和低体重）；由于大气中二氧化碳浓度增加，谷物营养含量下降；最终导致人口流离失所——伴随着免疫系统问题、传染病、住房和卫生设施挑战、缺乏安全饮用水、营养不良、暴力和创伤后应激障碍（posttraumatic stress disorder，PTSD）。

图9-3显示了气候变暖对人类健康产生不利影响的各种通路。除了海洋酸化、温度升高和空气污染物增加以外，地球变暖还带来社会因素方面的影响，如贫困和人口流离失所等，这些对疾病有促发作用。近年来，这些对人类健康的不利影响变得更加明显。例如，与2000年相比，2017年全球处于酷暑的人数增加了1.57亿人。1999—2010年，过度的热暴露导致美国超过7400人死亡。在欧洲，2003年的热浪造成了大约70 000例早亡。有30个国家的作物产量正在经历下降的趋势，很可能导致营养不良现象增加。2016年，全球登革热病毒传播数量达历史最高水平。森林火灾和其他自然景观的火灾造成的烟雾主要影响到呼吸系统和心血管系统，每年造成全球约33.9万人早亡。

（五）环境毒素

由于杀虫剂和除草剂等工业化学品渗入地下水，以及如医疗废物焚烧产生的二噁英等物质进入空气，导致持久性有机污染物（persistent organic pollutants，POPs）在人体内蓄积。几乎所有人的组织中都有这些化学物质的残留物，公共卫生官员越来越担心它们的水平达到损害人类健康的阈限值。毒理学领域新兴的内分泌干扰方向着眼于POPs对模拟或阻断激素作用的影响，这些影响可能包括导致生殖系统和神经系统发育障碍。

（六）建筑环境

适应人口增长的城市发展方式可能会导致人类健康状况恶化。"建筑环境"是指城市扩张、交通拥堵，以及久坐的生活方式（人们为到达工作或购物的地点要花费更多时间在汽车里，在拥堵的交通中）所带来的影响。美国疾控中心估计，因缺乏足够的土地利用规划而造成的城市扩张与肥胖、心血管疾病和2型糖尿病的增加相关。

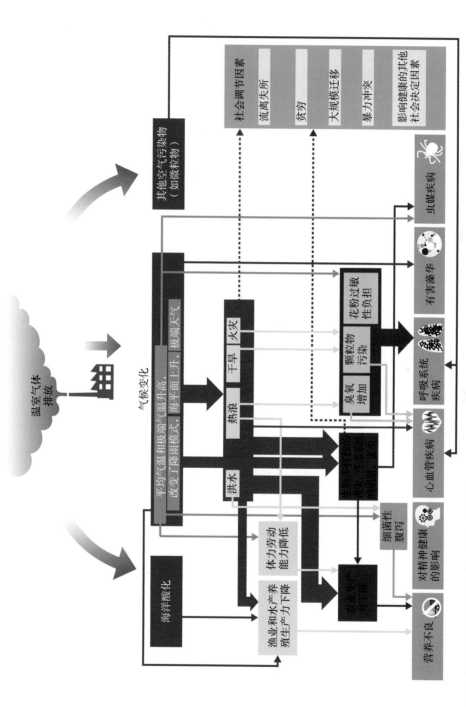

图9-3　气候变化和人类健康之间的联系途径。(转载自Watts N, et al. 2018年《柳叶刀》健康和气候变化倒计时时报告：塑造未来几个世纪国家的健康。The Lancet 2018; 392: 2479-2514)

三、大自然对健康的积极影响

如果不提及人类与自然界之间的密切联系，不提及与自然接触对人类健康的积极影响，那么关于环境与人类健康之间联系的讨论将不完整。生物学家E.O.威尔逊在他的"生物之友"假说中提出，人类天生具有与其他生命形式共处的倾向。人们也越发意识到置身于自然界带来的恢复性益处——包括身体、神志和精神的更新。

关于自然的恢复作用，人们已经提出了不同的理论。注意恢复理论认为，努力集中注意力，特别是在复杂的城市环境中，需要抑制竞争性的注意力需求，这往往导致"定向注意疲劳"。自然界的恢复性益处包括通过体验远离（与日常的心理任务有一定的距离）、魅力（涉及兴趣驱动的注意力）、广度（处于一个大范围的连贯有序的环境中）和兼容性（环境提出的需求和支持符合个人的倾向）而从注意力疲劳中恢复过来。

心理应激恢复的理论提出，自然场景的特质和内容有助于恢复——适当的深度、适当的复杂性、焦点的存在、宏观特质和自然元素（如植被和水）。自然景观的这些特征唤起积极的情绪，维持非警觉的注意力，限制消极的想法，并有助于减少交感神经兴奋。从进化的视角看，人类在生物学上倾向于对适合生存的环境特征做出积极的回应。

越来越多的证据支持自然界的恢复性和健康促进作用。一些研究表明，有机会进入有树林及其他植被的绿色环境的儿童更能够集中注意力。注意缺陷多动障碍（attention-deficit/hyperactivity disorder，ADHD）患儿与自然接触时症状有所改善。纽约市一项关于儿童哮喘和街道树木数量的研究发现，一个标准差的树木密度增加与哮喘患病率的降低有关。街道绿化也与儿童体重指数（body mass index，BMI）有关，这表明城市规划绿色空间可以作为解决儿童肥胖问题的方法。

许多研究表明，自然环境对成年人的认知表现和注意力增强有积极的影响。参加自然恢复活动的恢复期乳腺癌患者的应对能力和注意表现要好于那些未参加该活动的人。相比宿舍窗户外是建筑物的大学生，那些宿舍窗户外为自然景观的大学生能更好地完成需要定向注意力的日常工作。这些研究支持注意恢复理论中自然如何影响人类表现的部分。

也有证据证实与自然接触在心理压力恢复中的作用。在胆囊切除术后住院的患者中，相比于窗外只有建筑物的人，那些能从房间内看到树木的人住院时间更短，并且对镇痛药的需求更低。接受支气管镜检查的患者中，处于自然的图像和声音中的患者，其疼痛控制明显较无接触者要好。

自然环境对于与压力和疾病有关的生理指标的影响表明，存在一些大自然对人类健康有积极影响的途径。在日本进行的关于"shinrin-yoku"，即"森林浴之旅"的研究已经显示，在森林环境中行走的时间对增强免疫功能有显著影响，包括增加自然杀伤细胞活性；降低肾上腺素和去甲肾上腺素水平；增加副交感神经系统的激活。

四、人类行为对环境的影响

图9-4显示了过去两千年地球人口的增长情况。1950—2019年人口翻倍，达77亿人，人口增长，加上人类从地球上提取资源的增加（"生态足迹"），导致了人为环境改变的日

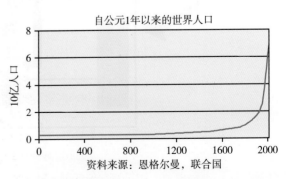

图9-4　过去两千年来地球上人口的增长（20世纪人口增长的加速假设了一个"曲棍球棒"曲线，类似于图9-1中的北半球变暖。）

积月累的负面影响。

科学界已经就人类活动导致地球变暖达成了共识。自工业革命以来,大气中二氧化碳浓度急剧上升(特别是由于汽车、燃煤电厂和其他工业来源的碳排放),以及由于森林砍伐导致的天然碳汇遭到破坏(尤其是热带雨林的消失),与同期上升的变暖趋势相关(图9-5)。在地质历史上,首次由单一物种的行为在全球范围内改变了用以维持所有生命的基本框架结构。根据观察到人类对行星过程的深远影响,地球科学家们提出了一个新的术语"人类纪",来表示现在新的地质时代,即地球进入了全新纪元:农业,定居社区,以及最终建立在社会学和科技方面都很复杂的人类社会。

人类在地球上的"生态足迹"在各国之间的分布是不平衡的。中国的二氧化碳排放总量最高,占世界二氧化碳排放总量的27%,美国占18%,欧盟占13%,印度占5%。然而,为了对二氧化碳排放量进行公平的比较,比较人均二氧化碳排放量很重要。美国是人均二氧化碳排放量最高的国家之一,2017年美国的人均二氧化碳排放量为15.7吨,中国的是7.7吨,欧盟的是7.0吨,印度的是1.8吨(图9-6)。

人类行为在上述所有对环境的威胁中都有体现。土地利用规划差甚至缺少规划;浪费水及过度使用地下水,致使地下蓄水层的补给率不足;砍伐森林;过度海洋捕捞;任意将污染物排放到空气、土地和水中;过度耕种和土地管理不善;过度消耗那些制造和处理过程会进一步使环境恶化的物品——所有这些行为都在改变维持生命和人类健康的基本框架结构。

行为医学,特别是在医生接诊患者的个体实践中,在传统意义上是将行为、情绪和医患关系的目标设为缓解患者个体的疾病。然而在环境-健康紧密联系的内涵下,行为医学在以患者个体就诊为核心的同时,可以更广泛地关注人群的行为。

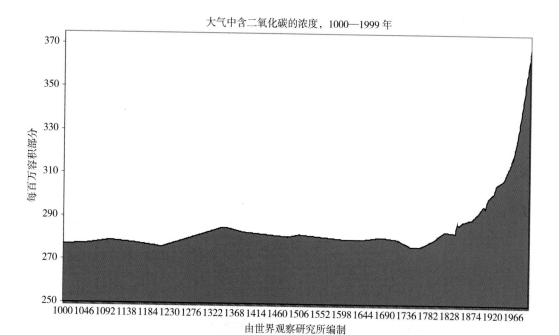

大气中含二氧化碳的浓度,1000—1999 年

由世界观察研究所编制

图9-5 过去1000年大气中二氧化碳浓度的增加(自工业革命以来,二氧化碳的加速增长呈现出人们熟悉的"曲棍球棒"曲线,如图9-1和图9-4所示。)(由世界观察研究所编写。)

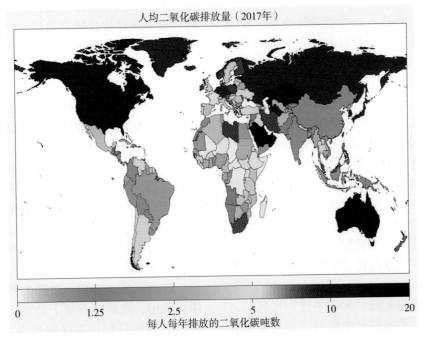

人均二氧化碳排放量（2017年）

0   1.25   2.5   5   10   20

每人每年排放的二氧化碳吨数

图 9-6　各国的人均二氧化碳排放量（罗伯特·罗德博士在推特上发布的帖子。伯克利地球公司的首席科学家 @RARohde。）

五、改变与环境相关的群体行为

气候科学家一致认为，未来全球平均气温的上升必须保持在比工业化前水平高2℃以下。更安全的目标应该是1.5℃以下。要实现这些目标，就要求对全球范围内的人类行为进行重大重塑，包括：扭转始于工业革命的趋势，摆脱化石燃料，使发电完全脱碳；转向可持续性的全球食品和农业系统；重新思考空间基础设施、城市的结构与功能，以及城市内部和城市之间的运输方法；逆转森林砍伐和土地使用变化趋势；提供医疗卫生保健方法的根本改变。

尽管世界各国政府的行动对于重建人类社会无碳经济的公共政策框架是必需的；而医疗卫生专业人员的投入，对于改变社会行为以保护和促进人类健康至关重要。医生如何在群体水平影响行为改变？人们越来越认识到，如果专业人员组织起来采取行动，已经有多种方法被证实有效或者存在积极影响。

方框

2016年，为指导医生和公众努力减缓气候变化，美国内科医师学会（American College of Physician，ACP）通过了以下政策建议：

1. 要求全球努力减少人为造成的温室气体排放，并解决气候变化对健康的影响。美国必须承诺发挥领导和合作作用，以开发、实施这一全球性努力并确保其成功，同时减少自身温室气体的排放。必须制定适应气候变化的战略并且采取缓解措施。

2. 美国国内和全球的医疗卫生部门必须采用环境可持续性的、节能的操作规程，并为气候变化的影响做好准备，以确保在患者需求增加时能够持续运行。

3. 鼓励医生个人和集体倡导适应与减缓气候变化的政策，并以客观、简单的语言向社会团体和政策制定者传达解决气候变化问题的健康共同获益。美国医师学会承诺与其国际会员及美国和全球的其他专业会员和公共卫生组织合作，以追求本文建议的政策。

4. 鼓励医生接受教育，了解有关气候变化及其对人类健康的影响，以及如何应对未来挑战。医学院和继续医学教育提供者应将与气候变化有关的课程纳入课表。

5. 政府应承诺提供大量的、足够的资金研究气候变化，以了解、适应和减轻气候变化对人类健康的影响。

（一）以身作则

医生个体能够采取对环境友好的方式给办公室和诊所配备家具，使用低功率荧光灯（LED）和低水量厕所，从知晓对环境有积极作用做法的供应商那里购买产品，可以向患者表明他们的医生注重环境的可持续性。在个人生活中，卫生专业人员可以通过选择公共交通和低碳排放车辆，使用节能房屋、设备和可再生能源，重视偏爱生态友好产品的消费模式，以及合理处理垃圾来引领环保风尚。

（二）患者教育

在适当的时候提及患者的疾病和人类行为导致的环境因素之间的联系，能够为行为改变播下种子。例如，提到接触柴油废气和哮喘之间的联系，或农药过度使用和内分泌紊乱之间的联系，能够使用医疗照护相关的个案作为教育整个社区的开始。由医师社会责任（Physicians for Social Responsibility, PSR）组织开发，并由美国儿科学会批准的儿科环境健康工具包（https://peht.ucsf.edu/index.php），用于帮助儿科医生对父母进行有关持久性POPs的教育是例子之一。另一个资源是由健康与环境协作组织（http://www.healthandenvironment.org/）开发的《健康老龄化与环境：袖珍指南》。在候诊室里放置环境因素与人类健康相关的资料，可以作为背景促使医患之间就此问题深入对话。

（三）社区教育

卫生专业人员能够利用医院系统、市民俱乐部、社区协会、学校和教堂提供社区教育讲座。诸如世界观察研究所、健康与环境协作组织、疾病预防与控制中心、医师社会责任组织等资源都有相应的网站和数据库，很容易从中调取报告。准备就气候变化开展公众教育，另一个有用资源是"传达气候变化的人类影响：公共卫生专业人员对气候变化的沟通入门"（见本节末尾网站列表中的链接）。其他方式包括给编辑写信和向当地报纸投专栏文章，也可以让社区了解到环境与健康之间的联系，以及采取能够减轻对健康不良影响的行为。

（四）土地使用规划

针对建筑环境和自然区域的保护与改善，在街区、省市和国家层面做出的决定对人类健康和福祉有重要意义。进行土地使用规划时，卫生专业人员可以在提供信息方面发挥作用，提供关于荒野地区、公园和开放空间对促进人类健康重要性的证据。

（五）公共政策倡导

地方、州和国家的专业协会是公共政策倡导的有力工具。对环境问题及其健康影响感兴趣并了解情况的医生，能够在其机构内组织形成兴趣小组和公共政策倡导团队。他们还能够与其机构的管理部门一起为相关政策提供支持，一方面影响公众舆论，同时又促进政府设立相关法律法规，以促进生态友好实践。在美国已经有多个州颁布了限制温室气体排放的立法，而卫生专业人员在这些努力中发挥了重要作用。

1970年的"清洁空气法案"是一个在美国工业污染监管方面的公共政策成功案例。在医学界的支持下，"清洁空气法案"为空气污染标准提供了广泛的监管框架。它规定了环境空气排放标准，包括颗粒物质、臭氧、一氧化碳、二氧化氮、二氧化硫和铅的可接受水平。该法案要求美国环保局在制定标准时使用与空气质量有关的公共卫生的科学证据。该法案在过去的40年里，在全国范围内逐渐减少了相关空气污染物。仅该法案生效后的第一年，空气总悬浮颗粒污染（total suspended particulate, TSP）和婴儿死亡率就急剧下降，TSP每下降1%婴儿死亡率就下降0.5%。

（六）防范原则

许多专业协会都采用了这一原则："当一项活动对环境或人类健康造成威胁时，即使某些因果关系尚未能用科学方法阐明，也应采取防范措施。"对于像全球变暖这样的现象，这一原则指出了人类行为与全球变暖之间的可能联系，以及如果不采取预防措施可能对人类和其他物种造成不可逆转的健康后果，在建立科学的因果关系之前，为政府和人类社会立即着手减少温室气体创造了道义上的必要条件，卫生专业协会在促进市政和地方政府采用这一原则方面发挥了作用。

（七）改变医疗机构的企业行为

美国的医疗卫生部门在整体能源使用方面仅次于食品行业居第二位。隶属于医疗中心和其他卫生保健机构的卫生专业人员能够影响这些组织，改变一些人类影响环境的操作规程。例如，偏爱使用"绿色"建筑设计来使新设施更加节能，采用对环境破坏更小的材料，采购环保供应品，为患者和全员提供健康的食品，安全处置医疗废物，以及选择由医疗保健企业生产的、可回收利用的材料。

六、结论

上述只是医生和卫生专业人员能够影响人群、公司和政府行为的部分方式。行为改变的原则（见第19章）不仅适用于个人，也适用于整个社会，因为应对地球承载能力需要分阶段走向改变生活方式。总体而论，这些行为改变能够减少人类对地球的不良影响。

最后，我们个人和工作组织的健康和福祉都取决于我们所处的星球的健康。了解促进环境和地球健康的因素可以使我们了解自己的生活和职业的可持续性。土地利用规划人员在确定一个地区的人口增长是否合理时，采用以下公式：$C-L=M$（容量-负荷=充裕度）。这里的容量是指土地的承载能力，包括可用水量、自然资源、交通地带，以及土地吸纳人类活动产生的废物的能力。负荷是指人类活动对土地的影响或"生态足迹"。当自然环境的承载能力大于人类活动的附加负荷时，充裕度为正，人口增长就是可持续的。反过来，当负荷超出土地承载能力时，充裕

度为负，人口增长为不可持续的。

同样，$C-L=M$这个公式能够用于我们自己的生活和我们工作的组织。当我们在工作、家庭和其他方面的承诺导致个人长期负担过重时，我们就处于负充裕度状态，这是一种定义倦怠的方式。在这一点上，我们作为人类的生命不可持续，就好像我们正在透支我们的资源的本金，而不是靠利息生活。相反，当我们的能力经常超过我们假设的负荷时，我们处于正充裕度状态，我们的生活是可持续的。

我们必须清醒地意识到我们生活在这个星球上。以一种促进整个系统可持续发展的方式恢复人类与地球的适当关系，托马斯·贝里称之为我们这一代人的"伟大工作"。医生和其他卫生专业人员在这项工作中发挥着至关重要的作用，因为只有地球健康，人类才会健康。

七、推荐阅读

Amel E, Manniing C, Scott B, Koger S. Beyond the roots of human inaction: fostering collective effort toward ecosystem conservation. *Science* 2017; 356: 275-279.

Berry T. *The Great Work*. New York, NY: Bell Tower; 1999.

Chen Y, Ebenstein A, Greenstone M, Li H. Evidence on the impact of sustained exposure to air pollution on life expectancy from China's Huai River policy. *PNAS* 2013; 110: 12936-12941.

Clayton S, Devine-Wright P, Stern PC, et al. Psychological research and global climate change. *Nat Clim Chang* 2015; 5: 640-646.

Crowley RA. Climate change and health: a position paper of the American College of Physicians. *Ann Intern Med* 2016; 164: 608-610.

Epstein PR, Ferber D. *Changing Planet, Changing Health*. University of California Press; 2011.

Hansen J, Sato M, Ruedy R. Perception of climate change. *PNAS* 2012; 109: E2415-E2423.

McCally M, ed. *Life Support: The Environment and Human Health*. MIT Press; 2002.

Raaschou-Nielsen O, Andersen ZJ, Beelen R, et al. Air pollution and lung cancer incidence in 17 European cohorts: prospective analyses from the European Study of Cohorts for Air Pollution Effects (ESCAPE). *Lancet Oncol* 2013; 14: 813-822.

Samet JM. The Clean Air Act and health—a clearer view from 2011. *N Engl J Med* 2011; 365: 198-201.

Shah ASV, Langrish JP, Nair H, et al. Global association of air pollution and heart failure: a systematic review and meta-analysis. *Lancet* 2013; 382: 1039-1048.

Steffen W, Rockstrom J, Richardson K, et al. Trajectories of the earth system in the Anthropocene. *PNAS* 2018; 115: 8252-8259.

Watts N, Amann M, Arness N, et al. The 2018 report of the Lancet Countdown on health and climate change: shaping the health of nations for centuries to come. *Lancet* 2018; 392: 2479-2514.

Weart SR. *The Discovery of Global Warming*. Harvard University Press; 2003.

八、网站

350. org (an online grassroots movement dedicated to reducing CO_2 concentrations in the atmosphere from its current 411 parts per million to below 350 ppm). www. 350. org. Accessed March 2019.

Centers for Disease Control articles on the built environment and health. https: //www. cdc. gov/healthyplaces/. Accessed March 2019.

The Collaborative on Health and the Environment (CHE). http: //www. healthandenvironment. org/. Accessed March 2019.

Healthy Aging and the Environment: *A Pocket Guide* available for download. https: //peht. ucsf. edu/index. php. Accessed March 2019.

Intergovernmental Panel on Climate Change (IPCC). http: //www. ipcc. ch/. Accessed March 2019.

Maibach E, Nisbet M, Weathers M. (2011) Conveying the Human Implications of Climate Change: A Climate Change Communication Primer for Public Health Professionals. Fairfax, VA: George Mason University Center for Climate Change Communication. https: //publichealth. yale. edu/alumni/benefits/events/4C%20 Communication%20Primer%20-%20Conveying%20 the%20Human%20Implications%20of%20Climate%20 Change_86971_1095_31769_v1. pdf. Accessed March 2019.

Myers N, Stein J, Schettler T, et al. *Environmental threats to healthy aging*. Greater Boston Physicians for Social Responsibility and Science and Environmental Health Network, 2008. http: //www. agehealthy. org/pdf/ GBPSRSEHN_HealthyAging1017. pdf. Accessed March 2019.

Physicians for Social Responsibility. http: //www. psr. org/. Accessed March 2019.

PSR Environmental Health Toolkit for pediatricians. https: // peht. ucsf. edu/index. php. Accessed March 2019.

The Worldwatch Institute. http: //www. worldwatch. org/. Accessed March 2019.

国际医学毕业生的培训

H. Russell Searight, PhD, MPH; Jennifer Gafford, PhD; & Vishnu Mohan, MD, MBI, FACP, FAMIA

一、引言

本节将回顾国际医学毕业生（international medical graduates，IMGs）培训和教育中涉及的问题，包括对精神疾病治疗的不同看法、教育经历的差异、涉及与患者和非医务人员互动的临床问题、技术和文件、心理社会问题，以及医学伦理。为满足这些学员的特殊需求，本节还针对住院医师培训可以做出的调整提出了一般性建议。正如任何关于跨文化差异的讨论一样，必须认识到IMGs的背景的巨大差异性。一般化总有条件，不可能反映所有IMGs的体验。

二、背景

案例1

主要在美国国内进行培训家庭医学住院医师培训机构在向国家住院医师匹配计划（National Resident Matching Program，NRMP）提交最终排名表之前，会最后一次面试审查候选人。除了少数例外，排名顺序以美国医学毕业生（United States medical graduates，USMGs）开始，以IMGs结尾，IMGs占总名单的2/3。签证问题使遴选过程进一步复杂化。"她是一个强有力的申请竞争者，但她的签证状态很可能会造成一些行政上的困难。"缜密、谨慎地讨论可以确定哪些申请人，特别是在IMGs中，看起来真正对家庭医学感兴趣；哪些申请人更

熟悉美国的医疗体系；哪些申请人可能与这个居住地的低收入城市居民有效联系并沟通；以及哪些申请人可能会重视并关注患者医疗中的心理问题。一位教职人员评论道："当我们只考虑USMGs时，排名过程更直接。"另一位补充道："住院医师也是如此。"第三个反驳："不要忘记，我们一些最优秀的住院医师就是IMGs。"

自从我们在2006年首次发表了关于这个话题的论著以来，在过去的十年中有越来越多的研究——主要是定性研究——聚焦于有关国际医学毕业生的经历。最近，这方面教育的循证文献，包括系统回顾也越来越多。我们报道的许多问题——缺乏生物心理社会模式的经验，狭隘的生物医学取向，合作的与等级分明的医患关系，等级分明的与相对平等的师生互动关系，告知医学坏消息，受到美国法律支持、聚焦于患者自主的个人主义，与集体主义或以家庭为中心的沟通风格——已经在美国、加拿大、英国和德国进行的研究中有报道。

三、国际医学毕业生的数量持续增加

国际医学毕业生在美国大量从事基本医疗，约占基本医疗执业医师的30%。加拿大、英国和澳大利亚也有类似的情况。例如，在英国，1/3的执业医生是IMGs。毕业于国际医学院的非美国籍医生的三大专业是内科、家庭医学科和儿科。据估计，IMGs很快将占美

国基本医疗医生劳动力总数的35%。在德国，IMGs约占医疗劳动力的10%。在美国和英国，大多数IMGs来自东亚和中东国家。在美国，目前获得执照的IMGs接受医学教育的最常见国家（地区）依次为印度、加勒比地区、菲律宾、巴基斯坦和墨西哥。超过一半的加勒比地区毕业生是美国公民。在美国，国际医学毕业生目前在医疗服务不足的地区提供了不均衡的医疗份额。

2019年，非美国籍IMGs占匹配候选人的18%，是仅次于美国临床医学院毕业生的第二大群体。2014—2019年，美国接受国外培训的医生（不包括美国籍IMGs）的匹配率平均略高于50%。这与美国临床医学院高年级学生98%～99%的录取率形成对比。

对于非美国籍IMGs，2019年的匹配率为58.6%。虽然非美国籍IMGs申请者的数量在过去4年中略有下降，但2019年的比例在25年来占最高。

正如地理数据所指出的，美国和加拿大的外籍医生中有很大一部分来自资源匮乏的欠发达国家。除了教育内容和教学方法的差异外，许多IMGs来自不同的文化，在沟通方式、医患和师生互动、男女关系，以及对儿童和老人的看法等方面的习惯与美国不同。鉴于住院医师的国际化程度越来越高，基于在美国受教育的医生的实例，有关先前医疗培训的假设就可能不准确。

四、生物－心理－社会模式中的前期培训

在美国，生物－心理－社会模式对基本医疗和社区医学产生了重大影响。尽管IMGs的不同背景在照顾多种族和日益多样化的美国人群方面很有价值，但IMGs在生物－心理－社会模式中接受的培训在不同国家也有很大的不同。例如，除了少数国家或地区如加拿大、英格兰、澳大利亚、南非和荷兰，应用行为科学和心理学的发展在美国要比世界上其他地方好得多。一项研究使用标准化的场景来检查IMGs识别晚年抑郁症的情况，发现在美国接受培训的医生和IMGs之间存在显著差异。在178名基本医疗医生和321名精神科医生中，IMGs正确诊断抑郁症或推荐使用一线抗抑郁药治疗的比例明显低于USMGs。

生物－心理－社会模式架毫无疑问是构成性医学和疼痛管理的基础，这些话题在非西方医学院的课程中也基本缺失。就性医学而言，与禁止婚前性行为、性取向和晚年性行为相关的文化因素可能会使IMGs与患者讨论这些话题的可能性降低。例如，在一个大样本的土耳其大学生中，6%的女性和40%的男性报告过性生活，而相应的伊朗女性和男性数据分别为0.6%和16%。这种不情愿可能会扩展到评估和治疗药物引起的性功能障碍。关于疼痛管理，最近的一份报告发现，印度300所医学院中只有5所将疼痛管理和/或姑息治疗纳入课程。最近在印度接受过培训的医生倾向于将癌症相关的疼痛视为不可避免且难以控制的。

我们在家庭医学住院医师培训方面的经验与这些观察结果一致。随着我们的项目与越来越多的IMGs相匹配，医生们越来越多地评论说，这其中有许多住院医似乎并没有认识到基本医疗的心理和社会成分。例如，如果没有给出提示，或者甚至是在有直接示范时，IMGs住院医师可能不会在一名17岁的孕妇就诊时问起她对妊娠的感受、孩子的父亲、父母/家庭的支持、她是否以及如何计划继续她接受的教育，以及其他社会支持的可获得性。

此外，与我们共事的IMGs表示，美国的许多常见心理健康状况在其本国并未普遍获得诊断或治疗。这些说法得到了跨文化研究的支持。例如，在日本，《精神障碍诊断与统计手册（第五版）》（DSM-5）中定义的重度抑郁症直到最近才被接受。历史上，术语Utsobyo是指临床上显著的抑郁症，病情严重，包含衰弱性精神病症状，需要住院治疗。与之相关的，Yuutsu是一种具有道德内涵的忧郁状态，在日本文化中经常受到推崇；而

西方所理解的抑郁症，Kokoro no-kaze开始被认为是"灵魂的冷漠"。

我们训练的许多IMGs将注意缺陷多动障碍视为不当行为，而不是需要药物治疗的疾病。行医实践中的这些差异似乎源于之前培训中的差异（即有限的行为医学教育）和文化适应因素（即住院医师本国如何看待心理健康）。

五、在美国做住院医师培训前的教育经历差异

国际上医学院的差异很大，来自非西方国家的住院医师所描述的教育经历与典型的美国毕业生截然不同。首先，在亚洲许多国家，高中毕业后直接进入医学院。而在美国，尽管有一些6年制的医学院项目在医学生的学习生涯中与之起点相似，但是大多数美国学生在申请医学院之前都获得了学士学位。虽然符合医学院在科学方面的要求，但许多美国医学院申请人的专业是英国文学、历史、心理学、外语，甚至艺术史。越来越多的美国医学院实际上鼓励申请人接受基础广泛的文科本科教育。相比之下，在学生17岁就进入医学院的国家，直接的职业轨迹承载着大量的生物科学教育，妨碍了学生扩大人文学科的知识范围和智力探索。

在毕业后教育阶段，随着美国对职业素养标准的强调，大多数专业都越来越重视行为科学。事实上，一些医学院现在要求申请者至少有两门心理学或社会科学课程。在许多IMGs的祖国，教育虽然受到重视，但重点仅限于"硬"科学。

教学和评估学生知识的方法也常常因国家而异。在许多国际学校，死记硬背教科书和课堂内容是主要的学习方式。在美国，则更多地强调医学知识的应用和小组学习过程，如"基于问题的学习"（problem-based learning，PBL），而不是纯粹的知识记忆。目前，美国医学院强调循证医学（evideuce-based medicine，EBM）与PBL相结合，鼓励对知识及其适用背景进行批判性分析，而不是全盘接收。此外，忽视期刊报道的研究结果，认为受尊敬的教师（"卓越医学"）是医学知识的绝对权威，这一观点在许多发展中国家仍然很普遍，PBL与之形成了鲜明对比。

许多美国教育工作者的互动风格对许多IMGs来说是新的体验，这通常包括需要学习者参与的游戏（如"药物治疗的危害"）。然而，具有讽刺意味的是，美国严重依赖多项选择题考试来评估医学生、住院医师（培训考试）和执业医师（执照考试），以加强对知识的记忆；而在美国之外，论述类和口语类考试更常用于评估医学生的知识。此外，以标准化患者角色扮演为特征的客观结构化临床考试（objective structured clinical examination，OSCE）在美国、加拿大和西欧国家以外的地区并未得到广泛应用。在许多发展中国家，普遍认为医学生直接观察教师与患者的互动就能得到适当的培训，而不需要被教师观察。在这些社会中，临床实践的医患关系部分往往被最小化。

国际医学毕业生常常来自学生和教师之间严格等级制度的社会。国际毕业生通常表现出比他们在美国受训的同行更尊敬教师。加拿大的一项研究得出结论，IMGs的医学院校经历的特点是"……大课堂中有一名严苛的权威教授"。在这些国家里，思想的双向交流也很罕见——一名公开向教师提出质疑的学习者会被认为是不礼貌的甚至是不敬的。当学习者被要求评估教师时，这些差异尤其明显。在美国受训的住院医师和学生在评估教师方面有相当丰富的经验；学生评估通常用于本科院校和大学的晋升和任期决定。国际医学毕业生经常表示，评估他们的美国教师让他们感到不舒服，并且认为这不合适。此外，在住院医师项目中，IMGs可能会特别主动地与项目主管建立积极的关系，因为他们的头衔表明他们拥有相当大的权威。

这种在权威面前保持沉默的态度，往往延伸到轮转和带教互动中，常常导致在美国受训的教师错误地断定IMGs基础知识缺乏。

一些 IMGs 可能只向带教老师提供患者评估结果，而不是像受过训练的 USMGs 那样陈述目前的问题、评估结果、诊断或治疗计划。这种状态往往被美国训练有素的教师误认为是知识基础不足。来自某些文化背景的 IMGs 可能会认为，如果没有指导医师的特别鼓励，提供这些结论性信息就是"炫耀"，是对教师不尊重的表现。在许多亚洲国家，教师极受推崇，"知道的太多"的学习者会被视为在冒犯临床指导医师。即使在陈述诊断和治疗建议时，出于尊重，这些信息也可能是试探性地表达。同样，当诊治患者需要帮助时，IMGs 住院医师可能不会直接提出要求，而是期望无所不知的教师会注意到他们的困难并自发地提供必要的帮助。

六、临床问题

（一）患者照护和医患交流

许多 IMGs 来自发展中国家，对美国同行很少看到的疾病拥有丰富的经验。例如，与发展中国家相比，美国因腹泻和寄生虫病导致的幼儿死亡相对少见。不同文化之间的医患关系也不同。许多 IMGs 来自家长式医疗仍然占主导地位的国家。以患者为中心的医疗和医患共同决策的概念与许多 IMGs 的祖国医疗实践方式截然不同。正如德国的一位 IMGs 所观察到的，"当医生说话时，人们必须听着。……人们就是听着，不需要与他们进行长达 1 小时的讨论。"

按照知情同意的基本原则，患者有权知道自己患有什么疾病、推荐什么治疗、治疗的风险和获益以及替代方案（包括不治疗）。最终的决策者是患者，医生更多地担任专业引导者。这种模式与来自印度的家庭医学住院医师描述的方法形成了鲜明对比：

在印度，医生就像是神。"医生治好了我，救了我的生命，是我的上帝。"无论医生说什么，这就够了……患者不提问，也

不怀疑。疑问不会得到太好的对待。"我是医生。如果你来找我，我的原则就是这样。"

住院医师和教职员工之间的等级差异与医生和患者之间的关系是平行的。与患者共同决策的想法并不常见。在他们的祖国，医生做出决定，患者听从建议。IMGs 常常习惯了恭敬、顺从的患者。在这种背景下，当美国患者要求开具他们从电视上看到或者朋友推荐的特定检查或药物时，IMGs 很可能会感到疑惑甚至会觉得受到美国患者的冒犯。

由于美国的大部分基本医疗更加强调慢性病管理而不是急性病的治疗，患者依从性已成为一个特别重要的问题。在有些医疗体系中，没有服用抗高血压药物或没有遵循糖尿病治疗方案的患者难以得到尊重，有的 IMGs 就在这样的体系中学习成长。对于在医生权威、权力和控制力不容置疑的国家接受过培训的 IMGs 来说，拥有一系列沟通技能以提高患者依从性的概念是全新的。关于困难患者，可能不会被视为医生责任的一部分，而是认为需要专业的人际管理技能。诸如跨理论模型这样的方法，将患者依从性的改变的不同阶段概念化（如思考前、思考、准备和行动），不太可能是 IMGs 知识储备的一部分。健康行为改变需要积极倾听、协商、设定最初的小目标，并为患者提供社会支持（见第 19 章）。在发展中国家很少教授这些技能，也很少在接诊时为患者提供健康行为模式的概念框架。由于这些文化和教育差异，IMGs 可能不知道如何解决依从性差的问题。在下面的例子中，维尔马和同事介绍了英国一名 IMGs 医生和一名最近因哮喘发作住院的患者之间的交流：

医生："所以我们需要确保几件事情，像确保用药的依从性，你需要严格按说明使用吸入装置，还要按时规律使用，这些观点是……"

患者："但如果我觉得这没有帮助，我

为什么要使用？"

医生："嗯，有一件事，你知道，我们给你的所有药物都应该规律使用，这是原则。我的意思是，很明显，我们也可以为你增加剂量。那你呢，我们总是让大家从低剂量开始使用。"

维尔马和同事发现，来自对医疗不确定性容忍度较低国家的医生通常不会回答患者的直接问题。不幸的是，这种缺乏回应或不直接的方式往往会增加患者的焦虑。定性研究发现，当患者提出直接问题时，IMGs常常显示出不舒服。

即使IMGs在行医伊始就能够理解可以将美国患者视为消费者，挑战也仍然存在，比如语言障碍。即使是在生活中大部分时间都说英语的IMGs，仍然常常会觉得与美国患者进行对话是个挑战：

"我在美国诊所的第一天，无法理解我的大部分患者。我接受的全部教育都使用英语，但这些患者可能来自火星。"

尤其是那些把英语作为第二语言学习的IMGs，他们可能会发现患者不会说"正确"的英语，这让他们感到困惑。美国英语中，地区和民族因素强烈影响着词汇选择、习语、语调和重音。同样，对于不是在美国习得英语的IMGs，美国患者可能不熟悉他们的口音和术语（其中包括一些英语单词）。最后，社会心理学家认为90%的沟通是非语言信息的交流。正如人类学家和国际商人所指出的那样，手势和其他身体交流方式都有文化差异。例如，在大多数西方人看来，摇头是"不"的意思，但在印度人中，摇头通常是表示同意的。

在西方国家，许多患者出人意料地直截了当，这可能会让IMGs感到不安，导致他们使用第二语言交流的能力下降。以患者为中心的观点强调，患者必须了解相关的医疗信息，以便在医疗过程中与医生合作。由于缺乏以患者为中心的医疗经验，IMGs可能难以采用患者易于理解的方式说明相关的结果和治疗的作用。在维尔马研究的这个例子中，当患者直接问医生一个问题时，他们会得到一个技术性的、充斥着术语的回答。

患者："怎么回事，你认为这是什么情况？"

医生："不，实际上根据我采集的病史和这些血液检查，我在考虑血液病的问题。"

患者："什么，你觉得是什么？"

医生："嗯，可能与血液病有关。你的血红蛋白很低。而且，你的红细胞沉降率（血沉）也很高，它是基线检查中某些炎症、疾病活动或某些特定疾病活动的标志。还有你的症状，比如体重减轻。"

（二）与非医务人员的交流

美国的医疗保健是多学科的。国际医学毕业生需要学会与社会工作者、药剂师、护士、医疗管理者、专科护士、医生助理、物理治疗师，以及其他参与患者诊疗的专业人士合作，并尊重他们。这些团队通常具有横向而非层级的权力配置。医生经常作为一个复杂团队的成员来管理患者，尽管在许多情况下他们是医疗的协调者，但在其他情况下（如临终关怀），医生以外的其他人员常常在患者照护的许多方面起主导作用。正如一位IMGs所说："我无法相信有那么多人告诉我如何按照他们的方式做事，我才是那个上过医学院的人。"

在许多国家，医疗保健的跨学科性质还不够完善，甚至得不到承认。医生是主要的决策者，他们的医嘱被不容置疑地服从。此外，在有社会差距和经济差异的国家，辅助人员通常来自与医生不同的社会阶层。在美国的门诊环境中，工作人员之间存在的轻松与熟悉，例如直呼医生的名字，往往被那些在更正式、更等级分明的系统中接受培训的人视为不尊重和套近乎的行为。

（三）医学伦理

许多IMGs来自医生的家长制作风仍然是主流的社会。在医生家长主义占优势的国家，自主知情同意等伦理原则往往不具有文化上的规范性。伦理困境可以从四项原则的角度进行评估：自主、有利、无害（不伤害）和公平。在过去的50年里，美国的医疗保健已经不再强调有利原则，而是越来越将自主作为优先的原则。向患者披露癌症诊断的变化清楚地说明了这种历史转变。1961年，90%的美国肿瘤学家表示他们不会向患者透露癌症诊断。20年后，这种模式已经逆转，因为肿瘤学家常规向患者告知其病情。美国强调自主权，其形式是让患者选择如何治疗他们的疾病（例如，"你可以服用这3种药物中的任何一种，你想尝试哪种药物？"），对于那些来自医生权威仍不受挑战的国家的IMGs，这可能会令他们感到迷惑。

虽然通常不会被贴这样的标签，但伦理思考中承认文化价值观作用的社群主义模式常常在非西方国家盛行。这一伦理理论与美国医学伦理学的主导框架——原则主义形成对比。多年来，作者经常对内科住院医师群体（包括大约75%的IMGs）进行调查，了解其国内医生是否常规向患者告知严重的或终末期疾病。印度、巴基斯坦和东欧国家的许多（如果不是绝大多数）住院医师回答"否"。

研究还发现，由HIPPA等政策支持的美国医学对个人主义的关注也是特别的。在IMGs的祖国，患者的亲属通常会参与理解有关家庭成员的信息，并在患者未被直接告知的情况下做出治疗决定。跨文化研究表明，有利原则常常会指向保密。在这些社会中，告知会对已身患重病的人造成情绪上的压力，因此被认为是残酷的。在杰恩和克里格对IMGs沟通策略的研究中，一位第三年住院医师对美国医学的诚实标准表达了忧虑：

"我不喜欢美国体系的一点就是你要当面告诉患者他将要死去……你告诉一位垂死的患者，他只剩下几个星期或几个月……（如果我是患者，）我不想知道这一点。"

在西方国家执业的东亚IMGs可能会使用模糊的委婉用语给出诊断，如"新生物""肿块"或"病变"来描述癌症。

在不直接告知患者诊断结果的社会中，决策的核心可能与美国的常态不同。通常由家庭成员和医生共同为患者做出医疗决定。在巴基斯坦，家庭决策很常见，医生可能会被纳入家庭，称为"父母""阿姨""叔叔"或"兄弟姐妹"。

这种集体主义价值观可能与强调个人自主的美国法律和伦理相冲突。来自传统社会的国际医学毕业生，尤其是当他们在美国治疗本族裔背景的患者时，可能会在披露信息的法律要求和自身文化关于医生行为的伦理规范之间感到为难。

（四）技术

许多IMGs来自那些难以获得先进的实验室和影像学检查或药物治疗选择的国家。由于其他数据来源有限，因此他们通常特别擅长从病史和查体中获取最大信息。许多国际医学院的教育体系都会奖励敏锐熟练的体格检查技能，这在评估医学生和住院医师的能力时受到高度重视。开具多项检查的常规最初令许多IMGs感到惊讶："最开始我在美国接受培训时，被我们开的检查数量惊呆了。我多希望在我的家乡也可以奢侈到为每个心脏杂音患者做超声心动图、为每个头部受伤患者做CT扫描！"

技术的影响已经扩展到常用的药物参考和治疗指南——所有这些在美国都越来越数字化。电子病历进一步挑战了在技术含量显著偏低的系统中接受培训的医生。

梅加尼和维贾伊指出，许多IMGs很少或从未开过阿片类镇痛药。这种经验不足常常反映出这些药物在其祖国的供应有限。例如，在美国，一个人能够使用的芬太尼量相当于菲律宾2323个人的可用量。

（五）文件和诉讼

根据不同培训，IMGs对美国常见的医疗文件格式有不同程度的接触。有些人了解主观、客观、评估和计划（subjective，Objective，assessment，plan，SOAP）的格式，但其他人接触到这种方法时却无法理解其意义。绝大多数人表示，患者记录中所需的详细信息量远远超过了他们本国的惯例。此外，病历记录可被第三方监管也引起了一些焦虑。一位IMGs住院医师表示："文件记录在这里是个大问题。不仅仅是以专业的方式记录，而且是以法定的方式。每一个字都很重要。"

医疗事故诉讼在许多发展中国家是一个相对较新的概念。对许多IMGs来说，诸如放弃患者、失职和"如果没有写在病历记录上，就没有发生"的说法都是新的忧虑之事。有些人报告说时常担心因自己在患者的医疗过程中"漏掉了什么"而导致诉讼。

此外，在美国，HIPAA严格监管医疗信息的发布——即使是向家庭成员。在描述德国集体主义文化中的IMGs时，克林格和马尔克曼指出，他们可能无意中违反了卫生法政策：

> 如果一个亲戚打电话给病房，想和医生谈谈。你（在原籍国）就和他们谈了。那是家属。在这里，患者需要首先签署一份免除保密声明，然后你可以与他们交谈。一开始我并不知道。我确实和同伴谈过。上帝保佑，（……）他们不想起诉我。

七、心理社会和精神健康问题

（一）IMGs对精神疾病的看法

与在美国受训的住院医师和教职人员相比，国际医学毕业生对精神疾病往往有不同的看法。在一项定性研究中，调查了赴美之前IMGs住院医师的行为科学培训，大多数受访者表示，美国的精神障碍发病率似乎高于他们的祖国。IMGs住院医师有时候会将美国抑郁症发病率较高归因于美国社会结构的差异，例如养老院广泛存在、医院内的老人没有访客，以及母亲独自抚养几个孩子。这些住院医师认为，在他们国家家庭支持更强大，有助于缓解精神疾病。精神分裂症患者在欠发达国家与更西化的国家相比预后更好，这一WHO公认的发现为这些观点提供了间接支持。

IMGs也倾向于将强烈的宗教信仰视为一种宝贵的应对技能。这些住院医师表示，美国人经常会因长期或日常的挣扎而变得"抑郁"，而自己国家的人可能更加能够接受命运、避免将情绪困扰转化为疾病：

> 这是一个宗教社会（印度），所以如果有一个艰难的生活事件，人们接受它并继续前进……对神的坚定信仰意味着，如果发生了不好的事情，那是神的意志。

其他文化与美国一样，认为精神心理障碍是一种疾病，但对精神疾病的病因认识可能不同。例如，在巴基斯坦卡拉奇，基德瓦伊和阿扎姆发现30%的基本医疗患者认为精神疾病由超自然力量和灵魂引起。这些患者通常向江湖郎中（12%）、心灵治疗师（12%）和家庭支持（2.5%）中寻求治疗。

精神疾病的耻感也影响了IMGs住院医师在基本医疗中解决这些问题的方式。在许多文化中，心理健康问题被视为可耻和禁忌："你几乎从不这样做……（在我的国家）……精神病学是用于疯子的。"由于文化背景导致的对心理健康问题的顾虑，许多住院医师担心他们会冒犯患者，因而避免这方面的问诊。

（二）对精神卫生治疗的看法

不出所料，许多IMGs报告称在美国接受住院医师教育之前对行为医学的接触很少。许多文化认为焦虑和轻度情绪障碍是正常功能的变异，而不是疾病。在这些社会中，精神疾病的原型是严重的疾病，如精神病性抑郁症，Ⅰ型双相情感障碍或精神分裂症。因而临床培训通常是在有严重精神疾病患者的机构见习或参观。一位来自印度的住院医师说：

> 我几乎没有接受过有关焦虑和抑郁的培训。我在精神病院待了 1 个月。那是我的第四年。我们有两周上课，还有两周就在精神病院。我们一直看的是被关起来的人，没有接诊过患者；我们只是参观，有点像看标本。

即使在基本医疗医生询问和治疗精神症状的国家，也可能没有什么诊断特异性。例如，来自波斯尼亚的一名 IMGs 表示：

> 心理健康在这里看起来不一样。在我们国家，我们面对的人只是"紧张"。所有的精神问题，抑郁症、创伤后应激障碍，都只是"紧张"……在我们国家，人们来到办公室说他们很紧张，然后我们就给他们一些苯二氮䓬类药物。

IMGs 本国的社会政治历史可能会影响他们处理精神障碍的方式。一位受访者提道："人们害怕精神病医生。对这类专家的恐惧可能由来已久。"

（三）家庭生活

国际医学毕业生，尤其是来自东亚国家和菲律宾的毕业生，可能会对美国家庭生活的许多方面感到惊奇，包括单亲家庭、同居关系和一夫一妻制等。在讨论 IMGs 精神科住院医师时，普马里加及其同事指出，在许多发展中国家，尤其是那些有着强烈宗教影响的国家，常见的美国童年经历，例如与离婚父母的两个家庭在一起生活，成为继父母家庭的一部分，或在高中期间约会，都被认为是非常特别的。常见的要婴儿睡自己婴儿床的建议，常常与某些文化中"学龄前儿童都在一起睡觉"相冲突。在开始做住院医师之前，IMGs 会从多个渠道获得关于美国家庭的知识，包括电视"脱口秀"，以及在他们的见习环境中听办公室工作人员讨论个人生活。

IMGs 经常被美国的纵容式育儿方式，以及他们认为由此产生的儿童行为问题所震惊。许多人觉得奇怪的是，像 ADHD 这样的疾病在他们本国并不常见，但在美国却如此普遍。正如一位来自东欧的住院医师所说：

> 这个国家的父母让孩子做他们想做的事。在我们国家 ADHD 不会被诊断，这只是一个纪律问题。而在这里，当你给孩子们吃药时，父母和老师似乎会平静下来。

IMGs 倾向于认为父母的管教，即便有严酷的体罚，对于防止儿童叛逆和不尊重的行为十分重要。儿童身体虐待对许多 IMGs 来说都是新概念。他们感到惊讶的是，当父母体罚孩子时，政府会插手其中。儿童保护服务机构有权将儿童从父母的监护下带走，令这些住院医师中的许多人感到非常不安。在美国被认为是虐待的行为在本国可能被视为负责任的塑造品格的养育方式。一位来自印度的住院医师指出，家风严格的孩子在学校和大学普遍表现良好。除了影响临床工作之外，许多 IMGs 还有自己的孩子，在一个使用不同方式抚养孩子的新的国家，他们自己就面临着适用原则上的矛盾冲突。

（四）性行为

成长于由强大宗教和集体主义价值观念统治的传统社会中的 IMGs 对早期性经历特别担忧。肖拉和同事们认为，在许多非西方文化中长大的 IMGs 可能会将性行为视为极度私密甚至可耻的行为。发生婚前性行为也是一个禁忌话题。

我们观察到 IMGs 住院医师有两种常见的患者管理方式：一种方法是避免与青少年讨论性行为。带教老师往往需要不断要求住院医师提出这些问题（见第32章）。即便如此，住院医师还是常常对这个话题感到不适，在询问时盯着地板而不是看着患者。另一种方法是接受西方是一个性自由的社会。住院医师以就事论事甚至是公事公办的口吻提及性的问题。例如，一名IMGs以处理成人性问题的方式处理一名刚有过第一次性交的14岁女孩的问题，对其进行了巴氏涂片和盆腔检查，并提供了关于妊娠、避孕和安全性行为的常规指导，却没有讨论女孩是在什么情况下性交（如性交是被强迫的吗？），伴侣的年龄，或者患者对性体验的看法。尽管有研究证据显示，早期性行为与性虐待史、吸烟和吸食大麻有关，但直到有行为学家在观察接诊时提出来，住院医师都没有注意到这些问题。

（五）学习行为科学的挑战

基本上，要将患者的精神和生活中的心理社会方面纳入西方医疗实践的重要组成部分，许多IMGs都面临着挑战。如果是来自精神健康问题诊断不太常见、被诊断的综合征通常很严重的社会，多数IMGs住院医师最初会觉得自己不能诊断和治疗这些疾病。在住院医师初期阶段，一些IMGs会将几乎所有抑郁和焦虑的患者转诊给精神科医生。重要的是，带教老师应在培训早期就确定，基本医疗医生应具备诊断和治疗常见情绪和焦虑障碍、痴呆、儿童行为和适应问题，以及性功能障碍的能力。除非病例很复杂并且超出非专科医生的范围（如精神分裂症），否则住院医师应该学会自己管理患者。

对于IMGs来说，针对心理健康状况的诊断性晤谈尤其具有挑战性。参加过美国医学执照考试（United States Medical Licensing Examination，USMLE）后，大多数IMGs都熟悉了《精神障碍诊断与统计手册》（DSM）系统，以及诊断标准的使用。但是，他们可能很难将这些内容转化为会话中的问题，提问时通常是对DSM标准的逐字复述，生硬而令患者感到困惑（例如，"你是否感到无价值或有不恰当的负罪感？"或者"你是否体验

到普遍的快感缺乏？"）。IMGs经常意识到他们不知道如何询问这类症状，从而略过它们。对于自残、自杀、虐待和非法行为等问题，这种不情愿尤其显著。一位IMGs住院医师描述了他学习如何提出敏感问题的经历：

> 一开始，你会非常不适，然后你的感觉越来越好……如何提问，如何问自杀相关的问题。对我来说，这非常尴尬。我很惊讶于人们对这些问题正常做出回答。"这将如何影响她与我之间的关系？"

另一名IMGs说：

> 在我们国家，如果我问一个带着孩子的女人是否结婚了，她会生我的气。

在他们的行为科学培训期间，我们注意到，当IMGs住院医师被要求接诊一位14岁的未婚母亲、一对女同性恋夫妇或离婚父母时，他们都会有潜在的不适。接诊其他有心理社会问题的患者能够做得很好的住院医生，在面对这样的家庭结构时似乎常常感到不知所措。当察觉他们对进一步询问患者感到不舒服时，行为科学教师会代替他们接诊一会儿。然后，我们通常会试图把接诊交回给住院医生，此时他们往往能够不再那么困惑，能够跟随教师的引导。在接诊结束后，当询问他们当时的反应和不能继续顺利接诊的原因时，一个常见的回答是：

> 我知道美国存在着这样的关系，但我从来没有与他们面对面交谈过。我不知道该对这些人说些什么。

八、对改善国际医学毕业生的教育和培训的提议

（一）一般建议

虽然我们指出了对于在美国接受住院医

师培训的 IMGs 要关注的问题，但有关临床结局的少量比较性研究表明，非美国公籍 IMGs 在照护患者方面表现良好。筑川和同事发现，与美国毕业生相比，IMGs 治疗的享有医疗保险的住院患者死亡率更低。当排除美国籍 IMGs 后，这个区别仍然存在。在一项大样本充血性心力衰竭和/或心肌梗死的住院患者中也发现了类似的结果。在后来的一项研究中，诺奇尼和同事们研究了 IMGs 在美国医师资格考试第二部分（临床知识）中的表现与患者死亡率之间的关系。结果发现，考试成绩每升高 1 分，死亡率下降 2.0%。

在最近对 IMGs 的研究中，有一个始终如一的主题是他们成为"二等公民"的经历。在本国已经取得了教育甚至是职业上的成功，却要在新的国家、新的医疗卫生系统中证明自己，这令人沮丧且任务繁重。特别是对于那些在自己祖国已经独立执业、现在却不得不接受再培训的 IMGs 来说，这个问题尤其敏感。疏离、孤独和愤怒是对这些挑战的常见情绪反应。一些住院医师分享了这样的担忧，即他们可能不能顺利完成长期备受欢迎的美国住院医师项目，并被要求返回本国。由于担心暴露知识缺陷，IMGs 可能不会直接去寻求教师的合理帮助。在为 IMGs 提供临床督导时，教师要保持对这些潜在动力学的认识。

IMGs 能够从早期适应中受益。如果能在住院医师培训正式开始前至少 8～12 周开始一些准备工作，而不是从规定的 7 月 1 日开始，将很有帮助。沉浸于英文环境，并尽可能接触美国常用医学缩写以及习语，对于书面和/或口语表达能力欠缺的 IMGs 将有所帮助。对于那些学英语晚、口音重而妨碍理解的住院医师，口音纠正方面的专家可能会有帮助。还可以借助只读光盘（CD-ROMs）及其他资源学习医学专业术语。

其他可以作为住院医师预科课程的内容包括医疗文件、申请实验室工作和放射学研究的方法、处方书写，以及电子病历的使用。对美国医疗卫生系统的概述，包括法律、伦理和保险问题，也很有价值。通过使用录像带、模拟患者和角色扮演，可以教授基本的医疗晤谈技能。一个可能有用的资源是 Doc.com 互动式医患沟通网络课程，由美国医疗沟通学会制作（见本节末尾的"其他参考资料"）。然而，基本医疗医生在与患者关联时使用的一般"风格"，很难简化为一套技能。IMGs 在教师或经验丰富的基本医疗医生接诊患者时跟诊可能会获益。

个人主义与集体主义的区别在伦理和决定道德责任方面起着重要作用，应该在伦理决策、临终关怀和其他医学相关领域的背景中明确讨论。此外，对于美国培训的医生和 IMGs 来说，对这些问题（包括他们的文化和宗教背景）的开放性探索，将使所有医生更能够体恤广泛文化背景下的患者。对患者疾病和治疗经历的概念和反应，以及在医患关系方面的文化差异对情绪存在着影响。在富于经验者的带领下，巴林特小组和其他反思性实践活动可能会为 IMGs 提供机会来理解和处理这些影响。如果不加以解决或不去检视，对患者的强烈情绪反应可能会引发一连串的临床和行为反应，甚至可能扼杀医生的发展；但是，当带着好奇心，在巴林特小组这样安全的、不做判断的模式下进行探索时，IMGs 与美国培训的住院医师有可能通过开放性的、有意义的参与使自身得到更充分的发展。

当 IMGs 住院医师的表现明显难以达到标准时，教师应该考虑文化和语言问题。任何一个学习过第二语言的人都知道，即使只是听到只言片语，人们也可以看似理解了。IMGs 对教师的尊重可能会被误解为缺乏自信、缺乏独立思考、知识基础不足或动力不足。在得出结论之前，与这些住院医师进行几次支持性的、非批评性的对话，以便更好地了解他们的背景会有所助益。在观察医患互动时我们注意到，一名来自巴基斯坦的 IMGs 在 4～5 次接诊中从不曾坐下。在我们随后的讨论中，这位住院医师表示，她知道为了进行有效接诊坐下是对的，但她认为在督导老师在场的情况下坐着是不礼貌的。如果没有澄清这一点，我们会将她的接诊技能

"等级"评定为不太理想。

（二）教授精神病学和心理社会医学的建议

心理社会方面的内容应该在住院医师第一年早期引入。为了解决行为科学方面的教育和培训需求，可以在住院医师第一年安排正式的轮转模块。在我们的项目中，除了已经实行多年的第二年轮转之外，我们还增加了第一年轮转。第一年的行为科学轮转更侧重于有效的晤谈技巧和如何应对几种常见的精神疾病，而第二年的轮转专门学习精神障碍的诊断和治疗。

为了帮助住院医师学习精神症状的问诊措辞，我们听取了他们的建议并制作了一系列"问询单"。具体来说，我们制作了一系列塑封卡片（它们很容易装入白大衣），上面印有问诊许多常见的精神疾病症状时有用的问题。这些卡片在住院医师中非常受欢迎。

教师应该意识到，具有不同背景、习俗和家庭结构的患者可能会令IMGs住院医师感到不安。在与住院医师进行单独讨论时，教师可能会首先提出问题，例如，"你多久会遇到一次，接诊公开的男同性恋、由养父母抚养的青少年，或是患者要求做你认为没有指征的检查？在你的祖国，医生会遇到这样的患者或者场景吗？你认为为什么这里有所不同？"在交流过程中，教师应该对IMGs住院医师的经历表现出真正的兴趣、尊重和好奇心。这些对话可以供双方学习有用的经验。接下来，临床教师应该提供一些关于该话题的重要信息（例如，"在贫民区，高达50%的儿童由祖父母抚养。研究表明，抚养孙辈对祖父母的健康有负面影响。"或者"大约1/3的美国儿童是未婚女性所生。你对这种常态会做出什么反应？"）。

作为住院医师行为科学培训的一部分，我们通常会与他们一同进行患者接诊。这让住院医师得以观察性地学习教师不多言地接受患者，以及对待他们"和其他人一样"的方式。在与IMGs讨论这些问题时，教师应该

了解家庭组织模式、对医生角色的看法等与文化相关的程度。例如，许多自动接受"试婚"（长期友谊和约会关系并且通常有一段同居时期的结果）的西方人，可能会觉得东亚包办婚姻的习俗不可接受。然而，教师对包办婚姻非批判性的真正的兴趣，往往会为IMGs创造一种氛围，使其愿意了解美国的多种关系模式。

正如许多经验丰富的临床教师所认为的，患者也可以是优秀的教师。能够理解美国患者文化背景的IMGs将带着尊重、好奇心、关心和真正的学习欲望与患者相处。在获得相关的病史和症状信息的同时，医生还可以鼓励患者"说出他们的故事"，这样会使医患双方都觉得有意义并感到满意。

九、推荐阅读

Huijskens EGW, Hooshiaran A, Scherpbier A, et al. Barriers and facilitating factors in the professional careers of international medical graduates. *Med Ed* 2010; 44: 795-804.

Jain P, Krieger JL. Moving beyond the language barrier: the communication strategies used by international medical graduates in intercultural medical encounters. *Patient Educ Couns* 2011; 84: 98-104.

Kales HC, DiNardo AR, Blow FC, et al. International medical graduates and the diagnosis and treatment of late-life depression. *Acad Med* 2006; 81 (2): 171-175.

Kitanaka J. *Depression in Japan: Psychiatric Cures for a Society in Distress. Princeton*, NJ: Princeton University Press; 2011.

Klingler C, Ismail F, Marckmann G, Kuehlmeyer K. Medical professionalism of foreign-born and foreign-trained physicians under close scrutiny: a qualitative study with stakeholders in Germany. *PLoS One* 2018; 13 (2): e0193010.

Klingler C, Marckmann G. Difficulties experienced by migrant physicians working in German hospitals: a qualitative interview study. *Hum Resour Health* 2016; 14 (1): 57.

LeBaron V, Beck SL, Maurer M, et al. An ethnographic study of barriers to cancer pain management and opioid availability in India. *Oncologist* 2014; 19 (5): 515-522.

Meghani SH, Rajput V. The need for practice socialization of international medical graduates—an exemplar from pain medicine. *Acad Med* 2011; 86: 571-574.

Norcini JJ, Boulet JR, Dauphinee WD, et al. Evaluating the quality of care provided by graduates of international medical schools. *Health Aff (Millwood)* 2010; 29: 1461-1468.

Norcini JJ, Boulet JR, Opalek A, Dauphinee WD. The

relationship between licensing examination performance and the outcomes of care by international medical school graduates. *Acad Med* 2014; 89 (8): 1157-1162.

Pettigrew LM. The NHS and international medical graduates. *Educ Prim Care* 2014; 25 (2): 71-75.

Rao NR, Roberts LW (eds). *International Medical Graduate Physicians: A Guide to Training.* New York: Springer; 2015.

Sciolla A, Ziajko LA, Salguero ML. Sexual health competence of international medical graduate psychiatric residents in the United States. *AcadPsychiatry* 2010; 34: 351-368.

Searight HR. *Cross Cultural Issues at the End of Life.* New York: Springer; 2019.

Searight HR, Gafford J. Behavioral science education and the international medical graduate. *AcadMed* 2006; 81: 164-170.

Searight HR. *Health and Behavior: A Multidisciplinary Perspective.* Rowman and Littlefield; 2019.

Sternlieb JL. A guide to introducing and integrating reflective practices in medical education. *Int J Psychiatry Med* 2015; 49 (1): 95-105.

Tsugawa Y, Jena AB, Orav EJ, Jha AK. Quality of care delivered by general internists in US hospitals who graduated from foreign versus US medical schools: observational study. *BMJ* 2017; 356: j273.

Verma A, Griffin A, Dacre J, Elder A. Exploring cultural and linguistic influences on clinical communication skills: a qualitative study of International Medical Graduates. BMC medical education. 2016 Dec; 16 (1): 162.

十、网站

American Academy of Communication in Health Care. http: // www. doccom. org/. Accessed February 2019.

American Balint Society. https: //s3. amazonaws. com/ ClubExpressClubFiles/445043/documents/Helping_Doctors_ Develop_1946604484. pdf?AWSAccessKeyId=AKIAIB6I 23VLJX7E4J7Q&Expires=1551198404&response-content-disposition=inline%3B%20filename%3DHelping_Doctors_ Develop. pdf&Signature=1t80vTfezY46quuzlphraxnzXas% 3D. Accessed February 2019.

American Medical Association. International Medical Graduates Section. https: //www. ama-assn. org/about/international-medical-graduates-section-imgs. Accessed July 2019.

Educational Commission for Foreign Medical Graduates. https: // www. ecfmg. org/news/category/2018-match/ /. Accessed July 2019.

National Resident Matching program. The MATCH. http: // www. nrmp. org/main-residency-match-data/. Accessed July 2019.

第三部分
面向特定人群的工作

| 家　　庭 | 第11章 |

Mitchell D. Feldman, MD, MPhil, FACP & Steven R. Hahn, MD

一、引言

（一）家庭是健康和疾病的社会背景

不论是患者还是医务工作者，我们对健康、疾病和医疗卫生的经验都发生在一定的社会背景下，而"家庭"是这一背景的核心。以家庭为中心的医疗，就是使患者的社会背景成为医疗卫生的一部分，这会影响临床过程的每一步内容，包括对患者是什么人所做的基本假设、临床资料数据库的结构框架、症状的病因学理论以及治疗的实施。慢性病患者依靠家庭的帮助生活，并承受家庭所带来的负担，这两者通常同时发生。请思考以下几个场景。

1. 医生还在反思自己是否可以为乔做得更多些，但乔的全家对医生过去10年来，特别是在患者临终前提供的"精心照护"，已经表示非常满意和感谢。这使医生感到欣慰和安心。全家人非常感激她为临终关怀的家庭讨论提供的帮助。

2. 埃里克是一名40岁的糖尿病患者，他特别难以遵循合理的饮食方案。他的伴侣一直不愿意改变他们的食谱，两人也一直无法协商出改进办法。

3. 玛丽，50岁，既往体健，持续头痛2个月。她担心自己有肿瘤或者"有什么大病"。简短询问其家庭情况后发现，她60岁的丈夫6个月前出现了抑郁和健忘，2个月前从五金店回家时还迷路了。讲到自己的遭遇，玛丽承认自己也感到沮丧、郁闷且非常担心丈夫。丈夫拒绝去看病使她感到十分不安。她同意医生帮她对丈夫进行评估，但她仍然担心自己是恶性的头痛。

4. 27岁的伊娃有多种躯体不适和惊恐障碍。母亲去世后，她由祖母抚养，祖母4年后也去世了，一位比她大20岁的姑姑继续抚养她。她和姑姑十分亲密，"几乎像姐妹一样，我们一起做任何事"。大学毕业后，她又回来和姑姑住在一起，而此时姑姑刚开始生命中第一段重要的恋爱关系。伊娃不明白为什么她的姑姑需要一个男朋友，并说自己的惊恐发作经常打断她姑姑与未婚夫独处的安排。

在每个案例中，家庭背景对于理解具体情形都至关重要。在乔的案例中，医生既照顾患者又照顾到家人，家人在照顾和缅怀中都是伙伴的角色。埃里克的伴侣不愿意采用糖尿病食谱，成为他严格自我管理的重要障碍。玛丽因为家庭压力产生了心理-生理反应。而伊娃则是一名脆弱的年轻女性，其惊恐发作是对姑姑"遗弃"她的回应，是一种高成本低效率的"解决方式"，只能暂时让姑姑更多关注和陪伴她。

所有医务工作者都能从直觉上理解"家庭"，以及家庭如何运作和发展。然而，临床上缺乏有用的工具使家庭成为医疗中明确的一部分，可能会妨碍这些知识的成功应用。一方面，在家庭环境中照料患者，不仅仅是要家人参与部分慢性病自我管理的任务；另一方面，以家庭为中心的医疗是一种理念，常常在患者独自就诊、其他家庭成员没有直接接触时实行。

（二）以家庭为中心的理念决定了诊室接诊时的结构

患者就诊时带着医学的、心理的、社会的和人际间的各种问题。基本医疗医生、内科医生和家庭医生始终都知道，评估患者的心理社会问题，并提供某种形式的"咨询"，是工作任务的一部分。但对于如何实践"诊室接诊"，内科医生的咨询和行为健康医师的治疗有什么区别，并不清楚。内科医生也常常不愿意探究患者的心理社会问题，因为他们认为这些问题应接不暇而且似乎无法解决，不能确定探究这些问题会让患者的感受变得更好还是更坏。尽管在当代实践中，医生将精神药理学应用于经常并发的轴Ⅰ精神障碍（译者注：DSM-Ⅳ中的概念，指精神分裂症等临床精神疾病）的能力已经大大提高，但解决人际关系、心理社会问题似乎仍然是一项艰巨的任务，内科医生通常不愿介入其中，他们常常误以为必须亲自解决他们发现的问题。

应对上述困难局面有两种方法：一是要明白，内科医生的主要目标不是解决他们在探究患者心理社会背景时发现的问题。确切地讲，其目标应该是引起患者对这些问题的注意，并帮助患者理解，除了内科医生可能为伴发的轴Ⅰ精神障碍提供药物治疗外，心理健康专业医生的咨询或治疗也能帮助患者处理面临的问题。二是了解本节所述的基于家庭系统的半结构化四步法评估策略，可有效应用于基本医疗临床实践。

二、家庭作为患病的背景

家庭是健康与疾病经历的基本社会环境。个人对健康与疾病的感知和认识，以及是否、如何并且从谁那里寻求帮助的决定，都由家庭塑造。医疗卫生服务的使用，以及对治疗的接受度和依从性都受到家庭的影响。

（一）相互关系

家庭系统的健康与其成员的身心健康之间存在相互关系。躯体症状和疾病可以显著影响家人的情绪状态和行为，这往往导致家庭关系的异常；而家庭功能异常也可能会产生压力并导致躯体疾病。功能异常的家庭系统会将躯体疾病和症状纳入家庭的行为模式，从而加强了某个或多个成员的病患角色，并使疾病和症状持续或加剧。在这些"躯体化的"家庭中，如果不考察症状和疾病在家庭背景中的意义，就不能理解其存在和持续的原因。

（二）什么是家庭

我们对家庭的理解基于与自己或他人的家庭相处的经历。家庭可以有各种各样的组合方式：双亲核心家庭、单亲家庭、养父母与子女、通过再婚重组的离婚家庭、有跨性别者的家庭、以同性恋伴侣为父母的家庭以及无子女的已婚或同居夫妻。在某些文化中，"家人"可能是宗族的其他成员，他们与血统或婚姻无关。独自生活的老年人可能认为他们的居家照顾服务员是家人，而对于那些独居的人，他们能想到的家人可能只有自己的宠物。

所有这些组合都可以被认为是家庭。它们在成员之间的关系结构，以及家庭对其成员和所在社会发挥的作用方面有着相似之处。因此，我们不是根据其成员组成来定义家庭，而是将家庭描述为具有特定功能角色的系统。

（三）家庭的角色

家庭关系不仅体现在个体间传统的称谓上，更体现在他们的角色上。例如，在一个家庭中，一位老年妇女可能会从居家照顾服务员、当地老年中心的一位朋友和一个女儿那里获得陪伴和情感支持，而另一个家庭中的女性则通过她的婚姻伴侣满足这些需求。在一个社会中，儿童的初期教育和社会化可能是在其父亲/母亲的家庭和社区或学校中完成。而在另一个社会中，家长群体或无亲缘关系的个人可以完成这些教育任务，并在儿童生活中扮演更突出的、家人一样的角色。因此，医务工作者必须把患者的家庭背景理解为在社会系统中承担对患者至关重要的角色或任务的那些个体（表11-1）。

表11-1 **家庭的角色：部分清单**

- 繁衍后代
- 照管子女
- 食物、住所和衣物
- 情感支持
- 教育：技术、社会和道德
- 宗教培训
- 医疗卫生——护理
- 经济支持
- 休闲娱乐

（四）家庭系统

家庭作为系统的特点是：①外部和内部边界；②内部等级；③通过反馈进行自我调节；④随时间而变化，特别是随家庭生活周期而变化。在一个特定家庭中，这4个系统特征有助于塑造家庭的内环境和功能。

1. 边界

家庭通过一系列根植于特定文化系统的行为和准则与外界分离。家庭边界由规范决定，这些规范决定谁与谁、以何种方式以及围绕什么活动进行交流。例如，教孩子"不要与陌生人交谈"会在家庭周围制造出一个边界。家庭系统的不同部分（即子系统），如"父母"和"子女"，或每个"个人"，都各有边界，彼此分开。内部边界以同样的方式起作用：与父母顶嘴的孩子可能被认为是"不知天高地厚"；他们越过了其角色界定的边界。健康的边界使家庭子系统的个体身份与跨越边界互动沟通所需的开放性获得了平衡。

2. 内部等级

家庭的子系统之间存在着等级关系：父母享有对孩子的权威，较大的孩子享有对年幼的孩子的权威等。健康的等级体系是清晰且灵活的，能够随着家庭的需求而发展，并将权力和控制赋予最有能力的人。多种原因可能导致等级关系失效，例如，不能适应变化，家庭中的权力或权威分配与技能或胜任力的分布状况不一致，或者权力的界线模糊不清而无法进行有效决策。

不同文化里关于等级的规则千差万别。医生们要知道，他们可能并不了解谁有权利为别人做决策。例如，在非洲患者已成年的儿子委决不下时，医生与患者的妻子协商医疗决策会冒犯患者的儿子们，因为他们理所当然地认为长子才是决策者。

3. 通过反馈进行自我调节

家庭系统及其子系统边界内的关系由"反馈"来调节。家庭中的所有行为都会产生一系列作用，从而影响原本的行为人。

反馈维持着家庭系统作为一个整体的完整性，建立和维护等级结构，并根据每个家庭的准则和风格调整边界的功能。这种维持"内稳态"的趋势至关重要。所有家庭系统都必须学会平衡对稳定的渴望与对发展和变革的必然需求。

4. 变化和家庭生活周期

家庭必须不断适应其成员在生物学和社会学上的发展（表11-2）。例如，有幼儿的家庭必须在家庭（或特定委托机构，如学校）的边界内保护他们。青少年需要发展一定程度的独立性，包括在没有成人直接照管时活动的能力。因此，为了促进青少年的成长，家庭必须制定新的行为准则，放宽孩子与外界之间的边界，并重新划定父母与孩子之间的边界（例如，提供更多的自主权与隐私领域）。家庭生命周期的每个阶段都会有新的挑战，健康的家庭能够调整他们的等级关系和边界。如果一个家庭的边界、等级和自我反馈调节功能紊乱，那么在每次阶段转换时就会遇到困难。

表11-2 家庭生活周期

生活周期的阶段	主题	转变任务
单身青年	离开原生家庭	自原生家庭的分化 发展亲密的同伴关系 建立工作和财务独立
形成夫妻关系	组建新家庭	夫妻关系的形成 形成并改变与双方原生家庭的关系
有幼儿的家庭	适应新家庭成员	调整关系，为孩子腾出时间和空间 商定养育的责任 调整与大家庭的关系，协调父母养育和隔代教养
有青少年的家庭	增加边界的灵活性以使孩子独立	调整边界以使孩子更加自如地出入家庭 处理中年关系和职业问题 适应年迈父母的需求和角色
子女离家独立	接受家庭系统中的人员加入和离开	调整夫妻关系，以适应孩子离家 调整与孩子的关系，以适应他们的独立和成人身份 适应衰老或临终父母的需求和角色
步入晚年	适应变老和新的角色	维持功能状态，发展新的社会和家庭角色 支持中年一代的核心角色 将年老者纳入家庭生活 面对父母、配偶、同辈的去世，生命回顾与整合

引自 Carter CA，McGoldrick M，et al. The Family Life Cycle: A Framework for Family Therapy. New York，NY: Gardner Press，1980.

文化规范对家庭生活周期有着巨大的影响。例如，在许多文化环境中，"单身成年人独居"的阶段可能并不存在，尤其是对女性而言。赋予青少年的独立性，用于区分生活周期阶段中"有青少年的家庭"与之前的"有幼儿的家庭"，在不同文化背景下有着巨大差异。

5. 家庭中的健康与疾病：病患角色

社会环境中的行为可以通过由共同期望、规范和信仰塑造的"角色"来理解。所有角色都具有先决条件、义务和利益或者豁免。其中一个角色就是"病患角色"，当一个人认为自己无法控制疾病，寻求专业帮助，坚持治疗并接受了与疾病相关的病耻感时，这个人就在此条件下暂时被赋予了这个角色。扮演病患角色的人可以免除许多通常的义务，并享受特别的关注和资源。因此，病患角色对家庭内的关系有着深远的影响。

免除作为病患角色的一部分义务，对其从疾病中恢复和适应失能至关重要。病患角色本身的义务和耻感有助于确保病患角色的利益不被滥用。通过证实疾病或失能这一先决条件，并证明充分坚持治疗，医生在确定患者的合法性方面发挥着关键作用。由于患者的角色对其家庭有着非常深远的影响，医生在确定病患角色方面负有的责任使他们成为患者家庭系统中的一个强大角色，并使家庭系统成为医患关系的固有组成部分，不论医生是否意识到这些结果。

（五）医生-患者-家庭关系与代偿性联盟

与积极且关心患者的家庭成员建立良性的关系可以成为医生最有力的工具之一，这也是有益的临床经历。在这种情况下，与家庭成员合作似乎很自然，医生-患者-家庭关系的复杂性并不明显。而另外，当存在重大的家庭问题时，医患关系可能会与家庭系统的功能障碍纠结在一起。

当一个或多个成员因家庭问题而呈现病患角色时，为患者提供适宜照护的任务可能会被家庭功能障碍颠覆或淹没。有时只有某个成员被视为生病时，家庭才能实现内部稳定并满足其成员的需求。

医生可确定患者是否享有"病患角色"的优先权和豁免权，这使医生成为家庭系统的强大核心成员。医生能够指定和改变病患角色的权力也使整个家庭生活离不开医生。实际上，医生和患者建立了一个同盟，以代偿家庭的功能障碍和缺失。哈恩、费纳和贝林称这是一个代偿性联盟。

当医生没有意识到潜在的家庭功能障碍时，代偿联盟可能会发生功能紊乱，促进躯体化疾病和不依从性，并助长病患角色所带来的本质上不适当的应对机制。

三、在家庭环境中的患者照护：基本医疗中的家庭评估和干预

一般考虑：在家庭环境中治疗患者需要一种实用的方法，使医生能够在现实世界的行医和培训中学习和使用。繁重的工作限制了医生进行家庭评估和干预的复杂性及时间。因此家庭评估和干预方法必须目标明确，快捷高效，并与日常医疗工作相符。

所有患者都应该接受"基本"家庭评估，以便医生了解家庭环境如何影响基本的医疗保健任务，并确定需要干预的家庭问题（表11-3）。基本家庭评估由两个过程组成：①进行基于家谱的晤谈并确定相关的家庭生活周期阶段；②筛查与家庭生活周期阶段任务或患者的医疗问题相关的家庭问题。一部分问题源于更严重的家庭功能障碍的患者需要以下基于家庭系统的四步法干预咨询。

在家庭环境中治疗患者并不一定意味着将家人带到检查室，这在成人医疗中也通常不会出现。家庭评估和干预可以通过与患者的单独会面来实现，尽管与其他家庭成员的会面往往是值得的，有时还是必要的，并且几乎都有助于对患者的照护。如果采用家庭系统导向而又不与其他家庭成员直接会面，需要具备通过患者的叙述就能探究家庭生活

表11-3	基本家庭评估和干预的目标

- 了解家庭在患者医疗问题上的参与形式
- 与其他家庭成员沟通对患者医疗问题的管理
- 认识到问题行为（如酗酒或药物滥用、躯体化、家庭暴力、被医生视为"困难"的患者）及影响患者的医疗问题或功能状态的家庭功能障碍，这些需要进一步评估和干预
- 评估家庭对患者医疗与行为问题的行为反应和情绪反应，并向患者和家属提供情感支持
- 提供咨询服务，以提高家庭对患者医疗问题在情感和功能上的适应
- 对医生-患者-家庭关系进行初步评估，并意识到存在或发展中的"功能障碍的代偿联盟"
- 转诊患者或家属以实施进一步的行为评估和干预
- 了解家庭系统成员之间互动的三角关系和重复模式，包括发展成影响到医生-患者-家庭三方关系的家庭成员间的关系

的能力，就像家人一起来就诊了一样。

下面描述的基于家系图的晤谈是实现这一目标的有力方式。然而，以这种方式了解患者家庭系统可能会较为复杂，因为患者提供的家庭生活往往是曲解的和不完整的。这种曲解可能是有意识的或无意识的，或二者都有。因此，医生需要学习推断家中发生的事情，通过想象患者家属的哪些反应或行为患者不能理解或不会告诉自己，来"透过患者看家庭"。

四、基本家庭评估：进行基于家系图的晤谈，确定家庭生活周期的阶段议题和筛查问题

 案例1

阿里安娜是一位40岁的意大利裔美国女性，具有多种躯体症状。她曾主诉慢性腹泻、消化不良和"哮喘"，但所有胃肠道和肺部评估完全正常。她曾多次就诊于家庭医生和急诊，两次住院治疗，并在几家专科诊所就诊过。过去几年她平均每年就医15次。

（一）构建一份家系图

在家庭环境中治疗患者的第一步是通过进行"基于家系图的晤谈"来创建一幅家庭的全景。家系图是家庭成员的图形表示。它使用遗传谱系的图示法（图11-1、图11-2），可用于记录从家庭病史到生活事件和就业，以及家庭问题的数据。基于家系图的晤谈总体目标是帮助患者在家庭生活框架内讲述他们的故事。

1. 进行基于家系图的晤谈

拿一张白纸放在患者可以看到的地方，在患者的帮助下绘制家庭树。标注重要日子，如结婚、离婚和死亡，以及每个人在其他家庭成员中的位置。记录家庭系统数据时，可以用线条来表示家庭的边界，用双重线表示个体之间的强烈关系或联盟，用锯齿形线条来表示冲突，用三重线表示不正常的过度参与。在随后的访问中，简要回顾一下该家系图以回顾患者的家庭背景，随着家庭变化或新问题的出现可以扩增或改变家系图。

2. 聚焦于家系图

家系图所探究的信息类型、记录几代人以及细节的详细程度，取决于对家庭问题重要性的初步判断。基于详细、全面、多于一代的家系图的晤谈，会是一个强大的临床工具，但对于日常实践来说太复杂。家系图应该聚焦于临床上最有用的信息，同时为在家庭环境中治疗患者提供基础。与大多数临床数据一样，将家庭导向的数据全部纳入家系图中，与决定哪些数据可以忽略相比要更容易。然而，熟练的简化需要积累经验，以下3个原则可以使晤谈更有效率。

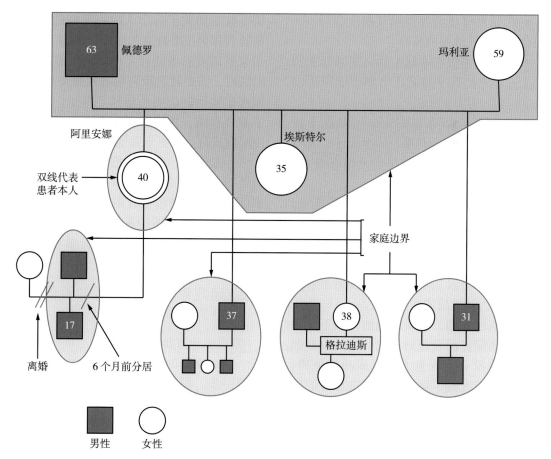

图11-1　家系图显示了阿里安娜的家庭构成和主要家庭成员（案例1）

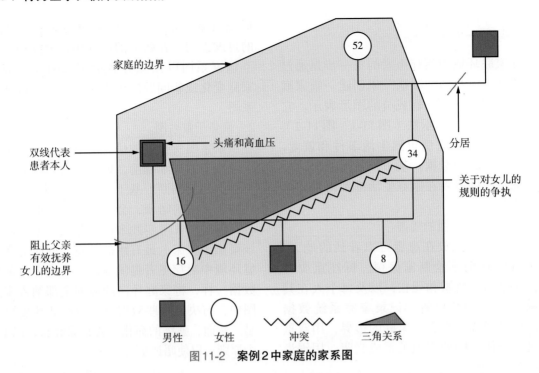

图 11-2　案例 2 中家庭的家系图

图中标注：
- 家庭的边界
- 双线代表患者本人
- 头痛和高血压
- 阻止父亲有效抚养女儿的边界
- 分居
- 关于对女儿的规则的争执
- 男性　女性　冲突　三角关系

• 尽量理解患者并鼓励其积极参与——他们会将你带入故事的核心。

• 将晤谈集中在家庭生活周期的任务和问题上——它们几乎总是压力和功能障碍的焦点。

• 绘制并检查家系图——一图胜千言（例如，图示一个单亲母亲、六个孩子、父母和国外的兄弟姐妹，三位父亲分散在各地，以及一个新男友）。

从家里的核心人员开始，即家庭成员，父母、子女以及前任和现任的伴侣和配偶。根据患者核心家庭的年龄、关系和成员来确定患者家庭生活周期的阶段。如下所述，家庭生活周期的阶段几乎总是能够预测患者家庭系统中压力、挑战或冲突所在。

对任何已知的，或新出现的，或下文中庭生活周期筛查所发现的问题，询问家庭的反应。如果没有发现重大问题或功能障碍，一旦对家庭情况的了解足以在解决患者的医疗和其他问题时考虑到家庭因素时，停止关于家系图的晤谈。如果发现重大家庭问题，则继续后文介绍的四步家庭干预。

图 11-1 显示了案例 1 的家系图框架。你需要收集的关于每个人的和家庭的信息，应该随着你关于家庭功能的假设的演变而变化。当家系图或患者的叙述中出现了重要的家庭问题时，需要着重探究相关家庭关系和历史。如果家庭问题的本质最初不清楚，怀疑遗漏了重要事情，则需扩展家系图以包括更多外围家庭成员，并更全面地检查个体间的关系。

一般来说，获取家庭成员和重要关系的简要描述、主要生活事件的历史、移民史和家庭成员的变动较为有用。随着晤谈的进行，记录下来该家系图的重要信息以创建一幅家庭的全景。请记住，患者积极参与，关于家系图的晤谈才能最有效率。

（二）确定家庭生活周期的阶段，预测压力和冲突

1. 家庭生活周期阶段的评估

确定家庭的生活周期阶段是家系图评估的第一步。周期的各个阶段是探究患者和家庭生活中重要问题的路线图。

家庭生活周期由 6 个阶段组成（表 11-2）。每个阶段都以由生物学驱动和社会文化塑造的个人发展模式为基础。周期通常开始于个

体离开原生家庭（第1阶段），然后组成新的家庭（第2阶段），培养他们的孩子并将其送入到社会中（第3、4和5阶段），最后这些个体步入晚年（第6阶段）。每个阶段都有各自的主题和主要任务。每项任务都需要在家庭结构和功能方面进行2～4次重大改变。通常情况下，家庭问题围绕着家庭生活周期阶段一项或多项发展任务的难点。当然，家庭生活周期是建立在特定的社会政治和文化背景之上，这些背景有助于确定和塑造每个阶段的主题和任务。

2. 家庭生活周期：角色和世代

在家庭生活周期的每个阶段，人们都会获得新的角色：例如，从单身成年人到丈夫或妻子，同时也成为女婿或儿媳。和患者一起查看家系图时请注意这些角色。使用直接的开放式提问筛查每个角色存在的问题是探究患者关系的有效方式："作为一名6岁孩子的祖母有什么感受？作为乔的妻子呢？作为95岁老人的女儿呢？"如果患者被恰当调动起来，在第一个问题之后整个故事可能就会浮现出来："当祖母很棒，我无法忍受的是做婆婆！"

3. 生活周期和父母的模式

在探究生活周期问题时，要留心文化、种族和社会阶层对行为准则和预期模式的影响。要特别注意亲子系统的结构，比如单亲家庭、父母一人"工作"一人"育儿"的家庭、双职工的家庭、有大家庭参与抚养的家庭、混合家庭等，其适应策略的差异可以预见。

4. 案例1：讨论

阿里安娜（图11-1）处于家庭生活周期的第一阶段，她是一个年轻的单身成人，夹在两个家庭之间。她与丈夫的离婚，表明她难以组建一个新的家庭并进入家庭生活周期的第二阶段。值得注意的是，患者的妹妹埃斯特尔仍未离家，即在生活周期的第一阶段就遇到了困难。

（三）筛查家庭功能

画出家系图并确定了家庭的生活周期阶段后，下一步需要筛查家庭存在的问题（表11-4）。积极的患者会替你完成筛查工作并立即开始描述"真正的问题"。如果患者沉默寡言或问题较为隐蔽，下述策略有助于问题的探索。

表11-4　应启动家庭功能障碍筛查的相关表现和问题

- 不遵守自我照护方案
- 酒精或药物滥用
- 心理障碍，尤其是精神、情绪和焦虑障碍
- 原因不明的症状和躯体化
- 医生在医患关系方面遇到困难（即"困难患者"）
- 健康相关的习惯性行为——吸烟，饮食障碍
- 新诊断的、迅速恶化的或骇人的疾病（如HIV感染、癌症、终末期肾病、心肌梗死）
- 家庭系统的破坏和变化——离婚、分居、死亡、移民或迁徙国外
- 自然和社会灾难或创伤——火灾、洪水、地震、犯罪
- 性传播疾病
- 周年纪念日和重要节日
- 家庭暴力
- 生殖健康——妊娠、终止妊娠、计划生育

1. 整体的家庭功能

采用有关整体家庭功能的开放式问题来开始对家庭问题的筛查（表11-5）。问题的语气和内容应该为非判断性，甚至可以将存在的问题正常化，例如，"所有家庭都有起起

表11-5　家庭评估的筛查问题

种类	示例
对家庭问题的开放式评估	"你的家庭最近怎么样？每个人过得如何？""你是否与（指出家系图中的关键人物）之间存在问题？"
患者医疗问题相关的家庭问题	"你的家人如何处理你的医疗问题？""（家系图中的关键人物）如何处理它。他们的反应是什么？"
家庭功能障碍的相关问题（表11-4）	"我知道你最近一直感觉挺郁闷，你家人对此是什么反应？""对于你的抑郁，（关键人物）说过或者做过什么吗？"
家庭生活周期中的问题	"我看你家里一群青春期的孩子，一定相当困难吧。你是如何坚持下来的呢？"
医生-患者-庭关系的问题：代偿性联盟	"对于我的建议，你家人的想法和感觉怎样？""你希望我对你的家人说什么，或者做些什么事情吗？"

落落，最近生活中发生了这么多事，你还好吗？"有效的初始问询能将患者的注意力引向家庭问题，从而让患者自由应答。

2. 筛查家庭生活周期的问题

如果对家庭整体功能的询问没有获得有意义的信息，可以筛查询问一些患者家庭生活周期任务中遇到的困难。例如，图11-2的家系图表明，这个家庭将处理"有幼儿的家庭"和"有青少年的家庭"的任务（表11-2）。家庭生活周期每个阶段有3个任务，针对每个任务提一个问题，一共6个问题就可以筛查出生活周期的困难（表11-6）。然而，可能并非所有6个问题都要问到才能确定困难的来源，特别是如果根据某个特定家庭的独特特征而选择了最初的问题。

表11-6 抚养幼儿和青少年的家庭生活周期阶段的筛查问题

第3阶段——抚养幼儿的家庭
你在生活中是如何为3个孩子挤出时间和空间的？
你和你的妻子如何完成照顾孩子的责任？
你与孩子的祖父母相处得怎样，*特别是你的岳母*和你的其他姻亲？

第4阶段——抚养青少年的家庭
你与家里的青少年，*你的女儿*，相处如何？如何制定规则和期望？
你和你的妻子是如何安排你的工作或事业的？
你最小的孩子马上要全天上学了。这会改变你或妻子的责任或活动吗？
你对父母或岳父母的健康或功能有什么担忧？*特别是对你的岳母*

注：*常规字体显示的是家庭生活周期这一阶段的一般性问题，斜体字部分适用于家中父亲的角色（图11-2）。

3. 筛查家庭处理患者医疗问题和症状遇到的困难

出现躯体化症状是探究患者家庭背景最重要的指征之一，因为它通常由患者和/或家属要患者承担病患角色的需要驱动。探究症状和医学问题在家庭中的作用，有效策略是遵循以下顺序：症状-功能-家庭反应。症状："告诉我你的症状。"功能："你的症状如何影响你的功能，你的正常活动，以及做预期的事情的能力？"家庭反应："如果你不能做这些事，谁会做？你的家人会做什么和说什么？"

4. 筛查提示危险信号的问题

每当出现与家庭功能障碍相关的问题时，医生应该筛查家人的反应和回应（表11-4、表11-5）。许多这样的问题都充满情绪和羞耻感。因此，不带偏见、正常化和导向性的提问至关重要。这些问题通常会立即产生临床和法律的效应，并引发需要妥善解决的保密问题。

5. 筛查医生-患者-家庭关系中的问题

在整个家庭评估过程中，要考虑你自己在家庭系统中可能发挥的作用，并时刻警惕与患者或其他家庭成员形成功能障碍联盟。应询问患者或其他家庭成员，整个家庭对医生的建议或干预有何反应。确定患者想让你对其他家庭成员说些什么也很有用。通常这些希望和期望由患者的言语或行为暗示，而不是直接陈述，因为患者可能没有完全意识到他们想要什么，或是对这样的要求感到尴尬，又或是认为自己无权明确提出要求。

案例1（续）

在回答"家中最近怎么样"的开放式问题时，阿里安娜很快认定埃斯特尔的病对她母亲造成的压力，以及母亲要她（阿里安娜）帮忙的压力是主要问题。关于她的家庭对自己的医疗问题的反应，阿里安娜说她的妈妈很难理解为什么她总是这么生病。而她的妹妹格拉迪斯直接就认为阿里安娜的问题并不严重。阿里安娜认为，埃斯特尔的疾病和母亲对她的要求所带来的压力，使她很难考虑与任何人交往。她把自己的离婚归咎于前养子的野蛮和她的前夫管教不力。阿里安娜认为她的母亲对埃斯特尔的病情感到沮丧，并怀疑母亲已经不堪重负并开始厌恶埃斯特尔的依赖，但又不能向自己或其他人承认。当被问及她希望医生如何帮助解决她在家里的问题时，阿里安娜说她希望医生能让她的家人明白她是真的病了。（图11-3显示了这一阶段家庭评估的家系图。）

（四）在家庭的环境中治疗患者：沟通并处理患者的医疗问题

完成基本家系图、家庭生活周期阶段评估和家庭功能问题的筛查后，医生应该可以在家庭环境中为患者提供基本的医疗照护（表11-7）。对于大多数家庭而言，本步骤中介绍的干预措施足以完成家庭评估的基本目标而不需要进一步干预（表11-3）。基本家庭评估本身会促成以下目标。

表11-7 **基本的家庭干预**

- 通过显示对患者家庭和生活状况的兴趣与关注来增进治疗联盟
- 与家庭沟通患者的医疗状况
- 提供有关患者问题的信息：讨论预后并回答家庭成员关于医疗问题的疑问
- 讨论自我照护并争取家庭在医疗管理中的协助
- 促进家庭参与治疗决策
- 讨论和促成解决患者功能丧失对其他家庭成员的影响
- 给患者和家庭提供情感支持
- 在简单的家庭系统问题上进行家庭辅导
- 确定家庭需要注意的问题
- 准备深入的家庭评估、干预和为进一步干预而转诊
- 与家庭治疗师或其他精神健康专家合作

1. 加强治疗联盟

进行家庭系统评估的最重要结果可能是

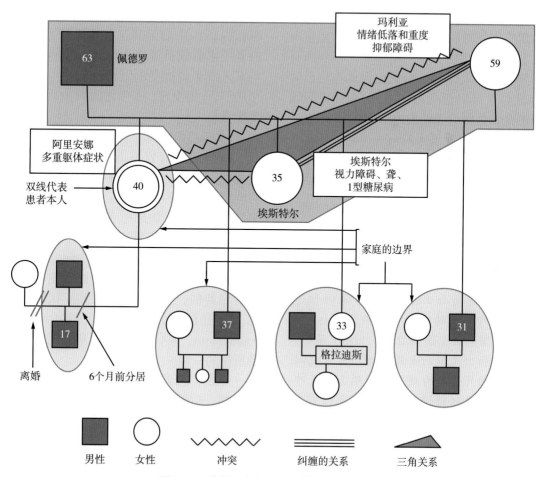

图11-3 **案例1中阿里安娜带注解的家系图**

促进患者、医务工作者和其他家庭成员之间的治疗联盟。让患者感受到医生的关心可能是成功的医患关系中唯一最重要的变量。几乎没有什么方法比与患者谈论他们生命中最重要的人更有效（见第2章）。

2. 与家人沟通

家庭评估增进了医务人员与家人就患者医疗问题的沟通。这可能涉及对他们进行关于患者状况的教育，讨论自我照护方案，监测家庭在医疗方案中的参与程度，促进家庭在决策制定和预立医嘱方面发挥作用，并帮助家庭适应患者功能状态的变化。

3. 评估和支持

评估家庭对患者问题的情绪反应并提供必要的支持，是以家庭为中心的具有挑战性而有意义的任务。阿尔茨海默病患者成年子女的照料负担，是一个典型的例子。但是医生通常很难亲自见证患者及其家人在面对严重的医疗问题时所经历的痛苦情绪。"坚持事实"和只注意生物医学问题的倾向强烈而且可以理解，尤其是考虑到医生会认为自己对复杂且似乎难以避免的家庭和/或社会问题造成的痛苦情绪"无能为力"。然而，带有共情地倾听患者及其家人的诉说，本身就是一种强有力的治疗干预——即使它看起来没有"解决"任何问题（见第2章），理解这一点十分重要。

  案例2

一名患有高血压的36岁男子未经预约来诊所就诊，他的紧张性头痛已经持续2周。家系图晤谈（图11-2和表11-6）显示，他的妻子和十几岁的女儿在女儿与家庭以外同龄人相处的行为规则的问题上一直冲突，他对此感到苦恼。在家里，这位父亲一直保持沉默，直到母女之间的争吵变得无法忍受。只有当他抱怨争吵使他头痛时，她们才停止争吵。他从来没有讨论过自己对女儿的行为规则或家庭争吵的想法，也

没有与妻子协商过一个共同的立场。

适当的干预包括建议患者和他的妻子在争吵开始之前讨论情况并尝试制订出双方都同意的计划。如果家庭能够灵活地回应这个建议，这可能会帮助他们应对发展中的生活周期的挑战。如果这种干预措施没有帮助，提示可能需要进一步的家庭评估和干预。注意，这些建议所基于的评估至少应该与此前介绍的步骤中的评估一样全面。基于不完整评估的不成熟建议很可能会失败。

4. 医务人员的合作

患者或家庭在接受心理医生的治疗时，内科医生应积极协作，并在遇到对方专业知识范围内的问题时与之相互协商。患者可能会试图用一位医生对抗另一位医生，例如，他们可能会向心理医生讲述躯体症状，而试图让内科医生插手其正在接受的心理治疗。患者或家庭成员可能会抱怨治疗师，特别是当家人或患者被要求做出改变时。如果这种"分裂"行为出现，医生之间的主动沟通是至关重要的。

5. 聚焦于功能障碍

有些问题对家庭有明显的影响和潜在破坏性。将家庭成员的注意力集中在与家庭功能障碍相关的问题上是一项至关重要的临床任务。例如，如果患者或患者家属存在酗酒的问题，评估家属的反应、帮助家属接受现实存在问题并支持他们解决问题的需求非常重要。许多家庭正是需要医生能够提供的这种专业的、家庭之外的关注。认同他们的感受并提供诸如匿名戒酒协会（Alcoholics Anonymous，AA）等资源信息可能是促成行动所需的一切。

但是，患者和家庭对变化的抗拒可能非常强烈，以致基本的家庭评估不足以帮助他们采取行动。在这些情况下，将患者转诊给心理医生而不是继续家庭干预，是合适且有时会奏效的做法。然而，为了成功转诊，常常需要进一步的家庭干预。

五、家庭评估和干预四步法

如果严重的家庭功能障碍干扰了医疗管理、医患关系或患者的功能状态和生活质量，则需要进行更深入的四步评估和干预（表11-8）。这里讲的家庭评估和干预的目标超出了日常内科诊疗的范畴，也不同于家庭治疗中使用的结构系统变化。

表11-8　**家庭干预**

步　骤	目　　标	表　述
分析，"将痛苦带入诊室"	1. 了解家庭系统中的主要冲突 2. 了解病患角色在家庭系统中的作用 3. "将痛苦带入诊室"，就是帮助患者（及家人，如果在的话）在晤谈过程中经历他们问题的痛苦	"告诉我（你在家系图中看到的任何通常很困难的事情），例如，……和岳母/婆婆住在一起，或者教养青少年"
重构	1. 引导患者（和家人）关注潜在的家庭问题，而不是导致躯体化的病患角色、过度功能损伤或自我护理行为的功能障碍 2. 支持患者的目标，同时阻止他们通过病患角色达到这些目标	"除了你的（症状/问题），这些家庭问题也同样值得注意""你的健康状况很好，但我能够理解为什么你通过这样的方式来满足你解决（家庭问题）的需求"
共情地见证	1. 为患者提供情绪支持，向患者赋权 2. 增强治疗联盟	"尽管你受到种种问题困扰，但我对你的出色表现印象深刻。你确实很想成为一个好妻子……父亲……女儿"
转诊	1. 将第一步中的问题归结为患者需要在专家的帮助下回答的问题 2. 处理对心理治疗的抗拒	"关于如何改变你的沟通方式，你有一些重要的问题要回答……关系……你是母亲……丈夫。你需要一位专家顾问来帮助回答那些困难的问题"

（一）第一步：评估家庭："将痛苦带入诊室"

前述基本家庭评估是对功能障碍家庭四步干预中第一步的核心和基础（表11-8）。不同之处在于需要实现两个目标，这比理解家庭的基本功能更进一步。医生必须：①对家庭中的主要冲突或问题有比较全面的了解，通过晤谈让患者能够充分表达他们对家庭问题的所有感受，即"将痛苦带入诊室"；②了解病患角色（如果存在的话，且通常的确存在）如何作为患者和家庭的应对策略。

"在我看来，我们讨论的是非常痛苦，且值得引起我们关注的家庭问题。"当你确信患者能够接受这个总结而过渡到第二步时，家庭评估和干预的第一步就完成了。在晤谈期间将患者生活中的痛苦带入诊室是非常重要的目标，因为共享的情感体验将推动后续步骤的完成。以下技巧将有助于完成这第一项任务。

1. 情绪诱导和支持技术

以患者为中心的情绪支持式访谈技术有助于"将痛苦带入诊室"。当患者叙述苦恼的处境时，直接询问他们的感受是一种有力的技术，"那一定很令人痛苦吧，你感觉怎么样？"一种三步"正常化"的步骤对于询问令人尴尬的或社交回避的情景特别有效，首选将遭遇正常化或普遍化利于患者表达情感，接着是封闭式的筛查问题，最后用开放式问题就其肯定回应进行追问。例如，有一位新晋祖母，她的女儿玛丽安是单亲妈妈，希望她能照顾刚出生的外孙。你可以说"与玛丽安界定让你能做一位祖母而不是一个保姆，可能会有困难甚至会让人感到内疚"（正常化表述）。"你有没有为此感到困扰呢？"（封闭式提问）。如果对筛查的回答是"有"，就接着开放式的邀请，"请和我谈谈这件事"。

请患者谈论感受通常需要温和的坚持。这种情况下适用这样的说法，"请告诉我更多关于你悲伤……生气……厌恶的感觉。"患者通常使用模糊词语描述的负面情绪，如"不安"或"我受不了了"。请患者讲清楚、说明白他们自己的理解很有帮助，可以这样问："什么样的'不安'？"或者"哪些方面'受不了了'？"。

2. 问询和审视三角关系与重复模式

谨记功能异常家庭的两个特征能帮助指导晤谈。其一，虽然患者感觉到和谈论到的问题常常是与某个人的冲突或者相处问题，例如，"我妻子""我孩子""我母亲"，但实际上这些两个人间的冲突难免会卷入其他人而"三角关系化"。其二，处于困境之中的家庭，陷入了重复性或"循环"的一系列行为（就像家庭治疗师所说，"困境中的家庭会怎样行动？一样的做法，但事情更困难了"），这些行为是他们能做到的应对问题的最佳方式。萨尔瓦多·米努钦和同事对患有脆性糖尿病、哮喘控制不佳及厌食症的青少年的"身心症状家庭"的开创性研究，描述了一个重复的、三角化行为的例子。他们观察到以下模式：尚未解决的婚姻冲突使青少年父母爆发争吵；青少年在这场争吵的压力下或者有时是主动的病情急性加重（漏用一两次胰岛素而发生糖尿病酮症酸中毒，不用哮喘药物，或者强烈抗拒进食）；父母暂时停止争吵并专心照顾他们的孩子，但并没有真正解决他们之间的争执或问题；孩子的病情得到缓解；未解决的婚姻冲突导致另一场争吵的爆发，过程反复进行。很明显，如果不知道父亲和孩子是"三角化"的，就不能理解看似为父母双方的冲突的结果；如果不知道他们在这种重复三角行为中的角色，就不能理解青少年看似自发的反复病程。值得指出的是，陷入这种三角模式的家庭中，孩子反复的发病满足了三方无意识的需求。这些父母不能自己解决他们的问题和冲突，而需要靠疾病的发作来打断。

这种家庭动力学可以指导晤谈策略：问询和审视三角关系与重复模式。要了解冲突的两人之间发生了什么，最好的方法是找出最近的第三方是怎么想的、怎么做的或怎么说的。例如，在与一位母亲谈论她和关系疏远的成年女儿斯蒂芬妮之间的问题时，如果你问（或观察）她丈夫、其他孩子或她的妈妈对冲突的看法或做法，可能会比直接询问她和斯蒂芬妮之间发生的事了解到更多。

3. 探究具有心理-生理反应症状的病患角色的应对行为

心理-生理反应症状（原文注："心理-生理反应"一词比心身反应更可取，因为后者意味着没有"器质性的"或生理上的因果关系，而这些症状在大多数情况下具有"真实的"身体病因，只是受到心理状态的显著影响）的表现和相关功能损害不能单用器官病理学解释，这类患者在临床实践中很常见。库尔特·克伦克和同事们证明，总体上最常见的身体症状通常只有15%是由与症状相关的身体疾病引起的。在PRIME-MD 1000研究中，14%的基层医疗患者（4个不同地方的诊所中比例从9%到29%不等，并且与较低的社会经济状况相关），和一半被医生认定的"困难患者"存在"躯体形式障碍"。在专科医疗中这种现象同样存在；每个专业都有其标志性的心理-生理反应症状：心内科的不典型胸痛、肠易激综合征和纤维肌痛就是其中的几个例子。

作为应对策略而总是去"扮演病患角色"的需要，驱动和维持着这种躯体形式的呈现。米努钦等描述的哮喘、糖尿病和厌食症的恶化，都是经典的例子，证明了病患角色的力量和整个家庭系统都投入病患角色应对策略中的事实。虽然上述父母因他们孩子的病情感到非常沮丧，但同时他们也因需要照顾孩子的急性加重而从婚姻纠纷中"获救"了。通常情况下，孩子的疾病发作是父母能够停止尖锐冲突的唯一途径。不幸的是，在暂时缓解婚姻不和的同时，潜在的婚姻问题仍未解决。作为人际关系和家庭问题的"解决方案"，这种病患角色的代价对所有相关人员来说都很高，而且从长远来看将会失败。但当患者出现由病患角色应对策略产生和维持的心理-生理反应性症状时，需要尊重患者和家属为解决他们的问题所能做的最大努力。

4. 组织家庭会议

通常，医生需要单独与患者交谈来了解患者的故事和家庭状况。但通常至少还有一名其他家庭成员在场，这为快速了解患者的情况和更快地将痛苦带进诊室提供了有利的机会。理想情况下，家庭中的关键成员，尤其是那些与患者关系有问题的人应该到场，但即使只有另一个知情人士在场也能了解大部分内容。家庭会议的目的是让家人讨论家庭的互动，让其他成员直接表达他们对患者行为和病患角色症状的反应。最有效的家庭晤谈能使家庭成员在诊室内与患者和医生一起绘声绘色地讲他们的故事。

尽管医生可能担心这样会导致行为失控，但事实上，在冲突已经公开、痛苦已经带入诊室里时，通过声明来结束第一步、开始执行第二步，这样控制过程是相对容易的。即使在高声喧哗中，医生也能说：

● "好的，暂停。"这将停止讨论。必要时使用手势。

● "我觉得这不是你们第一次这么吵架了。"家人会很感激你的见证和你的洞察力。

● "在我看来，刚刚发生的事情和你所谈论的问题对所有相关人员来说都是极其痛苦的，绝对值得关注，而且你无法独自解决这些问题。"这是第二步的陈述。

 案例1（续）

阿里安娜非常感激医生让她有机会描述家中的情况，特别是医生还对埃斯特尔的疾病给每个人造成的负担和阿里安娜失败的婚姻表示同情。医生现在对阿里安娜的家庭有了整体的感觉。很明显，阿里安娜需要被贴上"生病"的标签，所有的诊断试验，专科转诊，以及对症治疗都有助于建立这个病患角色，确立其病患角色。阿里安娜明显地感觉到，在家系图晤谈后

医生站在她这边，并同意召开家庭会议。

在家庭访谈期间，当医生需要用6英寸大小的字母写的便条或者通过阿里安娜或她的母亲缓慢仔细地转述（以便埃斯特尔能够读懂他们的唇语，埃斯特尔无法读懂除这二人以外任何人的唇语，而这个家庭未能学会手语）艰难地与埃斯特尔交流时，埃斯特尔的视力障碍、聋和糖尿病给家庭造成的巨大负担和痛苦变得十分清晰。当问及她最大的希望或要求是什么时，埃斯特尔说"我能停止胰岛素吗？"，而她是一名胰岛素依赖型糖尿病患者。很明显这个家庭有多么依赖阿里安娜，而每当埃斯特尔需要关注时她又是如何矛盾地陷入烦恼的。

当话题转向阿里安娜失败的婚姻和社交生活时，母亲（玛利亚）希望她（阿里安娜）能和前夫重归于好。阿里安娜立即指出这很荒谬，她挥手环顾房间一圈说："有这一切存在"，意指着刚刚展示的埃斯特尔的问题，"我怎么能有时间与任何人建立关系？"。

进一步的讨论表明，玛利亚是一个焦虑的人，在任何特定的时间，她都全神贯注于她的孩子们谁有什么困难，尤其是医疗问题。阿里安娜的医疗问题让她同情，她建议，既然阿里安娜不再结婚了，她应该搬回家里住。

阿里安娜立即拒绝了这一提议，并表示她的医疗问题是她无法搬回家中的主要原因；当她生病时，她不希望母亲看到她，因为母亲会过分担心。阿里安娜补充说，当她感觉不舒服时，她需要独自待在家里，在这段时间内，她甚至不接电话（这些是手机时代之前的事），不知道父母家里发生了什么事。

医生得出的结论是，阿里安娜的躯体化症状来源于与埃斯特尔和母亲的三角关系主导的重复模式。躯体症状使她能够与母亲融

洽沟通并得到她的关注和情感支持，同时允许她遏制家人不切实际的期望——希望她能随时随地帮助埃斯特尔。为了有效且被所有家人接受，阿里安娜离开母亲和埃斯特尔的理由必须是疾病，一种她无法控制的东西。她自己都很难承认希望与母亲和埃斯特尔保持一定距离而更多地关注自我生活，更不用说明确向家人表达出来了。

（二）第二步：重构对潜在家庭问题的关注

家庭干预第二步的目标是"重新构建"，这分为两个部分（表11-8）：首要目标是将患者（和家庭）的注意力集中在潜在的家庭问题上，而不是集中于身体症状和病患角色的证明等问题；重构的第二个目标是让患者明白其病患角色行为的目标是正当的，而且最终可能不使用病患角色策略就可以达成。就是说，患者即使没有生病，他们也有权得到他们想要或需要的东西。在阿里安娜的病例中，她应该有权在她投入母亲和埃斯特尔的事情上设置一定界限，即使她是"完完全全的健康人"。

1. 重构，"除了你的痛苦……"

从第一步到第二步的过渡发生在晤谈已经"将痛苦带入诊室"且患者知晓他们的困扰时，即当他们同意第一个重要的重构表述时："在我看来，你刚刚描述的家庭情况是极其痛苦的，除了你（苦恼的症状或行为），这个家庭问题也值得关注。"

第一个重构表述的关键部分是"除了"二字，不能用"而不是"或"因为"。即使你基于心理-生理或"心身"疾病的假设认为躯体形式症状由家庭压力导致，也不能这样说。病患角色和患者与家庭目前所需应对策略的合法性取决于病患角色的证实，即存在"超出人能控制范围的疾病"。如果家庭干预开始起效，家庭采用了更健康的应对策略，则其将能够放弃基于病患角色的应对措施。在此之前，必须允许他们保留病患角色。因此，重构的目标是建立对潜在家庭问题的平行关

注。有时候，患者或家人可以自己建立联系："医生，你觉不觉得我的头痛可能是由所有的这些问题引起的？"在这种情况下，可以支持患者的假设。心身假设可以得到认可。在患者和家人准备好之前建立联系是错误的，这将导致大家非常熟悉的反应，"医生，你认为这一切都是我想象的。这不是我的想象，我的痛苦是真实的！"

2. 重构，"即使你完全健康，也有权……"

除非你的患者使用病患角色的目的是反社会的，通常你能从他们的目的确定可以赞同的核心要素——一位不想被当作保姆的新晋祖母，一名想要家庭和睦和青少年女儿行为规范的父亲，一个不想成为她妹妹的家庭护理员和免费医疗代理的青年女性，等等。

重构的第二个目的是将目标与使用病患角色这一策略分开，并赋予患者和家庭采取其他更健康策略的能力。这可以通过告诉患者，"即使你完全健康，你也有权利——只作祖母而不是保姆，让你的女儿遵循一些商定好的规则，在照顾妹妹一事上设置有限的责任"，等等。这部分重构解决了病患角色的基本功能，即确立权利，并利用医生的权威，以其他更健康的理由将期望合法化的权利。

3. 案例1：讨论（续）

在显示仅仅与埃斯特尔谈话就有多么困难这一痛苦事实后，能够很容易将照料埃斯特尔的重担重新构建为值得关注的问题，也很容易将阿里安娜想给自己留点时间和空间的渴望（她不愿意自己说出这个需求）重构为：这是她这种状况的女人很重要的事。阿里安娜也认为，自己没有发展出所期望的亲密关系是一个值得考虑的问题。

（三）第三步：共情地见证，"尽管……，我对你出色的表现印象深刻"

要确保四步咨询法具有积极治疗效果，最直接方式是"共情地见证"患者和家庭的问题及其为此付出的努力（表11-8）。如果晤谈成功揭示了家庭的苦恼和他们试图解决问

题的努力尝试，患者就会认为，医生像亲密朋友般了解他们（和他们的家庭，尤其是他们直接参与其中时）。如果医生认可这种意识的特殊性，并对患者做出共情的回应，那么效果可能是非常具有治疗性的。共情见证的一般形式是，承认他们的处境有多困难，并称赞他们的意图，从而减轻挫败感。"尽管遇到了这些问题和难处，但我对你的出色表现印象深刻。你是真心实意想要……帮女儿照顾孙子……做女儿的好父亲，做妻子的好伴侣……帮助你的妹妹和妈妈。"记住，即使患者的努力失败了，只要他们的意图不是反社会的或施虐的，就可以看着他们并赞扬他们努力成为的样子，这有很强的治疗作用。

 案例1（续）

这个家庭承认，目前的情况确实令人痛苦，尽管他们尽了最大努力，仍未能解决问题。医生告诉阿里安娜和她的母亲："尽管你们有很多问题要处理，但你们出色的表现让我印象深刻。"医生还说起了阿里安娜的巨大牺牲——为了家人忽视她自己的社交生活。医生还评论说，很明显阿里安娜这方面的生活很可能因她过去的问题而难以应付。

（四）第四步：转诊至家庭治疗和心理治疗

1. 害怕失去病患角色

通常情况下，转诊治疗并不总是必需的。有时候这种家庭为基础的咨询干预方法的前三步就可以让患者及其家人获得新的能量、洞察力和改变的勇气来解决他们的困难。然而，当把痛苦带进诊室时，处理发现的问题并不是内科医生们分内的事，患者常常需要行为健康干预来发展解决他们问题所需的新的处理方式和人际行为。如果医生认为存在

适应证就立即转诊患者去做心理咨询或心理治疗，患者和家属常常没有准备好接受（表11-8）。上述前3个步骤的目标之一就是让患者做好准备，去讨论心理咨询怎样和为什么会有助于解决已经揭示和明确的问题。

在这一阶段，应将患者的人际关系问题界定为"除了"他们的身体症状和主诉之外的事情，这一点非常重要。这会让患者放心，在他们准备好放弃病患角色之前，治疗不会威胁到他们对这一角色的使用。

2. 害怕解决痛苦的情绪和问题

对治疗的抵抗可能是由于害怕直接处理痛苦和强烈的情绪。共情的见证和重构能够证明问题可以被谈论，并且患者在这样做之后可以自我感觉更好，从而使这个挑战看起来更容易克服。可以这样介绍治疗方法，"和一个特别擅长解决这类问题的咨询师谈一次话，你觉得怎么样？……"暗指，"如果治疗就像这样的对话，它不会那么糟糕"。

3. 将患者面临的难题转化为一个需要患者回答的问题，帮助患者理解治疗的作用

最后，患者可能会接受家庭困境的现实，但不接受治疗会有用的事实："谈话能有什么用呢？"治疗过程对患者来说的确模糊不清，此时将困境重新表述为疑问、将治疗描述为寻找答案的过程，这是转诊的关键。例如，"你有一个严肃的问题需要回答。你必须决定你愿意花多少时间照顾孩子，以及随后如何与女儿谈起这件事。治疗可以帮助你找到这些问题的答案"。

可能需要花很长时间来让患者接受治疗的需求；有些时候尽管我们尽了最大努力，患者也一直不接受。然而，只要关于治疗如何起到帮助作用的讨论是建立在家庭评估过程前3个步骤中产生的共同情感体验的基础上，关于治疗的讨论就会产生积极的和治疗性的效果。在将痛苦带进诊室、重构对人际关系问题的关注和共情见证后，即使之前有多次这样的就诊体验，对于那些不遵循转诊治疗建议且症状持续或反复而复诊的患者，医生可以像下文案例2结局记录的那

样说：

案例2（结局）

"我很抱歉你的头痛仍在困扰着你。你的妻子和女儿仍在吵架，是吗？你到现在都还没去看治疗师实在是太糟糕了。我衷心希望我能为你做更多的事，但你为什么不去安排一次就诊呢。现在，我们还是检查一下你的血压吧。"

患者意识到医生见证了家庭冲突，知道医生理解家中冲突的重要性，并且这种理解是共情性的。虽然定期更新患者的故事可能有帮助，医生不必每次就诊都重复前3个步骤的过程，只是让患者回忆起来即可。医生既要尊重患者症状的重要意义，将患者重新引导到一个可能有效解决问题的路径上，也要防止患者把医疗过程带偏到不必要的检测、药物治疗或转诊评估中。

案例1（结局）

医生：①转诊患者一家去进行家庭治疗，以探索更好的方法来应对埃斯特尔的医疗问题；②建议阿里安娜进行单独的咨询，以探索她在形成健康亲密关系方面的困难，也许会有获益；③请母亲（玛利亚）的医生考虑恶劣心境和重度抑郁症的诊断；④建议为埃斯特尔找一位家庭健康助理，让玛利亚休息一下。这个家庭同意所有4条建议。

当阿里安娜复诊时，她仍然有许多症状，但她只是简短地提及它们，使得医生能够把讨论转向在家里发生的事情。阿里安娜报告说，家人对家庭治疗还没有采取任何措施，她仍在考虑是否要进行个人治疗。她说对母亲希望自己协助照料埃斯特尔的预期设定限制后的确感到舒服了许多，并成功为埃斯特尔找到了家庭健康助理。玛利亚开始服用抗抑郁药物，去了几次社区精神卫生中心，症状也少了许多。

8个月后，阿里安娜开始了个人治疗，她的躯体化症状显著减少，她的责任限制设置也有所改善。最终，她开始约会，并建立了稳定的关系，但尚未再婚。

患者常常预测其他家庭成员不愿意参加家庭治疗，他们通常是正确的，尤其是最初。这并不是家庭系统治疗方法的障碍，因为正如家庭系统治疗师通常指出的那样，如果一个家庭成员改变了，其他家庭成员也会跟着改变。当患者提出家人不愿意时，医生应帮助他们明白，他们可能必须独自开始想办法回答第四步中提出的重要问题，但是，在治疗中，需要帮助他们学会的一件事是如何通过改变他们做的事情来吸引其他家庭成员参与。帮助他们明白，如果他们改变了，其他人也将不得不改变。

六、推荐阅读

Carter CA, McGoldrick M, eds. *The Family Life Cycle*: *A Framework for Family Therapy*. New York, NY: Gardner Press; 1980.

Doherty WJ, Baird MA. *Family-Centered Medical Care*: *A Clinical Case Book*. New York, NY: Guilford Press; 1987.

Doherty WJ, Campbell TL. *Families and Health*. New York, NY: Sage Publications; 1988.

Haley J. *Problem Solving Therapy*. San Francisco, CA: Jossey-Bass; 1976.

McGoldrick M, Gerson R. *Genograms in Family Assessment*. New York, NY: Norton; 1985.

Minuchin S. *Families and Family Therapy*. Cambridge, MA: Harvard University Press; 1974.

Parsons T. *The Social System*. Glencoe, IL: The Free Press; 1951.

儿　　童

Adam L. Braddock, MD, MPhil 和 Howard L. Taras, MD

一、引言

本节综述了儿童行为中的一些重要概念，以及基本医疗医生在评估和指导儿童常见行为问题方面的作用。儿科的行为医学不能脱离儿童发育，因为许多有问题的童年行为从发育的角度来看是正常的表现。接诊儿童的医生需要确定家长的行为关注点，即使家长一开始并未主动提及这些情况。医生还需要熟悉与家长讨论行为问题的策略，并引导家长学习解决技巧。本节的后半部分举例说明了一些儿科基层医疗中常见的行为问题，例如攻击行为、对立行为和婴儿睡眠模式。

二、不良行为

不良行为是正常儿童发育的一部分。儿童理解环境并与环境互动的能力是不断发展的。儿童尝试各种与环境互动的方式以更加了解这个世界，多数情况下，儿童会测试他们最亲近的人，比如父母的反应。诸如"可怕的两岁孩子"和"她正在经历一个阶段"等俗语表明，不良儿童行为通常被认为是"正常的"。但是当自己的孩子出现不良行为时，父母可能一时难以接受，并且多数需要指导。在这些情况下，医生的目标应该是教给家长正常儿童发育的知识，提供建议，使其安心，并强调儿童行为和发育的积极方面，以保持父母和孩子之间温馨与支持的关系。

三、行为障碍

与儿童正常发育有关的行为异常必须与行为障碍区分开来，比如注意缺陷多动障碍（ADHD），本节并不重点讨论后者。当行为问题与正常发育无关，症状符合《精神障碍诊断与统计手册》或相关标准规定的阈值，且对儿童造成痛苦或损害时，诊断为行为障碍。达到痛苦或损害的诊断要求非常重要，因为健康儿童也可出现如焦虑、悲伤和注意力不集中等行为或精神状态，并不一定是病理性的。

四、环境与行为

异常的儿童行为可能继发于生活压力，例如亲眼目睹过暴力，所属群体经历过自然灾害或灾难性事件，身处持续的父母婚姻不和谐中，父母经常缺位（如军事调度），患有慢性病或兄弟姐妹患有慢性病，或者感到自己不被需要等。任何在发育阶段健康成长受到严重威胁的儿童都可能产生严重的行为问题。

在一个看起来其他方面都健康的家庭中，可能显得儿童才是那个有问题的成员，与成人患者一样。然而实际上问题源于家庭。儿童时期的行为尤其如此，因为儿童几乎在任何方面都依赖成年人。例如，拒绝上学的孩子，通常当父母一方或双方向孩子传递了可以留在家中的潜在信息时，这种行为就会发生。尽管主要问题是父母对分离的焦虑，但是表现出明显症状的人却是孩子。

导致不受欢迎的童年行为的压力可能比上述情况更不易被察觉。例如，移民的孩子往往成功地适应主流文化。但是，当这些儿童的态度和行为因为文化背景不能被父母接受或理解时，儿童就会被认为有行为问题。或者在一定程度上他们也可能由于这种文化冲突的压力而表现出真正的异常行为。

五、童年不良经历

儿童时期经历过暴力、虐待、忽视和其他形式的"毒性压力"，不仅会增加儿童行为问题的可能性，越来越多的证据表明，这些童年不良经历会增加成年后患心血管疾病、癌症、哮喘、抑郁和肥胖等疾病的风险，而且存在"剂量－反应"关系，即儿童期的不良经历越严重，健康状况就越差。这些联系可能是由于毒性压力对神经内分泌－免疫网络的影响（见第36章）。下丘脑－垂体－肾上腺（hypothalamic-pituitary-adrenal axis，HPA）轴的失调和促炎性免疫反应会影响大脑发育和其他器官系统。毒性压力引起的表观遗传变化（基因调控）可放大HPA反应。儿童时期的不良经历也会增加吸烟和滥用药物（非法药物、酒精）的风险，这可能促使成年后患慢性病的风险增加。采取减少毒性压力的干预措施可以改善儿童和成人的身心健康。

六、筛查存在儿童行为困难的家庭

儿童基本医疗医生必须筛查家庭中是否存在处理儿童行为方面的困难，找出这些行为可能的原因，确定何时适合转诊给心理医生，并处理那些通过简单改变环境或管理行为就能够奏效的问题。

（一）医生的关注与时间限制

许多家长不知道在哪里寻求帮助解决行为问题。比如婴儿夜间不睡觉，幼儿发脾气，或者四年级小学生在班上的小丑行为。他们没有意识到孩子的基本医疗医生可以帮助他们。为了解决这些障碍，即使受时间限制难以倾听广泛、大量的病史，医生也应该利用一切机会讨论行为问题。因此，医生需要以适宜的方式有效筛查行为信息，并争取单独安排时间以充分讨论发现的问题。

（二）提问和问卷调查

从父母那里得到行为问题信息，一种方法是按照每个年龄组特定的问题列表排查。使用预先寄到家或可以电子作答的筛查问卷是获得病史的可靠方法。自20世纪90年代以来，已经有很多这样的问卷可以使用。但基本医疗医生使用较多的是筛选孤独症和发育迟缓的"幼儿孤独症检查表，随诊时修订"（Modified Checklist for Autism in Toddlers，Revised with Follow-Up，M-CHAT-R/F）、"年龄和阶段问卷"（Ages and Stages Questionnaires，ASQ），不常使用关注行为的问卷。有人认为这些问卷调查仅仅证实了一些只要患者和家属就诊，医生就会怀疑到的问题。尽管如此，医生应考虑运用简易行为筛查工具，比如17项儿科症状检查表。美国儿科学会推荐使用类似PHQ-9的正式的抑郁自评量表对12岁以上儿童进行普查。这些工具可以帮助医生发现有不良行为风险的儿童，从而随诊鉴别是否需要进一步的评估或干预。

为了有效地排查童年行为问题，医务工作者需要培养他们的观察技能，并学会运用天生的直觉。诊室内的亲子互动可以作为家庭问题的一个很好的指标。当存在童年行为问题而医生怀疑到父母与孩子之间依恋模式异常时，就是一个报警信号。诊室内诱发父母管教孩子的事件能够帮助医生更好地理解亲子关系，并分析适合父母的行为管理技巧模式。有经验的医生能够发觉诊室内的微妙迹象，这些迹象呈现了一个家庭的互动，如母亲如何抱着她的孩子。一位正在哺乳但不自在的母亲，一种不依从的模式，或对孩子不管不问的父母，这些都应该引起医生的关注。祖父母和其他大家庭成员的参与、父母

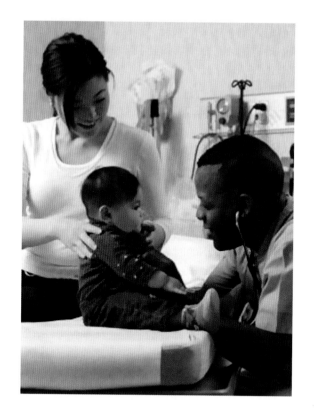

提及的他们自己受到的养育，以及其他家庭特征，也同样值得注意。医生对家庭的正面印象也提供了临床上有用的信息。

从孩子在电子设备上的屏幕使用时间，可以了解家庭习惯和儿童行为。视频游戏、短信、智能手机、电脑和社交媒体在孩子的日常生活中扮演着重要角色。但人们逐渐认识到过度或不合适的屏幕使用时间对儿童的潜在危害。电视、电脑、智能手机和平板电脑屏幕发出的蓝光会延迟褪黑激素的释放，并损害睡眠质量和持续时间。针对患有失眠或其他睡眠障碍的儿童应询问屏幕使用时间，并给予睡眠卫生的咨询，包括消除夜间屏幕接触。如果屏幕使用时间与行为问题的出现有关，那么屏幕使用时间也应该是一个值得关注的问题，如果一个孩子有问题行为的历史，那么询问一下屏幕使用时间是值得的。如果对着屏幕时间过长看起来与行为问题的出现有关，那么它就是一个值得关注的问题。当面对问题行为的病史时，需要细问孩子电子产品使用情况。

（三）与幼儿晤谈

基本医疗医生常常感到直接从孩子身上获取信息很困难。大多数年龄在2岁半到3岁的儿童能够向询问自己的医务工作者传达某些想法和感受。但直接提问时，儿童通常不会将这些信息透露给医生。儿童会自由地发表关于任何话题的真实意见，不论是敏感话题还是普通话题，但是这通常是在没有被询问的时候。当孩子第一次向他们并不熟悉的成年人（如幼儿教师、拼车的朋友的母亲等）显露对于一个微妙的个人问题的感受时，父母也常常感到惊讶。

因此，基本医疗医生应该使用有助于儿童更自由、更可能透露他们想法的工具。一种方法是让年龄足够大、能够理解和配合的孩子画画，例如画出"他们想要的任何东西""可怕的东西""他们一家人"或"学校最糟糕的一天"。从图画中人物的位置、面部表情和颜色选择可以获得关于他们想法的重要信息，也许可以反映他们的感受，并可以就此展开讨论。孩子们经常觉得以第三人称谈论自己比较容易，比如"为什么图片中的那个小女孩想要打她的妈妈？"。

其他从孩子那里获取信息的间接方法是用孩子们喜欢回答的问题来进行一些开放式的提问："假如给你一个瓶子，里面装了一个可以实现你3个愿望的魔法精灵，你想实现什么愿望呢？"以及"如果你能神奇地变成你想变的任何动物，你想变成什么？"然后接着他们对上一个问题的回应询问："那太棒了！你为什么会想变成那种动物？"

句子完成游戏也很有用。临床医生说出一个句子的前几个单词，并要求孩子补充完成这个句子。表12-1给出了一些例子。这些句子（医生也可以即兴创作其他类似的）可以打印在彩色卡片上，这样孩子们就可以一次选择一张，并将其视为游戏，而不是真正的访谈。让孩子充满想象力地回应，并说明他们的回答可以是事实，但并不必须是事实。

表 12-1　与儿童面谈时"句子完成"条目示例

- 我真的很喜欢，当……的时候
- 我很羞愧……
- 我很担心……
- 我的妈妈……
- 我讨厌……
- ……让我很难过
- ……让我高兴
- 人们认为我……
- 我真的希望有一天，我……

当采用这些面谈技巧时，幼儿和学龄儿童常常能够意识到医生的实际意图。尽管如此，孩子们似乎很喜欢这种提问方式，并且很开心有一种容易的表达自己的方式。当孩子与医生能够自在相处时，他们的反应最真实。安排多次诊室面诊可以帮助建立这种关系。

当使用绘画、第三人称问题或唤起孩子想象力的问题时，应注意不要太深入地解读儿童的回答。孩子们有活跃的想象力，他们常常会有可怕的想法和一厢情愿的想法。有时他们只是痴迷于谈论他们最近在电视上看到的内容。如果幼儿的反应符合医生从与父母晤谈和幼儿症状中推测所得大体印象，需要特别认真对待。

（四）超越医生 – 儿童 – 父母的三角

许多幼儿由日间托儿所、保姆或亲戚照顾。绝大部分5岁以上儿童清醒状态下的大部分时间都是在学校里。尽管如此，传统上医生几乎完全依赖父母（和孩子本身）来收集行为病史。一些医生向学校工作人员发放问卷以获取信息，或者向家长询问孩子在学校或托儿所的情况。然而，医生很少与托儿所工作人员和老师进行直接电话联系，尽管这些人占据了儿童很多甚至是大部分的清醒时间。经父母允许而与儿童生活中的教育工作者直接对话，具有非常重要的价值。教师和托儿所工作人员可以提供宝贵的见解。他们其中许多人有常年与各种类型的儿童相处的经验，其观察很少包含情绪偏差，而情绪偏差有时会混淆父母对细节的解读和回忆。

一旦制订了行为计划，与儿童日间看护人的联系可能会扩展计划的实施环境，使其更加有效。

七、正常童年发育

关于儿童正常发育阶段的知识可以帮助医生了解问题行为的病因学。它可以使医生，继而使父母将不良行为归因于儿童发育阶段。对儿童发展理论的理解可以指导家长使用符合儿童发展阶段的策略来应对儿童问题行为。例如，在孩子很小的时候，仅对孩子的行为坚定地说"不"而不用给予任何支持性的理由通常是恰当的，但对于一个发展了推理能力的年龄较大的孩子来说，这种回应是不够的。

有一些思想家试图将儿童发展阶段系统化。西格蒙德·弗洛伊德的精神分析理论强调了不同发展阶段的无意识和有意识的心理过程。一个阶段长达数年，每个阶段都是一个决定性的转折点，在这些转折点，一个孩子可能因为某种特征而变得易受伤害或更坚强。例如，根据这一理论，在1岁半到3岁的肛门期，儿童在自我上专注于排泄，在人际上专注于对父母要求的"叛逆或依从"。在这个阶段，他们可能会担心失去父母的爱。

爱利克·埃里克森的阶段理论是精神分析理论的扩展版本。根据他的学说，婴儿大约通过在18月龄前的经历来发展信任或不信任。在下一个阶段（3岁左右结束），孩子们发展自主或自我怀疑。而在幼儿园（6岁以下），孩子们学习要么采取主动，要么感受压抑。在学龄期，孩子们会获得工作胜任感的心理技能，或者经历反复的挫折感和自卑感。没有一个阶段的发展是完全决定性的，但是那些关键年份的经历在人的一生中会以某种方式呈现。

让·皮亚杰描述了认知发展的阶段。尽管他的理论已被证明低估了儿童的能力，但仍然具有指导意义。例如，大约7岁前的儿童，皮亚杰称之为"前运算阶段"的孩子。在这一阶段，他们天性好假装，父母不应将此误解为撒谎。复杂的概念，如原因和影响，尚未被完全建立，父母在使用逻辑来尝试与他们讲道理时，不应该感到沮丧。一旦进入小学，他们处于"具体运算阶段"，这意味着他们不那么以自我为中心，能够理解除自己行为之外的事件如何导致具体变化。因此，父母对行为的解释对于这个年龄段的孩子很重要。青春期的标志是处理抽象概念能力越来越强。他们通过与同龄人互动的方式来测试这些新技能。他们可以开始对自己和他人的行为进行说教。

正常儿童发育的另一个重要方面是气质。健康儿童的行为和性格各有不同，表现在情绪、适应性、强度和其他方面。一个孩子的气质是在这些不同的维度上对环境的稳定反应。性情变化是正常的，并不意味着病理。有时候，考虑到孩子的性情，父母对孩子行为的期望是不现实的。如果父母和孩子的性情不匹配，就会产生不切实际的期望。在这些情况下，医生应该教育父母这种差异，以及如何处理最有问题的行为，同时接受许多行为可能只是反映孩子的性格特征。

八、依恋理论

新生儿的所有需求都依赖照顾者，并且容易受到环境威胁。依恋理论解释了婴儿在生命的第一年是如何通过与主要照顾者建立强烈的情感关系来应对这种脆弱性的。随着婴儿独立行动能力的提高，主要照顾者在第一年成为舒适、安全和鼓励的来源。在一项名为"安斯沃思的陌生情境"的研究中，研究人员对不同的依恋模式进行了研究。在这个实验中，婴儿与照顾者的二元关系被分离、团聚，并引入一个陌生人来测试婴儿对照顾者的依恋。在安全型依恋中，婴儿寻求照顾者的安慰，并将照顾者作为探索的"基地"。婴儿的痛苦通过与照顾者的联系得以解决。在焦虑回避型依恋中，婴儿对照顾者的情感和兴趣降低，并以类似的方式对待陌生人和照顾者。在焦虑抗拒型依恋中，照顾者

无法安慰婴儿。最后，当婴儿表现出反映对照顾者恐惧的不一致行为时，就会出现紊乱型依恋。

不安全的依恋模式（焦虑回避型、焦虑抗拒型和紊乱型）与不响应婴儿需求的照顾方式相关，包括粗暴和虐待。不安全的依恋与晚年的心理健康问题有关，包括焦虑、抑郁、反社会行为和分离症状。对压力和失落的不适应反应可能与早期的不安全依恋有关。婴儿期缺乏反应灵敏的主要照顾者可能会对婴儿的社会和情绪功能产生终身影响。

九、基本医疗的行为管理

基本医疗医生应该能够在自己的诊室评估和管理常见的儿童行为问题。不良儿童行为常常不需要转诊心理医生，因为大多是适应不良或儿童正常发育的表现，只有少数案例从一开始就需要精神病学评估、心理治疗或游戏治疗。基本医疗医生面临的大多数问题，对儿童采用以解决问题为重点的简短治疗策略，常常反应良好。虽然没有哪一种行为管理技术能够适用于具有类似问题和病因的所有儿童，但医生可以快速学会根据每个家庭的个性化需求量身定制他们的管理计划。这些计划应该基于家庭的文化特征、规模、工作时间表及其他因素。管理失败时，首先应寻找所用的行为管理方式的问题，而不是儿童或家庭的问题。

基本医疗医生应对几种心理治疗干预背后的理论基础有一定的了解。成为专家或者仅仅擅长某种疗法，都需要多年的专业培训——这在基本医疗单位是不可行的。临床意义上的心理治疗需要进行多次，有的甚至需要进行多年。然而，只要知道这些心理治疗技术背后的前提，就可能指导医生在孩子出现相对较轻的行为问题时如何更好地与孩子和家人进行对话。

（一）家庭治疗

家庭治疗的前提是每个家庭都是一个系

统（见第11章）。当一个孩子有问题行为时，可以从"这是家庭所有成员之间关系的结果"这个角度来分析。在了解家庭系统的特性和动力学之后做出干预，家庭治疗可以帮助家长理解孩子异常行为的复杂病因。在基本医疗机构中，这个概念有助于理解轻度行为问题的病因并加强管理。例如，一个孩子拒绝吃饭，这个问题的出现是因为家里溺爱的祖母在两餐之间给外孙女塞饼干，医生在处理这一问题时可以邀请整个家庭到诊室讨论。

（二）认知行为疗法

认知行为疗法（cognitive-behavioral therapy，CBT）包括一系列技术，都基于这样一种观念：一个人的思想、感觉和行为之间存在密切关系。它涉及质疑想法，揭示可能导致无益情绪反应和行为的认知扭曲。功能失调的行为也可能成为目标。CBT是治疗儿童和成人焦虑与抑郁的最循证的心理疗法。CBT的概念对基本医疗医生很有用，他们试图说服父母认识到，他们的孩子对每一条指令顽固地说"不"不需要引起父母的愤怒。医生可以帮助父母认识到，他们对孩子不良行为的情绪反应可能源于他们自己对可接受行为的不切实际的想法（例如，"我的孩子应该总是照我说的去做"），而且可能通过过多关注孩子而增强了这种行为。

（三）动机访谈

动机访谈是一种用于改善物质使用障碍患者治疗效果的技术（见第19章）。然而，许多医生已经认识到，在尝试改变其他患者行为时，动机访谈的理念和技术可能会有所帮助。许多人来找健康专家，表示他们想戒烟或减肥，但他们可能还没有做好准备。动机访谈可识别出来访者改变行为所处的阶段，包括思考前阶段、思考阶段、准备阶段、行动阶段和保持阶段。使用这种技巧的行为学专家不仅要学习回应患者的观点，还要帮助他或她推进到下一个阶段。帮助患者认识到他们所表达的愿望与他们目前的困境之间的

差异，是这个过程的一个重要部分。

除了让儿童和青少年参与健康饮食和体育活动等行为，动机访谈还可以让家长参与进来。例如，父母可能会说他们不喜欢孩子每晚睡在父母的床上，但似乎没有动机改变这种行为。医生可以对父母表示同情，并指出对改变现状持矛盾心理是多么常见。然后，医生可以鼓励父母思考什么会促使他们采取行动。

（四）提高情商

提高情商可以成为儿童行为问题治疗计划的有用部分。情商的定义是识别自己的情感、识别他人的情感，以及解决情绪相关问题的能力。情商与年轻时吸烟风险较低相关。为孩子提供应对情绪挑战"工具"的父母可能会提高孩子的情绪能力。通过学习描述情绪的词汇，例如"沮丧""焦虑"和"嫉妒"，孩子们可能更倾向于使用这些词汇来代替表演行为。医生还可以鼓励父母营造一个环境，让孩子们描述自己的感受。当然，对这一点父母在诊室里比在家里更容易接受。医生可以询问孩子在家中的具体情况和最近的情况，以核实孩子的个性和情绪成熟阶段。通过了解这些细节，医生可以提供与儿童情绪发展切实相关的建议。

（五）培养适应力

培养儿童的适应力是改善行为结果的另一个策略。适应力反映了孩子从负面或创伤经历中恢复的能力。在对消极和积极体验的敏感性上存在显著的个体差异，儿童的恢复力可能基于神经生物学和表观遗传学过程。越来越多的证据表明，在发展的关键阶段，可以通过干预来提高儿童的适应力。与有爱心的成年人建立积极的关系和有效的养育方式会促进依恋。解决问题的能力、自我调节和自我效能感与适应力有关。社会因素，如亲密的朋友、信仰（即希望、灵性和对生活有意义的信念），以及有效的教师和学校似乎与适应力相关。高质量的学校、托儿所

和其他发展项目对于提高儿童的适应力和改善心理健康至关重要。儿童的家庭和社团的适应力也会影响结果。这一点强调了采集病史时考虑到家庭和社团的优势和脆弱性的重要性。

（六）倡议

倡议是一种工具，医生可以使用它来改变诊所或医院以外影响儿童健康和行为的环境，包括学校、游乐场、公园以及娱乐中心和儿童保育中心。当医生利用自己与患者和家庭的经验来教育立法者和公众去了解儿童的需求时，倡议最能发挥力量。医生可以通过倡议来支持的项目，基于学校的行为干预就是一个例子。项目中，孩子们可以在课堂里被教育到，愤怒是在采取行动之前可以被识别的一种情绪。基于学校的项目可以帮助学生讨论和表演引发愤怒的情景，学习如何缓和这些情绪，并培养缓和局势的技能。医生可以倡导此类以及其他行为计划，在地方和国家层面发挥重要作用。

十、常见行为问题举例

（一）婴儿的夜醒

 案例1

一位12周女婴的父母抱怨说，他们的女儿在晚上8点到早上6点之间睡眠很少超过5小时。她可能在晚上8点入睡，但1小时后就会醒来。她似乎会在喂奶期间或喂奶后睡着一会儿，然后几小时都醒着。每个夜晚都在短暂睡眠与长时间清醒之中煎熬。父母注意到她独自一个人时就会哭。当父母晚上抱着她走来走去时，她似乎很满足。

婴儿早期的儿童发育特征在于性格和作息规律的大幅波动。在出生后前几个星期，婴儿的睡眠时间在白天和夜晚常常相近。在出生后前2个月，两个晚上都醒着是常见的，但在3月龄时，大多数婴儿能连续睡眠5～6小时。在上述案例中，这个孩子并没有自然地"习得"白天和黑夜之间的差异，父母也没有训练她这样做。

 案例1（续）

在这个案例的进一步问询中，父母报告说，他们的孩子在白天喂食后立即入睡，连续睡3～5小时。这名婴儿没有适应可接受的或最佳的昼夜节律，因此他们的医生建议在白天睡眠2～3小时后就将婴儿唤醒。父母要尝试通过走动、说话、播放音乐和提供其他有趣的活动来占用孩子白天的时间。医生建议将夜间喂养的刺激降至最低：灯光柔和，尽量减少噪声，并避免晚间"趣味"互动。并不总是要劝阻"按需"睡觉和喂食，但此例中，婴儿的模式不必要地破坏了父母的健康，因此调整是合理的。在遵守这个时间表5～6天之后，父母在白天保持女儿清醒变得更容易，夜间也只需在晚上11点他们睡觉前和凌晨4点喂奶两次。

值得注意的是，夜间醒来的可能原因会随着发育阶段而改变。9月龄孩子的父母若讲述同样的睡眠病史，则更可能与孩子的认知能力有关，即认识到父母虽然离开房间但仍然"存在"。在这个年龄段，如果没有其他可能的原因，会有不同的治疗建议。夜灯或过渡物可能会有帮助。医生应该制定一个细致的行为干预计划，包括父母对孩子的保证，但也可能包括允许孩子"哭泣"几个晚上。

（二）幼儿的攻击行为

案例2

一名3岁男孩的母亲报告说，她的儿子不顺心的时候常常就地翻滚、乱扔东西、还大喊大叫……。天天如此。在幼儿园，他开始在生气时咬其他孩子，其他父母也开始抱怨他。

愤怒的爆发在3岁时很常见，这时孩子们往往开始将愤怒指向他人。父母对特定程度攻击的反应因家庭而异。父母对孩子行为的期望，而不仅仅是孩子行为的大小，有助于确定一个行为是否是一个问题。积极探索环境的孩子在一个家庭中可能被描述为"好奇"，但在另一个家庭中则被描述为"总是爬墙"。在一个家庭中，一个"难相处且固执"的孩子在另一个家庭中"就像他成功的爷爷一样执着"。

对这种行为的评估先要阐明儿童攻击性的程度和性质，攻击行为周围的环境，以及这种行为的前因和后果。细数最后一两次攻击性行为的诱因，比让父母说"哦，几乎任何事情都会发生"更能说明问题。要问父母，他们面对孩子的行为感受如何，也要询问他们对孩子不良行为做出的反应，以及这种反应是否有帮助。

某些问题可能有助于医生评估攻击行为的病因：孩子通常是不开心或者易怒的吗？孩子是否经常面临家中其他人的暴力（身体或语言）爆发？攻击行为是从环境或家庭压力的特定变化开始的吗？孩子在某些方面发育迟缓吗？对这些问题的阳性发现可能指向特定的病因和治疗方案。

认知能力发展良好，但语言能力相对滞后的儿童往往会因无法沟通而感到沮丧，并可能表现出攻击行为。另外，处于这一阶段的儿童往往会努力争取成人的关注，并发现攻击性行为是获得关注的有效方式。如果父母报告说"我只是没有时间做这个"，可能提示孩子正在试图引起他们的注意。这个阶段的孩子也需要表达自己的独立性，如果照护者没有找到方法允许其独立行为，他们可能会显示出攻击性。如果照护者的第一反应觉得这是一场权力斗争，那么孩子独立的愿望可能就是他或她的主要动机。

案例2（续）

在这个案例中，孩子的攻击性程度在他的发育阶段是合理的。脾气是由他那个年龄段的孩子经历的典型挫折引发。在母亲因其他家庭需求而变得忙碌的几个月内，他发现表达愤怒是获得成年人关注的极好方式，这些行为的频率就增加了。在管理计划中，要求父母忽视他的愤怒，并在他与他人发生肢体冲突时将他放在自己的房间里几分钟。与此同时，母亲要安排更多的时间与他一起做更快乐的事情，比如玩游戏、散步，以及让他在院子里帮忙。在日托幼儿园中，在他表现良好的时候给予更多的个人关注。在他攻击其他孩子时，托儿所工作者应忽视他，并对其他孩子倾注明显的注意。几个星期后，他停止了咬人，看上去也更快乐。虽然他脾气仍然很差，但这些策略让他母亲感觉到她能够控制局势。

（三）幼儿的对立行为

案例3

一名32月龄的男孩拒绝按时上床睡觉。他通过提出许多要求（如喝水、上卫生间、调整门等）来延迟就寝时间。他反复离开他的床。许多夜晚，他都和父母待在一块儿直到最后在客厅或父母的卧室里睡着。

案例4

一位父亲来询问补充维生素的建议，以平衡他28月龄的女儿挑食的习惯。她喝苹果汁，吃热狗和蜂蜜坚果脆麦片，别的几乎不吃。不给这些食物，她就剧烈抗议并且不吃东西。

这些案例中描述的行为在这个年龄组较为典型。幼儿通常会因为各种各样的问题反对父母，包括这里提到的吃饭和就寝情况（还比如穿衣服、收拾玩具、系安全带等）。随着孩子长大，挑战父母指令的倾向自然消退。如果父母将孩子的行为理解为是针对个人的冒犯，他们的反应会引起额外的冲突并加剧对立行为。因此，医生强调什么是发育中的正常行为是很重要的。有时，如果对立行为没有对儿童的健康或安全构成严重威胁，那么可以安全地将其忽略。忽略这种行为也有助于消除照护者情绪化反应时孩子所受到的强化关注。将积极强化（赞扬和奖励良好行为）与忽略不良行为相结合，可以成为减少对立行为的有力工具。在第一种情况下，当孩子最终睡在自己的床上时，表扬和奖励他，当他没有睡在自己的床上时，避免惩罚或批评，这可能足以改变不受欢迎的行为。

案例4（续）

在第二个案例中，相同的原则适用于其他行为。在一天的预定时间点给孩子提供三份有益健康的正餐和一份小吃。父母在告诉女儿一次之后，便不再与她讨论食量。在行为管理期间，家里没有其他食物可供她食用。两餐之间，她可以无限量地喝水，但别的就没有了。在经历了一天半的困难时期（如乱扔银器、持续哭泣等）之后，她开始啃食新食物并享受这样做带来的积极关注。虽然孩子仍然只喜欢有限的食物，但父母扩展了她的菜谱，包括西兰花、牛奶和意大利面。

父母经常担心在错过一顿饭后限制孩子进食会对孩子造成伤害，所以他们需要得到保证，这不会有害，并且最终会改善营养。居住在家中的善意祖父母通常会在两餐之间偷偷给孩子一块饼干（案例4），或在规定的睡觉时间之后与孩子一起躺下（案例3），以此来"拯救"孩子。这种善意的行为会延长孩子的不适应行为，延长营养和睡眠不足的时间。在制定管理计划时，医生必须邀请所有成年家庭成员到场，以确保所有相关人员都同意既定目标和方法。将行为管理"规则"写在处方笺上并粘在冰箱门上很有用，有助于防止以后可能出现的成年家庭成员之间的冲突。一旦管理计划得到实施，医生还应建议定期随访，以监测进展情况。

（四）幼儿的如厕训练

在家长发起如厕训练之前，孩子必须在生长发育上符合条件。生理括约肌控制是必要的，这通常在1岁至2岁之间发育，父母常常能通过特征性的脸部扭曲或姿态而知晓孩子何时感觉到排便；孩子还应该具备遵守顺序指示的能力，模仿父母的动力，以及坐在便盆上的耐心。如果这些都已经具备，那么在2岁时进行如厕训练较为合理。如果孩子不感兴趣或困难过多，父母应终止训练，等待2～3个月后再尝试。有些孩子可能直到3岁时才准备好，而另一些孩子在18月龄时已准备好。

有许多有效的如厕训练方法，这里只介绍一种。将便盆放置在孩子通常使用的卫生间内，并通过与父母使用的坐便器进行类比来解释它的作用。应该用赞美鼓励孩子每天坐在便盆上几分钟，最初裹着尿布穿着裤子，几天后再脱下。孩子应陪父母将脏尿布倒入便盆。父母应该避免评论粪便的恶臭，因为有些孩子会认为他们产生的东西是自己的延伸。逐渐地，应该要求孩子在白天更频繁地坐在便盆上，特别是可能要排便时。鼓励孩子让便盆"抓住"粪便。家长不应该因为孩子无法做到这一点或出现任何"意外"而责备他们。只有在孩子掌握了基本技能后，才应该进行夜间训练，站立排尿，以及使用较大的马桶等进一步的技能。

（五）学龄前儿童的性行为

 案例 5

3 岁的女儿向小伙伴显示外阴，并评论她父亲的生殖器。1 周前，这个小女孩开始在家里，有时在公众场所做出自慰动作，父母不知道如何反应，便一直在乞求女儿停下来，他们担心这种性行为是否说明孩子出了什么问题，来找医生咨询。

医生最初也很在意这些行为，幼儿的性化行为可能是性虐待的迹象，应该进行全面的评估。性化行为的性质、频率、持续性和对照护者疏导的反应等因素，决定了这种行为是正常的好奇心还是可能的虐待的迹象。经过仔细询问病史和查体，她没有发现性虐待、身体虐待/忽视或者近期的情绪创伤。医生告诉父母忽略这些行为即可，或者转移行为关注点。随访时，医生了解到，当不再受到父母的关注后，这些行为在 1 周内便自动停止了。

（六）学龄儿童的原发性夜间遗尿

夜间遗尿的一个定义是 6 岁以上的男孩或 5 岁以上的女孩每周至少有一次尿床。如果一个已经有 6 个多月没有尿过床的孩子再发夜间遗尿，应考虑继发性遗尿症。这是儿科基本

医疗医生最常被问到的问题之一。其他泌尿系统问题（如感染、神经源性膀胱等）可以通过基本的病史、体格检查以及必要时的尿液分析或其他检测排除。便秘是导致遗尿的一个常见且被低估的原因。必须认识到，原发性夜间遗尿是自限性的，可以自发缓解。如果孩子和父母不受其困扰，那么就不需要治疗。每次提供干预选择时都应向家属说明这一点。

要治疗这种情况，不仅父母要有动力，还需要让孩子自己有动力。当一个孩子内心并不想为了不再尿床而尝试新的东西时，应该针对其他家庭成员开展临床工作。减轻父母对遗尿症的焦虑，从而避免给孩子不必要的压力。绝对不要因为遗尿症而惩罚孩子。即使父母坚持让孩子帮忙换湿床单，这项工作也应该像希望孩子承担其他家庭责任一样的方式进行。

市售的遗尿警报器可协助医生和家长开展"条件反射疗法"。临床证实有效。有了这个装置，警报器会在孩子有最初几滴尿液时将其唤醒。最终，这教导孩子能够被膀胱充盈的感觉唤醒。孩子仍然要自己去卫生间。坚持每晚使用警报器几个月后常显出成效。停用警报器后可能出现反弹，但继续使用该设备一段时间后仍会有效。

去氨加压素（DDAVP）片剂为抗利尿激素的类似物，是一种可选择的治疗药物，但很少有必要使用。如果儿童对这种药物有反应，通常在 2 周内就能表现出来。然而，撤药后常会复发，因此这种疗法最好在警报器不管用或需要临时缓解时（如夏令营）使用。研究显示丙咪嗪在某些情况下有效。还可以尝试括约肌控制练习、夜晚液体量限制，以及憋尿训练，但这些方法作用有限。

（七）学龄儿童的霸凌

 案例 6

在一位 12 岁女孩的例行健康管理访问

中，常规询问社交发展时您发现，这名七年级学生在学校与同龄人相处遇到了问题。她不喜欢学校和她的许多同学。问题开始于大约3个月前，另一个女孩把她手中的苹果打落在食堂地板上。您的患者试图还击（但没打着），被午餐监督员训斥了。她当时就哭了，那以后常被一群女生笑话。关于她的不实传言在学校和社交媒体上传播。

霸凌的受害者可能会将不好的处境内化，而且这个孩子很可能在问题发生时并未向父母倾诉太多的痛苦。孩子可能受到霸凌的迹象包括对上学日益明显的恐惧、抑郁症状、焦虑的心身症状（如头痛、胃痛）或学业表现变差。许多孩子将威胁和对霸凌的恐惧内化，他们可能认为自己应该为他人的行为负责。一些家长和学校工作人员将学龄儿童中的霸凌视为成长过程中的正常现象，需要对他们进行有关霸凌严重危害的教育。

尽管一些霸凌的受害者会以攻击行为回应，但更多的是被动的。有时候，某些人格特征或适应不良行为使孩子容易成为霸凌的受害者，诸如社交技能差，难以交到朋友，甚至只是安静、内向或害羞等就足够引起问题。受害者通常是那些容易变得不安或难以在公共场合维护自己的人。很多人觉得与成年人社交比与同龄人社交更自在。

基本医疗医生需要评估儿童霸凌行为的严重程度和持续时间，以及受害者容易受霸凌的因素。是否有迹象表明，这种情况发生在多个环境中，包括在家里？基本干预措施是否有效，比如告知教师霸凌行为？与自己年龄段的人进行积极的社交互动是否太少？对于某些人来说，受欺负是一种迹象，表明这个孩子需要心理健康专家的评估和干预。

 案例6（续）

基本医疗医生与女孩及其父母达成协议，他们将共同解决这个问题，直到没有霸凌为止。尽管会难为情，但女孩要与她的父母分享她的经历，父母也会认真对待，不再让她独自面对这些问题。家长会与学校管理部门沟通，并提出一个计划。进一步的病史采集显示，这个女孩在绘画方面表现出色。医生鼓励父母有意识地赞扬她的美术成绩和其他成绩，并鼓励学校的工作人员也这样做。他们也要寻求新的机会，让女儿向自己和他人展示这些优势。

女孩的父母记录了霸凌事件，并与校长进行了沟通。最终，参加课后艺术课程帮助这个女孩发展了新的友谊，增强了她的自信，并使她不那么容易被欺负。

基本医疗医生发起的干预措施可能不足以解决霸凌问题，学校需要在发现和管理霸凌行为方面发挥突出作用。接诊被霸凌患者为基本医疗医生提供了机会，能够在当地学校倡导霸凌预防项目。成功的霸凌预防项目不仅仅是一个学校顾问（辅导员）加一条计划或政策。奥维斯霸凌预防计划已经得到了比较好的研究，并显示了令人鼓舞的结果。干预应在多个层面进行：全校范围的干预（如员工培训和制定学校反霸凌规则）；课堂干预（如定期班会和班级家长会）和个人干预（与霸凌者和受害者进行一对一交流）。学校管理人员和所有学校工作人员必须尽心尽力，每个站点都需要一名协调员，负责确保计划得以执行。

同样重要的是，基本医疗医生要帮助父母注意到他们的孩子可能是霸凌者的迹象。霸凌者和受害者常常都有交友问题，但他们以不同的方式表现出这些问题。家长和医生需要警惕那些经常在学校遇到麻烦的孩子（但他们很善于为自己开脱）以及那些需要控制自己的朋友和同伴的孩子。通常学校和家长对这些霸凌者的唯一干预就是惩罚他们。这通常是无效的，因为它没有解决与霸凌相关的潜在心理因素。这种举措本身并不能触及这些儿童潜在问题的核心。对家长来说，密切监督及与学校沟通是重要的干预措施。持续的霸凌行为可能需要专业的心理健康评估和管理。当潜在的心理问题导致行为不良、同伴关系不良和情绪剧变，并且这些问题在青少年时期没有得到解决时，霸凌者在以后的生活中从事犯罪活动的概率明显增加。

十一、结论

儿童基本医疗医生需要擅长评估和管理儿童常见的各种行为困难。了解正常发育、家庭动力和行为管理原则，可以帮助医生为问题行为制定切实可行的解决方案。教育父母孩子性情的正常发育和合理差异，可以让父母放心，不良行为并不就是病态的。帮助有儿童行为问题的家庭是基本医疗的重要组成部分，能够促进医生和家庭之间建立信任关系。

十二、推荐阅读

American Academy of Pediatrics; Policy Statement. The future of pediatrics: mental health competencies for pediatric primary care. *Pediatrics* 2009; 124 (1): 410-421.

Anda RF, Felitti VJ, Bremner JD, et al. The enduring effects of abuse and related adverse experiences in childhood. *Eur Arch Psychiatry Clin Neurosci* 2006; (256): 174-186.

Brown ML, Pope AW, Brown EJ. Treatment of primary nocturnal enuresis in children: a review. *Child Care Health Dev* 2011; 37 (2): 153-160.

Carlson EA, Sampson MC, Sroufe LA. Implications of attachment theory and research for developmental-behavioral pediatrics. *J Dev Behav Pediatr* 2003; 24 (5): 364-379.

Dixon SD, Stein MT. *Encounters with Children: Pediatric Behavior and Development*. Philadelphia, PA: Mosby Elsevier; 2006.

Hagan JF, Shaw JS, Duncan PM, eds. *Bright Futures: Guidelines for Health Supervision of Infants, Children, and Adolescents*. 4th ed. Elk Grove Village, IL: American Academy of Pediatrics; 2017.

Hayutin LG, Reed-Knight B, Blount RL, Lewis J, McCormick ML. Increasing parent-pediatrician communication about children's psychosocial problems. *J Pediatr Psychol* 2009; 34 (10): 1155-1164.

Johnson SB, Riley AW, Granger DA, et al. The science of early life toxic stress for pediatric practice and advocacy. *Pediatrics* 2013; 131 (2): 319-327.

Njoroge WF, Bernhart KP. Assessment of behavioral disorders in preschool-aged children. *Curr Psychiatry Rep* 2011; 13 (2): 84-92.

Olweus D. School bullying: development and some important challenges. *Annu Rev Clin Psychol* 2013; 9: 751-780.

Sanci L, Lewis D, Patton G. Detecting emotional disorders in young people in primary care. *Curr Opin Psychiatry* 2010; 23: 318-323.

Sapienza JK, Masten AS. Understanding and promoting resilience in children and youth. *Curr Opin Psychiatry* 2011; 24 (4): 267-273.

Schonhaut L, Armijo I, Schönstedt M, et al. Validity of the ages and stages questionnaires in term and preterm infants. *Pediatrics* 2013; 131 (5): e1468-e1474.

Zimmerman FJ, Christakis DA. Associations between content type of early media exposure and subsequent attentional problems. *Pediatrics* 2007; 120 (5): 986-992.

Zuckerbrot RA, Cheung A, Jensen PS, et al. Guidelines for adolescent depression in primary care (GLAD-PC): part I. *Pediatrics* 2018; 141 (3): e20174081, 1-21.

十三、网站

American Academy of Pediatrics Web site for parents. http: //www. healthychildren. org. Accessed July 2018.

Cambridge Center for Behavioral Studies. http: //www. behavior. org/. Accessed July 2018.

"Kids Health for Parents. " http: //kidshealth. org/. Accessed July 2018.

Olweus School Interventions for Bullying. http: //www. clemson. edu/olweus. Accessed July 2018.

Pediatric Symptom Checklist. https: //www. massgeneral. org/ psychiatry/services/treatmentprograms. aspx?id=2088&display=forms. Accessed August 2019.

Search Institute. http: //www. search-institute. org. Accessed July 2018.

青　少　年

Lawrence S. Friedman, MD

一、引言

本节为青少年健康工作人员提供了一个实用的行为框架。本节讨论了青少年发展的不同阶段及相关行为，提出了关于有效医患沟通、晤谈和提供医疗服务的建议。从生理学角度来看，青少年是青春期开始到身体停止生长发育之间的一段时间。而从社会心理学和行为角度来看，在这段时间，成年人的身体形象和性别认同开始出现，独立的道德标准、亲密的人际关系、职业目标和健康行为建立起来，与父母的分离开始发生。尽管这些任务中有部分可能在青春期前已经开始并且会一直延续至成年期，但它们仍提供了理解青少年行为的基础。

二、健康状况与趋势

大部分青少年都是健康的。青少年相较于其他年龄群体死亡率低。大多数青少年健康问题与行为相关，包括非意愿妊娠，性传播感染（sexually transmitted infections，STIs），携带武器，人际暴力，自杀意念，酒精、烟草和违禁药品（包括处方药物和各种形式的阿片类药物）滥用，以及饮食和运动模式问题。在美国，意外事故是全国范围内大多数青少年人群的首要死因，而在部分地区谋杀（常与帮派相关）是死亡首要原因。最容易发生人际暴力相关死亡的决定因素是社区社会经济状况和人口密度，而非民族或种族群体。然而，在日间门诊，青少年就诊的最常

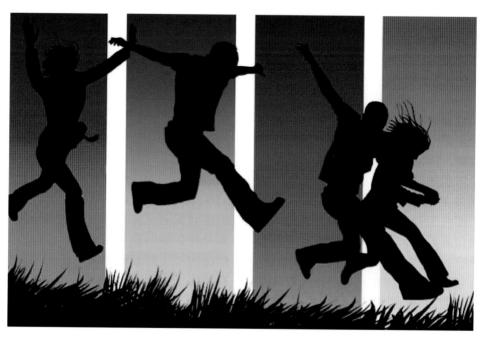

133

见原因是常规体检或运动相关问题、上呼吸道感染和痤疮。询问健康风险行为相关的病史，是为青少年提供医疗服务的主要挑战之一。大多数青少年的患病与死亡都是可预防的，而且诸如性行为、饮食、运动和药物滥用等可导致成人疾病的行为模式都是从青少年期开始的，因此忽视该年龄群体意味着丧失了公共卫生工作的一个重要时机。

1992年，美国医学会发布了《青少年疾病预防服务指南》（*Guidelines for Adolescent Preventive Services*，GAPS）。这是第一部与青少年发育与行为相适应的综合医疗保健指南，至今仍是行业"金标准"，强调有预期的、预防性的、以患者为中心的医疗服务。该指南建议以合作的形式，包括患者、父母、学校、社区和医务工作者，来促进青少年健康和疾病预防。尽管这个指南已经存在了数十年，且被证明是十分有价值的照护标准和质量提升措施，但鲜有证据表明它们得到了广泛实施。

可能相较于其他年龄段人群，青少年的健康结局与地方和国家层面的文化、教育、政治和经济政策更密切相关。枪支和霸凌都是这样的例子。例如，医生不可能在门诊过程中解决枪支可获得性的问题，但若令获得枪支的途径变得不那么容易，则会大大有益于很多青少年的健康。如果更多的学校设立霸凌零容忍与促进多元化和包容的项目，那么抑郁和自杀意念很可能会减少。

互联网和包括社交网络、短信、即时通信在内的各种形式的电子通信手段，已经深刻地改变了我们所有人社会交往的方式，以及我们接受、传播健康与行为相关信息的方式。青少年和年轻成人正处在，且未来可能也会持续站在这股通信变革的前沿。至关重要的是，那些为青少年提供照护的人必须了解这些通信发展如何对这一群体产生有利和不利的影响。社交媒体就是一个很好的范例。对于患有慢性病的青少年来说，社交媒体和电子互动可能会对提高服药依从性和减少孤独感产生积极影响。与此相反，以社交网络为媒介的霸凌事件已成为抑郁甚至自杀的缘由。强有力的证据表明：相较于感到被孤立和隔绝的青少年，那些与父母、学校和社区更多联系的青少年更少参与危害健康的行为。因此，了解这些影响至关重要。我们应当预见到，新型电子通信的发展进步将继续在青少年与其周围环境各个方面的联结上起作用，包括那些与健康、幸福相关的方面。我们也进入了一个通过各种形式的远程医疗实现虚拟医疗就诊的时代，这在理论上使青少年更容易获得医疗服务，但同时也提出了保密、父母同意和隐私等问题。

三、发育阶段

青少年的医疗服务需要与其各个发展阶段相适应。青少年期有3个公认的发育阶段，每个阶段都由体格、认知和行为的标志性事件划分。并非所有的青少年都完美地符合各个阶段的特点，而且他们从一个阶段发展至下一阶段的速度往往是不同的。此外，体格、认知与行为发展的速度可能不相匹配。例如，一位体格上已经发育成熟的14岁女生，在情感与认知上可能还无法对亲密性行为及其潜在后果做出决断。

（一）青少年早期（11～14岁）

1. 体格

快速生长引起体格与身体形象的改变。很多青少年会怀疑他们的生长是否"正常"，且通常伴有大量对躯体的关注和焦虑。例如，男性乳腺发育是男生常见的问题，它可能导致忧虑、难以参与体育课的问题。由于这个话题对于一个已经有自我意识的青少年可能过于尴尬，当查体发现该情况时，来自医生的主动安慰至关重要。青春期提前或延迟到来产生的影响差异很大。青春期提前的女生产生对体重问题的担忧、过度节食和其他进食障碍的可能性升高；而青春期提前的男生则会有更强的自尊与运动能力。由于自尊与体格发展和对同龄人群的吸引力密切相关，较同龄人发育晚的青少年可能存在自尊问题。在青少年早期，有关月经、手淫、梦遗、乳房尺寸（过大或过小）及生殖器大小的问题和担忧都很常见。这些问题都应被提前预见并且慎重地做出具体处理。与性成熟有关的内分泌疾病可能会发生，而早期诊断和治疗可以提升患者的健康和自尊。

2. 社交

青少年时期，同伴群体的参与增加而家庭的参与减少。友谊是理想化的，并且大部分是同性之间的。亲密的同伴关系加上对身体发育的好奇可能导致同性恋和其他性试验、焦虑和恐惧。尽管一些异性恋关系已经开始，但与异性的接触经常在群体中发生。通常在这个年龄段，青少年开始可以访问互联网、加入在线社交网络并使用手机。如何使用和监测它们应该成为家庭讨论的一个重要话题。

3. 认知

具体思维到抽象思维的过渡在这个时期开始。由于经验和情绪在决策中起着重要作用，单凭认知水平的进步并不足以防止许多青少年在鲜少考虑后果的情况下做出冲动的决定。与寻找自我身份相关联的认知能力提高，通常导致青少年在家庭和学校中尝试突破规范限制。在这一阶段，白日梦也很常见。

（二）青少年中期（15～17岁）

1. 体格

青春期早期的问题可能会延续，尽管大部分的体格发育会在这个阶段末期完成。

2. 社交

独立性、身份认同和自主权的斗争在这一时期强化。对于一些青少年而言，同伴群体可能变得比家庭更重要，且会导致青少年和父母间冲突的加剧。尝试酒精、毒品和性行为很常见。无敌感和冲动导致汽车事故和人际暴力的发生率相对较高。在这个阶段，由于恋爱失败导致的冲动自杀，或者因难以获得同伴群接纳而导致的自尊心不足也有可能发生。青少年在音乐、服饰和外表（包括穿体装饰、文身、衣服、发色和妆容）方面会遵循同龄人的常态，但个性表达也很常见。许多青少年从学校、体育、社区或教会活动中寻找身份认同和支持。对于支持系统或社区资源不足的青少年，帮派可能会补充个人力量并提供认同感。来自被疏远和被剥夺选举权的族裔的青少年尤其有加入帮派活动的风险。尽管文化接受度有所提高，但同性恋和跨性别青少年可能会感受到更多的孤立感、疏远感和霸凌行为（见第17章）。这可能会导致抑郁症、性滥交或自杀。互联网可以让少数群体的青少年轻松地与社交网络建立联系，例如，慢性病患者，他们过去可能感到孤立，现在则可以获得社会和心理支持。然而，同样是这些网络使得性接触更容易，从而导致性传播感染或意外妊娠的风险。

3. 认知

更强的推理与抽象能力让这一群体有更紧密的人际关系和共情能力。对未来学术和职业计划的评估变得重要。在学校表现差可能会增加焦虑和对职业选择的担忧，并导致用药物和酒精逃避现实。确定优势并建立自尊的实用指导有助于避免挫折感和失败。

（三）青少年晚期（18～24岁）

1. 体格

体格生长通常不再是一个问题。但对于自己外表的接纳和适应往往持续到成年期。

2. 社交

如果青少年在支持性的家庭、社区、学校和同伴环境中成长，个人身份的形成和独立将会在该阶段完成。但实际上，至少有一些发展问题通常直到成年仍未得到解决。青少年晚期通常会花更多时间来发展单一伴侣的人际关系，并减少寻求同伴群体支持的时间。理想情况下，基于个体价值体系的决策会通过限制和妥协来调整。

3. 认知

应该设定具体的可操作的职业目标，并且对教育和工作的期望应该更现实。

四、青少年与医学晤谈

整体健康状态评估应当包括系统回顾和健康相关行为的评估。这应当包括意外事故的危险因素、性传播感染（包括人类免疫缺陷病毒）、妊娠、人际暴力（包括既往的身体或性虐待）、营养、物质使用（包括处方药）、锻炼、睡眠、学习及心理健康问题。有关促进健康行为和预防疾病的指导也应纳入讨论。纳入这些因素被认为是青少年社区医疗的标准。就医文件应当以电子版方式完成，因此建议制定一个标准的表格化的书写模板，以便上述所有要素都可以方便地记录和检索，以便进行质量评估。从患者的角度来看，医生对某些行为的询问和评估可能是令人尴尬、唐突或不重要的。因此在提问前解释以下两点会很有帮助：①所有患者都会被问及相同的问题；②就诊的目标是患者的自我认识和健康教育。在谈话过程中，强化并赞扬健康的决策非常重要，如性节制。

（一）保密

某些基本原则很重要。除非是存在杀人或自杀的危险或者收到持续虐待的报告，应向青少年保证所有对话都是保密的，且未经许可这些信息不会与家长、老师或其他机构分享。除非患者另有要求，否则有关性和药物的讨论应在私密的情况下进行。若患者由父母陪同，应征求父母同意，然后要求他们离开房间再单独进行谈话。让父母（如果在场的话）了解医患谈话的保密性也是有帮助的。

虽然大多数青少年愿意获得健康信息并讨论个人行为，但这些讨论通常必须由医生发起。许多青少年不习惯这种参与式的、不带偏见的与成人的对话交流。青少年分享个人或私密信息的意愿取决于自身对医疗服务提供者的接受程度。青少年需要感受到他们有权分享个人行为相关的信息。例如，患者通常容易和医生讨论糖尿病或哮喘等常见慢性病。然而在一些青少年中，这些情况的管理可能更多地与饮食失调和吸烟有关，而非胰岛素或吸入剂的使用。我们只有先识别出这些危害健康的行为，才可能处理它们。评论、面部表情或表示不赞同的肢体语言会降低患者说出隐秘行为的意愿（表13-1）。

现在大多数电子医疗记录系统都包括患者门户网站，以确保患者和医生之间进行安全通信。这类系统可能使相关人员的通信更容易、更快捷。尽管获得了许多家长的支持，但有关保密和父母访问权限的议题使得未成年人独立使用系统问题重重。参见表13-2质

表13-1　医疗晤谈的建议

1. 确保医患关系的保密性，不要在父母面前询问健康相关行为

2. 用HEADSS模式组织晤谈

3. 通过互动对话评估患者的认知和发育水平

4. 开展有关行为的讨论并提供适合于文化和发展水平的预期指导

5. 积极倾听患者的意见和观点

6. 对于家庭暴力、离家出走和物质滥用的案例，应熟悉并利用当地资源

7. 让患者参与讨论和制定所有诊断和治疗决定

8. 与父母一起回顾行为发展的阶段。强调给孩子灌输自信和建立自尊的重要性

9. 强化良好的行为。鼓励不使用毒品和性不活跃的青少年

10. 尊重所有青少年，不要对他们的行为和特征持评判态度

表13-2　保障医疗质量的建议

1. 行为相关健康危险因素的书面文件（适于审核的电子文件）

  a. 酒精和毒品

  b. 烟草

  c. 暴力/帮派参与

  d. 安全带使用

  e. 安全头盔使用

  f. 枪支及其储存

  g. 性行为

  h. 营养/饮食/锻炼

2. 对有性行为的患者行衣原体筛查

3. 疫苗（假设儿童期疫苗接种完备）

  a. HPV疫苗（男性及女性）

  b. 脑膜炎球菌增强剂

  c. 百白破疫苗

  d. 流感疫苗

量和安全建议。

（二）法律问题

许多医生担心在未经父母同意的情况下评估和治疗青少年的合法性。由于美国各州法律的差异性，熟悉当地的适用法规至关重要。许多州允许在没有通知父母或获取同意的情况下诊断与治疗有性、药物和酒精相关问题的青少年。但对于什么年龄的青少年可以在未经父母许可的情况下获得此类服务的问题，各州规定不同。同样，如果某种情况可能危及生命，大多数州都允许进行医疗服务。对于潜在的"危及生命"的情况，记录在没有父母允许的情况下进行决策的理由非常重要。

（三）晤谈的组织

全面的健康风险评估应涵盖家庭、教育、活动、药物使用、性行为和自杀意念（Home，Education，Activities，Drug use，Sexual practices，and Suicidal ideation，HEADSS）问题。使用 HEADSS 格式有助于晤谈的组织和标准化。在谈话的最开始几分钟，需要使用互动式对话来评估认知能力。以下介绍的谈话目标和问题有助于沟通。

1. 家庭

（1）目标：确定家人结构，家庭结构和功能，冲突解决技巧，家庭暴力的可能性以及家庭中是否存在慢性病（见第11章）。

（2）问题："你和谁一起住？"如果家中只有一位家长，访谈者应询问另一位家长的去向，探视模式，离开的原因（尤其是家庭暴力和物质滥用），以及青少年是否在父母双方来回居住。夹在离异父母之间，或感到被忽视的青少年可能会"行动起来"并惹上麻烦以获得父母的关注，有时还希望他们的问题能够让分开的父母重新团聚。对于单亲家庭，可以询问患者："你的妈妈或爸爸在约会吗？你与他或她约会的人相处得如何？"有关家庭暴力的问题应当包括"人们在你家里争吵时会发生什么？""在争吵期间是否有人

受伤？你呢？""要是有人一直在喝酒或吸毒，他们争吵起来怎么办？""你曾见过你妈妈被打吗？""你家有枪吗？"。如果有的话，要询问枪是否总被锁好，以及谁有钥匙。对父母和患者进行有关意外枪击的教育。询问兄弟姐妹的情况，包括他们的健康状况和去向。躯体化可能通过观察一位因慢性病而受到关注的家庭成员而习得。了解居住在家中的其他亲属也很重要，医生可能通过上述第一个问题得到答案。

2. 教育

（1）目标：识别注意缺陷多动障碍（ADHD）和其他学习障碍，学校表现，认知能力和职业潜能。

（2）问题："你读几年级？""你成绩怎么样？""跟你去年的成绩比怎么样？"成绩下滑可能提示了家庭、心理健康或物质滥用的问题。"有人说你有学习上的问题吗？""你能看到黑板吗？"大多数青少年会回应说在学校里一切都好。需要询问有关课程和内容的具体问题，包括学生最喜欢和表现最差的科目，以及他或她的职业抱负。一般来说，在学校表现良好的青少年参与多种健康风险行为的可能性更小。应询问青少年出勤率、逃学或其他学校内的麻烦问题。有药物滥用相关问题的青少年可能会喜欢上学，虽然他们很少上课，但学校是他们见朋友并购买或出售药物的地方。应该询问全"A"学生有关学校压力的问题，以及如果他们没有获得高分会怎样。抑郁症甚至自杀可能与青少年及其父母对成绩不切实际的期望有关。

3. 活动

（1）目标：评估患者的社交互动，互联网使用情况及使用目的，兴趣和自尊。

（2）问题："你平时有什么消遣活动？""你是否参与学校、社区或宗教活动，如青年团体、俱乐部或体育活动？"自尊通常与成功参与这些活动有关。积极参与"创造性"活动的青少年参与违法行为的可能性更小。医生应该询问患者是否为帮派或兄弟

会/姐妹会的成员，这两者都可能是不当的同伴压力的来源。帮派可以为一些青少年提供最强烈的家庭感或社区归属感。

应询问有关饮食习惯的问题，包括进食垃圾食物的频率和数量，谁做饭，节食或催吐（见第23章）。询问患者的体力活动情况，并对常规锻炼、保护头盔和安全带有关问题进行教育并提出建议也很重要。互联网评估应包括访问的网站类型、每日使用时间和使用目的。

4. 物质使用

（1）目标：评估患者的当前习惯，使用模式，以及遗传或环境危险因素（表13-3）。区分因社交，文化和同伴压力而饮酒的患者，遗传易感者，以及由于合并心理健康问题而饮酒或使用违禁药品者。

表13-3　青少年物质滥用的危险因素

1. 物质滥用家族史
2. 低自尊和低身体形象评价
3. 抑郁或思维障碍
4. 反社会人格
5. 同伴压力和文化压力

（2）问题：以"你知道你学校里酒精或毒品使用的情况吗？"和"你有朋友喝酒或嗑药吗？"开始提问带给人的威胁性更小，然后再问"你有没有尝试过酒精或毒品？"。医生应特别询问香烟、酒精、大麻、娱乐"药丸"（如摇头丸、氯胺酮）、可卡因、麦角酰二乙胺（lysrgic acid diethylamide，LSD）、甲基苯丙胺结晶，以及合成代谢类固醇和海洛因的使用情况，还有针对ADHD或疼痛等问题的处方药的不当使用。数量、频率、使用环境和家庭使用情况很重要。要了解家庭饮酒情况，询问有关父母，以及双方祖父母的具体情况，包括家庭中是否有人加入匿名戒酒协会（Alcoholics Anonymous，AA）或其他自助小组。当父母没有意识到或不承认问题时，孩子可能不会认为他们是酗酒者。因此应当要求青少年描述父母的饮酒

方式。"你见过你妈妈或爸爸喝醉吗？"如果答案是肯定的，然后问"发生时间和频率是怎样的？"。针对怀疑药物滥用的青少年，CRAFFT问题（表13-4）已被验证是一个简明有效的筛查测试。若在CRAFFT上有两个及以上回答为"是"，则表明存在明显问题。

表13-4　CRAFFT*问题

1. 你是否曾经乘坐过由"嗨"了的人或使用过酒精或毒品的人（包括你自己）驾驶的车辆（Car）？
2. 你是否曾经使用酒精/毒品来放松（Relax），让自己感觉更好或融入环境？
3. 你是否曾独自（Alone）使用过酒精/毒品？
4. 你的家人或朋友（Friends）是否曾告诉你应当减少饮酒或吸毒？
5. 你是否曾忘记（Forget）使用酒精或毒品时所做的事情？
6. 你是否曾在使用酒精或毒品时惹上麻烦（Trouble）？

注：*两个或以上个问题回答"是"，提示有明显的问题。

识别出父母的问题也必不可少。如果一个青少年回归到父母仍在物质滥用的家庭，即使最好的治疗方案也将失败。父母愿意改变自己的饮酒问题或家庭行为模式是青少年治疗成功的最佳预测指标之一。

许多青少年并不认为使用毒品和饮酒是异常或危险的。只有5%～10%的青少年饮酒者或毒品使用者会在成年期出现物质滥用问题。不同于意外事故，酒精或毒品使用对身体造成的严重后果通常晚些时候才发生，所以不容易在二者间建立起负面关联。受虐待、被忽视、残疾或患慢性病的青少年可能会认为药物或毒品是能让他们感觉良好、被同伴接受的少数事情之一，至少是暂时的。如果出现法律问题、学校问题或家庭冲突，评估酒精和毒品在其中的作用非常重要。即使看上去用量很少，医生也应该指出清醒时才能最好地解决问题。

当毒品或酒精使用明显干扰了学校、家庭或社会功能时，建议向物质滥用相关专家

转诊。预期指导应符合其年龄特征。用未来发生肺癌和心脏病的可能性来劝告青少年停止吸烟通常没有意义，而谈论皮肤皱纹、口臭和黄牙等与身体形象更相关的问题，更有可能阻止青少年吸烟。同样的，对于未成年女孩来说，酒精和约会强奸之间的相关性比其他远期后果更重要。

5. 性

（1）目标：确定患者的性参与程度和性取向，避孕措施的使用，性传播感染的预防和性侵犯史。

（2）问题：如"你曾经与什么人发生过性关系吗？"的开放式问题比"你是否性活跃？"更可取，因为"活跃"这个词常常被误解。问题必须是开放式的，且不应该预设为异性恋取向。存在男朋友或女朋友的预设妨碍了有关同性恋伴侣或感受的讨论或问题。青少年可能会连续更换伴侣，应确定不同伴侣的顺序和年龄。询问他们是否曾因性方面的原因在互联网上遇见任何人，并了解与此相关的情况。一名15岁的青少年若拥有同龄性伴侣，相较于拥有年长的性伴侣者，性传播感染的风险较低，尤其是人类免疫缺陷病毒（human immunodeficiency virus，HIV）。对于有性生活的青少年，应与其讨论避孕技术和避孕套。不使用避孕套最常见的原因之一是相信避孕药可以对性传播感染提供足够的防护。在适当的时候，医生应该以鼓励和支持的态度强调性节制。

不幸的是，性侵犯很常见。排查性侵犯史应该这样询问："你曾在不愿意的情况下发生过性接触吗？"对帮助一个出现了性侵犯相关行为问题的青少年来说，如性滥交、抑郁症、药物滥用、犯罪、饮食或躯体化障碍，获得该病史可能是至关重要的。

青少年意外妊娠仍然不少见。危险因素很复杂，包括无知、缺乏计划生育服务、文化认同和自尊不足。

6. 自杀

（1）目标：识别严重的心理健康问题，并与正常的青春期情绪反应和情绪不稳定区分开来。表13-5列出了主要的危险因素。

表13-5　**重度抑郁和自杀的危险因素**

1. 既往发生过严重抑郁或自杀事件
2. 自杀或心理健康问题家族史
3. 受害史
4. 物质滥用或依赖
5. 男同性恋或女同性恋者
6. 可获得手枪（自杀成功率上升）
7. 近期失去重要的朋友或家人
8. 极端的家庭，学校或社会压力

将严重精神疾病和青少年情绪的正常波动区分开来是具有挑战性的。尽管普遍存在相反的看法，但大多数青少年不存在心理失调，青少年心理健康问题的发生率并不比成人高。很少有青少年会直接说出他们感到沮丧或情绪动荡。抑郁症可能反映在性滥交、吸毒和酗酒，或者实施暴力和犯罪行为上。慢性躯体症状，如没有明确生物学解释的头痛、腹痛或胸痛，也可能提示继发于虐待的抑郁症。

（2）问题：医生应识别出抑郁症的自主神经症状，如睡眠障碍、食欲下降、无望、嗜睡、持续的自杀想法、幻觉或不合逻辑的想法。还应该指出的是，这些症状中许多也可能由物质滥用引起。嗜睡的评估应该从患者的角度进行。相对于父母的愿望或期望，青少年的精力可能显得不足，但对于他们自身来说却很充裕。他们可能没有足够的精力搞卫生、帮助做家务或完成家庭作业，但有足够的精力去运动、约会、与朋友聚会、旅行，或等待数小时以拿到音乐会门票。

 案例1

劳伦是一名15岁的女孩，因手臂骨折需要手术修复而住院。拉拉队练习期间，她在攀登其他拉拉队员叠成的金字塔时发生了骨折。她说她在攀登时分心了，注意力不集中从而摔倒在地。在入院采集病史期间，患者显得很健谈且容易分心。尽管她入院时对护士说没有在服用药物，但当被问及"你有没有什么需要服用的药物"时，劳伦说她应该服用用于治疗 ADHD 的药物（见第27章）。她最近几天没有服药，因为她正和一位朋友住在一起，她不希望朋友知道她在吃药。

这个案例说明了几个重要的青少年问题。首先，青少年可能会过于具体地理解问题。当劳伦被护士问及她是否正在服用药物时，她如实回答了。晤谈时对她分心相关的临床判断，知道青少年可能过于具体地理解问题，以及他们可能无法将行为与健康后果联系起来，以上几方面对于这个病例都很重要。其次，青少年寻求与同伴的一致性。服药依从性问题可能与想要避免同伴知道她在服用药物从而被打上与众不同的标签有关。在学校、野营时或朋友家里服药可能会让青少年感到有所不同。最后，应该针对患者认为重要的方面进行用药指导。劳伦可能已经知道药物对学业表现有好处，但可能没有意识到它能够提高执行其他需要精神集中的任务时的注意力。

 案例2

一名16岁的青少年杰夫在母亲陪同下来到医生办公室，主诉左肩部疼痛。2天前他在交通事故中受过轻伤。他的母亲很担心，因为杰夫最近还因酒后驾车而被捕过。他既往没有医疗或行为问题的历史，但在询问时，他的母亲描述了他近12个月情绪不稳定和学习成绩下降的病史。医生使用了 HEADSS 格式评估杰夫的健康风险：

家庭（Home）：杰夫与他的亲生父母住在家中。父母是全职工作的第一代移民。家中几乎没有什么争吵，杰夫认为他的父母坚忍、虔诚和冷静。

教育（Education）：直到去年杰夫的成绩都是中上水平，但因为逃学和兴趣缺失，他的学习正受到不利影响。

活动（Activity）：杰夫以前在学校里参加几项运动，但现在他最喜欢的活动是看电视。

毒品（Drugs）：杰夫承认自己经常使用毒品。他每周至少饮酒两次且每天吸大麻。由于这种用法不如他朋友们频繁，所以他并不认为这是过度的。

性（Sex）：杰夫没有稳定的性伴侣，但有过几次短期关系。

自杀（Suicide）：杰夫否认自杀倾向或抑郁。然而，当被问及是否有亲朋亡故时，他含泪且犹豫地谈起他的哥哥，他是一位建筑工人，两年前因意外去世。自下葬以来，家里再没有谈及过他的哥哥。

物质使用增加、成绩下降和哥哥去世之间的联系看起来很明显。由于物质滥用开始的隐匿，直到哥哥去世后1年多他才出现明显的问题，杰夫和他的父母都没有将这些事件联系起来。此外，这是一个看上去不分享情感的家庭，杰夫从未学会如何讨论他的感受。在这种情况下，仅仅了解他吸毒、家庭情况、学校表现和活动是不够的。所有的事实都证实了他药物滥用，但没能解释它。对于以前没有显著行为问题的青少年来说，寻找引起或促发其行为改变的个人或家庭事件至关重要，包括亲朋的离世。

必须让杰夫和他的父母了解到物质滥用和哥哥死亡之间的关系。杰夫必须承认他的吸毒问题，并被转诊给在治疗青少年药物滥用问题方面有经验的医生（见第24章）。尽管杰夫应该会对处理悲伤和兄长亡故的心理治疗有反应，但他如果仍同时使用致幻物质，心理治疗可能不会奏效。

五、特定的高危人群

（一）无家可归和离家出走的青少年

美国有50万～200万无家可归的青少年，这是一个异质性群体。有些人由于家庭没有居所而无家可归，有些人暂居在街上，其他的则与朋友或亲戚住在一起。那些离开家庭不再回去，且不再依靠父母获得经济支持或住所的青少年占很大比例，可能更准确的说法是遭遗弃。在他们离开家之前，这些青少年通常与社会服务机构多次接触，有严重的父母冲突历史，且身体虐待、性虐待高发。因性取向而遭家庭抛弃并不罕见。旨在保护他们的社会网络已经失败，被忽视、虐待和遗弃的经历导致他们对成人和机构的不信任。

离开家庭、住在街头最初可能是一种解脱的体验。一旦露宿街头，发生多种物质滥用很常见，这往往成为从令人沮丧的生活中短暂逃离的愉悦。街头生存往往依赖于以性换取毒品、食物或住所。其他的生存技巧，如贩卖毒品和盗窃等，会产生人际暴力和受害的风险。低自尊、抑郁和自杀意念在这个群体中很常见。通常，在几周或几个月内，独立带来的解脱体验就会成为一种绝望。

初始的医疗评估看起来令人无所适从。这些患者中许多都符合法律上独立生活的未成年人的状态，并可能有资格获得医疗补助或其他权利。但是，不信任成年人，无法应付复杂的卫生系统，不愿意透露个人信息，这些可能使他们无法获得福利和适当的医疗保健。对临床医生来说，优先处理这类患者的健康问题并熟悉社区转诊资源非常重要。住所、食物、安全、社会支持、物质滥用和心理健康咨询，以及医疗评估通常都是必要的。与患者建立信任的工作关系至关重要，这可能需要数次就诊的时间。坚持预约就诊

并依从转诊可能会因这些患者日夜颠倒的习惯而变得比较麻烦。在某些情况下，短信可能被用于预约和药物提醒。与其他青少年一样，关于性和药物的问题最好在医学语境中提出；医生应该明确指出，他们只是因为健康问题而被提问。相较于询问青少年是否是"妓女"，询问"你是否曾为了获得药物、食物或睡觉的地方而进行过性行为？"是不带批判色彩且容易理解的。关于性取向的问题可能会令有性虐待史和曾以性行为换取生存条件的青少年感到困惑，并可能引发焦虑和羞耻感。这些问题最好在已经有稳定的生活条件和支持体系建立后再提出。

（二）慢性病和残疾

美国至少有200万青少年患有慢性病或残疾。虽然这是一个异质性的群体，但其成员也有一些类似的行为问题。不像其他青少年的身份和自尊是通过同伴群体的接纳而形成的，慢性病或残疾青少年的适应环境能力有限，而且往往自尊心不足。这常常导致抑郁症，家庭冲突和社会孤立。

像其他青少年一样，问题通常围绕体格、社会和性的发展。医生需要与患者发起坦诚的讨论，包括对他们期望的现实评估。识别并鼓励现实中可能会增强自尊的兴趣和技能至关重要。成功应对方式的预测指标包括与健康及患病或残疾的同伴成为朋友，父母不过度保护，参与家庭活动及承担适当的家庭责任。

长期生病的青少年常"不依从"治疗方案。患有慢性病的青少年和普通人一样，青春期亦是试验、自我发现和尝试突破规范的时期。而且长期生病的青少年，往往像其他青少年一样是不顺从的。关于依从性的问题通常是关于控制和尝试突破规范的问题。努力争取独立与残疾本身的局限性，以及与父母和医疗保健提供者的关系相冲突。与患有相似疾病的青少年建立的支持性电子社交网络可能会大大降低社交隔离感。短信提醒可

能有助于改善服药依从性。表13-6列出了一些提高依从性的建议。

表13-6　提高依从性的策略

1. 让患者参与所有治疗和诊断决策
2. 讨论与青少年发展阶段相适应的不依从的后果。例如，对于一个14岁的青少年来说，糖尿病控制不佳引起的肾脏和神经并发症看上去并不重要。相反要强调积极方面，例如血糖控制良好能够让你继续参与体育运动和其他同伴活动
3. 关于如何平衡家长的保护与青少年做出独立决定的需求，家长需要相关指导。在特定场景中进行角色扮演可能会有帮助
4. 尽可能直接与患者沟通，而不用父母作为中间渠道。让患者知道他们的意见和问题很重要
5. 将患者和家长转介给当地的同伴支持团体，如糖尿病、哮喘和癫痫协会。几乎所有的慢性疾病都有支持小组，通常可以通过当地电话号码簿或联合之路等机构找到

（三）男同性恋、女同性恋与变性青年

同性恋和变性的青少年会面临社会孤立、抑郁、性传播感染、物质滥用和人际暴力的风险。他们与医疗保健提供者之间的关系可能有助于他们应对来自社会其他方面的负面刻板印象。医生不批判和支持的态度有助于减轻这种文化负面性的影响。

尽管一些青少年可能会自愿报告他们同性恋的想法或意念，但许多人不会这样做，除非他们被特意询问或被允许表达。一些青少年可能对同性经历感到焦虑、羞耻和内疚。这种体验很常见，尤其在那些尚未形成固定的性认同的年轻青少年中。这样的经历不一定反映未来的性取向。当青少年男同性恋拥有较自己年长的伴侣时，感染HIV的风险会增加，这是由于年长的伴侣可能拥有多个性伴侣。询问互联网使用和实际性接触对于了解潜在的健康风险行为和性传播感染风险至关重要。表13-7列出了诊疗对象是男女同性恋青少年时的一些建议。

表13-7　应对男女同性恋青少年需求的建议

1. 评估患者的舒适程度和自我接纳程度
2. 评估和讨论外界压力来源，如父母、学校、患者的社群和宗教环境。若压力十分严重且妨碍了日常活动，将患者（如果有必要，包括父母）转诊至心理健康专家处
3. 从医学的角度向患者再次保证，同性恋就像左撇子一样，是一种正常的变体
4. 将患者转诊给当地的同性恋青年团体以获得同伴支持；大多数城市和学院为男女同性恋青年提供资源，电话簿通常会列出当地资源。向家长介绍当地家长支持团体，特别是家长和同性恋青年之友（P-FLAG）的当地分会

六、推荐读物

Committee on Adolescence. Policy statement: achieving quality health care services for adolescents. *Pediatrics* 2016; 138 (2).

Committee on Substance Abuse. Policy statement: alcohol use by youth and adolescents: a pediatric concern. *Pediatrics* 2010; 5: 1078-1087.

Confidentiality Protections for Adolescents and Young Adults in the Health Care Billing and Insurance Claims Process. Position Paper of the Society for Adolescent Medicine. *J Adolesc Health* 2016; 58: 374-377.

Elster AB, Kuznets NJ, eds. *AMA Guidelines for Adolescent Preventive Services (GAPS)*. Philadelphia, PA: Williams & Wilkins; 1994.

Kann L, McManus T, Harris W, et al. Youth Risk Behavior Surveillance—United States 2017. *MMWR Surveill Summ* 2018; 67 (8): 1-114.

Media Use in School-Aged Children and Adolescents, Policy Statement. *Pediatrics* 2016; 138 (5).

七、网址

A Consensus Statement on Health Care Transitions for Young Adults With Special Health Care Needs. American Academy of Pediatrics, American Academy of Family Physicians and American College of Physicians-American Society of Internal Medicine. *Pediatrics* 2002; 110: 1304. http: //pediatrics. aappublications. org/content/110/Supplement_3/1304. full. pdf. Accessed February 2019.

Official Position Papers on Multiple Relevant Topics. Society for Adolescent Medicine Web site. https: //www. adolescenthealth. org/Advocacy/Position-Papers-Statements. aspx. Accessed February 2019.

老年患者

Elizabeth Eckstrom, MD, MPH; Leah Kalin, MD; & Nicholas Kinder, MSN, APN, AGNP-C

一、引言

美国是一个老龄化的社会。2014年，在美国65岁及以上人口占14.5%（4630万）。到2060年，将增加到23.5%（9800万）。同期，非西班牙裔白种人占老年人口的比例预计将从78.3%降至54.6%。患有阿尔茨海默病和其他痴呆的人可能会从2013年的500万人增加到2050年的1400万人，几乎翻了两番。预计到2050年，老年人中最年迈的，即85岁以上者将达到1900万人，这对医务工作者提出了特殊的挑战。老年人的临床照护依赖于正常衰老过程和老年常见疾病的知识。本章重点介绍心理健康和疾病的这些方面。

在人群层面上，老年人在工作岗位上的时间更长，有的退休后再就业，以各种方式为我们的经济做出贡献，并推动社会参与的边界。在65岁以上的人中，87%的人希望留在自己的家里和社区养老（"原居养老"）。医疗保健和老龄化服务提供商需要适应不断变化的人口结构和老龄化观念。例如，增加对有关衰老的术语的敏感性很重要。"老年人"和"老人"（"elderly"和"senior"）可能有负面含义，而"长者"和"年长成人"（"elder"和"older adult"）更显尊重。使用"记忆护理之家"，而非"痴呆照护机构"这个词，道出这里其实是一个养老院的事实。框架研究所在美国退休人员协会（American Association of Retired Persons，AARP）、美国老年医学会和其他机构的支持下，开发了一个名为"重构老龄化"的模型，该模型提供了工具和思路，以提高公众对老年人需求和社会贡献的理解，对所有老年人健康服务和社区服务者都很有价值。

二、正常的心理衰老

许多老年人都很活跃，积极参与，追求快乐，保持好奇心，并在一生中不断学习。气质（即精力、强度和反应性）在成年后保持稳定，而个性（习得的行为模式）在大多数健康成年人中会随着时间的推移而不断完善和变化。随着年龄的增长，大多数人的智力会发生可预测的变化。随年龄增长而出现的正常变化包括处理多任务的问题；言语、词汇提取和命名减慢；情景记忆衰退（对一个人经历的事件的自觉记忆）；运动协调性、运动反应时间、平衡和步态能力下降。随着年龄的增长，与痴呆相关的异常损害，包括视觉运动任务（手眼协调）、语义记忆（事实、意义、概念和死记硬背知识）、躯体记忆（编织或弹奏吉他的能力）、感官知觉和书面/口语理解能力的下降。

成功地适应老龄化很难定义和表达。成功老龄化的标志包括接受变化，与家人和朋友保持亲密关系，以及对人生故事表现积极看法。另一个指标是能够发现除了养育子女、职业、体力或美貌以外的自我价值的新来源。促进成功适应的因素包括运气（良好的基因、避免受伤）和健康的行为，包括适当的饮食、充足的睡眠、大量的体育活动、社会参与和良好的压力管理。拥有足够的金钱满足基本需求，紧密的亲属关系和大家庭联系可以增加对疾病和绝望心境的额外保护。精神层面也一样重要，比如拥有朋友和知己且受到社会的重视。能够有所产出并且有机会帮助年轻一代，可以提供与社群的联结感和完整感。

患者和家属经常会寻求关于保持参与性和积极性的建议。许多社区都有老年中心、机构或项目，组织讨论小组、讲座、业余爱好团体、旅行团体、读书小组、成人教育班和志愿者活动。通过组织读书或编织小组，祖父母培训服务或同伴支持计划，即使在最小的社区中也可以创建类似的项目或小组。当地的老龄机构能够提供社区中的特定资源和志愿活动机会的相关信息。蓝色地带项目通过研究世界上5个人们最长寿的地方（日本冲绳的蓝色地带、意大利的撒丁岛、哥斯达黎加的尼科亚、希腊的伊卡里亚和加利福尼亚州洛马琳达的基督复临安息日会信徒）来传播策略。

造成老年人低落消沉的社会条件包括高度流动和快速变化的社区，面向青年的审美观，朋友和家人的死亡，以及强制退休。身体状况限制了功能且增加了孤独感，如尿失禁、慢性疼痛、步态和行动障碍、听力和视力下降等，这些也导致了心境低落。卫生条件下降、营养不良、跌倒、酗酒、社交退缩、财务管理困难，以及否认严重健康问题，这些都是老年人在家中由于身体、情绪或智力功能下降而衰退的线索。发现这些问题可能很困难。如果老年患者独居，试图在医生的诊室表现出最好的一面，或拒绝讨论他们在家中面临的功能问题，医务人员可能无法发现问题。通常是家人、朋友、邻居或其他人率先识别出一个人的功能衰退，他们的印象可能对医生非常有帮助，但有时需要特别向家人询问患者的健康状况。在极端情况下，可以请求成人保护服务部门或当地的老龄委员会调查患者在自己环境中的安全状况。医生面临的挑战是在遵守健康保险流通和责任法案（Health Insurance Portability and Accountability，HIPAA）规定的同时，获取所需的信息并且保有患者的信任。如果时间允许，内科医生、护士或其他医生的家访尤其能暴露问题。

老年人在获得医疗照护方面会遇到障碍。在美国的医疗保险计划下，相较于躯体疾病，精神疾病的覆盖率较低，这加剧了精神卫生保健的财务障碍。医疗改革试图缩小这些差距，但仍有许多工作要做。老年患者也可能

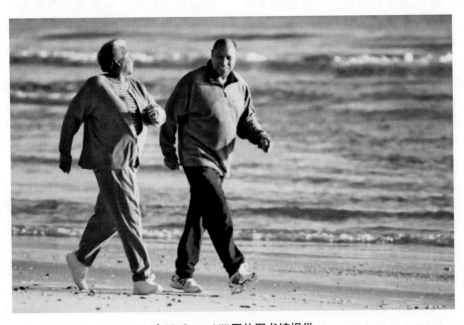

由 McGraw-Hill 图片图书馆提供

刻意避免寻求医疗帮助，尤其是情绪和认知问题。一些老年人不认为情绪困扰是要与基本医疗医生讨论的问题。他们默默地忍受痛苦，或者用躯体症状或易怒来掩盖他们的困扰，不愿接触家人、朋友或照护者。医务工作者需要注意认知或情绪下降的细微迹象，敏锐地做出反应，尊重患者，以保持良好的医患关系。

为老年患者提供医疗服务需要了解老年人心理和情绪功能的正常变化，并且掌握确定干预时机的技巧。解决家人和照护者关心的问题，获得社区服务，以及向患者提供有关临终关怀和长期照护选择的建议，这些都需要敏锐和技能。老年人心理疾病的诊断具有挑战性，因为多种临床综合征往往重叠。在下面我们将综述针对老年病患的处理方法，并用病例着重说明医生应该如何有效治疗这类人群。

三、临床接诊

（一）与老年患者沟通的注意事项

1. 临床环境

鉴于老年人的独特需求，在基本医疗机构接诊老年人可能具有挑战性。改善办公环境，如无障碍的轮椅通道和房间，可以让患者更容易进出检查室。来自候诊室或相邻房间的巨大噪声可能会分散注意力，并可能限制医生获取重点病史的能力。如果可能的话，应该将就诊时间预约在一天中稍晚时候，以便老年人安排交通。可能需要采取更宽松的"爽约"政策，因为这个年龄组改约或取消预约的现象并不少见。对有视力缺陷的老年人，要提供更大、字体更清晰的表格和教育材料。

2. 与患者晤谈

医生应在谈话开始时询问老年人是否能听到或听懂医生说的话。大声讲话、吐字清晰对许多老年人有帮助，但是医生不能假定

这是必须的，不要仅仅因为患者年龄大就大声喊叫。相较于大声说话，说慢一些更能促进沟通交流。诸如便携式放大器之类的辅助装置，在获取有用信息方面十分有用。应该使用积极倾听的方法，例如，保持眼神交流，点头和复述患者的问题与陈述（见第1章）。注意光源，一定不要背对着窗户或灯具坐或站，这样患者才能够看到你的脸。对于有多种症状或更多倾诉需求的患者，安排频繁而短时的门诊可以减少医生的挫败感，促进沟通，并能更好地满足患者与医生人际交流的情感需求。照护老年患者的真正乐趣之一是听他们的人生故事，但由于时间限制可能需要通过多次接诊来实现。

3. 与家属和照护者晤谈

大多数衰弱的老年患者应由家属或照护者陪同，以便医生全面了解就诊需要解决的问题。如果没有陪同者，在获得患者许可的条件下，与家人通话也可获取很多信息。痴呆患者可能没有意识到自己的记忆障碍，并会主动否认自己有问题。他们也可能对自己的日常生活活动（activity of daily living, ADLs）功能下降，抑郁症状或偏执想法仅抱有有限的认识。在询问家人或照护者之前，老年人的妄想想法可能看起来完全符合逻辑（当然，有时患者是正确的——必须仔细排查虐待和压榨老年人的可能）。询问其家人时必须照顾到患者的感受，可能需要在检查室外进行（经患者许可），以避免疏远患者。正是在这些单独的晤谈中，医生可以获得关于ADLs受损、精神症状和记忆问题的更加真实的报告。

4. 跨文化意识

与文化或种族相关的信仰、价值观和习俗通常会影响行为健康（见第15章）。这些影响可以表现在许多方面，包括与医生和医疗卫生系统的关系，对健康和疾病的看法和期望，以及对新知识或处方干预措施的接纳。任何医生都不可能了解所有的文化和种族偏好，但培养以患者为中心的医疗的根本意识至关重要。考虑到美国人口的日益多样化，

以及疾病负担和医疗保健质量的巨大差异，这种方法尤其有意义，这些差异在历史上影响到有色人种、移民、性少数群体和其他非优势群体的个人。同样重要的是要记住，老年人可能并不总是完全接受与特定文化或民族有关的每一种信仰、价值观和习俗。在大多数情况下，礼貌地询问关于个人偏好的问题，并尊重患者和家人的选择，将有助于建立信任的融洽关系。

（二）评估

1. 病史

在评估老年人时，医生应特别注意近期功能方面的改变和对最常见的老年综合征的评估，包括认知障碍、跌倒、尿失禁、听力下降、视力下降、营养不良、虚弱和心境障碍。老年病评估的标志之一是细致地药物调节。多重用药，不必要的处方或调配大量复杂的药物，潜在的不恰当药物，以及药物相互作用相当普遍。许多药物可能会导致行为方面的副作用，许多用于心理疾病的药物可能会导致严重的不良反应。使情况更加复杂的是，维生素、顺势疗法药物和非处方疗法越来越多地被使用，但常常不被视为药物。仔细评估酒精摄入量很关键，虽然误用和滥用并不少见，但在这一人群中，日常饮酒通常被忽视，其结果可能是灾难性的。此外，由于先入为主的观念，医生经常错误地忽略对老年人使用消遣性和非法药物进行评估。表14-1给出了我们为老年人系统评估设计的有用的缩略语（MOMS AND DADS）。

2. 体格检查

完整的体格检查总是能够提供信息，而有些因素在老年人中尤其重要。整体外观和卫生情况可以帮助确定老年人是否得到良好照顾或能否恰当地照顾自己。体重测量可用于评估营养状况。许多用于治疗心理健康问题的药物都有潜在的副作用，可能会影响血压、步态和平衡。测量直立位血压，观察体位变化时血压的动态改变，可以辅助确定患者头晕和摔倒的风险。医生还应评估步态和

表14-1　缩略语"MOMS AND DADS"——老年人新发神经精神症状评估实用工具，尤其适合痴呆

M	运动（Mobility）	近期步态与平衡的改变
O	排泄（Output）	尿量，尿潴留，尿失禁，粪便嵌塞
M	记忆（Memory）	定向力、记忆力和情境知觉力的改变
S	睡眠（Sleep）	精力不足加重，白天嗜睡，失眠，睡眠行为异常，睡眠呼吸障碍
A	疼痛（Aches）	疼痛相关行为的证据
N	神经（Neurologic）	虚弱，失语症，癫痫发作，急性嗜睡
D	抑郁（Depression）	心境和焦虑症状
D	妄想（Delusions）	偏执，猜疑，妄想
A	食欲（Appetite）	经口进食进水的变化
D	皮肤（Dermis）	皮肤完整性，瘙痒，蜂窝织炎，牙齿或牙周疼痛
S	感觉（Sensory）	听力和视力改变，可能导致误解、孤立、混乱感

平衡以确定跌倒风险，可以使用"起立-行走"计时测试或蒂内蒂（Tinetti）平衡与步态量表等进行评估。口腔检查对于老年人群体至关重要，因为齿列不良或义齿不合适会导致体重减轻、营养不良和衰弱，事实上还可能提示自我忽视。详细的神经系统检查可以发现诸如帕金森病和路易体痴呆等疾病。虐待的证据（如可疑的淤青或受伤）或疏于照顾的证据，应立刻通过当地的地区老年人机构或根据所在辖区的法规，转诊至成年人保护服务。

3. 心理和认知状态检查

当怀疑认知改变或情绪障碍时，医生应该清楚痴呆和抑郁共有一些突出的症状，并且可以同时发生。虽然在表现上有细微的差异，但注意力集中和决策困难、精神运动反应减慢、睡眠模式紊乱、食欲下降、对先前所享受的活动失去兴趣可能在这两种障碍中都很明显。由于这些相似性，在诊断认知障碍或痴呆之前，一般应先进行适当的抑郁症状筛查和治疗。用于检查定向力、记忆力、洞察力、判断力、执行力、情绪和情感的有

效筛选测试，是全面认知评估的重要组成部分。

美国预防医学工作组（U.S.Preventive Services Task Force，USPSTF）在2016年更新了指南，只要有治疗和随访系统，建议对所有成年人进行抑郁症筛查。老年抑郁症量表是一种标准化的心境评定量表，可由医生或患者本人进行评分。"是"或"否"的答案设计，适用于患病或认知功能受损的人群。原始版本有30个问题，但是15个问题的简版已通过验证，成为一个更高效的评定工具。从阿尔茨海默病患者那里获得抑郁症状的可靠报告可能很困难。康奈尔痴呆抑郁量表（CSDD）是一个经过验证的有用工具，适用于中至重度痴呆患者。它包含了患者和知情者（如护理者和家庭成员）的意见，以及医生的印象。

虽然USPSTF没有发现足够的证据提示要对所有老年人进行认知障碍筛查，但在患者的医疗保险年度健康检查中，这是必须做的。许多专业协会和政府机构一致认为，如果存在以下情况应进行筛查：①患者本人、家人或其他人对患者认知变化表示担忧；②临床工作人员直接观察到患者记忆或思维的变化；③患者年龄在80岁以上。其他提示认知障碍筛查的危险因素包括心血管疾病、糖尿病、脑卒中、抑郁、低学历、财务或药物管理困难。

医务工作者可能会选择一个简单且省时的工具——简易智力状态评估量表（Mini-Cog™）进行初步筛查，根据对3个单词的回忆和时钟绘制情况，判断痴呆风险筛查为阳性还是阴性。如有任何单词或时钟绘制不正确或不完整，则需要使用更广泛的认知功能测试进行进一步评估。圣路易斯大学精神状态检查（SLUMS）能敏感地发现痴呆的早期阶段。它包括11个项目，评估定向力、记忆力、注意力、计算力、命名能力、视觉空间关系和执行功能。蒙特利尔认知评估（MoCA）是另一种检测轻度认知障碍和痴呆的敏感工具。除了SLUMS覆盖的领域外，MoCA还评估概念思维。此外，MoCA有两种不同的形式，以尽量减少可能人为影响分数的测试学习。它有37种语言版本，附有使用和评分说明，以及测评的规范性数据。SLUMS和MoCA都已经过多个环境和共病的验证，评分系统可以根据教育水平进行调整，可以使用多种语言，并且可以免费下载（见本节末尾的"网站"列表）。福尔斯坦简易精神状态量表（MMSE）是另一种广泛使用的认知评估工具，对于痴呆严重程度和治疗反应进行连续评估时可能是最实用的；但是，由于MMSE受版权保护，必须通过拥有知识产权的公司订购副本，在某些诊所，它可能不容易获得。100分制改良型MMSE（3MS）包括言语流畅性评估和更广泛的记忆测试，较30分制的MMSE有更高的灵敏度和特异度。

4. 功能学评估

老年人评估中还有一项不同于年轻患者，即进行功能学评估很重要。执行日常生活活动（ADLs）的能力，如洗澡、穿衣、梳洗、饮食、移动和如厕等，都会受到疾病和精神障碍的影响。工具性日常生活活动（instrumental activity of daily living，IADLs），如使用电话和电脑、管理钱财和药物、上街购物、烹饪、驾驶和交通等，在轻微痴呆的状况下就会受到影响。通常分别使用卡茨（Katz）指数和劳顿（Lawton）量表对ADLs和IADLs评估。ADL和IADLs功能状态能帮助医生确定一个人在家的安全状况。心理健康问题的治疗可能促进功能状态的改善，从而实现让患者尽可能长时间居家独立生活的目标。

5. 社会系统评估

当衰弱的老年人依赖他人照护时，医生还要关注护理员的能力和应对方式，因为照护工作常常引起抑郁和身体健康问题。医生应该不失分寸地探究压力、负担和护理员提供照护的能力崩溃指标。有许多工具，如护理员自我评估问卷，可用于评估护理员的负担。还应评估易受伤害的老年人遭受虐待和不公正待遇的可能性，谨记不客气和不耐烦是身体攻击和疏于照顾的危险因素。在美国，许多州要求医生报告可疑的虐待案例，联邦法律要求所有社区设置提供成人保护服务的地区老龄化机构。

6. 环境评估

社区照护和长者照护机构可以帮助医务工作者进行家庭评估，以及患者在自身环境中的安全性评估。这些服务通常包含在医疗保险中，尤其当患者是居家状态时。评估事项包括跌倒风险、消防安全、药物管理和卫生问题。去除松垮的小地毯，保证通往卫生间的路上没有杂物且夜晚有灯，在厕所旁增加扶手，以及其他简单的干预措施，可以显著提高安全性并延长独立生活的时间。

四、主要的精神障碍

（一）抑郁障碍

抑郁症在社区居住老年人中很常见（2%～4%），在长期照护机构的老年人中更常见。抑郁症状则更为普遍，累及高达20%的老年人。慢性病增加了抑郁障碍的风险。老年患者的抑郁症可以表现为年轻成人的各种常见症状，但老年患者中非特异和不典型的症状很常见，可能成为其主要的临床表现（见第27章）。虽然抑郁情绪和绝望有诊断价值，但即使患者否认抑郁、快感缺乏（对以前愉快的行为失去兴趣）、焦虑、恐惧、易激惹、认知障碍、冷漠、依赖以及大量躯体性主诉，也应促使医生考虑抑郁症的可能。

评估心境最有效的工具是两个筛选问题："过去1个月，您是否曾感到抑郁或情绪低落？"和"在过去的1个月中，您是否对活动和/或爱好一点也提不起兴趣或没有乐趣？"如果任一问题的答案是肯定的，则有进一步测试的指征。老年抑郁量表（GDS）是一个更完整的筛查工具，可以随时间监测疾病进展或治疗反应（见"心理和认知状态检查"部分）。

老年抑郁障碍急性症状的预后相当好，医生需要告知患者这个事实以减轻他们可能感到的无望。然而，部分缓解和复发很常见，特别是对于既往有抑郁症的患者。其他复发的预测因子包括影响功能或舒适度的持续性健康问题、社会支持不良以及持续的社会心理压力。抑郁症治疗的核心是心理治疗、抗抑郁药物、情绪稳定剂和电休克疗法（electroconvulsive therapy，ECT）。基本医疗医生可以通过频繁的短时门诊，为抑郁障碍的老年人提供非正式的心理治疗，对于那些对心理治疗师持消极态度的老年人来说，这常常是最可能接受的方法。疾病教育，重构对绝望的认知，解决简单的问题，最重要的是富有同情心地倾听，这些都能起到很大的作用。在复杂的情况下，转诊给心理医生是有必要的。对老年人的抑郁障碍进行简单、结构化的心理治疗的数据结果是相当好的，特别是对于轻到中度抑郁症患者。

抗抑郁药物已被证明可以改善老年人的预后并降低复发的风险，但必须从低剂量开始使用并逐渐增加（例如，开始使用舍曲林25mg/d，每2～4周增加25mg，直到达到充分的治疗反应，每天的最大剂量为200毫克）。只有一半患者经首次药物治疗能达到持续的临床反应。食欲、睡眠和精力通常在情绪改善之前改善，患者通常需要经常就诊以鼓励他们继续治疗。残余症状，如焦虑，即使在那些最初反应良好的患者中也很常见。幸运的是，大约一半患者换用另一种药物再治疗会有反应。仍然无反应者可能需要精神科转诊或是联用另一种药物增强效果。强化治疗策略包括夜间服用米氮平等辅助抗抑郁药，或在极少数情况下，增加一种稳定情绪的抗抑郁药物（支持证据最多的是非典型抗精神病药物：奥氮平、阿立哌唑、利培酮或喹硫平）。有明显疲劳或冷漠的患者可能对安非他酮有反应。坐立不安，激动的，对药物反应强烈、不稳定的患者，实际上可能诊断为双相情感障碍，以情绪稳定剂作为主要治疗可能会有帮助。

ECT具有较高的有效率，可用于耐药的抑郁障碍以及有精神疾病特征的患者。随机试验表明，ECT治疗老年抑郁障碍比安慰剂更有效，观察数据显示ECT对老年精神病性抑郁的疗效优于抗抑郁药。在抑郁障碍住院患者中，与单纯药物治疗相比，ECT能够改善5年死亡率。该疗法没有绝对禁忌证，但许多患者在治疗后会出现短期记忆丧失。

与抑郁相关的认知障碍可能会随心境障碍的缓解而改善，但也可能预测潜在的痴呆。这类患者需要密切随访以确定认知改变是与抑郁症状相关，还是独立的认知障碍的一个征象。

（二）焦虑障碍

许多患有焦虑症的老年人都有潜在的抑郁，应该按照抑郁症治疗。除抑郁症外，老年人焦虑症的鉴别诊断还包括短暂的忧虑和恐惧、对生活变化的调整、恐惧回避行为、强迫症、惊恐障碍、创伤后应激障碍和广泛性焦虑症（见第27章）。继发性焦虑障碍也很常见，药物治疗、慢性阻塞性肺疾病和内分泌疾病，如甲状腺疾病，常与焦虑密切相关。

针对所有成年人焦虑的核心疗法是选择性5-羟色胺再摄取抑制剂（selective serotonin reuptake inhibitors，SSRIs）。苯二氮䓬类药物的排泄受损以及苯二氮䓬受体的变化，使老年人对这类药物非常敏感。嗜睡、不稳定、跌倒、记忆力减退和去抑制状态是常见且危险的反应。长期使用苯二氮䓬类药物也会增加患痴呆的风险，老年人应避免使用这些药物。如果一位老年人长期服用苯二氮䓬类药物，则需要进行缓慢的减量，而患者的认同对于成功完成减量非常重要。

（三）妄想障碍

妄想思维源于老年时期的一系列困扰。在终末期痴呆和谵妄中会出现幻觉。路易体痴呆是最常见的与视觉幻觉相关的痴呆，尽管它们也可能发生在阿尔茨海默病（Alzheimer disease，AD）中（见下文）。查尔斯·博纳特综合征（Charles Bonnet syndrome）是一种导致视力丧失的患者产生复杂视幻觉的病症。这些幻觉通常不会令人烦恼，且患者常常自知这些影像不是真实的。虽然目前还没有针对查尔斯·博纳特综合征的具体治疗方法，但有关幻觉本质的教育可以让那些认为自己快要"发疯"的患者感到非常安心。如果幻觉令患者痛苦，抗精神病药物可能会有所帮助。音乐幻觉是获得性聋伴发的幻觉的一种听觉变异，在许多方面类似于查尔斯·博纳特综合征。

助听器升级或掩蔽声音可能会有所帮助。一种病因不明的原发性妄想障碍，以前被称为偏执狂，有时见于独居的老年人。典型的错觉包括人们"住在阁楼"或进入房子或公寓偷东西。虽然这些患者描述了强烈的被害妄想，高度提示精神分裂症，但他们没有精神分裂症的其他表现，如幻觉、联想松弛、行为混乱和功能衰退。老年人如果确实表现出这些精神分裂症的主要症状，通常已经患有该病多年。偏执和妄想也可能是痴呆、抑郁症、躁狂和酗酒的症状。

（四）痴呆

痴呆是一种获得性的、持续的、进行性的损伤，累及多个认知领域（通常包括记忆），伴有严重到足以干扰工作或社会生活的功能衰退。痴呆是一种常见的疾病，60岁以后患病率每5年翻一番，在85岁及以上的人群中患病率高达45%。今天，超过500万美国人患有阿尔茨海默病和相关痴呆。到2050年，将有多达1600万人患有痴呆。痴呆是美国第六大死因。痴呆在第34章有更详细的介绍。

五、其他问题

（一）多重用药

由于老年患者合并较多慢性病，他们通常比年轻患者服用更多的处方药。多重用药是指患者使用多种药物，包括处方和非处方药。尽管药物的确切数量各不相同，但根据一些研究，多重用药通常涉及5～10种药物。不幸的是，这是一个常见的问题——据调查，医疗保险受益人从医院转出到某个专业的疗养院时，平均每个患者开了14种药物。多重用药会增加药物不良事件（adverse drug events，ADEs）的风险，从而导致严重后果。精神错乱、跌倒、抑郁、功能减退或任何其他新症状均应怀疑与药物有关，除非另有证明。多重用药也会导致"处方级联"，即一种新的症状被误解为一种新的医学状况，从而又处方一种额外的药物来治疗它。

许多药物必须谨慎使用，因为年龄相关的药物代谢变化和药物清除率降低，通常是由于老年人的肾脏清除率自然降低。因此，剂量必须经常减少。此外，苯二氮䓬类药物和类阿片类药物在老年人中的分布容积增加，因此老年人对这些药物的敏感性因血浆浓度增加而增加。

照护每一位老年人都应该进行频繁的药物复查和减量。一些老年人正在服用多种常常不必要的药物，医生接诊这类患者时的一个核心任务就是精简处方，即逐渐减少这类药物剂量或停用药物。

要根据ADEs的可能性和特定患者的照护目标来决定是否停用某种药物。处方精简时，有必要考虑更安全的替代药物，使用尽可能低的剂量，一次移除一种药物，并考虑非药物治疗，如抑郁症和焦虑症的认知行为疗法，焦虑症的减压活动，轻度认知障碍的认知康复，以及痴呆患者的环境改造。

针对老年人使用高风险和不恰当的药物，已经制定了具体的标准。比尔斯标准（The Beers Criteria）是应用最广泛的标准，包括许多精神药物，在美国老年学会网站能找到。2019年更新的版本包括了当行为矫正等其他选择失败或对患者或他人有伤害威胁时，更严格地使用抗精神病药物治疗行为问题。值得注意的是，非典型抗精神病药物是导致长程照护院内药物不良事件的最常见原因之一，美国食品药品管理局（Food and Drug Administration，FDA）发布了一项警告，指出使用非典型抗精神病药物治疗痴呆患者，

发生致命性不良事件的风险增加。

表14-2显示了老年患者首选的抗抑郁和抗精神病药物。

表14-2 抗抑郁药物/抗精神病药物和老年患者的优先选择

抗抑郁药物	
避免使用：	可以使用：
阿米替林	舍曲林
多塞平	依他普仑
丙咪嗪	米氮平
帕罗西汀	西酞普兰（FDA指南建议＞60岁的患者每天最多服用20mg）
	安非他酮
	曲唑酮
抗精神病药物	
避免使用：	可以使用：
哈尔多尔	利培酮（避免用于路易体痴呆患者）
硫利达嗪	喹硫平
	乙酰胆碱酯酶抑制剂和美金刚可以减轻痴呆患者的精神病症状

（二）悲伤

在一生中，许多老年人都经历过失去亲人。失去配偶可能是人生中最具毁灭性的经历之一。悲伤的定义是对丧亲之痛的反应，也就是当所爱的人去世时的情形。虽然悲伤常常让人痛苦，但悲伤是对失去亲人的自然反应，不应被诊断为精神障碍。但值得注意的是，丧亲可能会加重潜在的精神疾病或导致新的精神障碍，如抑郁症。更确切地说，丧亲被认为是一种压力源，可以诱发抑郁发作。这与先前的《精神障碍诊断与统计手册（第四版）》文本修订版有所不同，后者不建议医生在丧亲后2个月内诊断抑郁症（这就是所谓的"排除居丧反应"）。

悲伤有许多不同的形式，悲伤哀悼的模式和过程受到许多因素的影响，包括宗教、文化和社会习俗。悲伤的阶段因个人而异，不一定按标准顺序发生。虽然经常是强烈的痛苦，但急性悲伤是典型的综合体验，这样

痛苦的情绪会随着时间的推移逐渐减少。

当悲伤变得持续、使人衰弱，或导致思维失调或行为不适应时，则被定义为"复杂性悲伤"。复杂性悲伤应该被认为是一种精神障碍并得到适当的治疗。

（三）物质使用障碍

1. 定义和诊断

虽然经常被忽视，但物质使用在老年人中非常普遍，并已成为该人群中一个重要的公共卫生问题。老年男性酗酒的患病率高于老年女性。酗酒是老年男性第三大常见精神疾病。老年男性酗酒的典型表现是终身酗酒症状的加重或复发。晚年开始的酒精依赖在老年女性中更为常见。

任何超过建议水平的物质使用都被视为有滥用风险。对于65岁以上的成年人，饮酒量不应超过每周7个标准饮用量或每天1~2个饮用量。对于其他物质，没有关于过度使用的公认的特定标准。物质滥用的定义是至少导致一个问题发生（如与饮酒有关的跌倒）的物质使用。

值得注意的是，《精神障碍诊断与统计手册（第五版）》（DSM-5）不再包括药物滥用和依赖这两个术语，而是将"物质使用障碍"作为推荐的诊断术语。根据DSM-5，物质使用障碍被定义为导致临床显著损害或痛苦的物质使用问题模式，在1年内至少发生以下两种情况：①该物质往往比预期的服用量更大或服用时间更长；②有持续的对物质的渴望或不能成功减少和控制物质的使用；③大量时间用于获取物质、使用物质或从其影响中恢复所需的活动；④渴求使用物质，或有使用物质的强烈欲望或冲动；⑤反复使用导致无法履行工作、学校或家中的主要角色义务；⑥尽管因物质使用的影响，持续或反复引发或加剧社会或人际问题，但仍继续使用物质；⑦因使用物质而放弃或减少重要的社会、职业或娱乐活动；⑧在对身体有害的情况下反复使用；⑨尽管知道存在可能由该物质引起或加剧的、持续或反复出现的生理或心理问题，但仍继续使用。

耐药和戒断反应也包括在这些标准中，将在第24章中详细讨论。

2. 体征和症状

老年人对酒精、尼古丁和精神活性药物的生理和认知影响特别敏感。有害后果包括但不限于肾病、肝病、消化性溃疡、认知障碍、步态不稳、跌倒、睡眠障碍、驾驶障碍、情绪障碍恶化、自杀风险增加。患有酒精使用障碍的老年人一生中被诊断为另一种精神障碍的可能性要高出近3倍。酒精与许多老年人的常用处方药物，如华法林，也有一些常见的有害相互作用。不明原因的跌倒、共济失调、精神错乱、营养不良、烧伤、头部外伤和抑郁等都会提示暗中饮酒的问题。

处方镇痛药、镇静催眠药、便秘的非处方药，以及许多维生素和补充剂也被过度使用。找多个医生看病，在多家药店购药，这些线索都提示可能存在处方药使用障碍。

3. 筛查和治疗

越来越多的治疗物质使用障碍的有效方法，促成老年人物质使用减少。因此，对于基层医务工作者来说，重要的是确诊这类疾病以便使患者得到适当的治疗。USPSTF建议对所有成年人进行筛查，以识别不健康的酒精使用情况。在基本医疗中有几种经过验证的筛查工具。AUDIT-C工具在老年人中得到了很好的验证，用于筛选不健康的酒精使用情况。我们推荐使用便捷的AUDIT-C，而不是其完整版的筛选工具AUDIT。它由3个问题组成："你多久喝一次含酒精的饮料？""在你喝酒的时候，一般每天喝多少含酒精的饮料？""你多久会一次喝6杯或更多的酒？"女性分数≥3分，男性分数≥4分，表明存在不健康的饮酒，灵敏度和特异度在女性分别为73%和91%，在男性分别为86%和89%。

共病酒精风险评估工具（comorbidity alcohol risk evaluation tool，CARET）是专门针对老年人筛选过度饮酒风险的工具。该工具将药物使用与合并症整合在一起，在基本医疗中可能也会有用。

基层医务工作者还应密切监测处方药物，因为这些药物经常被老年人滥用（尤其是苯二氮䓬类药物、类阿片类药物和镇静催眠药）。如果可能的话，基层医务工作者应该避免开这些药物。否则，应至少每3～6个月重新评估这些药物的必要性。如果的确需要使用苯二氮䓬类药物，如在治疗焦虑症时，最好使用短效制剂来帮助预防不良反应和戒断症状。

物质使用障碍的治疗因使用的物质和疾病的严重程度而不同。常见的干预措施包括简单的教育和建议，心理治疗和/或咨询，同伴团体，以及更正式的治疗，如康复和必要的药物治疗。戒断酒精和苯二氮䓬类药物可能是致命性的，患者可能需要住院解毒。处理苯二氮䓬类药物的依赖性，可以采用24小时等效剂量替代药物，然后每3个半衰期减少10%的剂量。

物质使用障碍的门诊治疗通常被归入专门的诊所。然而，鉴于公共卫生压力的日益增加，在基本医疗环境中识别和治疗物质使用障碍变得越来越有必要。这在老年人中尤为重要，他们往往不愿意使用专科的成瘾者服务。

（四）特别注意事项

1. 保持功能独立性

对于衰弱的老年患者，治疗计划的重点在于提供舒适性和保持独立性。面对老龄化和进展性疾病，治疗计划必须包括利用社区资源、熟练的医疗管理和康复治疗。如果对老年人的驾驶安全有疑问，许多驾校和门诊职业康复项目都会为老年人提供驾驶安全评估。

2. 衰弱老人的社区照护选择

医生应该熟悉其社区提供的服务，包括提供医疗管理、居家协助、对老年患者和照护人员的情感支持。为老年人提供服务的当地机构，私立的个案管理公司，阿尔茨海默病协会的地方分会，以及家庭医疗保健机构将为您和您的患者提供资源，以安排必要的服务使老人居家时间更长且安全。在没有这些资源的农村地区，家庭、邻居和辅助人员网络有时可以填补这部分空白，并让体弱老人可以居家照护。有全天候照护需求的患者会让许多家庭照护人员精疲力竭。相较于他们的同龄人，护理员、家人和收费的专业人士都面临着更大的抑郁和健康风险。到一定时候，为了患者和家庭的健康幸福，将老人安置在长期照护机构中是必需的。在这个转变过程中，医生、护士和其他工作人员在协助患者和家属方面发挥了重要作用。医生可以帮助预测他们离家进入一个受监督的生活环境的需求，让他们熟悉社区中不同的长期照护选择，还可以在家人必须代表患者做出决定时，帮助有负疚体验的家属。这个角色要求医生了解患者的照护需求，以及哪些机构可以安全地满足这些需求。仅在料理家务和做饭上需要协助的老人在退休之家和居家照护机构中会适应得很好。居家照护机构可能能够为老人发药，并提供额外收费的ADLs帮助。"成人寄养家庭"可以在一个家庭环境中为最多五位体弱老人提供居家照护机构般的照顾。独立或辅助生活机构可能会满足额外的护理需求。辅助生活或"独立生活"机构可能提供一些照护监督服务，有时甚至可能有医疗顾问。然而，根据美国各州规定和机构所有者管理理念的不同，照护和医疗参与情况差异很大。这些机构在患者和家庭中非常受欢迎，并越来越多地被视为专业护理机构的替代品，因为它们比照护中心更便宜，且更不像"医疗机构"。许多辅助生活机构可让患者"就地养老"，甚至让他们在生命尽头接受医院水平的临终关怀，而无须搬到护理机构。

3. 医疗计划

英国老年医学学会的座右铭是"为岁月增添生命"，这句话在治疗老年患者时要谨记在心。舒适、有意义的参与和增加活动成为治疗的目标。提供足够的疼痛缓解、物理治疗和抑郁治疗都被整合到综合治疗计划中。

免疫接种、戒烟、减重、运动和适当的

营养应该继续成为老年人预防保健的重点。探索患者和照护人员的期望，以及讨论终末期治疗决定也很重要。如果可能的话，这个讨论应当放在急性病症带来的可能是侵入性的、无价值的或非意愿的医疗干预之前。这些"预立医嘱"应该不仅局限于心肺复苏，还应包括患者的照护目标。如果患者决定放弃这些干预措施，医生应该提供维持患者舒适度的保证（见第42章）。

六、案例讨论

 案例1

J先生是一名78岁的男性，患有高血压和甲状腺功能减退症。他的女儿注意到他自理能力下降，因此带他来看病。她发现自她的母亲，也就是J先生共同生活50多年的妻子，在6个月前去世后，J先生的自理能力开始下降。从那时起到现在，他已经轻了20磅（9kg），而且一直没有再参加每周的桥牌比赛。他变得很健忘，开始只是丢钥匙或错过约会，但后来进展到在自己的小区迷路。他变得越来越不整洁。

当医生向他提出她女儿的担心时，J先生说他认为自己很好，最近只是不想打桥牌了。当谈到他在小区迷路时，他说他只是没有注意。他用短句回答问题。在就诊期间，他最担心的是最近新出现的腰痛。在检查中，医生发现他衣着不整。他在SLUMS测试中得分为25/30，所有的定向问题和几个回忆问题都是错误的。他在GDS上得分为10/15。

这个案例突出了区分痴呆和抑郁症的困难性。认知缺陷可能与抑郁症有关。虽然他可能同时有一些认知损伤，但这要在他的抑郁症解决或缓解后重新评估。相较于痴呆，突然起病且与妻子逝世同时发生的病程与抑

郁症更为一致，痴呆起病通常更为隐匿。另外，他的妻子可能一直掩盖了他已经存在的缺陷，而这些缺陷在她去世后变得明显。应排除诸如药物副作用和甲状腺功能减退症之类的医学原因。爱人去世后有些抑郁是正常的，但他的症状开始影响他的自理能力。应该开始心理咨询和/或抗抑郁药治疗，必要时逐渐增加药物剂量，如果初始治疗没有反应则需要更换药物。电休克疗法是耐药抑郁症的一种选择。如果他的症状确实对治疗有反应，则应当重新评估他的认知状态，因为他也可能有潜在的痴呆。

 案例2

R夫人是一名84岁的女性，既往有高血压病史和双眼白内障。由于担心她出现了幻觉，她的邻居带她来了诊所。她的邻居每周为她买一次日用品，他注意到最近患者一直在谈论那些不存在的儿童和动物。患者承认她确实有时会在家里看到一个小男孩和两只小猫。她知道他们并不是真的在那里，但自己并没有被他们困扰。事实上，她还有点喜欢他们的陪伴。进一步询问发现她每晚睡前喝一杯马提尼，并且偶尔服用苯海拉明来助眠。在外观上，她打扮得很整洁；除了视力，她的其他检查都没有特殊发现。她在SLUMS测试中得分为24/30，但仅在需要完好视力的问题上出错了。她的注意力正常，因为她能够完成诸如反向拼读词语"world"和倒背一星期里每天的名称。实验室检查也没有发现：无感染或电解质异常的迹象。

这个案例强调了幻视患者的鉴别诊断。在这位患者身上，痴呆、谵妄、精神疾病、中毒和药物影响均应考虑。虽然她在SLUMS测试中得分不正常，但她的记忆力完好无损。在谵妄中，注意力不集中是疾病的标志，伴

有意识状态的波动。她摄入酒精和使用苯海拉明可能与此有关，如果可能的话应该停止使用。如果其他诊断的检查结果均为阴性，则该患者可能患有查尔斯·博纳特综合征。如果身体状况稳定，患者应接受白内障切除手术，因为这可以治愈她的幻觉。

七、致谢

Clifford M.Singer，MD，Jay Luxenberg，MD，and Robin Telerant，MD等前一版本章节的作者。

八、推荐阅读

2019 American Geriatrics Society Beers Criteria® Update Expert Panel. American Geriatrics Society 2019 Updated AGS Beers Criteria® for Potentially Inappropriate Medication Use in Older Adults. *J Am Geriatr Soc* 2019; 67 (4): 674-694.

Kok RM, Reynolds CF. Management of depression in older adults: a review. *JAMA* 2017; 317 (20): 2114-2122.

九、网址

AARP Livable Communities. https: //www. aarp. org/livable-communities/info-2014/livable-communities-facts-and-figures. html. Accessed August 2019.

Alzheimer's Association. http: //www. alz. org. Accesssed August 2019.

American Association of Geriatric Psychiatry. www. aagponline. org. Accessed August 2019.

American Geriatrics Society. www. americangeriatrics. org. Accessed August 2019.

Family Caregiver Alliance. www. caregiver. org. Accessed August 2019.

Geriatric Depression Scale. https: //geriatrictoolkit. missouri. edu/cog/GDS_SHORT_FORM. PDF. Accessed August 2019.

Geriatrics and Palliative Care Blog. www. geripal. org. Accessed August 2019.

The Hartford Institute for Geriatric Nursing "Try This" Series. https: //consultgeri. org/tools/try-this-series. Accessed August 2019.

Katz Index for ADLs. https: //consultgeri. org/try-this/general-assessment/issue-2. pdf. Accessed August 2019.

Lawton Scale for IADLs. https: //consultgeri. org/try-this/general-assessment/issue-23. pdf. Accessed August 2019.

Mini Cog: http: //mini-cog. com/wp-content/uploads/2018/03/Standardized-English-Mini-Cog-1-19-16-EN_v1-low-1. pdf. Accessed August 2019.

Montreal Cognitive Assessment (MoCA). https: //www. mocatest. org/. Accessed August 2019.

National Institute of Aging. www. nia. nih. gov. Accessed August 2019.

National Council on Aging. https: //www. ncoa. org/centerforbenefits/mippa/. Accessed August 2019.

Reframing Aging. http: //frameworksinstitute. org/reframing-aging. html. Accessed August 2019.

St. Louis University Mental Status Exam (SLUMS). https: //www. slu. edu/medicine/internal-medicine/geriatric-medicine/aging-successfully/pdfs/slums_form. pdf. Accessed August 2019.

Timed Up and Go Test. https: //www. cdc. gov/steadi/pdf/TUG_Test-print. pdf. Accessed August 2019.

Tinetti Gait and Balance Tests. http: //hdcs. fullerton. edu/csa/research/documents/TinettiPOMA. pdf. Accessed August 2019.

跨文化交流

第 15 章

Thomas Denberg, MD, PhD; Mitchell D. Feldman, MD, Mphil, FACP

一、引言

跨越文化和语言界限，有效的临床医患沟通涉及语言和非语言形式的信息共享。在医学领域，这些界限一方由代表着生物医学深奥世界的医生占据，另一方则是通常不熟悉生物医学概念和程序的患者和家属，他们对于疾病可能有着强烈的个人观念——疾病意味着什么，应该如何诊断，以及如何治疗。有效的跨文化交流（有时称为"文化能力"）的目标有3个：①从患者的角度理解疾病；②帮助患者从生物医学的角度理解疾病和治疗；③帮助患者及其家属在巨大、复杂且常常缺乏人情味的医疗卫生机构中自如应对、表达自己并感到舒适。这些活动需要对患者的生活背景，生物医学界和普通公众之间如何互动，以及冲突或误解有时候是如何发生的有所了解。

跨文化沟通技巧最好通过对不同患者群体的实践、思考、阅读，以及与之互动来发展，仅仅了解一些移民群体或少数族裔对待疾病的观念是不够的。结合患者的既往病史、社会结构地位，以及特定族裔和宗教团体成员的背景，来建立感知并解读患者如何说、如何做的方式非常重要。真正的文化意识还包括理解生物医学本身如何成为一种文化系统，以及它可能如何被患者看待和（错误地）理解。

在美国，作为医疗卫生的主要形式，生物医学由高度专业化的专业人员实施，依靠详细、科学的人体信息，并使用药物和手术干预来预防或治疗解剖和生理疾病及其相关症状。它有明确的知识体系和实践方法，有优势和弱点，也有非循证的偏见和固有的局限性。它的许多专业和亚专业都有独特的传统、知识体系和解读人与事件的方式。对于各种背景的患者来说，很多有关生物医学的观点都是模糊的，常常在认同和接受医学解释和建议方面存在困难。因此，本节讨论的视角是，尽管跨文化交流对于移民和少数族裔患者尤为重要且充满挑战，但它对所有患者都有意义。

二、文化与社会定位

（一）文化

文化是指可识别的群体内共享的信仰、价值观、仪式、习俗、制度、社会角色和关系。通常，个人自身的文化体现被认为是理所当然的，感觉那些包含"世界应该是这样"的假设和常规完全是自然的。无意识学习和模仿在习得文化假设和常规方面起着重要作用。家庭，最有影响力的文化系统之一，通常有明确的分工，用餐和工作时间等常规日程，关于家庭起源的解释（或神话），以及实现共同目标和传承共同价值观的策略。也正是在家庭中，有关病因、表达症状的可接受方式，以及诊断疾病和恢复健康的策略方面的观念被最初建立起来。当然，个人也参与和工作、学校、崇拜、政治派别、社交俱乐部等有关的文化并受到影响。这其中每一项都可能对疾病观念和反应产生重要的，有时甚至是矛盾的或不一致的影响。

文化既不是纯粹的，也不是静态的，而是不断融合和发展的。特别是在美国——一个高度流动、多元化和被媒体包围的社会——数百万人进出多个领域，借用并适应其他团体的想法和习俗。因为随着时间和代际的文化改变是相当明显的，所以不应该仅仅根据患者的姓氏、体貌或国籍认为特定的患者就具有某些信仰或者某些行为。应该在详细了解患者超越种族和民族属性的基础上做出推论，并且随时可以修正。

文化与种族、民族及国籍的关系：有些文化能力培训采取的措施是，各个种族、民族和国家群体拥有鲜明的文化特质，医生应该熟悉这些特质以提供更有效的照护。常用例子包括拉丁美洲人对"堕落的囟门"和"邪恶之眼"的观念，非裔美国人对"高贵血统/低贱血统"的观念，以及北美人"个人主义"和亚洲人"以家庭为中心"的价值观。虽然这些概括（或刻板印象）可能会体现文化对疾病和康复的广泛影响，但这种方法过于简单。这意味着种族、民族和国籍是个体理解和应对疾病最重要的决定因素，而忽略了这些群体内，或可能同时生活于多个群体内的个体之间的巨大异质性。文化能力的一般观念认为，文化可以还原为一种技能，医生不必与当地人接触，不必去理解多元化世界中许多居民感受到的迷惑和矛盾，就可以培养出来。

以美国为例，其中主要的种族/民族类别包括非裔美国人、白种人、亚裔、美洲印第安人、太平洋岛民和拉丁裔。有些人可能会使用上述词汇进行自我识别，并且这些通常是很重要的政治标签。但是在年龄、出生地、宗教信仰、社会阶层、性取向和教育水平等方面，这些群体中的每一个人之间都存在着差异。将各种族在健康观念和行为方面的差异概念化并置于首要层面，促进了刻板印象的形成，并不能使医疗服务变得更加有效。一般来说，关于文化观念和习俗的假设应该基于更具体的群体成员身份，例如新移民，或特定的美国亚人群，包括无家可归者、南部农村的非洲裔美国人或特定城市社区的居民。

（二）社会定位

当我们走出文化仅由种族和民族决定的理念时，可以通过知晓其社会定位而提升对患者的了解。社会定位明确了一个人在社会中相对于其他人的位置，它基于一系列特征的综合，不仅包括种族和民族，还包括性别、年龄、移民身份、语言、居住社区、在美国的时间和代际数、受教育程度、收入、职业、宗教信仰、性取向及以前的种族主义经历。性别和年龄是两个基本变量，影响着患者如何赋予疾病意义和如何在疾病相关方面表达自己。男性和女性，50岁以上和20岁以下的人群，即使来自同一个城市或地区，通常也属于不同的亚文化群体：他们可能会在某些核心信仰、价值观和习俗上有共性，但其他特征并不相同。文化适应的程度是另一个对疾病风险、健康行为和生物医学熟悉度产生影响的基本因素。一个人的居住区及其住宅

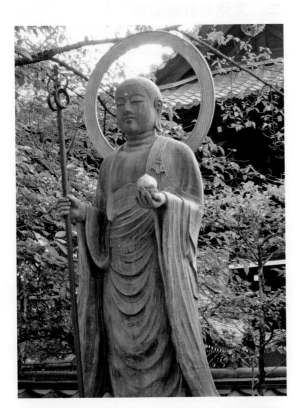

由 Mitchell D.Feldman，MD，Mphil，FACP 提供

和学校的质量、人口密度、相关的犯罪水平和公共交通便利度，也很大程度上塑造了人们对世界的理解和处理逆境的策略。宗教、灵性以及志同道合的信徒群体对健康和疾病的态度有重大影响。既往的种族主义经历会产生无助、愤怒和不信任的感觉，这反过来会显著影响患者对医疗人员的态度以及对疾病的解释。最后，社会阶层的因素，包括教育、收入和职业，对于疾病观念和康复的机会与策略有着深远的影响。

相较于单独的种族或民族，社会定位的属性更加完整、具体和适用于临床。这样，医生不会简单地注意到患者是拉丁裔或墨西哥裔美国人，然后试图记住适用于该群体成员的"典型"文化特征。相反，他们会观察到这位出生在美国的患者20岁、失业、已经完成高中学业，会说一点西班牙语，并且和她在墨西哥出生、主要讲西班牙语的农民父母一起生活，他们居住在一个混合族裔的工薪阶层社区。这些特征中的每一个，单独或组合起来，都提供了有关该患者的重要线索——这些线索有助于解释患者的主诉和症状，并促进患者教育和个体化治疗。

当然，医生对于来自特定的、狭义人群或社区的患者的经验越多，他们与患者之间的语言一致性越高，他们就越有可能意识到对该群体整体来说重要的健康问题和主题。将时间投入到当地社区，如老年人中心、文化和体育活动、教堂和学校，可以增进与这些群体的患者有效沟通的能力；阅读相关的邻里通信、民族志、社会历史、人口普查报告、小说和传记也可以达到类似目的。尽管这些活动和材料并不属于正常的医疗工作职责或参考资料，但它们可以使医生对患者认为重要的问题更加敏感，这些问题来自患者的视角，被他们以自己的语言阐述出来。对特定人群的详细了解，以及以患者母语进行交流的能力也可以让医生不仅了解患者语言的字面含义，还可以了解患者所说（或选择不说）、所做（或选择不这样做）的其他含义，如坚持规定的治疗。

三、移民与少数族裔

新移民为医学跨文化交流带来了许多独特的问题和挑战。迁移到一个新的国家往往导致社会地位、职业和日常生活的巨大改变，与以前的朋友和社会支持网络隔离开来；且传统角色颠倒，年长者要依赖于年轻人养家、选择住房和解读当地事件。失范（无目的感）和异化（缺乏归属感）可能导致焦虑、抑郁和应对日常生活中新压力的能力下降。战争和自然灾难的难民经历加剧了这些问题。敏锐的医生能意识到许多人会将这种痛苦躯体化。

新移民更可能持有在接受"西方"训练的医生看起来多姿多彩或奇怪的信仰和做法。这些疾病的观念和行为经常在文化能力的讨论中被引用，但通常最适用于老年人和/或刚刚到达的移民。全球化进程，包括旅游业的发展、商业市场的开放，以及美国和欧洲大众文化的传播，已经使大量第三世界移民熟悉了工业发达的资本主义社会的生活。此外，大部分第一代和第二代移民很快会融入美国社会，通常是因为渴望"适应"或"成为美国人"。即使在英语说不好、难以融入或积极抵制同化的人中，许多人在其原籍国都有大量的生物医学模式的就医经验。尽管他们以前可能没有遇到过美国生物医学特有的技术和组织复杂性，但他们可能熟悉其还原论的科学的基础、专业人员的职业地位，以及诊断和治疗疾病的惯例。仅通过视诊或仅了解患者的种族，就准确评估患者对生物医学和"西方"疾病类别的修养水平十分困难，甚至不可能。医生应该避免预判，而是通过观察和询问患者来学习。

四、作为文化体系的生物医学

培养跨文化交流技能可能涉及以下转变：从对患者文化在医疗护理中的作用缺乏深入了解，到接受患者基于文化的信念、价值观和行为对健康、疾病和治疗效果有重要影响，并且最终下意识地将对患者文化的关注融入临床实践的各个领域。然而，同样重要的是，医生应当了解自己的文化，并意识到要基于自身的个人史、日常生活中的非专业方面，以及长期参与生物医学培训和实践所带来的社会化而做出无可置疑的假设。

聚焦于移民或少数群体患者相关的"文化"，可能传达了生物医学本身没有文化的观念。事实上，尽管生物医学是基于科学知识的（一种具有自身价值观和信仰的"文化"），但它也受政府资助政策、保险报销、专业竞争、逐利与利他主义的意识形态竞争，时尚和趋势的变革，最佳猜测和地区偏见等的影响。生物医学包括许多文化世界和语言——基本医疗、心脏病学、外科学，医院、诊所，护理、医生、药剂师等——这些对很多患者来说是十分陌生的，是具有潜在威胁并且难以理解的。了解不同类型的患者如何体验和解读生物医学，对于加强跨文化交流至关重要。医生了解自己在延续生物医学文化方面的作用，意识到在多大程度上自己是这个文化体系中的产品和从业者，这些也同样重要。

表15-1列出了与生物医学及其从业人员相关的几个特征。医生和患者之间的紧张关系和误解常常强烈地根植于表15-1（A）中列出的许多属性。从患者角度来看，最有问题的地方在于生物医学倾向于将身体和心理割裂开来，更多强调器质性的病理生理学，而不是心理社会因素的影响和疾病的起源。尽管，生物医学的许多主要成就常常就是因为这样的倾向而实现的，这是使生物医学与其他治疗系统区别开来的特征，它们也很抗拒改变。医生的目标应该是充当文化中间人，使患者更容易理解和接受生物医学的这些特征，同时从患者的角度探索和关注疾病的心理社会层面。

个体从业者在符合表15-1（B）所列职业属性的程度上差异很大（见第47章）。尽管普遍，但没有一项是像（A）中列出的生物医学的可预测特征。然而，一个核心问题是，许多患者对这两个类别的属性都难以理解或支持，这加剧了沟通困难，导致一些患者持有表15-1（C）中列出的许多负面印象。当患者

表15-1　生物医学及其从业者的特征

A. 生物医学作为一种治疗系统，基于并尊重以下几点：
- 经验科学
- 书面知识而非口头传承
- 严格而漫长的训练
- 技术先进与创新
- 行动导向和干预主义（"做些什么而不是什么都不做"）
- 唯物主义（疾病在个人身体中，而非家庭、社会团体、心理或精神中）
- 区分急性/慢性疾病和预防
- 还原论（病理生理学是分子和解剖层面的，症状是潜在疾病的表现而非疾病本身）
- 高水平的官僚组织，复杂性和亚专业化
- 基于团队的医疗
- 效率
- 成本控制
- "防御性"或避免医疗事故
- 延长生命

B. 很多医生重视这些特质：
- 努力工作
- 自我牺牲
- 自立和自主
- 强大的职业定位
- 身份意识
- 尊重权威和等级
- 卫生
- 守时
- 医生作为专家
- 审慎
- 清晰
- 个人生活和工作有清晰界限
- 在着装和情感表达上保守
- 质量由同行评议

C. 患者对生物医学及其从业者的常见印象：

负面印象：	正面印象：
傲慢	高素质
精英主义	诚实
妄下判断	认真
疏远而不易接近	考虑周到
思想狭隘	有条不紊
难以理解	有同情心
渴望金钱	精确的
匆忙的	可依赖的
教条的	负责任的
强硬的	公正的
有权的	勤奋的
对患者作为一个人不感兴趣	将患者福祉放在首位

希望与医生建立更加私人化，较少专业化的关系时，或者当社交距离加重患者的无力感时，情况尤其如此。具有文化能力的医生会理解这些共同特征和患者对生物医学的消极看法，认识到它们何时会导致误解而损害患者放松、沟通的能力，并影响其受益于生物医学方法。

五、沟通

沟通涉及交换、处理和解释信息——包括语言和非语言信息。在这个复杂的过程中，有很多错误的机会：信息可能不完整、混淆和矛盾，语言障碍及情绪和身体上的干扰会阻碍信息的接收和传递，没有说出口的假设会影响一个人对另一个人的言论或行为意义的理解。很多事情都发生在意识之外。考虑到这一点，本节回顾了医生应该特别注意沟通的3个基本点：①试图从患者的角度理解疾病；②确保患者尽可能在适当的水平上理解对疾病及其治疗的生物医学解释；③引导患者面对程式化的就医过程和官僚主义的医疗卫生机构，增加他们的熟悉度和舒适度。

（一）患者

影响移民和弱势少数群体的医疗障碍（如缺乏保险和其他财务资源、物理距离、文化水平低）往往使生物医学治疗成为最后选择。接诊这类患者常常会花费更多时间，并且需要医生更多的耐心。有时医生可能需要额外的努力来教会这些患者自信，提出问题与疑虑。如果要大量治疗这样的患者，那么在医疗环境之外了解和熟悉他们会使医生获益最多。

1. 解释模型

解释模型是指疾病原因、预后、典型症状和恰当治疗的理论。探知患者对疾病的解释模型，可以深入洞察他们的自我意识和重要的人际关系，并为预知他们会如何解读、抗拒或接受生物医学的解释和治疗提供线索。了解患者的想法也有助于缓解患者的恐惧和

焦虑。理解患者的疾病解释模型对于治疗慢性病尤其重要，因为这些疾病有走向衰竭的潜在风险，其社会心理维度是一大问题，而依从性不佳常常会引起共同关注。

通常，患者解释模型的最重要组成部分是有关疾病病因的想法（表15-2）。为了了解这方面的想法，医生可以询问"你认为是什么导致了你的问题？"，然后仔细听取答案，因为它可能揭示品行不端、重要人际关系的不和谐、日常生活中经济的和实际的困难，以及对未来是否有希望等关键感觉。医生不应期望患者用简单和机械的解释来回答关于病因的问题，很可能还需要额外的探索。医生可以跟进一些问题，例如"你认为自己是怎么了？你将这种情况称作什么？""为什么有些人得了这种病而其他人没有？""谁或者什么该为这个问题负责（或受到责备）？""你有没有想过，可能你做过（或没做）什么事，或者别人做过（或没做）什么事，带来了这个问题？"进一步的附加问题可以让患者详细阐述他们的解释模型："你认为应该怎样做来进行治疗？""你认为有彻底治愈的可能吗？""这个问题会持续多久？""你认为需要做些什么来减轻它？"这些问题的好处在于它们是开放式的，适用于每一位患者，而且有助于纠正或者完善最初的临床假设或先入之见。这些问题也能够很好地提示医生，使用生物医学术语解释疾病时，哪些部分是患者可能难以理解或接受的。

表15-2 用于引出患者疾病解释模型的问题

- 你认为是什么导致了你的问题？
- 你认为自己是怎么了？
- 你把这称作什么？
- 为什么有些人得了这个病，而其他人没有？
- 你认为应该做些什么来缓解这个问题？

有些患者，尤其是新移民，由于担心他们的观念被视为无知或迷信，可能不愿意分享他们的解释模型。或者，这些患者可能会觉得他们是来听取医生的专业意见的，他们

自己的想法并不重要。有时候审慎的做法是，在几次就诊过程中小心探索，让患者慢慢道出其解释模型；推断与直接提问相结合（如"其他患者相信X，你对此有什么看法？"）。对患者社会阶层的背景知识，往往是形成一个清晰的解释模型所必需的。

2. 共同决策

以患者为中心、让患者参与有关其健康照护的复杂决策，是医疗的重要目标；然而，大多数医学决定都是由医生做出的，患者或家属的参与很少。在共同决策过程中，针对不同治疗方案的风险和收益，根据患者的价值观和偏好，患者和医生共同评估权衡。共同决策对于偏好敏感的情况最为重要，需要至少有两种合理的治疗方案可供选择，每种方案会有不同的风险级别或不同类型的副作用。

提供关于疾病性质和病程的准确信息，以数值来说明风险，了解患者的结果偏好，这些对共同决策都是至关重要的。然而，成功的共同决策还需要考虑文化影响。例如，某些患者（如某些年长患者或在独裁社会中长大的患者）可能不希望参与最终的治疗决定，而更愿意选择只表达偏好并说明自己最希望的结果。因此，提倡以患者为中心的过程，应该直接询问患者希望如何参与决策。

在强调理性决策的重要性时，传统的共同决策方法含蓄地强调了患者"应该"的行为方式，而往往忽略了他们事实上的行为方式。为了应对这些挑战，医生应该努力接近患者实际开始决策过程的地方。了解患者的解释模型可以让患者和医生有意识地识别并纠正错误观念。患者恐惧的来源可以得到明确，医生在可能的情况下可以提供保证。还可以请患者讲述其所知的面临类似疾病的患者的故事，以明确他们的态度和看法，并帮助他们理解这些故事与他们自身情况之间的主要区别。

有时医学检测或干预的价值存在不确定性（如筛查前列腺特异性抗原）；或者可能存在多种治疗选择，没有哪一种在防治或控制症状方面具有明显优势，但在花费或对生活质量产生的负面影响方面却有显著不同。这些情况下，医生选择治疗方式之前，应该尝试评估患者对信息的需求以及决策的偏好。研究表明，大多数患者希望"最大限度地"了解自己的疾病、治疗和评估，但他们希望承担或者分担治疗决策责任的意愿存在差异。只有去进行探询，才有可能确定患者需要多少信息、希望如何共享决策过程。提供太多的信息或试图让患者承担医疗决策的责任，与过于家长式的做法一样可能适得其反。一种策略是医生说明现在有一个选择需要做，对此可能还有一些医学上的争议或不确定性；简要提及每种选择的利弊；了解患者对结果的偏好；然后等待患者询问更多的细节、表达担忧或表达偏好。

案例1

一位72岁的二战老兵被诊断为局灶前列腺癌。在泌尿外科医生列举了与手术和放疗相关的具体的严重副作用及发生概率，解释了手术治疗与放疗治愈的可能性相同，提出观察等待和积极监测也是合理的选择之后，他还是坚决要求接受根治性手术治疗。在认真地探询患者对疾病和治疗的理解之后，泌尿外科医生了解到，在患者的观念里："癌症是死刑"，"治疗癌症的唯一方法是切除它"，"放射是危险的"。花时间理解患者的疾病解释模型后，泌尿外科医生能够更有效地解决他的错误观念和恐惧，从而使患者能够对自己的诊疗做出更加可靠、高质量的决定。

3. 宿命论

包括许多移民在内的某些群体成员似乎对疾病持宿命论的态度。他们可能在寻求治疗方面是被动的，坚持不健康的行为，或接受不幸，因为他们相信这是命中注定的。重要的是不要认为这种解释和应对疾病的方式是深深根植于患者种族或民族的文化或宗教中的。事实上，宿命论是普遍存在的，在那些对他们的生活环境几乎无法控制的人中很普遍。它也表现出一种有效的逻辑，即观察到即使那些没有坏习惯并过着"清洁"或"良性"生活的人，也可能会患上严重的疾病。宿命论通常并不意味着对预防或治疗疾病缺乏兴趣。相反，它可以被看作是描述一个人在世界上感知到的无力感，缺乏希望，甚至不信任的习语。医生可以告知患者面临的实际挑战，并阐明患者解决或管理疾病的实际步骤，以此来解决这个问题。

 案例2

一位56岁的小学学历的非裔美国女性拒绝了结肠癌筛查。经过询问，她认为癌症是不可预防也不能治愈的。癌症让她感到害怕，因此没有必要让她知道自己可能得了癌症。医生解释说，从医学的角度来看，癌症发病需要很多年，50岁以上的人群每100人中仅有几个罹患癌症。然后，她告诉患者，结肠癌筛查是一个相对安全的检查，每年开展数千例，其目的不是找到一个巨大的癌症病灶（这将是极不常见的），而是找到可能发生癌变的部分（息肉）并将其钳除，从而拯救生命。她给患者一本有插图的小册子供其查看和考虑。

除了患者对癌症的观念之外，医生还怀疑到，由于医生提出要做一些她本人并未曾要求过或做到过的检查，因此她对于医生的做法感到不信任。在几次见面的过程中，医生逐渐地重新讨论这个问题。1年后，患者终于同意了。信任——通过建立持久的关系、表现出关注、开放性地解释医学检查的目的逐步建立——是患者做出决定的关键因素。如果患者一直拒绝筛查，医生也要尊重她的决定，而不是给予明显的负面评判。

4. 被动的患者

一些移民和老年患者在临床互动中可能会非常内向或谦卑，常常倾向于避免直接的眼神接触。医生不应该仅仅因为他们避免目光接触，或同意医生所说的一切，或对医嘱表现出大量不确定感，或者不主动提供信息，就认为这样的患者害羞、不感兴趣、不够聪明或者没有受过教育。在这种情况下，临床医生应当表达清晰，而不要使用过于简单化的、命令式的、令人沮丧的或傲慢的语调。可能需要通过进一步的门诊接诊温和地启发其表达问题与担心，患者才会开始更加开放地与医生互动。患者的行为可能不仅仅意味着面对权威人士的文化规范，也可能反映了患者的不确定性、恐惧感，或者是要通过被动表现来表达信任，或是渴望在暴露更隐私的细节之前给医生留下好印象。

 案例3

一位老年患者，之前是菲律宾的一名教师，因社区获得性肺炎住院，治疗过程顺利。在出院当天，医疗团队进入他的房间查看他的出院医嘱。当问及他倾向的随访方案及对后续治疗的理解时，他目光游离，说话声音小，似乎无法理解出院计划。他一再要求各种形式的指导，医疗团队最后离开房间时仍不确定他理解了多少。当天上午晚些时候，团队中的药剂师返回，与他一起核查他的出院带药。她坐下来，温柔且礼貌地和他交谈。最终，他敞开了心扉，尽管仍然回避目光接触，但显然他完全理解了之前的谈话，并清晰地表达了他的担忧。

5. 翻译

训练有素的医疗翻译可以极大地促进患者与医生之间的沟通、提高医疗质量。不幸的是，可能由于经济条件的限制，或者是医生认为自己有能力"简单应付"的观念，训练有素的翻译在许多医疗环境中都没有得到充分利用，这也对患者照护产生了负面影响。例如，有一定西班牙语交流能力的医生可能会认为他们理解波多黎各患者使用的术语"ataque de nervios"（字面意思是"神经发作"），但实际上患者是指一种具有可识别的诱因和明显症状的文化特异性综合征，与"神经衰弱"无关。尽管家庭成员经常扮演事实上的翻译角色，但这也可能带来问题。例如，一个"已经知道"患者出了什么问题的亲属可能不想告知医生患者主诉的全部细节，因而导致重要症状被忽略。出于多种原因，包括对英语的掌握经常不全面，对翻译的细微差别了解不足，以及关系和地位问题等，儿童和青少年并不是合适的翻译人选。

训练有素的医学翻译可以提供字面解释之外的内容：他们可以向医生解释患者关于疾病的标签式认识和习语，并将生物医学概念和指导翻译成患者的本地语言，从而充当"文化翻译"。翻译应被视为医疗团队的正式成员。在与患者接触之前，医生可能希望与翻译短暂会面来明确本次讨论的目标（如解决患者对特定药物的理解和依从性问题）。此外，医生偶尔需要停止访谈以求翻译的阐释："患者几次提到'神经'，我之前以为她是感到紧张，但现在我不太确定。你能向我解释她的意思吗？"

在使用翻译时，安排好参与者的座位很重要。医生应该直接面对患者并与之交谈。翻译可以坐在医生旁边（尽管有些患者可能会认为这种安排具有威胁性），或者患者和翻译可以并排坐在一起。一些医生更喜欢传统的三角形布置，使各方都有相同的空间和象征权力，但交谈的流畅性可能会受到影响，因为患者和医生常无法控制地将注意力转向翻译，而不是直接面向对方。

（二）医生

从患者的角度理解疾病——传统上认为是文化能力的精髓——必须与另一个同等重要的任务达成平衡，即知道如何与患者沟通有关疾病的生物医学解释和治疗（作为患者的生物医学文化解释者）。对这种信息的渴望通常是患者去看医生的主要动机之一。医生应该用患者可以理解的术语提供解释，然后礼貌地核查其理解的正确性。

1. 用中性词语命名和解释疾病

命名疾病有助于将患者最初的恐惧转化为可以直接感知和解决的问题。以中性的和机械论的方式谈论疾病，也可以消除耻感和根植于个人弱点和社交失败的关于病因的念头。患者经常会抓住并受益于这些解释，可以减轻他们"自己要对不幸承担责任"的负担。对疾病给出一个具体的名称并以中性的词语加以解释，应当被认为是沟通的主要目标之一。当然，要达成这一目标，依赖于初始阶段的检测与观察。

案例 4

一位65岁的移民（曾经是医生）被诊为癌症。医生探询出患者对于癌症的观念，即癌症经常发生在具有"压抑型人格"的人身上。由于相信是自己这种性格缺陷带来了疾病，他感到缺乏希望并且不太愿意进行治疗。他得益于有关癌症的客观生物医学解释，特别是受损的细胞DNA导致了不受抑制的细胞增殖，而治疗的目的在于摧毁异常细胞。

2. 医疗化

尽管还原论的疾病标签和解释常常有益，但它们可能会将那些由不良环境（如空气污染和水污染）或社会情境（如种族主义、亲密伴侣暴力、性虐待和工作压力）而造成的情况医疗化。换句话说，完全根据疾病对身体的不利影响来定义疾病，可能会将注意力从其他更根本的原因中转移出来。重要的是要记住，有时也要承认，导致疾病的更广泛的背景原因。这对医生来说常常很困难，部分原因是他们没有接受过识别这些关联的培训，而且他们没有能力去解决贫困、失业、住房条件差、缺乏教育和机会等问题。例如，由于住在工厂附近，患者哮喘恶化，但出于经济原因患者不能轻易搬走，这意味着医生可能对该问题无能为力。不过，了解这些制约条件可以帮助医生更好地理解和同情患者，制定现实而恰当的治疗方法。此外，各种背景的患者都可能认为疾病是由违反道德秩序、社会不和谐，以及自己或其他重要的人未能达到预期角色而导致的，这种情况十分常见。单纯机械论的生物医学解释无法轻易取代这类根深蒂固而难以改变的观念。对患者进行关于疾病术语和病理生理学的教育，应该作为补充，而不是取代理解并承认患者解释模型其他方面的重要性。

3. "谴责受害者"

如果可以将疾病的病因追溯到潜在的破坏性个人行为，如"危险"性行为、吸烟、酗酒和物质滥用，或由于依从性不佳导致的疾病恶化，则应避免两个陷阱。第一个陷阱是强调个人责任而牺牲帮助患者理解疾病本身性质的机会。如果没有足够的教育，患者可能很难意识到他们的行为与结果之间的关系，因此找不到做出改变的理由。强调某些习惯是有害的，应该改变或停止，这是非常重要的，但应该以直接的、非评判的方式进行。第二个陷阱是不承认促成或维持这些行为的个人情况和社会背景。低自尊、抑郁、慢性疼痛、社会隔离、缺乏"合法"就业，以及对社会归属感的强烈渴望，可能会导致各种有害和危险的做法。医生应该尽可能尝试确定导致或促使有害行为的因素，并以公开和坦率的方式与患者讨论这些因素。这样做会表现出共情和关切，并帮助患者理解，无论如何都应该改变行为（尽管可能出于可理解的原因而产生），以及如何实现这种改变。

4. 沟通坏消息

命名疾病是生物医学模式下沟通的基石。

然而，以更灵活的方法来告知患者诊断通常是合适的，特别是当患者被诊为癌症或终末期疾病时。了解患者的社会地位和疾病（包括癌症）解释模型，深入询问患者和家属，将会提供对文化差异和偏好的最佳理解。第3章对这一主题进行了更全面的讨论。

5. 循证医学与尽量减少对临床服务的过度使用和滥用

随着美国医疗卫生支出升至难以为继的水平，促进医生对有限的医疗卫生资源的管理，确保提供具有成本意识的循证医疗，已经变得越来越重要。促使临床服务过度使用和滥用的影响因素，包括医生的经济收益及防御性医疗（主要为减少可能承担的医疗事故责任而进行检查、操作或诊疗）。患者的期望——由医生自己、大众媒体、直接面向消费者的广告及朋友和家人的故事共同塑造——也是滥用医疗服务的重要推手。更多的干预、更昂贵的措施、甚至是最新的技术并不一定意味着更好的医疗，想要让患者相信这一点可能是个巨大的挑战。究其原因，特别是，未被满足的医疗预期可能会与患者满意度下降和治疗依从性降低相关。尽管如此，循证医疗往往取决于医生是否有能力阐明患者不切实际或不具医疗效力的期望，以及这些期望背后的观念与担忧，还取决于让患者投入宣教性对话和尽可能安心的能力。帮助患者感觉到自己被理解，是获得信任和重振希望的关键。

 案例5

一位32岁的女性是当地知名慈善家的女儿，她主诉胸痛，要求医生做心脏负荷试验，以确保她没有心脏病发作的风险。患者是狂热的跑步者，没有经历过劳力性胸痛，也没有心脏病危险因素。在询问时，医生得知患者最近与男友分手，且她的父母正在考虑离婚。医生做了心电图并告知患者结果是正常的。医生向患者解释说，在有巨大压力的患者中，胸痛并不少见，这些症状总是会随时间消退，而且她没有心脏病的危险因素。医生进一步解释说，这种情况下的负荷试验很可能会有假阳性结果，从而导致更长时间的焦虑、更多的门诊就诊，甚至可能有额外的侵入性检查。最终，医生帮助患者理解了负荷试验是不必要的。患者同意在1周后复诊重新评估感受，再考虑是否要转诊给治疗师。

6. 精神病学诊断

对于许多不同背景的患者，行为和精神疾病的诊断常常伴随着强烈的耻感。诸如"抑郁症"的标签，转诊给精神病医生或"改变心情"的药物处方可能会被强烈抵制，被某些患者理解为侮辱，还可能严重影响医患关系。对于这样的患者，躯体化通常是表达痛苦最"合法"的方式。如果患者对精神疾病的标签和转诊有任何疑问，医生应仔细探询患者和家属赋予它们的含义。

案例6

一名工薪阶层的移民母亲感到十分吃惊，因为儿科医生诊断她的孩子患有"注意力缺陷障碍"，要转诊给儿童精神科医生并且开了兴奋药处方。她认为这些建议意味着她的孩子"疯了"。更重要的是，她，乃至整个家庭从某种意义上讲都是失败的。她对她作为母亲和家庭主妇所扮演的角色极为重视，这使她的痛苦加剧。此外，她认为对于她的孩子来说，精神病药物"太强效"，她的孩子像所有的孩子一样"敏感和脆弱"。如果在讨论时先探知这些想法，然后认同她的恐惧，肯定她做母亲的能力和关注点，再尝试慢慢调整她的信念和价值观，会有所获益。

7. 患者对急、慢性疾病与预防医学的解释

许多患者不能把急性和慢性病清晰地区别开来，也不能区分治愈、管理和预防疾病。他们常常认为症状或疾病是自限性的，或可以通过单一疗程治疗治愈。这可能会妨碍医生的宣教，也会导致患者依从性变差。如果遇到疑问，医生应该确定患者是否认为疾病可以治愈（慢性病通常不能），或者患者是否认为现在没有症状意味着未来就没有疾病（表明对预防医学的理解不足）。纠正患者的错误观念应被视为一个持续的过程，它需要时间和重复。

8. 英语能力差的患者

据估计，高达21%的美国成年人是功能性文盲，还有更多人仅少量识字，这限制了他们理解医学信息的能力，也限制了他们与医生进行有意义的讨论的能力。患者可能会因为尴尬而隐瞒这个问题。应对这类患者的策略包括放慢语速，使用简单的术语，将书面材料控制在五年级阅读水平，并尽可能使用清晰的图片和图表。诸如成人功能性健康素养测试（test of functional health literacy in adults，TOFHLA）等工具可以快速评估阅读和理解常见医疗和基础术语的能力。这些工具可以帮助医生选择适宜的书面和口头信息，对于评估患者的阅读和数字技能以及在医疗卫生环境中有效应对的能力，也比仅依赖医生的主观印象更为准确。

9. 回顾药物

不讨论药物是医患沟通中最常见的缺陷之一。对药物的误解和担忧非常普遍，并且是患者依从性差的主要原因。然而，药物通常是在就诊后产生的最实际的、重要的治疗用品。因此应特别注意解释其目的、作用机制和常见副作用。了解患者的担心和疑问，从而发现患者的错误观念也很重要。这对于那些沉默寡言或无法自己表达这些担忧的患者可能尤其有益。

有时候医生认识到他们在教育和治疗患者时面对的共性挑战，有助于提供个性化的信息。

案例7

一名患者被诊为高血压。在解释药物治疗高血压的益处和风险之后，医生试图从她的角度帮助患者看到临床上的困难。她解释说："作为医生，我们常常很难帮助患者理解为什么他们应该服用药物，甚至是在没有不适症状的时候服药。可以理解的是，患者常常讨厌服药，特别是如果他们本来感觉很好。然而，药物对于预防未来发生严重问题非常重要。"

这种方法可能有助于一些患者理解医生面临的困难并产生共鸣，提升他们在实现共同目标方面的同盟感。

10. 评估患者的理解

为确保患者正确理解生物医学的解释，医生应该就疾病过程以封闭式或开放式问题提问患者，要求他们重复医生的指导意见。例如，"告诉我你对自己患糖尿病的原因有哪些了解？如果我们无法充分控制血糖，你认为会发生什么？你应该多久检查一次血糖？如果感到头晕和出汗，你应该怎么做？"这种核查将有助于加强知识和理解，并确定进一步接诊中患者可能的收获。

（三）医生作为文化协调人和机构向导

如上所述，关注患者的社会定位可以促进跨文化交流，因为这样能够就患者作为个体可能如何解释和应对他们的疾病做出暂时性的推论。然后，可以通过探知患者的疾病解释模型来修正初步的临床印象。这些信息有助于对生物医学视角的沟通做出改进。最后，通过了解患者如何看待临床过程的关键特征，并在临床惯例、机构制度方面给以指导，来进一步加强交流。

1. 临床惯例

医患之间的互动已经通过重复和可预测的模式与规则划定好。例如，在门诊时，护士测量患者的血压，然后带患者见医生。医生主导整个进程，按照预定的模式向患者打招呼，按照特定的顺序提问，检查患者，并提供解释和建议。患者在特定的地方坐下，通常知道问诊会持续一段的时间。在住院部，医疗团队在早上查房并获得标准模板下的主客观信息。这些例行公事的临床惯例基本形式非常简单，患者和新入职的成员可以很容易习得。

医学的这种惯例既可以促进也可能妨碍有效沟通。例如，一致性最大限度地减少了某些困惑，比如什么是可接受的和不可接受的，以及将会发生什么。在患者脱掉衣服或分享个人信息时，临床惯例提供了安全感。从一个环境到另一个环境，即使医务人员和患者从未见过面，惯例的基本规则和脚本都适用。惯例使得双方能够把更多的注意力集中在交流的内容上，而惯例本身也可以让人感到安慰，甚至具有治疗意义。

另外，如果患者和医务人员对他们应该如何工作期望有所不同，或者惯例变得僵化，盲目遵照常规而没留下多少空间可以给患者跑题、插话，没有机会让患者能够充满感情地自由表达，这种情况下临床惯例可能会妨碍交流。这常常发生在医生时间紧迫、希望患者尽可能简洁地提供"事实"，或者患者认为医生是全知或权威的而放弃自发的自我表达时。惯例不应该变得如此固定，以至于其参与者都会变得僵化。认识到惯例的这些缺点并能够做出自发调整，可以大大加强与患者的沟通。短暂的、意外的甚至令人惊讶地打断惯例——例如一个笑话，一段医生的个人反思，或者允许患者哭一会儿，在查体过程中叙述一段病史，或者简短而礼貌地回答患者关于医生或其家庭的私人问题——如果能够用得明智并且不破坏整体的诊疗结构，是可以促进有效沟通和增进治疗关系的。

对于几乎所有的患者而言，疾病不仅仅是个人病症，而且是一种社会混乱，影响并且需要重要他人参与。对于某些患者来说，家庭成员的参与非常重要，此时典型的生物医学医患关系中私人的、二元的性质也可能会影响沟通交流。如果患者需要，而且有可能实现，就应当允许并做出安排，将家庭纳入诊断和治疗计划（见第11章）。

2. 机构向导

医疗卫生常常支离破碎。住院部和门诊的割裂日益加深，各种亚专科医生越来越多，医疗"团队"的重要性越来越大，这意味着患者常常要与各种令人困惑的个人互动，这些人他们之前从未见过，其角色也并不总是显而易见。仔细指导患者——预测他们可能的困惑，解释不同医务人员的功能，并鼓励患者在疾病期间的任何时候提问——这可以大大减轻他们的恐惧、误解和不信任。医务人员应该对移民和其他弱势患者特别敏感，因为他们可能对医疗保健系统的运作方式了解甚少。教育患者在哪里报到进行实验室检查和操作，何时出结果，下一步做什么，不同工作人员的职责、工作时间，以及儿童在场相关规则等，将会增进效率，提高患者对资源的利用率，并增加患者的信任和依从性；这些都是通过消除看似复杂、可怕的医疗机构的神秘感而实现的。值得注意的是，由于担心被驱逐，一些患者可能不希望填写表格；阐明医疗信息的目的和保密性很重要。

六、"补充"与"替代"治疗

尽管生物医学在许多领域有着深厚的知识基础和无可否认的功效，但对许多患者来说，它只是众多疗法中的一种，其中一些可以同时使用，没有明显矛盾。如果患者希望讨论或征求医务人员有关其他治疗方式的意见，除非有具体的反对原因，医生应该承认非生物医学方法可能对患者产生有益作用。如果"替代"疗法存在潜在的不良反应或副作用，或者如果担心有效的生物医学疗法可能受到其他治疗的妨碍，要表明这些担忧，但始终要尊重一个事实，即患者才是选择适合自己治疗方式的最终仲裁者（见第33章）。

七、种族／民族与遗传学

由于种族或民族的原因，患者有时被认为存在患某些特定疾病的"风险"。例如，美国本土人患糖尿病，德裔犹太人患乳腺癌，非裔美国人患前列腺癌。与其他种族／族裔群体相比，特定形式的治疗在某些种族／族裔群体中也被认为效果更好（或更差）。例如，据说与白人相比，在非裔美国人中，二硝酸异山梨酯和肼屈嗪联合治疗心力衰竭更有效，血管紧张素转换酶（ACE）抑制剂对于原发性高血压的作用更小，选择性5-羟色胺再摄取抑制剂（SSRI）类的抗抑郁药可以在更低剂量下产生治疗反应。这些例子中的每一个都极具争议性，反映了长期存在的、往往是激烈的争论，即种族和民族主要是社会结构，还是真实有效的生物学差异的代表。总结这一辩论的内容超出了本节的范围。然而，我们相信，在与患者沟通时，医生应避免过度简化种族／民族与遗传学之间的关系。尽管对种族或民族的认识在特定情况下可能会促使基因检测或详细的家族史采集，然而在病例相对较少的情况下，这个问题对于医生来说过于复杂且证据不够肯定，以至于医生无法向患者做出毫无保留的断言，仅基于其种族／民族背景而肯定他们存在患某些疾病的"风险"或对某种治疗没有反应。很现实的是，相信自己"有风险"可能会增加不必要的压力、恐惧、耻感，以及不确定性和无用感。在与患者讨论种族和民族这种可能的相关性时，医生应坦承专家对此意见并不一致，并且应该通过考虑尽可能多的相关变量来量化和传达个体风险。

八、结论

通过在来自不同文化的患者中实践和反思，可以学习和提高跨文化交流的能力。生物医学有其独特的文化和实践，许多患者可能难以理解和接触到。文化刻板印象在临床诊疗中很少有用；相反，医生应该尝试了解患者的社会定位，如其种族和民族、性别、年龄、移民身份、文化水平、职业、性取向和其他特征。随着沟通技能的提高，医生在照顾与他们迥异的患者时会体验到巨大的满足感。

九、推荐阅读

Denberg, TD, Melhado, TV, Steiner, JS. Patient treatment preferences in localized prostate carcinoma: the influence of emotion, misconception, and anecdote. *Cancer* 2006; 107 (3): 620-630.

Fadiman A. *The Spirit Catches You and You Fall Down*. New York, NY: Farrar, Strauss & Giroux; 1998.

Helman C. *Culture, Health, and Illness*, 2nd ed. Oxford: Butterworth-Heinemann; 1992.

Kaiser Permanente National Diversity Council. *A Provider's Handbook on Culturally Competent Care*. (Available for Latino, African American, Asian/Pacific-Islander, and Eastern European populations.)

Kleinman A. *Patients and Healers in the Context of Culture*. Berkeley, CA: University of California Press; 1980.

Kleinman A, Benson P. Anthropology in the clinic: the problem of cultural competency and how to fix it. *PLoS Med* 2006; 3 (10): e294.

十、网址

Centers for Medicare and Medicaid Services, Office of Minority Health. A Practical Guide to Implementing the National CLAS Standards: For Racial, Ethnic and Linguistic Minorities, People with Disabilities and Sexual and Gender Minorities. December, 2016. https: //www. cms. gov/ About-CMS/Agency-Information/OMH/Downloads/CLAS-Toolkit-12-7-16. pdf. Accessed July 2019.

Industry Collaborative Effort (ICE) Cultural and Linguistic Workgroup. Resources to Assist Communication with a Diverse Patient Population Base. http: //www. iceforhealth. org/library/documents/ICE_C&L_Provider_Toolkit_7.10. pdf. Accessed July 2019.

National Institute on Minority Health and Health Disparities. Health Information in Multiple Languages for Priority Health Conditions. https: //www. nimhd. nih. gov/programs/edu-training/

language-access/health-information/index. html. Accessed July 2019.

U.S. Department of Health and Social Services, Office of Minority Health. Think Cultural Health: A Physician's Practical Guide to Culturally Competent Care. https: //cccm. thinkculturalhealth. hhs. gov/. Accessed July 2019.

女　　性

Diane S. Morse, MD; Misa Perron-Burdick, MD, MAS; Judith Walsh, MD, MPH

一、引言

本节使用了发展性框架描述女性广泛的行为问题。我们讨论作为正常生命周期的一部分发生的预期行为问题，以及需要医疗监督或干预的问题。

二、青春期

青春期是一段不安全而有能力的时期。从童年过渡到成年阶段，青春期的任务是找到自己在身体上和人际关系上的信念（见第13章）。在这段时间内可能会发生一些事件，需要基本医疗医生的敏感关注，但大量研究表明，医生要想赢得青少年的信任从而帮助他/她们，必须保守秘密。

（一）妇科检查方法

有些女性害怕盆腔检查，尤其是第一次接受盆腔检查时。很少有研究关注盆腔检查的最佳策略，但有些技术已被发现对临床实践有帮助。

在进行检查之前，医生采集病史时可以采取以下方法，尽可能让患者感到舒适：询问开放式问题，展现富于共情的沟通技巧（如眼神接触和非评判性的反应），不做关于性活动和性取向的假设，等等。另外，还要询问患者是否曾经做过盆腔检查。在进行完整的性或性别身份记录时，应该询问性虐待史或过去检查中遇到的挑战，邀请患者提出让检查更舒适的方法。在医生与患者建立了良好的关系后，可能需要再单独安排一次就诊来进行检查。

医生向患者准确描述检查前和检查过程中要做的事情很有帮助。无论是女性还是男性医生，都应该考虑提供机会给一位陪护或支持人员在场，以使患者对检查的专业性感到放心。如果接诊的青少年或患者具有发育迟缓、精神疾病或身体虐待或性虐待病史，医生也可以自行决定使用陪护人员。其他技术包括遮掩身体所有非检查部位，使用温暖、润滑的窥器；使用能充分显示宫颈的最窄的窥器；操作尽可能轻柔；并鼓励患者使用放松技巧，包括腹式呼吸和心理意象，这对年轻女性和经历过性虐待的人特别有帮助。此外，抬高头部将有助于交流，并减少患者的脆弱感。在患者有显著焦虑的情况下，检查前应用抗焦虑药物可能是有用的。检查有外伤病史的患者的具体建议可参见：https://www.reproductiveaccess.org/resource/trauma-informed-pelvic-exams/。

研究表明，第一次盆腔检查的体验会影响患者对后续检查的态度，因此，让第一次盆腔检查的体验尽可能积极正面很重要。在一项描述女性第一次盆腔检查体验的研究中，对检查的负面评价与以下因素相关：疼痛、尴尬、对检查了解不足、不知道医生在做什么，以及不知道她们可以在任何时候要求停止检查。医生花时间提供相关知识，鼓励对检查的现实期望，提醒患者她们可以随时要求停止检查，这些都有助于患者形成对后续检查的态度。

如果要在生殖卫生保健背景下或为了筛查性传播疾病而对青少年进行妇科检查，了解美国有关保密的法律要求很重要：各州要求不尽相同，已在古特马赫研究所的网站上列出（http：//www.guttmacher.org）。应该鼓励青少年让他们的父母或监护人参与医疗决策。医务工作者应该了解在非自愿性行为、与年长成人发生性行为或其他性虐待的情况下强制性报告的法律。

（二）慢性盆腔痛与外阴痛

慢性盆腔痛（chronic pelvic pain，CPP）是一种可以在青春期或成年早期就开始影响女性的状况，通常被定义为发生在骨盆、腹壁、后腰部或臀部至少持续6个月的疼痛，并且严重到足以导致失能或需要医疗照护。在美国，CPP影响高达15%的女性，是20%子宫切除术的原因。高达40%的CPP妇女合并其他疾病，这可能是CPP的原因和/或结果，如抑郁、焦虑、性功能障碍、物质滥用和其他疼痛综合征，所以此类患者均需要深入调查所有诱因。超过50%的CPP患者有遭受性或身体虐待的历史，包括亲密伴侣暴力，因此必须采集这些病史（见第40章）。这通常需要经过多次问诊来评估，并且要为患者提供相关知识，如国际盆腔痛协会提供的教育内容（http：//www.pelvicpain.org）。

CPP的病因是多方面的，大部分患者没有明确的诊断。已有诊断的患者，更常见的病因是泌尿系统或胃肠道疾病而非妇科来源。常见的非妇科和妇科原因包括肠易激综合征（irritable bowel syndrome，IBS）、膀胱疼痛综合征（bladder pain syndrome，PBS）、子宫内膜异位症、肌筋膜紊乱和神经痛。CPP的治疗依赖多学科合作，包括物理疗法、认知行为疗法和药物治疗。无论病因如何，物理疗法都是治疗CPP最有效的方法。认知行为疗法可以教会患者识别疼痛触发因素，并建立相应的反应来改善疼痛体验。当怀疑妇科原因时，一线治疗药物包括非甾体抗炎药等镇痛药和激素类避孕药（包括左炔诺孕酮宫内节育器）。抗惊厥药和抗抑郁药，特别是5-羟色胺去甲肾上腺素再摄取抑制剂（serotonin-norepinephrine

reuptake inhibitors，SNRIs）对其他慢性疼痛有帮助，但对CPP的研究有限。阿米替林被推荐用于PBS患者，但可能只有轻微的效果。与值得信赖的医务工作者建立强有力的治疗关系，改变生活方式以改善整体健康和减少压力（锻炼、饮食或冥想），可以使CPP获得改善。

外阴痛是在没有可见病变的情况下发生的外阴不适，通常被描述为烧灼感——弥漫性、持续性、非触发性，较少被描述为局部的、发作性的疼痛。与外阴痛相关的合并症是下腰痛、IBS、偏头痛和纤维肌痛。外阴痛患者的治疗方法可能包括多种非药物方案：外阴护理的相关教育，解决性和心理问题以及盆底物理治疗。利多卡因等局部麻醉剂已被证明能改善疼痛。虽然少有对照试验的证据，但三环类抗抑郁药和加巴喷丁已被用于外阴痛的治疗。局部雌激素治疗可能对哺乳期或更年期等低雌激素水平的妇女有帮助。对于基层医务工作者来说，治疗建议包括针对患者的病痛进行咨询，给予情感支持，并促进适当的亚专科参与。

三、进食障碍的筛查和检测

（一）食物和进食障碍问题

进食障碍在年轻女性中常见且具有挑战性，基层医务工作者对其早期识别起着重要的作用（见第23章）。基层医生还要管理患者的躯体并发症，确定住院需求，协调诊疗。此外，轻度进食障碍的患者可能并没有规律地去看心理医生，基层医生要负责其持续性医疗，包括在病情加重时对心理健康和/或营养支持进行协调。神经性厌食症和神经性贪食症的诊断标准有明确的定义，女性患者也可能患有进食障碍，但不符合神经性厌食症或神经性贪食症的诊断标准。此外，女运动员和患有糖尿病的女性，这两组人群患进食障碍的风险尤其高。

参加重视苗条的运动和活动的女运动员患女运动员三联征的风险增加。三联征的定义包括饮食失调（一系列不正常的饮食模式，包括暴饮暴食，清肠，食物限制，长时间禁食，服用减肥药、利尿剂或泻药）、月经紊乱和骨密度降低。有一半的闭经运动员的骨密度至少低于平均值1.0个标准差。即使在运动中承受应力的区域，骨密度也会降低。当女运动员符合这3项标准时，就可以做出诊断。

据估计，1/3的年轻糖尿病女性存在进食障碍。进食障碍在患有糖尿病的女性青少年中比在非糖尿病同龄人和1型糖尿病女性中更为常见。糖尿病合并进食障碍患者的死亡率特别高。

对于糖尿病患者，饮食方案强调严格的用餐时间和一致性。此外，与低血糖相关的饥饿感会促发暴食症。进食障碍的糖尿病患者患视网膜病变的风险增加。考虑到年轻女性通常重视体重，维持糖尿病的最佳控制是一个特殊的挑战。这个诊断通常是在糖尿病控制恶化的患者身上做出的，而且已经排除其他导致控制恶化的原因。

暴食症比神经性厌食症或神经性贪食症更常见，在《精神障碍诊断与统计手册（第五版）》（DSM-5）中被认为是一种可诊断的进食障碍。暴食症在女性中更为常见，尽管并非所有暴食症的个体都比较肥胖，但它与肥胖相关，可能发生与肥胖相关的并发症。这种疾病在减肥－增重循环的患者中可能更常见，精神疾病的共病也很常见。

暴饮暴食是指在一段不受控制的时间内大量进食。暴饮暴食必须符合以下至少3个标准：①吃得比正常更快更多；②吃到饱胀不适；③在感觉不饿的时候吃大量食物；④因为尴尬而独自吃饭；⑤暴食后感到厌烦、沮丧或非常内疚。至少每周发作一次，持续3个月，且不得与任何补偿行为（如清肠或禁食）相联。女性中暴食症的患病率估计为3.5%。暴饮暴食与肥胖密切相关；在体重控制项目中，估计有15%～50%的人患有暴食症。

治疗目标集中在减少患者的暴饮暴食发作，可能包括减肥和治疗其他精神疾病。与神经性贪食症一样，认知行为疗法是治疗的主要手段。人际关系治疗也被证明有效。选择性5-羟色胺再摄取抑制剂（serotonin reuptake inhibitors，SSRIs）的药物治疗也有帮助，但似乎并不比认知行为疗法更好。如果女性对SSRI没有反应，那么托吡酯和赖氨酸安非他命（lisdexamfetamin，一种通常用于治疗注意缺陷多动障碍的药物）也显示出一定的疗效。停止暴饮暴食是否会对随后的体重减轻或其他与肥胖相关的并发症产生影响，目前尚不清楚。

（二）进食障碍的筛查

由于许多妇女不会因进食障碍寻求医疗帮助，因此医生必须对一些线索保持警惕，如闭经、家庭成员注意到的体重下降、腹胀和畏寒。有助于确定饮食习惯的问题包括："你在努力减重吗？""你昨天吃了什么？""你有没有过暴饮暴食（吃的比你想吃的多）或者使用过泻药、利尿剂、清肠药或减肥药？"一种筛查工具，SCOFF问卷，被证明是一种有效的筛查进食障碍的方法。其问题包括：①你是否会因为觉得饱得不舒服而感到恶心（Sick）？②你是否担心自己无法控制（Control）自己的饮食量？③你是否在最近3个月里减掉了一（One）英石（十四磅）的体重？④当别人说你太瘦的时候，你是否认为自己是胖的（Fat）？⑤你会认为食物（Food）支配着你的生活吗？对其中任何一个问题回答"是"赋值为1分，总分2分就高度提示神经性厌食症或神经性贪食症。基本医疗进食障碍筛查（ESP）亦可用作筛查工具。问题包括：①你对你的饮食模式满意吗？（回答"否"则为异常）；②你曾经偷偷吃过东西吗？（回答"是"则为异常）；③你的体重会影响你对自己的想法吗？（回答"是"则为异常）；④你的家庭成员是否患有进食障碍？（回答"是"则为异常）；⑤你是否正在或者曾经受到进食障碍的折磨？（回答"是"则为异常）。上述这两个量表还需要在更广泛的人群中被评价。

医生应警惕肥胖患者暴饮暴食的可能性。

问题如"你是否曾暴饮暴食？""你经常独自吃饭吗？"和"你过量饮食后感到内疚或沮丧吗？"可能有助于筛查这种疾病。

（三）进食障碍的治疗框架

先由基本医疗医生评估患者的安全、知识和对自身状况的态度。随后，患者可能同意与治疗小组中的一名成员（如营养师）共同努力。同样的，患者可能接受对于成长问题或家庭问题的咨询，或抑郁症治疗。家庭咨询可能有助于限制来自家庭的压力，因为压力不太可能引导行为改变，反而令患者产生抵触。一名接受过青少年治疗训练的咨询师可能能够帮助患者了解行为中涉及的同伴问题。无论患者是否接受转诊至营养师或心理医生，基本医疗医生都应定期随访以追踪症状（例如闭经、心动过缓或体重减轻），监测症状的严重程度（特别是心脏状况或其他住院指征），同时礼貌地告知患者其病情的医疗风险。相关医疗风险的证据，如骨量减少、贪食所致牙齿侵蚀，或对生育能力的担忧（特别是当患者体重较轻或雌激素缺乏时）可能会促使患者承认诊断并开始全面治疗。危险症状如心动过缓和电解质紊乱，可能需要强制性住院治疗。

总而言之，基本医疗医生需要具备筛查进食障碍的能力。应该建立包括心理医生和营养师的多学科团队，来支持患者合理地增加体重、改变饮食习惯，并给以恰当的心理和躯体治疗。基本医疗医生应该作为该团队的一员，非评判性地对患者开展工作。

四、离开家庭并组建新生活的年轻成年人

在生命的这一阶段，个体开始接受经济和情感上的自我责任，与原生家庭区分开来，并与同伴建立亲密关系。

（一）健康行为与健康维护

性行为、药物使用、避孕、机动车辆和预防性照护方面的安全最终是患者的责任，但基本医疗医生可以在建立终身健康习惯和这一领域的合作方面发挥重要作用。医生使用性别中立和非评判性的方式采集病史，并对患者的线索保持敏感，患者才更有可能告知困扰她的问题，例如性别认同问题、物质使用障碍、不安全性行为、亲密伴侣暴力、进食障碍和抑郁症等，这些问题会形成可以改变的长期后果。最有效的方式是与患者建立伙伴关系，帮助她们确定不同选择的优缺点，并在需要时支持她们做出改变的能力。患者自主的改变动机和对改变能力的信念，与行为的成功改变和这些改变的保持成正相关。

（二）文化的作用

身份还包括患者在其家庭背景下对文化角色的自我定义，这会影响她的健康和疾病行为（见第15章）。例如，如果患者觉得当一个成功的工程师压力很大，而更喜欢做一名艺术家，这种不协调会导致压力相关的症状，而这些症状会令她就诊。躯体形式行为和医学无法解释的症状（medically unexplained symptom，MUS）在所有文化中都是常见的，在某些家庭中可能较情绪的表达更为突出，从而被强化、掩盖了心理障碍。

对于女性来说，关于文化的独特问题也与外表和行为有关。一些女性可能会感受到来自主流文化要求身材苗条的压力，如果她们内在或家庭价值体系和/或性伴侣都习惯于丰满的身体，就可能会产生冲突。耳濡目染的经历或文化习俗促使一些女性向男性屈服，虽然表现程度不尽相同，可能会，也可能不会导致冲突。随着移民妇女越来越融入美国社会，其社会支持可能会随之缺失。同样，在文化转型过程中的移民可能会因融入主流文化而受到年长亲属的批评，但如果她们保持与原有文化的联系，则可能会受到年轻亲朋的批评。传统文化可以促进对长辈和传统性别角色的尊重，这往往是一个强化家庭结构的行为，但同时会强化对家庭暴力和虐待

的保密。不论是否是非法移民身份，如果移民、黑种人或拉丁裔女性不信任警察或社会工作者等，也会对家庭暴力秘而不宣。医生必须记住，家庭暴力可能包括亲密伴侣暴力、来自大家庭的暴力和荣誉犯罪（对于行为被认为使家庭蒙羞的个人的暴力）。这些问题可能会影响所有年龄段的女性，特别是她们在家庭中的传统角色，医生应该对提示问题正在发生的线索保持敏感，并在需要时进行直接询问或筛查。

（三）生育计划的社会心理问题

生育计划的定义是根据个人的优先事项、资源和价值观，就是否、何时和如何生育孩子而制定的一系列个人目标。妇女的生育计划也可能受到伴侣的偏好或其家庭和社区的信仰的影响。考虑到这些因素，女性可能会对妊娠的愿望或时机感到矛盾或不确定。医生应该努力创造一个支持性的环境，通过询问开放性问题来帮助患者明确自己的意愿，并在适当的情况下为孕前健康咨询或避孕提供资源。

1. 意外妊娠

在美国，每年670万例妊娠中几乎一半（320万）是意外妊娠，而且超过一半的意外妊娠会继续下去。鉴于这些统计数据和神经管缺陷的风险性，医生应当建议所有不使用有效避孕措施的育龄妇女每日服用复合维生素。意外分娩在18～24岁的女性和低收入女性中更为常见，相较于计划分娩，其母婴结局更差，包括延迟参加产前保健、妊娠期间吸烟饮酒和使用药物、早产、对儿童心理健康的负面影响以及非母乳喂养。近40%的意外妊娠以堕胎告终；按目前的比例，30%的女性一生中会经历堕胎。

若干因素会导致意外妊娠，最重要的是没有采取或坚持使用有效的避孕方法。54%经历堕胎的女性报告说，她们在妊娠当月使用了避孕用品，最常见的是避孕药或避孕套。46%则没有使用避孕用品，这些妇女中有许多人表现出对避孕药具的担忧，1/4的人有过

意外的性行为，1%的人曾有强迫性行为。不使用避孕用品在黑种人、西班牙裔、贫穷和未受良好教育的女性中更为常见。

在与意外妊娠的妇女沟通时，预测潜在的敏感问题很重要。例如，在美国的黑种人和拉丁裔妇女中，有一段不符合伦理的医学实验和优生学的避孕发展史，这使得许多人对堕胎和长效避孕都不信任。控制良好的物质使用障碍的妇女，即使正在使用处方美沙酮或盐酸丁丙诺啡，也可以生下健康的婴儿，但往往要面对医疗卫生专业人士的评判。被监禁的孕妇在美国各个州面临着不同的政策和困难，如戴着镣铐分娩和分娩后的强制分离。被贩卖为性工作者的妇女根本无法控制她们的生殖健康。医务人员要准备好，要么自己，要么通过训练有素的员工或者知识渊博的同事，来解决这些问题，

预防意外妊娠和相关不良结局是生殖健康咨询的一个重要目标。对避孕感兴趣的患者，应询问其先前的避孕经验和目前对避孕的看法，包括疗效、副作用、方便性、保密性和逆转时间。低收入妇女和有色人种妇女更有可能在避孕咨询期间报告强迫行为，因此应采用优先考虑患者偏好的共同决策模式来维护生殖自主权。在向妇女提供有关妊娠和避孕选择的咨询时，医生也应该意识到自己的偏见。

为了帮助妇女预防意外妊娠，医生对那些有性生活但不希望妊娠的育龄女性进行避孕咨询是必须的，包括介绍宫内节育器和埋植物等高效且可逆的方法，解决患者对避孕方法的担忧，并帮助她们选择最佳的方法。虽然口服避孕药是最常用的可逆性避孕方法，但它的失败率高达8%，同时要求妇女定期按处方买药并每日服用。最近的一项研究发现，女性平均每月漏服5粒药，这可能是导致口服避孕药高失败率的原因。相比之下，长效可逆方法的失败率要低得多（＜1%）。

2. 妊娠选择，咨询和转诊是专业责任

医生应为刚刚诊断妊娠的女性提供客观、非评判性的妊娠选择咨询，包括询问妇女是

否是计划内的或期望的妊娠；指导她们关于妊娠的后续选择，包括自己抚养、让人收养和终止妊娠；若她们尚未决定，医生应提供支持性的咨询，并提供适当的转诊。如果医生个人对女性的选择倾向有强烈反感，将是很有挑战性的。一些医生可能会在道义上反对女性堕胎，并对为其转诊感到不舒服。还有些医生可能认为，由于患者的年龄、资源、伴侣状态或妊娠对其教育或职业目标产生潜在影响等因素，她继续妊娠的愿望是不明智的。这些感觉可能会干扰医生不带偏见的为患者提供咨询和转诊的能力。这就带来了良心拒绝以及医生是否可以选择退出咨询的问题。

在美国，绝大多数州允许医务工作者拒绝直接参与堕胎服务，9个州允许医生拒绝为患者提供避孕措施，6个州允许药剂师拒绝发放避孕药具。各州提供的堕胎机会各不相同，有可能堕胎的困难还会增加，使得美国已被列入国际堕胎权观察名单。然而，伦理学家和医疗组织，如美国妇产科医生协会（the American College of Obstetricians and Gynecologists，ACOG）认为，当医生由于信仰不提供患者所要求的服务时，他们有责任提供及时的转诊。研究表明，在实践中，大多数医生支持这些指南。为了给妇女提供充分的咨询和转诊，医生和诊所工作人员可以通过对不同情景的讨论来帮助自己澄清对于妊娠选择的价值观，制定关于咨询和转诊的政策，并了解最近的可获得咨询和堕胎服务的地点，以及如果需要的话如何获得经济和交通援助。

3. 堕胎

许多设计良好的研究已经证明，堕胎与不良的心理健康结局无关。然而，无论妊娠结局的选择如何，意外妊娠对患者有压力，并且需要大量的心理社会支持。意外妊娠的妇女比计划妊娠的妇女更容易患抑郁症，并且这些妇女在堕胎时及堕胎后抑郁发作的风险较高。因此，不论其妊娠的计划是什么，对意外妊娠的妇女筛查抑郁症很重要。此外，

尽管大多数女性在堕胎后都感到释怀，有少数人会因流产感到悲痛，从而寻求支持，甚至可能需要转诊至咨询服务（http：//all-options.org/）。

当一名妇女希望堕胎时，尽早转诊很重要，因为尽管堕胎非常安全，但随着妇女进入中孕期的时间延长，其并发症风险增加（尽管仍然低于足月分娩）。曾经堕胎过的妇女重复意外妊娠的风险增加，因此需要额外的支持来有效地选择和使用避孕方法。此外，研究发现两个可修正因素，即亲密伴侣暴力和物质使用，均增加了妇女堕胎的风险，因此需要保证筛查和后续的转诊。

4. 不孕症

心理社会压力在不孕症患者中很常见，随着治疗变得更加复杂和昂贵，心理社会压力会增加，并使治疗更容易中断。尽管对基线压力和生育治疗的受孕率的研究好坏参半，但最近的一项大型荟萃分析发现，基线压力和妊娠率之间没有关系。不孕症患者的精神疾病患病率似乎也更高。危险因素包括既往精神疾病史，特别是由于计划妊娠而停药，不孕病程久，以及流产史。因此，筛查这些患者是否患有精神疾病，尤其是焦虑和抑郁，以及不孕症对其生活各个方面的影响，如伴侣关系、性健康和财务健康，都很重要。最近的一项系统综述还发现，来自中低收入国家的不孕妇女发生亲密伴侣暴力（intimate partner violence，IPV）的风险可能会增加，因此建议在一些人群中进行筛查。女性或男性先前接受癌症治疗也可能是不孕症的危险因素，在治疗之前是否可以冷冻卵子或精子，这一点值得与患者讨论。

很多研究关注心理社会支持（包括咨询、支持团体、放松训练和压力管理训练）对妊娠率的影响。有研究表明，参与这些活动的患者产子率增加。一项荟萃分析发现，与对照组相比，参与支持团体的患者妊娠率增加。因此，对寻求助孕治疗的患者筛查精神疾病并妥善治疗十分重要，建议可以参加一个支持团体或类似的社会干预。

（四）经前期综合征和经前焦虑症

经前期综合征（premenstrual syndrome，PMS）的特点是周期性出现一系列经前期症状，且症状在月经来潮几天内可缓解。多达150个症状已被归因为经前期综合征，但最常见的是疲劳、易怒、腹胀、焦虑或紧张、乳房触痛、情绪不稳定、抑郁和对食物渴求。高达80%的女性会描述至少一种经前期综合征的症状。更严重的形式是经前焦虑症（premeustrual dysphoric disorder，PMDD）。PMDD只发生在3%～8%的女性，并且会影响日常生活。PMDD以5种症状为特征：①悲伤、无望或自我批判；②紧张或焦虑；③情绪不稳定伴随着频繁的流泪；④持续的易激动或易怒；⑤关系冲突增加。其他情绪和身体症状也可能存在，与此同时必须排除其他精神疾病。

由于症状多样且与其他疾病重叠，因此，前瞻性每日症状量表显示排卵前后症状的出现和月经后症状的停止对诊断至关重要。一些量表已经过验证，包括经前体验日历（calendar of premenstrual experiences，COPE），即女性用4分式李克特（Likert）量表每天记录10种身体和12种行为症状。在月经周期的第3～9天总分低于40分，同时最后7天的总分高于42分，可以作为PMDD的有效筛查工具。

PMS的治疗以递进的方式进行，首先是行为改变，然后进一步药物治疗。鼓励患者定期运动，限制盐和咖啡因摄入量，并保持规律的睡眠可能对病情有助益。钙和维生素D的补充与较低的PMS症状发生率相关。每日症状量表既是诊断性的也是治疗性的工具，因为它让患者主动地预测、管理和避免症状发生。已经证实压力会加重症状，因此放松练习和心理咨询可能有效。

大多数PMDD患者需要药物治疗才得以显著改善。选择性5-羟色胺再摄取抑制剂（SSRIs）是一线治疗药物，且经多个研究证明对行为和躯体症状均有效。FDA批准氟西汀用于该适应证，剂量为20～60mg，低剂量同样有效并且耐受性更好。其他有效的SSRIs包括舍曲林、帕罗西汀和西酞普兰。上述各种药物均可以整月连续服用，或间歇性从排卵期用至月经开始，或半间歇地在黄体晚期加大剂量使用。苯二氮䓬类药物阿普唑仑可用于黄体期以减少症状，但效果不如SSRIs。对SSRIs或抗焦虑药无反应的患者可以尝试抑制排卵的药物；治疗选择包括连续使用口服避孕药或避孕环（贴片不能连续使用，因为它会每周增加乙炔雌二醇水平）。当以传统方式处方，配合无激素的间隔，一种含有屈螺酮的药片可以改善PMS，但这是仅与安慰剂相比，以及仅在短期内与其他药片配方相比的结果（2年后症状等同于其他药片的效果）。GnRH类似物也可以治疗相关症状，但如果使用超过6个月，则需要补充雌激素治疗。其他显示出一些益处的治疗包括补充维生素B_6和螺内酯。尽管关于激素避孕对情绪影响的研究结果不一致，一些有潜在情绪障碍的女性可能会出现症状恶化，因此应该意识到这种可能性，并在随后的就诊中进行情绪变化筛查。

（五）妊娠期抑郁症

一般都认为妊娠是一个快乐和积极的经历，然而它也是一个压力巨大的过渡时期。许多妇女在妊娠期间第一次经历抑郁障碍，高达50%的妇女没有得到诊断和治疗。有抑郁症病史的妇女患妊娠期抑郁症的风险最高。其他的危险因素包括停止或减少抗抑郁药物、生活压力和创伤。在普通人群中，抑郁症的心理治疗与抗抑郁药物同样有效（见第26章）。在妊娠背景下，对于既往无抑郁症病史的患者，心理治疗的重点往往是向母亲角色的过渡并获得必要的技能。

关于精神药物处方的决定是复杂的：胎儿暴露于药物的风险必须与母亲未治疗的抑郁症、家里的其他儿童以及最终婴儿的风险相平衡。药物对胎儿的风险基于低质量的证据，但可能包括心脏缺陷和新生儿神经发育异常。未经治疗的母亲抑郁的风险显著，包括流产、早产和后代的异常情绪和认知发展。要决定药物治疗需考虑的因素包括抑郁症的严重程度、既往抑郁发作的次数以及既往的药物反应。所有证据均来自观察性研究。

通常可处方SSRIs给那些未曾使用药物治疗过的患者，其中舍曲林的研究最多。曾经使用其他抗抑郁药物治疗成功的患者应考虑重新开始或继续使用该药物，并咨询有孕期和产后经验的精神科医生。建议正在服用药物治疗抑郁症的孕妇参加心理治疗。

（六）产后抑郁症

产后妇女可能经历情绪变化，包括产后忧郁、产后抑郁症、惊恐障碍和产后精神病。一过性的产后忧郁很常见，40%～80%的女性会在分娩后的数日内发生，包括情绪波动、易怒、悲伤和不明原因的哭泣，并会在2周内缓解。据估计，产后抑郁症的发生率为5%～9%。临床诊断标准为几乎每天大多数时间都感觉沮丧或绝望，且至少持续2周，发病通常在产后1个月内，但也可延迟至产后1年内。产后抑郁症的最大危险因素是抑郁症病史。其他危险因素包括缺乏社会支持、流产史或其他妊娠丢失史、非母乳喂养、孕前或妊娠糖尿病和家庭精神病史。产后抑郁症的一些症状，如疲劳、睡眠问题和性欲减退都是产后早期的常见症状，这也使得疾病更难以察觉。感到不知所措或内疚，无法照顾婴儿或与婴儿在一起，甚至在婴儿睡觉的时候也无法入睡，这些都提示医生产后抑郁症的可能。

爱丁堡产后抑郁量表（EPDS）已经经过验证并用于多种情境下筛查产后抑郁症。医生应在产后访视时询问情绪、食欲、睡眠以及不知所措的情况。表现出想要伤害自己或婴儿的想法的女性，应该立即接受心理医生的评估。当评估一个女性是否有产后抑郁症时，应当排除甲状腺疾病，因为甲状腺功能减退症和甲状腺功能亢进症在产后更常见。有轻度至中度抑郁症状的女性应首先用非药物措施治疗，包括睡眠卫生、教育、心理治疗、认知行为治疗（cognitive behavior therapy，CBT）或家庭治疗。

对于产后抑郁症的药物治疗至今并无随机对照试验。因此，建议基于观察性研究和一般人群的外推结论。抗抑郁药使用时机通常与严重抑郁症治疗相同，并且尽可能使用以前有效的药物。由于其安全性和相对低的副作用风险，SSRIs是首选药物。实验证据稍倾向于使用舍曲林和帕罗西汀。虽然关于抗抑郁药在哺乳期妇女中使用的证据有限，但很少有不良反应的报道。一般都认为治疗抑郁症和母乳喂养的益处大于药物风险。

（七）肠易激综合征

年轻女性可能会因肠易激综合征（IBS）来就诊，因为这是在基本医疗中最常见的胃肠道疾病。IBS的特点是没有器质性病变的慢性腹痛和排便习惯改变。IBS估计发生在1%～20%的人口中，其中女性占比更高，女：男为1.5：1。只有约15%的患者因为自己的病情就医，但因为患者的基数巨大，医疗保健费用和相应的误工仍是庞大的社会负担。

IBS的病理生理学尚不清楚。它被认为是由于胃肠动力紊乱、神经系统失调、内脏敏感性增加，以及可能的细菌过度生长引起的疾病。心理社会压力已被证明可诱发或加剧症状，但不被认为是潜在的原因。相较于对照组，有身体虐待或性虐待史的妇女更易患IBS和其他功能性胃肠病。相较于没有虐待史的患者，有虐待史的患者表现出更差的健康结局，表现为疼痛、就医和手术的增加。尽管寻求IBS治疗的女性更易患抑郁症、焦虑症、惊恐障碍、躯体形式障碍或其他精神疾病，但那些不寻求治疗的女性这些疾病的发病率与普通人群相同。因此，目前尚不清楚精神压力是加重了疾病还是潜在的病因，可能依据个体有所不同。与IBS相关的其他病症包括睡眠障碍、抑郁和纤维肌痛。有趣的是，健康相关的生活质量似乎更多地与肠外症状相关，而非与传统的IBS患者的胃肠道症状相关。

IBS 的有效治疗包括采取个体化的行为和药物整合的方法，针对患者的主要症状逐步治疗。对于轻度 IBS，治疗只需教育、应用容积性缓泻药和解痉药。SSRIs 和三环类抗抑郁药（tricyclic antidepressants，TCAs）对某些患者的症状缓解有效，但 TCAs 可加重便秘。洛哌丁胺有助于腹泻的治疗，但不能缓解其他症状。利福昔明是不可吸收的抗生素，证据显示短期疗程能缓解 IBS 的某些症状。较新的治疗方法包括阿洛司琼，它是一种 5-羟色胺-4（5-HT-4）拮抗剂，此前由于严重的并发症而从市场上撤出，但现在又可以被有限地使用。CBT 已在几个研究中被证明有效。尽管结果不甚一致，且在某些研究中效果较为短暂，但动态心理治疗和催眠疗法也被证明在缓解 IBS 症状方面是有用的。在一项最大型的针对女性的 CBT 试验中，CBT 明显较仅进行教育更为有效。IBS 患者的某些亚群可能对 CBT 特别敏感。帮助患者更多了解自己的身体与 IBS 的简单教育干预，有助于减少焦虑和改善健康相关的生活质量。然而，类似于其他与童年或成人虐待、性创伤、精神共病或躯体化障碍病史重叠的疾病，敏感的沟通策略和避免不必要的干预至关重要。

（八）刑事司法介入和物质滥用

虽然美国女性人口只占世界女性人口的 4%，但被监禁妇女却占世界上 30% 以上，而且这些妇女人数的增长速度快于男子。越来越多的妇女被捕由许多原因造成，包括对毒品定罪的强制性最低刑期和对妇女更严厉的判决。这些妇女中，许多会在短时间内（比如几天到几个月）在监狱里进进出出，多年来犯下暴力罪行而被关押在联邦监狱里的人数较少，但呈增加趋势。妇女所犯暴力罪行中，对亲密伴侣暴力（IPV）的犯罪行为进行自卫的并不少见，相反男性常常不会被逮捕，因为女性对起诉和作证有更多的安全顾虑。被监禁后重新进入社区的妇女面临着从精神内部到整个系统的多个层面共病的医疗照护

障碍。与被监禁的男子和普通人群相比，这与物质滥用、精神健康和内科疾病患病率增加有关；虐待的病史；贫困；缺乏安全住房和儿童保育；监禁期间对这些问题的照顾不足，包括缺乏阿片类药物使用障碍的药物辅助治疗；频繁爽约；因惯犯而导致的社会关系不稳定；未经药物治疗而出院；意外妊娠中 75% 是正在养育幼儿的父母；性传播感染，以及必须重新启动的医疗补助常规中断。妇女需要帮助来解决这些问题，以防止为了生活从事性工作、物质滥用和再被监禁的恶性循环。基层医务工作者可以通过使用消除耻感的临床方法和基础设施来解决医疗、精神、物质和社会风险。应利用基于性别和创伤的策略，如同伴指导、社会工作者和关联社区项目等来解决这些问题。

五、中年的家庭和过渡

有孩子的妇女在她们自己、她们的孩子、她们的原生家庭以及她们的情感关系中要平衡无数的变化。在生育年龄，根据她们自身的关系状况，女性需要将孩子融入多样的潜在关系环境中：同性或异性伴侣、婚姻、同居、一夫一妻制或非一夫一妻制。关系会映射到女性自我的情感和身体变化、职业和其他家庭成员的各个方面。这通常需要强大的多任务处理能力。随着孩子年龄的增长，父母必须适应孩子们生活中不同的任务，帮助他们转变，即便有时其实是父母自己需要做出转变。无论女性有无孩子，她们都是最有可能照顾年迈的父母、公婆和其他年长亲属的人。中年时期，预期的生理变化或意外疾病进一步影响了女性。基层医务工作者需要预估这些发展过程，并将其纳入到患者的诊疗中，这是十分重要的。

（一）绝经期

绝经期要进行症状管理。个人、文化和家庭的态度很大程度上决定了绝经期症状对情绪和身体功能的影响。采用生物心理社会学方法

至关重要，包括询问这些发展过程的影响，并确定症状是否可以采用非药物治疗。妇女健康倡议的结果表明，使用雌激素/孕激素与乳腺癌和心血管疾病的风险增加相关。自这一结果发表，许多女性及其医生都不愿意使用激素疗法（hormone therapy，HT）治疗绝经期症状。然而，雌激素对治疗潮热和阴道干燥有很大帮助。当症状比较严重或其他治疗不成功时，一些女性会选择使用全身雌激素，若仍有子宫则加用孕激素。基层医务工作者可以帮助女性患者比较多种可选治疗方案，包括评估HT的风险和收益，做出自己的最佳决策。乳腺癌家族史、吸烟、血栓栓塞的个人或家族史等合并症可能会影响决策。

在美国，绝经的平均年龄是51岁。超过50%的绝经后妇女经历过"潮热"，这是与雌激素突然撤退相关的血管舒缩不稳定的表现。潮热又称热潮红，是感到温热的感觉，经常伴随出汗、心悸和焦虑。在夜间发生时可表现为盗汗、频繁觉醒，而导致睡眠障碍和慢性失眠。在全国妇女健康研究（Study of Women's Health Across the Nation，SWAN）中，对来自7个地区的涉及多民族、多种族的3000多名妇女的观察研究发现，报告频繁血管舒缩症状的妇女中，症状平均持续7年。症状持续这么久，必须考虑可能的治疗方案。

另一个重要的绝经期症状是泌尿生殖器萎缩。雌激素丧失导致阴道上皮变薄，并可能导致阴道刺激、性交痛和阴道感染的风险增加。当尿道受到影响时，也可能发生尿频、尿失禁、膀胱刺激或感染。

（二）血管舒缩不稳定的治疗

诸如潮热和性功能改变等症状会对女性的情绪和生活质量产生巨大的影响。许多有轻微血管舒缩症状的女性会尝试非药物干预，如生活方式的改变、放松和锻炼，但是这些疗法的证据很有限。但是，肥胖是潮热的危险因素，因此减轻体重可能有助于降低潮热的严重程度。

确定针对血管舒缩不稳定的药物治疗的有效性具有挑战性，因为大约30%的女性会对安慰剂有反应。尽管大部分治疗方法没有进行正面比较，雌激素被证明是最有效的减少潮热频率的药物，能使其减少80%。

用于血管舒缩症状的非雌激素治疗包括选择性5-羟色胺再摄取抑制剂（SSRIs）、5-羟色胺和去甲肾上腺素再摄取抑制剂（SNRIs）、高剂量孕激素、可乐定、加巴喷丁和几种补充疗法。几项试验已经评价了抗抑郁药（SSRIs和SNRIs）在治疗绝经后潮热中的作用。已经发现有效的药物包括文拉法辛和去甲文拉法辛（属于SNRIs），帕罗西汀和艾司西酞普兰（属于SSRIs），通常使潮热频率降低约60%。一种SSRIs——帕罗西汀是FDA批准的治疗潮热的唯一非雌激素疗法。此外，巴多昔芬和雌激素联合治疗更年期症状是可行的。巴多昔芬是一种选择性雌激素受体调节剂，可考虑用于不适合使用孕激素的女性。高剂量孕激素（甲地孕酮醋酸酯或甲地孕酮）能减少50%～60%的潮热，但长期治疗可导致体重增加。可乐定减少约40%的潮热。加巴喷丁也能减少30%～45%的潮热，而且睡前服用对女性夜间醒来的症状特别有用。

小规模、非安慰剂对照、剂量不统一的短期临床试验发现，几种补充和替代疗法可用于治疗潮热。北美更年期协会最近对非激素性更年期治疗进行了一次系统综述。根据现有证据将治疗分为3类：①推荐；②谨慎推荐；③目前不推荐。推荐的治疗方法包括认知行为疗法和星状神经节阻滞。尽管帕罗西汀是FDA批准的唯一非激素治疗方法，但作者承认其他SSRIs、SNRIs、加巴喷丁和可乐定也被证实有疗效。"谨慎推荐"包括减肥、基于正念的减压、大豆异黄酮的S-雌马酚衍生物和星状神经节阻滞。目前不推荐的策略包括降温技术、避免触发、锻炼、瑜伽、有节奏的呼吸、放松、OTC补充剂和草药、针灸、脊椎按摩和神经振荡校准。

当推荐更年期的非激素治疗时，医生应该知道支持它们的证据有限。尽管许多提议的绝经期治疗可能没有被证明对血管舒缩症状的治疗有益，但有些可能是相对良性的（如降温技术）或有其他好处（如瑜伽和锻炼）。

许多妇女在绝经期不服用药物，而是使用行为策略，如锻炼、补充水分、穿着分层宽松的衣服，以及短暂的日间小睡以补偿潮热导致的睡眠中断。基层医务工作者与患者建立协作关系很重要，以便讨论可能加重绝经期症状的事情。将这些有时造成压力的转变正常化，可能有助于女性接受观察等待甚至心理治疗来解决这种压力。讨论绝经期症状不一定是要求药物治疗，但应该讨论各种可用的治疗策略。

（三）泌尿生殖道萎缩的治疗

泌尿生殖道萎缩的治疗目前主要依赖于片剂、霜剂或药物环形式的阴道保湿剂、润滑剂和局部阴道用雌激素。经阴药物可以安全地应用于大多数女性，但在患有雌激素依赖性肿瘤的女性中仍有一些争议。在性交过程中经常使用阴道保湿剂和润滑剂有助于缓解症状，但不能治疗潜在的生殖器萎缩。局部应用雌激素也能减轻复发性尿路感染和膀胱过度活动的症状。通常阴道用雌激素在最初的2周内每天一次或两次，然后可以以较低的维持剂量每周给予2～3次。此外，还有一种新的药物奥斯佩米芬，是新的选择性雌激素受体调节剂，用于治疗与绝经后外阴和阴道萎缩相关的性交困难，可能对不能（由于肥胖或关节炎）或不喜欢使用阴道产品的妇女有用。

（四）维持性功能

医生询问性功能情况十分重要。美国一项纳入年龄在18～59岁的1749名女性和1410名男性的全国性研究显示，女性的性功能障碍患病率为43%（见第33章）。女性的性功能既有情感上的又有生理上的。随着一些女性年龄的增长，她们从对年幼子女的责任、关系的斗争和财务的担忧中解放出来，这让她们较以往更加享受性生活。这也可能部分

地归因于在雌激素水平下降的同时睾酮水平的相对上升，从而改善了一些女性的性功能。而其他女性在经历上述生理变化后性功能下降，如泌尿生殖道萎缩或潮热失眠。男性和女性伴侣的期望可能有所不同，特别是男性能够用医学手段治疗勃起功能障碍。除了润滑之外，女性还可以尝试放缓性生活的节奏，这是由于随着年龄的增长，两性的反应时间也在缩短。如果用雌激素治疗更年期血管舒缩症状，睾酮的相对下降可能令一些妇女的性冲动或性功能降低，应用少量睾酮可能会使这部分患者受益。基层医生可以等妇产科、内分泌科或性医学专家来处方这些药物，但应熟悉生理变化并能提出相应的建议。

六、晚年的角色转变和机遇

晚年的女性正在实现代际角色转变以及夫妻和家庭功能改变的目标。遇到的难关可能包括配偶、家庭成员和朋友的去世，生理上的老化以及财务问题。然而，通过对生活的回顾与整合，且有更多时间发展新的友谊和参加活动，机遇仍然存在。另外，年长女性可能喜欢他人对其智慧的欣赏，而没有许多年轻人繁重的责任。基层医务工作者应做好准备，协助她们渡过难关并对机遇予以支持（见第14章）。

（一）骨质疏松与跌倒

骨质疏松和跌倒在老年女性中较男性更常见。一半以上的女性会在80岁前患上骨质疏松症。65岁以上的女性骨折风险是男性的2.2倍。女性似乎从这些损伤中恢复得更慢，这可能会导致跌倒相关医疗费用增加。因此，预防跌倒对于老年女性来说是一个重要的问题，这方面有一些相应的行为对策。减少跌倒的干预方式包括肌肉强化和平衡再训练，多学科健康和环境风险因素筛查和干预项目，太极拳的集体锻炼，家庭危险评估，以及减少精神药物摄入。

建议所有年龄在65岁及以上的女性都

使用双能X射线吸收法（dual energy X-ray absorptiometry，DEXA）扫描（即骨密度扫描）筛查骨质疏松症。骨质疏松症的定义是T评分低于健康的30岁女性2.5个标准差或更多。骨量减少症是指T评分低于健康年轻女性1～2.5个标准差。有规律的负重运动可以减缓骨质流失的进程。USPSTF建议在社区居住的绝经后妇女中，不要每天补充400IU以下的维生素D和1000mg以下的钙作为骨折的一级预防。他们对更高的补充量给出了 I 级（不充分）建议。对于患有骨质疏松症的女性，建议使用双膦酸盐等药物。

由于害怕跌倒而减少活动，这显著影响了老年女性的生活，导致了独立生活能力的丧失。在一项调查中，80%的女性回答说，她们宁愿死也不愿意经历由于严重髋部骨折和随后进入疗养院而导致的独立性和生活质量的丧失。照护老年女性的医生应合理应对这种恐惧，并考虑干预措施，以达到不仅降低骨质疏松症的风险，也减少跌倒的风险和担忧的目的。一些减少跌倒发生的活动也可以减少对跌倒的恐惧，包括太极拳和力量训练。

（二）尿失禁

高达50%的老年女性出现一定程度的尿失禁。年龄85岁以上的社区女性居民约1/5每日发生尿失禁。超过一半的尿失禁妇女不会告诉医生自己的情况，只是尝试忍受。这个"隐藏"问题导致的心理社会并发症发病率可以很高。问题可能包括社交回避、抑郁和性功能障碍。医生可以通过全面的病史采集和体格检查来发现这些问题，以评估容量超负荷、便秘、肌肉骨骼限制、膀胱完整性、阴道萎缩等情况。对于伴有腹部或盆腔疼痛、血尿、瘘管、盆腔肿块或脱垂、复杂的神经系统疾病和保守治疗失败的患者，应考虑转诊专科。

几种行为治疗有助于缓解尿失禁。对于压力性、急迫性和混合性尿失禁，避免膀胱过度充盈和定期肌肉收缩练习是有益的。对于急迫性和混合性尿失禁，膀胱再训练结合生物反馈，在认知正常的女性中是有效的。在认知障碍的妇女中，由照护者提醒排尿可以进一步减少失禁发作。停止吸烟、咖啡因和酒精摄入以及减重都是有益的。抗胆碱能类药物、解痉药，或二者联用是最常用且有效的药物选择，可以结合行为疗法以治疗急迫性和混合性尿失禁。局部雌激素是另一个可能有效的方案。如果这些保守措施无效，则建议转诊到专科进行评估，以便放置栓子、电刺激、盆底理疗或手术。治疗尿失禁的手术选择包括低风险的手术，这对有合并症的老年患者是安全的，并且被证明可以显著改善生活质量。

（三）认知功能障碍

认知功能障碍，包括轻度认知损害和痴呆，是老年女性面临的主要问题。65岁以上的人阿尔茨海默病的年发病率估计为0.6%，而85岁以上的老年人为8.4%。女性似乎患痴呆的风险更高，而且由于女性寿命更长，老年痴呆患者比男性多。预防痴呆是减少疾病负担的最佳方法，并且有包括行为疗法在内的许多预防策略（见第34章）。痴呆的危险因素包括高脂血症、糖尿病、高血压、吸烟、低水平的体力活动、低水平的精神活动和较差的社交网络。应该鼓励老年妇女采用"脑健康"饮食，包括脂肪总量的减少和富含单不饱和脂肪和抗氧化剂食物（如水果、蔬菜、坚果和冷水鱼）的增加，还应该规律参加体育活动和社会活动。虽然这种方法预防痴呆的好处未经证实，但也可能有其他的健康益处。

据推测，绝经后激素疗法将有助于降低认知功能障碍和痴呆的风险。一些前瞻性人群队列研究发现，应用激素疗法的女性认知功能下降较少。早期的小规模临床试验显示，应用激素疗法的女性认知能力有所提高，但女性健康倡议实际上显示了一些服用激素治疗的女性认知能力下降有增加，既有单纯雌激素治疗组，也有雌激素-孕激素组。由于该研究中大多数参与者入组时间在绝经几年后，无法得出绝经后早期治疗的效果。依照目前的证据，不应该仅以保护认知为目的而处方激素治疗。由于许多心血管危险因素可能与脑血管疾病的增加有关，因此减轻这些危险因素可能有助于痴呆的预防。

七、结论

在女性患者的基本医疗中存在许多行为问题，从生物心理社会的角度来看，这些应纳入预防保健和医疗问题的管理中。尽管女性经历的发展阶段中有挑战，但对于患者和她们的照护者来说，也是成就自我的机遇。

八、推荐阅读

Boivin J, Griffiths E, Venetis CA. Emotional distress in infertile women and failure of assisted reproductive technologies: meta-analysis of prospective psychosocial studies. *BMJ* 2011; 342: d223.

Brownley KA, Berkman ND, Peat CM, et al. Binge-eating disorder in adults: a systematic review and meta-analysis. *Ann Intern Med* 2016; 165 (6): 409-420.

Goldstein I, Kim NN, Clayton AH, et al. Hypoactive sexual desire disorder: International Society for the Study of Women's Sexual Health (ISSWSH) expert consensus panel review. *Mayo Clin Proc* 2017; 92 (1): 114-128.

Hammerli K, Znoj H, Barth J. The efficacy of psychological interventions for infertile patients: a meta-analysis examining mental health and pregnancy rate. *Hum Reprod Update* 2009; 15 (3): 279-295.

Hay P, Touyz S. Treatment of patients with severe and enduring eating disorders. *Curr Opin Psychiatry* 2015; 28 (6): 473-477.

Jones RK, Kooistra K. Abortion incidence and access to services in the United States, 2008. *Perspect Sex Reprod Health* 2011; 43 (1): 41-50.

Joy E, De Souza MJ, Nattiv A, et al. 2014 female athlete triad coalition consensus statement on treatment and return to play of the female athlete triad. *Curr Sports Med Rep* 2014; 13 (4): 219-232.

Murray L, Carothers AD. The validation of the Edinburgh Post-natal Depression Scale on a community sample. *Br J Psychiatry* 1990; 157: 288-290.

The North American Menopause Society. Nonhormonal management of menopause-associated vasomotor symptoms: 2015 position statement. *Menopause* 2015; 22 (11): 1155-1172; quiz 1173-1174.

Stellar C, Garcia-Moreno C, Temmerman M, van der Poel S. A systematic review and narrative report of the relationship between infertility, subfertility, and intimate partner violence. *Int J Gynaecol Obstet* 2016; 133 (1): 3-8.

USPSTF Fall Prevention in Community Dwelling Older Adults. April 2018. https: //www. uspreventiveservicestaskforce. org/Page/Document/RecommendationStatementFinal/falls-prevention-in-older-adults-interventions1. Accessed October 3, 2018.

Vall E, Wade TD. Predictors of treatment outcome in individuals with eating disorders: a systematic review and meta-analysis. *Int J Eat Disord* 2015; 48 (7): 946-971.

Wisner KL, Parry BL, Piontek CM. Clinical practice: postpartum depression. *N Engl J Med* 2002; 347 (3): 194-199.

九、网址

All-Options Pregnancy Support. http: //all-options. org/. Accessed October 2018.

Guttmacher Institute. http: //www. guttmacher. org. Accessed October 2018.

The International Pelvic Pain Society. http: //www. pelvicpain. org. Accessed October 2018.

Reproductive Health Access Project. https: //www. reproductiveaccess. org/resource/trauma-informed-pelvic-exams/. Accessed October 2018.

同性恋、双性恋、跨性别及酷儿患者

Richard E. Greene, MD, MHPE, FACP; Jason Schneider, MD, FACP; & Tiffany E. Cook, BGS

一、引言

女同性恋、男同性恋、双性恋、跨性别者和酷儿（lesbian gay bisexual transgender queer，LGBTQ）在使用医疗卫生系统时面临许多困难。其中最重要的是找到获得有效、知情和肯定的照护途径。医学文献延伸了对LGBTQ人群健康需求的讨论，但通常仅严格地从性行为角度（如"与男性发生性关系的男性"）来解决这些问题。对医务工作者来说重要的是一些具体知识和技能，比如确定患者的性取向和性身份，传达对LGBTQ健康需求的接纳和理解，发现适宜行为和生物医学干预的情况，提供针对LGBTQ患者生活的信息和资源。医务工作者需要通过这些技能为LGBTQ群体提供合格的医疗服务。

二、定义和概念

根据资料来源和研究抽样方法的不同，人群中LGBQ（女同性恋、男同性恋、双性恋和酷儿人群）所占比例为1%～10%。最近的估计表明，在美国，变性者和非二元性别者（TGNB）占总人口的1.4%。无论确切的百分比是多少，LGBTQ人群构成了一个重要的患者群体，有其独特的医疗、心理和社会需求。性取向和性别认同是隐蔽的，因此许多医疗工作者都不能有效识别出患者中的LGBTQ并满足其独特的需求。

（一）性取向、性行为和性身份

性取向指被其他人的性吸引，包括性幻想、性欲、喜欢和爱慕。性取向与性行为或性活动未必一致。男同性恋、女同性恋、双性恋者和/或酷儿分别指对同性或其他性别的性吸引有自我意识，并在此基础上发展出自我身份。情绪、心理反应、社会期望、个人选择以及文化背景都是这个自我身份形成的影响因素。男同性恋（gay）、女同性恋（lesbian）、双性恋（bisexual）或酷儿（queer）的称谓更容易接受，与之相比，"同性恋"（homosexual）则偏向于临床且语带轻蔑。

性取向、性行为及性身份是互相关联但功能上彼此独立的名词。许多以女同性恋或男同性恋自居的人都与自己的同性伴侣有活跃的性生活。然而也有部分同性恋者虽然有自我认知，却保持独身（不与他人发生性行为）或有异性性伴侣。由于性取向、性行为和性身份之间错综复杂的关系，医生应保持敏感、开放而不批判的态度（见"医患互动"部分）。

许多LGBTQ持有交叉身份，包括性别、种族、民族、宗教和能力。由于同性恋恐惧症（见"恐同与跨性别恐惧"）、宗教影响和文化规范的复杂相互作用，来自少数种族和民族团体的个人可能不容易被认定为LGBTQ。文化因素，如种族和民族，似乎并不妨碍性身份的形成，但可能会延迟性身份与性行为的整合。当性行为与个人的性或其他身份相冲突时，他们面临的医疗保健和其他系统的或明显或微妙的歧视会使寻求治疗更加困难。例如，一个在美国出生、讲英语的白种女同性恋可能比出生在墨西哥的以西班牙语为母语的女同性恋者更容易及时获得医疗。这种获得性的减少会导致社会压力的增加，被称为少数群体压力，这与风险行为增加有关（见"临床问题"部分）。

（二）性别认同和性别表达

性别认同指的是一个人内在的自我意识，要么是男人，要么是女人，要么是两者的结合，要么都不是，或者是完全不同的另一种性别。跨性别者的性别认同与他们出生时的性别不同。顺性别一词是指一个人的性别与其出生时的性别分配相关。一个性别认同不属于女性或男性二元性别的人可能被认为是非二元性别或性别不符。性别表达，即通过时尚、发型、配饰等向世界展示自己的性别身份，是性别认同的行为表现。

受个人喜好和获取医疗资源的渠道影响，跨性别者展现出的性别表达大相径庭。一些跨性别者可能仅仅期望与其性别认同一致的外表（如发型、妆容和服饰）。并非所有的跨性别者都存在性别焦虑。但的确有人积极寻求医疗的介入以实现性别的确定，包括激素疗法和/或性别确认手术。性别认同的范畴与性取向和性行为不同。因此，医务工作者必须和患者讨论确定其性别认同和所参与的性行为，包括确定患者和伴侣的身体部位，以便更全面地了解患者妊娠或感染性传播疾病的风险。

（三）恐同与跨性别恐惧

恐同是指对同性恋、双性恋或酷儿的一种不合理的恐惧或偏见。跨性别恐惧意指对跨性别者或性别不一致者的类似恐惧或偏见。在日常生活中，恐同和跨性别恐惧表现为对LGBTQ人群在人际交往、工作环境、社会及政治上的偏见。换言之，恐同和跨性别恐惧代表了仅基于性取向和性别认同的偏见或憎

恶。LGBTQ人群常因担心偏见、歧视或暴力而难以顺从自己的本心行事。

伴随着恐同和跨性别恐惧态度的耻感对LGBTQ者造成了慢性压力（又称少数者压力）及负面的健康影响。社会歧视不仅造成了社会支持和资源的不一致，也对LGBTQ者获取合适的医疗资源产生了限制。内化的恐同和跨性别恐惧（即自我厌恶）和自我欺骗会引起不良的心理健康后果。与之相反，表露LGBTQ身份常利于心理适应。需要注意的是，如果LGBTQ者的自我表露没有得到足够的支持，这种自我揭示本身又会成为压力源，触发危险行为，包括高吸烟率、毒品或酒精滥用以及危险性行为增加（见"出柜"部分）。

（四）医疗人员偏见

LGBTQ人群与医务工作者的不愉快经历时有发生。近期研究文献揭示异性恋医务工作者对性少数群体存在偏见。即使预想中对LGBTQ人群接纳度高的城市社区，调查也发现患者反映医务工作者的行为表现出对相关知识和训练的缺乏及不尊重的态度。每一次不愉快的就医经历都会降低LGBTQ患者再次寻求医疗服务的可能性。这种影响可以是长久的，直至老年期的就医行为。因此医务工作者应当努力克服对LGBTQ患者的评判态度和偏见。《美国医师协会道德守则》中声明，医生的职责限制了医生对是否与患者建立关系的选择权，因为"医生不得因患者的种族、性别或性取向……而拒绝救治"。医务人员应当意识到自己在临床实践中很可能会遇到各种不同性别取向和性别认同的患者（见"医患互动"部分）。

三、医患互动

 案例1

杰西卡，一个年轻的法律系学生，来

到医生诊室。她的前任医生离开了诊所，这是她第一次去见接手她的医疗照护的新医生。医生注意到她的病历表名字是大卫，并看到一个标记，表明她是跨性别女性。杰西卡走进房间时明显很焦虑。

医生开始介绍。

医生："你好，很高兴认识你。你想让我叫你什么名字？"

杰西卡："谢谢你的询问，我叫杰西卡。"

医生："杰西卡，你用什么人称代词？"

杰西卡："我用她（she，her），还有她的（hers）。"（杰西卡似乎不那么焦虑了。）

医生："谢谢你和我分享这些信息，我一定会记下来的。今天希望我帮你做什么？"

进一步的询问显示，杰西卡从18岁起就开始服用激素，用螺内酯阻断睾丸素，用雌激素促进女性化。在手术史上，医生得知她做过隆胸手术、切掉了喉结，但她没有做过"下半身变性手术"，有睾丸、阴茎和前列腺。她正在考虑做一个睾丸切除术和一个新阴道的"下半身手术"，但手术费用相当昂贵，她一直付不起。她指出，这使得约会变得困难，因为她认为自己是异性恋，而且约会对象大多是异性恋男性。她报告说，在开始性别确认激素治疗之前，她曾有过抑郁史和一次自杀未遂的经历，并且报告说，尽管生活压力很大，但现在她的情绪好多了。

良好的医患关系是为LGBTQ患者提供可靠且有尊严的医疗保健的关键。不能有效识别患者性取向，或对为LGBTQ患者提供医疗服务感到不舒服的医务工作者，难以提供真正高质量的服务。如果没有可信赖的医患关系，患者可能会逃避就诊而错过合格的基本医疗，包括筛查、健康风险评估和社会心理咨询。他们的健康状况可能较相应的异性恋或顺性别者差。包容性和非评判性的病史构

建技能是提供肯定和有效的LGBTQ健康照护的基石。

（一）克服沟通障碍

由于担心受到负面评价和恐同或跨性别恐惧反应，许多LGBTQ患者不愿意向医务工作者吐露自己的性取向。即使被直接询问性取向，部分患者仍然不愿如实回答。既往与医务工作者接触的不愉快体验使得LGBTQ人群更容易规避医疗保健和常规筛查。即使是一些富有同情心的医务工作者也常常对接触LGBTQ患者感到无所适从。例如，LGBTQ患者就诊的医生不一定是照护LGBTQ患者的专家，并且可能认识不到自己的偏见或知识缺乏。他们或许缺乏有关LGBTQ健康问题的经验，不管他们的身份是什么，或许是不确定对这样的患者进行问诊时如何才能表现出足够的尊重。当患者和/或医生感到不适时，许多关键的信息就无法被准确地获取。

确凿的社会生活史和性生活史：LGBTQ的身份对患者是很重要的社会生活史，而不仅是性生活史。在晤谈中，从社会生活史谈及性别和性取向的内容更自然。通过提出没有预设异性恋取向的问题，医生可以提高对真实性取向进行讨论的可能性和舒适度，并能了解到患者的人际关系、家庭结构、患者可能面临的压力源以及患者可能利用的个人和社区资源。

询问患者的性取向、性别认同或性生活史对医务工作者常常是个挑战。很多性伴侣为同性的人并不把自己定义为LGBTQ，而性取向是一个复杂而多面的概念。如果仅在采集性生活史时询问性取向，而不在其他时候注意，往往会错失了解患者更多重要细节的机会。

性生活史的重点应该是性行为，而非性身份。询问时，医生应避免询问预设了性行为和性身份的问题，例如"你使用哪种避孕措施？"可能并不适用，致使患者不得不提供虚假的信息，或尴尬地打断提问开始解释。不恰当的提问，强迫患者"招供"自己或伴侣，会让采集性生活史这个对医患双方而言

本就具有挑战性的过程变得更加艰难。为避免这种尴尬，患者可能会顺着问题的预设谎称自己是异性恋，而这种隐瞒对其医疗保健会产生负面的影响。

因为可能不能从外表确定患者是不是LGBTQ，医生应该对所有患者一视同仁地避免带偏见的提问，而不是仅限于他们觉得可疑的LGBTQ患者。得体的提问方式中不涉及对性取向的预设，同时措辞简明易懂（表17-1）。医学院教授的许多性健康史问题，例如"你与男性、女性或两者都发生性关系？"的问法假定了性伴侣的身份和身体部位。重新组织问题，应使问题更具包容性和开放性，例如"你目前有性伴侣吗？是谁？"，接下来再问更具体的问题，比如"你都采用什么方式的性行为？你如何与你的伴侣发生性关系？你用性玩具吗？"可以为LGBTQ个人提供表露自己和/或分享更多与医疗相关的信息的空间。仅仅确定性伴侣的性别可能会漏掉有关性风险的重要信息。

表17-1　推荐的提问

诊疗开始时：
　"你喜欢我怎么称呼你？"
　"你使用什么人称代词？比如，我使用他/她/他们。"
医疗史采集时：
　"你身体现在有哪些部位？"
　"你用什么词来描述你的解剖结构？"
社会生活史部分：
　"你在谈恋爱吗？"
　"你的支持系统里有哪些人组成？"
　"如果你生病了，有没有重要的人需要我通知来照顾你？"
性生活史部分：
　"在你的一生中性伴侣是谁？"
　"你采用什么方式的性行为？"
　"你能告诉我你和伴侣（们）之间性关系是怎样的吗？"
　"为了降低感染HIV或其他性传播感染的风险，你会做出哪些选择？"

一些电子健康档案已经开始收集有关患者的性取向或性别认同的信息。这对医疗非常有用，但LGBTQ患者可能不希望在档案中记录此信息，也可能选择不披露此信息。年轻人可能还没有准备好向父母"出柜"，许多成年LGBTQ人士出于法律、就业或子女监护权的原因隐藏自己的性取向。在初次就诊时，应重点和患者明确讨论是否在病案中记录性取向和性别认同。比如，可以直接询问"我在病案中记下你的性取向和性别认同，你看怎么样？"。当LGBTQ患者不想记录性取向时，医护人员可以使用加密文件。加密文件可以提醒医务工作者患者性取向以指导临床诊疗，也可防止无意中违反保密规定。

（二）关系的强化

当医患关系逐步建立后，即可询问更深入的、有关患者性别认同或性生活的问题。可使用的提问如："如果你病了，有没有重要的人需要我通知来照顾你？""为了降低感染HIV或其他性传播感染的风险，你会做出哪些选择？"值得注意的是，跨性别者，特别是其处于变性的早期阶段时，可能会有和其期望的性别认同不一致的外表。另外，他们可能没有及时更改法律文件或医疗记录上的原始性别或姓名。最可取的方式是询问关于人称代词称呼的偏好："你希望我怎么称呼你？你使用什么人称代词，比如我使用他/她/他们。"

以全面、整体的方式考虑卫生系统或实践环境。确保与患者互动的医疗团队的每个成员定期接受培训，为LGBTQ人群提供全方位的医疗。检查相关政策和实践（如非歧视和探视政策，患者登记流程），以确保能够全面覆盖所有性取向、性别认同和性别表达。注意工作环境中实体空间的墙壁和走廊上的视觉图像，包括向患者表示欢迎的图片和符号。例如，彩虹骄傲旗帜，跨性别者骄傲旗帜，以及不同类型夫妇和家庭的照片。

 案例2

罗伯特，一名中年高中教师，来到医生诊室。这是他首次就诊，他没有完成一般情况调查表。在介绍情况后，医生看着这张表格并打算采集患者的社会史。

医生开始询问社会生活史。

医生："你的婚姻状况是单身、有伴侣、已婚、丧偶还是离异？"

罗伯特："我离异了，有个20岁的儿子。我现在有伴侣，他叫提姆。"

医生："你们在一起多久了？关系如何？"

罗伯特："6年了，关系不错。"

进一步询问发现，提姆比罗伯特年轻，是一个出柜了的男同性恋者。而罗伯特只在他的朋友和家人中出柜了，他不想在工作环境中出柜，因为他担心此事在学校成为丑闻使他失去工作。随着病史采集的推进，医生询问了罗伯特对于把男同性恋身份记录在病历中的看法。经讨论后，他们决定对这份资料设置密码。在离开前，罗伯特感谢了医生的理解，并特别感谢了他关于设立一个预立医疗永久代理人的建议，因为这一点他和提姆还未曾想到过。医生也很高兴，因为他用恰当的方式完成了对患者的筛查，并为他进行了6年来的首次体检。

四、出柜

发现自己的性取向和/或性别认同并透露给他人的过程称为"出柜"。出柜可以发生在任何年龄。出柜的阶段理论已有完善的描述，可以归纳为以下4个步骤：①意识到被同性的吸引和/或想跨性别的感觉；②测试和探索；③自我身份接纳；④身份整合和自我表露。

近期的研究发现，在年轻时出柜和年龄更大时出柜的结果可能有差异。在青春期即出柜的人，其LGBTQ身份的自我识别和自我暴露往往发生在有自愿性经验之前。出柜的过程包含核心身份的转换，常与严重的情绪压力相关，尤其是在家庭和周围同龄人对此有负面反应时。主流的社会态度也会对这段经历产生影响。出柜可能以本人当面告诉他

人的形式，亦有人选择在虚拟的网络上首次出柜。这种方式有其自身潜在的复杂性，包括个人隐私问题或意料之外的暴露。来自社会及个人自身的恐同或跨性别恐惧心理，使LGBTQ不得不在每次想出柜的情境下都进行劳神的利弊权衡。该过程对跨性别者而言更加艰难，因为每一次试图出柜的权衡中，他们都不得不同时面临性取向和性别认同的双重问题。如果自我暴露总是伴随巨大的代价，个体可能最终变得孤僻避世或者退而否认自己LGBTQ的身份。反之，如果在工作环境中顺利出柜，或工作环境对同性恋者有更加开明包容的氛围，个体会有更高的工作满意度及更低的职业焦虑。

（一）青少年

LGBTQ青少年尤其容易经历出柜的情绪压力，这种压力会使青春期更加难熬（见第13章）。在双方自愿的性经历之前就明确了自身LGBTQ身份的青少年，在出柜过程中往往进展迅速，较少或没有与异性接触的尝试，发生高危性行为的风险也较低。父母在青少年出柜过程中的接纳程度可能是形成健康的自我评价首要的决定因素。赖安等的研究（见推荐阅读）表明，有过被家庭拒绝经历的青少年，其自杀的可能性比无此经历的对照组增加了8倍以上。此外，他们也更容易有抑郁、焦虑、自我评价低、学校表现差的情况，同时更可能发生某些高风险行为，如高危性行为、物质滥用等。在学校出柜的青少年更容易成为戏弄、被霸凌甚至被武器威胁的对象。在很多案例中，这些青少年都觉得没有得到来自老师或父母足够的支持。事实上，可能出于对父母和兄弟姐妹的害怕或对被霸凌的担忧，他们即便在家里也常常缺乏安全感。这样的处境会放大孤立、绝望的感受，从而增加自杀倾向。

基层医务工作者应当注意排查青少年质疑自身性取向和/或性别认同的迹象。可能的迹象包括抑郁、成绩下降、酒精和物质滥用、情绪宣泄及自杀想法。注意到这些迹象的医

生除了考虑抑郁和物质滥用的鉴别诊断外，还要想到关于性取向和性别认同焦虑的可能。医生还应该直接询问他们的青少年患者是否有被同性吸引的感受，以及有没有因性别而困扰或心境恶劣，因为这样可能会使患者在第一次透露这些感受时感到舒服。如果医生对这样的暴露表现出沉默、惊愕或轻蔑的态度，这些青少年以后和他人分享类似感受的可能性就更低，并且可能转而否认其性取向或采取更隐蔽、更有风险的行为。

（二）老年

成年后期是一个持续成长的时期，但对许多人来说，也是疾病的开始。在此期间，LGBTQ人士可能会变得依赖医疗卫生服务人员，并对披露他们的LGBTQ身份感到不安。因为有不同程度的信息披露，年长者可能会对自己、伴侣或亲密朋友"出柜"，但对其信任圈外的所有人保密。老年LGBTQ容易受到社会孤立，基层医务工作者往往是老年人的主要支持资源之一。与青少年相比，老年人在自我识别为LGBTQ之前更容易有异性恋的性经验，因此，由于危险的性行为，老年人可能更容易产生不良健康后果。基本医疗医生应当警惕老年患者可能的同性恋身份及由此产生的需求，为老年患者建立社会支持网络。

与异性恋者相比，LGBTQ老年人更可能单身且没有子女，因此随着年龄的增长，他们的社会支持不足。当有必要过渡到辅助生活或熟练护理设施时，LGBTQ老年人可能会面临以前在独立生活时从未遇到过的偏见和歧视。各种媒体定期报道此类事件。照顾LGBTQ老年人的医务工作者必须积极主动地与患者讨论其社会支持，并努力找到社区中的包容性资源和设施。

五、关系、社会支持和社区

（一）社区

许多LGBTQ在向其原生家庭出柜后得到了家庭的支持和鼓励。但对那些原生家庭不接受其性取向或性别认同的LGBTQ而言，家庭则不能成为其支持网的一部分。无论是哪种情况，伴侣、朋友和社会组织都可以作为家庭的延伸和补充，有时通俗地称为"选定家庭"。基层医务工作者应该知道一些可供患者使用的资源（见本节末尾的资源列表）。农村或乡镇地区的LGBTQ人群可能难以获取城市环境中基于社区的支持网。一项基于男男性行为人群的研究发现，如果不在人口密集的城市里，自我定位为男同性恋、建立长期关系、进入男同性恋社群的概率更低，知道其身份的人也更少。在农村地区，一个关心他们的、态度开放的医生对LGBTQ患者是特别重要的支持来源。

（二）社交媒体

在过去，LGBTQ只能通过酒吧、俱乐部或其他LGBTQ常聚集的地点来寻找同类。在农村或其他LGBTQ相对稀疏、出柜者较少的地区，这种寻觅就更加艰难。如今互联网——更具体地说是社交媒体，以及交往和约会的运用程序——使LGBTQ个体得以和世界各地的人联系。一个青少年不再会因其地理位置而孤立，而是得以通过社交网络，包括通过匿名微博客（Tumblr）或通过可视化的应用程序（Instagram），寻求社会支持。对于寻找交往对象的成年人来说，有很多选择，既有长期的伴侣关系（OKCupid、HER、LGBTQutie等），也有短期的约会（Grindr、SCRUFF等）。

（三）伴侣

许多LGBTQ表达寻找伴侣和建立长久关系的渴望。LGBTQ伴侣们结婚、共享家园、分担开销、抚养孩子。医生应了解地方、州和联邦法律中可能影响LGBTQ组建家庭、建立和获得医疗保险、退休福利、记录预嘱以及确保继承权方面的条款。

由于可能与家庭、同事、宗教团体隔绝，与伴侣（们）的关系对LGBTQ个体的幸福尤其重要。因此，伴侣关系不和谐在同性恋者中带来的压力可能比异性恋者更为明显，而个体在处理这种压力时的资源又可能很有限。家庭医生应当留意该问题，以便为其提供适用于LGBTQ的个人、配偶和家庭治疗。

（四）为人父母

建设家庭是许多LGBTQ生活中非常重要的一部分，而成为父母的决定也往往是经过深思熟虑的。LGBTQ个体获得子女的方式包括：与异性前任的孩子、通过领养、人工授精、体外受精和代孕、与伴侣或代孕母亲阴道性交，或成为养父母。LGBTQ家庭有很多不同的构建方式，并且越来越普遍。

目前的证据表明，LGBTQ家庭的孩子成长正常，且在父母共同承担责任的家庭中成长的孩子处理人际关系的能力更强，人际冲突更少。尽管他们在学校或社区中可能面对额外的异样眼光，但他们和普通孩子一样顽强，能够处理这样的挑战。许多专业的医疗机构，如美国儿科学会和美国医疗协会，都有支持LGBTQ家庭的政策。

（五）丧偶与哀伤

如果没有足够的支持系统，LGBTQ可能更难度过伴侣离世的哀伤期。离世者的家庭可能会排斥其生前的伴侣，也不允许他/她作为逝者配偶出现在葬礼上。有时，LGBTQ逝者的父母或家人在发现其性取向或性别认同时会感到震惊或难堪。在这样的情况下，其家人可能会感到异常内疚，或者觉得需要掩饰他们的悲伤，同时因为难堪而无法向自己的朋友寻求支持。

跨性别者可能深为担忧，他们的家人不会尊重他们的性别身份，并试图以一种强调出生时分配的性别而非真实性别身份的方式埋葬他们。LGBTQ的家庭成员可以通过联系同性恋者亲友协会（PFLAG）来找到关于这个问题和其他问题的信息和支持，PFLAG是一个有地方分会的美国全国性组织（见本节末尾的资源列表）。

基本医疗医生可以鼓励患者建立表明其意愿的预嘱来帮助他们进行远期计划。可以通过一些方式来帮助居丧期的伴侣和朋友，比如倾听他们痛失所爱的感受，识别和解释正常的哀伤行为和时间安排，在他们走出哀伤的过程中持续提供支持，鼓励他们发展新的关系和支持体系，并帮助他们适应新的角色和生活方式。在某些情况下，医生可能是生者唯一可以信赖的人。

六、临床问题

历史上，医学通过病态化的身份将LGBTQ患者边缘化。直到1973年，美国精神病协会才将同性恋从精神障碍的列表中删除。2013年，"性别认同障碍"的诊断终于从《精神障碍诊断与统计手册（第五版）》（DSM-5）中删除，取而代之的是关注非二元性别人群所经历症状的"性别焦虑症"。精神和行为干预，如转化疗法，又称修复性治疗，曾用来"治愈"同性恋或跨性别的患者，已经被证明无效和有害，然而在美国只有14个州规定对未成年人进行转化治疗非法。尽管如此，基本医疗医生必须意识到许多LGBTQ患者面临的独特的心理社会问题，以及仍然影响许多LGBTQ患者心理的病态治疗的幽灵。

（一）抑郁和自杀

许多研究都发现，LGBTQ抑郁的患病率更高。与普通人群相比，其自杀行为的发生率也更高。女同性恋者报告自杀意念的概率比异性恋女性高4倍，而男同性恋者尝试过自杀的比例比异性恋男性高6倍。多项研究表明，跨性别者的自杀率高达普通人群的8倍。

抑郁和自杀尤其容易发生在青少年时期。有报道，几乎1/3的LGBTQ青少年会尝试自杀。然而多数的相关研究结果都来自存在偏倚的自发报告式的调查。无论自杀率的确切数据是多少，出柜较早、被家庭成员或宗教机构排斥、遭遇人际暴力或有其他方面的边缘化（如无家可归、少数种族或民族身份）都会增加LGBTQ青少年的自杀风险。

（二）吸烟

来自全美国健康访谈研究的数据显示，20.5%的LGBTQ吸烟，而异性恋者中只有15.3%吸烟。妇女健康倡导的调查数据显示，受访者中女同性恋者的吸烟比例为10.0%～14.4%，而异性恋女性则为7.2%。城镇男性健康研究的数据表明，男男性行为人群中吸烟者比例为31.4%。尽管来自跨性别人群的数据更为有限，但证据表明，与普通人群相比，吸烟率更高。造成该现象的可能原因包括这个群体因为恐同和歧视承受额外压力，更频繁地在酒吧社交，有更高的酒精和相关药物使用率，以及香烟生产商的定向广告投放。

（三）物质滥用

2015年美国的全国吸毒与健康调查显示，前一年中LGBTQ受访者中非法药物的使用率是异性恋受访者的2倍多（39.1% *vs.* 17.1%）。2013年，美国国家健康访谈调查（National Health Interview Survey，NHIS）首次询问了参与者的性取向。NHIS是第一个以人口为基础的调查，记录了LGBTQ人群中狂饮（每天超过5杯）的比例上升。询问吸毒和饮酒的情况对LGBTQ患者也很重要（见第24章）。医生应当详细询问毒品的类别、使用频率和剂量，以及患者是否在性行为前或过程中使用。许多毒品有去抑制作用，会导致服用者更容易发生危险的性行为。一项关于男男性行为人群中毒品使用情况的多因素分析发现，硝酸戊酯（又称礼花）、甲基安非他命结晶（又称冰毒）、可卡因和酗酒都与无保护的肛交相关，且这种相关性独立于与伴侣相关的变量。与许多其他人群一样，冰毒因其极易上瘾而对许多男同性恋产生了深远的影响。冰毒的使用与长期的、无保护的性活动显著相关。

（四）危险性行为与艾滋病预防

2012年，美国FDA批准在高危人群每日使用抗反转录病毒药物依曲他滨/替诺福韦富马酸二酯。在此之前，医生传达的主要信息总是高危人群在所有性活动中都应使用安全套。通常情况下，医生传递这一信息时很严厉，强化了恐惧和性行为之间的联系。随着暴露前预防（pre-exposure prophylaxis，PrEP），关于HIV预防的讨论变得更加微妙。

虽然安全套仍然是预防许多性传播感染的重要工具，但就LGBTQ患者所从事的性行为类型进行深入讨论的重要性比以往任何时候都重要。在男男性行为者中，定期讨论风险以指导检测和筛查很重要。PrEP已经被证明可以提高基本医疗的参与度，并可能为那些本没有参与的人提供预防的机会。跨性别妇女中PrEP的研究数据也提示有助于预防HIV感染，但跨性别男性中的数据仍然缺乏。虽然与妇女发生性关系的妇女感染HIV的风险较低，但需要更多的信息来确定她们的风险，而且根据她们实行的性活动的种类不同，她们可能面临其他性传播感染的风险。对于所有的患者，不应该假设患者与谁发生性关系，以及身体的什么部位可能进入哪里，这是性风险的根源。

（五）亲密伴侣暴力

与一些流行观点不同，LGBTQ者也会遭到来自伴侣的殴打。LBQ女性受到亲密伴侣和家庭暴力的影响比例过大，近44%的女同性恋女性和61%的双性恋女性一生中经历过强奸、身体暴力和/或跟踪。与双性恋女性相似，双性恋男性也经历了更多的暴力事件，比例接近38%，而在男同性恋者该比例是26%。男同性恋者中家庭暴力的发生率似乎与异性恋男性相似。跨性别者经历过家庭暴力的比例也很高，一些研究揭示高达50%。值得注意的是，异性恋者和LGBTQ个体都有可能犯下这种暴行。不幸的是，在LGBTQ人群中，关于施暴者造成伤害的可能性和暴力的严重性，人们在认识上会存在对性别角色的刻板印象，并可能因此影响家庭暴力的识别、对施暴者的惩治以及对受害者的同情。由于对LGBTQ者面临的暴力缺乏认识，许多社区资源无法回应他们的具体需求。例如，妇女庇护所可能不知道如何为LBQ女性提供支持和安全保障，很少有服务机构知道如何针对与暴力殴打相关的同性恋和双性恋男性开展工作。许多性侵犯法医学检查的医生没有接受过如何适当地为LGBTQ暴力幸存者收集证据的培训，也没有接受过为经过手术和/或使用假体的跨性别者调整适合的检查方法的培训。

少数者压力使得LGBTQ人群中家庭暴力的施暴和受害雪上加霜。医生应筛查其LGBTQ患者——实际上是所有患者——是否存在家庭暴力，并能够提供向可包容LGBTQ的资源转诊，包括热线、庇护所和咨询师（见第40章）。

（六）仇视犯罪

仇视犯罪又称偏见犯罪，指针对少数群体身份的不当言论或行为。据美国司法部报道，LGBTQ可能是美国国内仇视犯罪最大的受害者，且针对该群体的仇恨犯罪发生率仍在继续上升。2016年司法部报告的数据显示，性取向偏见引发的犯罪增加了2%，基于性别认同的犯罪增加了9%。许多研究表明，仇恨犯罪的形式多种多样，从言语辱骂、暴力威胁，到财物损害、躯体暴力，甚至谋杀。LGBTQ报告的仇视犯罪数量每年都在增加。例如，大学里的女同性恋者被性侵犯的概率是异性恋女性的2倍。被同性或双性所吸引的青少年更可能成为暴力的受害者及目击者。

仇视犯罪的施暴者往往包括家人和社会名流。许多LGBTQ青少年离家出走的原因都是被家人虐待，而无家可归的LGBTQ青少年正成为一个社会问题。经历过仇恨犯罪的LGBTQ比其他犯罪的受害者有更多抑郁、愤怒、焦虑及创伤后应激障碍症状。当患者表现出焦虑或抑郁的症状时，医生需要考虑包括仇视犯罪在内的暴力事件的可能。

七、患者教育、转诊和可用资源

患者教育是基本医疗的基石。照护LGBTQ患者的医生必须知道如何就健康问题给出建议，向患者推荐适合的教育和社区资源，并在就诊时提供合适的参考手册。

转诊方向应包含适合LGBTQ人群需求的其他医疗服务提供者和社区资源。能够提供恰当的、多学科综合的医疗服务的专科医生很重要，包括妇科、泌尿外科、普外或结直肠外科、整形外科及内分泌科。医生可以通过报刊发表的和在线的资源，以及参加国家或地区医学会议的研讨班来获取更多有关LGBTQ患者独特的健康问题和沟通技巧的信息。各个资源的具体介绍见下文。

八、资源和网站

（一）通用资源

GLMA: Health Professionals Advancing LGBTQ Equality. www.glma.org.Accessed August 2018.

- Resources for providers and patients
- Provider referral network

National LGBT Health Education Center. www.lgbthealtheducation.org.Accessed August 2018.

- Resources for providers and patients

National Association of Gay and Lesbian Community Centers（Centerlink: The Community of LGBT Centers）. www.lgbtcenters.org.Accessed August 2018.

- Directory for centers throughout the United States

GLBT National Help Center. www.glnh. org.Accessed August 2018.

- National nonprofit organization offering toll-free peer counseling, information, and local resources，including local switchboard numbers and gay-related links：888-THE-GNLH（843-4564）

（二）同性恋或双性恋女性的健康

The CDC Lesbian and Bisexual Health Fact Sheet. https：//www.cdc.gov/lgbthealth/women. htm. Accessed August 2018.

ACOG Health Care for Lesbians and Bisexual Women.www.acog.org/Clinical-Guidance-and-Publications/CommitteeOpinions/Committee-on-Health-Care-for-UnderservedWomen/Health-Care-for-Lesbians-and-Bisexual-Women. Accessed August 2018.

（三）同性恋或双性恋男性的健康

The CDC Gay and Bisexual Men's Health Page. www.cdc.gov/msmhealth/. Accessed August 2018.

Gay Men's Health Crisis. www.gmhc.org. Accessed August 2018.

（四）双性恋者的健康

Bisexual Resource Center. www. biresource.net.Accessed August 2018.

（五）跨性别者的健康

World Professional Association of Transgender Health. www.wpath.org.Accessed August 2018.

UCSF Center of Excellence for Transgender Health. http：//transhealth.ucsf.edu/. Accessed August 2018.

National Center for Transgender Equality. transequality. org. Accessed August 2018.

（六）青少年

The Trevor Project. www.thetrevorproject. org.Accessed August 2018.1-866-4-U-TREVOR（1-866-488-7386）.

• A national organization providing crisis intervention and suicide prevention services to lesbian，gay，bisexual，transgender，and questioning（LGBTQ）youth. Services are available by phone or online chat.

National Youth Advocacy Coalition：Youth Guide. www.nyacyouth.org.Accessed August 2018.

（七）老年人

SAGE：Services and Advocacy for Gay, Lesbian，Bisexual，and Transgender Elders. www.sageusa.org.Accessed August 2018.

（八）LGBT的家人和朋友有用的支持和资源

PFLAG（Parents，Families，and Friends of Lesbians and Gays）. www.pflag.org.Accessed August 2018.

• Promotes the health and well-being of gay，lesbian，bisexual，and transgender persons，their families and friends

The Gender and Family Project. www. ackerman.org/gfp/. Accessed August 2018.

• Promotes the health and well-being of transgender and gender nonbinary youth and their families.

（九）亲密伴侣的暴力

National domestic violence hotline 1-800-799-SAFE（7233）（24 hours in English and Spanish），TTY：1-800-787-3224（www. thehotline.org）. Accessed August 2018.

• Local referrals，including LGBT-sensitive

The Anti-violence Project. www.avp. org. National Hotline 212714-1141. Accessed August 2018.

• Provides support for LGBTQ and HIV ＋

survivors of violence. FORGE. www.forge-forward.org/. Accessed August 2018.

- Provides support for transgender and non-binary survivors of vio-lence; resources include gender-neutral body map for sexual assault forensic examinations.

（十）基本信息：国家LGBT权利和倡议

Human Rights Campaign. www.hrc.org. Accessed August 2018.

- National organization working for LGBT equal rights on federal government level

Lambda Legal. www.lambdalegal.org. Accessed August 2018; Legal helpdesk: 1-866-542-8336

- National LGBT legal and policy organization protecting civil rights of LGBT and people living with HIV

National Center for Lesbian Rights. www.nclrights.org. Accessed August 2018; Hotline: 1-415-392-6257

National Gay and Lesbian Task Force. www.thetaskforce.org. Accessed August 2018.

- National organization supporting LGBT advocacy efforts at state and federal levels

（十一）媒体/宣传册（等候室用）

American Cancer Society. http://www.cancer.org. Accessed August 2018.

- Breaking Down Health Care Barriers for LGBT Community
- Cancer facts for gay and bisexual men
- Cancer facts for lesbians and bisexual women
- Tobacco and the LGBT community
- Place order for free brochures by phone: 1-800-ACS-2345

American College Health Association.

www.acha.org/ACHA/Resources/Brochures.aspx. Accessed August 2018.

- Man to man: three steps to health for gay, bisexual, or any men who have sex with men
- Woman to woman: three steps to health for lesbian, bisexual, or any women who have sex with women

九、推荐阅读

Daniel H, Butkus R; Health and Public Policy Committee of American College of Physicians. Lesbian, gay, bisexual, and transgender health disparities: executive summary of a policy position paper from the American College of Physicians. *Ann Intern Med* 2015; 163 (2): 135-137.

Floyd FJ, Bakeman R. Coming-out across the life course: implications of age and historical context. *Arch Sex Behav* 2006; 35 (3): 287-296.

Hembree WC, Cohen-Kettenis PT, Gooren L, et al. Endocrine treatment of gender-dysphoric/gender-incongruent persons: an Endocrine Society Clinical Practice Guideline. *J Clin Endocrinol Metab* 2017; 102 (11): 3869-3903.

Institute of Medicine Committee on Lesbian, Gay, Bisexual, and Transgender Health Issues and Research Gaps and Opportunities. The National Academies Collection: reports funded by National Institutes of Health. In: *The Health of Lesbian, Gay, Bisexual, and Transgender People: Building a Foundation for Better Understanding*. Washington, DC; National Academies Press (US) National Academy of Sciences; 2011.

The Joint Commission. *Advancing Effective Communication, Cultural Competence, and Patient- and Family Centered Care for the Lesbian, Gay, Bisexual, and Transgender (LGBT) Community: A Field Guide*. Oak Brook, IL; October 2011. LGBTFieldGuide. pdf.

Katz-Wise SL, Rosario M, Tsappis M. LGBT youth and family acceptance. *Pediatr Clin North Am* 2016; 63 (6): 1011-1025.

King M, Semlyen J, Tai SS, et al. A systematic review of mental disorder, suicide, and deliberate self harm in lesbian, gay and bisexual people. *BMC Psychiatry* 2008; 8: 70.

Marcus JL, Levine K, Grasso C, et al. HIV Preexposure prophylaxis as a gateway to primary care. *Am J Public Health* 2018; 108 (10): 1418-1420.

O'Hanlan K, Cabaj RP, Schotz B, et al. A review of the medical consequences of homophobia with suggestions for resolution. *J Gay Lesbian Med Assoc* 1997; 1: 25-39.

Ryan C, Huebner D, Diaz RM, Sanchez J. Family rejection as

a predictor of negative health outcomes in white and Latino lesbian, gay, and bisexual young adults. *Pediatrics.* 2009 Jan; 123 (1): 346-52. doi: 10.1542/peds. 2007-3524. PubMed PMID: 19117902.

Sabin JA, Riskind RG, Nosek BA. Health care providers' implicit and explicit attitudes toward lesbian women and gay men. *Am J Public Health* 2015; 105 (9): 1831-1841.

Stall R, Mills TC, Williamson J, et al. Association of co-occurring psychosocial health problems and increased vulnerability to HIV/AIDS among urban men who have sex with men. *Am J Public Health* 2003; 93 (6): 939-942.

弱势患者

George Saba, PhD; Neda Ratanawongsa, MD, MPH; Teresa Villela, MD; & Dean Schillinger, MD

一、目标

本节将介绍以下重点学习目标：
- 描述建立治疗联盟的要素，引出患者的叙述，并评估患者的弱点和优势。
- 探究治疗联盟的关键构成部分：建立信任关系，传达共情，合作。
- 介绍治疗联盟对于弱势患者有效治疗的重要性。
- 列出引发患者叙事的好处。
- 总结常见的社会心理弱点和恢复力要点，并阐述如何通过识别它们来营造以患者为中心的就诊体验。
- 介绍医生在弱势群体工作中的可持续性策略。

二、引言

 案例 1

斯维里多夫女士，67 岁，患有慢性关节痛、高血压、心脏舒张功能障碍及糖尿病，有脑卒中史。尽管她已接受指南推荐的充分治疗，并在家庭医生及心内科医生处定期随诊，却仍反复因顽固性心力衰竭发作而住院。她进行了详细的心脏检查，没有发现特殊异常。

斯维里多夫女士新换了家庭医生，医生问及她的生活状况时，她说自己过去生活在一个富裕的家庭，活跃于自己的演唱事业，同时还提到教会对她的重要影响。

她承认由于对药物滥用的儿子过度担忧和焦虑，已经影响到了自己的健康。

斯维里多夫女士的医生希望进行一次家访，但她拒绝了。通过更深入的交谈，医生发现斯维里多夫女士的儿子在她的公寓里进行毒品交易。最后，在医生和成人保护机构的帮助下，斯维里多夫女士成功地把儿子从自己家里驱逐了出去。她获得了家庭健康协会和教会组织的支持和帮助。她的健康情况重归稳定，也不再需要住院了。

生活贫困、教育水平低、识字能力有限、来自经历过种族主义和歧视的社区、没有医疗保险、几乎不会说英语等社会特征，使人容易罹患疾病，在治疗过程中也面临更严峻的困难。弱势人群的疾病风险往往更加集中，使个人和群体的健康都受到打击。例如，没有医疗保险、文化水平有限的贫困人群，同时患有糖尿病、心脏病或抑郁症，吸烟或居住在没有优质的食品店和安全的户外运动场地的社区——这样的情况并不少见。

医生必须学会通过这种聚类成功地让那些风险最大的人加入进来。不幸的是，这些弱势患者在医疗问题上面临着三重难题：他们更容易生病，更难得到救治，即便得到治疗也往往不够理想。这反映出这些患者就诊时在社会心理上的弱势，与接诊医生的知识、态度、临床技能和观念，以及所处医疗系统的政策和资源分配之间存在着不匹配。弱势患者往往来自历史上资源不足、面临结构性种族主义和歧视的社区。此外，在与医生的互动中，他们经历了种族主义和歧视，这些医生强化了不信任，并造成他们远离医疗系统而不能享有平等的健康和医疗保健服务。虽然解决这些问题有很多途径，但在本节中，我们将着重探讨良好的医患关系在改善弱势患者健康状况的各种举措中的中心地位。我们在弱势患者的医疗中推荐3种构建有效治疗环境的关键策略：建立治疗联盟，引出患者的故事或"叙述"，评估患者社会心理学的优势和弱点。医生可以综合应用这些手段与弱势患者建立有效的互动关系（图18-1）。

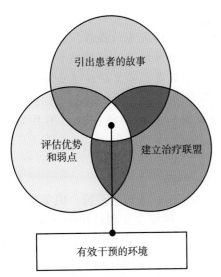

图 18-1　在弱势患者的治疗中创造有效的干预环境

三、弱势和治疗联盟

社会心理上的弱势可以单独或协同地影响健康和卫生保健（图18-2）。第一种途径是直接途径，即由弱势本身直接导致健康状况不佳，具体的例证如静脉吸毒与皮肤脓肿、亲密伴侣暴力与头外伤。第二种是间接途径，即弱势削弱了共存躯体疾病的治疗获益，对理想的急性、慢性或预防性治疗构成障碍，从而加速疾病进展。例如，抑郁导致心脏病患者不遵嘱服药，无法负担药品费用以致糖尿病控制不佳。第三种途径也是间接途径，

完全由治疗联盟调节。在该途径中，弱势影响了医患关系和治疗联盟的建立（如自我暴露、互相信任、关心和投入），从而使治疗中合作关系带来的好处受限。例如，患者不曾吐露自己患有的某种疾病与目前的治疗计划存在冲突；医生的道德体系中对于成瘾的看法会妨碍其诊治物质使用障碍患者；医生潜在的种族偏见可能会导致质疑患者自我照护的动机；抑郁症患者不遵循治疗计划而导致医患双方的挫败感和互相指责；跨性别患者因为受到医生的歧视而不再去诊所，从而导致不良的健康后果。

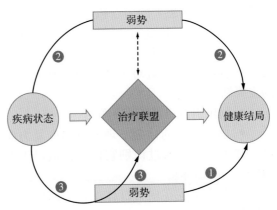

图 18-2　诊疗过程中社会心理的弱势影响健康和医疗保健的途径（详见正文）

（一）什么是治疗联盟

在医疗领域，当患者和医务工作者建立起诊疗过程中合作所需互相信任、关心和尊重的关系时，即为达成"治疗联盟"。"以患者为中心"和"以关系为中心"的医疗模式均建立在治疗联盟的概念之上。研究发现，和医生建立了信任与合作关系、有更高满意度的患者，对药物和治疗方案有更好的依从性且预后更佳。

治疗联盟的关键部分包括：①互信。患者需要信任其医生的人品和能力，医生也需要信任自己的患者是在尽心尽力。②共情。表达共情、客观地识别和理解对方的信念和情绪，能够使医生与患者建立起情感联系而

不会表现出怜悯或过度认同。③尊重。尊重患者、将其视为有尊严的人来对待是非常重要的，要创造一个双方平等的沟通环境。④合作。合作需要患者和医生达成有意义的伙伴关系，相信彼此在为一个共同的目标而努力，会积极解决难免出现的对治疗目标的分歧。

治疗联盟并不仅仅局限于患者和医生两个人，而应拓展到其他重要的人（如家人、导诊人员、健康教练、会诊医生）。医疗体系可以通过政策导向促进或削弱治疗联盟。

（二）治疗联盟与弱势患者

 案例2

杰克逊先生，52岁，患有2型糖尿病、高血压和终末期肾病，间断就诊于一家公立诊所。近期医生建议他接受透析治疗，但他错过了预约的专科评估门诊。他曾是一名建筑工人，目前失业；独居，不时流离失所。他是一个非洲裔美国人，有两个儿子也住在附近。

他住进了县医院的家庭医疗服务中心，被诊断为酮症酸中毒。入院时，医疗人员和他重新讨论了接受透析治疗的必要，但他和肾内科医生的首次会面以他勃然大怒并拒绝透析告终。他的管床医生催促他再慎重考虑后，杰克逊变得沉默寡言。管床医生试图再次为他安排透析治疗，肾内科医生却以他的饮酒史、间断失所和缺乏依从性为由，将他归为"不适合透析"的患者。

为了更好地了解杰克逊的想法，管床医生和他进行了谈话。开始时杰克逊仍然显得疏远和戒备，而在管床医生表达了她希望帮助杰克逊得到最好的治疗后，他终于敞开心扉，倾诉了这些年来他对医疗体系的不满。他觉得医疗人员没有用他能理解的方式告知他的病情；而迫于现实条件，很多医生的建议他也无法有效遵从；他感

觉医生仅仅出于想在他身上做试验来"学习医学"的目的才对他感兴趣。管床医生表达了对他的关心，并且对他的遭遇致歉，同时主动提出要帮助他。杰克逊终于开始说他的病情、他对死亡的恐惧以及他对改变的渴望。管床医生赞许了他的直率并主动提出可以做他的家庭医生。她还主动与肾内科医生沟通以帮他开始院内和院外的透析治疗。

越来越多的证据表明，恰恰是在弱势患者中，治疗联盟能发挥其最大的作用。通过治疗联盟，医生得以与患者建立职业关系，以帮助患者放心地袒露真实的自我，从而获得最佳的治疗效果。医生可以走进患者不轻易示人的私人生活和内心，借此与之建立同盟，赋予患者力量，并扫清治疗的障碍。

1. 赋能

弱势患者常常经历人际关系破裂或中断（如因为暴力、移民、心理疾病、无家可归或疾病）。而治疗联盟则可以为这些患者提供持续、可靠的支持、接纳和平等对待。医生由此提供安全感，让患者能够讲述他们人生的遭遇、患病的过程从而发现其弱势所在。通过发掘患者的力量和资源，医生可以给患者以尊严和希望；对患者经历的认同可以让他们感到不那么被孤立；通过支持患者变得坚强有力，医生可以帮助他们更积极地参与到自身的治疗中来。

2. 获取医疗和相关资源的渠道

弱势患者往往面临有限的医疗和社会服务。有时候，他们并不了解自己可以获得哪些帮助，或者缺乏与复杂的医疗体系打交道的能力。医生正好可以消除这些障碍。医生可以通过治疗联盟使患者获得安全感，从而坦承自己在现症疾病之外的担忧和疑虑，否则他们可能不会这样做。例如，一个糖尿病患者就医时可能隐瞒她有一个有虐待倾向的伴侣、她自己酗酒或时常会无家可归。医生有能力协作制订诊疗计划，帮助患者获取各

种医疗和社会系统的支持，从而解决患者的弱势。治疗联盟的达成可以使患者确信医生不会泄露其吐露的信息（如导致其被拒绝或起诉），而是会帮她/他获取对自身健康至关重要的医疗资源。

（三）治疗联盟缺位的后果

治疗联盟的缺位会对弱势患者的健康产生严重的后果。

1. 信任

在建立关系时，医生往往自以为和患者有共同的目标并相信彼此会为此全力以赴。然而事实上，很多患者在开始时对医生都会有不同程度的不信任。这种不信任可能源于在学校或工作单位等机构中被背叛或孤立的经历，或者源于更宽泛的成长背景。医生不该预设自己在一开始就拥有患者全心全意的信任，而是应该通过表现自己值得信赖来获得患者的信任。

医生可以通过以下途径来表现自己是值得信赖的。

（1）坦诚：弱势患者往往经历过被外人干扰生活、缺乏隐私，因此可能无法理解医生对自己隐私信息的询问。向患者解释为何要询问某些与病情貌似无关的问题，有助于消除患者的戒心（如"我想知道你和谁住在一起，不是为了窥探你的隐私，是想知道在手术后谁可以照顾你"）。同样，弱势患者可能认为医生会为了增加经验或收入而安排某些检验、检查或操作，不顾患者利益；而另一些患者则担心医生为了节约医保资金而不给自己应有的治疗。向患者解释做某个检查或进行某项治疗的目的也是建立信任的方法之一（如"我希望你做平板试验，因为我觉得这是为你制定最佳治疗方案最有效的检查"）。

（2）跟进：弱势患者常常被告知本应发生的事（诊疗预约、预定的处方药物、已递交的社会服务申请）因种种原因取消。通过花些时间跟进兑现承诺，医生可以向患者展示自己在为他/她获得最好的治疗而努力

（"我之前说过只要我知道找到房子的办法就会告诉你，我现在知道了""我们上次会面后我做了些功课，帮你找到一个西班牙语的糖尿病患者支持团体，就离你家不远"）。

（3）表达关心：弱势患者既往就诊的医生可能是急性子、只关心自己的安排、对患者要求毫不理会。通过花时间询问并回答患者的问题、关注患者的需求，医生可以传达自己希望帮助患者的想法，向患者证明自己是值得托付信任的（"尽管我有很多想对你说的，但我最想知道的是你最关心什么？""我其实比你更担心你的高血压。我也知道你更担心由于肘部疼痛而无法工作。今天让我们努力把这两个问题都解决掉"）。

2. 关怀

贫困或曾面临种族主义和歧视的患者，常常在教学医院或者社区医疗中心这种医疗人员轮班频繁的地方接受治疗。他们可能会质疑医生的动机和承诺，担心自己不过是给医学生提供的学习样本，以便培养为特权阶级服务的合格医生。当医生没有进行某些治疗时，他们可能会怀疑医生有节约医疗资源的企图。而当医生强烈建议他们不愿意接受的诊疗时，他们又可能觉得自己被当作了进行试验的"小白鼠"。而他们应对这些"动机可疑"的医生时，往往并不是直接提出自己的顾虑或反对，而是选择不遵从医生的治疗建议或直接不再继续就诊。

3. 尊重

如果慢性病患者察觉医生出于其种族或经济状况而不尊重或歧视他们，患者对医疗体系的满意度会下降，其预后也会变差。在美国，不少非裔、拉丁裔、亚裔及教育程度低的患者都曾报告自己因社会地位的原因在就诊时不被尊重、遭遇不公平对待或接受了更糟糕的治疗。这些感受会影响患者的依从性，让慢性病患者不愿按期就诊。对弱势患者表达尊重非常关键，可以使患者相信医生愿意与他/她建立基于平等和尊重的关系。

4. 共识与合作

如果没有信任关系，就很难达成真正的

合作。由于害怕说出实情后被惩罚或受到不公平对待，患者可能会隐瞒自己对某个治疗方案的想法或拒绝遵嘱。而这又使医生怀疑自己是否被误导，患者是否真的关心自己的健康，从而感到挫败和不被信任。

共同决策通常被认为是达成共识和建立合作的经典手段。然而基于不同人群的研究发现，即便医生和患者看似共同参与了关键性决策，他们内心仍然可能并未真正达成合作关系。的确，被尊重和有尊严地对待很可能比共同参与决策更加重要，并且可能直接对预后产生正面影响（即更高的满意度、依从性及对最佳干预治疗的接受度）。

四、与弱势患者结成治疗联盟

如何让另一个人感到被关心或尊重，并没有简单的、程式化的方法。其实，医生有意识地努力传达信任、关心、尊重，表达建立真诚关系的愿望时，就能增加建立有效医患关系的可能。以下是一些可供参考的建议。

（一）对关系给予承诺

明确表达你在执业范围内尽己所能帮助你的患者的愿望（如"我会成为你固定的医生。这是我的手机号，你可以给我留语音信息，我每天都会看信息并且会尽快回复你"）。明确地告诉患者你在他/她下次就诊前会做的事（如"我会查查有没有适合你的病友群，下次就诊时告诉你""我知道不能走路将你孤立在公寓里了，我会确保你得到应该拥有的轮椅"），并且遵照承诺跟进自己的患者。

（二）展现医患间的人文关怀

医生和患者的人文关怀应该被展现，包括分享与他们面临的临床问题相关的信仰、价值观和感受（如表达对病痛的关切："你不得不承受这样的痛苦，我真的为你感到痛心"；或者吐露自身的类似经历，以确定与患者有共同经历或利益："我也为人父母，我简直无法想象你要多么坚强才能离开你的孩子"）。

（三）引发患者讲故事或健康"叙事"

这种接诊方式可以收集关于患者疾病模式的关键信息，允许患者情感的流露，揭示重要的社会心理弱势（见"引发患者讲故事或'叙事'"部分）。

（四）积极寻找患者的优势和资源

我们关注的焦点常常是患者生活中的错误或功能障碍。但与寻找缺陷同样重要的是发掘每个患者的优势和适应力（如"你在生活中经历了很多痛苦，你是怎么熬过来的呢？""谁给了你应对困难的力量呢？"）。回溯患者在以往困难时期是如何使用这些资源的，可以为治疗提供积极的起点（如"你刚刚提到处理生活中其他重大危机时曾经求助于上帝，你现在想过这样做吗？"）。治愈的力量不仅仅取决于医生，也必须包括患者和家属的能力（如"你的姐姐曾经给你力量，让你摆脱了虐待关系，她现在能为你治疗糖尿病提供帮助吗？"）。

（五）坦诚表达关心

当患者描述自己的困难或痛苦的经历时，医生可以对患者的感受表示认同（如"我简直无法想象你的生活有多么艰难""你经历的一切听起来真的是很可怕""我知道你对要做的各种检查和治疗感到恐惧；我能做些什么让它不再那么可怕吗？"）。许多非语言行为和言语陈述都可以表达我们的关心：①肢体语言（如坐得更近、专注而从容的姿势）；②积极倾听和重建（如"我感觉你是觉得被最信任的人背叛了，我理解得对吗？"）；③支持（如"我知道你现在正在努力地自力更生，我认为你做得很好，我愿意尽我所能来支持你"）；④肯定（如"你是对的，你并不应当承受别人的虐待"）。一些间接的方式也可以传递关心，比如给一个陷入危机的患者打一个预约之外的随访电话（如"我知道你昨天做了结肠镜，想问问你情况怎么样"）。

并非所有患者（或所有医生）都愿意发生肢体接触。有些患者甚至觉得医生害怕触碰自己。但在痛苦或激动的时刻，有礼貌的身体接触有助于巩固医患双方的情感联系。

（六）为冲突的呈现和解决创造环境

我们需要让患者相信，当他们的信仰、观点或想法与医生不同时，我们乐于进行讨论。需要消除患者对于表达不同意见会招致医生不悦乃至报复的担忧。同样的，我们要让患者明白，他/她随时有权改变治疗方案或决策。要反复地提醒患者，表达不同意见不会引起医生的打击报复（例如，"我不会因为你的反对而生气或不悦；我其实很想了解你真实的想法，因为我们需要共同探讨才能做出最适合你的决定""如果我做了或说了任何让你感到不被尊重或被歧视的事情，你一定要告诉我。你应该得到最好的医疗，我要确保我已经做到了"）。建立治疗联盟并不是让医生放弃自己的观点，而是在与患者就分歧进行沟通时采取开放的、非威慑性的态度。

（七）明确界限

弱势患者可能常常有被政府机构、社会组织过度干涉自己私人生活的经历。他们常常被迫暴露比普通人更多的个人信息，并且常会发现这些信息在未经本人知情及允许的情况下被随意泄露。我们需要在询问一些特定信息时声明原因（如"我想知道有关你家人更详细的信息，因为他们在你的治疗中可能很重要，我想知道他们能怎么帮你"），并且告知患者哪些信息需要公开，而哪些会被保密（如"除非遇到我认为你会伤害自己或他人的情况，否则我会对你所说的一切保密。这些信息只是出于保护你免受伤害的目的才会被公开"）。

我们也应该明确展示我们自己的底线。医患关系发展为病态依赖或不切实际的期待，这样的情况并不罕见。比如，当我们得知自己的患者面对的困难处境或辗转求医的艰辛

时，相比对其他非弱势患者我们可能更想帮助他们。我们可能想把呼机号码甚至家庭电话留给他们以便联系，甚至借钱给他们、让他们搭车。尽管这些行为本身未必有问题，但就医患关系而言是越界的，需要考虑潜在的后果。我们可以通过提醒自己在治疗关系中扮演的角色、定期反省自己与患者的互动以避免发展出这样的问题关系。在尝试建立恰当治疗关系的过程中，与同事交流遇到的挑战（包括如何设立合适的界限）可以提供重要的参考和支持。

（八）直接解决治疗联盟的问题

如果患者在接受了最理想的治疗后临床症状仍然未能得到改善，我们需要注意是不是治疗联盟发生了问题。可以直接表达希望建立牢固的、真正的伙伴关系的愿望，询问患者是否希望改变现有的关系，要让他们放心，坦率地表达意见不仅是可以接受的，而且对共同抗击疾病至关重要。

五、引发患者讲故事或"叙事"

（一）患者的观点是什么

个人、家庭、社会、精神、文化等各种因素塑造了一个人对于健康和疾病的观念和体验，影响个体作为患者的责任感、对医疗工作者和家人的期待，以及对治愈和恢复的理解。哪些预防和自我保健行为是适度的，哪些症状最令人担忧，何时应该就医，这些问题的答案都取决于患者个人的健康观念。这些解释模型界定了疾病的概念、可能的病因、对疾病发展的预期、治愈的可能以及治疗应当开展的方式（见第15章）。

影响人们看待健康和疾病的因素同样会影响他们生活的其他方面，找出这些影响可以为医疗保健提供有价值的信息。例如，人们做医疗决策的过程与他们做工作或子女教育方面的决定有相似之处；一个家庭决定是否要举家移民至美国的过程可能与他们决定

是否选择一种不同治疗方式的过程类似；一个人对生活中遇到的困难的理解和克服这些困难的方式也同样适用于处理棘手的健康问题。面对疾病的态度可以是积极或是消极的；患者可以认为自己从治疗中获益或是觉得自己是治疗的受害者；他们可以更乐意独立面对或者更希望从他人的支持中获得力量。

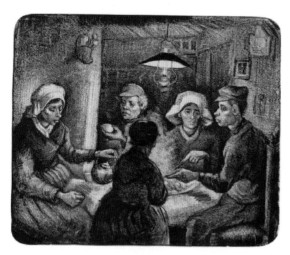

《吃土豆的人》，梵高，1885年

（二）鼓励患者表达观点的重要性

患者的观点——反映多种影响的个人信仰、价值观和臆断的复杂组合，决定了他们会与医生建立怎样的关系，以及他们会感到被理解和尊重还是被误解和忽视。同样，医生也有自己关于健康与疾病的信念，有对自己治病救人角色的特定定义（见第15章）。以为双方有共识而回避彼此的分歧，实际上会导致更多的误解和隔阂。鼓励患者表达自己的观点能促成更准确的共情，并有利于发掘医患双方共同的兴趣或经历，进而减少妨碍治疗联盟的社会隔阂。倾听患者的故事还可以增强患者的信任、满意度和依从性。在这个过程中，医患双方能够有更多有意义的互动，医生也能更高效和更投入。

有时人们看待疾病的方式可能会给自己带来痛苦。如果能够结成有力的治疗联盟，便可能实现在治疗过程中对患者的某些看法进行重塑。例如，一个总觉得自己无能为力的患者，

有可能通过学会控制自己的疾病而获得成长，甚至在医疗之外的方面也重获力量。

六、评估与承认社会心理弱势

多数临床培训和诊疗指南都着眼于病理生理、疾病特点、诊断和治疗。而经验丰富的医生清楚地知道教科书或指南中所描述的预期结果和实践中达到的结果间存在的差距。在诸多引起预后变化的因素中，患者的社会背景是最重要却常常被忽视的因素之一。许多社会心理上的弱势都会阻碍患者遵从治疗计划、危害治疗联盟（表18-1）。

面对一个从临床角度看起来表现差的患者，很多医生不会想到社会心理因素的影响。他们可能表示自己束手无策，然后把患者症状的恶化泛泛地甚至带着轻蔑地归因于他/她的社会属性，不求甚解地将这样的患者称为"依从性差的""麻烦的"患者，说他/她是"社交噩梦"。这样的医生往往觉得解决社会心理学问题"不关我的事"，说"社会问题我可解决不了"。而其他一些医生则可能欠缺识

表18-1 社会心理弱势的鉴别诊断

V-暴力（violence）

U-没有保险（uninsured）

L-文盲或语言障碍（literacy/language barrier）

N-忽视（neglect）

E-经济窘迫（economic hardship）

R-种族/民族冲突或歧视（race/ethnic discordance, discrimination）

A-成瘾（addiction）

B-脑功能障碍（如抑郁、痴呆、人格障碍）（brain disorders）

I-移民（immigrant）

L-法律身份（legal status）

I-孤立无援/日常照料负担（isolation/informal caregiving burden）

T-交通不便（transportation problems）

I-疾病模型（illness model）

E-视力或听力障碍（eyes and ears disorder）

S-无家可归（shelter）

别患者潜在的社会心理问题的沟通技巧，无法在制定治疗方案时综合考虑这些因素，以建立更真诚而积极的治疗联盟。

筛查患者的社会心理弱势在整个治疗过程中的各种情况下都很重要，在治疗遇到瓶颈时尤为重要。有的弱势在初次就诊时就显而易见，而另一些则更为隐蔽。在某些情况下，仅当治疗联盟的合作关系达成后，患者才会愿意吐露那些敏感的信息。此外，患者也可能觉得有些问题和健康毫无关系而在讨论中忽视掉。在评估弱势的过程中，医生应该是非批判性的，让患者能按自己的节奏做出回应。使用开放性问题、抓住对话中的线索都有助于揭示妨碍治疗进展的关键性非临床因素（表18-2）。

评估社会心理弱势需要特别注意以下4点。

第一，在识别弱势的过程中，医生也应同时寻找患者的优势、适应力及各种资源，比如宗教信仰及来自宗教团体的支持；伴侣、朋友甚至宠物的爱与支持。帮助患者回顾自己既往克服困难、获得成功的人生经历，对于在弱势下自我效能的提升和治疗联盟的建立都至关重要。我们创建了一个关于适应力内容的框架，用于帮助医生倾听和/或引出患者的适应力因素（表18-3）。

第二，弱势和环境背景密切相关。比如，在全民医保覆盖的国家，没有保险就不会是弱势的成因；没有专业医学翻译服务会加剧语言隔阂的负面影响；如果诊所能够提供美沙酮治疗或流动治疗站，可以分别减轻海洛因成瘾及居无定所对患者健康造成的不良影响。因此，弱势对医疗卫生的影响是可以通过改变治疗环境，最常用的是调整接诊条件来获得改善。也就是说，医生和医疗机构在为弱势群体提供诊疗服务时，也应该同时进行自我评估，以探究如何调整诊疗环境最能减弱（甚至消除）弱势对健康的影响。

第三，在评估弱势的过程中，医生应留意患者一些羞于启齿的顾虑。表18-1中列举了部分可能会使患者产生耻感的因素，如文化程度低、居住条件差、罹患心理疾病、毒

表18-2　弱势评估时的常见错误

- 未意识到患者社会心理弱势对疾病的影响
- 未认识到患者的弱势，未思考弱势对治疗的可能影响
- 未能处理某些特定的弱势
- 未能将对弱势的认识整合至诊疗计划之中
- 未能意识到由弱势造成的耻感
- 忽略了去发掘患者的优势、适应力和各种资源

表18-3　适应力要素

适应力要素	提问示例
R 宗教/精神/哲学	"你有关于灵性、宗教或人生哲学的信仰吗？如果有，它是如何帮助你应对生活中的困难的？"
E 专业/就业	"你觉得自己擅长做什么？""你一生中做过哪些工作？""你从那些经历中学到了什么？"
S 社会支持与网络	"你认为有哪些人或社区支持你？"
I 亲密关系	"你觉得最亲近的人是谁？""你信任谁？"
L 欢笑	"什么会让你发笑？""你上一次开怀大笑是什么时候？"
I 机构组织	"有没有什么机构或组织支持你？"
E 精力和热情	"什么能让你感到精力充沛？""你真正热衷于什么？"
N 人生困境时的领航	"你是如何渡过曾经的困境的？""那时候谁帮过你？"
C 文化资产	"你能从文化中获得哪些力量？""你的文化信仰和价值观是如何帮助你应对困难的？"
E 娱乐/休闲	"你喜欢做什么？""你做什么来消遣？"

品成瘾等。

第四，在识别出弱势之后，医生应以支持、包容的态度进一步与患者探讨弱势如何影响健康以及如何减轻这些影响。只有这样，医生才能制订最有效的治疗方案，同时巩固治疗联盟。

七、与弱势患者建立持续性的治疗联盟

在弱势患者治疗联盟的建立和维持方面还有一些非常有用的策略。比如用切实可感的方式让你的患者知道你在乎她/他（如"专程绕路去探望"）；在让患者应接不暇的各种机构面前维护患者的权益；把患者引荐给适合他们的社会组织及资源（如移民律师、家庭暴力咨询、健身团体等）；与包括家人、朋友、公共卫生机构和社区组织在内的其他人或组织建立联系网络，鼓励他们为患者的治疗提供支持；自我暴露以消除距离感，鼓励分享自身经历。

和弱势患者建立治疗联盟是件富于成就感也同时充满挑战的任务。为医疗条件薄弱的人群服务使医生得以运用自身技能来帮助最需要帮助的人，践行医疗事业中最根本的人道主义理想。通过共同的探索和互动的过程，与这类"非典型"或"难管理"的患者建立治疗联盟，本身就是一件很有成就感的事。

然而，即使在有经验的医生中，被弱势患者医疗中遇到的种种挑战所击溃的情况也时有发生。发展相互依赖的模式，例如反复"拯救"患者，使其脱离由自己控制的决定，可能成为医生"倦怠"的前奏。此外，工作环境也起着重要作用。在服务水平低的临床环境中，医生报告身体情况和社会心理复杂的患者比例更高，医生也更容易感到工作环境混乱、更常有失控感。在这样的情况下，接诊高比例困难患者的医生"职业倦怠"的风险更高，工作满意度也随之降低。最后，随着电子病历系统的广泛应用，医生对于文字工作的重负以及计算机在他们与患者的沟通和关系中造成的妨碍越来越不满意。

医生要警惕"职业倦怠"的蛛丝马迹，比如面对患者或同事时易怒或感到挫败，或者用消极被动的态度面对患者。照护弱势患者的医生可以充分调动个人、人际和环境的支持，以减少倦怠并增加可持续性。在一项

关于医生为何愿意在弱势患者集中的医疗机构工作的研究中，受访者提到了个人动机（如个人成长的机会、工作与自我定位和使命感的统一）、职业动机（如工作和生活的平衡、偿还贷款的优势）、环境因素（主要是支持性的跨学科同事和团队）等方面。

能与弱势患者维持治疗关系，并在关怀弱势群体的过程中获得职业成就感的医生能够做到：①倾听患者的规划以理解患者的期望；②设立可实现的目标并传达给患者；③对每次诊疗要达到的目标不抱有不切实际的期待，而是把患者的诊治视为循序渐进的过程；④时刻明确界限；⑤对患者的临床和个人情况保持好奇，并从中挖掘对诊疗有帮助的内容；⑥认同弱势患者所经历的许多问题是难以避免的结构性或社会性问题，而不是患者主观选择所能左右的；⑦参与公共卫生相关或社会倡议活动来改善影响人民健康的社会因素；⑧向有共同理想和经验的同事寻求建议和支持；⑨与跨专业的同事合作，用他们的专业知识搭建综合服务团队。

医疗卫生系统如果希望能够招募和留住照顾弱势群体的医生，就应该为医生提供发展其自身和人际能力的机会，增加临床资源投入，以便医生在工作中获得成就感。

八、结论

强大的治疗联盟为患者的医疗提供了可信任的环境，提升了诊疗质量，并能更好地保障患者的安全。构建治疗联盟、引发患者叙事、评估患者的弱势和优势，对创造良好的医疗环境至关重要。治疗联盟的实现要求建立信任、传达共情并就治疗目标展开合作。诊疗过程是会增加社会隔阂、加剧弱势对健康的危害，还是与患者建立有效的关系来减轻甚至消除弱势对健康的影响，这取决于医生的技能、态度、取向和他们工作的医疗系统。尽管与社会弱势患者建立和维持治疗联盟困难重重，但这将为医患双方带来深远的影响。

九、重点概念

● 弱势患者在生活和医疗中经常经历分裂和脱节。

● 治疗联盟是减少弱势对健康结局影响的一种重要手段。

● 引出患者的故事或观点，是了解患者健康观念、达成共识、促进共情并巩固治疗联盟的有效手段。患者的弱势和优势同样可以由此获知。

● 识别并让患者及其他参与诊疗的医生认识到患者的弱势，使医生能够制定更有效的诊疗计划。

● 尽管与社会弱势患者建立和维持治疗联盟困难重重，但这将为医患双方带来深远的影响。

问题讨论

1. 讨论你对弱势患者的临床经验，有没有使用过这些策略：建立治疗联盟，引发患者叙事，评估弱势和优势对于诊疗过程及可能对医疗结局的影响

2. 思考需要做出哪些体制和健康政策改革，才能更好地将建立治疗联盟、引发患者叙事、评估弱势和优势等策略结合到日常的弱势患者诊疗中

3. 在你上一位患者的诊疗过程中，你学到的最令你惊讶或深思的非医学信息是什么？这些信息对治疗方案或医患关系产生了怎样的影响

4. 讨论个人信仰、价值观及对弱势患者的看法对你使用这些策略（建立治疗联盟、引发患者叙事、评估弱势和优势等）创造高效医疗环境的能力有哪些影响

5. 你在弱势患者的诊疗过程中遇到的特别挑战和收获分别是什么？哪些策略帮助你维持与患者及其家属的治疗联盟

十、推荐阅读

Beach MC, Branyon E, Saha S. Diverse patient perspectives on respect in healthcare: a qualitative study. *Patient Educ Couns* 2017; 100 (11): 2076-2080.

Beach MC, Sugarman J, Johnson RL, et al. Do patients treated with dignity report higher satisfaction, adherence, and receipt of preventive care? *Ann Fam Med* 2005; 3: 331-338.

Blanchard J, Lurie N. R-E-S-P-E-C-T: patient reports of disrespect in the health care setting and its impact on care. *J Fam Pract* 2004; 53: 721-730.

Copper LA, Roter DL, Carson KA, et al. A randomized trial to improve patient-centered care and hypertension control in underserved primary care patients. *J Gen Intern Med* 2011; 26: 1297-1304.

Gottlieb L, Sandel M, Adler NE. Collecting and applying data on social determinants of health in health care settings. *JAMA Intern Med* 2013; 173 (11): 1017-1020.

Hayashi AS, Selia E, McDonnell K. Stress and provider retention in underserved communities. *J Health Care Poor Underserved* 2009; 20 (3): 597-604.

Lyles CR, Karter AJ, Young BA, et al. Provider factors and patient-reported healthcare discrimination in the Diabetes Study of California (DISTANCE). *Patient Educ Couns* 2011; 85 (3): e216-e224.

Moskowitz D, Lyles CR, Karter AJ, et al. Patient reported interpersonal processes of care and perceived social position: the Diabetes Study of Northern California (DISTANCE). *Patient Educ Couns* 2013; 90 (3): 392-398.

Odom Walker K, Ryan G, Ramey R, et al. Recruiting and retaining primary care physicians in urban underserved communities: the importance of having a mission to serve. *Am J Public Health* 2010; 100 (11): 2168-2175.

Paradies Y, Ben J, Denson N, et al. Racism as a determinant of health: a systematic review and meta-analysis. *PLoS One* 2015; 10 (9): e0138511.

Piette JD, Bibbins-Domingo K, Schillinger D. Health care discrimination, processes of care, and diabetes patients' health status. *Patient Educ Couns* 2006; 60: 41-48.

Saba GW, Wong S, Schillinger D, et al. Shared decision-making and perceived collaboration in primary care. *Ann Fam Med* 2006; 4: 54-62.

Schillinger D. Improving chronic disease care for populations with limited health literacy. In: Nielsen-Bohlman LEA, ed. *Health Literacy: A Prescription to End Confusion*. Washington, DC: Institute of Medicine, National Academy Press; 2004: 267-284.

Varkey AB, Manwell LB, Williams ES, et al. Separate and unequal: clinics where minority and nonminority patients receive primary care. *Arch Intern Med* 2009; 169 (3): 243-250.

第四部分
健康相关行为

行为改变

第 19 章

Daniel O'Connell, PhD

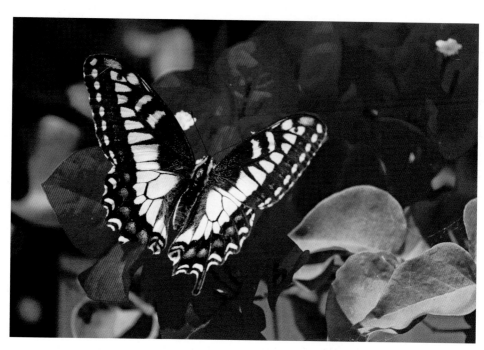

Hank Christensen 的照片（www.hankchristensen.com）

一、引言

当代许多健康问题，如糖尿病、心脏病和癌症，都与患者的生活方式和特定行为明显相关。因此，医生必须培养影响患者健康生活方式的技能，包括减少或消除破坏性行为（如吸烟和酒精依赖），促进健康行为（如控制体重、规律锻炼、管理压力和安全的性行为），以及提高急慢性疾病治疗的依从性（如服药、控制饮食和监测血糖）。然而，并非每个人对美好生活的理解会包含关注和维护健康行为。许多患者要么情愿带着危险因素（如吸烟或肥胖）生活，要么更希望通过药物或者手术，而不是通过行为改变来减轻问题。许多临床实践，特别是在接诊时间有限的情况下，都遵循"找到问题并解决它"的方法。医生评估并确定问题所在，然后告诉患者需要做些什么，这样做有时会奏效。然而，通常情况下，"解决"需要说服患者，使之相信做出这些并不轻松的行为改变是必要的，进而理解自己必须做出承诺、去实施并在未来几年里能够保持。本节的目标是阐释如何最佳地促进这种变化。

幸运的是，心理学和行为医学领域在过去40年里所做的工作，已经阐明了成功改变行为的最有效方法。在本节中，我们将纳入大多数循证方法的贡献：行为改变阶段模型、动机性访谈、自我效能、伤害减低、沟通理论、社会支持/影响、意志力、目标设定和行为疗法。

二、行为改变模型

（一）跨理论模型

跨理论模型（the transtheoretical model，TTM），由美国心理学教授James Prochaska于20世纪70年代末创立，可能是行为改变所有综合方法中研究和应用最多的。它描述了行为改变的各个阶段，以及在每个阶段被证实有效的改变进程（如培养洞察力，重新自我评估，改变环境和刺激、使用奖励来鼓励有建设性的行为等行为修正策略）。TTM的"改变阶段"部分描述了在行为改变的5个阶段，人们是如何呈螺旋式前进的。成功改变是"螺旋式"的，是因为患者在各个阶段都很少直线前进，往往要经过徘徊、退回前面的阶段，才能最终实现保持健康行为。一些批评者认为，患者在时间进程上的这种前后交错，会破坏"改变阶段"方法的有效性。然而，对于大多数医生来说，评估患者特定行为改变所处的阶段，其价值在于找到效果最好、效率最高的点进行讨论并提供帮助。我们把要讨论的其他许多行为改变模型和策略整合到这个框架中，与医生针对患者所处阶段做

工作的方法相匹配，产生的效果最好。这些阶段列在表19-1中。

表19-1　改变阶段以及患者特点

阶段	患者特点
无意阶段	行为问题存在，但患者否认或忽视它
考虑阶段	患者在思考行为问题，权衡继续放任或者尝试解决问题的利弊得失
准备/承诺阶段	患者承诺解决行为问题，做出计划并设定开始时间
行动阶段	患者每天都在努力克服行为问题
保持阶段	患者已经解决了行为问题，并时刻警惕其卷土重来
复发阶段	患者在成功解决行为问题一段时间后，又重新陷入问题行为中

以下描述和举例阐释了行为改变的每个阶段。

1. 无意阶段

患者很少考虑这个问题以及如何最好地解决它（如青少年酗酒，在讨论时明显无视后果或愤愤不平）。

2. 考虑阶段

患者开始思考行为问题，考虑改变行为的利弊得失以及可能的方法，但仅断断续续地进行尝试（如承诺控制饮食，但不能每天坚持，或者只能坚持几天或几周）。

3. 准备/承诺阶段

患者对接下来30天内的具体行动计划和时间安排做出承诺（如患者决定这个月和一位女同事一起加入慧俪轻体，或者雇用一名私人教练进行4次训练，以启动锻炼计划）。要注意，这样是激活了社会支持，从实际操作和情感两个层面帮助患者做出改变。准备阶段还需要行为治疗策略，例如，刺激控制（正向暗示，提醒，去除高热量零食或酒精等诱惑性刺激以降低有限自制力的负荷），设定目标（使用特定的目标和自我监测来指导和鼓励改变），以及强化，即在长期健康改善的过程中，使用或大或小的中间奖励（如一个

患者同意在他戒烟满6个月以后再买新车，这样他就不会因为烟而弄脏了新车）。

4. 行动阶段

规律地执行计划，有相对明确的目标、策略和强化措施（例如，每周5天、每天早晚至少步行30分钟，用图表或日记标注成果，或许还可以采用预先设定的奖励）。

5. 保持阶段

成功改变者会将"行动阶段"的行为融入"新常态"的生活方式中。例如，一个已经戒酒5年的人仍然偶尔参加嗜酒者互诫协会的会议，而且他改变了社交网络和休闲活动以保持戒酒（如加入一个徒步旅行小组或深入参与瑜伽练习，这样可以通过提供和扩大建设性的社会支持网络来抗拒药物/酒精滥用）。

6. 复发阶段

虽然复发本身不是一个阶段，但它描述了从更高级阶段到早期改变阶段的倒退（如戒烟的患者重新回到常规吸烟状态；承诺每天检查血糖的人没有坚持到底，说"我太忙了"）。

只有不到20%的患者表示愿意在未来30天内对健康行为改变采取特定行动（如戒烟或开始减肥计划）。因此，对于接诊患者的80%，医生的直接目标是要加强患者的准备，促使其考虑改变行为问题的利弊和改变的路径。长远的目标是，患者最终承诺、启动并坚持具体行动，直到改进后的行为成为新的常态。例如戒烟，从考虑阶段到保持阶段需要数年的时间，需要经历多次阶段性的进步和复发，才能成功做到长期戒烟。在美国，超过一半的吸烟者已经戒烟（即进入保持阶段），超过70%的吸烟者表示希望在未来的某个时间点戒烟（即走在从考虑到行动的路上）。每一次医患对话的目的是鼓励患者迈向更高阶段。患者的大多数工作都是在就诊以外完成的，包括思考、计划、承诺，然后实施新的行为。医生试图将促进健康行为的所有其他力量和资源联系起来，包括法律、环境中的限烟令、员工药物测试、烟草和酒精税，以及媒体对阿片类药物流行和肥胖危机等危害的报道。

跨理论模型为医生提供了一个有用的框架，使之能够在接诊中按照患者改变健康风险行为所处的阶段来调整方法。表19-2总结了医生在每个阶段应使用的恰当策略。

（二）动机性访谈

动机性访谈在认识到内在动机的力量，展示如何最好地与患者谈论健康风险行为，以增加他们自身改变的动机方面尤其有价值。抗拒理论强调，人们往往倾向于抗拒强制，因此难以做出不符合自身内在价值观和目标（内在动机）的行为改变。沟通理论将影响方式区分为推动式和拉动式。推动是需要影响者向被影响者直接表述，包括建议、教授、指导、命令、恳求、威胁、哄骗、说教和批评。推动式沟通正在被医生过度使用，他们自然地扮演着专家的角色，觉得简单地告诉患者他们需要知道什么和做什么是最有时效性的。研究发现，很少有证据支持以说教、威胁或其他方式试图激发患者改变行为会持续有效。相反，拉动式沟通旨在鼓励他人自我反思并重新评估自己对某个问题的想法和感受。如果我们认识到，他人对行为改变的理解和改变的动机需要被识别和鼓励，这些必要的答案在他人身上、需要我们进行探索，就会使用"拉动"。抗拒理论认为，人们本来可能会承认和探索问题所在，但如果受到批评、压制或强迫，反而会觉得有必要为自己的行为辩护。动机性访谈采用"拉动"的方式激发患者的想法、价值观、动机、关注点、感受和潜在的解决方案。医生的作用是帮助患者收集和反思相关资料，权衡改变的利弊，明确做出改变对自己的重要性和紧迫性，并在感觉已经准备好的时候承诺采取一系列行动。

动机性访谈是通过对话的方式完成的，鼓励医生对患者表达共情，承认患者对于改变的矛盾心理，对患者的感受和想法保持好奇心，认同患者拥有解决问题的自主权，尊重患者的

表19-2　行为改变阶段以及医生策略

行为改变阶段	患者特点	医生策略
无意阶段	否定问题及其重要性 拒绝讨论问题 问题被他人发现 被压迫时显示出抗拒 争论的高风险者	讨论问题要得到允许 询问患者的想法 柔和地指出矛盾之处 表达关心 要求患者就诊间期思考、谈论或者阅读有关问题
考虑阶段	对谈论、阅读和思考问题表现出开放态度 　权衡利弊 涉足行动 可能沉溺于问题而延长阶段	首先征询患者的看法 帮助确定改变的利弊 询问什么能促进承诺 建议尝试
准备/承诺阶段	理解需要做出改变 开始对具体目标、方法和时间表做出承诺 能描绘克服障碍的情景 可能会拖延为改变设定开始日期	总结患者改变的原因 协商开始行动的日期，做出部分或全部改变 鼓励患者公开宣布改变 在开始行动的日期或不久后安排一次随访
行动阶段	遵照规律行动计划改变问题行为 能详细描述计划（不像考虑阶段的涉足行动） 在面对障碍时表达承诺 抵制倒退 特别脆弱，容易冲动地放弃努力	对计划的细节表现出兴趣 讨论倒退和复发的区别 帮助预计如何处理倒退 支持并再次强调改变的好处 如果哪方面工作不顺利，帮助修改行动计划 安排随访以提供支持
保持阶段	通过有针对性的行动实现了改变或改进 对长期警惕的重要性有不同程度的认识 可能已经因为失误或承诺动摇而失去了根基 感受到行为改变实际在多大程度上改善了生活 可能在发展新的生活方式防止问题行为卷土重来	表示支持和钦佩 询问感受和期望，以及在多大程度上达到了预期 询问是否有倒退，是否有承诺动摇的迹象 如果发生失误，帮助制订强化行为的计划 支持能减少复发风险的生活方式和个人重新定义 反思这个阶段长期甚至可能是永久的特性，不同于 　最初成功时的即刻满足感

决定：何时开始行动以及下一步做什么。倾听并强调"改变的谈话"，在谈话中，患者自己提供改变的理由，并探索如何实现改变，这是非常有效的。医生："我理解你不想再冒心脏病发作的风险了。你参加健身俱乐部的计划很有意义，今天的检查显示你的锻炼将不受任何限制。"表达关心而不是控制，表达好奇而不是建议，是这种方法的特点。

医生往往会提供令人担忧的信息，来引发关于行为改变的讨论，刺激处于无意阶段的患者开始思考行为问题，探索他们自己的改变动机。医生："你的糖化血红蛋白今年已经从8%升高到9%。关于这对你的潜在危害你怎么理解？"

沟通理论和动机性访谈鼓励一系列"提供－引发－提供"式的对话。医生提供一条信息（"你的肝酶升高表明肝脏在解毒方面有问题"），然后马上引发患者的思考，"你知道药物和酒精给你的肝脏带来了怎样的负担吗？"这样的方式使患者更加积极、更多参与，鼓励他们自我反思，而不是转移话题和防御，或被动点头和微笑来静等话题改变。

（三）自我效能理论

自我效能理论预测，为了使个体更加致力于改变，必须使之充分相信，改变是必须的，而且所考虑的具体改变能有效地达到他们的目标（例如，"减肥"真的有必要吗？如果我采用地中海饮食或其他计划性饮食，真的能大幅度减轻体重吗？）。自我效能的研究也提醒我们，在采取行动之前人们必须对自己有足够的信心，相信自己一定能够执行改变后的行为。因此，医生要努力帮助患者建立可管理、可实现的步骤，以使他们更具信心。医生："你认为用哪一种方式来减少摄入的热量对你来说最容易——是不吃甜食还是在吃饭时减少分量？"最终，这种改变必须让患者感到足够重要、值得他们付出所有的努力，即便是考虑到对精力和时间的所有其他需求。降低危害研究告诉我们，不全面的行为改变可以累积获益。降低危害的例子包括，减少饮酒和使用药物的频率或用量，用尼古丁蒸气替代香烟，用可控制的阿片类部分激动剂处方来取代不受控制的街头阿片类药物及处方药滥用，或者只减轻5%的体重。对行为改变全或无的思考方式会使人陷入考虑阶段（权衡利弊而无法下决心）或承诺阶段（做出不现实的、几乎无法实施和维持的承诺）。信念、信心和重要性是连续性变量（多/少），不能使用二分法的全或无方式来考量。强化信念（改变是重要的和必须的），增进信心（具体步骤是可行的），最终会使患者达到意愿的临界点，从而愿意采取一系列行动来降低伤害。

三、改变阶段与动机性访谈和自我效能理论的结合

根据患者所处的改变阶段，医生可以激发患者对问题和潜在解决方案的进一步思考，鼓励就已经考虑过的具体行动方案做出承诺，帮助调整当前的行动以加速获得预期的结果，或者协助患者将成功的行动融入日常持续的生活方式中。例如，在考虑阶段通常以评估和构建信念为起点，因为如果患者缺乏足够的信念，不能确信问题很重要、行为改变计划能够取得成功，就不大可能认真思考如何去解决问题和可能遇到的挑战。研究表明，除非权衡改变利弊的天平倾向做出

改变，否则行为改变很难启动和维持。患者："我发现自己过度依赖安息香来放松自己，我需要让工作和家庭生活更好地平衡以真正减少压力。"

医生（提供信息）："我注意到你的糖化血红蛋白升高了，你觉得是什么原因造成的呢？"（鼓励对这个问题进行自我反思）（停顿，等待对方的回答）医生："你怎么理解糖化血红蛋白升高，这对你来说意味着什么？"（鼓励思考当前行为的危害）医生："你认为需要采取什么措施来扭转这种局面？"许多患者已经对可能需要做的事情有了很好的了解（如更仔细地注意饮食，进行更多的锻炼，更规律地监测血糖）如果患者缺乏了解，医生可以提供信息（如教授/建议）。在讨论了控制血糖的方法后，医生可以通过询问信念和信心来询问患者是否准备好了去实施其中一个行为。医生："通过减少甜食将血糖降到安全范围，你对此有多少信心？"（停顿，使患者真正能够自我反思并做出回应）如果患者有合理的信念，那么医生可以再问："你有多大信心今天就开始做这些改变？"（停顿等待回答）。"你愿意向自己承诺开始做这件事情吗？"如果患者同意，可以当即在电子病历中记录该承诺，并请患者将承诺记录带回家，从而帮助固化该承诺。医生："所以你保证3个月不吃餐后甜点，我们保持你计划中的其他部分不变，3个月后复查糖化血红蛋白。"

正如我们通过动机性访谈的研究所了解到的，医生会倾向于回到"发现问题并解决问题"的过程中，尤其是当问题严重时，医生感到时间紧迫，并且感到有责任对存在矛盾或抗拒的患者进行指导。然而研究表明，这是一个需要避免的陷阱。相反，如果医生能够继续尊重患者的自主性，同时对患者的矛盾情绪表示共情，会更加有效。医生："听起来你很想减肥，但发现少吃太难而感到气馁。如果你觉得有帮助的话，我可以提供一些建议，谈谈如何充分利用你固有的意志力。"（患者主动面对问题，医生提供帮助；而不是医生要主动解决问题，患者却说"是

的，但是……"）

探索患者的自我效能，需要了解患者有多少信心和能力，觉得自己能够在具体的行为改变中取得成功。询问患者，他在多大程度上相信现在戒烟会有帮助。如果患者此时不大相信这样的改变有价值（例如，"我没看出来这真的会有帮助。"），那么开始时应该聚焦于吸烟对他的慢性阻塞性肺疾病的影响。医生："你知道吸烟和你所经历的气短加重之间有什么联系吗？"如果患者已经充分相信做出改变会非常有价值（患者："我知道吸烟正在杀死我，但我从来没有能够戒烟超过几天。"），那么医生的时间最好用来谈论增强信心的方法，促使患者相信自己能够实现戒烟。医生："你觉得戒烟最困难的是什么？"（停顿等待回答）"我们来看看能提供什么帮助，比如其他患者觉得有帮助的策略或药物。"

这些关于信念、信心和重要性的开放式问题几乎可以用于任何健康行为。下面是更多问题的例子。

医生："你在我的硕士生要求你填写的问卷中报告了抑郁症的主要症状，当你得知这一点时你感觉有多惊讶？"（停顿等待回答）"你现在在多大程度上相信，抑郁是你最近几个月感到疲倦和沮丧的一部分原因？"（停顿等待回答）如果患者认同抑郁是正在求治的慢性疲劳的原因之一，那么自然就可以开始谈论治疗选择。相反，如果患者仍然认为疲劳与情绪障碍无关，医生可以鼓励其通过阅读材料、网站等进一步思考二者相关的可能性，或者建议患者与家人和朋友谈谈他们是否见到一些抑郁症的迹象。医生还可以建议患者，也许可以考虑坐下来当面与行为医学医生谈一次，以探讨心理/神经生物学因素如何导致疲劳的问题。关键是，医生不能一直是房间里最积极的人，是患者需要更加关注心理压力、生活方式或行为可能影响到他们的医疗问题。医生不应该争辩或批评，因为这将导致抗拒（抗拒理论），但医生可以——而且也应该——表达关心。医生："我担心，如果你不能理解那些行为可能是问题的原因

并设法去解决，你可能得不到我们都想要的结果。"

四、结论

尽管医生相信行为改变对许多患者的情况有帮助，但他们往往对自己在短暂接诊过程中影响患者行为的能力缺乏信心。本节的目标是制定实用的方法，即使是最简短的接诊也能对患者的行为产生积极的影响。评估患者的行为改变阶段，指出其下一步怎样努力可能最有成效，可以促使对话更加聚焦。动机性访谈教授如何表达同理心和尊重基础上的好奇心，在探索标志着所有艰难选择的矛盾心理的同时，承认患者的自主性。医生要学习"拉动"患者自我激励的想法和感受，而不是用说教、威胁和激励来"推动"患者。抗拒理论提醒医生，患者对强迫具有天然的强烈抗拒，而对内在动机的研究表明，一个人要开始和维持改变，必须将努力和结果与自己的目标和价值观联系起来，并最终决定这种努力是否足够重要。对目标设定的研究强调，最有效的行动需要患者有明确的目标，并定期监控行为和结果。在患者的生活中，意志力是一种必须但很有限的物品。行为疗法的技术可以减少意志力负荷，使健康的行为和选择更容易获得，不健康的行为更不容易被触发。例如，控制刺激物可以去除问题行为的诱发线索（家里有烟、酒，高热量或高糖指数食物易获得），代之以更容易引发健康行为的替代物。强化管理指的是如何让患者通过设立中间奖励，鼓励自己在改善健康的长期道路上前行。社会网络和影响策略，使患者能够建立促进健康行为的活动和人际关系，取代与问题行为相关的社会网络（例如，减少与酗酒者和吸毒者在一起的时间，闲暇时更多地参与像瑜伽课这样与问题行为相反的活动）。

有意识的行为改变是建立在以下基础之上的：对问题和克服问题的方法进行认真思考，对目标设定和相应的一系列具体行动做

出明确承诺，对引起倒退和复发的诱惑有思想准备，在健康行为成为新常态之前保持环境改变，使正确的选择更容易、错误的选择更困难。社会学习理论告诉我们，当信念和信心都达到支持行动力的自我效能水平时，行为就会改变。在改变的每个阶段，医生必须了解是什么在影响患者"要关注问题"的信念以及"很可能成功"的信心。患者自主的原则和现实提醒我们，要有礼貌地询问，体贴周到地尝试影响，而且最终要接受患者的决定：改变对于他究竟有多重要。我们必须接受，患者的行为受到很多力量和因素影响，我们只是其中之一。医生越能广泛联系、建立健康行为和生活方式所需的动力和资源库，就越享受这种最基本的有效患者照护。

五、推荐阅读

Baumeister R, Tierney J. *Willpower*. New York, NY: Penguin Press; 2011.

Miller WR, Rollnick S. *Motivational Interviewing*: *Helping People Change*, 3rd ed. New York, NY: The Guilford Press; 2012.

Prochaska JO, Norcross JC, DiClemente CC. *Changing for Good*. New York, NY: The Guilford Press; 1994.

Rollnick S. Readiness, importance and confidence: critical conditions of change in treatment. In: Miller WR, Heather N, eds. *Treating Addictive Behavior*, 2nd ed. New York, NY: Springer US; 1998.

Rollnick S, Mason P, Butler C. *Health Behavior Change*: *A Guide for Clinicians*. New York, NY: Churchill Livingstone; 1999.

六、网站

The Motivational Interviewing Page. http: //www. motivationalinterview. org/. Accessed August 2018.

Positive Psychology Program. What is Self-Efficacy Theory in Psychology? Definition and Examples. May 28, 2018. www. postive psychologyprogram. com. Accessed August 2018.

Transtheoretical Model Cancer Prevention Resource Center, University of Rhode Island. http: //www. uri. edu Search: Cancer Prevention Research Center. Accessed August 2018.

患者依从性

Veronica J. Sanchez, PhD & M. Robin DiMatteo, PhD

一、引言

在医疗领域，"依从"是指患者严格遵照医生关于疾病预防及治疗的建议行事。"不依从"则是指患者不遵从这些建议，比如不按处方取药或自行停药、对医疗器械的使用方式不当、执行医嘱行为的方式不正确甚或完全无视医生的建议（如禁食某些食物或筛查某种疾病）。不依从可以是有意为之，也可以是无心之失。"无意的不依从"即指患者误以为自己谨遵了医嘱，而"有意的不依从"则指患者选择完全无视医生的治疗建议或擅自调整治疗方案。

在诸多不同的疾病中，平均有25%的患者不依从疾病的预防和治疗措施（包括服用药物、如期随访、接受筛检、锻炼及饮食干预）；在有些情况下，依从性甚至可以低至50%以下。即使是管控很好的关于慢性病治疗的临床试验，用药依从性也可以低至43%。依从性与预后密切相关。总体而言，依从性好的患者获得较好预后的概率比依从性差的患者高2.88倍。不依从不仅对患者的健康不利，也让医务工作者和卫生保健系统付出了沉重的代价。对个人而言，由不依从所致的治疗失败对患者和医生都是一种打击，在美国可能导致死亡人数每年增加大约125 000人；而对社会来说，不依从产生了沉重的经济负担（在美国可避免的医疗卫生花费达每年1000亿美元）。

根据WHO的数据，依从性受到诸多因素的影响：①包括医患关系在内的医疗体系的情况；②患者的疾病类型及严重程度；③选择的治疗方案及其复杂程度；④患者的性格特征；⑤社会经济学因素。本节将重点关注这些因素的相互作用，以理解医患关系及沟通质量在提高患者的依从性、进行慢病管理中的作用；这种作用在包括弱势人群的所有患者中都同样适用。这里，最弱势人群包括少数民族、低社会经济地位、低教育水平和/或低健康素养的患者。可以使用DiMatteo及其同事近期提出的名为信息–动机–策略模型的启发式模型，强调根据患者个体需求有针对性地提高依从性。

二、信息–动机–策略模型

尽管信息–动机–策略模型©（IMS模型）的雏形在20世纪80年代早期就已经提出，但当时支持该模型的实验性证据却不够充分。现在，许多大规模实证试验和荟萃分析为该模型的框架提供了依据。IMS模型以提高患者依从性中至关重要的三要素命名，旨在帮助医务工作者记忆并应用该模型。IMS模型的三要素分别为信息（information）、动机（motivation）和策略（strategy）。它们反映了这样一个事实，即患者只能接受他们已经了解并理解的治疗；患者只会依从他们具有执行动机的治疗方案；患者只能在其有限资源和可操作范围内做力所能及的事情。

（一）信息

IMS模型中的信息部分强调患者了解自身情况和治疗的重要性，并且提示，这种了解主要依靠有效的医患沟通来实现。除非患者清楚地了解到治疗的重要性，同时充分理解了关于治疗的说明，否则他们很难真正遵嘱。无意的不依从通常源于这个阶段医疗过程的失败。大量研究表明，很多患者的医学素养较差，对接收到的医学信息无法完全理解。因此，医生有责任与患者进行有效的沟通，进行充分的告知，同时还应随时核对患者对所告知信息的理解是否准确。基于上百项实证研究的荟萃分析发现，医生的沟通能力强与患者依从性好相关。医生应当重点关注如何有效传达信息并确保患者充分理解治疗方案，以提高患者的依从性。由于低健康素养、语言障碍、低教育水平等影响，弱势患者往往难以充分、准确地理解自己需要如何配合治疗，因此与这类患者的沟通更具挑战性。医生需要识别沟通中的具体障碍，尝试在治疗关系中获得患者的信任，推进共同决策的过程，倾听患者的想法，并允许患者表达自己对于遵嘱随访计划的想法（见第18章）（图20-1）。

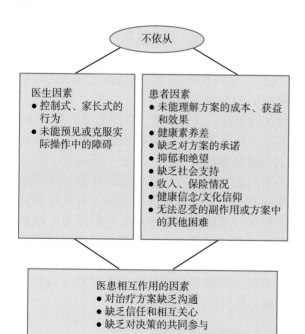

图20-1　妨碍依从性的医患因素

（二）动机

IMS模型中的动机部分强调患者只会依从那些他们相信并有动力去执行的治疗方案。因此，医生的主要目标是为每个患者制定一套他们能充分遵从的计划。医生必须记住，患者对于治疗方案价值的看法（如风险、获益和效果）及克服依从障碍的信心，对其依从性的动机有至关重要的影响。此外，患者对不依从后果的认识也同样重要，如果患者认为不依从会导致预后不良，那么其依从性就会高于那些对后果缺乏认识的人。包括社会群体规范在内的文化因素可能也会对依从性产生影响，因此医生应该敏锐地识别患者的文化信仰，以免治疗建议与其文化规范产生冲突。特别要注意的是，对于与自己的医生存在文化屏障的弱势患者，为提高依从性需要做出让步。如果医患双方并不具有相似的文化背景，那么医生应该去了解患者所处的文化背景，以便寻找激励患者坚持的最佳方式，同时小心避免陷入依从性的文化障碍（见第15章）。最后，患者通常都希望能参与到自己的健康决策中。因此，就巩固治疗关系而言，邀请患者参与共同决策是有好处的。共同决策要求医生就患者关于治疗方案的想法、担忧、困惑及理解进行开诚布公的讨论；而且，荟萃分析显示，采用基于认知的行为策略，例如动机访谈，可以增强患者依从的动力。这种方法能够帮助患者表达对依从性相关行为的担忧，能够帮助医生制定个体化的依从性计划来激励患者的内在动机（见第19章）。

（三）策略

该模型最后的策略部分强调患者必须具备依从的能力，能够获取遵医嘱所需的资源。患者不仅需要必备的工具和策略来有效地执行治疗方案，而且需要能力来克服可能出现的依从障碍。因此，医生的另一个重要任务就是帮助患者识别和克服依从上的困难。患者可能会遇到的实际困难包括药品的高昂花费，难以记住治疗时间表，难以理解复杂的治疗方案，应对副作用时遇到困难，以及适应新的生活方式（如饮食、运动）面临挑战。来自家人和朋友的社会支持有助于患者遵从治疗，也就是说，社会支持的作用体现在患者周围的人所提供的帮助。例如，患者的亲戚可以通过接送患者就医、提供治疗上的经济支持、帮忙在患者就医时照料小孩、提醒患者按时服药等方式提高患者的依从性。既往研究表明，家庭凝聚力对患者依从性有积极影响，而家庭斗争则会严重威胁依从性。医生需要足够了解自己的患者，评估患者周围的人是否能够，以及能以怎样的方式来帮助患者提高依从性，同时要帮助患者寻求诸如工作单位、社区资源等其他体系的帮助。寻求帮助对低收入人群尤为重要。弱势群体的患者可能需要医生帮助建立社会支持网（如新近移民的患者）及获取支付医疗开销的经济援助（如没有医保的患者所需药物和医疗设备的费用）。

下面我们通过一个案例来帮助理解如何应用IMS模型中的三要素来提高患者依从性。

案例

露西是一个62岁的已婚西班牙裔妇女，患有高血压、糖尿病、肥胖。她和患病的丈夫一起居住，两个孩子已经成年，他们住在她家附近，都很孝顺。过去几周她觉得不太舒服，于是决定到附近的公立医院找她的医生露易丝就诊。露西之前看过露易丝医生两次，挺喜欢她，觉得与她关系不错。露易丝医生也觉得露西是一个友善的、比较乐观的人。

在露西第二次就诊时，露易丝医生发现露西没有遵从医生之前开的医嘱。露易丝医生给露西开了两种药来控制她的血压和血糖，详细地告诉了她如何服药，并提醒了露西遇到哪些严重的副作用需要再次就医。然后，露易丝医生和露西探讨了她

需要进行的行为改变，即每天监测三餐前后的血糖、低糖低盐高纤维饮食、适度锻炼（如每日步行30分钟）。在露易丝医生向露西解释这些改变的过程中，她意识到露西并不理解该怎么吃药，也不清楚怎么判断自己的血糖是否正常。露西以为，没有觉得不舒服的时候就没必要吃药。另外，露西不确定自己能不能保证健康饮食和适度锻炼，因为她的时间和精力都用来操心她丈夫的身体了。

三、信息－动机－策略模型的应用

（一）获得患者对治疗的理解

获得患者对治疗的理解是阶段一。患者不依从的一个主要原因是他们不理解医嘱。露西的西班牙语很流利，但是她听说英语的能力却很有限。因为医学素养有限，即使是她的母语写的医学术语和治疗方案的表述对她来说也很晦涩。露易丝医生试图用她能理解的语言来表达，并使用了"沟通反馈环"（又称"反向教学法"）。她向露西详细讲解了糖尿病和高血压对她健康的影响，并告诉了她按时服药、饮食干预、规律运动的重要性。其后，露易丝医生让露西用她自己的话复述了一遍她理解的内容，并进一步阐释了露西不明白的一些地方，直到露西充分理解了医生的意思。该方法也同样适用于有医疗翻译的情况。有效的沟通能够弥补阻碍患者理解医疗信息的因素，从而提高患者遵嘱的可能性。而且，对于像露西这样的弱势群体患者，理解医生的意思能够使他们更好地参与临床决策、执行治疗计划。

（二）激励患者依从

激励患者依从是阶段二。阻碍患者依从的另一个原因是他们可能缺乏依从的动力。如果露西不理解露易丝医生提供的信息（即

IMS模型的阶段一未能有效运用），那么她可能不会认为未经治疗的糖尿病和高血压会对她的健康造成威胁，也不觉得有服药、改变饮食、规律运动的必要。露易丝医生可以采用动机访谈技术，鼓励露西讨论她在认知方面面临的挑战，包括她的信仰，她对治疗可能抱有的消极态度，以及妨碍依从性的行为。一旦露西觉得依从的好处超过了她的担忧，露易丝医生就可以开始引导露西坚持治疗了，同时还可以鼓励露西，建立她对自我照顾能力的认同感。

（三）设计可行的策略以获得患者依从

设计可行的策略以获得患者依从是阶段三。患者依从的第三个障碍是有时候他们缺乏一个可行的遵嘱策略。露西忙于操心她丈夫的健康和需求，她不知道该如何把各种任务（按时服药、每餐前后监测血糖、买新鲜蔬菜、用健康饮食代替西班牙传统饮食）整合成一个可操作的每日计划。她担心因为家务活和照顾丈夫而无法出门散步。此外，她的预算非常有限，不确定是否能负担治疗方案中的三大开销：监测血糖的设备、药物及健康的食物。同时，露西也怀疑自己能否记住按时测血糖和服药。

为了帮助露西消除顾虑，露易丝医生首先需要评估露西可用的所有资源。通过询问露西的家庭情况，露易丝得知她有两个已成年的孩子住在相当近的地方。然后露易丝询问露西是否愿意让孩子帮她买生活所需或照顾她丈夫，并发现她能从孩子那里得到不少的社会支持。对于服药的问题，露易丝医生或者护士可以帮她用西班牙语写一张简明的服药时间表，让她贴在家里的冰箱上。露易丝医生还建议她把血糖仪放在吃饭的厨房里。此外，医生还可以介绍一些她可以参加的、提供免费或折扣药品或仪器的援助项目。露易丝医生及其团队的成员可以就调整她目前的烹饪习惯、在传统饮食中逐渐引入更健康的选择提供建议。最后，医

疗团队还可以帮助她找到一周中最适合出门散步的时间，以达到增加运动的目标。表20-1总结了如何使用IMS模型关怀弱势患者。

表20-1 弱势患者依从性面临的挑战与IMS模型提供的解决方式

模型构成	挑战	建议的方法
信息：患者需要明白自己需要做什么来依从	缺乏医学素养、受教育程度低及语言障碍都会对依从性造成不利影响。患者可能无法充分理解治疗方案，但又不愿询问	医生应该与医疗团队成员合作，用患者能理解的方式详细解释治疗方案。可以使用沟通反馈环，让患者叙述自己的理解，并对其中的误解进一步解释。必要时使用医学翻译
动机：患者需要有依从的动力	少数民族患者可能会遇到文化差异引起的依从障碍。他们可能对依从以及调和文化信仰使其与治疗计划相协调的重要性缺乏认识	医生应该允许患者表达自己对治疗的担忧和负面态度。医生应该倾听患者的想法，留意文化差异，并帮助患者理解目前的情况、治疗效果及他们依从的能力
策略：患者需要能够使他们依从的帮助	社会经济地位低的患者可能缺乏必要的资源而难以承担药品和医疗设备的费用。他们的时间可能很不够用，有很多妨碍依从的实际困难	医生应该为患者提供有关医疗开支援助资源的信息，并帮助他们获取可用的社会支持。医生应该尽力帮患者克服治疗计划实施中的所有障碍

四、结论

IMS模型认为，患者对治疗的了解、信心、投入及依从能力对于使依从性最大化至关重要。不依从是多方面的问题，需要医生、患者以及患者社会支持网中的其他人共同参与才能克服。IMS模型中三要素的实施可以对所有患者的诊疗过程产生积极影响，改善医患关系、提高沟通质量并最终改善预后，对那些最弱势的患者尤其有效。

五、推荐阅读

Bussel JK, Cha ES, Grant YE, Schwartz DD, Young LA. Ways health care providers can promote better medication adherence. *Clin Diabetes* 2017; 35 (3): 171-177.

Cutler DM, Everett W. Thinking outside the pillbox—medication adherence as a priority for health care reform. *N Engl J Med* 2010; 362 (17): 1553-1555.

DiMatteo MR, Haskard-Zolnierek K, Martin LR. Improving patient adherence: a three-factor model to guide practice. *Health Psychol Rev* 2012; 6 (1): 74-91.

DiMatteo MR, Haskard-Zolnierek K, Williams SL. Health beliefs, disease severity, and patient adherence: a meta-analysis. *Med Care* 2007; 45 (6): 521-528.

Haskard-Zolnierek KB, DiMatteo MR. Physician communication and patient adherence to treatment. *Med Care* 2009; 47 (8): 826-834.

Kleinsinger F. The unmet challenge of medication nonadherence. *Perm J* 2018; 22: 18-033.

Oung AB, Kosirog E, Chavez B, Brunner J, Saseen JJ. Evaluation of medication adherence in chronic disease at a federally qualified health center. *Ther Adv Chronic Dis* 2017; 8 (8-9): 113-120.

Palacio A, Garay D, Langer B, Taylor J, Wood BA, Tamariz L. Motivational interviewing improves medication adherence: a systematic review and meta-analysis. *J Gen Intern Med* 2016; 31 (8): 929-940.

六、网站

Agency for Healthcare Research and Quality: Medication Adherence. https: //healthit. ahrq. gov/ahrq-funded-projects/emerging-lessons/medication-adherence. Accessed August 2019.

Centers for Disease Control and Prevention: Overcoming Barriers to Medication Adherence for Chronic Diseases. https: //www. cdc. gov/grand-rounds/pp/2017/20170221-medication-adherence. html. Accessed August 2019.

World Health Organization: Adherence to Long-Term Therapies Evidence for Action. http: //www. who. int/chp/knowledge/publications/adherence_full_report. pdf. Accessed August 2019.

七、致谢

由罗伯特·伍德·约翰逊基金会研究者健康政策研究奖（PI：M. Robin DiMatteo）和联合国河滨学术委员会研究委员会支持。

烟草使用

Nancy A. Rigotti, MD & Sara Kalkhoran, MD, MAS

一、引言

在美国，每年约有48万例死亡与吸烟有关，换言之，每5例死亡中就有1例与吸烟有关。吸烟在美国可预防性死因中占据首位。医生关心患者吸烟对健康的影响，同样重要的是预防与吸烟有关的疾病。吸烟并不存在"安全"用量。每天吸1支烟也会增加心肌梗死和脑卒中的风险。戒烟可以延长寿命，针对吸烟的治疗是医生可以采取的成本–效益比最高的预防性措施之一。

在美国，20世纪上半叶吸烟率增长迅速，1965年达到最高峰时，成年人吸烟率为40%。自那以后，美国成年人的吸烟率到2016年已降至15.5%。吸烟率的迅速下降反映了"吸烟有害健康"的公众意识不断加强，并且数十年来公共卫生对烟草使用的控制卓有成效。近年来吸烟率虽处于较为稳定的状态，但人们使用烟草的方式发生了改变。目前，吸烟者约1/4并非每日吸烟，平均吸烟量为14支/日。此外，越来越多的吸烟者同时使用其他烟草制品，如无烟烟草、小雪茄或更加新型的替代性烟草制品。

在过去10年里，出现了以减少吸烟者烟草毒性暴露为目的的新产品。期待这些替代性烟草制品能够降低吸烟带来的健康风险，因为这些风险大多来自吸入毒素而不是尼古丁。其中电子烟使用最广泛。正如其名，电子烟与燃烧产烟的传统烟草有着根本的不同。电子烟是由电池供能的尼古丁传送装置，通过加热含有尼古丁、有机溶剂和香料的溶液生成气雾供使用者吸入。电子烟减少了吸烟会面临的许多其他毒物的暴露，因此较吸烟带来的健康风险低。但使用电子烟对健康的长期影响尚属未知。

吸烟行为常从儿童期或青少年期开始。近90%的吸烟者在18岁以前开始吸烟，98%的吸烟者在26岁以前开始吸烟。吸烟行为持续，是由于尼古丁的成瘾作用以及多种原因造成的根深蒂固的习惯性反应。最终，大多数吸烟者选择戒烟，但是常常需要与持续的戒断反应做长期斗争。如果把吸烟看成一种慢性病，则其长期缓解是完全可能的。在美国，吸烟集中于社会经济地位低的人群中，常合并精神障碍和其他物质使用障碍。

二、烟草使用对健康的影响

吸烟会增加总死亡率和患病率，也是心血管疾病（包括心肌梗死、猝死）、脑血管疾病、外周血管疾病、慢性阻塞性肺疾病、多种癌症（包括肺癌、鼻咽癌、口腔癌、食管癌、胃癌、胆囊癌、肾癌、胰腺癌、宫颈癌等）的病因之一。烟草相关死亡中约30%与心血管疾病有关。肺癌曾是极为罕见的疾病，在20世纪发病率急剧上升，分别于1955年和1986年成为男性和女性因癌症死亡的首要病因。目前肺癌在男性和女性中的发生率都在逐步下降，折射出数十年来美国成年人吸烟率的下降。

吸烟与许多产科并发症有关，特别是与低出生体重（<2500g）相关。这主要是由宫内发育迟缓（intrauterine growth retardation，IUGR）所致，也与吸烟增加早产风险有关。其他与吸烟相关的不良妊娠结局包括流产（自发流产）和死胎。孕期吸烟对胎儿的影响可持

续到出生后。母亲孕期吸烟，发生婴儿猝死综合征的风险增加2～4倍。认知功能障碍、儿童期生长发育障碍也与母亲孕期吸烟相关。

吸烟使女性绝经后骨质疏松症和骨折的风险增加。吸烟还会增加上/下呼吸道感染、糖尿病、消化道溃疡、白内障、黄斑变性、感音神经性聋的发病率。吸烟者的皮肤皱纹更加显著，与其阳光暴露水平无关。吸烟也是住宅火灾导致死亡的最主要原因。

吸烟对健康的危害不仅限于对吸烟者的影响。由于暴露在周边吸烟者产生的烟雾中，不吸烟者也会受到危害，这一现象称为二手烟（secondhand smoke，SHS）。根据2006年美国卫生总署报告，不存在"安全"的二手烟暴露水平。如果家长吸烟，那么孩子在婴儿期和儿童期呼吸道感染更重，呼吸系统症状更多，慢性中耳炎和哮喘的发生率更高。对于成人来说，暴露在慢性二手烟环境中的不吸烟者患肺癌和冠心病的风险升高。估计在美国，不吸烟者中每年与二手烟相关的肺癌死亡约7300例，心脏疾病死亡约34 000例。尽管吸烟后烟雾会弥散，但在衣服和环境中会有微量化学物质残留。这一现象被称为三手烟，致使烟草有害物质暴露的时间更长。

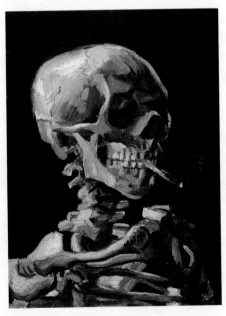

梵高《吸烟的骷髅头》

三、戒烟对健康的好处

对于所有年龄段的男性和女性，戒烟都有益健康。即使是65岁以后才戒烟，甚至是已患吸烟相关疾病后才戒烟，益处仍然存在。戒烟能够降低肺癌及其他肿瘤、心肌梗死、脑梗死、慢性阻塞性肺疾病及消化道溃疡的风险。吸烟者戒烟10～15年后的整体死亡率接近于从未吸过烟的人，患心血管疾病的风险比患肺癌风险以及整体死亡率的降低更迅速。戒烟后第一年因心血管疾病死亡的附加风险就会降低一半，而对于肺癌来说，戒烟10年后仍存在30%～50%的附加风险，有些附加风险甚至可以持续到戒烟15年后。

对于曾经吸烟的人群来说，戒烟的好处体现在预期寿命较未戒烟者高。吸烟者戒烟时的年龄小，吸烟量不大，没有吸烟相关疾病，戒烟的获益会更大。戒烟可以伴随少量体重增加，但戒烟的健康获益远超过这种体重增加带来的健康风险。

四、吸烟行为

香烟及其他烟草制品具有成瘾性，是因为它们含有尼古丁，能够使惯用者产生耐受和生理依赖，在戒烟时产生尼古丁戒断症状。

尼古丁戒断症状包括：①对吸烟的渴望；②易激惹；③不安；④愤怒与急躁；⑤注意力不集中；⑥焦虑；⑦情绪低落；⑧过度饥饿；⑨睡眠障碍。这些症状在吸最后一支烟后数小时内就会出现，在戒烟的最初2～3天最严重，在1个月或更久之后逐渐减轻。除了对香烟的渴望之外，多数症状是非特异性的，因此许多戒烟者并没有意识到他们发生了尼古丁戒断症状。尼古丁戒断症状的严重程度在不同吸烟者中不同，与既往尼古丁摄入水平有关。每日吸烟量超过20支或起床后30分钟内吸烟者，更容易在戒烟时出现尼古丁戒断症状。

尼古丁戒断症状产生的不适感是吸烟者

戒烟失败的原因之一。然而，吸烟的吸引力不仅仅源自于尼古丁依赖。吸烟同时也是一种习惯，一种融入日常生活中的重要组成部分。吸烟者将吸烟与愉快的活动联系在一起，例如吃完一顿饭，或喝着一杯咖啡。这些行动激起了戒烟者对于香烟的渴望。吸烟者也利用香烟来应对压力和负面情绪，如愤怒、焦虑、孤独或沮丧等。对于许多吸烟者来说，戒烟意味着失去了宝贵的应对工具。

五、戒烟

超过半数曾经吸烟的美国人现在已经戒烟。调查显示，目前仍吸烟者中70%愿意戒烟，其中有一半在过去一年中尝试过戒烟。然而多数尝试都失败了，部分原因可能在于，尽管存在有效手段能够提高戒烟成功率，但仅有1/3戒烟者试图寻求过辅助手段。

25%～30%使用新式辅助手段戒烟的人在1年后仍没有吸烟，但更多的人戒烟很短时间就复吸。大多数复吸发生在戒烟后的第一周内。相比之下，仅有6%的戒烟者在没有辅助手段的情况下坚持超过1年。行为科学家将戒烟看作是一个学习过程，而不是需要意志力量的离散行动组合。吸烟者从既往戒烟失败的教训中学习，从而使下一次戒烟成功的概率增加。心理学家已经阐明戒烟过程中的系列认知阶段：①最初对戒烟没有兴趣；②意识到健康风险并考虑戒烟；③准备在近期内戒烟；④采取行动戒烟；⑤保持不吸烟（见第19章）。

对曾经吸烟者的调查揭示了他们戒烟的理由和方法。对生病的恐惧是最常见的原因。然而，仅仅意识到健康风险并不足以激励吸烟者戒烟。超过90%的吸烟者明白吸烟有害健康，但他们并不知道烟草的健康风险高到什么程度。许多吸烟者以为自己可以对吸烟的健康危害免疫，直到这些风险在他们身上变成现实。出现症状（如咳嗽、呼吸困难、胸痛等）会促进吸烟者改变吸烟行为，即使这些症状仅提示轻微疾病，而不是吸烟相关疾病。这比对未来疾病的恐惧作用更大。家庭成员患病可能促进戒烟，香烟的价格和社会对吸烟的不接受也是戒烟的常见原因。

六、戒烟方法

美国公共卫生服务机构于2000年发布了戒烟循证医学临床指南，并于2008年进行了更新（https://www.ahrq.gov/professionals/clinicians-providers/guidelines-recommen-dations/tobacco/index.html）。这些指南肯定了两种方法的效果，即社会心理咨询和药物疗法，它们单独使用有效，联合使用戒烟率更高。催眠或针灸对戒烟的有效性尚缺乏有力证据支持。

（一）社会心理支持

有效的社会心理支持不仅为吸烟者提供实用的行为改变策略，还能提供支持和鼓励，是治疗的一部分。戒烟是要改变一种根深蒂固的习惯，认知行为疗法着眼于改变过程中的障碍，是有效的辅助戒烟方法。在一个经典研究项目中，吸烟者通过监测吸烟量来明确触发吸烟行为的诱因，改变习惯以打断吸烟与诱因之间的连接，并学习预测和处理吸烟冲动。接诊者还可以为吸烟者提供社会支持，增强吸烟者对自己戒烟能力的信心。

社会心理支持最初是当面传递的。为了拓宽行为治疗的范围，面谈之外发展出了电话治疗，它已经被证实是有效的。认知行为治疗技术可以编录入手册或录像带中以便于家庭使用，也可以通过更加新颖的通信手段使用，包括网站、短信、手机应用程序、社交媒体等。由于这些项目大多是新方案，有效性尚未得到证实。

（二）药物治疗

美国FDA已批准了7种用于辅助戒烟的产品，并被美国公共卫生服务部门烟草治疗指南认定为一线药物（表21-1）。这些产品包括5种尼古丁替代品、安非他酮（非典型抗抑郁药）、伐尼克兰（尼古丁受体部分阻滞剂）。野靛碱是另一种尼古丁受体部分阻滞剂，在近期的随机临床试验中显示出对戒烟有效。它在东欧已经使用了许多年，但现在在美国仍不能作为戒烟辅助药品而获得。去甲替林和可乐定也在临床试验中显示出了一定的戒烟疗效，但尚未获得FDA有关该适应证的批准，被美国公共卫生服务部门烟草治疗指南认定为二线用药。

表21-1　戒烟辅助药物治疗*

名称	剂量/日	推荐使用时间
尼古丁替代产品		
尼古丁透皮贴	1片/日 21mg（既往每日吸烟≥10支） 14mg（既往每日吸烟<10支）	8～12周
尼古丁口香糖	9～12片/日+ 2mg（既往每日吸烟<25支） 4mg（既往每日吸烟≥25支）	
尼古丁含片	9片/日（不超过20片/日） 2mg（既往第一支香烟在起床30分钟后） 4mg（既往第一支香烟在起床30分钟内）	3个月
尼古丁鼻喷雾剂	1～2剂/小时（每日至少8次，至多40次）	3～6个月
尼古丁吸入剂	6～16桶/日	3～6个月
安非他酮缓释剂	150～300mg/d‡	3～6个月
伐尼克兰	每日2次，每次1mg#	3～6个月

注：*由美国FDA批准的辅助戒烟产品。

＋清醒时每1～2小时按需使用。

‡在戒烟日前1～2周开始使用，150mg/d；使用3～5天后改为每日2次，每次150mg。

#在戒烟日前1～3周开始使用。剂量上调方法：0.5mg/d，持续3天后，调整为每日2次，每次0.5mg，持续4日，之后改为每日2次，每次1mg。

（三）尼古丁替代治疗

尼古丁替代治疗（nicotine replacement therapy，NRT）的基本原理是通过香烟以外的形式提供尼古丁，以阻断尼古丁戒断症状。NRT可使吸烟者首先打破吸烟的习惯，继而开始减少尼古丁的摄入。5种形式的尼古丁替代品在美国被批准使用。尼古丁口香糖、透皮贴、含片可以无处方销售。在这些产品中，尼古丁透皮贴能够产生最稳定的血液尼古丁水平，与吸烟产生的尼古丁水平波动幅度大不相同。尼古丁口香糖、含片、吸入剂和鼻腔喷雾剂产生的尼古丁水平较透皮贴波动大，但仍小于吸烟产生的波动水平。这些形式的产品对尼古丁水平存在更多的控制。由尼古丁口香糖、透皮贴或鼻喷雾剂提供的尼古丁水平足以减轻尼古丁戒断症状，但不能重现吸烟导致的血液尼古丁水平迅速升高。

随机对照研究显示，尼古丁口香糖、透皮贴、含片、吸入剂和鼻喷雾剂对尼古丁戒断症状的缓解率几乎是安慰剂的2倍。联合使用透皮贴和另一种NRT产品是安全的，并且比单用一种产品要更加有效。所有产品的有效性取决于伴随的指导与咨询。对于尼古丁口香糖、鼻喷雾剂、吸入剂来说尤其如此，吸烟者需要接受详尽的指导方可正确使用，而对于尼古丁透皮贴来说，能否坚持使用的担忧就相对较小。任何尼古丁替代产品在行为治疗支持下效果更佳。临床医生在给吸烟者推荐或处方尼古丁替代产品时，应该将这些行为治疗的资源也介绍给吸烟者。

NRT对于存在稳定的冠心病的吸烟者来说是安全的，有证据显示该疗法甚至对因急性冠脉综合征而住院的吸烟者没有伤害。尼古丁确实会使心率增快、血压增加，造成血管收缩，并且可能造成血栓形成。然而，因使用NRT而减少香烟使用的吸烟者，能够避免受到一氧化碳和烟草燃烧产生的其他氧化性气体的危害。

1. 尼古丁透皮贴

非处方尼古丁透皮贴含有一定量的尼古

丁，能够以恒定的速度释放并被皮肤吸收。在戒烟当日的早晨，吸烟者将第一张透皮贴贴上并在24小时后移除。之后的2～3个月内，吸烟者需要每天都在皮肤不同的位置贴上新的透皮贴。有证据表明，将透皮贴使用时间延长到3个月以上，能够产生更好的远期效果。每日吸烟10支或以上的吸烟者，首次应该从尼古丁剂量为21mg的透皮贴开始，更少量吸烟者则应从14mg透皮贴开始使用。4～6周后，吸烟者需要逐渐改用低剂量透皮贴。最常见的不良反应是局部皮肤刺激，可以用局部糖皮质激素处理，很少有患者因此需要中断治疗。多梦或失眠症状可以通过在睡觉时移除透皮贴来控制。尼古丁透皮贴引起的长期依赖非常罕见。

2. 尼古丁口香糖

人们可以无须处方购买剂量2mg和4mg的不同口味的尼古丁口香糖。每日吸烟超过25支的戒烟者可使用4mg口香糖，其他戒烟者应使用2mg口香糖。恰当的咀嚼技巧对于尼古丁释放以便于口腔黏膜吸收十分重要，这比吞咽的效果更好。戒烟者不能像咀嚼普通口香糖那样咀嚼尼古丁口香糖。一开始需要长时间的咀嚼使尼古丁释放，产生辛辣的味道后将口香糖置于牙龈和口腔黏膜之间以利于尼古丁的吸收。当味道消失时，需要重新咀嚼口香糖使味道再现，然后再次将口香糖放回齿龈和口腔黏膜间。30分钟后丢弃口香糖。在使用尼古丁口香糖期间不应进食或喝水，30分钟内不能喝饮料，特别是酸性饮料（如咖啡）。常见的副作用包括与尼古丁相关的副作用（如恶心、消化不良、呃逆、头晕等），也有与咀嚼相关的副作用（下颌酸痛、口腔溃疡等）。尼古丁口香糖被批准用于应对吸烟的冲动，但它起效的速度晚于吸烟起效的速度。推荐量9～12粒/日，但绝大多数患者的使用量少于此剂量，因此，许多专家采用固定剂量时刻表（如在每小时的前30分钟咀嚼一粒），以达到足够的尼古丁浓度，从而预防戒断症状。尼古丁口香糖的使用疗程为3个月，它引起的长期依赖并不常见。

3. 尼古丁含片

人们可以无须处方购买2mg和4mg剂量的尼古丁含片，含片释放尼古丁的模式与尼古丁口香糖类似。起床后30分钟内吸第一支香烟的戒烟者应当使用4mg剂量含片，其他戒烟者应使用2mg剂量含片。在随机对照研究中，含片组的戒烟成功率是安慰剂对照组的2倍。含片也应放在颊黏膜和牙龈之间，在30～40分钟内通过口腔黏膜逐渐吸收。使用含片时不应进食或进水。含片与口香糖的区别在于无须咀嚼，更容易正确使用。存在龋齿或牙列不良的患者通常不能咀嚼口香糖，可以选择含片。可以在需要控制吸烟冲动时使用，通常是1～2小时一次，可使用3～6个月。现在还有迷你型含片，较普通含片小，溶解得更快。

4. 尼古丁吸入剂

尼古丁吸入剂仅在美国处方使用，它是一种含有尼古丁的手持装置，可将尼古丁雾化以便于吸入。尼古丁是被口腔黏膜吸收而不是在肺内吸收。因此，吸入剂释放尼古丁的模式与口香糖、含片类似，在使用后20分钟尼古丁浓度达到高峰。吸入剂模仿了吸烟行为的手-口模式，对于某些吸烟者来说是一个吸引点。在随机对照研究中，吸入剂组的戒烟成功率较安慰剂对照组升高2倍。尼古丁吸入剂的副作用是极其微弱的，最常见的副作用为咽喉刺激和咳嗽症状。

5. 尼古丁鼻喷雾剂

尼古丁鼻喷雾剂仅处方销售。尼古丁在鼻腔黏膜中的吸收速度较口腔黏膜更快，但与吸烟时经肺吸收的速度相比仍相对较慢。随机对照研究显示使用尼古丁鼻喷雾剂的戒烟成功率是安慰剂对照组的2倍，但不良反应的发生率较高，包括鼻腔和咽喉刺激症状、流泪、喷嚏、咳嗽等。该方法需要详尽的指导以达成正确使用。推荐剂量为需要时每个鼻孔一喷，这样使用的尼古丁剂量为1mg。鼻喷雾剂需要使用3～6个月。

（四）安非他酮

安非他酮是一种具有多巴胺和去甲肾上

腺素活性的抗抑郁药物。与安慰剂相比，安非他酮缓释片的戒烟成功率提高1倍，并且已被FDA批准用于戒烟治疗。最严重的不良反应是癫痫发作的阈值降低，但发生癫痫的风险低于1/1000。有癫痫发作史或者存在癫痫发作倾向为该药使用的禁忌证。常见的不良反应包括失眠、焦躁、头痛、口干等。对戒烟有效的治疗方案为150～300mg/d持续使用12周。吸烟者需要在戒烟1周前开始服药，以保证开始戒烟时的血药浓度达到标准。安非他酮能够减少但不能消除戒烟后体重增加的反应（见下文"体重与戒烟"部分）。一旦停止用药，这种作用就会消失。尽管如此，这一特点对于那些关注戒烟后体重增加的吸烟者具有吸引力。

（五）伐尼克兰

伐尼克兰是一种选择性 $\alpha_4\beta_2$ 尼古丁受体部分激动剂，这种亚型的尼古丁受体在大脑中起到控制尼古丁依赖性的作用。人们认为该受体的激活具有双重机制。作为一种部分激动剂，该药能够缓解尼古丁戒断症状。此外，如果在服用伐尼克兰时吸烟，药物会阻断香烟释放的尼古丁与受体结合，削弱吸烟的"奖赏"作用。随机对照研究显示，与安慰剂和安非他酮相比，使用伐尼克兰的患者长期戒烟率更高，几乎是安慰剂组的3倍。恶心是最常见的不良反应，在临床试验中发生率接近30%。与食物同服或饮用一大杯水来服药，常常能够成功控制这种副作用。伐尼克兰的用法是每日2次，每次1mg，持续使用12周，第一周应逐渐加量以最大限度减少恶心的副作用。戒烟日之前应至少服药1周以达到稳定的血药浓度，如果在戒烟日前服药4周以上效果可能更好。

过去对伐尼克兰和安非他酮安全性的担忧，包括行为改变、抑郁、自杀想法和行为，导致FDA要求两种药物在标签上标注黑框以作警示。这些警示在2016年12月被去除了，因为比较尼古丁透皮贴、安非他酮、伐尼克兰和安慰剂的大型试验做出结果，对于无论是否合并轻中度精神障碍的吸烟者，它们在精神方面的副作用没有显著性差异。这个试验显示，

3种药物的戒烟率都高于安慰剂，而伐尼克兰的戒烟率高于安非他酮和尼古丁透皮贴。对伐尼克兰效果不好的个体可以采用联合NRT。

（六）去甲替林与可乐定

去甲替林是一种三环类抗抑郁药物，在随机对照试验中已显示出其对于戒烟的效力。一项荟萃分析研究发现，去甲替林的效力与非典型抗抑郁药物安非他酮相似。去甲替林尚未被FDA批准作为戒烟的辅助用药。低血压与口干是最常见的副作用。尚无证据支持其他抗抑郁药物或抗焦虑药物对于戒烟有效。

可乐定是一种中枢 α 受体激动剂，常用于治疗精神药物依赖而非治疗尼古丁依赖。在随机安慰剂对照研究中，口服或经皮可乐定治疗都能够减少戒断症状、增加戒烟成功率。可乐定并未被FDA批准用于戒烟，其副作用（镇静、头晕、口干等）限制了其在临床上的应用。

（七）电子烟和其他烟草替代制品

过去10年中市场上出现了新型制品，通过减少吸烟者烟雾中毒性物质暴露从而达到降低健康损害的目的。希望这些烟草替代制品能够使不能或不愿戒烟的吸烟者降低健康风险。电子烟是这些制品中使用最广泛的一种，是由电池供能的尼古丁传递装置，通过加热通常含有尼古丁、有机溶剂和芳香剂的溶液，产生供使用者吸入的气溶胶。不同于燃烧产烟的传统烟草，电子烟降低了个体对烟雾中其他多种毒物的暴露，因此可能降低了吸烟的健康风险，但目前对电子烟的长期健康效应尚属未知。

2016年，美国成年人中15.4%报告曾经使用过电子烟，3.2%报告正在使用电子烟。仍在吸烟或戒烟不到一年的人群中电子烟使用最普遍。多数人报告使用电子烟的目的是戒烟或减少吸烟量或降低健康风险。对于电子烟是不是戒烟的有效工具做出评估的随机对照试验并不多，而且FDA并没有批准电子烟用于此目的。试图戒烟者应该先使用一种

FDA批准的戒烟药物。如果吸烟者选择使用电子烟来戒烟，则应该建议他彻底换用电子烟。电子烟使用者中大约70%仍在继续吸烟，二者合用导致烟雾中毒物暴露的减低幅度较单用电子烟大大下降。由于电子烟对健康的长期影响尚不清楚，应该鼓励使用电子烟戒烟者也制定一个最终戒除电子烟的日期。

加热而不燃烧的烟草制品是烟草工业新发展出来的装置，通过加热烟草生成气溶胶，取代了燃烧香烟，用来减少吸烟的健康风险。这些方法对健康的影响尚不清楚。这些产品在许多国家已经上市，但在美国还没有，FDA正在审核将它们作为降低烟草风险的产品在美国上市的申请。

七、戒烟的障碍

（一）体重与戒烟

与年龄和身高相似的不吸烟者相比，吸烟者的体重要轻5～10磅（2.25～4.5kg）。80%的戒烟者体重会增加，平均增长10～15磅（4.6～6.8kg），这对健康的影响极小，尤其是与戒烟带来的好处相比。女性及大量吸烟者（每日超过25支香烟）的体重增长，比男性及少量吸烟者明显。人们对于其机制尚未完全了解，主要原因可能是尼古丁相关的代谢率降低、饮食摄入增加。戒烟后体重增加不会抵消戒烟带来的健康获益，但它会打击在意体重的吸烟者尝试戒烟的勇气。帮助吸烟者从心理上接受少量的体重增加，安抚他们预期增重值可能比所担心的要小，是一个好的策略。高强度的运动项目可以减少戒烟后体重增加程度，有利于戒烟。即使中量的体育运动也能减少戒烟后的体重增加。使用尼古丁口香糖或安非他酮的戒烟者，戒烟后的体重增加较使用安慰剂者少，会有助于担心体重增加者尝试戒烟。

（二）社会支持

配偶不吸烟者与伴侣吸烟者相比，戒烟的可能性更大。在伴侣、家人、朋友的支持下更容易戒烟成功。同住人可以限制吸烟者只在户外吸烟，以创造出"无烟家庭"。正式戒烟项目能够提供附加的社会支持，这在戒烟者的个体环境缺乏支持时尤为有价值。

（三）精神障碍

吸烟与精神障碍之间存在很强的关联。与不吸烟者相比，吸烟者的抑郁症状更多，重性抑郁症的病史也更常见。双向情感障碍和精神分裂症的患者吸烟率是一般人群吸烟率的2倍多。有精神障碍与没有精神障碍的吸烟者相比，戒烟意愿相近但接受治疗的少。对一般人群戒烟有效的药物，包括伐尼克兰和安非他酮，对合并精神障碍的吸烟者同样有效且安全，但戒烟率在合并精神障碍的吸烟者中较不合并精神障碍的吸烟者中更低。有证据表明，戒烟后精神疾病的症状并不加重，而且可能改善。即便如此，有精神障碍病史的吸烟者，在尝试戒烟时需要监测症状是否再发。

抑郁者比不抑郁者戒烟的成功率更低。早期证据显示，在标准治疗的基础之上增加情绪管理，可能增加治疗的成功率。临床医生需要警惕吸烟者存在抑郁的可能性。如果存在，则需要在管理烟草使用的同时治疗抑郁症状。存在抑郁症病史的戒烟者需要进行监测，警惕抑郁症状在戒烟期间复发。

（四）物质使用障碍

合并其他物质使用障碍的人群中吸烟率很高。在反复戒烟失败的吸烟者中应该把物质使用障碍作为潜在的合并症。即使在不酗酒的吸烟者中，饮酒也是造成复吸的一个常见因素。往往要建议吸烟者在戒烟后暂时不接触酒精。戒烟的行为治疗和药物治疗对合并其他物质使用障碍的个体有效，而且不会加重另外的物质使用障碍。有些研究显示，戒烟后会改善其他物质使用障碍。然而，合并其他物质使用障碍的吸烟者与不合并其他物质使用障碍的吸烟者相比，戒烟率更低。

八、在医疗卫生体系中治疗烟草依赖

（一）医生的角色

吸烟常自早年开始，因此阻止年轻人吸烟是管理青少年儿童健康的医生的重要任务。而对于成年人的医生，鼓励和帮助患者戒烟则是他们面临的挑战。在美国，每年医生能够见到约70%的吸烟者，存在许多的干预机会。当吸烟者因出现症状而关注到自身健康，因而更愿意考虑改变吸烟行为时也会就医。例如，发生心肌梗死后1/3吸烟者选择戒烟，此时若能进行戒烟干预，戒烟率可能更高。女性的妊娠需求可以促使其戒烟，大约30%的女性吸烟者在妊娠期间会戒烟，尽管许多人可能在产后复吸。发生其他吸烟相关情况也是"教育时机"，可能促使吸烟者接受建议而戒烟。

对所有就诊患者提出简短的戒烟建议能够提高戒烟率。仅仅尝试提出建议就会有效；随机对照研究显示，在全科/家庭医生的诊室中进行简单晤谈给予补充建议，会更加有效。简短干预能够促进吸烟者戒烟，但医生的责任不应仅止于此，还要帮助吸烟者建立有效的治疗关系以使戒烟成功率达到最大化。在诊室中进行戒烟治疗的成本–效益比，不低于甚或要高于其他预防性医疗卫生服务。

（二）系统水平的治疗方法

由于烟草依赖是一种慢性健康问题，其特点是在尝试戒烟时常会有缓解期和复发期，因此在卫生系统中对门诊者的戒烟治疗与对高血压、糖尿病等慢性病的管理是类似的。戒烟治疗不应当被排除于医生职责之外。反之，它是一项需要系统水平努力地工作，在诊疗团队中每一个人都有其特殊作用。治疗需要由受过充分训练、有机构支持并且有医疗保险偿付的个体合作完成。在这个模式下，医生的作用在于向每一位吸烟者提出强烈的戒烟建议，提供戒烟治疗，并帮助吸烟者获得有循证医学证据的资源，包括药物和行为

支持等。团队其他成员可以帮助医生识别患者的吸烟状态，向专业单位转诊，以及提供诊室内咨询和药物管理。

九、诊室戒烟咨询策略

来自美国公共卫生服务的戒烟循证医学临床指南，建议对门诊的成年患者采用"5A"（五步法）进行治疗。其步骤包括询问所有患者是否吸烟，强烈建议所有吸烟者戒烟，评估吸烟者戒烟的意愿、帮助有意愿者戒烟，以及对所有吸烟者进行随访。这种模式已经为多个专业组织所应用，被证实可以更好地将戒烟治疗融入日常临床工作中。更新的模式常常将"5A"缩减为三步，便于诊疗团队合作提供治疗，从而节约医生的时间。精简的方式包括询问/建议/帮助和询问/帮助/转诊。下文将介绍完整的五步模式（表21-2）。

1. 询问（ASK）

第一步是在每一位患者每次就诊时识别其烟草使用状态并且在病历中记录。这项任务可以由医疗团队中第一位接诊患者的成员承担。有些仅偶尔吸烟的患者并不认为自己是烟民。因此，需要询问患者是否曾经吸烟或使用包括电子烟的其他烟草制品。还要建议那些不吸烟者采取家中、车中及其他场所的无烟方针以避免暴露于二手烟。

2. 建议（ADVISE）

医生有责任向每一名吸烟者明确提出戒烟建议，必须是强烈建议而不能含糊其词。例如，"现在就戒烟，是您为了保持健康需要采取的最重要的行动"。正面表达，强调戒烟的益处比强调继续吸烟的害处更为有效。如果可能，最好基于本次就诊原因来提出戒烟建议，特别是针对因吸烟引发或加重的现患症状。接诊时通过电子病历可以为医生提供在"询问"步骤中获取的信息，以帮助医生提出建议。

3. 评估（ASSESS）

第三步是评估患者戒烟的意愿。通过这种方式对吸烟者进行分类在临床上是一种实

表 21-2 戒烟咨询流程（医生用）

1. 询问（ASK）-对每个患者都要问："你抽烟吗？"
2. 建议（ADVISE）-建议每一名吸烟者戒烟
a）明确建议："现在，戒烟是让你保持健康的最重要的措施。"
b）根据患者的临床情况（症状、家族史等）给出个体化的建议
3. 评估（ASSESS）-评估患者对于戒烟的准备："你有意愿戒烟吗？"
4. 辅助（ASSIST）-帮助处在戒烟过程中的患者
a）对于准备好戒烟的患者
i. 请患者选定一个4周之内的"戒烟日"
ii. 给予药物治疗
iii. 帮助患者获取社会心理支持，可以是免费戒烟电话热线（800-QUIT-NOW）或当面咨询项目。对于存在其他物质依赖、抑郁、社会支持薄弱、对成功戒烟不自信的吸烟者尤其需要注意
b）对于尚未准备好戒烟的患者
i. 从该患者角度出发，与其商讨戒烟的好处与障碍
ii. 建议避免让家庭成员受到被动吸烟的危害
iii. 告知当他准备好戒烟时，自己愿意提供帮助
iv. 在下次就诊时重新询问其戒烟的意愿
5. 安排（ARRANGE）-安排好随访
a）预约"戒烟日"后1～2周内就诊
b）随访时询问其吸烟的情况
c）对开始戒烟的患者
i. 祝贺！
ii. 帮助患者认识到未来可能遇到的复吸高危情景
iii. 对高危情景进行预演
d）对未能戒烟的患者
i. 询问：您是在什么情况下又吸了第一支烟？
ii. 询问：您这一次学习到了什么经验？
iii. 请患者选择一个新的"戒烟日"

引自：美国公共卫生服务指南之烟草使用和依赖的治疗（http://www.ahrq.gov/professionals/clinicians-providers/guidelines-recommendations/tobacco/clinicians/update/treating_tobacco_use08.pdf）。

用的措施，有助于医生决定恰当的咨询策略并设定可实现的目标。然而，这一步在新的治疗模型中已不再强调，即把吸烟看作慢性病，就要抓住每一次机会提供治疗，而不是先询问是否做好了接受治疗的准备。在这个新的模型中，医生可以通过这样讲来提供治疗："戒烟具有挑战性，但已经有明确有效的治疗来帮助戒烟，我可以使用这些方法来帮助您。您愿意试一试吗？"

4. 辅助（ASSIST）：医生帮助吸烟者的方式取决于吸烟者对治疗的接受度

（1）如果吸烟者有意戒烟，医生应当询问他们是否准备好确定一个"戒烟日"，即4周内的一个开始戒烟的日期。如果有，需要将这个日子记录在表格里同时请患者记好带回家。医生与患者要一起讨论，根据其尼古丁依赖水平、既往戒烟的努力以及戒烟的障碍，商讨哪一种戒烟的方式最有可能成功。行为治疗和药物治疗都应使用，因为二者联合治疗较单独使用其中一种方法更为有效。戒烟行为治疗项目教授行为改变技术和社会支持。既往戒烟失败者需要加强治疗。决策支持可以建入电子病历中，以促进医生处方戒烟药物和将吸烟者转诊到行为支持资源，包括面对面或电话咨询，手机短信项目以及互联网项目。戒烟免费电话咨询服务目前在美国全境均可获取，患者可拨打统一的热线电话（800-QUIT-NOW）。手机短信项目和其他资源可以通过网站（www.smokefree.gov.）获得。

（2）对于没有接受治疗意愿的吸烟者，医生需要就"吸烟对个体的好处和危害"了解其认识。这样医生就能够补充患者漏掉的健康风险信息，并纠正患者对戒烟过程的误解。讨论要更多聚焦于短期能够获得的益处，而不是长期会带来的危害。医生要准备好就戒烟过程中常见的障碍进行讨论，要提醒吸烟者通过在家中和汽车中实施无烟政策来避免家庭成员遭受被动吸烟的危害。最后，医生要明确一点，即他或她准备做出戒烟尝试时将会获得帮助。

5. 安排（ARRANGE）

随机试验已经表明，安排讨论吸烟问题的随诊时间，能够提高戒烟咨询的成功率。连续性随访对于采用药物治疗戒烟的患者尤其重要，通过随访可以监测药物副作用，并依据尼古丁撤退症状的水平来调整药物剂量。除了在诊室接诊，医务人员也可以通过电话、患者网站以及其他手段进行随访。

（1）如果戒烟者在随访期间没有吸烟，

要衷心祝贺，同时提醒他们保持警醒以坚持戒烟。还要评估患者尼古丁戒断症状的水平和药物副作用情况，决定是否需要调整药物剂量。为了防止复吸，要让患者认清预计会导致复吸的困难情景，由医生帮助他们做出应对计划并进行演习。

（2）如果吸烟者在随访期间未能坚持戒烟，医生的作用是将"失败"重新定义为"部分成功"。可以告诉患者，即使只有1天没有吸烟也是迈向成功戒烟的第一步，并提醒患者学习戒烟需要时间，就好像学会吸烟也需要时间。为了帮助患者总结经验，医生需要询问患者：什么场合下促使他们在戒烟日之后吸第一支烟；从这次经历中学到了什么经验用于以后的戒烟；要不要设定一个新的戒烟日。

十、推荐阅读

Anthenelli RM, Benowitz NL, West R, et al. Neuropsychiatric safety and efficacy of varenicline, bupropion, and nicotine patch in smokers with and without psychiatric disorders (EAGLES): a double-blind, randomised, placebo-controlled clinical trial. *Lancet* 2016; 387: 2507-2520.

Babb S, Malarcher A, Schauer G, et al. Center for Disease Control and Prevention. Quitting smoking among adults—United States, 2000-2015. *MMWR Morb Mortal Wkly Rep* 2017; 65: 1457-1464.

Benowitz NL, Pipe A, West R, et al. Cardiovascular safety of varenicline, bupropion, and nicotine patch in smokers: a randomized clinical trial. *JAMA Intern Med* 2018; 178 (5): 622-631.

Cahill K, Lindson-Hawley N, Thomas KH, Fanshawe TR, Lancaster T. Nicotine receptor partial agonists for smoking cessation. *Cochrane Database Syst Rev* 2016; (5): CD006103.

Cochrane Tobacco Addiction Group. https://tobacco.cochrane.org/our-reviews (*Regularly updated systematic reviews with meta-analyses of smoking cessation interventions, both pharmacologic and non-pharmacologic.*)

Fiore MC, Baker TB. Treating smokers in the health care setting. *N Engl J Med* 2011; 365: 1222-1231.

Fiore MC, Jaen CR, Baker TB, et al. *Treating Tobacco Use and Dependence: 2008 Update.* Clinical Practice Guideline.

Rockville, MD: U.S. Department of Health and Human Services. Public Health Service, 2008.

Hartmann-Boyce J, Chepkin SC, Ye W, Bullen C, Lancaster T. Nicotine replacement therapy versus control for smoking cessation. *Cochrane Database Syst Rev* 2018; 5: CD000146.

Hughes JR, Stead LF, Hartmann-Boyce J, Cahill K, Lancaster T. Antidepressants for smoking cessation. *Cochrane Database Syst Rev* 2014; (1): CD000031.

Prochaska JJ, Hilton JF. Risk of cardiovascular serious adverse events associated with varenicline use for tobacco cessation: systematic review and meta-analysis. *BMJ* 2012; 344 (e2856): 1-11.

Rigotti NA. Balancing the benefits and harms of e-cigarettes: a National Academies of Science, Engineering, and Medicine Report. *Ann Intern Med* 2018; 168 (9): 666-667.

Rigotti NA. Strategies to help a smoker struggling to quit. *JAMA* 2012; 308 (15): 1573-1580.

Rigotti NA, Clair C, Munafò MR, Stead LF. Interventions for smoking cessation in hospitalized patients. *Cochrane Database Syst Rev* 2012; (5): CD001837.

Siu AL for the U.S. Preventive Services Task Force. Behavioral and pharmacotherapy interventions for tobacco smoking cessation in adults, including pregnant women: U.S. Preventive Services Task Force Recommendation Statement. *Ann Intern Med* 2015; 163 (8): 622-634.

Stead LF, Koilpillai P, Fanshawe TR, Lancaster T. Combined pharmacotherapy and behavioural interventions for smoking cessation. *Cochrane Database Syst Rev* 2016; 3: CD008286.

十一、网站

BecomeanEx website (Mayo Clinic). https://www.becomeanex.org/# (tips for preparation, quitting, and staying quit). Accessed August 2018.

Centers for Disease Control Web site. http://www.cdc.gov/tobacco (comprehensive web site of information about tobacco use, prevention, and cessation). Accessed August 2018.

U.S. National Cancer Institute Web site. http://www.smokefree.gov (tips for preparation, quitting, and staying quit, links to access telephone counseling (quitline) and text messaging programs). Accessed August 2018.

U.S. Preventive Services Task Force Web site. https://www.uspreventive servicestaskforce.org/Page/Document/Recommendation StatementFinal/tobacco-use-in-adults-and-pregnant-women-counseling-and-interventions. Accessed August 2018.

肥　　胖

Robert B. Baron, MD, MS

一、引言

　　肥胖是临床中最常见的问题之一。在美国，肥胖的定义是指体重指数（body mass index，BMI）>30kg/m²，根据这个定义，超过39%的美国成年人满足肥胖的标准。此外，还有35%的人达到BMI 25～30kg/m²这一超重的标准。儿童中肥胖占18.5%，超重加肥胖的比例超过1/3。由于肥胖是数百万美国人慢性病风险和心理社会残障的核心，因此肥胖的预防和治疗为患者提供了独特的医疗和公共卫生机会。如果所有美国人都能达到正常体重，预计糖尿病的发病率将会降低一半，而高血压、冠心病以及多种癌症的发病率将会降低10%～20%。

　　不论对患者还是对医生来说，肥胖都是基本医疗中最困难也最令人沮丧的问题。尽管医生和患者投入了大量的努力，但常常成效甚微。例如，即使是在最好的治疗中心，减肥食谱也只能达到平均减重5%～10%的效果。这样小的临床疗效导致了对新的减肥方法永无止境的需求。在任何一个时刻，总有大约1/2的女性和1/4的男性正在"节食"。每年，人们在减肥食谱相关书籍、减肥餐、减重课程、减肥药、健身项目及其他减重手段上花费数十亿美元。健康照护者面临的挑战在于，如何识别出那些最有可能通过减肥治疗获益并保持体重的肥胖患者，向他们提供合理的建议、长期改变生活方式的技术以及支持与帮助。而对那些没有动力参加减重项目的患者来说，医疗人员需要继续保持尊重和共情，关注他们身上的其他健康问题。

不论何时，医疗人员都需要向患者强调肥胖以及未来增重的预防，强调不论是何种体型，身体健康都十分重要。

二、定义

　　肥胖定义为体脂过多。体脂可以通过多种方式测量，包括同位素标记水、水下称重、生物电阻抗、双能X线吸收计量法、CT和磁共振成像（magnetic resonance imaging，MRI）。然而在临床上，对于肥胖判定的最佳标准是BMI——体重指数，即体重除以身高的平方（kg/m²）。BMI与体脂指标及肥胖相关疾病结局之间关系密切。根据美国国立卫生研究院（National Institutes of Health，NIH）的标准，BMI<18.5kg/m²被划定为体重过轻，BMI 18.5～24.9kg/m²为正常，25.0～29.9kg/m²为超重，≥30.0kg/m²则被列为肥胖。肥胖者进一步被分类为Ⅰ度（BMI 30.0～34.9kg/m²）、Ⅱ度（BMI 35.0～39.9kg/m²）和Ⅲ度（极度肥胖，BMI≥40kg/m²）。最好避免对Ⅲ度肥胖者使用"病态肥胖"这一术语，因为肥胖相关疾病可发生在任何肥胖水平。临床实践中还可以测量腰围、腰臀比和皮肤皱褶厚度。

三、肥胖的患病率

　　目前全球肥胖患病率已经接近1975年的3倍。根据世界卫生组织（WHO）的数据（图22-1），2016年成人超重率为39%，肥胖率为13%。以往超重和肥胖被认为是高收入

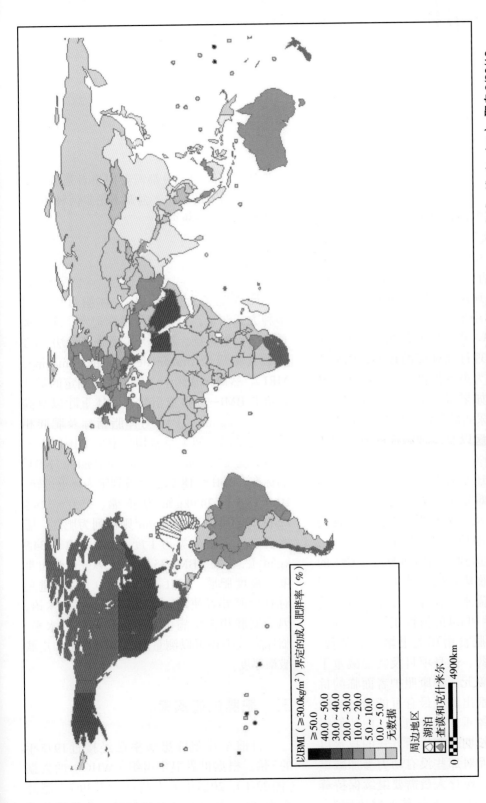

图 22-1　WHO 批准刊印，以 BMI（≥30.0kg/m²）界定的成人肥胖率世界分布图（http：//apps.who.int/bmi/index.jsp）。取自 8/28/19。

国家的问题，但现在其患病率在中低收入国家也在增加。例如，全球近一半肥胖或超重青少年在亚洲。

尽管整体上美国成人和儿童的肥胖率在过去40年都显著升高，但在不同人群中差异普遍存在。以女性为例，非西班牙裔黑种人和西班牙裔女性肥胖率分别是55%和51%，远高于白种人女性（38%）。相似地，在2～19岁青少年儿童中，黑种人和西班牙裔人的肥胖率（分别是22%和26%）也高于白种人（14%）。其他亚群体的超重率和肥胖率也有显著升高，例如，83%的精神疾病患者存在超重或肥胖的情况。在美国，患病率的地理差异也很显著：美国东南部比其他地区肥胖者更加常见（图22-2）。

四、肥胖对健康的影响

与其他心血管疾病的危险因素相似，体重与死亡率之间呈曲线关系。大多数研究都证明了"J"形曲线关系，提示最瘦的人群也存在超额死亡。这主要是由于除老年人外最瘦人群中吸烟率更高，而老年人不论是否吸烟，体重过低都对超额死亡具有预测性。近期美国国家健康与营养研究（National Health and Nutrition Examination Study，NHANES）的分析指出，超重人群可能并不像以前所认为的那样存在更高的死亡率，并且肥胖对整体死亡率的影响随时间而减少。种族和族裔因素也可能影响体重和死亡率之间的关系。最小死亡率对应的体重，在非裔美国人中高于白种人，而在亚裔美国人中低于白种人。美国糖尿病协会的指南建议，在亚裔人群中需要筛查糖尿病的BMI是23kg/m^{2}而不是25kg/m^2。

使肥胖相关整体死亡率升高的原因主要是冠心病（coronary heart disease，CHD）。尽管尚未完全证明肥胖是冠心病的"独立"危险因素，但肥胖无疑是可导致冠心病其他危险因素发生的重要危险因素。例如，对于20～44岁的患者来说，肥胖使其患2型糖尿病的风险升高3～4倍，患高血压的风险升高

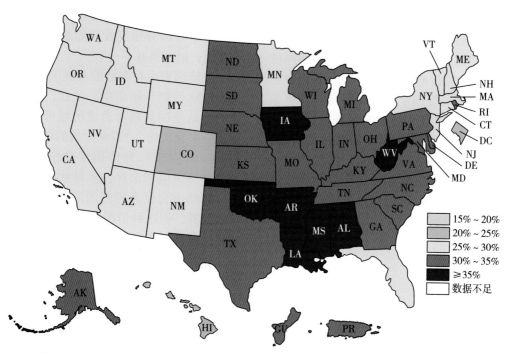

图22-2　美国成人自我报告肥胖率（国家和地区行为风险因素监测系统，2017）（https://www.cdc.gov/obesity/data/prevalence-maps.html）。取自 8/28/19。

5～6倍，患高胆固醇血症的风险升高1倍。同时，肥胖也是某些癌症的危险因素，如结直肠癌、卵巢癌和乳腺癌等。

因为这些因素的存在，Ⅰ度肥胖患者（BMI 30.0～34.9kg/m²）的整体死亡率较BMI正常的人群升高20%。Ⅱ度肥胖患者（BMI 35.0～39.9kg/m²）的整体死亡率升高80%。尽管研究数量还相对较少，但预计极度肥胖患者的死亡率至少是正常体重人群的2倍。

肥胖还与一系列其他疾病有关，包括承重关节的退行性关节病、消化道疾病（胆囊疾病、胃食管反流病）、血栓栓塞疾病、脑血管疾病、心力衰竭（收缩性心力衰竭和舒张性心力衰竭）、呼吸障碍（包括呼吸睡眠暂停）和皮肤病。肥胖患者的手术率和产科并发症发生率相对较高，并且更容易发生意外，受到社会歧视的风险也更高。若干项研究表明，肥胖患者的抑郁率较正常体重者高，存在暴食症的比例也较高。

除额外体脂总量增多之外，额外体脂的分布（区域脂肪分布）对于肥胖患病率和死亡率升高的程度是一个主要的决定因素。上半身脂肪（腹部及腰部）的增多是与心血管疾病风险和整体死亡率独立相关的因素。体脂分布可通过多种技术评价。测量皮褶厚度（肩胛下和肱三头肌）能够反映皮下脂肪程度。测量腰围和臀围能够反映腹部和内脏脂肪情况。CT和MRI可测量皮下及内脏脂肪。临床上，测量腰围及臀围是最实用的方法，特别是对于BMI在25～35kg/m²的患者，男性围度＞102cm（＞40英寸）和女性围度＞88cm（＞35英寸），可以用来识别肥胖相关健康问题风险增加的个体。

五、肥胖的病因

包括对领养儿、双生子的流行病学研究和动物研究等在内的大量证据表明遗传因素在肥胖的发生中起到强烈的作用。例如，丹麦一项800名领养儿的研究显示，领养儿体重与养父母体重之间没有关联，而与生理学父母的体重之间存在密切关系。在一项纳入约4000名双胞胎的研究中发现，同卵双胞胎的体重相关性要远强于异卵双胞胎。这项研究认为遗传因素大约造成了2/3的体重差异。有关分开抚养的双胞胎对过度喂养的反应研究显示出了相似的结果。有关脂肪区域分布的双生子研究也显示出了遗传因素显著（但并非完全）的遗传影响。

动物和人类的遗传学研究均证实了遗传与肥胖之间存在明确关系。在人类基因组相关研究中，已经识别出至少11种罕见的肥胖单基因突变型和大于300个突变位点。研究发现，遗传因素可能既影响能量摄取环节（食欲控制及饮食行为），又影响能量消耗环节。

例如，基础代谢率占总体能量消耗的60%～75%，因此基础代谢率的差异可以很容易地对体重差异造成巨大的影响。即便是对于相同年龄、性别及体格的人，个体之间基础代谢率的差异可达20%，这种差别导致能量消耗差异大约为400kcal/d。有证据表明，家庭成员之间存在相似的代谢率，正如预期一样，代谢率较低的个体更容易增重。食物热效应的差异、餐后能量消耗或许也与肥胖有关。尽管部分研究发现肥胖者中食物热效应减弱，但结果并不一致。

环境因素也在肥胖的发展中起重要作用。美国疾病控制与预防中心估计，由于缺乏充分的土地使用规划而造成的城市扩张，与肥胖、心血管疾病、2型糖尿病的增长有关（见第9章）。在工作和休闲活动中体力活动减少、食物供应和选择性多导致的能量摄入增加，显然也会促进肥胖的发生。疾病也可以导致肥胖，但这种情况仅占不到1%。其中甲状腺功能减退、库欣综合征是最常见的病因。下丘脑疾病也可造成肥胖，但非常罕见。重度抑郁通常会导致体重减轻，但也可以表现为体重增加。在无法解释的近期体重增加时，对这些因素的考虑尤为重要。许多药物也可导致体重增加，包括抗精神病药物（如氯氮平、奥氮平、利培酮），抗抑郁药物（如阿米替林、赛庚啶），抗惊厥药物（如丙戊酸钠、卡马西平、加巴喷丁），以及糖尿病药物（如胰岛素、噻唑烷二酮）等。值得注意的是，这些类别的药物中都有不致体重增加的药物。体重增加也常见于戒烟过程。平均而言，戒烟者在戒烟6个月内体重增加4～5kg，但有些患者可能会更多。

六、减重患者的选择

要在每一次就诊时测量和记录患者的BMI，不带偏见地将BMI数值与其他的临床异常发现一起告知患者，并告知患者这些数值是如何定义超重和肥胖的。由医生告知患者超重或肥胖，患者更容易将体重视为一种健康问题，更容易有愿望尝试减重。与超重和肥胖等医学术语相比，患者更喜欢像"你的体重不健康"或"你的体重正在损害你的健康"这样的语言。

减重有助于肥胖相关疾病的管理，尤其是对于存在高血压、2型糖尿病或糖尿病前期、高脂血症、代谢综合征等症状的肥胖患者（BMI > 30kg/m²）。存在上述任何一种情况的超重患者（BMI 25～30kg/m²）也能够从减重中获益。

对于尚无任何健康、代谢或行为异常的超重患者来说，通过减重来预防肥胖相关并发症存在更多争议。对中青年，特别是存在肥胖相关疾病家族史的人，应当根据肥胖的程度及体脂分布情况制定治疗方案。上身肥胖者（腰围增粗）应当考虑接受治疗。对下身肥胖但没有明显临床后果的人可以进行监测及再评估。然而，许多患者因为心理、社会、美观原因而具有减重愿望。此时与患者详细讨论减重相关风险与获益，有助于患者对多种减重策略做出明智的选择。

存在医学的或社会心理学的指征，是开始减重治疗的必要但不充分条件。治疗必须在患者准备改变的前提下开始设计。"跨理论模型"，或更常被称作"阶段改变模型"，是一种有助于患者进行行为改变的有效模式。该模型最初起源并应用于戒烟，也被用于改变饮食习惯和运动行为。该模型将行为改变定义为一个能够分阶段识别的过程，包括无意阶段、考虑阶段、准备阶段、行动阶段、维持阶段和复发阶段。通过了解患者所处阶段，医生能够对每一位患者进行针对性工作，促进其进入下一个阶段（见第19章）。

临床评估需要聚焦于对目前尝试与既往尝试做出比较；合理评定患者减重的目标，包括程度和速度；评估外部压力、情绪障碍或药物滥用对减重可能的妨碍，并且评估他人能够给予的支持水平。要求患者完成特定的治疗前任务，可以进一步评估患者对进行改变的准备程度。例如，可以要求患者完成3天的饮食记录并提交锻炼计划，包括患者准备开始做的有氧运动类型以及如何安排好锻炼时间。当肥胖合并有其他显著的心理障碍，尤其是抑郁、暴食、物质使用障碍等，从开始就需要同时采用针对它们的治疗。

七、饮食疗法

减重的饮食疗法目标是达到每日能量负平衡，即能量摄入小于能量消耗。每日能量消耗可以根据年龄、性别、活动水平进行估算。参考水平通常为2000kcal/d，但不同个体之间能量需要的差异可以达到数百千卡/日。绝大多数减重食谱的目标是每日摄入能量较需要值低大约为500kcal。由于1磅（0.45kg）脂肪相当于3500kcal，这种疗法下大约每周可减重1磅（0.45kg）。

对随机研究的荟萃分析表明，在为期3个月到1年的随访时间内，接受减重饮食疗法的患者平均减重量为初始体重的5%～10%。对患者进行长达5年的随访则提示平均长期减重量为初始体重的2%～4%。值得注意的是，所有研究中患者的反应都存在显著差异。约20%患者减重更多并且能够维持更长的时间。研究显示商业减重项目的减重数值也不高，而且不同项目的结果存在显著差异。例如"体重观察者"项目的2年减重量为3.2%。

大量临床研究在研发理想的减重食谱，

这也是成千上万畅销减重书的重要内容。绝大多数营养指南，包括美国膳食指南等都推荐低脂高纤维均衡膳食。这种方法强调进食多种类的食物以达到主要营养素的均衡，即实现能量摄取20%～35%来自脂肪，45%～65%来自碳水化合物，10%～35%来自蛋白质。这样的范围相较既往的美国指南更加宽泛，能够允许进行食谱的弹性调整。高血压防治饮食（dietary approaches to stop hypertension，DASH）最初是为治疗高血压而提出的食谱，它是一种能够满足主要营养素需求的均衡膳食，得到了美国指南的支持。地中海饮食以及多数素食也可以实现能量负平衡以实现减重，它也属于均衡饮食的范畴。

大量临床研究将这些均衡食谱与低碳水化合物食谱（如阿特金斯饮食法、迈阿密饮食法）进行了比较。研究一致表明，减重程度并不取决于饮食中主要营养素的构成，能否坚持食谱对于减重的预测效果比营养构成更好。研究人员还发现，即使主要营养素构成存在巨大差异，饱腹感、饥饿感、血脂水平、胰岛素水平以及其他代谢因素会具有同等的减重预测作用。类似的研究结果已经发表，比较了非常低脂的欧尼许（Ornish）饮食以及区域饮食和其他含有多种大量营养素组合的饮食。因此，只要患者能够坚持食谱就大可放心，因为几乎任何食谱都能够达到安全减重的目标。

减重饮食疗法中的重要方法之一是安全有效地应用极低卡路里饮食（very-low-caloriediets，VLCDs）。这种食谱既往被称作含蛋白改良节食法和蛋白配方液体饮食。这些食谱将每日能量摄入限制到800kcal/d甚至更少。患者仅摄入预先包装好的食物（通常是液体），这些食物能够提供适量的蛋白质、维生素和矿物质。患者每日仅可额外摄入2～3夸脱（1.9～2.8L）的无热卡饮料。这些饮食的主要优势在于"使患者完全脱离食物环境"，有助于短期的坚持率。此外，由于能量缺乏显著，患者可达到2磅/周（0.9千克/周）的快速减重，这一结果有助于鼓励患者继续

坚持食谱。但是，费用、副作用和长期结局，一直以来都是这些食谱要顾虑的问题。临床试验表明，800kcal/d的低卡路里饮食与更低卡路里饮食（400～600kcal/d）相比，费用更少，长期效果一致，而且能够避免胆囊结石、水电解质紊乱等主要副作用。与肥胖标准饮食疗法相比，极低卡路里饮食更要求患者遵循食谱，长期坚持营养与行为改变以维持体重。计划充分的减重项目，将极低卡路里饮食和营养教育、行为疗法、运动疗法和社会支持相结合，显示出了更好的长期效果。例如，有报道显示，初始减重平均为55磅（24.75kg），第一年随访时可维持75%的减重量，2.5年随访时维持52%的减重量，在2～3年随访时平均可维持减重24磅（10.8kg）。有关极低卡路里饮食的荟萃分析表明，尽管采用极低卡路里饮食的初始减重水平要高于标准饮食，但是两种饮食方法最终的长期效果是相同的。尽管与其他方法相比，采用极低卡路里饮食的反应差别极大，但部分患者能够实现长期减重。因为极低卡路里饮食能够实现更迅速、更大量的减重，特别适用于临床上需要快速减重的情况，例如，术前治疗（膝关节置换术、移植手术、减重手术）或对于严重临床疾病的初始管理（如严重睡眠呼吸暂停、控制不佳的糖尿病、心力衰竭或冠心病）。

近期的研究帮助阐明了减重饮食疗法后体重长期维持的预测因素。最重要的信息源自美国国家体重控制注册中心。这项队列研究的人群平均减重33kg并维持了5年，他们报告采用低卡路里低脂饮食（平均为1400kcal/d），平均60min/d的高强度锻炼，规律监测体重，每日进食早餐，工作日和周末坚持一致的饮食。

八、节食和减重的健康结局

很少有研究探索过减重对死亡率的影响。减重对心血管危险因素影响的研究，总的来讲与预期一致，证明了减重存在益处。然而，对于死亡率的描述性研究则没有得到统一的

结果。这些描述性研究未能明确死亡率的改变是否由体重改变而引起，如果存在疾病及影响疾病的因素（如吸烟）也可以造成体重下降，或者两者同时与另一因素有关。目前已有关于主动减重对死亡率长期影响的非随机临床试验发表。

在美国，任何时刻都有许多人在节食，但获得长期成功者寥寥无几，因此有关体重循环（间歇性暴食、厌食）的潜在副作用受到了很多关注。主要源自动物实验的研究，就体重循环的副作用提出了许多假说，包括使进一步的减重更加困难、整体脂肪及核心脂肪增加、后续卡路里摄入增加、食物利用度增加、能量消耗减少、脂肪组织脂肪酶及肝脏脂肪合成酶水平升高，增加胰岛素抵抗、升高血压、升高血胆固醇及甘油三酯水平。目前绝大多数专家认为这些情况即使会发生，表现也不会完全一致。体重波动对冠心病发病率、冠心病死亡率及整体死亡率影响的描述性研究，也显示出对这个问题的研究结果并不一致。

有关减重食谱是否会造成饮食障碍或暴食症的议题仍存在争议。尽管节食的过程总是伴随着进食障碍的发展，但是没有证据能够证明两者之间的因果关系。此外，大约50%存在暴食症的患者表示暴食可促进节食行为。有一些证据表明成功的减肥或许可以减少肥胖者的暴食行为（见第23章）。

因此，目前仅有非直接证据表明节食存在健康副作用。然而这并不表明这个问题不重要，并且应当强调避免随意尝试快速减重。但不应该因为潜在体重反弹带来的健康副作用而阻止患者进行长期减重的坚定尝试。

不论是在减重过程中或减重后，节食对于能量平衡都有重要的作用。每一名成功节食的患者都会观察到，减重的速度随着节食的过程在不断减慢。这对粗心的患者（或并不清楚该情况的健康保障人员）来说可能相当令人沮丧，因此在开始减重食谱之前告知患者这一点十分重要。减重在低卡路里饮食的前几天最为迅速，这是由于早期含水的糖

原和蛋白质流失导致的水盐平衡改变导致的，并且根据能量亏空程度和饮食类型，失盐的同时还可伴随着酮尿。起始期过后，体重减轻依赖于能量亏空的程度。随着时间的推移，体重减轻的速度再次开始减慢，这是由于机体的代谢率降低，能量亏空的程度也在减小。代谢率的下降可能比预计的体重下降速度大2～3倍。食谱的能量越低，人体代谢率越低。尽管最初认为在低卡路里饮食阶段进行体育锻炼能够防止代谢率的降低，但是近期研究表明运动在低卡路里饮食期没有直接作用（但锻炼或许可以增加节食后代谢率，这是通过保留去脂体重实现的）。

在低卡路里饮食结束之后（恢复到正常能量摄取），患者基础代谢率重新回升，但仍低于节食前的代谢水平。这种减少部分反映了去脂体重的丢失，部分是由于尚不清楚的原因影响了能量代谢。整体能量消耗的进一步下降源于食物的热力学作用减少以及不同体力活动的影响（体型小的人在相同活动量时能量消耗少）。因此，为了维持减重，患者需要比开始节食之前摄食更少的能量，并通过增加运动来增加能量消耗。

九、运动

对于以长期减重为目标的患者来说，运动能够带来一系列显著的好处。首要，也是最重要的，运动能够增加机体能量消耗，帮助产生减重必需的能量负平衡。不幸的是，绝大多数有氧运动（如走路、慢跑、游泳）在经典状况下（每周4～5次，每次30分钟）消耗的能量有限，为每周1000～1500kcal。因此，可以预见运动对于短期体重减轻的作用几乎为零。临床试验结果也反映了这一点：一些研究表明单纯运动可以减重，而运动与饮食结合比单纯节食可以减重更多，但也有其他研究并未显示有此效果。在一项包括43项研究的荟萃分析中表明，运动与节食结合的方法比单纯节食能够多减1.1kg的体重。研究表明高强度运动比低强度运动能够

多减重 1.5kg。

运动对维持减重的重要性更为明确。如前所述，美国国家体重控制注册中心将每天运动 1 小时作为长期体重维持的预测因子之一。除了增加累积能量消耗，运动还会影响在减重过程中丢失的身体物质成分。比较运动与节食，或者比较运动结合节食与单纯节食，发现运动能够更好地保留机体的去脂体重，即在缺乏运动时，每减重 1 磅时机体丢失的脂肪更少而丢失的肌肉更多。这一点尤为重要，因为机体的基础代谢率（每天能量消耗的主要组成部分）与去脂体重密切相关。

运动的长期影响主要源自去脂体重的保留，这一发现使得人们更多地关注到抗阻训练（如举重、循环训练）的潜在作用。初步结果发现，与单纯节食相比，在节食期间进行抗阻训练确实能够维持去脂体重。因此，有积极性的患者可以在指导下尝试在有氧运动以外增加抗阻训练。

规律的有氧运动对于肥胖患者来说还有许多其他的好处，包括改善心血管训练效果（增加活动耐量）、降低食欲（每卡路里能耗）、改善整体健康感受、降低血压（高血压患者）、改善糖代谢和胰岛素作用（糖尿病患者）、改善血脂（血脂异常患者）等，描述性研究显示，它还能降低心血管疾病死亡率和全因死亡率。

轻到中度肥胖的年轻患者可以从规律地有氧运动开始减重。通常要求患者选择两种运动，每周运动 6 次，30 ～ 60 分钟/天。需要教患者监测脉搏、维持心率在较高水平，即将心率维持在最高预计值的 70% ～ 80%。久坐、老年、严重肥胖的患者可以从走路开始锻炼，初始阶段可以不要求达到目标心率。这些患者应当关注运动的频率和时长而不是强度。随着减重的进行，患者开始习惯于规律锻炼后可以建议他们进行正式的有氧运动项目。

十、行为疗法与社会支持

持续减重需要饮食和运动行为的长期改变。患者必须学习特殊的技巧以帮助减少卡路里摄入并增加能量消耗。行为疗法与节食和锻炼相结合，构成了减重管理最标准的"生活方式改良法"的核心。行为疗法可以通过团体治疗或个体治疗来实施，通常以训练有素的心理学家和营养师为主力，诊室里的医生也可以学习和使用其中部分技术。

沟通交流的强度是能否成功减重的预测因子之一。例如，一项成功的"糖尿病预防计划"中，24 周内安排了 16 次课程教授改变生活方式。

一项对 36 篇关于"减重行为疗法研究"的荟萃分析表明，单纯行为疗法比安慰剂对照可以多减重 2.5kg，显著增加了减重值。另外有 6 项研究中的 5 项也表明，行为疗法与节食、运动相结合，减重效果比单纯节食和锻炼更为显著。还有 2 项研究比较了认知行为疗法（CBT）结合节食运动与单纯节食运动的减重效果，前者的减重值比后者多 4.9kg。

标准行为疗法依赖于特定技术来教授改变问题行为需要的技巧。

1. 设置目标

教育患者在行为疗法之初以及治疗的每一周都设定具体的、可量化的、现实的目标。成功实现目标能够增加患者的自信心并强化进一步的改变。

2. 自我监测

教育患者监测自己食物、饮料的摄入量以及活动量。由于患者可能的估测量可能会少于实际量的 50%，必须特别关注指导患者如何去估计分量大小。饥饿的环境和程度以及每一次进食的情绪状态也需要进行记录。这种方式有助于找出进食相关因素并作为改良的目标。同时也需要指导患者记录所有体育锻炼，并且可以利用计步器来协助监测活动量。

3. 刺激控制

指导患者识别可能增加他们行为的刺激因素，包括他们期待去做和不去做的行为，尤其是那些与进食相关的非食物刺激因素。同样地，简单的措施，例如避免在家中放置特定的问题食物，也可能有所帮助。

4. 认知技巧

教授患者解决问题和认知重构的技巧。要求患者识别问题、思考可能的解决方案、罗列优缺点、选择可行的解决方案和对结果进行评价。认知重构包括识别出干扰目标实现的反常思维，并用更加理性的想法进行替换。正规的认知行为疗法也可作为体重管理的一部分。认知行为疗法更加强调认知的改变而不是行为的改变。

社会支持是任何成功的减重项目中一项额外却必要的组成部分。绝大多数成功的减重项目利用了同伴团体支持的力量。对一些患者来说，共同节食的伙伴以及经济上的动力是有效的。家庭成员的参与也很重要。一项对减重项目所有研究的全面综述有力地表明，与特定的减重干预相比，减重服务提供者与患者之间的紧密联系更能够作为成功减重的预测因子。

十一、治疗肥胖的药物

美国FDA已经批准了6种治疗肥胖的药物。芬特明是其中最古老，也是使用最广泛的药物，于1959年被批准用于短期（≤3个月）减肥，尚没有研究对其作为长期单药治疗的情况进行评估。5种新药包括3种单一制剂和2种复合制剂，对每一种都进行了为期至少1年的临床试验研究，结果显示，它们与安慰剂相比减重效果增加5%以上，或者至少有35%的患者比试验初始体重减轻5%。药物相关的减重与代谢危险因素的改善有关。长期心血管预后的研究正在进行中。值得注意的是，另有一种药物西布曲明在2010年退出美国市场，因为一项大型随机对照研究显示，用药组患者的心血管事件增加了16%。

3种单一制剂分别是氯卡色林、奥利司他和利拉鲁肽。氯卡色林是一种可增加饱腹感的选择性5-羟色胺受体激动剂。常见的不良反应包括头痛、头晕、乏力、口干和恶心。其他问题包括注意力和记忆障碍、抑郁、阴

茎持续勃起和5-羟色胺综合征。不同于既往其他5-羟色胺受体激动剂，该药未见瓣膜病变增加的报道。孕妇禁用。奥利司他抑制胰腺脂肪酶引起脂肪吸收不良和减少能量摄入。副作用包括腹部胀气、便意急、大便含油和大便失禁。利拉鲁肽是一种胰高血糖素样肽-1受体激动剂。它被认为通过减缓胃排空来增加饱腹感。副作用包括恶心、呕吐、便秘、腹泻、头痛、乏力、腹痛及眩晕。

2种联合用药是芬特明-托吡酯和纳曲酮-安非他酮。托吡酯是γ-氨基丁酸受体调节剂。芬特明和托吡酯联合可降低食欲；副作用包括失眠、口干、便秘、刺痛、头晕和味觉改变，情绪障碍、自杀想法增加、注意力受损和认知功能障碍也有报道。纳曲酮是阿片类拮抗剂，安非他酮是去甲肾上腺素和多巴胺再摄取抑制剂，二者联合可降低食欲；副作用包括恶心、呕吐、便秘和腹泻、头痛和口干。这些药物均为孕妇禁用。

使用这些药物在临床实践中争议相当大。过度用药并不像预期那样多见。用药后体重减轻程度低，而且通常在停药后恢复。副作用很常见，患者的花费也很高。缺乏长期效果的研究仍然是一个需要关注的问题。

NIH指南指出，对于存在肥胖相关危险因素或疾病且BMI≥27kg/m²的患者，以及任何BMI≥30kg/m²的患者来说，FDA批准的减肥药物或许可以作为节食和运动减肥的有效辅助手段。然而如前所述，药物效果有限，这些指南并未得到医生的广泛应用。减肥药的处方应当限于坚持减肥食谱和体育锻炼的患者。此外，1年整体减肥效果与用药初期减肥效果密切相关。因此，在用药最初几个月内体重没有减轻的患者，应当停止服用该药物。

十二、减重手术

对重度肥胖患者还有几种减重手术可供选择。NIH指南指出，对于BMI≥40kg/m²或BMI≥35kg/m²且存在合并症的患者来说，减重手术或可成为他们的一种选择。这些患者

必须具有与肥胖相关的发病率和死亡率的高风险，必须接受过药物治疗但结果失败，必须具有稳定的精神状态，并且必须完全致力于终生生活方式的改变。

近年来，用手术治疗肥胖的情况大幅增加。随着新技术的实施和侵入性更小的手术方式的应用，减重手术成为目前美国发展最快的手术之一。大部分手术可通过腹腔镜完成。

在美国最常见的两种手术是鲁氏Y型（Roux-en-Y）胃旁路术和垂直袖状胃切除术。可调节胃绑带术由于疗效低且再次手术率高而较少实施。考虑到代谢和营养方面的后遗症与过去观察到的空肠回肠旁路手术类似，吸收不良的手术如十二指肠转流术和胆胰转流术也较少进行。

鲁氏Y型胃旁路术仍然是美国减肥手术的金标准，减重量约为初始体重的1/3，比其他方法效果更好，减重也更持久。严重的围手术期并发症包括出血和胃空肠吻合口瘘。大约4%的患者会出现早期并发症，包括深静脉血栓形成、再次手术干预，或住院时间超过30天。围手术期死亡率低，有报道与胆囊切除术或子宫切除术相当。手术前减重5%～10%，与围手术期并发症减少相关。长期并发症包括缺乏脂溶性维生素，特别是维生素D、铁、维生素B_{12}、叶酸和钙。

减重手术的益处包括显著改善糖尿病、高脂血症、高血压、睡眠呼吸暂停和其他肥胖相关症状。11年的全部死亡率改善24%，但平均需要治疗约850名患者才能够预防每年1例死亡。

十三、总结

肥胖和肥胖相关疾病是公共卫生的重要关注点。目前的饮食、运动和行为疗法治疗对于大多数患者来说疗效有限，但部分患者能够达到长期的减肥效果。目前经批准的药物疗效有限，外科治疗是减肥最有效的手段，但需要权衡并发症的风险。鉴于缺乏有效的治疗，预防措施就十分必要了。需要宽泛而有力的公共卫生政策来干预肥胖的流行。对于大多数个体来说，即便仅仅是维持当前体重，强调低热量的饮食改变，减少进食量、增加植物摄入、减少高热量饮料、减少快餐摄入也非常必要。同样地，需要大幅度增加每日的体育锻炼以维持体重并保持健康。

十四、推荐阅读

Dietz WH. Obesity and excessive weight gain in young adults: new targets for prevention. *JAMA* 2017; 318 (3): 241-242.

Fothergill E, Guo J, Howard L, et al. Persistent metabolic adaptation 6 years after "The Biggest Loser" competition. *Obesity (Silver Spring)* 2016; 24 (8): 1612-1619.

Haire-Joshu D, Hill-Briggs F. Treating obesity-moving from recommendation to implementation. *JAMA Intern Med* 2018; 178 (11): 1447-1449.

Hales CM, Carroll MD, Fryar CD, Ogden CL. Prevalence of obesity among adults and youth: United States, 2015-2016. NCHS Data Brief, No. 288, October 2017.

Heymsfield SB, Wadden TA. Mechanisms, pathophysiology, and management of obesity. *N Engl J Med* 2017; 376 (3): 254-266.

Igel LI, Kumar RB, Saunders KH, Aronne LJ. Practical use of pharmacotherapy for obesity. *Gastroenterology* 2017; 152 (7): 1765-1779.

Ma C, Avenell A, Bolland M, et al. Effects of weight loss interventions for adults who are obese on mortality, cardiovascular disease, and cancer: systematic review and meta-analysis. *BMJ* 2017; 359: j4849.

O'Connor EA, Evans CV, Burda BU, Walsh ES, Eder M, Lozano P. Screening for obesity and intervention for weight management in children and adolescents: evidence report and systematic review for the US Preventive Services Task Force. *JAMA* 2017; 317 (23): 2427-2444.

Piercy KL, Troiano, RP, Ballard, RM, et al. The physical activity guidelines for Americans. *JAMA* 2018; 320 (19): 2020-2028.

Thom G, Lean M. Is there an optimal diet for weight management and metabolic health? *Gastroenterology* 2017; 152 (7): 1739-1751.

Vidal J, Corcelles R, Jiménez A, Flores L, Lacy AM. Metabolic and bariatric surgery for obesity. *Gastroenterology* 2017; 152 (7): 1780-1790.

Webb VL, Wadden TA. Intensive lifestyle intervention for obesity: principles, practices, and results. *Gastroenterology* 2017; 152 (7): 1752-1764.

进食障碍

Erin C. Accurso, PhD & Sarah Forsberg, PsyD

一、引言

进食障碍是一种复杂的精神疾病,其特征是病态饮食及其相关行为、体象障碍,导致严重的痛苦和/或损害。在美国,大约有3000万人一生中会出现进食障碍,其中神经性厌食(anorexia nervosa,AN)的患病率约为1%,神经性贪食(bulimia nervosa,BN)的患病率为1.5%,暴食症(binge eating disorder,BED)的患病率为3%。最近被纳入《精神障碍诊断与统计手册(第五版)》(DSM-5)的进食障碍包括回避/限制型摄食障碍(avoidant/restrictive food intake disorder,ARFID)以及其他特定的喂养和进食障碍,后者包括频率和/或持续时间不足的非典型AN、BN、BED以及清除障碍。初步估计表明,ARFID的患病率约为5%,非典型AN的患病率为3%,频率和/或病程不足的BN或BED的患病率为4%,清除障碍的患病率为3%。女性比男性的进食障碍更常见。美国女性中,AN、BN和BED的患病率在主要种族/民族群体(非拉丁裔白种人、拉丁裔、亚洲人和非裔美国人)中相似。一些研究表明,女性中同性恋者的患病率比异性恋者低,而男同性恋和跨性别者的患病率较高。

进食障碍可能合并严重的并发症,在所有精神疾病中死亡率最高,不仅因为其自杀率高(尤其是AN患者),也会源于合并心血管、肺和胃肠道严重疾病以及需要治疗的电解质紊乱。预防和早期识别至关重要,因为这些异常可能成为慢性疾病,并在精神、社会心理和躯体方面产生严重后果。不幸的是,只有大约1/3的进食障碍患者接受过治疗。基本医疗医生常常能够很好地识别潜在风险行为,及早发现进食障碍。这时候,医疗管理(有时包括住院部的医疗稳定性)至关重要。事实上,大约1/5的进食障碍患者需要住院治疗,其中2/5的人需要在1年内再次住院。尽管对进食障碍有所了解,但大多数躯体疾病医生和精神科医生都对其缺乏治疗能力。进食障碍临床表现复杂多样,合并精神病理问题的程度深,医务人员对其评估和治疗普遍不熟悉又缺乏相关培训,而且采用多学科合作的治疗方法很重要。基于上述原因,进食障碍患者通常需要转诊给专家。综合治疗包括在躯体问题管理基础上进行循证心理治疗,营养咨询也可以起到补充作用。药物直接治疗进食障碍行为缺少实证经验支持,尽管这可能增进心理治疗的效果,特别是对BN或BED患者。精神类药物通常用于治疗那些合并焦虑和情绪障碍的进食障碍患者。

二、鉴别诊断

(一)神经性厌食

神经性厌食(AN)的特点是持续的饮食限制导致显著的低体重(基于年龄、性别、发育轨迹和身体健康方面的最低预期)和对增重或变胖的强烈恐惧。鉴于AN通常是自洽的,有些人可能会否认对体重增加的恐惧,因此只要持续存在妨碍体重增加的行为,就可以做出诊断。最后,AN患者对自己的身体持有严重扭曲的看法（经常认为自己很胖），或者体重/体型对他们的自我评价具有不恰当影响。如果没有这两条，当患者对目前低体重的严重性持续缺乏认识时也可以做出诊断。符合上述标准，体重显著下降但BMI不低于平均范围的个体被归类为非典型AN。非典型AN在基本医疗中不容易识别，尽管其心理和躯体表现与典型AN相似甚至更加严重。

AN和非典型AN患者通常会制定大量食物规则，这些规则与食物数量（如设定卡路里限制和计数食物）和食物类型（如避免某些食物或大量营养素，比如脂肪或碳水化合物）相关。他们在食物、进食、节食、体重和体型方面有强迫症，经常表现出选择、准备和消化食物的仪式化行为（如把食物切成非常小的小块或每一口咀嚼特定的次数）。这种刻板性使得患者很难在受其高度控制以外的环境下吃饭（如他人或餐馆做的饭）。患有AN的人经常驱使或强迫自己运动。暴食/清除亚型AN可能表现出暴食和/或清除障碍（包括自我催吐、使用泻药或利尿剂）。

食欲减退或摄食减少，伴随或不伴随体重减轻，在许多精神疾病中都会遇到。这些疾病包括抑郁、焦虑、转换障碍、其他心身障碍、精神分裂症和某些妄想性障碍等，每一种都会具有其他一系列症状。一些强迫症患者可能会在食物、吃饭或做饭方面表现出奇怪的行为，但进一步探索会发现，他们的强迫行为与体象障碍无关（例如，是因为害怕污染）。与AN患者相反，这类患者通常承认这样的做法令自己感到不适。尽管AN患者的精神病理表现可能并发包括抑郁、焦虑或强迫症症状，但其他精神疾病综合征却没有AN的标志（害怕变胖和无休止地追求苗条）。厌食这个词本身指的是没有食欲，用于AN综合征是不恰当的。真正的厌食，例如在许多躯体疾病中出现的厌食，会伴有这些疾病（如胃肠道疾病或许多癌症）的其他体征或症状。

（二）回避/限制型摄食障碍

回避/限制型摄食障碍（ARFID）是DSM-5中描述的最新的饮食障碍，它与限制性饮食模式有关，在这一点上与AN没什么不同。区分ARFID和AN的核心特征是ARFID患者并不担心身体形象，其回避进食的原因与体象障碍无关。DSM-5中具体说明了3种类型的ARFID，包括不喜欢食物的感官特性（如质地、气味和视觉外观），对食物缺乏兴趣或食欲有限，以及担心进食之后的负面结果（如呕吐、窒息、腹痛或腹胀），通常与围绕进食的特定创伤事件有关。饮食限制的程度必须足够严格，以至于至少导致下列后果之一：未能达到身高或体重的生长标准或体重下降，与排斥整组食物相关的营养缺乏，依赖肠内营养、补充营养素或明显干扰心理社会功能（如不能外出吃饭）。

有时区分ARFID和其他进食障碍并不容易。其他进食障碍，如AN、BN和BED，最典型的是发生在青春期早期-晚期，患者曾经有过正常进食的阶段。而ARFID患者，除了害怕进食之后负面结果的那部分人以外，可能有长期的进食困难。需要注意的是，ARFID患者并不像其他进食障碍患者那样表现出体象障碍或对体重增加的恐惧。然而，这一核心特征在其他进食障碍中的表现并不一致。因此，根据DSM-5，如果低体重者持续做出妨碍增重的行为（如避免高密度食物或进行过度运动），就可以诊断为AN。虽然不太常见，但有这样的可能性，即早期呈ARFID表现，然后从其相关的限制性饮食和营养不良中，AN暴露出来（在某个样本中，约12%的患者在治疗期间从ARFID转变为AN）。因此，收集进食和喂养行为的详细历史，包括长期的食物偏好，以及其他可能表明关注体重/体型的行为（如检查体重和/或体型、计算摄入量、体育活动）是至关重要的。

（三）神经性贪食

神经性贪食（BN）的特点是反复暴食（即间断大量进食并伴有进食失控的感觉）。暴饮暴食之后会反复出现不恰当的补偿行为以防止体重增加。这两种情况每周至少发生一次，持续3个月。代偿行为包括自我催吐，错误地使用泻药、利尿剂或其他药物，禁食和/或过度运动。与AN和非典型AN相似，BN的关键性特征是，以对身体形象的自我评价为核心，对体重/体型极度不满意。饮食限制很常见，然而，饮食限制水平加上暴饮暴食的情况，结果是并不能显著减轻体重。在其他喂养或进食障碍的基础上，如果满足所有BN标准但频率少于每周一次或持续时间少于3个月，可以诊断为低频率和/或短病程BN。与那些可能会暴食和清除的AN患者不同，BN患者的体重在正常范围或高于正常。BN患者常常在经历症状的同时经历痛苦和自我矛盾，而羞愧和耻感往往导致进入治疗前的时期延长。基本医疗医生可能首先发现贪食症，注意到与胃炎、食管炎、脱水或电解质紊乱相关的体征和症状。体格检查可能发现因反复呕吐而导致的牙釉质腐坏和腮腺肿大。即使患者一开始不讲，但通过与患者讨论查体和实验室检查的结果，可能进一步问出自我催吐、使用利尿剂或泻药以及饮食模式异常。对这些症状应该做进一步的精神病学评估。合并的精神疾病诊断包括情绪和焦虑障碍、物质使用障碍和人格障碍（特别是边缘型人格障碍）。

（四）暴食症

暴食症（BED）的特征是反复发作暴食，平均每周至少发生一次，持续3个月，并与显著的抑郁相关。暴食发作的特点包括吃得比平时快得多，会吃撑到不舒服为止，在不饿的时候大量进食，为吃得太多而尴尬因此选择独自进食，和/或事后感到厌恶自己、沮丧或内疚。与BN不同的是，暴食后没有复发性的补偿行为。BED与BN的区别在于，它伴随着过度进食的失控感，这令人非常痛苦，而且会合并其他心理问题。BED的患病率随体重指数增加而增加，因此常见于肥胖患者中。尽管没有作为诊断标准之一，但BED患者往往对自己的体重/体型高度不满，而把减肥作为首要目标。在寻求减肥手术的患者中，大约1/3患有BED，而在社区肥胖人群中其患病率接近10%。与BN类似，如果BED的症状不够频繁或持续时间较短，但在临床上引起显著的痛苦和损害，可以诊断为低频率和/或短病程的BED。BED可以出现在青春期，但通常在成年早期发病。

（五）清除障碍

清除障碍的特征是在没有暴食的情况下，为了影响体重或体型而反复清除的行为。如果体重显著下降，则这些症状更加提示AN或非典型性AN。事实上，本病的诊断适用于那些没有低体重或体重显著下降，没有暴食发作，但反复出现清除行为（即自我催吐、错误地使用泻药、利尿剂或其他药物）的患者。

三、多维模型

一种综合的多维模型最能阐释临床发生显著进食障碍时不同因素的作用。它被称作压力-素质模型，在这个模型中，心理、生物和社会文化压力源都促进了进食障碍综合征的发展（见第36章）。进食障碍的原因仍有很多是未知数，但对于它们复杂状态的发展和维持，多种因素的动态相互作用是显而易见的。

心理因素包括人格特征，如强迫症特质、认知僵化、情绪敏感和冲动；也包括发展过程中应激源或创伤以及人际关系的影响。对身体的不满意似乎是一个重要因素，伴随其他心理、行为（尤其是节食）或生理上的弱点，会增加进食障碍的风险。

生物因素对进食障碍的发展与维持具有重要作用。资料显示，50%以上的进食障碍和饮食行为异常可以由加性遗传效应解释。生物易感性的存在受到神经生理学研究支持，这些研究显示了包含5-羟色胺、多巴胺和去甲肾上腺素神经调节系统，以及阿片类药物和缩胆囊素（cholecystokinin，CCK）的神经递质系统功能障碍。检查这些激素和其他物质的基本原理，源于我们对调节食欲行为途径的理解，包括下丘脑调节以及已知胃肠道与中枢神经系统之间的联系。AN患者在体重显著下降之前即可出现闭经，表明下丘脑调节功能存在异常。外周饱腹感网络组成部分的其他作用正在被阐明。此外，生物学因素也受到饥饿、营养不良和清除行为（包括呕吐及错误使用泻药和利尿剂）的不良影响。限制性节食和随后的营养不良可能导致合并的精神疾病（如焦虑和抑郁）发展或恶化。

社会文化因素在进食障碍的发生中起到重要作用。对苗条的极致追求以及随之而来对身体的不满意导致了节食行为，这种行为通常开始于青春期早期。值得注意的是，节食往往是进食障碍的前奏。受到西方审美观念的影响进行节食，造成在美国乃至全球范围内不同族裔的广大人群中进食障碍发病率升高。其他因素还包括疾病期的体重减轻；事实上，低BMI是发生AN的最有效的预测因子，而对身体的不满意会放大其风险程度。

四、治疗注意事项

 病例1

安娜是一名15岁的高二学生。由于她母亲的坚持，她来到了儿科大夫的诊室。她含糊地表示自己存在腹痛、腹胀等不适，尤其是在餐后。尽管她回答了所有的问题，但还是有所保留并且对进一步的描述有所犹豫。经过系统回顾，医生发现安娜在过去的6个月内偶有便秘的情况，并且曾经停经2个月，而她自13岁初潮开始，以往的月经周期基本是规律的。值得注意的是生命体征，包括心率54次/分，坐位血压只有85/60mmHg。她的身高为5英尺4英寸（162.5cm），体重102磅（47.6kg），相较她8个月前年度体检时减轻了9磅（4.1kg）。查体没有明显异常发现，尤其是没有腹部局灶体征。

私下里，安娜的母亲告诉儿科医生，在过去的几个月里安娜的社交活动减少了，她更喜欢诸如学习这样的单独活动，或者只跟朋友、家人外出。她还注意到安娜似乎有很长一段时间都在使用地下室的跑步机，担心她最近可能减轻了"几磅"。这些并不足以引起她的担忧，但安娜在家常常不吃饭，对食物的选择也变得"非常挑剔"。她担心安娜会养成不健康的饮食和运动习惯。

当儿科医生告诉安娜她母亲的担忧和相关的临床信息时，安娜坚持说没有什么可以担心的，并且否认自己在减肥。不过，她承认她确实在意晚餐时她母亲准备的食物量，并且已经开始避免吃"增肥"的食物和甜点。她坚持这是考虑到健康因素。她不情愿地补充说，她担心她的臀部对于她的身材来说"太大"了，并且希望坚持锻炼可以减轻她感觉到的这种缺陷。尽管医生解释说月经失调是不健康的，并且可能与她近期体重、运动和饮食习惯的变化有关，但她并不担心月经不规律这一情况。在与安娜和她的母亲进行讨论之后，儿科医生将安娜转诊给一位擅长诊治进食障碍的精神科医生去做评估，因为他担心安娜可能患上了厌食症。

五、神经性厌食和非典型神经性厌食

（一）治疗

1. 青少年

与家人一起到门诊治疗被认为是最好的做法，前提是青少年的身体情况稳定。已有有力证据证实，基于家庭的治疗（family-based treatment，FBT）对治疗青少年AN有效，并且有初步数据表明，该方法可以成功地推广到治疗青少年非典型AN。FBT认为AN不受青少年控制，因此授权父母去直接管理进食障碍行为（例如饮食限制、过度运动、暴食和清除）。照护者负责以食物的形式为他们的孩子提供"药物"。FBT优先考虑恢复营养和体重，以恢复器官功能和认知能力，或至少减少医疗后果（如生长发育迟缓和骨量减少）。继发于挨饿的严重认知障碍，使得AN患者通常无法投入有意义的治疗，因此不建议对他们做个体治疗。

家庭治疗有一个重要组成部分，就是关于进食障碍的心理教育。首要的是告知家长，进食障碍行为反映了情感和社会方面的一系列后果，而不是其他问题或孩子个性的表现。这种立场对于在家庭中减少与进食障碍有关的负罪感或者责备、批评是非常有帮助的。事实上，照顾者要付出巨大努力帮助他们的孩子康复，还要面对孩子表现出的强烈抗拒或行为挑战，在这个过程中批评并不少见。随着健康的恢复，要引导青少年更加自主地、以适合生长发育的方式来管理食物/饮食，并恢复包括体育运动在内的正常活动。与个体疗法相比，FBT带来的缓解率更高，住院率和复发率更低。

2. 成人

一般来说，当患者体重开始增加并去除了急性医疗风险时，治疗更加有效。认知行为疗法（CBT）聚焦于错误和僵化的信念（即认知扭曲），这些信念促进并维持着饮食、食物或身体形象相关负面经历导致的适应不良行为。CBT帮助患者建立更有效的行为，对处理AN的核心心理特征，如体象障碍，也可能有效。对于那些愿意让他们的照顾者和/或重要他人在治疗时提供支持的年轻人，一种适合年轻人的FBT（FBT-TAY）也是一种有前途的方法。在稳定和解决急性危机，包括体重恢复后，患者往往需要长期的心理治疗干预。

不幸的是，20%～25%的AN患者长期不能恢复，而那些严重、持久的AN预后也不好。对于严重和持久的AN，治疗通常采用减少伤害的观点，将体重增加的重要性最小化，转而关注改善生活质量。多学科团队是为治疗严重、持久AN提供支持和稳定性的基础，

团队包括心理卫生专业人员、监控身体情况的内科医生，必要时包括精神科医生和/或营养师。这项工作需要建立强大的医患治疗联盟，要通过建设耐心、尊重、自主、确定、共情和接纳的治疗环境来实现。最后，治疗目标应该基于可实现的、现实的改变，而不是"理想的"结果，后者可能无法实现，并且可能增加退出治疗的可能性。然而，从治疗一开始就明确限制是至关重要的，特别是医疗安全监测的要求和为医疗稳定制定明确的标准。

3. 非典型AN

非典型AN患者体重显著下降但并不存在低体重，因此患者及其家人甚至医生往往缺乏警觉性，使得治疗复杂化。如果患者发病前超重或肥胖，发病后在健康体重问题上更会引发争议。由于节食导致的代谢减低，非典型AN患者为了维持体重需要继续限制饮食和/或过度运动。这很可能会使他们持续陷入不良饮食行为，因此难以完全康复和/或复发风险增加。

4. 药物治疗

药物治疗对主要的饮食症状和并发的精神表现（包括焦虑和抑郁）都能发挥辅助作用。治疗应该集中在特定的目标症状或行为上。没有一种单药能够持续有效地治疗AN患者的原发性精神障碍。心理治疗和营养康复通常能够解决轻至中度的抑郁或焦虑症状。抗抑郁药对AN，特别是对于低体重个体，通常无效。一些研究表明，小剂量非典型抗精神病药物（如奥氮平）可能会增加体重，对严重强迫症或躁动的患者尤其有益。由于缺乏证据支持其疗效并且有成瘾风险，一般不使用抗焦虑药物，特别是苯二氮䓬类药物。

（二）躯体并发症

AN患者的死亡率比一般人群高5～10倍，其中半数以上的死亡可归因于躯体并发症。进行性营养不良是AN的特征，所有重要器官系统都可能受其影响而出现各种异常，如心动过缓、低血压和低体温。这些问题提示有

住院治疗指征，而且必须注意预防清除行为。还应进行心电图检查，因为消瘦和相关的电解质紊乱可导致显著的心脏异常，特别是对那些有清除行为的患者。实验室筛查包括电解质、肝功能、淀粉酶（有清除行为患者升高）、甲状腺功能、血常规以及尿检。常见的实验室检查结果包括白细胞减少伴淋巴细胞相对增多，代谢性碱中毒伴相关的低钾血症，低氯血症，血清碳酸氢根水平升高，偶尔在滥用大量兴奋剂型泻药的患者合并代谢性酸中毒。清除行为还可伴有食管撕裂、难治性呕吐和呕血。尽管大多数躯体并发症可以随着体重恢复、清除行为停止和营养康复而解决，但有些可能会产生永久性的副作用，例如营养不良持续时间久、生长发育受抑制的青少年可能表现出持续性骨量减少。在大多数情况下，经口进食饮水就可以逆转轻微的电解质紊乱并且充分水化。更严重的病例可能需要静脉补液和补充电解质。对脆弱的个体应注意避免水负荷过重和水潴留带来后果。有时候对拒绝进食的患者还需要使用鼻胃管。然而，对所有人来说，治疗目标都是使其恢复摄入固体食物和饮食行为正常化。

六、回避 / 限制型摄食障碍

（一）治疗

目前回避/限制型摄食障碍（ARFID）的治疗方案大多依据的是儿科喂养文献中描述的历史实践，以及青少年进食障碍CBT和FBT循证治疗模型的病例系列研究。认知行为疗法中，暴露对于鼓励纠正性体验是至关重要的，通过这些体验抑制以前对食物的信念（如"如果我吃了燕麦片，我就会呕吐"）。暴露程度可以根据个人的焦虑程度和面对挑战的意愿进行分级，通常在治疗期间和治疗以外都会实施。对于敏感的人来说，暴露可以是首先接触食物（包括触摸、闻、舔、看），然后再鼓励其少量品尝。FBT和CBT都优先考虑了恢复营养以扭转潜在的健康问题，采用基于暴露的做法很好地治疗了患者对食物的回避。对于儿童，照护人员的参与意味着打破家庭食宿模式（如只购买更喜欢的食物），以努力帮助孩子吃到更多样的食物并恢复体重。

对于因限制饮食身体发生了严重问题的个体，治疗应先逆转他们的躯体损害。可能需要住院治疗或进行进食障碍项目的特殊喂养，包括鼻饲、营养素补充和个体化营养计划，通过密切监测以逆转ARFID的躯体损害。应住院治疗的ARFID患者，需要鼻饲的可能性是其他进食障碍患者的两倍。治疗这些患者的医务人员要强调快速脱离管饲的重要性，以免强化患者对鼻胃管的长期依赖和持续回避进食。ARFID的药物治疗没有循证医学证据。米氮平因其对改善食欲和增加体重有积极影响可以试用。在一项进食障碍专项中，一个小型临床病例系列显示青年患者对该药物的耐受性良好，服药后体重增加速度也更快。

（二）躯体并发症

如前所述，ARFID的躯体并发症与营养不良及生理紊乱有关。维生素（即维生素A、维生素E、维生素B$_{12}$、维生素D、维生素K和叶酸）和矿物质缺乏可能会出现在那些营养特别受限的患者身上，而且可能与体重状况无关。挑食的个体一生中可能会表现出生长发育迟缓或BMI百分位数极低（＜1%）。那些因为害怕疼痛或其他不舒服而回避进食的人，可能已经出现胃动力受损，这种损害导致的不适和疼痛增加会进一步强化回避行为。利用补充营养素、定制膳食计划和鼻饲喂养这三级照护，可以有效解决回避行为的循环，患者将重新学习不带恐惧地进食。

 病例2

埃文是一名28岁的混血律师，既往没有重大疾病或手术史。他对基本医疗医生主诉了胃食管反流的症状，包括每周数次的胸骨下烧灼感和反流症状，尤其是在一顿大餐之后。他还说自己偶尔会有剧烈的胸部刺痛，每次只持续几秒，不伴气促或其他提示心源性疼痛的症状。系统回顾发现，其他不适还包括全身肌痛及乏力，出现频率也是"每周几次"。他说自己因为便秘按照推荐剂量口服非处方（OTC）泻药1~2次/周。包括体温在内的生命体征均正常。体格检查方面，唯一的阳性发现是双侧腮腺无痛性肿大。心电图没有特异性的T波改变，心率和心律正常。医生留取了常规血液检查，并开具了质子泵抑制剂以缓解胃食管反流症状。他的体型显得肌肉发达，BMI在"正常"范围内。他说每周大约跑步50英里（80km）并进行3天举重训练。

第二天检查结果显示血清淀粉酶升高，血钾水平降低至2.7mmol/L。实验室检查的异常与肿大的腮腺以及患者的主诉共同指向了催吐行为。当天医生给埃文打了电话，表达了他对埃文的关心并直接询问他有关清除行为和其他进食障碍情况。埃文犹豫着承认，自从大学毕业后停止了赛跑，他暴食和自我催吐的清除行为已有5年。由于担心自己的身体健康，他同意回诊所复查电解质。在随访时复查实验室检查，他的基本医疗医生得以客观地与他讨论BN相关的医疗风险，并提供了有关循证心理治疗的心理教育。尽管埃文不确定自己是否想要接受治疗，但他同意在附近的进食障碍诊所安排一次评估。在心理医生初步评估得出结论，并且采用动机访谈技术进行帮助之后，他决定进行治疗。

七、神经性贪食

（一）治疗

早期干预，例如，提高对暴食/清除行

为负面后果的认识，消除关于泻药、利尿剂和自我催吐的神话，使其认识到这样做无效且有风险，可能就足以降低这些行为的频率。教育加上降低耻感，有助于鼓励患者去寻求专业治疗，通常包括心理治疗、营养咨询和医疗管理。

1. 青少年

与成人文献相比，青少年BN的随机治疗试验只有4项，表明FBT和CBT都是可行的治疗选择，FBT似乎能更快地减少暴饮暴食和清除行为，在治疗结束时有更高的戒断率。BN的FBT与AN和非典型AN的FBT非常相似，由父母负责使他们的孩子的饮食行为正常化，防止不恰当的补偿行为，包括适当增加回避型食物。BN的独特特征修正了最初针对青少年AN患者建立的模型。BN患者经历暴食和清除行为，这是自我矛盾的，所以非常痛苦。因此，FBT鼓励患有BN的青少年更多地与父母合作打断异常的饮食模式，如果他们缺乏改变问题行为的动机，则鼓励父母增加干预。

相比之下，BN的CBT是一种个体治疗，尽管照护者仍在参与治疗，包括跟进治疗进展并在治疗之外为孩子提供支持（例如，如果青少年发现限制晚上获取某些食物有助于抑制深夜暴食，那么在睡前暂时把这些食物锁起来）。认知行为治疗可能对个体提出挑战，通过认知重建技术去改变无益和扭曲的思维模式。例如，正常的饱腹感是导致进食障碍行为的一个常见诱因。BN患者不会将饱腹感视为一种正常的生理反应，而是常常将其误解为，这意味着"我很胖"。毫无疑问，这种认知扭曲与情绪困扰有关，会导致患者试图通过清除行为或补偿性运动消除进食的影响，来"修复"自己感知到的现实。通过进行生理学教育，监测体重变化，探索描述自身体验的其他方法，以及教授技术、鼓励耐受饱胀感带来的痛苦，能够部分打断这个循环。

2. 成人

CBT作为一种治疗成人BN的方法更为

成熟，已证明其疗效优于非定向支持性咨询、营养咨询、压力管理和抗抑郁药物。其首要目标是打断使疾病持续的行为。进食障碍的加强版CBT（CBT-E）旨在解决BN的其他特征，包括人际关系困难、完美主义和低自我价值感。早期治疗目标是建立规律的饮食模式，通过自我监测来识别进食障碍的易感性或诱因。这样做的目的是提高个体对诱因的认识，以便其自觉地而不是无意识地做出反应。诱因既有内因，也有外因。内因可以是生理上的（饥饿或饱足），也可以是认知和情感上的。外因包括从感官（如视觉或嗅觉）到情境（特定环境或人际关系）的广泛经验。探索诱因和个体反应（自发的解释、情绪、冲动或行为）之间的关系，目的是另外建立更合适的反应。要教育患者使其认识到行为是由诱因引发的，而对诱因的反应可以分为想法、情绪和行为。

3. 药物治疗

不同于AN，药物在治疗中可能起到重要作用，能够更好地预知其疗效。抗抑郁药治疗BN的疗效最明显，在降低暴食和清除行为频率的同时，能够减轻抑郁和焦虑的症状。氟西汀（60mg）可以用于成年人暴食、清除和相关认知问题的治疗，一项小规模试点研究发现，该药在青少年中也是可以接受的。安非他酮是唯一禁忌使用的抗抑郁药，因为由清除行为引起的代谢失衡更容易诱发患者惊厥发作。抗抑郁药不如CBT有效，但二者联合治疗效果更佳。

（二）躯体并发症

BN患者的全因死亡率比一般人群高2～5倍。BN引起的大多数躯体并发症是清除行为的后果（见神经性厌食和非典型神经性厌食的并发症）。此外，长期使用催吐吐根可导致肌病，包括心肌病，这是贪食症患者的一种罕见死因。急症（如脱水或伴有心电图变化的症状性低钾血症）患者需要住院治疗以稳定病情。同样的，有严重抑郁和急性自杀意念的患者也需要住院治疗。其他患者则可以采用上述方法进行门诊治疗。

八、暴食症

（一）治疗

BED的认知行为治疗首先是要针对暴食行为，致力于改变不现实的减肥预期，促使接受比平均体型更胖的身材。认知工作的基础是识别和挑战不恰当的认知，包括有关饮食、体重、体型以及其他引发暴食的想法。这种治疗方法传递了一个坚定的立场：在投入减肥尝试之前，先要消除暴饮暴食，建立更健康的饮食模式。虽然CBT会提供有关营养的心理教育并提倡规律运动，但治疗的目标是改善对暴饮暴食的控制，而不是减肥。在减肥之前解决暴食似乎至关重要，因为在CBT的概念框架中，限制性的饮食模式（有时与减重有关）与暴食增加相关。然而，研究发现，行为减重（behavioral weight loss, BWL）治疗也是一种可行的治疗方法，且需要的专业培训比CBT少。BWL专门针对饮食行为，目的是建立有规律的饮食习惯，从而减少无序饮食和暴食。它结合了各种各样的行为策略来促进减重，比如限制热量摄入和增加体育运动。CBT和BWL对于减少暴食的结果是相似的（尽管有些研究在戒除暴食方面更支持使用CBT）。

虽然有些人认为单药治疗对于某些BED患者已经足够，但药物通常被认为是一种辅助治疗。经过检验的治疗BED的药物包括抗惊厥药（托吡酯和拉莫三嗪）、减肥药（奥利司他）、中枢神经系统兴奋剂（利斯地安非他明）、部分第二代抗抑郁药（如西酞普兰、氟西汀和舍曲林）和其他药物（包括阿卡米酸和阿莫非尼）。2015年，利斯地安非他明（最初用于治疗注意缺陷多动障碍）成为美国FDA的第一个治疗BED的药物。利斯地安非他明、托吡酯和抗抑郁药都能够减少暴食和进食障碍的精神病理反应，但利斯地安非他明对戒除暴食的作用优于抗抑郁药。与安慰剂相比，利斯地安非他明和托吡酯能更有效地减轻体重，而抗抑郁药则不然。此外，由于利斯地安非他明被归类为附表Ⅱ药物，它对合并有物质使用障碍病史、曾试图自杀、躁狂症或心脏病史的患者作用未知，因为这些患者被排除在试验之外。

（二）躯体并发症

超重和肥胖在BED患者中很普遍。虽然BED患者通常承认躯体症状和对健康不满意，但研究并不支持并发症直接来自暴食的观点，反而更倾向于肥胖是代谢综合征和2型糖尿病等并发症的原因。当然，存在暴食时减肥手术是禁忌的，因为暴食发作会干扰患者执行术后营养建议的依从性，并降低手术干预减重的效果。事实上，有证据表明，合并BED的肥胖患者术后并发症更多，体重减轻更少，而且比单纯肥胖的人更容易再次增重。

九、总结

进食障碍代表了一组广泛的精神病理特征谱，其发生发展受到多种致病因素相互作用的影响。专业的心理治疗适用于各种不同诊断，初始治疗应聚焦于使饮食行为正常化和临床不良后果最小化。严重而持久的AN可能是一个例外，需要先致力于建立合作关系来鼓励患者投入治疗。医疗管理也至关重要，因为可能存在严重的医疗风险，需要患者住院稳定病情。药物可能增强治疗作用，打断进食障碍行为，改善伴发症状。照护者的参与对儿童和青少年的治疗至关重要，而且在年轻人的治疗中也常常发挥作用。各科医生大多都没有接受过足够的培训，不足以胜任进食障碍患者心理或生理的专业治疗。考虑到高自杀风险、致命性并发症和潜在的慢性化可能，对这些复杂的精神疾病的治疗最好在专业性环境中进行。

十、推荐阅读

Brownell KD, Walsh BT. *Eating Disorders and Obesity: A Comprehensive Handbook*, 3rd ed. New York, NY: Guilford Press; 2017.

Grilo CM, Mitchell JE, eds. *The Treatment of Eating Disorders: A Clinical Handbook*. New York, NY: Guilford Press; 2010.

Kaye W, Strober M, Jimmerson D. The neurobiology of eating disorders. In: Charney DF, Nestler EJ, eds. *The Neurobiology of Mental Illness*. New York, NY: Oxford University Press; 2004, pp. 1112-1128.

Le Grange D, Lock J, eds. *Eating Disorders in Children and Adolescents: A Clinical Handbook*. New York, NY: Guilford Press; 2011.

Thomas JJ, Lawson EA, Micali N, et al. Avoidant/ Restrictive Food Intake Disorder: a three-dimensional model of neurobiology with implications for etiology and treatment. *Curr Psychiatry Rep* 19: 54, 2017.

十一、网站

Academy for Eating Disorders. http: //www. aedweb. org Reston, VA, 2018.

不健康的酒精和其他物质使用

Derek D. Satre, PhD; J. Carlo Hojilla, RN, PhD; Kelly C. Young-Wolff, PhD, MPH; & E. Jennifer Edelman, MD, MHS

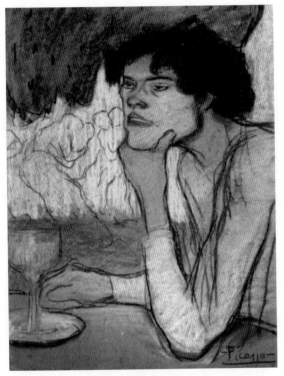

毕加索《喝苦艾酒的人》

一、引言

　　不健康的酒精和其他物质使用，是指包括"危险"使用水平和物质使用障碍的一组疾病，在基本医疗机构的就诊患者中很常见。在门诊患者中物质使用障碍的患病率超过20%，而这一比例在住院患者中往往更高。任何人，从青少年到老年，包括医生自己，都

可能受到影响。尽管酒精和其他物质使用对健康和功能有重大影响，但在普通医疗单位往往得不到解决，因为医生通常缺乏识别和治疗物质使用障碍的语言、知识和技能。

　　然而，许多资料显示医生对此应该采取积极态度，因为如果医生花几分钟时间去为患者规划干预措施并提供相应的治疗，能够降低健康危害，减低医疗费用，减少患病和死亡，改善患者的家庭与社会关系，增强患者的自尊和情绪的稳定性。事实上，治疗成功率（即成功戒除）在接受治疗的患者中占30%～40%，高于绝大多数的其他慢性疾病。这样的关系对患者和医生来说是非常令人满意的，就像治疗癌症等其他危及生命的疾病一样。

　　由于存在酒精和其他物质使用相关问题的患者通常会回避去专门的物质依赖治疗项目中寻求救治，因此基本医疗机构在解决这些问题时扮演着越来越重要的角色。近期该领域有几项重要的进展：第一项是推动酒精和其他物质使用障碍在出现严重问题之前得以早发现和早治疗。由美国国立卫生研究院（NIH）和物质滥用与心理卫生服务部（Substance Abuse and Meutal Health Services Administration，SAMHSA）推动的名为"筛查、简单干预和转诊治疗"（SBIRT）的模型，是一项鼓励全体基本医疗医生必要时进行筛查和干预的公共卫生措施。这种筛查符合医疗保险报销的条件，并受到与《平价医疗法案》相关的报销结构变化的进一步鼓励。

此外，由于患者经常出现与物质使用相关的身体和精神问题，基本医疗自然而然成为解决物质使用障碍的场所。基本医疗医生已经接受过为糖尿病等慢性病提供医疗照护、必要时转诊给专科的培训，但专科诊疗容量也是有限的。因此，重要的是不仅要培养基本医疗工作人员的技能，而且要将物质使用障碍的干预措施整合到常规的医疗卫生服务中去，从而为他们干预物质使用障碍正名。

医生和其他基本医疗工作人员，包括执业护士和助理医师，在这一过程中发挥着关键作用。在这一节里，我们将会讨论物质使用问题的识别和处理，以及医生如何与患者互动来增强患者处理这些问题的能力。需要注意的是，本节将侧重于不健康的酒精和其他常见物质（包括大麻和兴奋剂）使用的处理策略。与阿片类药物使用相关的问题将在第25章逐一讨论，烟草使用将在第21章讨论。

物质使用障碍是一种慢性、进展性疾病，美国人中，25%～29%曾在一生中的某一时段（终生患病率）患该病，而在任一时刻的实时患病率大约为8%。酒精或药物使用障碍有可能导致与医疗、行为和社会问题相关的恶性循环。严重酗酒者罹患高血压、消化道出血、睡眠障碍、重度抑郁、脑出血、肝硬化、艾滋病以及多种癌症的风险升高。同样，许多健康问题与其他物质使用障碍有关。例如，经常吸食大麻，特别是对青少年来说，会损害短期记忆和在校表现，有可能影响精神症状和认知发展，并增加患精神疾病和精神障碍的风险。兴奋剂，如甲基苯丙胺和可卡因，与心血管并发症、心理健康问题、更高的性风险和更少的医疗卫生投入有关。对中毒的耐受性增加，高剂量毒物导致的认知

缺陷以及烦躁情绪，这些情况的潜在发展都会造成社交障碍。一旦让朋友和家人经历过物质使用的恶果，患者的人际关系问题就会恶化。此外，当患者为自己的行为找借口、直接责怪他人、对讨论药物使用下限表现出敌意时，可能会产生情绪孤立。医生在预防和减轻这些不良后果方面发挥着重要作用。

 案例

吉姆是一个50岁的工人。他患有高血压，过去10年里一直在基本医疗医生那里随访。他提到近期第二次收到了"醉酒驾驶"的传票，认为这不公平。缓刑官命令他去当地的酗酒治疗中心就诊。吉姆并不想去就诊，但为了保住驾驶证以便继续上班，他知道必须去。

吉姆对父亲没有什么印象，但知道他有严重的酗酒问题，在吉姆4岁的时候离开了家。

吉姆从十几岁就开始喝酒，每天最多能喝一箱12瓶装的啤酒。30岁之后他开始减量，因为"那会让我一事无成"。但他每天仍然能喝4～6瓶啤酒——在俱乐部或球场，或者在跟朋友打牌时。周末他每天最多能喝两箱6瓶装的啤酒。（根据他自己的描述以及美国国家调查数据，仅有3%的美国人饮酒量比吉姆多。）

医生曾经询问过吉姆酒精使用障碍识别测试-消耗量（AUDIT-C）的问题（表24-1），那时他说他在更年轻的时候就应该减少饮酒，他说每周饮酒4次以上，每次3～4瓶，每月大约有一次会饮酒6瓶以上。

表24-1　酒精使用障碍识别测试-消耗量（AUDIT-C）筛查不健康饮酒

问题	0	1	2	3	4
你多久会饮酒一次？	从不	每月1次以下	每月2～4次	每周2～3次	每周4次以上
你一天会饮酒几杯？	1～2	3～4	5～6	7～9	10以上
你多久会有一次饮酒6杯以上？	从不	不足每月1次	每月1次	每周1次	几乎每天1次

现在当医生询问的时候，他似乎有点发怒。

医生决定再次询问吉姆AUDIT-C的问题以评估他目前的情况，询问有关减少饮酒量的问题。

吉姆：你看，医生，我的父亲可能曾经是个酒鬼，而且我有很多朋友喝得比我还多，但我并不是个酒鬼，我可以喝也可以不喝。

医生决定用共情的方式来与他沟通，回应他目前的感受和他所表述的内容，而不是用他现有的"可能存在酒精使用障碍"的大量证据来与他面质。

医生：吉姆，我知道这是一个敏感的话题，至少对大多数人来说是这样的。我理解你相信酒精对你来说不是一个问题。

吉姆：当我妻子抱怨的时候，我戒了好几回酒，都没有问题。但两年前她带着孩子走了，她说除非我戒了酒，否则他们没法跟我生活。我真是不懂女人！

医生得到了有关吉姆饮酒和他生活情况重要的新信息，而吉姆感受到被理解而不是被质问。

在过去几年的随访中，吉姆的平均红细胞体积有所升高，但血常规的其他项目、生化检查、肝功能多次都是正常的。他告诉医生，他在被警察拦住时血液酒精浓度是0.22%（220mg/dl，0.08%是全美国酒精浓度标准的法定上限）。

医生为吉姆做的体格检查显示他血压得到了良好的控制，没有发现新的健康问题，也没有明显的酒精戒断症状。

医生：我们今天谈论了不少有关酒精的话题。如果按照0～10分来打分，你这次有多大兴趣想改变饮酒习惯呢？0分表示完全没有兴趣，10分表示你会把戒酒当作首要任务来完成。

吉姆：直到我拿回我的驾照我都不会喝酒的，没有问题。

医生：你觉得能够完全控制自己的酒精摄入吗？

吉姆：我很好，医生，谢谢你的检查。

医生：我很高兴你现在准备好要戒酒了，而且我知道你以前也成功过。另外，我有点担心你可能患有酒精使用障碍，在拿回驾照之后也需要你注意这一点……你对此有什么想法吗？

二、物质使用术语和诊断分类

酒精和药物问题的存在呈现为连续谱（图24-1）。有时诊断可能需要患者的多次就诊和/或来自家庭成员、朋友或其他临床医生的额外信息。不过，一个基于循证医学的分类系统获得了专家共识，会对医生的工作起到指导作用。在《精神障碍诊断与统计手册（第五版）》（DSM-5）中，物质使用障碍被归类为：轻度，符合2～3条标准；中度，符合4～5条标准；或重度，符合6～11条标准。生理依赖和戒断综合征是物质使用障碍的关键性标志，常伴有物质使用的失控表现以及不良后果。这些情况有时被称为酒精中毒或药物成瘾，但这些术语往往会给患者带来耻感。使用恰当的以患者为中心的术语，有助于促进坦率的讨论，同时确保患者感到被尊重。

物质使用障碍连续谱的极端终点，是诊断性地分类为严重的酒精或药物使用障碍，与最严重的医疗、行为和社会后果相关。处于连续谱中部的患者问题则较轻，表现为轻中度的药物或酒精使用障碍，这是一种会导致损害或痛苦的适应不良模式。值得注意的是，轻中度药物使用障碍患者与重度药物使用障碍患者的区别不是问题的性质，而是问题的频率、持久性和普遍性。因此，重度和轻中度药物使用障碍都可能与健康问题（例如，使用可卡因导致脑卒中，饮酒导致高血压，使用苯二氮䓬类导致过度镇静）、家庭功能障碍以及在学校或工作中的表现不佳相关。

在连续谱的轻微一端，酒精和物质使用问题的概念被放宽，即包括了虽然不符合严

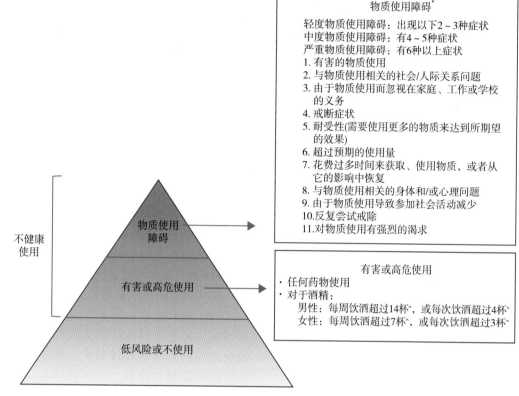

图 24-1　酒精和药物使用的连续性过程。* 见DSM-5（2013）。^在美国，一杯相当于12盎司的啤酒，5盎司的葡萄酒，或1.5盎司的烈酒。图改编自Pace & Samet。

Substance use disorders. Ann Intern Med，2016，164（7）：ITC49-ITC64.

格的诊断标准，但使患者出现健康危害风险的物质使用方式。这些患者被描述为"高危"或"有害"使用者。这些患者对酒精和物质的使用超出了推荐的上限，但尚未产生严重的负面后果。医生应根据患者的使用水平、基础健康状况以及相关潜在后果和已发生的结果调整其治疗反应。例如，报告酗酒的大学生由于意外伤害的风险应该减少饮酒，而报告跌倒和/或可能服用多种药物的老年人则应该彻底戒酒。

在酒精问题上专家们的共识是，低危或中度饮酒是由饮酒总量（对男性来说是每周不超过14杯，对女性来说则是每周7杯）和单次饮酒量（对男性来说是每次不超过4杯，女性每次不超过3杯）进行定义的。超过这些上限但没有达到物质使用障碍的标准，被称为"高危"或"有害"的饮酒。而根据长期

研究的结果，这样的饮酒确实很可能会造成危害。"高危"饮酒非常常见。根据美国国家酒精滥用与酗酒研究所（National Institute on Alcohol Abuse and Alcoholism，NIAAA）的统计，大约每10名成年美国人中就有3名存在高危饮酒，即饮酒给他们带来了患躯体和心理疾病的风险。

"高危"药物使用包括：使用改变情绪的非法药物（如海洛因和可卡因），以及无处方使用处方药（如处方阿片类、苯二氮䓬类、兴奋剂、抗焦虑药，镇静剂甚至抗病毒药）。后者可能发生在已开具这些药物的情况下（如非医疗用药：服用高于处方剂量的药物，或不同于处方目的来用药），或者没有被开具这些药物的情况下（即从朋友、家人或街头获得药物）。虽然对精神药物滥用的全面讨论超出了本节的范围，但医生应仔细遵循

已出版的安全处方指南。有关高危使用阿片类药物的更多信息，请参见第25章。

在美国，医生对大麻使用障碍和大麻戒断的认识可能不够广泛，但大麻使用障碍很普遍。最近一项美国全国调查数据表明，近20%终身使用大麻的人符合大麻使用障碍的标准。随着时间的推移，大麻的效价强度增加、摄入途径（如吸食）的种类增多、"大麻无害"的观念强化，美国医生很可能会看到大麻使用障碍的患者数量增加。大麻的高危使用包括：在16岁之前使用，使用高效价产品，使用合成大麻素，在大麻影响未消除时开车，以及每天或几乎每天使用。有其中任一行为的患者都需要进一步评估。合成大麻素（如K2和Spice）由于成分的巨大变化和污染的可能尤其危险，与严重的躯体和精神问题甚至死亡，都具有相关性。

三、与患者有效合作

与患者讨论酒精和药物使用是一个重要，通常也是敏感的话题，主要是因为物质使用带来的耻感。我们使用的语言，无论是有意还是无意，都可能使这种耻感持续，使这些个体进一步边缘化，使他们失去求医的勇气。诸如"瘾君子""酒鬼""滥用药物者"和"脏尿"等称谓在医学文献和非专业媒体中很常见，这助长了以下观念：这样的个体有缺陷，他们应该受到惩罚而不是治疗。我们鼓励医生避免使用侮辱性的语言，代之以使用以人为本的术语，如"物质使用者""能证实使用可卡因的尿液"，这样能够更准确地捕获物质使用障碍的医疗性质并维护个体的尊严。合适的、以患者为中心的用词，有助于开诚布公的讨论并鼓励患者求治。

尽管成瘾药物对大脑的影响在神经化学机制、时间、强度和潜在毒性上各不相同，但不同类别的药物乃至特定药物产生的严重物质使用障碍都是相似的。例如，成瘾患者会觉得他们需要某种特定的物质才能感觉到正常，而多巴胺是物质使用都会涉及的最后

通路。另外，由于物质本身及其使用水平不同，因而不同的治疗策略会有效。不管使用的具体物质是什么，采取以患者为中心的方法、建立信任关系、使用去污名化语言，都是重要的第一步。

（一）促进行为改变

通过研究已经发现了若干能够促进物质使用障碍患者进行行为改变的方法。关键性的第一步是对所有患者进行不健康物质使用的筛查。对于存在不健康物质使用征象的患者，或许可以使用以下几种方法判断问题的严重程度。这些方法包括短期干预、动机访谈、共同决策、以关系为中心的医疗照护和自主支持（见第19章有关行为改变的详细讨论）。

这些研究形成的基本原则如下。

（1）通常来说，医生负责校正和调整干预措施，将患者目前生活方式与其目标和价值观之间的差异呈现或放大，并使患者能够接受这些信息和反馈。采用共情和关爱的方式，医生可以说明，"如果改变饮酒和药物使用的模式，那么患者实际行为与价值观之间的差异就缩小了"。

（2）除非患者准备好了，否则他们不会发生改变。存在改变和/或抗拒改变的矛盾情绪是很正常的。

（3）医生保持共情和以关系为中心的态度最能够促进患者改变。反之，强硬的说教态度通常会导致失败的结果。

（4）只有患者才能够对改变负责并且做出有效改变。医生可以通过提供信息（包括有关患者健康情况的反馈和相关资源的信息），表示关心并仔细倾听患者对于做出改变的利弊得失的想法，以及帮助患者增强做出改变的信心，来促进改变的发生。

医生在访谈时需要涉及的基本内容信息如下。

（1）我担心你的物质使用可能会伤害你自己和你所关心的人。

（2）绝大多数人使用得比你少得多或者根本不用。

（3）为了更加健康，你应该减少（或停止）你的物质使用。

（4）关键的选择取决于你。

（5）我会为你提供最佳建议，这是根据专家共识以及我对类似患者的经验给出的。

（6）我想要跟你一起努力，即使进展可能缓慢甚或是间断的。

医生应当遵循的基本过程策略如下。

（1）在提供信息或建议时保持对话模式，使用"告知－提问－告知"策略。

（2）给出清晰的建议，但不要试着去说服患者。

（3）明确指出"医生会给出建议，但决定权在患者手中"。

（4）使患者投入经你同意的任何治疗计划中。

（5）永远不要与患者争吵，不要试着去克服抗拒、不情愿、叛逆或合理化。采用反思影响的方式来应对这些矛盾的表现。

（6）为患者建立自信提供支持。

（二）两个关键步骤

两个关键步骤能够帮助医生更好地治疗物质使用障碍患者。第一，只要有任何线索提示存在酒精或药物使用问题，立即进行干预；不要等到已经有充分的证据或患者的健康已经受到影响时再进行干预。将目光扩大到筛查高危使用模式，而不仅仅局限于物质使用障碍患者，医生才能更好地限制物质使用严重后果的发生。第二是执行干预措施，如下文所示，要采用特殊的结构化的技术促进行为改变。我们将首先讨论"哪些患者应当接受干预"的决定过程，然后再讨论高效的医患互动的原则、内容和策略。

四、识别物质使用的问题

"短期干预"适用于"高危"使用者，也可以用于轻度、中度甚至重度物质使用障碍的患者。有研究表明，短期干预用于高危饮酒者最为有效，而且通过多次就医的不断强化才能获得最佳效果。然而对于酒精和药物使用障碍患者，有关短期干预有效性的证据并不一致。

根据问题的严重程度调整干预措施是有必要的。因此，我们提出简单的策略，将健康使用者与潜在的问题使用者分开，并且帮助医生评估严重程度。后面的部分针对每个案例都给医生提出了具体建议。在以下的步骤中，我们采用了NIAAA的《临床医生指南：帮助酗酒患者》。它是非常有用的临床参考资料，也包含了药物滥用相关的筛查和治疗流程。这些步骤可以归纳为4A——询问（Ask）、评估（Assess）、建议（Advise）和帮助（Assist）。

（一）询问酒精和药物使用

第一步是询问有关酒精和药物使用的问题。对每一位新患者可以提以下两个问题进行前期筛查："你喝过啤酒、红酒或其他酒精饮料吗？""过去1年里你有过几次超适应证使用处方药或者使用违禁药？"如果回答是"没有""从来都不会"或"好多年以前了"，则可以再次强调这些问题对于健康很重要，然后停止讨论该话题。如果患者过去有这些问题而处于戒断组，通常会不自觉地暴露出来。

对于承认自己饮酒的患者，可以询问NIAAA推荐的一个有害饮酒相关问题（表24-2）。如果回答是肯定的（即男性每天饮酒5份以上，女性每天饮酒4份以上），需量化饮酒行为。确定患者每周平均饮酒量的方法是："你每周平均会有几天在喝酒？"以及"通常情况下你每天会喝多少酒？"。超过"安全界限"（图24-1）的饮酒量意味着这名患者至少是高危饮酒者。

美国国家药物滥用研究所（National Institute on Drug Abuse，NIDA）设计了一种相似的筛查方法（表24-2）。第一步是询问患者去年用过哪种药（包括主要的违禁药和超适应证使用的处方抗精神疾病药物），以及过去3个月内有没有用过其中某一种。

表24-2　不健康物质使用的单项筛查问题 +

过去一年里你有过几次，一天内喝了5份酒以上（男性）/4份酒以上（女性）？
过去一年里你有过几次，非法使用处方药或者使用违禁药？

注：+筛查呈阳性的患者（即过量饮酒至少1天或报告有药物使用）应接受简短干预。数据来自NIAAA《帮助酗酒患者：临床医生指南》，网址https://www.niaaa.nih.gov/sites/default/files/publications/guide；国家药物使用研究所《在普通医疗环境中进行药物使用检查》，网址https://www.drugabuse.gov/sites/default/files/resource_guide；Smith PC等，基本医疗中单个问题筛查药物使用，Arch Intern Med，2010，170（3）：1155-1160。

（二）评估物质使用障碍和物质相关疾病

第二步是评估物质使用障碍和物质相关疾病。对于饮酒超过推荐量的患者或在3个月内使用过成瘾药物的患者，接下来的一步是确认患者是否满足物质使用障碍的标准，见表24-1诊断标准提要。

如果存在生理性物质依赖的证据，或者摄入超过安全上限，或者有检验结果提示或家庭成员反映存在酒精或药物依赖问题，医生就需要了解更多的细节以明确问题的严重性。有必要寻找特征性的负面结果，这在常规接诊时即可有效地完成。医生接诊时依据患者病情的缓急，决定何时进行相关询问；然而，由于酒精和药物使用会产生许多症状并影响其他许多疾病，在问题开始显现时至少进行简要的询问是势在必行的。如果患者存在酒精使用问题，根据表24-3中的问题对患者进行询问，能够获取足够的初始评估的信息。NIAAA临床指南对该问卷的编排十分

表24-3　与酒精和毒品可能相关的问题举例

- 躯体疾病：胃炎、高血压、病毒感染（艾滋病、丙型肝炎）、肝硬化、新发癫痫、呼吸抑制和服用过量、创伤、跌倒
- 社会心理：焦虑、抑郁、失眠、性风险行为、失业
- 法律：机动车事故、因醉酒或酒后驾驶而被捕
- 酒精特异性：任何主动提及的饮酒行为，如"聚会"或宿醉、撤退症状、耐受性、"断片儿"感

合理，对其他药物使用问题的评估不如对酒精使用问题的评估。对患者的进一步评估包括每周在药物上的花费、使用频率、使用造成的后果以及在过去的12个月内有多少天或多少周发生了戒断。

如果患者提供的信息有限，与其他人包括患者的家人、好友和社会工作者交流，能够获得补充信息。但这些交流需要征得患者的同意，以保持和谐的关系。从其他医生或医院那里获取的医疗记录，可能会有意外发现而帮助明确诊断。获取全面的评估有助于医生以富于同情的方式与患者讨论想法。事实上，实验数据表明，体贴、关切的诊断性谈话本身就具有有益的治疗作用。进一步的评估方法，包括实验室检查，如下文所示。

目前有一个有用的工具，可以用来收集有关酒精使用方式的大量信息，这个工具就是酒精使用障碍识别测试（Alcohol Use Disorders Identification Test，AUDIT）（附录24-A）。AUDIT包含10项问题，由WHO颁布，用于酒精相关问题筛查和严重程度评估。NIAAA临床指南中也包含了AUDIT问卷，还包含了它在临床实践中使用和评分的建议。简版量表AUDIT-C只包含AUDIT的前三个问题，但心理测量的性能与之相当。由于它简便易行，可能更适合基本医疗环境（表24-1）。为了筛查危险药物使用情况，NIDA资源指南包含了修订版酒精、烟草和物质使用筛查试验（alcohol，smoking and substance involvement screening test，ASSIST）。该量表是为临床使用量身定制的8条目问卷，可根据患者的风险水平帮助确定适当的干预措施。

（三）建议与辅助

第三步是建议与辅助。对于存在酒精或药物高危使用问题，或者已经符合物质使用障碍诊断标准的患者，下一步是制定有助于减轻或消除药物使用障碍的策略。为提供简要的干预措施，本节中讨论的内容可被归纳为FRAMES。

反馈（Feedback）：就患者个体风险或损

害给予反馈，并告知来自诸如国家调查数据的正常参考值。

责任（Responsibility）：改变的责任在患者。

建议（Advice）：改变的建议由医生提出。

选项（Menu）：向患者提供可供选择的自助或治疗方法（表24-4）。

表24-4 不健康的酒精或药物使用患者的治疗潜在选择

减少饮酒或药物使用的数量和/或频率
完全戒除
使用基于在线和移动应用程序的资源（如成瘾-全面健康增强支持系统A-CHESS）
参加互助会（如匿名戒酒会、匿名戒毒会）
成瘾辅导
寻求临床治疗（如行为或药物干预）
参加短期住宿项目
参加成瘾治疗项目

共情（Empathic）：在接诊时采用共情的方式。

自我效能感（Self-efficacy）：激励患者提高自我效能感或持乐观态度。

（四）对挑战、抗拒和矛盾心理进行有效的反应

"反馈"是对患者表达的信息或含义进行释义的技巧（表24-5）。当医生提出筛查或澄清性问题时，患者常常表现出抗拒。医生可以通过对这些激惹或抗拒做出反馈，来提高所获信息的质量并减少矛盾与紧张。这种方法往往被称为"反馈性倾听"，是动机访谈法

表24-5 反馈

描述：告诉患者你听到（或者用非语言的方式感知到）的信息。只是陈述，避免提问、同意或不同意以及判断等。保持简洁：反馈者必须从诸多信息中做出选择以保证简洁
举例："我理解，你认为你的问题与药物使用无关。""饮酒确实有助于你的睡眠。""我认为是饮酒造成了这些肝功能异常，这让你感到困惑，因为你喝得很少。""你似乎对我要继续讨论药物使用很恼火。"

中的关键性内容。

如果医生能够温和地对患者的抗拒、矛盾心理和挑战做出反馈，就能营造出联盟和伙伴式的氛围。反馈显示出想要完全理解患者的愿望，展示了接纳患者和愿意倾听的态度。反馈既不具攻击性，也不具防御性，它有助于减少争论、敌意和负面情绪。简单的反馈能让患者充分选择接下来要说什么（而提问是为了寻求答案，提供建议是表达出立场，即同意或不同意以及表明价值观）。事实上，研究表明，对患者表现出的消极、抗拒或不情愿做出反馈，有助于患者更多加入对话（见第1～4节关于反馈和动机性访谈其他关键技巧的附加信息）。

反馈并不是一个直觉性的反应，特别是当患者看上去比较消极或具有敌意时。研究表明医生常常以提问、建议、劝说或争论、转移焦点来进行回应。在经过练习和注意后，医生能够对患者的矛盾、抗拒和质疑性表达进行良好的反馈。

吉姆：我喝得多是因为我有脚的神经病变和疼痛，这样我才能睡觉。

医生：所以，酒精帮了你不少忙。

吉姆：嗯，但酒精可能对我的肝脏不太好。

医生：看来你对于以伤肝为代价来获得睡眠感到矛盾。

吉姆：喝酒好像只会带来问题。

在这个例子中，共情式的反馈帮助患者认清了物质使用的原因，并使他更进一步承认自己的使用方式具有潜在危害。医生同样能够对患者的感觉、想法、归因、选择、动作或行为进行反馈，通过鼓励患者更多地分享他们的观点、感受和想法，能够帮助到医生并使双方都获得更多的信任和安全感。当开始显得不感兴趣、有敌意、闷闷不乐或者困惑的患者更多地暴露自己时，医生会更少地去评判、批评，而更趋向于与患者在一起并支持他们。感到被支持的患者更容易听从

医生的建议，更加有力量来承担责任、尝试做出改变，这在最初是难以想象的。反馈在临床晤谈各阶段都有用，不论医生是在搜寻更多关于物质使用及其后果的信息，还是想要获取额外的社会心理信息，抑或希望使患者接受合理的管理策略。

五、体格检查和实验室检查

体格检查和实验室检查对于结构化访谈具有补充意义。酒精的气味在接诊时是一种需要警觉的明显异常的信号。如果诊室中能轻易闻到酒精的气味，血液酒精水平（blood alcohol level，BAL）通常会超过 0.125mg/dl；如果气味较弱，BAL 会在 0.075 ~ 0.125mg/dl。鼻子是非常好的气味分析仪。呼出气体含酒精是非常可靠的标志，常常代表着严重的酒精使用障碍。

在包括急诊的任何接诊场景，中毒表现（言语含糊、不协调和/或情绪不稳定）都需要警惕，这高度提示患者存在酒精或药物使用障碍。为了突出说明这一点，假设人群中 10% 有酒精/药物使用障碍者每周发生 1 次酒精中毒，60% 无酒精/药物使用障碍者每年发生 1 次酒精中毒。这样算下来，1 年之中 100 人中 30 名不饮酒者没有酒精中毒事件的发生，60 名饮酒者（无使用障碍）发生 60 次酒精中毒，而 10 名酒精或药物使用障碍患者则会发生 520 次酒精中毒。而且，有节制的使用者很少会发生中毒事件，他们通常会在可控的环境下饮酒（如有其他人可以开车）。急诊室的酒精中毒患者不会是健康的使用者或饮酒者，不会"只有这一次喝得太多"。

此外，如果有明显的酒味，但患者没有酒精中毒的表现，则表明患者存在酒精耐受。酒精耐受提示存在大脑对酒精中毒水平的调节，这是由重度酗酒导致的，说明一定有酒精中毒，且通常提示患者对酒精存在生理上的依赖。戒断症状（见"戒断的处理"部分）提示患者存在其他脑功能异常，比酒精耐受更容易识别。除酒精外的其他物质使用也存在同样的情况，但我们对血药浓度或使用情况的定量分析能力（除了镇静剂或阿片类）还很有限，因此患者是否存在耐受只能通过病史进行间接推测。

其他体格检查和实验室检查要么敏感性低，要么特异性低，或者二者都低，它们都不是好的筛查手段。同样的，关于酒精使用方面的资料比其他药物的多。酒精存在一系列的毒副作用，因此发现异常可能就十分有意义。首先，无法解释的情况会促进探究而有所收获。例如，对于有肝掌的年轻女性，尽管酒精筛查问卷的结果为阴性，但因为医生存在疑问而继续评估，使她暴露了存在的饮酒问题。其次，当存在有提示意义的线索时，体格检查或实验室检查的验后概率大幅度提升，医生应当预约适当的检查，例如平均红细胞体积（MCV），包括丙氨酸转移酶（ALT）、天冬氨酸转移酶（AST）以及对酒精摄入最敏感的指标 γ-谷氨酰转肽酶（GGT）等肝酶。例如，一位有慢性肺病的 55 岁男性因心房颤动而收入院。他的妻子反映他有饮酒的问题，MCV、AST 升高和心电图表现不仅证实了他大量饮酒，还证实了他患有"假日心脏病"（大量饮酒后出现酒精诱发的心律失常）。缺糖转铁蛋白（CDT）是一种更为特异的重度酒精使用障碍的标志物，可以用于监测需要继续治疗的重度酒精使用障碍（酒精依赖）患者的戒酒情况。磷脂酰乙醇（PEth）是一种酒精代谢产物，饮酒后会在红细胞表面表达，是一种反映过去 21 天酒精使用情况的生物标志物。目前，它的使用一般仅限于研究环境，但它可能会在临床实践中得到更广泛的应用，因为它是一种高度特异性的酒精使用标记，其水平越高，反映酒精使用的水平越高。非法药物很容易在尿液中检出，然而，识别它们的能力因所使用技术的不同而不同。常规检测药物中不包括氢可酮、氧可酮、美沙酮、芬太尼、丁丙诺啡、合成类固醇激素和短效化合致幻药。大麻在每日吸食者的尿液中检出时间可以达到 30 天或更久（在间断吸食者中的检出时间约 7 天），这取决于大麻的效价和给药方式等因素，而其他所有非法药物会在 72 小时内被清除；例如，可卡因检测呈阳性表明在过去 2 ～ 3 天内使用过。仅仅是靠近大麻吸食者，尿液检测不会呈阳性（它可以通过质谱分析检测出来，但水平远低于常规尿液检测的临界值）。最近饮酒（48 ～ 72 小时内）者的尿检可以采用乙基葡糖苷/硫酸乙酯测定法。这种检测必须经过特别申请，因为它不属于常规药物检测范畴。此外，乙基葡糖苷酸和硫酸乙酯是肝脏代谢产生的酒精代谢产物，在被产乙醇细菌污染的尿液中不会呈阳性，因此这项检查被认为是专门针对酒精使用的方法。

酒精和药物使用的生物标志物，提供了筛查不健康使用和在治疗中监测戒除情况的客观方法，成为医生有用的工具。然而，生物标志物永远不能取代全面的评估。假阳性结果的误判可能会给患者带来严重的后果，因此在决定使用生物标志物时，应了解每种检测的优缺点。凡是毒物检测阳性时都应采用特异性和敏感性高的方法进行确证试验。例如，乙基葡糖醛酸酯/硫酸乙酯对近期酒精使用具有高度敏感性，但有记录表明，接触含酒精产品（如洗手液和漱口水）会产生假阳性反应。同样，使用免疫测定法进行尿液中的安非他命药物检测，在服用抗抑郁药和其他精神调节药物的患者中也会出现假阳性反应。

六、戒断的处理

医生需特别重视酒精或药物戒断的治疗。其他与物质使用相关的急性并发症，包括心律失常、酒精性肝炎或病毒性肝炎、出血、胃炎、胰腺炎、皮肤脓肿、脓毒血症以及药物过量，都是医学教科书中所覆盖的疾病。常见物质使用的典型戒断症状列于表 24-6。酒精和阿片类戒断症状是最常见的戒断综合

表 24-6 物质使用的常见戒断症状

药物	作用	戒断发生时间	持续时间	特征
可卡因	兴奋剂	差异大，可以出现在末次使用后数小时内	3 ～ 4 天	失眠或嗜睡 食欲增加 抑郁 偏执 活力下降
酒精	镇静剂	24 ～ 48 小时	5 ～ 7 天	血压升高 心率加快 体温升高 恶心、呕吐、腹泻 癫痫 谵妄 死亡
阿片类	镇静剂，欣快剂	末次使用后 24 小时	4 ～ 7 天	恶心、呕吐、腹泻 坐立不安 肌肉、骨骼疼痛 不宁腿
大麻	欣快剂，大剂量时可致幻	对大麻的戒断有争议，可能发生于末次使用后 10 天内	可能持续数周	易怒 入睡困难 食欲减退 焦虑

注：数据来自物质滥用治疗中心，治疗改进方案（TIP）：戒毒与物质滥用治疗，2006，2018 年 8 月摘自 https://www.ncbi.nlm.nih.gov/books/NBK64115/；国家药物滥用研究所，常见药物滥用和戒断症状，2018 年 8 月摘自 https://www.drugabuse.gov/drugs-abuse/commonly-abused-drugs-charts。

征，医生可以在门诊治疗轻度戒断综合征（见第25章）的患者。医生和普通人群中普遍存在一个错误概念，认为大量吸食大麻不会导致戒断症状。然而现在我们了解了，大麻的戒断反应不仅存在而且相对常见。只有当患者保证能够在戒断期间戒掉所有精神调节药物（除用于戒断治疗的处方药物之外），并且表达能够继续治疗的意愿时，才适合在门诊治疗。流浪汉，或者没有同居者来帮助监测药物副作用和症状的患者，存在显著的多药使用障碍，以及存在重要或不稳定的躯体或心理疾病的患者，都不应该在门诊进行治疗。

对酒精发生生理依赖时，初始戒断症状包括焦虑、睡眠障碍、震颤等都比较轻微，有时可能与酒精无关，也很容易通过饮酒缓解。随着时间推移，酒精逐渐难以控制症状，而醉酒是短暂的，仅在血液酒精浓度处于高水平（>250mg/dl）时发生。戒断并不是全或无的症状，一旦血液酒精浓度下降，成瘾者就会表现出症状。成瘾者的大脑神经生理发生改变，会将血液酒精浓度下降看作对成瘾后新的平衡状态的破坏，并将其通过戒断症状表现出来。很快地，成瘾者就会通过喝酒来缓解戒断症状，但效果是短暂的。患者觉得"不难受"的血液酒精浓度范围减小，即使血液酒精浓度在300mg/dl或以上，仍然会出现严重的戒断症状甚至震颤性谵妄。

轻度戒断症状可以在门诊治疗。当患者出现感知障碍、发热、过度通气或躯体合并症（如肝衰竭、胰腺炎），或有酒精戒断相关的癫痫病史，或存在严重戒断症状的3个危险因素（表24-7）时，需要住院治疗。震颤、焦虑、心动过速以及胃肠症状的严重程度，是需要住院治疗的不良预测因素。可以进行门诊治疗时，由于药物能够帮助缓解症状（表24-8），所以应该与患者教育和转诊选择整合在一起进行方案设计，以帮助患者改变根深蒂固的行为。酒精戒断的药物治疗若想用于门诊患者，必须有能够负责任的重要他人，陪伴在患者身旁并保证患者能够遵从

医嘱。如果没有这样的支持，患者应当被收治到24小时均有专业人员的医院或社区物质使用障碍治疗场所。

表24-7 重症酒精戒断的危险因素

每天长时间饮酒
使用镇静剂、可卡因或阿片类药物
有严重戒断病史
ALT升高
GGT升高
血小板计数降低
低钾血症

注：数据来自Goodson CM等，酒精临床试验，2014，38（10）：2664-2677。Maldonado JR等，酒精，2014，48（4）：375-390。

表24-8 酒精戒断门诊治疗药物

第一天：氯二氮平首剂25～50mg，之后每4～6小时25～50mg。存在肝损害的患者可改用劳拉西泮首剂1～2mg，之后根据需要每4～6小时给1mg
第二天：氯二氮平每4～6小时25mg，或劳拉西泮每4～6小时1mg
第三天：氯二氮平每6～8小时25mg，或劳拉西泮每6～8小时1mg
第四天：氯二氮平每12小时25mg，或劳拉西泮每12小时1mg
第五天：氯二氮平25mg，或劳拉西泮1mg单次给药后停药

在门诊进行酒精戒断治疗期间，患者应当每日接受评估，因为严重戒断症状如果在推荐剂量下没有得到控制，可能出现抽搐或震颤性谵妄等并发症。那些在用药后仍持续存在戒断症状的患者应当入院治疗以安全地完成戒酒。

如果患者在减量过程中饮酒或使用其他药物，也应当收入院治疗。

所有患者都应服用含硫胺素和叶酸的复合维生素，以降低贫血和脑病恶化的风险。

患者应当每隔2～3天与医生进行当面交流直到症状变得轻微，而且在戒除过程中就要开始与专业治疗项目接触。如果缺乏解决社会心理依赖的支持力量，患者会复发。我们要强调的至关重要的一点是治疗戒断，不

是治疗酒精使用障碍。

患有酒精使用障碍并同时使用苯二氮䓬类药物（非医嘱使用或有处方使用）的患者不能在门诊环境进行戒断治疗。这些患者的药物需要量比单独酒精躯体依赖的患者显著增加。在戒断治疗过程中使用大剂量苯二氮䓬类药物存在医疗风险，这样的患者应当收住院治疗。

七、干预策略

早期干预比确诊更加重要。每当察觉潜在酒精或药物使用问题时，医生都应当表达关注。治疗的有效性更依赖于采用上文的方式和技巧进行早期干预，而不是为了明确诊断而等待。习惯和成瘾周期是复杂而根深蒂固的，因此及早进行简单而有效的干预比花时间等待要好。下文的治疗策略源NIDA和NIAAA的临床指南，用于基本医疗中的酒精和物质滥用简短干预和米勒和罗尔尼克动机性访谈治疗模型（motivational interviewing treatment model of Miller and Rollnick）。

（一）评估患者目前减少物质使用的意愿

当我们从收集数据进展到分享信息和做计划时，我们通常愿意以评估患者对改变酒精或药物使用的意愿作为开始。就目前准备程度进行询问，还能够展开有用的对话以增强动机，举例如下。

医生：你这次对于改变大麻使用的意愿有多少，如果从0～10打分的话？

吉姆：嗯……我觉得是2分。

医生：为什么是2分而不是0分呢？

吉姆：我有点在意我每周在这上面花了多少钱。

医生：再多说说大麻是如何影响你的财务的，还有你的担心有哪些？

正如本例所示，仔细聆听患者的话语有助于找到促成他们改变的具体原因。米勒和

罗尔尼克将此称为"改变感言"。医生往往最关注的是酒精或药物使用对健康的影响，而患者常常更关注于其他问题，这些问题往往是激励患者减少使用的重要因素。比如本例中，患者更加关注于物质使用的经济费用问题。倾听改变感言对医生来说是一项重要的策略，让患者用他们自己的语言来提出改变的理由。如上文中显示的那样，医生可以采用给出反馈或要求详述的方式进行应答。

（二）支持患者自主性

患者必须在一种真心包容和尊重的氛围中做出决定与承诺，这是一种对事实和情感层面充分表达的矛盾、抗拒与不确定性的真心包容和尊重。医生可以通过聆听患者的观点，对所听到的只做反馈而不下判断，并提醒患者是他们掌管所有重要决定，可以自由地选择做（或不做）任何事情，而营造出这样的氛围。换句话说，医生能够认识到患者的自主性，同时提供专业的观点、清晰的建议与支持。更加明确的支持自主性的陈述可以是：

吉姆：在我拿回驾驶证之前我可以戒酒，这没问题。

医生：关于是否希望改变喝酒的行为，决定权在你手里。我会一直给你提供我了解的最佳建议，而你来做最终的决定。

（三）创建对话

当观点、专业知识和/或能力充斥着实质性的差异时，真正实现对话很困难。患者倾向于为某种观点进行辩护，或表现得消极和安静。医生可以通过有意识地使用"说、问、说、问"的形式来促进对话，这种方式支持轮流说，于是促成了对话。简短地提供建议或信息（即"说"），然后再"问"患者他们对此的想法或感受，或他们打算怎么做。"说"得简短有助于明确信息，而"问"则允许患者选择"积极改变"或"拒绝改变"的回应。患者对"问"的回答方式，也有助于

医生了解下一步做什么会有帮助。积极改变的回应一般包括认同、承诺或乐观，这表明继续探索事实可能是有帮助的。拒绝改变的回应通常包括不认可、有保留，或悲观、防御、不置可否，并且对所有问题都不要求明确意义，提示医生应当在谈话的下一步对这些反应给予反馈。反馈有助于患者审视自己，产生激励作用并使患者注意到现状和目标之间的差异。"问"和反馈都能够促进做出探索和选择。

1. 关于信息的对话

（1）提供已知的药物使用问题相关信息时，使用不带个人色彩的"客观的""科学的"方法。以下是一些例子。

1）研究表明这种治疗是有帮助的。

2）持续的药物使用会改变大脑功能。

3）对酒精高度耐受表明体内的早期警报系统失效，这个系统在酒精浓度高达危险水平之前，能够警告自己需要停止饮酒。

4）95%的男性每周喝酒少于35杯。

5）许多人想象停止物质使用（戒酒）时会感到害怕。

6）如果早上起来不喝一杯酒就会难受，表示一个人的大脑已经对酒精上瘾了。

7）近亲存在饮酒问题的男性，出现严重问题的可能性大约是50%。

8）大量研究得出的指南显示，每周饮酒超过14杯是十分危险的。

（2）之后，询问患者对这些信息有什么想法，以及这些信息可能怎样应用到他们自己身上。

（3）提供信息时，以客观事实、数字或分数的形式，而不是以结论的形式告知患者他的情况。

1）"你的肝功能检查中有3项存在异常"，而不是告诉他"酒精已经损伤了你的肝脏"。

2）"你在急诊时血液里酒精的水平是0.160"，而不是告诉他"你在急诊时是重度醉酒的状态"。

3）"你的胳膊上有严重的感染"，而不是

告诉他"因为经常注射所以你感染了"。

4）"你提到了3件重要的事情——你和妻子的关系正在恶化，你有很多胃部的症状，你丢掉了驾驶证"，而不是告诉他"酒精正在破坏你的婚姻、事业和身体"。

5）"你感到发抖和胃不舒服，直到再吃一片药"，而不是告诉他"你对于镇静剂上瘾了"。

6）"你戒了好多次酒"，而不是告诉他"你的反复说明你上瘾了"。

（4）之后，询问患者对于这些信息有何想法。想想患者对问题的回应是"积极改变"还是"拒绝改变"的。

2. 关于建议的对话

与建议有关的对话应清楚地而不是严厉地给出建议。在讨论相关信息之后尝试给出建议，作为下次就诊之前寻找合适的可行措施的一部分。对患者进行指责实际上会将患者推到边缘，增加患者的耻感，妨碍进一步讨论。如果医生表现出"我知道什么对你合适"的姿态，而不考虑适用于科学的警告（今天的事实可能是明天的谎言，每一名患者都是独一无二的），可能会引起患者的防御反应而促发争论。

有用的建议还有另外两个特点。其一，给出由更大的数据库，而不是由这个案例，得出的客观论据。其二，让你的建议与你对患者意愿的评估一致。以下举例说明。

（1）我建议的选择是你停止饮酒，这个建议基于医学文献以及我的经验中专家针对类似患者给我的建议。当然，没有人能够确定这样做对你来说是正确的或是有效的。

（2）绝大多数人觉得与匿名戒酒会（AA）的成员谈话是有帮助的。匿名戒酒会可能适合你也可能不适合你，我建议你去。

询问患者对建议有什么想法。要求或命令，而不是核查提建议的结果，会导致依从性较差，因为患者不会去做他们没有选择去做的事情。如果患者不愿意做，而医生推动并试图劝说患者去做，患者会产生持续的矛盾心理，增加对改变的抗拒，并开始螺旋式地向下丧失动力，患者和医生本人都会变得更加低落和沮丧。

　　医生：吉姆，根据专家在类似患者上给我的建议，我推荐的选择是你趁此机会停止喝酒，积极地参与到戒酒咨询中。当然没有人能确定这对你来说是不是正确的选择，对你是否有效。

　　吉姆：谢谢你的关心，医生。但我知道我没事，我会暂时戒酒，熬过那愚蠢的戒酒咨询，马上拿回我的驾照。

　　医生：吉姆，我们有不同的观点。你的关注点是驾照，而我的关注点则是酒精这么多年来产生的整体影响。

　　吉姆：医生，你很清楚我的情况，所以可能你说的有些是对的。

　　医生：因为酒精可以对血压产生重大影响，我们来看看你不喝酒的时候血压情况怎么样，之后我们再继续讨论你的驾照和喝酒的情况。

　　下面是进行这个对话的另一种可能。

　　吉姆：谢谢你的关心，医生。但我知道我没事，我会暂时戒酒，熬过那愚蠢的戒酒咨询，马上拿回我的驾照。

　　医生：吉姆，我很高兴你在考虑这些问题，但看来你对马上进行更长期的承诺不感兴趣。我约你下次在6周后来随诊，我想知道你是否愿意仔细记录下来喝酒的好处和不大好的地方？也想一想不喝酒的好处和坏处。我会抓住这个机会寻求对你整体情况的更深入理解，然后，随着时间的推移帮助你自己做出最好的决定。

　　（吉姆的反应可能会让你惊讶。）

　　吉姆：医生你知道，我有一个同事一直在强迫我参加匿名戒酒会，在我因为酒驾被罚之后我差点就跟他去了。（表明吉姆比他现在声称的更加担忧。）

　　（你可以在这一假设上进行回应。）

　　医生：看来我们都同意，现在如果能做另外一些事情可能会很好。当许多人以开放的心态参加几次戒酒会之后，他们对

自己了解了很多。你愿意每周去一次戒酒会直到我们1个月后再见面吗？

3. 确认对话的结果

　　最后，医生应当明确双方就某一具体计划达成了共识。确认患者确实承诺参与计划并有信心进行落实。选择一个具体的时间表并遵从。

　　医生：所以你直到拿回驾照之前都不喝酒，我们大约1个月后再见，检查一下你的血压然后面谈，可以吗？

　　医生：你计划在接下来的1个月里去6次匿名戒酒会，然后我们在下次见面时你可以谈谈你的收获。

　　医生：你决定去市里的诊所使用纳曲酮帮助减轻对酒精的渴求。我会给他们写说明告知你糖尿病和贫血的情况。期待你在那边开始治疗后再到我这里来。

4. 帮助维持改变

　　在随访中，询问患者在其间可能会同意的任何行为改变都是很重要的，即使患者表示他们目前还没有准备好减少酒精或药物的使用。例如，如果患者同意记录他们的饮酒量或者愿意考虑戒酒的好处与坏处（如上例中），继续进行对话以帮助患者逐步建立改变的动机。

　　许多患者在就诊于基本医疗医生时已经在饮酒或药物使用上做出了改变。这些患者会在医生随访、关注改变中受益。从开始就了解改变的困难性，对于任何积极的改变或对改变的努力进行支持。聆听患者对自身情况的看法，鼓励患者对目标和策略做出反馈。重申自己提供帮助和谈话的意愿，设法解决可能并存的任何心理问题，如焦虑或抑郁，并且在适当的时候重新讨论目标和计划。

（四）药物选择

1. 酒精使用障碍的药物治疗

　　目前美国FDA批准用于治疗酒精依赖

（中重度酒精使用障碍）的3种药物包括双硫仑、纳曲酮（口服和注射用药）以及阿坎酸。在门诊环境中有选择地对患者进行应用都可以实现有效的治疗。药物选择总结见表24-9。

双硫仑是一种乙醛脱氢酶抑制剂，能够抑制酒精的代谢产物——乙醛的代谢，在服药后摄入酒精可产生毒性反应，导致面色潮红、心悸、头痛的症状。双硫仑对于其他药

物疗法失败，或者有强烈意愿要完全戒酒的患者来说是最佳的备选方法。对某些个体来说，有一个家庭成员管理双硫仑，可以帮助优化药物的依从性。双硫仑禁用于妊娠、严重肝病、食管静脉曲张、消化道出血病史或存在精神异常、冲动控制障碍或自杀倾向的患者，禁用于对双硫仑或其他用于杀虫剂和橡胶硫化的秋兰姆衍生物过敏的患者。正在

表24-9　酒精使用障碍的药物治疗选择

		FDA批准的酒精使用障碍治疗用药	
药物名称	常规剂量	常见副作用	注意事项
纳曲酮	50mg口服，每日一次	恶心 头痛 头晕	不应用于需长期处方阿片类镇痛药的患者。应告知患者纳曲酮可降低阿片类药物耐受性；停用纳曲酮后，必须仔细滴定阿片类药物，以避免潜在的危及生命的阿片类相关危害（如呼吸抑制、药物过量） 急性肝炎或肝衰竭者禁用
长效纳曲酮	380mg肌内注射，每4周一次	恶心 乏力 食欲减退	不应用于需长期处方阿片类药物进行疼痛管理的患者；可在阿片类药物戒断7～10天后用于治疗共病阿片类药物使用障碍。应告知患者纳曲酮可降低阿片类药物耐受性；停止纳曲酮后，必须仔细滴定阿片类药物，以避免潜在的危及生命的阿片类相关伤害（如呼吸抑制和药物过量） 急性肝炎或肝衰竭者禁用
阿坎酸	666mg口服，每日三次	腹泻 紧张不安 乏力	有肾损害或体重＜60kg的患者可能需要减低剂量 肾衰竭患者禁用
双硫仑	250～500mg口服，每日一次	乏力 困倦 头痛	适用于以彻底戒除为目标、动机强烈的患者；对于有家人管理服药的患者可能会有帮助 监测肝毒性
		FDA尚未批准的酒精使用障碍治疗用药	
加巴喷丁	300～600mg口服，每日三次	镇静 头晕	容易被某些物质使用障碍的患者滥用
托吡酯	初始剂量50mg，每日一次，最大剂量150mg，每日两次	认知障碍 感觉异常 体重下降 头痛 乏力 头晕 抑郁	在数周内逐渐滴定剂量，以尽量减少副作用
巴氯芬	30～60mg，每日一次	恶心 眩晕 嗜睡	临床试验的结果喜忧参半，疗效需要进一步研究

注：数据来自药物滥用和精神健康服务管理局。治疗酒精使用障碍的药物：简要指南。摘自 https://store.samhsa.gov/product/Medication-for-the-Treatment-of-Alcohol-Use-Disorder-A-Brief-Guide/SMA15-4907.2018年9月访问。

服用或最近服用甲硝唑、三聚乙醛、酒精或含酒精制剂（如止咳糖浆和补品）的患者不应给予双硫仑。双硫仑标签还包括关于药物相互作用的几个重要注意事项。有关特定禁忌证和警告，请参见包装说明书。每天服用一次250mg的双硫仑将在12小时内抑制乙醛脱氢酶达到一定程度，若在此期间摄入酒精就能观察到双硫仑与酒精的相互作用。此外，患者必须在再次饮酒前生成新的酶来代谢酒精，以免经受双硫仑-酒精相互作用，这需要在服用最后一剂双硫仑后至少等待6天。

纳曲酮是一种阿片μ受体拮抗剂，除了被FDA批准治疗阿片使用障碍以外，也已经被批准用于治疗酒精使用障碍。值得注意的是，与其他治疗酒精使用障碍的药物相比，纳曲酮可用于这一适应证的支持性数据最强有力。纳曲酮被认为能够减少对于酒精的渴望，因为它能够阻断酒精作用于阿片受体上所产生的欣快作用并减少腹侧被盖区（ventral tegmental area，VTA）的多巴胺释放。给药剂量是每日50mg口服，或者每月注射一次380mg。纳曲酮通常耐受性良好，最常见的副作用是胃部不适和头痛。如果对此有所担忧，治疗可从低剂量开始（12.5～25mg/d）。纳曲酮对某些患者存在肝毒性，通常是在比FDA批准剂量高很多的水平时发生，但因此推荐进行基线肝功能检查，并每3个月进行复查。由于纳曲酮是一种阿片μ受体拮抗剂，因此禁用于需要使用或者已经使用阿片类止痛剂治疗的患者，否则会导致阿片类戒断症状。

阿坎酸是一种能拮抗渴求的药物，可以稳定因酒精戒断而改变了的兴奋性谷氨酸能神经递质，它也是由FDA批准的治疗酒精依赖的药物。像双硫仑和纳曲酮一样，它不会产生改变情绪的作用，也没有镇静/催眠或肌松作用。对于某些患者来说使用该药物的困难之处在于需要每天服药三次。阿坎酸通过肾脏清除，可以作为酒精使用障碍伴严重肝病患者，或需要持续接受阿片类药物止痛患者的选择。因为双硫仑、纳曲酮和阿坎酸并非管制药品，也没有情绪调节作用，所以很

容易从治疗酒精使用障碍及其他疾病的基本医疗医生那里开具。

其他能解决酒精使用障碍的治疗方案正在努力确认中。迄今为止，研究支持加巴喷丁和托吡酯的潜在作用，而有关巴氯芬的数据不太一致。

正如药物滥用和精神健康服务管理局在《治疗酒精使用障碍的药物治疗：简要指南》中所述，这些药物易于处方，不需要专门培训，而且对减少酒精使用以及对减少酒精使用障碍患者的不良后果是安全有效的。与其他慢性病的治疗模式（如糖尿病和高血压）相一致，当患者到医疗单位求治时，应向他们提供这些药物。这里的医疗单位包括以基本医疗为基础的环境（如基本医疗与艾滋病治疗单位）、住院环境和专业护理服务（如成瘾治疗计划）。通过供者临床支持系统（www.pcssnow.org）可以获得关于处方这些药物的持续培训和支持。

2. 吸毒的药物治疗

与酒精使用障碍不同，治疗兴奋剂和大麻使用障碍的药物选择很少，虽然也在探索一些复合物。评估多巴胺激动剂、双硫仑和多沙唑嗪疗效的早期试验表明，这些药物可能有助于减少可卡因使用。也有初步证据支持进一步评估安非他酮、莫达非尼、纳曲酮和米氮平作为甲基苯丙胺使用障碍的辅助药物治疗。加巴喷丁、N-乙酰半胱氨酸、助眠的唑吡坦和一种名为丁螺环酮的抗焦虑/抗压力药物在减少大麻使用方面最有希望，但现有数据尚不确定，需要进一步研究。FDA还没有批准任何用于治疗兴奋剂或大麻使用障碍的药物，因为没有哪种药物能够在随机试验中显示出一致性的疗效。采用认知行为疗法、动机性访谈和应急管理等模式的社会心理干预具有最有力的证据支持其疗效，是处理这些疾病的主要方法。

3. 饮酒和吸毒患者的预防保健措施

基本医疗医生非常适合提供预防性和减少伤害的措施，来帮助降低与饮酒和吸毒相关的疾病发生。例如，目前的指南建议对有

酒精使用障碍的人进行肺炎疫苗接种，因为这些人患侵袭性肺炎球菌病的风险增加。对于注射毒品的人，疾病控制和预防中心建议要常规筛查HIV和其他性传播疾病、结核病和丙型肝炎。可以常规开医嘱给尚未完成该系列疫苗接种的人接种甲肝和乙肝疫苗。注射毒品的患者也可以因转诊到针头交换项目而受益，这有助于减少艾滋病和丙型肝炎的传播。不健康的酒精或药物使用者也可受益于HIV暴露前预防（pre-exposure prophylaxis，PrEP）。PrEP是一项生物医学战略，经证明可降低不同人群（包括男男性行为者、变性妇女和注射吸毒者）感染HIV的风险。医生应与所有患者，特别是与那些有体征或症状提示存在不健康物质使用的患者，讨论性健康问题。"化学性"或在性爱过程中使用甲基苯丙胺和亚硝酸戊酯等毒品来增强性快感的行为，在男同性恋者中越来越流行。这些行为是公认的与性风险相关的行为，增加了个体感染HIV和其他性传播疾病的风险。目前，唯一批准用于PrEP的药物是每日口服恩曲他滨替诺福韦富马酸二丙酯（FTC-TDF）。PrEP的有效性取决于最佳的依从性，如果每天服用，可将HIV感染的风险降低90%以上。日常坚持治疗的需要对一些患者来说可能具有挑战性，因为不健康的酒精和物质使用与其他背景下对药物和照护的依从性不良有关。评估这些行为如何影响PrEP依从性的现有数据有限，研究结果也不一致。大多数研究没有发现不健康的酒精使用与PrEP依从性差之间的关联，但一些迹象表明，使用兴奋剂者在依从PrEP和坚持照护方面存在更大的困难。然而，物质使用不妨碍为具有已知危险因素的人提供PrEP。评估患者负担较低的其他药物和给药方法的研究（例如可注射的长效制剂，植入物或非每日剂量）正在进行中。美国公共卫生服务的临床实践指南定期更新，其中包括对PrEP患者的管理和监测的建议。

（五）转诊至专科治疗

物质滥用治疗项目能够为患者提供专业的照护，基本医疗医生要为物质使用方式改善不佳的患者提供转诊。对于判断是否需要转诊，患者有没有取得进步比问题的严重程度更为重要。物质使用障碍患者可能会从医疗戒断服务和多学科会诊咨询中获益。物质滥用的专业治疗常包括上述药物的使用以及行为干预方法，如认知行为治疗和应急管理。治疗项目还帮助患者开始与基于社区的自助组织、过渡场所以及强化咨询进行接触，有时候会帮助实现住院治疗。能够治疗合并症（即有能力治疗物质使用障碍和其他精神疾病）的项目，能够对物质使用障碍患者经常伴发的其他精神疾病进行治疗。在这些专业治疗项目中，医生对并发物质使用障碍和精神疾病的复杂患者更为熟悉，因此对于治疗也有更充分的准备。2016年美国"物质使用与健康"全国调查强调了这些治疗项目对于基本医疗医生发现存在多种障碍的患者时转诊的重要性。根据这项调查报告，存在物质使用障碍的患者中患精神疾病的比例为43%（无物质使用障碍的患者患精神疾病的比例为16%），而精神疾病患者中存在物质使用障碍的比例为10% ~ 27.8%，而且因精神疾病严重程度的不同而存在差异（无精神疾病者患有物质使用障碍的比例为5.4%）。

患者可能会拒绝转诊到专科治疗。一项有用的策略是确认患者对于继续治疗的意愿和投入度，如上文讨论的那样，做出选择、支持患者的自主性和给出建议。另一策略是强调你需要专科的意见，就像转诊给心脏专科医生的病例一样。在患者离开诊室前进行预约，告知患者你会给专科医生写转诊信，说明你对患者的想法并询问专科医生的建议。让患者知道你会在评估后与专科医生进行沟通，而且你愿意参与到治疗计划中。告诉患者门诊治疗项目存在灵活的选择——例如强化治疗或强度较低的治疗，日间或晚间项目——鼓励患者去预约项目，即使他们还不确定已经准备好了去戒除。

许多社区有项目针对存在特殊需要的患者，例如青少年、女性或特定药物的滥用者（最著名的例子是美沙酮用于治疗存在生理依赖的阿片使用障碍患者），以及严重精神疾病患者。许多社区中也存在匿名戒毒会和其他互助小组，例如"合理康复"小组，还有"女性觉醒"小组。这些资源可以帮助基本医疗医生为患者提供可行的治疗。基本医疗医生对于筛查物质使用障碍患者，增强患者减少物质滥用的动机，提供简便干预并联系可用资源都具有关键性作用，因而成为患者康复道路上的重要节点。

八、推荐阅读

Center for Behavioral Health Statistics and Quality. 2016 *National Survey on Drug Use and Health*: *Detailed Tables*. 2017. https: //www. samhsa. gov/data/sites/default/files/ NSDUH-DetTabs-2016/NSDUH-DetTabs-2016. pdf. Accessed August 2018.

Centers for Disease Control and Prevention (2018). Pre-exposure prophylaxis for the prevention of HIV infection in the United States—2017 update: A clinical practice guideline. https://www. cdc. gov/hiv/pdf/guidelines/cdc-hiv-prep-guidelines-2017. pdf. Accessed August 2018.

Chan KK, Neighbors C, Gilson M, Larimer ME, Marlatt GA. Epidemiological trends in drinking by age and gender: providing normative feedback to adults. *Addic Behav* 2007; 32 (5): 967-976.

Fischer B, Russell C, Sabioni P, et al. Lower-risk cannabis use guidelines: a comprehensive update of evidence and recommendations. *Am J Public Health* 2017; 107 (8): e1-e12.

Haile CN, Kosten, TR. Pharmacotherapy for stimulant-related disorders. *Curr Psychiatry Rep* 2013; 15 (11).

Han B, Gfroerer JC, Colliver JD. Associations between duration of illicit drug use and health conditions: results from the 2005-2007 national surveys on drug use and health. *Ann Epidemiol* 2010; 20 (4): 289-297.

Jonas DE, Garbutt JC, Amrick HR, et al. Behavioral counseling after screening for alcohol misuse in primary care: a systematic review and meta-analysis for the US Preventive Services Task Force. *Ann Intern Med* 2012; 157 (9): 645-654.

National Institute on Drug Use (NIDA). *Screening for drug use in general medical settings*. https://www. drugabuse. gov/ sites/default/files/resource_guide. pdf. Accessed August 2018.

NIAAA. *Helping patients who drink too much*: *a clinician's guide*. 2005. https://pubs. niaaa. nih. gov/publications/ practitioner/cliniciansguide2005/guide. pdf. Accessed August 2018.

Pace CA, Samet JH. Substance use disorders. *Ann Intern Med* 2016; 164 (7): ITC49-ITC64.

Rollnick S, Miller WR, Butler CC. *Motivational Interviewing in Health Care*. New York, NY: Guilford; 2008.

Substance Abuse and Mental Health Services Administration and National Institute on Alcohol Abuse and Alcoholism. *Medication for the Treatment of Alcohol Use Disorder*: *A Brief Guide*. HHS Publication No. (SMA) 15-4907. Rockville, MD: Substance Abuse and Mental Health Services Administration; 2015.

Wamsley M, Satterfield J, Curtis A, Levy E, Lundgren L, Satre DD. Alcohol and drug use screening, brief intervention and referral to treatment (SBIRT) training and implementation: perspectives from four health professions. *J AddictMed* 2018; 12 (4): 262-272.

Willenbring ML, Massey SH, Gardner MB. Helping patients who drink too much: an evidence-based guide for primary care physicians. *Am Fam Physician* 2009; 80 (1): 44-50.

九、网站

Clark WC, Parish S. *Alcohol: Interviewing and Advising. Module in Doc. com*: *An Interactive Learning Resource for Healthcare Communication*. American Academy on Communication in Healthcare. http://doccom. aachonline. org/dnn/Home. aspx. Accessed August 2018.

National Institute on Alcohol Abuse and Alcoholism (NIAAA). www. niaaa. nih. gov. Accessed August 2018.

Providers' Clinical Support System for Medication Assisted Treatment. www. pcssnow. org. Accessed August 2018.

Substance Abuse and Mental Health Services Administration. http://www. samhsa. gov/. Accessed August 2018.

AUDIT 评分（附录24-A）

在空格中记录每一个回答的评分并计算总分。最高分值为40分。60岁以下的男性总分超过8分，或女性、青少年和60岁以上的男性总分超过4分，被认为是阳性结果。对于总分接近临界值的患者，医生可能会希望对每一个回答进行进一步的了解并在临床检查中予以澄清。

注意：AUDIT 对于重度酗酒或酒精使用障碍筛查的敏感性和特异性在不同人群中存在差异。降低临界值能够增加敏感性（"真阳性"的患者数增加），同时也增加了假阳性的数量。因此，对于所有患者来说用4分作为临界值更加简单，但对于男性来说可能假阳性会增加。

附录24-A 酒精使用障碍确诊试验（AUDIT）

患者：由于酒精会影响你的健康并且干扰某些药物和治疗，因此我们对于你的酒精使用进行一些提问是很重要的。你的回答将会保密，所以请诚实地回答。
对于表中的每一个问题，请在最相符的格子内打勾。

注意：在美国，一份酒含有14g的乙醇或"纯"酒精。尽管以下酒的分量大小不同，但每一种中含有的纯酒精含量相同，等同于1份酒。

 12 盎司的啤酒（大约5度） = 8.9 盎司的麦芽酒（大约7度） = 5 盎司的红酒（大约12度） = 1.5 盎司的烈性酒（大约40度）

问题	0	1	2	3	4	
1. 你多久喝一次含酒精的饮料？	从来没有	每月一次或者更少	2～4次/月	2～3次/周	每周4次或以上	
2. 你每次喝酒通常会喝多少份？	1～2	3～4	5～6	7～9	10份或以上	
3. 你喝5份酒以上的频率是什么样的？	从来没有	每月少于1次	每月一次	每周一次	每天或几乎每天	
4. 你在过去的一年里有多少次发现你一旦开始喝酒就无法停止？	从来没有	每月少于1次	每月一次	每周一次	每天或几乎每天	
5. 过去的一年里你有多少次因为喝酒而不能完成原本能做到的事？	从来没有	每月少于1次	每月一次	每周一次	每天或几乎每天	
6. 过去的一年里，你有多少次在宿醉后需要在早上起来喝一杯酒才有力气？	从来没有	每月少于1次	每月一次	每周一次	每天或几乎每天	
7. 过去的一年里，你有多少次在喝酒后感到内疚或懊悔？	从来没有	每月少于1次	每月一次	每周一次	每天或几乎每天	
8. 在过去的一年里，你有多少次因为喝酒而无法记得前一晚的事情？	从来没有	每月少于1次	每月一次	每周一次	每天或几乎每天	
9. 你或别人是否曾经因为你喝酒而受伤？	没有		有，但不是去年		有，是去年发生的	
10. 有亲戚、朋友、医生或其他医务人员担忧你的饮酒问题并建议你减少喝酒吗？	没有		有，但不是去年		有，是去年发生的	
					总计	

注意：该问卷经由WHO批准进行复印。为了表示美国的饮酒分量（14g），问题3中的数字由6更改为5。免费的门诊用AUDIT手册可在www.who.org上获取。

阿片类药物

第 25 章

Stephen G. Henry, MD, MSc

一、引言

阿片类镇痛药在疼痛管理中起着核心作用。其中，氢可酮-对乙酰氨基酚是美国最常用的处方药。20世纪90年代到21世纪初，人们广泛应用阿片类镇痛药治疗慢性疼痛，同时导致与阿片类药物相关的死亡和被诊断为阿片类药物使用障碍的患者数量迅速增加。2016年，美国超过4.2万例的死亡与处方阿片类药物有关，其中25～34岁的成年人占1/5。改变疼痛和阿片类药物相关的行为尤其困难，医生和患者均表示，讨论阿片类药物，尤其是那些由于治疗慢性疼痛的阿片类药物，令人沮丧又无济于事。

由于与阿片类药物相关的死亡人数上升，阿片类药物镇痛目前成为临床和健康服务研究的重点。与阿片类药物处方相关的法律、政策和法规也在迅速变化。通常，这些变化体现在关于阿片类药物处方的法规和限制越来越多。

本节为临床医生提供了实用策略，可以用来鼓励和管理阿片类药物相关行为的改变，其重点是针对处方中的慢性疼痛。管理处方阿片类药物时有两个首要原则应牢记：①开阿片类处方药时，应权衡其对患者的风险和益处。评估利弊时需要对患者的想法、状态以及药物风险（尤其是药物过量和药物滥用）进行客观的评估。②有效的沟通对于管理处方阿片类药物至关重要。有效沟通要求认真对待患者的痛苦，管理（患者和医生）在讨论阿片类药物时经常出现的不愉快情绪，处理分歧，始终保持治疗关系。

熟练地开处方和有效的沟通，需要有治疗疼痛和物质使用障碍的临床知识。这些将分别在第38章和第24章中详细讨论。本节主要讨论处方阿片类药物所面临的挑战。

二、阿片类药物的历史

医疗组织和社会对阿片类镇痛药的态度随不同时期而变化，有时候强调其减轻疼痛、缓解痛苦的作用，有时则看重其成瘾性和潜在的负面影响（表25-1）。阿片类药物是鸦片的化学衍生物，而鸦片则提取自罂粟的种子荚。

表25-1　美国阿片类药物使用相关事件时间表

年份	事件
1914	《哈里森麻醉品税法案》颁布，在联邦内实行对阿片类药物的管理
1970	《药物滥用综合防控法》建立了管控物质的现代管制框架
1990	加利福尼亚州和得克萨斯州通过了第一部"顽固性疼痛法"，将使用处方阿片类药物治疗慢性疼痛合法化
1996	美国疼痛协会发起了"第五生命体征"公共健康运动
2000	《药物成瘾治疗法案》允许有资质的医师开具附表Ⅲ～Ⅳ类阿片类药物（例如丁丙诺啡），用于诊室治疗阿片类药物使用障碍
2007	珀杜制药公司高管因滥用奥施康定（长效羟考酮）商标而被定罪
2010	首个发表的大型研究表明，阿片类药物高剂量使用与其过量风险增加具有相关性
2016	美国CDC发布了阿片类药物处方的临床指南，不推荐将阿片类药物作为慢性疼痛的一线治疗药物
2017	美国总统特朗普宣布"阿片类药物危机"为国家公共卫生紧急事件

鸦片已经被种植、使用了数千年，既用于治疗，又用于消遣。加工过的鸦片通常以溶液的形式被吸食或吞咽。鸦片酊是一种掺有酒精的鸦片制剂，由托马斯·西德纳姆在17世纪60年代推广开来。吗啡是鸦片中的天然成分，在19世纪初期被分离出来，19世纪20年代在欧洲和美国就可以买到。吗啡的流行，很大程度上是因为皮下注射针的发明，这使得皮下和静脉注射吗啡成为可能。吗啡的镇痛效果和成瘾性在19世纪后期就已广为人知。之后，人们一直在寻找吗啡的非成瘾性替代品（直至今日仍在进行）。在此过程中，二乙酰吗啡（或称海洛因）于1874年首次被合成。

1914年，美国通过了《哈里森麻醉品税法案》，这是第一部对阿片类药物的生产和销售进行监管并征税的美国联邦法律。这项法律的出台正是出于对普遍存在的吗啡成瘾现象的担忧。联邦法院随后做出解释，禁止为有阿片类药物使用障碍的患者开具吗啡处方。这些改变导致数千名医生被起诉，并迫使许多阿片类药物使用障碍患者转而服用包括海洛因在内的非法阿片类药物。20世纪中叶，阿片类药物的临床应用主要局限于治疗急性或手术后疼痛。

20世纪70年代后期，医生开始提倡使用阿片类药物作为癌症晚期疼痛治疗的一部分。阿片类药物似乎有效地缓解了这些患者的疼痛，因此在20世纪80年代中期，医生开始提倡使用阿片类药物来治疗慢性、非癌症性疼痛。20世纪90年代，美国许多州通过了立法，将使用阿片类药物治疗"顽固性疼痛"的处方明确为合法，但通常会将物质使用障碍的现症患者排除在外。这些法律的通过表明，在相当大程度上，处方阿片类药物治疗慢性疼痛自《哈里森麻醉品税法案》通过之后逐渐形成的临床治疗标准。1996年，美国疼痛学会成功地开展了一项公共卫生运动，将疼痛视为"第五生命体征"，从伦理上强调患者有权治疗疼痛，鼓励使用阿片类药物治疗慢性疼痛。联合委员会和退伍军人健康管理局均采用了"第五生命体征"政策，要求住院患者和门诊患者定期进行疼痛评估。

这些变化使得阿片类药物的处方量在1999—2010年几乎翻了两番，其中主要是用于治疗慢性疼痛的药物增加了。大多数临床医生和患者提倡增加阿片类药物的使用，其动机是真诚地希望为遭受慢性疼痛的患者提供以患者为中心的、富有同情心的诊疗。事后看来，很明显，很多制药公司故意隐藏或将长期使用阿片类药物的成瘾性最低化。2007年，珀杜制药公司的高管承认对奥施康定©（长效羟考酮）虚假标记。

21世纪10年代，有关阿片类药物过量的证据开始增多，队列研究证实了阿片类药物处方剂量和过量风险之间的剂量-反应关系。由于阿片类药物过量导致的死亡人数持续上升，促使美国疾病控制与预防中心（CDC）发布了阿片类药物处方的临床指南（表25-2），强调了阿片类药物相关的风险，并且不推荐将阿片类药物作为慢性疼痛的一线治疗药物。在美国，阿片类药物的处方量于2010—2012年达到顶峰，之后开始下降。CDC的指导方针加速了这种下降；然而，阿片类药物的处方量在美国各地有很大的地域性差异。

阿片类药物过量主要体现在一小部分（5%～10%）高危患者身上。已经稳定多年的海洛因过量致死率从2010年开始上升，很可能是由于高危患者无法再获得处方类阿片类药物便转而吸食海洛因。2018年，大多数海洛因使用者报告称，在转向海洛因之前曾使用处方类阿片类药物；而绝大多数服用阿片类药物的患者则没有使用海洛因。2014年，使用非法芬太尼造成的死亡人数激增；到2017年，过量使用非法阿片类药物导致死亡的人数超过了处方阿片类药物。非法的芬太尼药效非常强，而且比海洛因的制造成本低得多。它通常伪装成海洛因或处方阿片类药物或与之混在一起出售，对初次使用者可能是致命的。

表25-2 美国CDC对处方阿片类药物治疗慢性疼痛的建议

1. 对于慢性疼痛，首选非药物疗法和非阿片类药物疗法。只有当缓解病痛和其他功用的预期效果超过患者使用的风险时，才可以考虑阿片类药物治疗。如果使用阿片类药物，应酌情将其与非药物治疗和非阿片类药物治疗相结合
2. 在用阿片类药物治疗慢性疼痛前，医生应该与患者一起制定治疗目标，包括针对疼痛和功能的现实目标，并且要考虑如果获益低于风险，如何终止使用阿片类药物。只有在疼痛缓解和功能改善具有临床意义且超过患者安全用药风险的情况下，医生才能够继续使用阿片类药物
3. 在开始阿片类药物治疗之前和治疗期间，医生应与患者讨论阿片类药物治疗已知的风险和实际获益，以及在治疗过程中患者和医生各自应承担的责任
4. 开始使用阿片类药物治疗慢性疼痛时，临床应使用速效阿片类药物，而不是缓释/长效阿片类药物
5. 当开始使用阿片类药物时，医生应开出最低有效剂量。给出的任何剂量都应谨慎，当每天的药量增加到50吗啡毫克当量（morphine milligram equivalents，MME）时，需仔细权衡利弊。应尽力避免将剂量增加到每天90MME或更多，当无法避免时，也要仔细斟酌滴定剂量
6. 长期使用阿片类药物通常始于急性疼痛的治疗。当使用阿片类药物治疗急性疼痛时，医生应开具最低有效剂量的速效阿片类药物，并且总量不超过预期需要阿片类药物治疗的疼痛持续时间。通常3天以内就够了，很少需要超过7天
7. 使用阿片类药物治疗慢性疼痛，在开始用药或增加剂量后的1～4周内医生应与患者评估利弊，连续用药时应每3个月或更频繁地进行评估。如果获益没有大于危害，医生应优化治疗，并与患者一起减少或者停用阿片类药物
8. 在开始治疗之前和持续治疗期间，医生应评估阿片类药物相关危害的危险因素。医生应将降低风险的策略纳入管理计划，包括考虑在阿片类药物过量的危险因素增加时提供纳洛酮。阿片类药物过量的危险因素包括：药物过量史、物质使用障碍史、阿片类药物剂量较高（≥50MME/d）、同时使用苯二氮䓬类药物
9. 医生应使用国家处方药监测程序（state prescription drug monitoring program，PDMP）的数据来审查患者的管控药物处方史，以确定患者是否在服用阿片类药物或危险药物组合，使他或她处于过量用药的高风险之中。在开始及使用阿片类药物治疗慢性疼痛期间，应时常复查（从每一个处方到3个月一次）PDMP数据
10. 在为慢性疼痛患者开具阿片类处方时，医生应在开始治疗前进行尿液药物检测，并考虑至少每年都进行尿液药物检测，以检测其中处方药及其他管控处方药和非法药物
11. 医生应尽可能避免同时开具阿片类镇痛药和苯二氮䓬类药物
12. 医生应为阿片类药物使用障碍患者安排和提供循证治疗（通常是丁丙诺啡或美沙酮与行为疗法相结合的药物辅助治疗）

注：改编自 Dowell D，Haegerich TM，Chou R. CDC Guideline for Prescribing Opioids for Chronic Pain—United States，2016. JAMA. 2016；315（15）：1624-1645。

三、阿片类药物的生理作用

鸦片制剂指的是结构上与鸦片有关的化合物；阿片类是指作用于阿片受体的任何物质，包括存在于中枢神经系统的内源性阿片。这两个术语在临床语境中可以通用。阿片类物质主要通过激活μ阿片类受体来发挥生理效应，该受体与大脑的疼痛和奖赏途径有关。因此，阿片类药物的使用确实可以缓解疼痛，产生愉悦感，从而产生从减轻焦虑到生理上的"兴奋"的变化。经常使用阿片类镇痛药会导致耐受性（即需要更高的剂量才能达到同样的镇痛或愉悦感，停止或减少阿片类药物会导致戒断症状）。急性阿片类药物戒断通常很不舒服，但与酒精或苯二氮䓬戒断不同，它在生理上并不会有危险。

表25-3列出了常用的阿片类镇痛药。阿片类药物的功效是相对于吗啡来衡量的，并以吗啡毫克当量（MME）表示。表中列出的转换因子是基于临床共识，被广泛接受的近似值。美沙酮的相对效力可变，并且随着大剂量和长时间的使用而增加。不同阿片类药物之间的交叉耐受性不完全，所以用一种阿片类药物替代另一种阿片类药物，或"阿片类药物轮换"，是避免长期服用阿片类药物产生耐药性的常见临床策略。当轮换使用新的阿片类药物时，应先减少患者每日摄入的总

MME，避免无意中产生镇静作用。

表25-3　常用阿片类镇痛药的相对效力

药物	口服吗啡毫克当量
天然鸦片	
吗啡	1.0
可待因	0.15
半合成鸦片	
氢可酮	1.0
羟考酮	1.5
羟吗啡酮	3.0
二氢吗啡酮	4.0
合成阿片类药物	
芬太尼（透皮贴），µg/h	2.4
美沙酮	4～12
曲马多	0.1～0.2
他喷他多	0.4
部分阿片样物质激动剂	
丁丙诺啡	10～13

四、阿片类药物的疗效

特定阿片类药物引起的镇痛、快感和副作用因患者而异，因此每种药物的风险和益处应针对每个患者进行单独评估。例如，用氢可酮缓解疼痛效果较好的患者用羟考酮则效果非常差。

（一）急性疼痛

阿片类药物在医院和急诊科的急性疼痛治疗中起着核心作用。80%接受普通门诊手术的患者在出院时开具了阿片类药物。然而，在大手术后服用阿片类药物的患者有3%～6%、在癌症手术后服用阿片类药物的患者有10%，成为长期服用者，他们在手术1年后仍在服用阿片类药物。同样，在急诊科或基本医疗机构开具用于急性疼痛的阿片类药物的患者，有一小部分会长期使用阿片类

药物。服用阿片类药物超过90天即为长期服用，这是由于大多数服用阿片类药物超过90天的患者往往会服用多年。美国CDC建议，对于急性疼痛和术后疼痛，阿片类药物的处方应限制在7天或更短（表25-2），这是为了防止急性疼痛患者由于自动补充或临床惰性而成为长期使用阿片类药物的患者。

许多急诊科已经制定了疼痛管理方案，以最大限度地减少阿片类药物的使用，进而减少在急诊科开具短期阿片类药物处方的患者数量。越来越多的证据表明，非甾体抗炎药是缓解急性疼痛的阿片类药物的较为理想的替代品。最近的一项临床试验发现，布洛芬、羟考酮、氢可酮和可待因都可为急诊科出现四肢疼痛的患者提供类似的短期镇痛效果。然而，在接受布洛芬治疗的患者中，有相当一部分需要阿片类药物来实现足够的疼痛控制效果。而且，这项研究除外了既往使用过镇痛药以及存在非阿片类药物禁忌证的患者。尽管如此，只要有可能，应首先使用非阿片类镇痛药治疗急性疼痛。

（二）慢性疼痛

在20世纪90年代和21世纪初，阿片类药物在治疗慢性疼痛方面的广泛应用并没有强有力的经验证据支持。关于长期使用阿片类药物的研究很少有超过12周的随访患者，很多研究由制药公司赞助，有很大一部分患者由于难以忍受阿片类药物的副作用或缺乏疗效而退出研究。SPACE试验发表于2018年，是首个关于阿片类药物治疗慢性疼痛的随机试验，该试验对患者进行了至少1年的跟踪研究。本研究以背部、颈部或臀部疼痛退伍军人为研究对象，对强化使用及节约型使用阿片类药物的治疗方案进行比较。结果表明，1年后，两种治疗方案对髋关节、膝关节或背部疼痛的临床缓解水平相似，而阿片类强化方案的患者报告产生的副作用更大。阿片类药物用于慢性疼痛的其他临床评估试验正在进行中，随着样本的增大，最终将用于临床决策。同美国CDC给出的建议一致，SPACE

试验也证明，阿片类药物不应用于慢性疼痛的一线治疗。

对所有患者来说，阿片类药物应被视为疼痛综合治疗计划的一个组成部分；单靠阿片类药物不足以治疗慢性疼痛。医生应避免使用"一刀"切的方法来处方阿片类药物治疗慢性疼痛。一些长期使用阿片类药物的患者确实从中受益；还有一些患者有非甾体抗炎药和其他非阿片类镇痛药的禁忌证。对于那些长期使用阿片类药物受益的患者，往往在低或中度药量就可产生效果。对大多数慢性疼痛患者而言，如果每日药量已经达到60～90MME仍不能获得临床效果，那么再增大剂量，其疗效也不会增加。对长期使用阿片类药物临床效益的评估，应以患者使用阿片类药物后的功能改善为标准，而不是以疼痛数值评分的变化为标准。疼痛等级量表在评估慢性疼痛方面价值有限。高分值通常提示心理压力大或存在与疼痛强度相关的其他因素。

（三）癌痛

阿片类药物是癌症患者疼痛治疗的主要药物。但是，关于癌症患者或癌症幸存者中长期使用阿片类药物的安全性或有效性的证据很少，而且CDC指南并不涉及癌症治疗患者。同是服用阿片类药物，因癌症疼痛而服用的患者比因慢性非癌症疼痛而用药的患者受到的歧视要小得多，因为癌症可以被客观地诊断出来，因此在西方文化中，癌症被认为是产生疼痛的一个更"合理"的理由。

（四）神经病理性疼痛

不建议将阿片类药物用于治疗神经损伤或功能障碍引起的疼痛，包括糖尿病神经病变引起的疼痛、纤维肌痛或坐骨神经痛。

五、阿片类药物的副作用

除了镇痛和兴奋外，阿片类药物还会产生许多临床上重要的副作用。刚开始使用阿片类药物的患者经常将其首次使用阿片类药物的经历描述为不愉快。令人烦恼的副作用是患者选择停用阿片类药物的主要原因。为了询问患者或在必要时向其宣教，必须了解阿片类药物主要的副作用。患者可能不会将性腺功能减退或痛觉过敏这样不明显的副作用与使用阿片类药物联系起来。解释阿片类药物使用与烦人的副作用之间的联系，是鼓励患者减少药物剂量的有效方法。

如表25-4所示，开发"阿片类药物系统回顾"是查询阿片类药物相关副作用的一种有效方式。首次服用和增加阿片类药物剂量时，更容易注意到副作用。患者对阿片类药物的不同作用产生耐受性的速度不同，对镇痛和欣快效应比对呼吸抑制作用耐受得更快。因此，患者服用较高剂量的阿片类药物以维持疼痛缓解或欣快感，无意中会增加过量服用的风险。医生应在增加阿片类药物剂量之前为患者提供有关风险的建议。

表25-4 口服阿片类药物或阿片类药物戒断相关的临床重要副作用的"阿片类药物系统回顾"

一般情况	疲劳，镇静，兴奋，无法驾驶，跌倒，阿片类药物引起的痛觉过敏
头颅、五官	瞳孔缩小、口干、流泪*、过敏症状*、流涕*
心脏	血压升高*、心动过速*
肺	呼吸驱动力下降、中枢性睡眠呼吸暂停
肠胃	恶心、呕吐、便秘、腹泻*
皮肤	瘙痒、发红
泌尿生殖	尿潴留
内分泌	性腺机能减退、性欲减退、月经异常、骨质疏松
风湿免疫	肌肉或关节疼痛*，如果没有阿片类药物，早晨无法起床*
精神	社交孤立、缺乏快感、在思考关于阿片类药物上的时间和精力增加、焦虑*、烦躁*、失眠*

注：带"*"的症状与阿片类药物戒断相关。

对阿片类药物引起痛觉过敏的生理学基础了解甚少，但这种现象在长期使用阿片类药物剂量超过90MME的患者中很常见。痛觉过敏表现为弥漫性、全身性疼痛和异常低的疼痛阈值；痛觉过敏患者在日常生活中产生轻微外伤或正常运动时会剧烈疼痛。痛觉过敏可以通过减少患者的阿片类药物剂量来逆转，这也是大多数患者报告在高阿片类药物剂量降低后，疼痛强度降低或没有变化的原因之一。

阿片类药物使用引起的呼吸驱动减退是阿片类药物过量的主要原因。患者不会意识到阿片类药物对其呼吸的影响。服用阿片类药物治疗慢性疼痛的患者应筛查是否存在阻塞性睡眠呼吸暂停，如果临床上怀疑阻塞性或中枢性睡眠呼吸暂停，应进行睡眠检测。应对长期服用阿片类药物的老年患者进行跌倒风险评估。阿片类相关内分泌功能障碍在服用长效或缓释阿片类药物（如美沙酮或芬太尼透皮剂）的患者中最为常见。当患者性欲下降或月经异常时，应进行相关的性激素检测。可以使用双能X线骨密度仪扫描来评估长效阿片类药物对患者骨质疏松症的影响，尤其是对那些有其他骨质疏松危险因素的患者。

与长期使用阿片类药物相关的一些不适症状，提示为轻度或中度药物戒断。大多数患者能够识别出严重的戒断症状，包括腹泻、关节痛和流感样表现等。但是，他们可能无法识别那些轻度的症状，例如流涕、失眠和焦虑。对于已服用阿片类药物数月或数年的患者，区分无法控制的疼痛和阿片类药物戒断反应很重要，这二者并不一直相互对立。例如，患者服用短效阿片类药物可能主要为了减轻疼痛，而服用长效阿片类药物可能主要为了防止戒断症状。表25-5描述了有助于进行这种区分的问题和活动模式。

除了表25-4所列的副作用外，医生还应注意，药物与药物之间的相互作用会增加患者阿片类药物过量的风险。镇静剂，特别是苯二氮䓬类药物，会增加过量服用的风险，长期服用阿片类药物的患者应谨慎使用。美沙酮在治疗慢性疼痛方面不受欢迎，因为与典型的阿片类药物相比，美沙酮与更多的药物存在相互作用，会导致在心电图上QT间期（心室开始除极至心室复极完毕全过程的时间）延长，并且会随着使用时间的延长产生代谢产物。服用单胺氧化酶抑制剂的患者禁用哌替啶和曲马多，服用帕罗西汀等选择性5-羟色胺再摄取抑制剂的患者增加了患5-羟色胺综合征的风险。

表25-5　区分无法控制的疼痛与阿片类药物的戒断症状

有效性问题
- 当你忘记或者延后服用镇痛药时会有什么反应？
- 请告诉我你一般情况下一天的作息，包括你是如何以及何时使用镇痛药的

提示未控制的疼痛
- 疼痛的增加确定与身体活动的增加有关
- 患者在有计划的活动前增加阿片类药物的使用
- 患者在不工作或不活动时减少阿片类药物的使用
- 每月稳定的阿片类药物剂量

提示戒断症状
- 在下一次服用阿片类药物前出现流涕、烦躁或其他非疼痛症状
- 早上需要阿片类药物才能起床
- 患者服用阿片类药物以避免生病或"保持正常"
- 患者服用阿片类药物来帮助睡眠或缓解焦虑
- 缺少阿片类药物时的疼痛与有阿片类药物处方时的疼痛不同

六、过量的风险

与阿片类药物相关的过量使用是阿片类药物使用中最严重且最常见的并发症，但由于使用阿片类药物的患者极多，这种情况出现的比例较低。大多数患者服用阿片类药物过量的绝对风险非常低；高危患者中绝大部分致命和非致命过量集中发生在其中5%～10%的患者。关于阿片类药物的处方和减量的决定应该基于患者的绝对过量风险，而不是他们的相对过量风险。表25-6列出了阿片类药物过量的主要临床危险因素。

表 25-6　阿片类药物过量的主要危险因素

- 阿片类相关药物过量史
- 现症或既往物质使用障碍，尤其是阿片类药物使用障碍
- 阿片类药物处方较高剂量
- 同时使用苯二氮䓬类药物或其他镇静剂
- 从多个处方医师和/或药房获得阿片类药物
- 创伤后应激障碍
- 有阿片类药物使用失控的临床证据
- 有损害肺功能或呼吸驱动的情况

（一）物质使用障碍

既往或现症物质使用障碍是（除了先前的阿片类药物过量外）药物过量最重要的单一危险因素，因此在考虑处方阿片类药物时，仔细核查患者物质使用史（见第24章）至关重要。阿片类药物不应处方给有酒精滥用或非法药物使用的患者。应特别询问患者非医疗来源阿片类药物的使用情况。

（二）阿片类药物剂量

大量研究表明，处方阿片类药物的剂量越高，药物过量的风险越高。然而，并没有单一的阈值来界定安全的阿片剂量。表25-7显示了与不同剂量阈值相关的非故意致死性阿片类药物剂量的敏感性、特异性和阳性似然比。这些评估基于美国退伍军人健康管理局的全美数据，控制了所有可用的共病诊断和临床特征。阿片类药物剂量充其量可作为中度过量风险的预测指标。CDC给出的50MME阈值（表25-2）仅具有59%的敏感性。处方高剂量阿片类药物的患者药物过量的风险相对较高，但是在没有其他危险因素的情况下大剂量使用阿片类药物并不一定对应着高的绝对过量风险，这是由于药物过量的基线风险非常低。在表25-7统计的数据中，经过多年的随访，每1000名开阿片类药物的患者中只有不到1人出现过致命的过量用药。在全美国范围内，使用量排名前10%的患者，其处方阿片类药物的数量占总使用量的一半以上。在大多数大型研究中，长期使用阿片

类药物的患者平均剂量小于30MME，中位剂量约为20MME。因此，临床医生在评估患者的过量用药风险时，不应只关注处方阿片类药物剂量而不考虑其他危险因素。

表 25-7　与不同剂量阈值相关的非故意致死性阿片类药物剂量的灵敏性、特异度和阳性似然比

每日剂量（MME）	灵敏度（%）	特异度（%）	阳性似然比（+）
10	97	14	1.12
20	87	41	1.47
30	71	63	1.94
40	66	71	2.27
50	59	76	2.50
60	48	81	2.50
70	45	82	2.50
80	41	84	2.60
90	33	88	2.67
100	31	89	2.83
110	28	90	2.82
120	21	93	3.06
130	20	95	3.67
140	17	95	3.70
150	15	96	3.67
160	15	96	3.67
170	14	96	3.45
180	12	97	3.71
190	11	97	3.43
200	10	97	3.28

注：MME，吗啡毫克当量；改编自Bohnert AS，et al. A Detailed Exploration Into the Association of Prescribed Opioid Dosage and Overdose Deaths Among Patients With Chronic Pain.Medical Care，2016，54：435-441。

（三）苯二氮䓬类药物使用

同时使用苯二氮䓬类药物和阿片类药物会显著增加患者阿片类药物过量的风险，因此应尽可能避免二者合用。在同时使用二者

或是增加其中一种剂量的最初 3 ～ 6 个月内风险最大。临床上同时具有长期使用阿片类药物和苯二氮䓬类药物适应证的患者需要密切监测，并由疼痛专科医生和其他相关专科医生进行评估。阿片类药物和非苯二氮䓬类镇静剂也应避免同时使用。

（四）躯体合并症

因患有慢性阻塞性肺疾病、肌营养不良或肺动脉高压等疾病，而导致慢性低氧血症或肺功能受损的患者，由于存在呼吸抑制，致使药物过量的风险增加。有肺部合并症的患者应尽量减少使用阿片类药物。如需给这些患者开具阿片类药物，应在长期使用之前密切监测他们的呼吸系统损害并筛查睡眠呼吸暂停的情况。

（五）其他危险因素

由多个医生开具阿片类药物处方或在多个药房取药，会增加患者药物过量的风险。创伤后应激障碍也是药物过量的一个独立危险因素，而其他心理疾病的相关数据尚无定论。患有严重精神心理疾病（如精神分裂症、双相情感障碍或重度抑郁）的患者，有药物过量的较高风险。在全美国范围内，过量用药的情况在男性比女性中更常见，非西班牙裔白种人患者比少数族裔患者更常见，年龄在 20 ～ 40 岁的患者更常见。而且，大多数年轻人的过量使用，是非医疗的阿片类而不是处方阿片类药物。

（六）临床病史

在评估过量风险时，还应考虑患者使用阿片类药物的临床病史。如果患者在早期经常要求加量、尿液药物筛查出现异常或者拒绝考虑非阿片类药物及非药物性疼痛管理策略，则有较高的药物过量风险。快速加量也是药物过量的危险因素。一个服用 180mg 缓释吗啡 2 年的患者，如果其他情况类似，比一个在服用阿片类药物 1 年内上升到相同剂量的患者药物过量的风险低。

七、阿片类药物滥用和使用障碍

阿片类药物使用障碍的危险因素不如过量使用的危险因素明确，这主要是因为《精神障碍诊断与统计手册（第五版）》（DSM-5）的物质使用障碍诊断标准对评估医源性的躯体依赖通常没有帮助。许多阿片类药物过量的危险因素也是阿片类药物使用障碍的危险因素。阿片类药物使用障碍最重要的危险因素是既往有阿片类药物使用障碍或其他物质使用障碍的病史。

在长期服用阿片类药物的患者中，约有 25% 的人有时会服用处方以外的阿片类药物，10% 的人会成瘾（即尽管有不良后果，仍继续使用处方阿片类药物）。医生应在慢性疼痛患者开始服用阿片类药物前评估患者是否为不恰当使用，以及发生阿片类药物使用障碍的风险，因为从开始避免服用阿片类药物比起服用数月或数年后停用阿片类药物要容易得多。已经开发出多种风险评估工具来帮助医生评估患者错用或滥用阿片类药物的风险。阿片类药物风险工具、简易版疼痛患者筛查和阿片类药物评估（Screener and Opioid Assessment for Patients with Pain, SOAPP-SF）是两个简短的筛查工具，有助于在开始使用阿片类药物之前识别出高风险患者。这些工具为疼痛诊所使用而开发，但在基本医疗环境中也很有用。阿片类药物当下误用检测（current opioid misuse measure, COMM）是针对已服用阿片类药物的患者的筛查工具，该工具已在基本医疗人群中得到验证，但对于常规临床使用来说耗时太久。

必须进行认真的病史询问和临床评估，以评价患者阿片类药物使用障碍的总体风险。阿片类药物使用障碍的特征包括：反复出现使用量比处方量多的情况，花费大量时间和精力在阿片类药物上，以及尽管有不良后果（例如无法工作或履行家庭职责、不良健康后果）但仍无法减少阿片类药物的使用。评估患者阿片类药物使用障碍时不仅需要询问他们的疼痛情况，还需要询问他们的日常生活，包括他们的工作、社会关系、日常活动和阿片类药物的使用模式。耐受和躯体依赖是长期使用处方阿片类药物的可预见后果，它们本身并不构成阿片类药物使用障碍。第 24 章提供了更多关于评估患者物质使用障碍的细节。

八、长期服用阿片类药物患者的监测

处方药监控程序、尿液毒理学筛查和患者-医生协议是监测服用阿片类药物患者的 3 种工具。每一种工具都有其局限性，因此必须同时进行详细的病史询问和临床评估。对异常的检测结果或违反患者与医生协议的情况应进行更多的探讨和更密切的监测，而不是自动停止处方阿片类药物。

处方药监控程序是美国的州内电子数据库，记录了某一州门诊药房发放的所有管控药物（大多数情况下，附表 Ⅱ、Ⅲ 和 Ⅳ）。医师、药剂师和其他医生在决定是否开处方阿片类药物时，可以使用网上信息查询患者的处方历史。医生应在开始新的阿片类药物处方之前，使用本州的处方药监控程序核查患者的处方历史，并应对长期服用阿片类药物的患者每 3～6 个月检查一次。拥有多个获得管控药物渠道的患者，阿片类药物过量的风险增加。自 21 世纪 10 年代中期以来，美国许多州都通过了法律，要求医生在开阿片类药物处方之前在本州的处方药监控程序注册并核查患者的处方历史。与处方药监控程序有关的法律要求因州而异；医生需要了解所在州的要求。当前，没有足够的证据证实处方药监控程序是否有助于降低处方阿片类药物相关的药物过量率。

尿液毒理学筛查是监测长期服用阿片类药物患者的有效工具。这些检测可用来确定患者最近是否使用了非法药物（如甲基苯丙胺、可卡因）或处方阿片类药物以外的药物。医生应与当地实验室沟通，以了解毒理学筛查的适用类型及其局限性。例如，用于检测非法药物的尿液毒理学测定常常不能可靠地检测到氢可酮或羟考酮。使用质谱技术的更复杂的检测方法可以检测到更多种类的阿片类药物，但成本也更高。确定适当的尿液毒理学筛查取决于可用的检测手段、患者的处方以及医生对使用非法药物的怀疑。如果有处方开具但阿片类药物检测结果阴性，则表明可能存在药物转移（即销售而非消费处方阿片类药物）。对于服用阿片类药物的慢性疼痛患者，应至少每年进行一次尿液毒理学筛查，如果担心阿片类药物滥用或使用非法药物，则应更频繁地进行检查。目前尚无可靠的研究或临床试验表明，常规使用尿液毒理学筛查可降低过量用药率。

患者-医生协议是由患者和医生共同签署的书面文件，详细说明长期阿片类药物治疗的风险、益处和对患者的期望。这些文件通常概述了患者的治疗目标、期望，规定了患者一次只能从一位医生和一个药房获得阿片类药物。这些协议本质上是服用处方阿片类药物的书面知情同意文件，而不是合法的合同。违背协议不应被用作停止阿片类药物的借口，而应促使进一步讨论和重新评估继续使用阿片类药物的风险和好处。

九、评估过量和滥用风险的实用方法

关于阿片类药物过量和使用障碍风险的学术研究逐渐增多，但其有效风险评分或算法尚未形成。表 25-8 总结了一种直接、实用的评估患者过量用药风险的方法，将长期服用阿片类药物的患者分为低、中、高风险。

低风险患者是那些服用不多于 50MME 且没有其他药物过量或物质使用危险因素的患者。对这些患者应该仔细监测是否有阿片类药物滥用的迹象，但过量用药的风险非常低，所以过量用药的风险不作为考虑是否处方阿片类药物的因素。

高风险患者是指服用量超过 50MME 且至少还有另外一个过量用药主要危险因素者。最常见的主要危险因素是反复出现的提示滥用、消遣用或现症物质使用障碍的"红旗"

表25-8　对患者进行药物过量风险等级分类的实用方法

低风险患者：

满足下列所有要求：

- 药量不超过50MME

- 无物质使用障碍或创伤后应激障碍病史

- 未服用苯二氮䓬类药物或其他镇静剂

- 无肺功能受损

- 无阿片类药物不当使用或滥用行为

中风险患者：

- 非低风险非高风险的患者

高风险患者：

药量超过50MME且至少满足下列一条：

- 现症物质使用障碍

- 尽管进行了补救性讨论，但有证据表明阿片类药物控制受损持续存在

- 严重肺功能受损或合并有药物过量绝对风险高

征象。少数肺功能严重受损（以低氧血症和/或严重限制性肺疾病为特征）的患者也是高危人群。高危患者通常占使用阿片类药物的基本医疗患者的5%～10%，如果按照疾控中心的建议进行日常监测和评估，那么在临床上应该很容易识别。根据规定，高危患者不应长期服用阿片类药物。医生应该优先对有现症物质使用障碍的高危患者给予适当的治疗（见第24章）。要用客观的、非评判性的言语向高风险患者解释对过度用药的担心以及减少用药的原因。即使是高风险患者，医生也要在逐渐减少药量之前努力获得患者的支持，并继续努力尝试非阿片类镇痛治疗策略。

在低风险和高风险以外的中风险患者占了绝大多数。对于中风险患者，需要仔细评估、探讨阿片类药物使用的风险和益处，以确定是否应继续使用阿片类药物治疗。

本节后面的内容介绍了与患者就阿片类药物和慢性疼痛进行有效沟通的策略，这些策略主要针对中风险患者，但适用于所有服用阿片类药物的患者。与易怒、苛求的患者的具体沟通技巧请见第4章。

十、耻感

因慢性疼痛而服用阿片类药物的患者可能面临来自医生、诊所工作人员和家庭成员的耻感。首先，慢性疼痛患者，特别是那些影像学中没有发现明确疼痛来源的患者，必须经常努力说服持怀疑态度的医生，他们的疼痛"真实"并且值得治疗。以患者为中心的关于慢性疼痛的有效讨论，需要医生认真对待患者的疼痛及其与疼痛相关的担忧。认真对待患者的痛苦，需要探索并积极关注他们疼痛和痛苦的经历。这不妨碍去质疑疼痛等级长期不变的患者，以及拒绝患者的要求。

其次，许多医生（有意识或无意识地）怀疑服用阿片类药物治疗慢性疼痛的患者是在滥用阿片类药物，或者是专注于获取阿片类药物而不是治疗疼痛。这些医生通常将患者做出的与医患协议略有不同但看似正常的行为（如为方便起见而换药房，由于刚刚扭伤脚踝而额外服用一点阿片类药物）视为"异常"的证据，并利用这些证据说明停止用阿片类药物的合理性。处方阿片类药物时始终保持认真的监测是合理的。然而，长期服用阿片类药物的患者中只有约1/10的人会出现阿片类药物使用障碍。大多数患者都真心希望更好地控制疼痛，许多人愿意考虑非阿片类药物治疗。对于表现出"异常"行为的患者，医生应在决定继续开具阿片类药物处方之前对他们有更多的了解。

最后，耻感的第三个源头是一种普遍的认同：慢性疼痛，特别是合并疼痛和物质使用障碍，是由于"性格软弱"或意志力差，而不是需要长期管理的慢性医学问题。医生应该像对待高血压、糖尿病和其他慢性医学问题一样对待慢性疼痛和物质使用障碍。

由于种族刻板印象和美国文化中普遍存在的偏见，加重了对少数群体患者疼痛的刻板印象，与慢性疼痛和使用阿片类药物有关的耻感对少数群体患者尤其是黑种人患者尤

其有害。例如，医生倾向于低估患者的疼痛，且对黑种人患者比对白种人患者疼痛的低估程度要高。

与因慢性疼痛而服用阿片类药物的患者进行有效沟通，需要注意并意识到自己对慢性疼痛和阿片类药物的假设和偏见。那些富有同情心并希望充分缓解患者疼痛的医生，必须要记得监测患者是否出现药物依赖和滥用。如果医生发现慢性疼痛患者令自己感到厌烦和沮丧，则应该提醒自己，医生有义务全面评估并治疗疼痛，而大多数服用阿片类药物的患者服用剂量都比较低，不会出现阿片类药物使用障碍。

 案例1

帕克夫人，58岁，来诊所例行取镇痛药。她每8小时服用60mg吗啡缓释片，还要加用氢可酮-对乙酰氨基酚10mg/320mg以治疗突发性疼痛。由于疼痛一直没有好转，她非常沮丧。她来这个诊所已经2年了，自从她以前的基本医疗医生退休后，她已经使用同一剂量的阿片类药物3年了。

帕克夫人的疼痛主要在下背部。她描述为持续疼痛，如果10分为最痛，她的评分为8。躺下疼痛会减轻，而运动则会加重。她偶尔会感觉到疼痛放射到右腿，在她服用氢可酮时，一天中会出现3～4次疼痛发作。

她能打扫房间，但一般不能做饭，而且由于疼痛也很少出门。她的丈夫负责购物和做饭。

十一、谈论疼痛与阿片类药物

表25-9总结了一个实用、循序渐进的方法，可以用来有效地与服用阿片类药物的患者沟通。与已服用阿片类药物数月或数年的患者沟通往往比与因急性疼痛而服用阿片类

表25-9　有效沟通阿片类药物和慢性疼痛的步骤

1. 接诊前做好心理准备
保持警觉性——监控你的情绪
保持好奇心——以开放的心态对待接诊
2. 向患者表明你在认真对待他们的疼痛
就患者的疼痛、用药情况和功能状态提开放式问题
引导患者说出对疼痛和阿片类药物的看法
使用共情的表达以建立融洽的关系并给予承诺
3. 建立共同的疼痛治疗目标
根据患者的功能情况确定可行的治疗目标
当患者抗拒功能方面的目标时，强调有效性和生活目标
4. 制订目标导向的治疗计划
提供多种治疗选择
努力做到倾听、灵活、与患者长期合作
当讨论阿片类药物减量时，聚焦于更好地控制疼痛，不要只数药片
当患者坚持阿片类药物为主的治疗时，应强调可观察的治疗目标

药物的患者沟通更困难。不过表25-9中的方法适用于所有患者。

（一）为沟通做好准备

在临床工作中无法避免一些困难的谈话，因此第一步是为沟通做好准备。基本医疗医生认为，服用阿片类药物治疗慢性疼痛的患者，40%是"困难的"（如具有挑战性或可引发医生的负面情绪），而对于所有就诊于基本医疗医生的患者，这一比例为15%～18%。因此，见到慢性疼痛患者时感到忧虑或紧张是正常的。不幸的是，带着戒心或紧张的心情接诊可能会妨碍开诚布公的有效交流。因此，在准备讨论阿片类药物和慢性疼痛时，医生应该注意自己的情绪（包括接诊前和接诊期间），以确保这些情绪不会对行为或决策产生不利影响。

正念是指医生在与患者互动时的自我意识和反思能力（见第7章）。许多医生报告说，他们对见到患有慢性疼痛的患者感到害怕或担忧，因此，培养正念的一种有效方法是想象接诊时最怕遇到的情景，然后用完整的语句（对自己或同事表达这种恐惧）举例

如下。

● 我担心这个患者会想要更多的氢吗啡酮，然后我会拒绝，接着他就会对我大吼大叫。

● 我担心在我告诉患者她需要少吃点羟考酮时她会反对，她会让我觉得我是一个坏人，一个糟糕的医生。

用这种方式识别和明示忧虑，有助于减少个人情绪和行为受到的影响。疼痛和阿片类药物引起的公开冲突实际上并不常见；对接诊录音的分析表明，公开冲突不超过10%。大多数关于慢性疼痛和阿片类药物的讨论都是礼貌且基于患者和医生之间相对共识的沟通。

在接诊期间出现负面情绪时，医生要想办法识别和摆脱这些情绪。许多医生发现以下策略非常有效：缓慢深呼吸、收紧或放松腿部或手臂肌肉、在极端情况下暂时离开诊室以平静下来。

医生可能会对慢性疼痛患者，特别是长期服用阿片类药物的患者做最坏的设想。如果不去审视这些设想是否正确，容易想当然地推断患者的反应（例如："我知道如果我建议少服用氢可酮，患者会反对。"）同样，按照预定的目标或治疗计划接诊，比如要减少患者的氢吗啡酮剂量，可能会使医生产生防御心理并产生不必要的冲突。在讨论慢性疼痛时，积极倾听患者对疼痛和阿片类药物的看法，是避免这些常见麻烦的有效工具。即使不同意患者的想法或他们期待的疗法，聆听也很重要。主动尝试理解患者为什么要求特定治疗，常常可以辨别出患者要求背后的目标、担忧和观念，从而能够找到机会，引导患者开始讨论其他治疗方法。

对阿片类药物和慢性疼痛保持开放心态的一个有用策略是，找出自己没了解清楚的患者关于疼痛和阿片类药物的想法，在就诊时加以询问。这有助于提醒医生从患者的角度来看待疼痛，避免错误的假设。在准备去

接诊上述案例中的帕克夫人时，下列问题可能会有所帮助：

● 她认为她会永远服用阿片类药物吗？
● 她一天中有多少时间花在惦记阿片类药物上？
● 她认为她疼痛的原因是什么？
● 生活中是否有压力或问题加剧她的疼痛？

（二）向患者表明你在认真对待他们的疼痛

向患者表明你在认真对待他们的疼痛是第二步，最重要的方法是就他们的疼痛、用药和功能状态提出开放式问题。在有关医患沟通的访谈中，慢性疼痛患者报告说，医生似乎总是不重视他们的疼痛；而且他们确认，详细询问细节是一个重要方式，能够表明医生在认真对待患者的疼痛并在意其治疗。表25-10列出了对慢性疼痛患者有用的问题。询问开放式问题似乎过于耗费时间，尤其是在忙着诊治有多种问题的患者时。但是，从长远来看，熟练地提出问题并积极聆听答案是有效的，因为它可以同时促进下列所有沟通目标：①获得所需信息，根据患者的需要，个体化地设置其治疗目标和制订治疗计划；②向患者表明医生在认真地对待他们的疼痛，治疗时将他们视为独立的个体而不是"一类背痛患者"；③通过共情创造机会来建立融洽的关系；④获取有关阿片类药物有效（或无效）的信息，为讨论逐渐减少阿片类药物用量提供机会。

除了表25-10中的问题外，弄清患者长期服用阿片类药物的目的，在多大程度上是为了维持功能，在多大程度上是为了应对疼痛相关痛苦和防止戒断，通常很有用。要区分这一点，需要仔细地询问和倾听，有时要通过多次接诊反复询问，而这两种目的并不相互排斥。表25-11列出了有助于区分二者的阿片类药物使用方式。通常情况下，如果服用

表25-10 能有效引出患者对疼痛所持观点的问题

- 讲讲您的疼痛
- 疼痛是如何影响您/您的生活的?
- 谈谈您典型的一天生活,从早上起床开始,详细讲讲您使用镇痛药的时间和方式
- 想想您的疼痛,您最担心的是什么?
- 您的镇痛药效果如何?
- 如果您忘掉或者错过一次服用镇痛药的时间会怎样?
- 您每天会有多少时间花在惦记阿片类药物上?
- 有没有什么活动,您服用镇痛药后能做,不服用就无法进行? 如果有的话,是哪些活动?
- 什么时候您会推迟或尽量不服用镇痛药?

阿片类药物有助于患者保持工作或进行日常活动,继续处方是合理的。另一方面,对于那些服用阿片类药物主要是为了缓解痛苦或应付生活压力的患者,服用阿片类药物往往作用较差。应鼓励这些患者使用非阿片类药物策略,例如新型抗抑郁药品、认知行为疗法和正念练习来代替阿片类药物。

表25-11 区分阿片类药物是用于维护功能还是用于处理疼痛相关痛苦

表明患者服药是用于维护功能
在计划的活动(如园艺、购物)前服用阿片类药物
服药以正常工作
在夜间、周末或其他活动量较少的时间服用较少的药物
　表明患者服药是用于应对疼痛相关痛苦
在有计划的活动之后服药以恢复或放松
工作时不服用阿片类药物或服用阿片类药物时不能工作
　在夜间、周末或其他活动量较少的时间服用更多药物
开车时尽量不服用
服药以帮助睡眠或缓解焦虑

尝试了解患者的想法也会向他们表明,医生在认真对待他们的疼痛。如上所述,表25-10所列问题的一个好处是,它们可以促使患者主动提供对这些问题的看法。在许多情况下,熟练使用开放式问题足以引出患者对疼痛的看法,包括他们对疼痛原因的理解,对阿片类药物的态度,以及他们认为重要的活动和社会角色。医生在接诊前准备一个问

题(参见第一步),也有助于引导患者说出自己的观点。

另一种明确患者观点的方法是直接询问患者。"询问-告知-询问"法是一种可以获取患者观点的简单、有效的策略,同时也提出了一种潜在的治疗方法。使用这种方法时,医生要先询问患者的观点、参与的意愿(询问环节),接着提供相关信息(告知环节),然后通过提问来评估患者的理解和反应(询问环节)。

询问	医生:听起来您很担心疼痛问题,您认为可能会发生什么呢?
	患者:我不确定,但是这种疼痛让我很难工作,我都不能坐到办公桌前了。同时因为后背酸痛,我也睡不好
告知	医生:我想失眠看起来会加重您的疼痛。如果我们能够找到方法改善您的睡眠,您的疼痛也会得到改善
询问	医生:您觉得这个计划怎么样?
询问	医生:看来您的疼痛目前并没有得到很好的控制,您怎么想?
	患者:我真是太疼了! 上次您开的额外用药我试过了,没什么效果
告知	医生:看来仅仅依靠阿片类药物对您来说不行。我们得试试别的。我认为我们可以从理疗开始尝试,或者每天做做伸展运动
询问	医生:您觉得这个主意怎么样?

共情是另一个重要的工具,如果使用得当,同样可以向患者表明,医生在认真对待他们的疼痛,很在意帮助减轻他们的痛苦。关于共情已经有许多不同的策略和框架,例如动机性访谈中的反馈性倾听技术(见第19章)。第2章总结了共情作为临床工具的重要性,并详细讨论了共情的具体策略。这些技术都会包含以下内容的部分或全部:①积极倾听,识别患者潜在的情绪;②明确地认可或者引用这些情绪;③将患者的体验正常化;④提供支持或鼓励;⑤承诺与患者一起解决问题。

表25-12就围绕慢性疼痛表达共情的提问

和陈述方式进行了举例说明。

语气和非言语行为对于有效共情至关重要。专注地面对患者（而不是边打字边说话）可以有效地传递同理心和支持，而无须任何言语。另外，当医生感到沮丧或恼怒时，这些情绪往往通过非言语的形式表现出来，并可能导致患者下意识地认为医生居高临下。因此，监管自己的情绪（见第一步）是有效共情的重要前提。

表25-12　针对慢性疼痛进行共情的有用问题

认可情绪： 　听起来您过得真的是很难 　听起来您感觉被疼痛困住了，不知该怎样做 　过去的两周您确实承受了很多痛苦 　哦，您在担心背痛是神经损伤的信号 　您担心可能会因为头痛而被迫离职 将患者的体验正常化： 　疼痛给您带来了这么多麻烦，这是可以理解的 　担心因为疼痛而不能开车，这很正常 　任何人经历这些都会感到沮丧 支持性陈述： 　在这种情况下，恐怕大多数人都不如您做得好 　您真的是在很努力地照顾孩子，尽管您很痛苦 　这些痛苦您已经遭受了很长时间 　听起来您真的是很不舒服；我很难过您伤得这么深 　我想好好治疗您的疼痛，我是认真的 承诺与患者一起努力： 　做出这些改变是很难的，我会一直陪着您一步一步来 　我知道您很痛苦，让我们来看看如何能帮到您 　我知道您正在遭受身体的疼痛，我承诺会和您一起努 　　力，帮助您管理好疼痛，恢复原来的生活 　我们将一起努力来减轻您的疼痛，无论多久 　安全有效地治疗您的疼痛是我的首要工作 　我会一直和您在一起来治疗您的疼痛，绝不会放弃

（三）设置共同的疼痛治疗目标

第三步是设置共同的疼痛治疗目标。治疗疼痛的目标应该是可观察、现实、对患者有意义且具体的。尽可能使用由病史和患者对阿片类药物的看法而获得的洞见来确定目标。避免以疼痛等级量表或阿片类药物剂量

为目标。疼痛评分完全是主观的，对不同的人具有不同的意义。而且，对于慢性疼痛来说，疼痛评分通常反映的是情绪困扰或沮丧的程度，而不是疼痛的强度。特定的阿片类药物剂量目标可能是合理的，用以降低阿片类药物过量的风险，但与患者的疼痛没有直接关系。要注意，不要将阿片类药物治疗和疼痛治疗混为一谈；有效的慢性疼痛管理需要多管齐下，阿片类药物只是其中的一部分。第38章提供了更多关于疼痛处理的细节。表25-13列出了为患者设定疼痛治疗目标的常见内容。

表25-13　功能性疼痛治疗目标的常见内容

内容	举例
日常活动能力	在自家周围散步，收邮件，去商店，与孙子们玩，做家务
工作或履行社会角色的能力	避免因疼痛而缺勤，做饭，照顾家人，送孩子上学
合并症管理得更好	达到糖化血红蛋白目标值，减体重，控制血压，规律运动
精神心理共病管理得更好	对抑郁或焦虑的控制得到改善，主动去做咨询，用药依从性更好
睡眠改善	白天睡觉减少，睡眠习惯改善

服用阿片类药物多年的患者常常难以实现功能性疼痛治疗目标。毕竟，直到21世纪10年代早期，医生还指导和培训服用阿片类药物的患者将减少疼痛评分作为疼痛治疗的主要目标。描述阿片类药物的使用和功能之间的联系（表25-11）对于那些抗拒功能性疼痛治疗目标的患者尤为重要。在极少数情况下，患者确实因服用大剂量阿片类药物而获得功能上的改善；然而，对大多数患者来说，大剂量阿片类药物的效果会随着时间的推移而下降。阿片类药物引起的痛觉过敏和镇静作用加在一起，致使服用大剂量阿片类药物（＞180MME）的患者（如帕克夫人）通常过着宅家生活。对阿片类药物镇痛作用的耐受性比对其镇静作用的耐受性发

生更快，因此，服用高剂量阿片类药物的患者常常会同时体验到没控制住的疼痛和严重的镇静作用。患者并不总是能够意识到这种镇静作用的程度，因此从朋友或家人那里获得相关信息很重要。在治疗行动不便的患者时，有关日常活动的信息也很有用，因为对于这些患者而言，功能状态的标准评估用处不大。

表25-14列出了一些问题，有助于将不愿或不会谈论功能性治疗目标的患者引入这个话题。这些问题能够引导谈话远离疼痛等级评分量表，并让患者参与讨论他们的日常生活。

表25-14 对讨论疼痛治疗目标有用的问题

- 您认为怎样的疼痛管理是成功的？
- 您能在表述疼痛管理的目标时不用"疼痛"这个词吗？
- 我知道您疼得难受，还好吗？您生活怎么样？
- 您认为"好"的日子是什么样的？如果我们可以增加您的"好"日子，您打算做些什么？
- 听起来由于疼痛您很少能走出家门因而感到很沮丧。如果能每天绕着街区遛一次狗，您会感觉怎么样？
- 您说您的糖尿病控制不满意。疼痛在多大程度上影响了您管理糖尿病的能力？

（四）制订目标导向的治疗计划

制订目标导向的治疗计划是第四步。不幸的是，对于最常见的慢性疼痛综合征，尚无简单高效的疼痛治疗方法。慢性疼痛患者通常需要同时使用多种治疗方法（每种方法本身会有轻度到中度的疗效），以达到最佳的疼痛控制。缺乏简单、高效的治疗方法是医生和患者感到沮丧的主要原因。医生渴望找到治疗慢性疼痛的"高招"，这是他们在20世纪90年代和21世纪初接受阿片类药物的原因之一。表25-15列出了慢性疼痛的常见治疗方法；第38章提供了更多关于疼痛处理的详细信息。

在制订治疗计划时，医生应该提供多种不同的选择，给患者机会决定采用哪一种或哪几种。如果可能，医生应该告诉患者，治疗疼痛有很多不同的选择，医生会坚持做不同的尝试，直到确定对患者有效的治疗方法。提供多种选择可以促进其接受治疗方案。告诉患者有多种选择，并表达对最终成功前景的信心，能给患者带来希望和乐观精神。

表25-15 慢性疼痛的非阿片类药物治疗方法

方法类别	举例
非阿片类口服镇痛药	非甾体抗炎药、加巴喷丁、对乙酰氨基酚
局部镇痛药	利多卡因、辣椒素
抗抑郁药	选择性5-羟色胺再摄取抑制剂、5-羟色胺去甲肾上腺素再摄取抑制剂、三环类抗抑郁药
运动疗法	理疗、伸展运动
手法治疗	整骨推拿、按摩
手术	激痛点注射、手术
综合治疗	生物反馈、冥想、针灸

向长期服用阿片类药物的患者传递绝不放弃的想法，对于与其建立关系至关重要。管理阿片类药物的长程治疗需要建立治疗性的医患关系；当患者相信医生把他们的最佳利益放在心里时，他们更有可能同意包括减少阿片类药物用量在内的治疗建议。因此，医生应该明确地告诉患者，自己承诺会长期与他们合作，愿意听取他们的反应并据此调整治疗计划。医生应该制订计划定期检查患者。通过安排随访，可以向患者表明医生将患者视为独特个体而不是"一个疼痛患者"。下面的句子提供了例子，如何在讨论治疗计划时表达承诺和灵活性。

医生：对于大多数患者，我们需要联合多种不同疗法来达到最好的疼痛控制。不同的治疗方法有很多，每个患者的情况也不同。我知道这种疼痛令人沮丧，但我会一直与你一起努力，直到我们找到适合你的治疗组合。

医生：好的，我认为我们今天有一个

好的计划。我希望您在2周内与我联系，并告诉我情况如何。当我们做出改变时，我需要了解您是怎样做的，这很重要。这样，我们就可以在必要的时候对计划做出改变。

医生：减少阿片类药物的用量是很有挑战性的。我们每天只减少一片，所以我觉得不会有戒断问题。但是如果您遇到问题，请立即联系诊所。您无须遭受戒断的痛苦，我们将讨论这些问题并找到更好的控制方法。

医生：您经历了很长时间的疼痛，我们无法在一夜之间甚至一两个月内解决这个问题。但我希望您知道，只要您愿意，我希望我们始终作为一个团队共同努力，尽可能做好每一件事，以便于更好地理解您的疼痛，帮助您过上您想要的生活，哪怕疼痛还在。

十二、逐渐减少阿片类药物

医生就逐渐减少阿片类药物使用做沟通时常常带有防御心理。使用本节描述的沟通方法，将有助于建立患者与医生之间的关系，促使有关减量富有成效的讨论。监管自己的情绪，了解患者的想法并理解疼痛是如何影响他们的日常生活的，建立共同的疼痛治疗目标，这些都是讨论药物逐渐减量的重要前提。

当讨论阿片类药物逐渐减量时，要聚焦于更好的疼痛管理，而不是计数药片。面对一个不情愿的患者坚持少开药，将会导致一场没有赢家的战争。大多数长年服用阿片类药物的患者都会从中尝到甜头，并学会忍耐阿片类药物相关的副作用。因此，患者很可能会抵制有关减少阿片类药物剂量的讨论，尤其是当他们认为医生试图在不提供任何其他帮助的情况下撤掉他们的镇痛药时。反之，要围绕改善患者的功能状态和生活质量进行讨论。医生应该从推荐其他疼痛疗法或策略开始，并尽可能地给以患者做选择的机会。

一旦这些新策略产生效果，医生就可以建议患者，他们未来可能会需要减少服用阿片类药物。

除非患者有很高的药物过量的风险，或者之前曾表达过对阿片类药物安全性的担忧，否则以药物过量或死亡风险为由来争取阿片类药物减量通常无效。已服用阿片类药物多年的患者，难免对"急需减量以免死亡"的说法表示怀疑。长期服用阿片类药物的患者往往清楚阿片类药物的成瘾潜力，但认为自己成为"瘾君子"的风险低。有些患者确实认为自己对阿片类药物"上瘾"了，但会觉得为了缓解疼痛付出成瘾的代价是值得的。

医生应使用患者病史中的信息来说明逐渐减少药量的合理性。尽管使用了大剂量阿片类药物，但持续的剧烈疼痛或功能状况不佳是阿片类药物不起作用的事实依据。当患者认可阿片类药物依赖的副作用或问题时，就给医生提供了强调这些因素的机会，去提醒患者长期使用阿片类药物的危害。对于药物过量中低风险的患者（表25-8），不应在未经其同意的情况下减量，这样做会严重损害医患关系。患者不必对逐渐减量欢欣鼓舞，只要愿意尝试更低的剂量即可。

当与已经服用阿片类药物多年的患者讨论减量问题时，医生应该认识到，随着新的证据出现，医疗实践已经发生了变化。代表医疗机构为开始让患者服用阿片类药物承担一些责任，有助于与患者建立信任。提醒患者，研究表明，大多数逐渐减少阿片类药物剂量的患者疼痛程度没有变化，甚至略有改善，而且大多数患者在逐渐减量后功能状态和生活质量也有所提高。下面提供了一些例子，说明如何引出逐渐减少药量的话题。

医生：您已经使用大剂量芬太尼3年了，多数日子里疼痛仍然没有得到很好的控制。这些药物不起作用。让我们一起努力找到其他方法来更好地控制您的疼痛。

医生：您服用了很多羟考酮，但还是整天待在家里。您上次谈到想要花更多的时间和孙子在一起，但并没有做到。您使用了这些药物却并没有取得进展。让我们尝试一些改变，看看我们能做些什么来使您更加有活力。我知道我们可以做得更好，更好地治疗您的疼痛。

医生也可以使用询问－告知－询问的方法来提出逐渐减量的问题。

询问	医生：听起来对阿片类药物的担忧占据了您的生活 患者：有时候感觉是这样，但我不得不用药来镇痛！ 医生：我知道这很令人沮丧。有一项关于阿片类药物的新研究与您的情况有些关联。我和您一起阅读一下如何？ 患者：当然可以
告知	医生：医生过去常常让患者服用阿片类药物治疗慢性疼痛，认为这样可以帮助他们。最新的研究表明，随着服用日久，阿片类药物缓解疼痛的作用慢慢减弱，副作用越来越大。许多人最后会感觉自己的生活全都围绕着阿片类药物的使用。非常抱歉您服用了这么长时间的药。好消息是，当患者逐渐减少药量时，疼痛并没有加剧，甚至有所缓解，而且副作用也大大减少。所以，我认为我们应该尝试新的疗法治疗您的疼痛，然后逐渐减少阿片类药物的用量
询问	医生：您觉得这个主意怎么样？

当患者拒绝逐渐减量时，讨论应集中在患者的目标上，而不是疼痛强度，不要陷入阿片类药物剂量的争论中。当患者坚持认为阿片类药物对他们的功能有好处时，请花点时间讲明阿片类药物的使用与功能状态之间的关系（表25-11）。如果看起来患者确实使用阿片类药物有功能上的获益，那么与患者一起建立双方都可接受的，客观上一段时间内能够遵循的功能性疼痛治疗目标。然后建议患者，接下来的阿片类药物处方将依据患者朝着治疗目标的满意进展情况而定。对坚持服用阿片类药物而又拒绝尝试非阿片类药物治疗的患者，应重新评估阿片类药物滥用或阿片类药物使用障碍的证据。表25-16总结

了在讨论逐渐减量时需要使用和应该避免的沟通策略。

表25-16　与患者讨论阿片类药物减量时需要使用和避免的做法

避　免	使　用
专注于减少或停用阿片类药物	聚焦于增加治疗疼痛的新方法
强调药物过量是逐渐减量的原因（除非患者确实是高风险）	强调改善疼痛和生活质量
让患者对阿片类药物缓解疼痛的认识打折扣	强调严重疼痛或功能不良是阿片类药物不起作用的证据
忽视患者的恐惧和担忧	告诉患者减量与疼痛加重无关
在没有达成一致的情况下，强迫患者逐渐减少药量	（代表医疗机构）对过去让患者开始使用阿片类药物负责
采取严格的减量计划	减慢或暂停减量以减轻戒断症状
坚持减停阿片类药物	当患者逐渐减至<90MME时，重新评估减量目标

十三、减量协议

目前缺乏经验性数据来指导制定具体的减量方案，主要是因为患者对药物减量的心理和生理反应差异巨大。因此，减量方案应该是灵活的，并根据患者的个人需求量身定做。有些患者可以在没有明显戒断症状的情况下相对迅速地减少药量。有严重生理依赖的患者在逐渐减药时会出现戒断症状和对阿片类药物的渴望，这些患者必须经过数月甚至数年的时间，逐渐减少药量。一般来说，服用阿片类药物时间较久的患者需要更长时间来逐渐减量。医生和患者应提前就定期门诊就诊和补充取药的安排达成一致。当医生休假或因其他原因无法与患者沟通时，他们有责任保障在正常的工作时间做出安排。

在开始减量时，一个好的经验性法则是在第一个月将剂量减少约10%，然后根据患者的临床反应进一步调整。对于服用量超过200MME的患者，在第一个月内减少15%～20%的药量是合理的。如果患者出现戒断症状，暂停减量几个月或减慢减量的速度很少会发生副作用。对于出现戒断反应的患者继续减少药量是危险的，并可能迫使患者向非医疗途径寻求阿片类药物。如果可能，可以让患者自己选择并控制减量的方法。例如，医生可以让同时服用长效和速效类阿片类药物的患者决定先减哪类药物。减量方案受患者正在服用的阿片类药物的配方和片剂强度的影响；让患者改为服用不含对乙酰氨基酚的单一速释阿片类制剂（以避免潜在的对乙酰氨基酚毒性），通常会简化患者和医生的减量过程。吗啡、羟考酮和氢吗啡酮均具有多种片剂强度，可帮助逐步降低患者的总阿片类药物剂量。告诉患者在减药的过程中关注什么，包括潜在的戒断症状。大多数服用高剂量阿片类药物的患者都知道常见的戒断症状。建议患者在出现戒断症状时及时电话联系，以便考虑调整治疗计划。

服用高剂量阿片类药物的患者基本上都是可以逐渐减少药量的。然而有些患者在没有出现无法忍受的戒断症状时，也无法进一步减少阿片类药物的剂量。与医生配合仍不能忍受进一步减少阿片类药物用量的患者，发展为阿片类药物使用障碍的风险很高。因此，应对这些患者进行阿片类药物使用障碍的正式评估，包括评估患者对阿片类药物的渴望、与阿片类药物使用相关的不良社会后果，以及使用非医疗来源阿片类药物的情况。治疗阿片类药物使用障碍最常用的是丁丙诺啡。第24章介绍了有关物质使用障碍治疗选择的更多细节。在美国处方丁丙诺啡治疗物质使用障碍需要接受特殊培训，并需要获得联邦政府的《2000年药物成瘾治疗法案》（*Drug Addiction Treatment Act*，DATA）豁免（又称"x豁免"）。未获得DATA豁免的基本医疗医生不能处方丁丙诺啡来帮助无法进一步减少阿片类药物剂量的患者减量，否则视为无照治疗。医生应该代之以将这些患者转诊到疼痛、成瘾专家那里进行进一步的评估和治疗。

十四、总结

阿片类镇痛药是当今美国最具争议的药物之一。基本医疗医生处于"阿片类药物危机"的中心，并为患有慢性疼痛的患者开出了大多数阿片类药物。他们面临着以下工作的挑战：预防与阿片类药物相关的死亡，促进对阿片类药物使用障碍的治疗，同时有效而富有同情心地治疗遭受疼痛的患者。采用关注的、循证的方法，医生可以在维持信任的治疗关系的同时成功治疗患者疼痛带来的痛苦。

十五、推荐阅读

Dowell D, Haegerich TM, Chou R. CDC guideline for prescribing opioids for chronic pain—United States. *JAMA* 2016; 315: 1624-1645.

Krebs EE, Gravely A, Nugent S, et al. Effect of opioid vs nonopioid medications on pain-related function in patients with chronic back pain or hip or knee osteoarthritis pain: the SPACE randomized clinical trial. *JAMA* 2018; 319: 872-882.

Providers Clinical Support System (PCSS). Substance Abuse and Mental Health Services Administration (SAMHSA). https://pcssnow.org/. Accessed August 2018.

第五部分
精神与行为障碍

抑　　郁

Y. Pritham Raj, MD; John F. Christensen, PhD; & Mitchell D. Feldman, MD, MPhil, FACP

一、引言

　　抑郁是一种常见的致残性疾病，在普通医疗实践中常常被低估。全世界有3亿多人受抑郁影响。对精神疾病的耻感和负面预期等其他社会心理障碍，往往会降低抑郁患者寻求治疗的意愿。即使能够被识别，抑郁也往往因为医生缺少时间或培训，无法提供及时、有效的循证治疗而没有得到适当的处理。因此，尽管有证据表明抑郁可以治疗，而且已有广泛的循证证据和治疗指南，但总体结果仍然很差。

　　大约有3/4的抑郁患者在基本医疗医生而非心理医生那里接受治疗。本节重点介绍全科医生有效评估和管理抑郁症（major depressive disorder，MDD）所需的核心知识和技能。我们还回顾了《精神障碍诊断与统计手册（第五版）》（DSM-5）中更新的其他相关抑郁障碍，包括破坏性情绪失调障碍、持续性抑郁障碍（心境恶劣）、经前情绪障碍（premenstrual dysphoric disorder，PMDD）、伴抑郁情绪的适应障碍、物质/药物诱发的抑郁障碍、躯体疾病诱发的抑郁障碍、双相情感障碍/双相抑郁，以及其他特定的和非特定的抑郁障碍。

　　在诊断抑郁时，我们强调常规使用简单的患者自评工具，如9条目患者健康问卷抑郁量表（nine-item patient health questionnaire，PHQ-9）。美国预防服务工作组（U.S. Preventive Services Task Force，USPSTF）的指南建议"在系统足以确保准确诊断、有效治疗和适当随访"的情况下，对普通成年人进行筛查。不幸的是，尽管发布了这样的筛查建议，但全科医生对评估量表的使用并不理想。根据美国全国门诊医疗调查（2005—2015年），全美抑郁筛查率低于全部成人门诊的5%。增加抑郁筛查和评级工具的使用应该会为改善抑郁患者的预后提供关键支持，特别是基于测量的治疗（measurement-based care，MBC），作为MDD管理的新标准，已被证明可改善临床症状。

二、抑郁障碍

　　抑郁障碍是指抑郁症及相关疾病。

（一）抑郁症

　　抑郁症与较高的失能、发病率和死亡率密切相关。流行病学研究表明，相较于糖尿病、关节炎、高血压和冠状动脉疾病等其他慢性疾病，抑郁症可能会造成更严重的失能和社会功能损害。抑郁症的诊断标准是，在2周内9种主要抑郁症状中出现5种及以上，且至少有一种症状是情绪低落或兴趣丧失（快感缺乏症）。这些症状必须造成临床上严重的痛苦，而且不能归因于某种物质或其他医疗状况的影响（表26-1）。

表26-1 抑郁症的诊断

1. 抑郁情绪
2. 快感缺乏（对几乎所有活动失去兴趣或乐趣）
3. 睡眠障碍（失眠或嗜睡）
4. 食欲缺乏，体重减轻；食欲增加，体重增加
5. 疲乏感或精力不足
6. 精神运动迟滞或激惹表现
7. 注意力不集中，决策困难
8. 低自尊或内疚感
9. 重复出现关于死亡的想法或自杀观念

诊断抑郁症需满足以上症状中的5条，且必须包括抑郁情绪和/或快感缺乏。症状必须持续2周，并且几乎在每天中的大部分时间存在

抑郁症是许多疾病的常见共病，特别是严重的身体疾病，如癌症、脑卒中和急性冠脉综合征。美国一项为期1年的大型流行病学研究发现，患有慢性疾病的患者患抑郁症的可能性是健康对照组的近3倍。当抑郁症作为一种共病出现时，它会导致失能、发病和死亡率显著增加。

抑郁症与其他许多疾病的发病和持续互为影响因素。例如，抑郁是冠状动脉粥样硬化性疾病（简称冠心病）（coronary artery disease，CAD）的预测因子，而CAD与MDD相关。在若干研究中，17%～44%的冠心病患者与抑郁症共病，而这又进一步增加了心源性猝死的风险。患有心脏病（冠心病和充血性心力衰竭）的抑郁患者在心肌梗死后再梗死的风险增加，甚至在控制了所有其他可识别和可测量的心脏危险因素后，全因死亡率增加了3倍。糖尿病与抑郁症也有双向关系。据报道，抑郁症患者患2型糖尿病的相对风险高达1.6，而糖尿病患者患抑郁症的相对风险约为1.2。同时患有糖尿病和抑郁症的患者血糖控制较差，微血管和大血管并发症较多，全因死亡率较高。抑郁症患者的高炎症反应状态（如血浆C反应蛋白水平升高）往往和某些代谢改变有关，它可以预测传统抗抑郁药物和一些试验性抗炎疗法（如英夫利昔单抗）的疗效，本节稍后将简要讨论这些治疗。

抑郁症与不良的健康习惯有关，如成瘾（特别是吸烟和酗酒）、不良饮食、暴饮暴食和久坐不动的生活方式，这些习惯反过来会导致代谢综合征和其他躯体疾病的发展。相反，由这些慢性疾病引起的功能障碍易导致抑郁症的发生。从病因学的角度来看，遗传易感性、童年的不幸经历（忽视和虐待）和应激性生活事件等变量都会促进抑郁本身的发展，以及提高肥胖、久坐行为和吸烟等生活方式的风险，而这些风险又容易导致慢性躯体疾病。

常见躯体疾病的长期照护通常需要通过自我行为管理来优化治疗。事实上，基本医疗大多会涵盖关于改善生活方式的咨询，包括改变饮食、促进运动、规范物质使用（特别是酒精和咖啡因）、戒烟和坚持服药以保持健康。研究表明，抑郁症对自我管理有负面影响，至少部分原因是抑郁症患者比非抑郁症患者更难坚持生活方式改善计划。抑郁的糖尿病患者对饮食方案的坚持较差，口服降糖药出现错误也更多。患有心脏病或脑卒中的抑郁症患者对治疗建议的坚持程度降低，如难以坚持每天服用阿司匹林和参加运动康复计划。心肌梗死患者的这种不依从性预示着再住院率和总死亡率的增加。抑郁症，伴或不伴躯体疾病共病，通常是一种慢性、复发性疾病，具有不同的加重和缓解周期。此外，随着患者年龄的增长，病情加重或新的抑郁发作往往发生得更频繁、更严重。

（二）破坏性情绪失调障碍

破坏性情绪失调障碍是一种抑郁障碍，

突出特点是严重的重复性情绪爆发，表现为言语和/或行为与情境或刺激不相符。情绪爆发（如言语或躯体攻击）平均每周发生3次及以上，往往伴随着几乎每天出现、接近持续全天的易怒情绪——这一特征使其与双相情感障碍中常见的发作性易怒的区分极具挑战性。首次诊断不应早于6岁或晚于18岁，这也容易和双相情感障碍混淆，因为后者的典型症状通常会在25岁之前出现。

（三）持续性抑郁障碍（心境恶劣）

持续性抑郁障碍包含了《精神障碍诊断与统计手册（第四版）》（DSM-Ⅳ）中定义的慢性抑郁症与心境恶劣障碍（一种较轻但更长期的抑郁障碍形式，也与严重功能受损相关）。在过去2年（儿童或青少年为1年）中，有超过一半的时间出现抑郁情绪和至少两种其他抑郁症状时，可诊断为这种疾病。持续性抑郁障碍已被证明对抗抑郁药物治疗有反应。如果在病程中完全符合抑郁症发作的标准（9个标准中的5个），患者应被诊断为抑郁症。

（四）经前情绪障碍

经前情绪障碍是一种影响3% ~ 8%的月经期女性的疾病。在大多数月经周期中，通常是从月经开始前一周（黄体期）开始，月经开始后几天内改善，或月经结束后1周内消失，其间至少存在5种情感、行为和/或躯体功能紊乱症状，而且必须有以下一种或多种症状：情绪波动（情感不稳定）、易怒/愤怒、情绪低落或明显的焦虑。与其他情绪障碍一样，这些症状必须引起严重的痛苦或干扰日常活动。它可能被认为是一种严重的经前综合征，最好的治疗方法是5-羟色胺再摄取抑制剂或使用避孕药物抑制排卵。

（五）物质/药物诱发抑郁障碍

物质/药物诱发抑郁障碍是一种以抑郁（非谵妄）为特征的情绪紊乱，在物质（如苯丙胺）中毒或戒断期间或接触药物（如干扰素）不久后出现。众所周知，非法药物也会导致抑郁。酒精是一种典型的致抑郁作用的物质。事实上，近1/3的抑郁症患者同时有酗酒问题，这使得物质诱发抑郁障碍很难与抑郁症区分开来。许多医生忽视了物质作为抑郁病因的情况，要么是因为缺乏筛查，要么是因为低估了患者的使用情况。我们推荐基于证据的筛查项目，如筛查、短暂干预和转诊治疗（screening，brief intervention，and referral to treatment，SBIRT）实践，以帮助评估物质使用的严重程度（筛查表格可在http://www.sbirtoregon.org/screening-forms/获得）。具体来说，物质滥用筛查呈阳性的成年患者应该进行酒精使用障碍识别测试（alcohol use disorders identification test，AUDIT）和药物滥用筛查测试（Drug Abuse Screening Test，DAST-10），以识别、减少和预防会导致抑郁等多种疾病的物质使用问题。

一些药物与抑郁或自杀意念的发展有关。根据某项研究，在美国人中超过1/3曾经开过一种或多种与抑郁或自杀意念有关的药物。总的来说，这一领域缺乏高质量的研究，使得确定药物和药物诱发抑郁障碍之间的因果关系常常变得很困难。一些专家认为，异维甲酸和α-干扰素构成药物诱发抑郁障碍的风险最高，而皮质类固醇、伐伦克林、孕酮和非那雄胺构成中度高风险。

（六）其他疾病所致抑郁障碍

其他疾病所致抑郁障碍是指由躯体疾病（如甲状腺功能减退）的直接生理后果引起的精神综合征。治疗的重点是解决潜在的躯体问题或停用相关药物，尽管特定的精神治疗也可能有效。例如，在甲状腺功能减退的情况下，针对患者的躯体表现和抑郁症状，最重要的是使用左甲状腺素治疗，以使促甲状腺激素（TSH）达到约1.5mU/L（老年人可能略高）。此时单独使用抗抑郁药是不合适的。

（七）其他特指和非特指的抑郁障碍

其他特指和非特指的抑郁障碍是指症状

持续时间不够长或症状严重程度不符合其他抑郁诊断标准，但在临床上造成重大痛苦的症状。

（八）伴抑郁情绪的适应障碍

伴抑郁情绪的适应障碍，现在被列为创伤和应激相关障碍，常见的还有创伤后应激障碍。它是一种常见的、暴露于可识别的应激源之后（如离婚或失业）出现的精神障碍，明显的痛苦情绪或行为症状通常出现在暴露于应激源3个月内，并常伴随着焦虑症状。这些症状并非面对痛苦事件的正常反应，因此对痛苦生活事件的正常反应不应被诊断为适应障碍。一旦应激源或相关后果终止，症状不会持续超过6个月。当应激源诱发的抑郁状态符合抑郁症的严重程度和症状标准时，无论该状态与可识别的应激源的病因学关系如何，都应诊断为抑郁症。

DSM-5对MDD定义的争议之一，是围绕着不再将居丧反应作为抑郁症的排除标准。这表明哀伤不再被认为是一个正常的过程。这一修订使得以前被认为只是痛失亲人的患者更容易诊断MDD。最终，需要根据患者的既往经历和表达哀伤的文化背景进行谨慎的临床判断，将MDD与居丧反应分开，后者中大部分可能仍在哀伤的正常范围内。

（九）双相情感障碍

双相情感障碍是一种常见而严重的精神疾病，占普通人群的3%～4%，会造成严重的失能，且具有80%～85%的遗传倾向。实际上在接受抑郁治疗的基本医疗患者中，多达30%患有双相情感障碍。双相Ⅰ型障碍指的是既往至少有一次发作符合抑郁症的全部标准，并且至少有另一个明显不同的阶段的发作符合躁狂发作的标准。其他双相情感障碍，如双相情感障碍Ⅱ型（一次发作为抑郁症而另一次是轻躁狂而非躁狂）和环性心境障碍（没有任何一次发作符合抑郁中或躁狂/轻躁狂的全部标准）可能更常见，被认为约占人口的4.6%。

（十）双向抑郁

双相抑郁是指在有躁狂或轻躁狂史的患者中出现符合抑郁症/抑郁发作（major depressive episode，MDE）标准的疾病发作。普通内科学的研究表明，60%的双相情感障碍患者在去基本医疗医生那里寻求帮助时正处于抑郁阶段。在双相Ⅱ型障碍中，有症状的患者几乎总是处于抑郁期而不是轻躁狂期。很少有患者在轻躁狂期间寻求治疗，因为这一时期通常是更显著、更频繁的抑郁发作间期一段愉快的喘息期。

医生很难区分抑郁症和双相抑郁的发作，因为这两种情况在典型症状上是相同的。因此，双相Ⅱ型障碍可以说是所有精神病学诊断中最具挑战性的疾病之一。然而，区分抑郁症和双相抑郁是极其重要的，因为尽管这两种情况看起来相似、大多数症状相同，但它们的治疗却非常不同。

关于双相抑郁的最佳治疗仍然证据有限且有争议。只有3种药物，喹硫平、鲁拉西酮和一种合剂（奥氮平和氟西汀）获得了美国FDA批准，可用于治疗急性双相抑郁。拉莫三嗪已获FDA批准用于双相抑郁的维持治疗，但尚未获准用于急性双相抑郁。许多专家建议，在治疗双相抑郁时，只有在两种情绪稳定剂（如锂、丙戊酸盐、卡马西平或非典型抗精神病药）以最大剂量联合使用时，才会增加一种抗抑郁药，以最大限度消除抑郁症的残留症状。双相抑郁不应单独使用抗抑郁药治疗。这种无拮抗的治疗（如只使用抗抑郁药而没有用情绪稳定剂）增加了从抑郁转换为躁狂的可能性。如果医生未能识别躁狂或轻躁狂病史，可能导致在使用抗抑郁药治疗后出现这种转变，伴随而来的是不稳定或非理性行为的风险；在社会、职业、经济或人际关系方面较差的判断力；精神病性症状；甚至自杀。鉴别诊断部分提供了诊断指导，以帮助医护人员对表现为抑郁症的患者进行双相抑郁的诊断。

（十一）围生期抑郁

围生期抑郁发生于妊娠期间至分娩后的4周，这是一个充满激素变化和心理应激易感性的时期。尽管USPSTF建议筛查所有孕妇和产后妇女的围生期抑郁，但它仍然经常在产后被忽视，因为"产后抑郁"在这一适应阶段也很常见。3%～6%的妇女会在围生期开始出现抑郁症，其中50%的产后抑郁在分娩前就开始了。产后抑郁发生在10%～20%的育龄妇女。抗抑郁药是否应该用于孕妇和哺乳期女性，这是精神病学中的主要争论之一。大多数专家建议，如果在妊娠期使用选择性5-羟色胺再摄取抑制剂和选择性去甲肾上腺素再摄取抑制剂抗抑郁药的益处大于风险，应该继续使用（在妊娠早期使用帕罗西汀应除外，因有致先天性心脏缺陷的风险），因为出生缺陷和其他风险，如新生儿持续肺动脉高压或停药综合征，发生率很低。迄今为止，还没有FDA批准的用于围生期抑郁的药物。新的静脉药物布雷沙诺酮（一种神经活性类固醇和γ-氨基丁酸A受体的正变构调节剂），在Ⅲ期临床试验成功后正在等待批准用于中度至重度产后抑郁。在选择性5-羟色胺再摄取抑制剂药物中舍曲林和帕罗西汀在母乳中含量最低。

除了上述提到的经前和围生期阶段，围绝经期（绝经过渡期和绝经后早期）阶段也与抑郁发作和阈下抑郁症状的风险增加有关。有证据表明，大多数在围绝经期出现经典抑郁发作的中年女性之前都有过抑郁经历。表现为典型抑郁症状的中年抑郁患者通常伴有更年期症状（即血管舒缩症状和睡眠障碍）和社会心理问题的挑战。诊断包括识别更年期，评估同时发生的精神症状和更年期症状，评估中年常见的社会心理因素、鉴别诊断，以及使用经过验证的筛查工具。经证实的抑郁治疗方案（即抗抑郁药和心理疗法）是围绝经期抑郁的第一线治疗方法。尽管雌激素疗法尚未被批准用于治疗围绝经期抑郁，但有证据表明它对围绝经期妇女有抗抑郁作用，特别是对那些伴有血管舒缩症状的妇女。

（十二）季节性抑郁

季节性抑郁是指抑郁发作和缓解往往发生在一年中的某个特定时间，并且出现至少连续2年，其间没有任何非季节性抑郁发作。将季节性情感障碍（seasonal affective disorder，SAD）更名为伴季节性特征的抑郁，主要原因之一在于避免错误地认为SAD本身就是一种障碍。一个人不可能单独患有SAD，它是其他潜在情绪障碍（抑郁症或双相情感障碍）的提示符。

在美国，季节性抑郁的发病率为4%～6%，大部分症状出现在秋冬季节，可能因纬度、年龄和性别而有所差别，纬度高的地区患病风险更大。例如，1%的佛罗里达居民和9%的新英格兰或阿拉斯加居民患有季节性抑郁。大约10%的季节性抑郁患者在春夏季发病，但这也可能有差异。年轻人和女性冬季发病概率可能更高（男女比例为4:1）。这种情况的治疗可能涉及光疗法（见"光疗法"部分），尤其是在冬季白天较短的月份。在夏季，重点往往是保持适当的睡眠-觉醒时间表，避免白天时间更长或暑假造成干扰。

（十三）倦怠

倦怠虽然不是DSM中诊断的精神障碍，但在讨论抑郁时是一个重要的问题（见第6章、第36章和第49章）。即使调整了年龄、性别、教育水平和过去1周的工作时间等因素，医务人员的职业倦怠率也在上升，目前医务人员的职业倦怠率是其他职业的两倍。对倦怠较好的一个操作性定义，是指一种以去人格化为特征的长期压力反应，包括对患者的怀疑或消极态度、情绪耗竭、个人成就感降低以及对患者缺乏共情。倦怠被认为至少有15%的症状与抑郁症重叠。许多专家认为，职业倦怠基本上是一种由工作场所的慢性压力源引起的抑郁综合征。

三、流行病学

美国成年人中抑郁症的患病率为6.7%，一生中抑郁症发作的风险预估为30%。成年女性中重度抑郁发作的患病率几乎是男性的2倍。性别差异导致抑郁症流行的原因尚未完全阐明，生物学和社会文化因素都被认为是可能的原因。跨性别者的抑郁症和自杀的患病率要更高，可达50%左右。与二元性别个体（男/女）相比，跨性别者患病率显著升高的重要因素包括歧视、耻感、缺乏接纳和虐待。此外，报告有两个及两个以上种族的成年人中抑郁症的患病率最高。高学历和社会经济优势是预防抑郁症的保护性因素。

在门诊医疗环境中，许多研究报告抑郁症的患病率为10%～15%，同时存在医疗问题的患者的患病率（20%～40%）要高得多，尤其是那些所患疾病在生理或心理上有强烈抑郁倾向者（如脑卒中、帕金森病、脑外伤、糖尿病、冠状动脉粥样硬化疾病、胰腺癌和其他终末期疾病）。18～25岁个体的患病率最高（10.9%），抑郁症相关自杀是这一群体的第二大死因。抑郁症的平均发病年龄为32.5岁，因此当老年患者首次出现明显的抑郁症状时应进行彻底的评估，以排除潜在疾病和/或药物反应。

虽然在社区居住的老年人中抑郁症的发生率不超过5%，但在基本医疗机构中可高达10%，在疗养院和急性住院后的发病率还要高得多。除了遗传易感性、认知素质和应激之外，日常活动的减少被认为是导致老年人抑郁的一个常见原因。在基本医疗的老年患者中，抑郁症常被误诊为衰老，老年人的认知障碍也可能干扰医生的准确诊断。一些经常在老年人中使用的药物可能会诱发抑郁或引起疲劳、注意力不集中等症状，与抑郁症症状相似。

四、病因学

抑郁症是一组异质性疾病。未来的研究可能最终会为这些疾病提供诊断特异性，从而导致更具针对性和有效性的治疗。然而，目前抑郁发作的临床表现应被视为多种致病因子最后的共同心理生物学途径。遗传学、解剖学、生理学和免疫学研究的进展已经为更精确地理解这种常见的致残性疾病指明了方向。

（一）抑郁的生物学

这部分主要介绍抑郁的遗传学、解剖学、生理学和免疫学进展。

复发性抑郁症的遗传率为35%～40%，基因连锁和双生子研究已经开始识别出基因组中被认为是携带抑郁易感性的特定区域。一个有趣的候选基因是5-羟色胺转运基因（5-HTT），许多抗抑郁药似乎都能通过与5-HTT蛋白结合起作用。5-羟色胺受体基因 HTR2A 和抑郁症的病例对照关联研究得出了与 5HTT 基因类似的混合结果。最近，马里兰大学医学院的研究人员发现了另一个有趣的基因，即伏隔核（大脑的"奖赏中心"）D2神经元中的 Slc6a15 基因。

尸检的病理学研究与功能和结构成像研究一起，帮助确定了抑郁的关键解剖位置，包括海马、背外侧前额叶皮质、前扣带皮质和杏仁核。动物和人类研究证实，有不良童年事件史的抑郁症患者海马体积减少。抗抑郁药物似乎会诱导海马体的神经形成（增加体积），可能是通过增加脑源性神经营养因子（brain-derived neurotrophic factor，BDNF）实现的。

从生理学角度来看，大量理论和实证证据指出，分布式大脑网络的失调和第二信使异常是复发性情绪障碍的潜在神经生物学异常因素。与先前的理论相反，这些理论认为神经递质缺陷（如去甲肾上腺素、5-羟色胺和/或多巴胺的减少）是抑郁的生物学底物。在临床上，重要的是不能给抑郁患者留下他们有某种脑缺陷的印象。更恰当的做法是将抑郁的生理学作为一种状态来讨论，在这种状态下，大脑可能以一种低效的方式使用它生成的神经递质，而这正是药物治疗甚至心理治疗的靶点。

最后，免疫学研究一致性地发现了与抑郁相关的细胞因子异常。在抑郁患者中，免疫系统中多种炎症因子的高水平表达，如白介素-6、C反应蛋白、肿瘤坏死因子-α或新喋呤，表明抑郁症的病理生理中存在炎症反应过程（见第36章）。一项关于抑郁症的大规模流行病学研究清楚地表明，严重感染和自身免疫性疾病是抑郁症发展的终身危险因素。所有这些抑郁症相关生物学研究进展都为在不久的将来开发出更加具体有效的抑郁症治疗方式带来了巨大的希望。

（二）社会心理因素

从社会角度来看，巨大的生活压力或缺乏社会支持容易导致抑郁症的发展。生活压力包括失去，例如父母或配偶的死亡，一段关系的结束，以及涉及丧失自尊的事件，比如失业特别容易导致抑郁。（低社会支持本身或处于面对巨大压力下也容易导致抑郁症。）低感知社会支持，即个人认为自己缺乏支持性社会网络的程度，比任何绝对或客观的衡量标准都会产生更高的风险。值得注意的是，高压力和低支持会增加所有疾病的风险，无论是精神疾病还是躯体疾病。

自然灾害造成的压力也会增加幸存者患抑郁症的可能性。虽然这些灾难的心理层面影响也包括创伤后应激障碍、物质滥用和其他疾病的患病率升高，但抑郁症发生率的增加非常显著。例如，泰国西南部受海啸影响地区的儿童和成人抑郁发病率显著增加而且居高不下，为6%～30%（取决于受灾程度和生活受到破坏的程度）。同样，战争一直是造成重大心理健康问题的应激源。个体易受应激源影响的主要因素包括个人或家庭精神病史、既往的创伤史（包括儿童期性虐待）、低智力、低社会支持、童年与父母分离或童年早期父母离异。

在美国，随着预期寿命延长和人口老龄化，由配偶照顾包括痴呆在内的残疾人的情况正在增加。严重神经认知障碍（如阿尔茨海默病）患者的配偶照护者（通常是女性伴侣）会承受极重的身体和情感负担。由于与患者情感意义上的关系与日俱减，照护者会呈现出持续的高压力和越来越低的支持。高达40%的进行性痴呆患者的照护者有明显的抑郁症状或患有抑郁症。

50%～80%的妇女在分娩后的1～5天内会发生产后忧郁，持续长达1周。如前所述，这种"正常"反应应与围生期发作的抑郁（曾称产后抑郁）区别开来，后者出现在产后3～6个月，发生率为10%～15%。每1000次分娩中会发生0.5～2次产后精神疾病，通常开始于分娩后2～3天，在有双相情感障碍病史或家族史的个体中最常见。2001年，得克萨斯州休斯顿的安德里亚·耶茨在产后抑郁和精神疾病期间淹死了自己5个年幼的孩子。她的悲剧凸显了潜在的双相情感障碍可能伴随重度的精神疾病。产后精神病是一种急性精神疾病，通常需要心境稳定剂治疗，如抗精神病药物或锂盐，以及精神科转诊（见第16章）。

五、诊断

抑郁症的诊断标准要求9种症状中的5种持续存在2周（表26-1）。必备的一个症状是持续的抑郁情绪（几乎每天大部分时间都存在）或者普遍的快感缺乏。

医生应该意识到，抑郁情绪并不是抑郁症的同义词，对于抑郁症的诊断既不是必要条件也不是充分条件。悲伤（或流泪）并不构成抑郁症，相反，在没有抑郁情绪的情况下（如果存在普遍的快感缺乏）可以诊断抑郁症，这种表现在老年人中更常见。

将这9种症状分为4组可有助于临床评估：①抑郁情绪；②快感缺乏；③躯体症状（睡眠障碍、食欲问题、疲劳和精神运动变化）；④心理症状（难以集中注意力或犹豫不决，内疚或自卑，以及想到死亡）。其中，躯体症状预示着对生物干预的良好反应。例如，当出现中度失眠（凌晨3点或4点醒来，无法恢复睡眠）和情绪的昼夜变化（早上感觉更抑郁）时，患者更有可能对生物干预做出响应。

（一）"合理理由"的谬误

抑郁经常被错误地认为是压力性生活事件的预期结果。对处于压力下的个体（如晚期癌症或自然灾害）的研究表明，抑郁症的发病率高于一般人群，但通常不会超过50%。虽然悲伤或抑郁的情绪是压力事件的预期后果，但并不是每个人都会出现抑郁症。虽然包括丧亲之痛在内的生活压力为悲伤提供了"合理理由"，但压力事件本身不应该作为拒绝治疗抑郁的原因。医生应该恰当地对待压力性生活事件后出现的抑郁综合征。

（二）交叉病因的混淆

躯体疾病（如癌症或帕金森病）共病似乎会引起许多抑郁症的躯体症状，如疲劳、食欲减退或精神运动迟滞。这些症状可能导致医生忽视抑郁的存在及其治疗。对抑郁症的最初诊断中应重视这些症状，只有在躯体疾病清楚并能够充分解释这些症状时才能排除抑郁。虽然这种"包容性"的方法可能会导致对抑郁症或抑郁障碍过度诊断，但对脑卒中、帕金森病、住院老年患者和外伤性脑损伤的研究表明，与抑郁诊断不足相比，过度诊断的问题相当少。

（三）医疗晤谈

1. 通过回应抑郁情绪来建立信任

医疗晤谈是评估抑郁症的关键。在关注医疗信息收集的同时，重视与患者建立融洽的关系是有效评估的关键。医生应该对抑郁症状的非言语线索保持敏感：例如，悲伤的情绪可能通过目光向下、言语缓慢、眉头皱起或流泪来传达。当发现或怀疑有抑郁情绪时，医生应首先做出共情反应，表现出关心的态度，并使用有心的沉默或直接、反思及共情的陈述等方式，比如"我知道你最近遇到了一些困难"，或"听起来你最近压力很大"，或"你现在看起来情绪低落"。直接回

应患者的痛苦可以建立信任，鼓励患者分享更多可能导致抑郁的感受。

2. 使用直接的开放式提问

使用开放式问题和引导技术，为患者提供机会来讨论可能令人困扰的问题（见第1章）。在收集用于评估的信息时，医生应该关注快感缺乏（如你最近喜欢做什么？）和情绪低落（如最近几周你的情绪如何？你是否感到悲伤、忧郁或情绪低落？）。这些简单的问题可以有效地揭示大多数患者潜在的抑郁，尽管在一般医疗环境中，许多抑郁患者最初表现为躯体症状（如头痛、疲劳和失眠）。

3. 纳入家庭

抑郁患者的最佳评估和管理要通过纳入患者的重要他人来实现。配偶、伴侣、父母或其他人可以帮助医生收集有关患者情绪、活动、行为和病史的有用信息。事实上，由于病耻感、否定和其他社会心理障碍，其他人提供的关于抑郁的信息往往比患者的自我报告准确得多。此外，由于患者对抑郁症状的习以为常，亲属往往比患者自己更快地发现临床变化（改善或恶化）。

4. 患者健康问卷

患者健康问卷可以为筛查、评估、纳入和监测提供支持。PHQ-2由PHQ-9的前两个项目组成，是基本医疗中方便且有循证证据的抑郁筛查方法。PHQ-2分数从0到6不等，临界值为3。3分及以上代表结果阳性，应进行完整的PHQ-9的评估。一些专家提倡使用完整的PHQ-9（附录26-A）来筛查"红旗"患者，即那些可能有抑郁症高风险的患者。"红旗"患者通常包括那些患有慢性疾病（如糖尿病）的患者，以及那些有持续不明原因疾病的患者。这种结合筛选和评估的"一步法"可以简化操作策略。

PHQ-9是一种评估严重程度的工具，已被验证可用于全科和精神科诊疗。10分及以上诊断抑郁症的敏感性和特异性为88%。此外，该工具还可以有效跟踪患者的症状严重程度和改善时间。工具和计分标准见附录26-A和附录26-B。

（四）诊断的障碍

1. 患者方面

患者方面的诊断障碍包括躯体表现和耻感。

基本医疗的抑郁症患者通常表现为身体不适而不是情绪困扰，如疼痛（头痛、背痛）、疲劳、失眠、头晕或胃肠道问题。这些患者中有许多人愿意承认自己有抑郁情绪，并认可抑郁也可能导致或加剧他们的身体问题。然而，一些身体问题缠身的患者不愿承认他们的身体症状可能是由于抑郁所致。在这些患者中，同时评估一般医疗问题与精神问题可以节省时间和费用，并减少医生和患者的挫败感。

许多患者和家属（特别是在某些文化中）因为耻感等社会性压力而不愿接受抑郁的诊断。医护人员可以向患者及家属解释抑郁与其他躯体疾病一样，是一种常见的、可治疗的疾病，以便帮助克服这个障碍。希望随着人们的认识加深和去污名化，抑郁的社会负担可以逐渐减少。

2. 医生方面

在医疗环境中，抑郁常常未被识别或未能得到充分治疗。一些医护人员会回避抑郁的诊断，因为他们对抑郁怀有与许多患者相同的病耻态度。此外，知识和技能不足、时间的缺乏、不愿探索情绪困扰这一新领域、低效的诊疗习惯（如未能及时滴定抗抑郁药物）以及经济激励问题等，都成为医生识别和治疗抑郁的障碍。然而，行为和精神疾病的早期识别往往可以节省时间，同时最大限度地降低了针对非特异性躯体主诉延伸进行不必要检查的成本和风险。

（五）自杀

在美国，每12分钟就有一个人死于自杀，这使得自杀成为所有年龄组的前十大死因之一。大约90%的自杀死亡可以追溯到精神疾病，而其中最常见的就是抑郁。必须对所有存在抑郁症状的患者评估自杀风险。自杀的风险因素包括：性别（老年白人男性风险最高）、酗酒、精神疾病、慢性躯体疾病、缺乏社会支持、近期受到羞辱、躁狂发作转向抑郁发作和使用致命方法（如枪支而不是过量服药）。青少年抑郁患者，以及女同性恋、男同性恋、双性恋、跨性别者和酷儿者（LGBTQ）的自杀风险也有所增加。明确的自杀意图、绝望体验和自杀计划表明相对较高的自杀风险。许多最终自杀的患者在自杀前的几周或几个月去看过基本医疗医生。基本医疗医生有时不愿探索自杀意念，因为他们错误地认为询问自杀可能会增加患者的风险。然而，自杀倾向的评估通常会安抚患者，减少患者和医生的焦虑，并促进预防自杀的伙伴关系。

对自杀意念的评估最好是在检查PHQ-9的第9个问题（或其他抑郁筛查工具中的相关自杀问题）之后逐步而系统地进行，包括以下一般问题："我注意到你在抑郁筛查工具上标出了关于死亡或以某种方式伤害自己的问题。你上一次有这样的想法，或觉得活着没意思是在什么时候？"然后，更具体地询问患者既往的自杀意向，当下具体的计划，是否感到绝望、自杀冲动以及当下的意向。一旦患者表现出自杀意念，医生应考虑为患者提供精神科咨询；当自杀意念活跃时，还应考虑是否住院治疗。如果患者不存在自杀的冲动和意图，则可以考虑继续门诊治疗。医生应评估以下内容：谵妄（使用认知筛选测试），精神疾病（筛选听觉和视觉幻觉，被认为是非精神科医生的标准诊疗），当然还有抑郁。为了完成评估，在评估之后重述患者的下一步计划（如果需要的话还可以提供建议）通常会有帮助。通过面对面访谈或电话，从第三方收集有关患者安全的附带信息也很重要。

一份久负盛名的总结报告可能恰当地捕捉到住院患者安全评估的关键要素，这也同样适用于门诊患者："患者说她不再有自杀的感觉。没有证据表明她患有谵妄或精神疾病。她承认自己的家庭问题，并表示心理咨询有意义。她已同意明天在精神健康中心进行后续预约，并计划今天打电话给她的雇主，说她将于下周返回工作岗位。她已与丈夫讨论了这些计划，丈夫同意在她出院后与她一起进行初步精神评估。患者不再需要持续观察。"

是否使用"不自杀协议"是有争议的。该协议在1973年被正式提议，包括让患者承诺当有失去控制自杀冲动的风险时会与医生或其他合适的照护人员联系。然而，在使用这样的"协议"时，医生需要认识到没有令人信服的经验证据来支持它的有效性。事实上，大多数专家特别反对使用这种方式，他们认为，机械地追求获得协议会从功能上破坏开放的关系，并使医护人员产生一种虚假的安全感。协议的主要用途可能是作为一个用来讨论个体自杀想法程度的工具。

在所有治疗抑郁症的案例中，医生必须在治疗开始时和整个治疗过程中评估自杀倾向。PHQ-9的常规使用可以帮助在治疗开始时评估自杀风险，同样重要的是，也可以帮助识别任何后续或治疗相关的紧急自杀风险。因为自杀的风险有时会在治疗的前几周内增

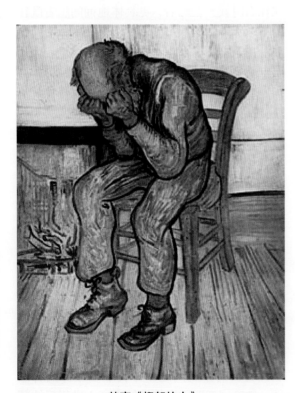

梵高《抑郁的人》

加，并在后续治疗的任何时候出现，定期使用PHQ-9，可以作为一种有效的自杀再评估工具。哥伦比亚自杀严重程度评定量表也是一个有用的临床管理工具（http：//www.cssrs.columbia.edu/about_cssrs.html）。

（六）体格检查

抑郁没有具有诊断意义的体征。但在所有年龄段，特别是对老年人，都需要仔细地问病史和查体，排除可能产生类似抑郁表现的躯体疾病（如甲状腺功能减退和库欣综合征）。

（七）实验室检查

没有实验室检查可以用于直接诊断抑郁症。但有针对性的实验室筛查可能有助于排除其他可能模拟或加重抑郁的情况：生化检查（最有价值的检查）、促甲状腺激素（TSH）、尿液药物筛查，或者在报告出血的患者（如月经期妇女）或使用可能影响血液系统的药物治疗时的血常规。在难治性病例，特别是当精神状态有波动的情况下，必要时可以检查维生素水平、尿常规、脑成像，甚至脑电图或腰椎穿刺，但这些不属于标准检查的部分。40岁以上的患者通常需要心电图排除心脏传导阻滞或心动过缓，尤其在使用三环类抗抑郁药、某些抗精神疾病药物，或西酞普兰（＞40mg/d的剂量）治疗时，因为这些情况可能导致QT间期延长和心律失常。

六、鉴别诊断

（一）精神障碍

其他精神障碍常常表现出类似于抑郁的症状。此外，抑郁经常与其他精神障碍同时出现。当存在其他精神疾病的共病时，有效的抗抑郁治疗方案也可能改善其他症状。需根据所出现的共病的特点，在必要时调整治疗方案。

（二）抑郁症和双相抑郁

区分抑郁症和双相抑郁至关重要。这两种疾病的体征和症状是相同的。一个关键的病史信息将有助于区分这两种情况：患者是否曾经经历过躁狂发作或轻躁狂发作？躁狂发作的症状列在表26-2中，其中最常见的症状包括：兴奋或易怒情绪，思绪奔涌（racing thoughts），在人际关系、性或经济状况方面判断力差，以及持续1周的精力过剩（如果需要住院治疗则会更少）。轻度躁狂的标准相同但强度较低，不会破坏正常功能，但至少持续4天。发现可能的躁狂/轻躁狂史，医生应该注意询问患者个人史或家族史。以下这个包含两个问题的筛查工具有助于区分双相障碍和单相抑郁。这两个问题是："你会在生活中经常经历情绪起伏吗？"以及"这些情绪波动是无缘无故发生的吗？"对至少一个问题的肯定回答表明情绪不稳定和双相情感障碍的可能性增加。

心境障碍问卷（mood disorder questionnaire，MDQ）可能有助于双相情感障碍的诊断（表26-3），尽管它的敏感性和特异性有限、不足以作为一个独立的工具使用。即使没有躁狂/轻躁狂史，如果个体有双相情感障碍的强家族史，医生必须考虑到至少有1/3的双相抑郁患者是以抑郁作为情绪发作的标志。这样的病史应该有助于医生警惕抗抑郁治疗可能带来的情绪转换。

表26-2 躁狂的诊断标准

A. 一个明显的时间段，情绪异常高涨或者易激惹，持续至少1周（或者需要住院的任意时限）

B. 在情绪扰动期间，持续存在以下症状中的3条及以上（如果仅存在易激惹则需要4条），而且程度重：

1. 自评过高或夸大妄想
2. 睡眠需要减少（如3小时的睡眠即可达到充分休息）
3. 比往常健谈或强迫自己持续讲话
4. 思维奔逸或存在冲动想法的主观感受
5. 注意力不集中（如非常容易被不重要的或无关的外部刺激吸引注意力）
6. 目标导向的活动增加（不管是社交、在工作或学校还是性行为方面）或精神运动性激越
7. 过度参与极可能带来痛苦后果的愉悦刺激性活动（如疯狂购物、出轨、不明智的商业投资等）

情绪扰动可严重到职业功能、正常社会活动或人际关系出现显著损害，或需要住院以防止患者对自身或他人造成伤害，或存在精神病特征

表26-3 心境障碍问卷（MDQ）及评分指南

心境障碍问卷

说明：请尽可能认真回答以下问题

1. 你是否曾经经历过一段与平时截然不同的时间，并且出现了以下表现： 是 否

……自我感觉非常好或非常亢奋，以至于其他人认为你跟平时的状态不一样，或者你太亢奋了以至于陷入某种麻烦？ ○ ○

……你非常容易发脾气，经常冲着别人大声喊叫，开始争吵或肢体冲突？ ○ ○

……你觉得比平时更加自信？ ○ ○

……你睡得比平时少了很多，并且也不觉得需要更多的睡眠？ ○ ○

……你比平时话更多，或语速比平时更快？ ○ ○

……你觉得脑子里有各种想法快速浮现，或者你觉得你的思维慢不下来？ ○ ○

……你非常容易被周围的事物干扰以至于你无法集中注意力？ ○ ○

……你比平时精力更旺盛？ ○ ○

……你比平时更加积极或者比平时做了更多的事情？ ○ ○

……你比平时更加喜欢社交或者外出，例如，你在半夜还会给朋友打电话？ ○ ○

……你的性欲比平时强？ ○ ○

……你做了一些平时不会做的事情，或者别人认为那些事情有些过分、不明智或者风险很大？ ○ ○

……你花钱太多以至于你或你的家庭陷入困境？ ○ ○

2. 如果你在以上问题中对于1项以上的问题回答了"是"，这些情况是在同一时期发生的吗？ ○ ○

3. 这些问题是否对你有所困扰，是哪种程度的困扰呢？例如，导致你无法工作，存在家庭、金钱或法律问题，陷入争吵或肢体冲突？请在以下答案中勾选一项：
没有困扰 轻度困扰 中度困扰 严重困扰

4. 你有任何血亲（如孩子、兄弟姐妹、父母、祖父母、阿姨或者叔叔）患有抑郁症或双相情感障碍吗？ ○ ○

5. 有任何健康专业人士跟你说过你有躁郁症或双相情感障碍吗？ ○ ○

阳性标准（以下3点必须同时满足）：第1部分必须有7项及以上回答"是"，第2问回答"是"，第3问为"中度或严重困扰"

资料源于：Reprinted from Hirschfeld RM, Williams JB, Spitzer RL, et al.Development and validation of a screening instrument for bipolar spectrum disorder.The Mood Disorder Questionnaire.Am J Psychiatry 2000，157（11）：1873-1875.

（三）焦虑障碍

焦虑和抑郁通常同时发生在内科患者中。大多数抑郁患者有焦虑症状或焦虑障碍，而大多数焦虑障碍患者有抑郁症状或符合抑郁症的诊断标准。门诊患者最常见的焦虑障碍是广泛性焦虑障碍（generalized anxiety disorder，GAD）、惊恐障碍和社交焦虑障碍。对抑郁症的治疗往往有助于解决或改善这些共病情况（见第27章），特别是许多抗抑郁药物已被证明安全有效，可以治疗许多焦虑障碍、创伤后应激障碍和强迫症。

（四）躯体症状及相关障碍

抑郁通常表现为无法解释的身体不适。因此，区分抑郁和躯体症状障碍是一项挑战。后者包含诸如医学无法解释的症状（见第29章）等曾经使用的术语。抑郁障碍是高度可治疗的，但躯体症状相关障碍可能持续更久、更难以治疗。躯体症状障碍通常需要保守管理，以改善功能为重点；而抑郁应积极治疗，以完全恢复/缓解为目标。任何躯体症状障碍（疾病焦虑障碍、转换障碍、做作性障碍等）均可与抑郁症共存。大约50%有持续不明原因躯体症状的患者患有抑郁。对抑郁症的有效治疗，以及短时间、集中、定期随诊并讨论躯体症状，通常可改善共病躯体症状障碍患者的严重程度、强度和功能损害。

（五）物质相关障碍和成瘾障碍

与物质相关的疾病包括10种不同类别的药物，这些药物并非完全不同。酒精使用障碍或其他物质使用障碍的患者通常伴有抑郁症。不幸的是，最近的一项研究发现，基本医疗中只有小部分（2.4%）患有抑郁并严重酗酒的成人患者进行了抑郁筛查（在酒精筛查的30天内进行PHQ-9检查）。相反，所有诊断为抑郁的患者都应该筛查是否与物质使用障碍共病。

即使合并物质依赖，针对抑郁症的治疗也十分必要，只要治疗方案能够兼顾持续物质滥用的并发症。而且，有效治疗抑郁（特别是非药物疗法，如认知行为疗法）可能有助于改善酒精和/或其他物质使用问题，通常不会导致并发症增加。然而，在大多数情况下，首先治疗物质使用障碍是解决抑郁症状的关键。一些患者将因成瘾问题转诊到专业精神卫生或物质滥用治疗机构，而一些重病患者将需要在有能力治疗"双重诊断"患者（既有物质使用障碍又有主要情绪或思维障碍的患者）的环境中接受治疗。

（六）人格障碍

人格障碍是一种根深蒂固、难以改变的持久的性格模式（见第30章）。他们经常使情绪障碍的诊断和管理复杂化。由于某些人格障碍的患者可能很难相处、要求很高，医护人员通常会尽量减少与他们的接触，有时可能会失去对这些人的共情。不幸的是，这可能导致抑郁的漏诊。在与人格障碍患者互动时，最有效的方法是停下来想象患者的生活，然后不加判断地、共情地倾听，进而认识到所有出现的反移情问题。用麻省总医院莫顿·斯瓦茨医生的话来说，"患者在关心医生知道什么之前，首先希望知道医生关心什么。"除了这些技巧之外，当抑郁症和人格障碍同时存在时，即使潜在的人格障碍本身没有根本改变，对抑郁症的有效治疗通常也会改善人格障碍患者的功能。

（七）神经认知障碍

神经认知障碍既往称痴呆。在早期阶段，轻微的神经认知障碍通常很难与抑郁区分开来。抑郁通常会导致可逆的认知损伤，表现为注意力下降、记忆困难、决策能力受损、难以规划和组织，以及难以着手完成任务。这些损伤也可能是由一种隐蔽、不可逆的神经退行性过程造成的。同样，神经认知障碍对人的功能的影响也会导致抑郁情绪。当诊断存在不确定时，康奈尔痴呆抑郁量表（Cornell scale for depression in dementia，CSDD）被认为是评估的黄金标准。因为抑郁症的认知障碍有可逆性，医生应该在治疗抑郁（通过药物和咨询）的同时，观察患者认知症状群的变化。

"假性痴呆"一词是用来描述具有认知障碍特征的可治疗的抑郁。虽然医生需要了解抑郁可能与认知障碍有关，但应避免使用这一术语。在实践中，一些被认为是假性痴呆的患者实际上可能同时患有两种疾病。此外，晚发型抑郁症（甚至是可逆的晚发型抑郁症）本身就可以预测未来的痴呆。

（八）由躯体疾病或药物引起的抑郁

在所有抑郁障碍中，有 10% ～ 15% 被认为是由内科疾病（如甲状腺功能减退、胰腺癌、帕金森病或脑卒中）直接引起的生理结果（表 26-4）。因为没有明确的标准来指导医生进行评估，这种诊断是基于抑郁与生理疾病的时间关系，最终通过临床推断做出的。有限的数据似乎表明，抑郁的标准治疗在这些病例中是有效的。

表 26-4　易发抑郁症的疾病

疾病或状态
路易体病
终末期肾衰竭
帕金森病
脑卒中
癌症或艾滋病
长期疲劳
糖尿病
慢性疼痛
心脏病
慢性肺病
冠状动脉旁路移植术后

同样，抑郁症也可由外源性药物引起（表 26-5）。大约有 50% 的接受干扰素治疗的患者出现重度抑郁发作，既往抑郁史或当前轻微的抑郁症状也可以有效地预测干扰素治疗期间抑郁的后续发展情况。当前证据支持针对有抑郁史的患者，在开始干扰素治疗前预防性使用抗抑郁药物。目前还没有发现任

何药物会导致所有患者抑郁，因此，仔细评估患者的临床病史，考虑抑郁症状发作与新药物的使用或当前治疗方案的变化之间的关系，以及考虑心理社会压力因素，从而清楚地了解抑郁的病因至关重要。

表 26-5　可引起抑郁症的药物

干扰素
降压药
激素
抗惊厥药
皮质类固醇
洋地黄
抗帕金森药物
抗肿瘤药物

七、治疗

（一）使用沟通技巧及 PHQ-9 评分和家庭参与

在获得患者的信任、建立工作联盟和医患关系基础上，医生应将自己对患者症状和生活状况的了解在诊断中清晰表达出来，并让患者参与到协同管理中。

此外，医生与抑郁患者的沟通过程应该考虑到患者较慢的认知处理速度。信息应该以小块的形式提供，让患者保持足够的安静，以便消化和回应。此外，医生应该要患者总结刚才沟通的内容来验证信息是否被充分吸收。这样的陈述可做参考："对医生来说，有时候把情况讲清楚还是挺困难的。我只是想确定我已经把自己的想法清楚地告诉给你了。你能总结一下我们刚刚讲过的内容吗？"

通过使用 PHQ-9，医务人员可以将这些结果整合到诊疗过程中。第一步是与患者一起检查一些症状，以验证特定反应的有效性。第二步是讨论诊断并让患者参与协同治疗计划。因为一些患者可能会对抑郁的诊断感到羞愧或尴尬，将抑郁解释为一种常见的生物

学障碍可能有助于缓解这样的情绪。绘制突触和神经递质的图像也可能有助于说明5-羟色胺和去甲肾上腺素是如何在大脑中最有效地传递的（治疗抑郁的一个构想）。

参与过程的一个关键因素就是注入希望，即这种痛苦的疾病是可治愈的。治疗包括调动患者自身资源和/或药物、社会支持等外部资源。向患者表明抑郁症状是可以缓解的，并且别人可能会先于患者自己注意到这些症状的改善。当抑郁症是由某些不利的生活环境导致时，医生可以认可这些压力源所起的作用，但也必须帮助患者理解治疗抑郁可以帮助他们更好地应对生活中的逆境。

医生应该尝试让家庭或其他支持系统参与治疗计划，以帮助确保遵守协同治疗计划。但需谨记，家人和/或朋友有时可能会破坏治疗和妨碍康复。大约40%的抑郁患者在他们的关系中遭受某种程度的不和谐，导致了疾病的发作和/或成为康复的障碍。当在治疗中发现不和谐的关系时，应予以关注并纳入到整体的治疗干预中。

案例

以下案例体现了上文讨论的许多原则。

格莱斯顿女士是一位45岁的单身女性，她主诉自己腹痛、乏力。腹痛的表现与她过去肠易激综合征的表现相似。结合简要的病史，医生确信，可以采用增加饮食中的纤维素含量和解痉药物的保守治疗。

然而在问诊的前5分钟内，医生注意到她的情绪相当低落，并且语速迟缓。她还表示自己存在睡眠困扰，经常在睡了4小时之后就醒来，并且无法重新入睡，因为她担心无法胜任新的管理职位。家里的情况也不顺利，丈夫抱怨她因为自己的工作而没有对青春期的孩子、家庭和自己尽到职责。

医生让她填写了PHQ-9量表，她的得分是16分，存在显著的睡眠问题、精力问题、低自尊、快感缺乏和悲伤心境。她没有任何自杀的想法。这一分数高度提示患者患有中到重度抑郁的可能，接下来的对话是讨论诊断与治疗计划的一种方式。

医生："我看到你在这个表上的许多问题都回答了'是'，我想知道你是怎么考虑这些问题的。"

格莱斯顿女士："我自己也很惊讶。这个表格上几乎所有的问题我都有。"

医生："看起来你正在经受压力。"

格莱斯顿女士（含泪）："是的。当我躺到床上睡觉时，我会对接下来的一天感到恐惧……我知道我没办法充分休息，我总是在想：我就是做不到——我不再擅长于做任何事情——我的工作、家庭、婚姻。还有我的胃痛怎么也好不了。"

医生："关于你的胃痛我已经有了一些想法，但在给你的胃制订治疗方案之前，我想要再确认一下这个表上的一些答案。看起来你现在绝大多数时间都很悲伤，并且觉得你的生活没有乐趣，是这样的吗？"

格莱斯顿女士（再次流泪并肯定地点头）："而且我经常自己一个人哭。我不想孩子们或者我的丈夫看到我这样。"

医生："听起来你真的很挣扎。好消息是我想我知道发生了什么，并且我觉得我能帮得上忙。你在这个问卷上得了16分，这告诉我，比起其他疾病，你更可能是正受到抑郁的困扰。"

格莱斯顿女士："嗯……工作压力，睡眠不足，孩子们总是在抱怨，还有我丈夫的批评，谁能不抑郁呢？"

医生："你说得对。许多人会因为这种压力变得抑郁。但是，现在你的抑郁症状反映出，你大脑里的化学物质发生了失衡。还好我们有很多方法会让你感觉舒服一些。如果你愿意，我们可以一起讨论能解决这个问题从而让你感觉好一些的不同方法。"

（二）治疗目标

治疗目标需要定义临床显著改善，治疗有效，以及临床治愈。多种生物和心理疗法已在随机临床试验中显示出对治疗抑郁有效。然而，疗效的概念取决于对治疗的反应，治疗"有效"定义为症状改善50%。50%的改善在临床上很重要，但这一标准太过宽泛，以至于可能依然存在显著残留症状未得到解决。因此，"临床治愈"的概念被引入，来强调帮助抑郁患者完全恢复功能并实现所有抑郁症状相对消失（在研究术语中也定义为症状改善70%）的重要性。

以下部分回顾了大量的治疗指南、心理治疗、生物治疗、自我管理支持（self-management support，SMS），以及帮助患者实现充分缓解的客观自我症状监测的需求。以案例中的格莱斯顿女士为例，她的PHQ评分从16降至11分下降5分就被认为是"临床显著改善（最小重要临床差异）"。从16分到8分下降50%将被认为是"治疗有效"，但8分仍反映了抑郁残留症状的持续存在。只有当她的PHQ分数低于5分时，格莱斯顿女士的病情才被认为得到"临床治愈"。

（三）一般治疗指南

一般治疗指南包括密切监测，维持治疗、长期评估等。研究表明，医生选择的第一种抗抑郁药治疗抑郁的有效率为50%，缓解率为33%。在第一次失败后，使用合理的策略来转换或联合使用抗抑郁药物，大约70%的患者最终会达到有效治疗。至少50%的抑郁症患者会再次发作，有两次或两次以上抑郁发作的患者有75%～90%的复发可能性。

根据上述结果，建议采用以下7点治疗方案，鼓励对抑郁症患者进行密切监测、持续进行治疗试验和长期照护。这些观点都与当前的循证指南一致。

1. 使用PHQ-9帮助确诊并确定基线严重程度。

2. 对于那些接受药物治疗的患者，应该在治疗早期定期随访联系，通过面诊或电话（每1～3周）方式检查治疗依从性、副作用或症状的潜在变化（如紧急自杀）。

3. 治疗的第一个目标应该是PHQ-9降低5分，这被认为是临床显著改善。一般的目标（通常很难达到）应该是PHQ-9评分每个月下降5分，直到分数低于5分。

4. 患者应每月重复进行一次PHQ-9评估，直到病情缓解（PHQ-9评分＜5分）。一般情况下，如果患者的PHQ-9评分没有持续改善，应调整治疗方法。调整方式可以包括：将药物治疗加入心理治疗中或者将心理治疗加入药物治疗中，增加药物剂量，换药，合并用药，重新评估诊断。

5. 在患者达到缓解后，治疗应继续（以当前的药物剂量，或减少心理治疗的频率）至少持续6～12个月。

6. 对于通过药物治疗获得缓解的患者，有证据表明，维持治疗需要相同剂量的药物。而对于通过心理治疗获得缓解的患者，证据尚不明确，但有一些迹象表明，间歇性的维持心理治疗可以帮助预防复发。

7. 有抑郁史的患者应在后续每6～12个月进行一次PHQ-9检查。

（四）选择初始治疗

选择初始治疗要尊重患者的偏好。抑郁的循证治疗包括抗抑郁药物治疗、多种形式的心理疗法、药物和心理疗法相结合等。对于难治性病例，还包括以操作为基础的治疗，如电休克疗法（electroconvulsive therapy，ECT）或经颅磁刺激（transcranial magnetic stimulation，TMS）或氯胺酮。ECT仍然是治疗重度抑郁的金标准，它可以挽救生命。

与其他慢性病一样，抑郁症的管理也应由医患协作完成。在提供基础指导后，医生应该为患者提供可行的治疗方案选项，并尊重患者的偏好。如果方案是患者自己选择的，他们往往会更坚持。需要提醒患者，如果能够坚持治疗，他们就很有可能改善症状，达到有效治疗。但如果不进行治疗，他们很可能继续抑郁症状，并伴有过早脑萎缩的风险。

 案例（续）

格莱斯顿女士的后续。

医生和格莱斯顿女士通过共同协商，确定了可行的管理策略和自我管理计划。

医生："好，让我们来看看有什么治疗选择。你正在努力应对的这种抑郁对于抗抑郁药物、心理咨询或者两者合用的治疗反应都很好。通常联合使用药物和心理咨询效果最好，不过你要是希望单独用其中的一种疗法，效果应当也不错。你有什么倾向吗？"

格莱斯顿女士："嗯……我其实不是很喜欢吃药，但我没时间进行心理咨询，也不感兴趣。我想我愿意尝试吃一些药，如果你觉得那样有效的话。"

医生："很好，我待会儿跟你说说药物选择，不过我想我们可以先谈谈，为了更好地管理你的疾病，也许你自己会愿意做的一些事情。"

格莱斯顿女士："好的，但我不太清楚你指的是什么。"

医生："好，让我来解释一下。我们发现抑郁患者做一些事情可以让自己感觉更舒服一些。不知道你是否愿意有针对性地做一些能够改善抑郁症状的事情。"

格莱斯顿女士："当然了，为什么不呢。我已经没有什么可以失去的——但是我没有时间再做更多的事情了。"

医生："有一些对其他患者有效的做法，如果其中有哪一个听上去是你可以尝试的，就请告诉我。"

格莱斯顿女士："好的。"

医生："嗯，规律地服药当然是有效的。还可以做一些体育锻炼。进行日程规划并且把你喜欢做的事情列入其中，与朋友、

家人待在一起也会有帮助。这些都是对其他人有效的一些事情。你愿意计划去做这些事情吗，或者你想到了其他可能有帮助的事情吗？"

格莱斯顿女士："嗯……刚才已经说了我会吃药。其他的事情听上去很棒，但是我觉得我还没有准备好去做这些事情——我只是没有时间和精力去做其中的任何事情。我们能先开始吃药治疗一阵儿吗——或许以后我会想出一些我能够做的事情。"

医生："当然了，没问题。让我们先看看药物的效果。你需要每天吃一次药。很多人觉得每天都按照医嘱吃药很困难，如果评分是从1到10分，10分表示你完全确信能够每天都吃药，1分表示你完全不确定，你给自己打几分呢？"

格莱斯顿女士："我想要变得更好，我确定我会吃药的——至少8分或者9分。"

（五）医生提供的诊室咨询

由医生提供的咨询锚定了所有的治疗方式（药物治疗、护理管理、心理治疗），并可较好地关联患者其他医疗卫生需求。全科医生接诊为讨论诊断、灌输治疗的希望、调动患者的自我管理和计划治疗提供了情境。这种咨询的时间范围可以从几分钟到30分钟。

一些医生可能想要进行更具体的咨询，但应该告知患者这种沟通不是正式的心理治疗，除非医生受过充分的培训。心理治疗中医患之间常常会产生强烈的情绪。当复杂的人际关系问题或强烈的情绪在接诊中出现时，医生应该寻求训练有素的治疗师的督导或咨询同事。

"SPEAK"咨询法是由我们的一位作者（JFC）开发出来的，目的是帮助医生为抑郁患者提供咨询（表26-6）。SPEAK的5个组成部分（日程安排、娱乐活动、运动、自信和善待自己）是基于循证证据的抑郁心理疗法

表 26-6　医生进行抑郁咨询的"SPEAK"模型

S	日程表（Schedule）
P	娱乐活动（Pleasurable activities）
E	运动（Exercise）
A	自信（Assertiveness）
K	善待自己（Kind thoughts about yourself）

S 日程表（Schedule）：

每周给自己列一个时刻表，一周7天，每天一列，一行行写下一天的计划。用铅笔（这样就可以进行修改）列出你每小时的活动计划。有些时间对你来说已经有固定的安排，例如工作。要特别注意那些没有固定任务的时间。开始可以写一些你知道通常会做的事情，例如吃饭、做饭等。将家庭杂务的时间也写进日程表中，但也要包括参加娱乐活动和锻炼的时间。虽然开始时你可能没有动力或欲望去做这些事情，**但无论喜欢与否，**你都要尽可能跟着时间表去做。有时候你可能会觉得你只是在没有感情地做这些动作。当到了需要换一个活动的时间，**不管你是不是完成了前一个任务，**都要开始新的活动。取得进步的标志是你能够按时完成这些活动，而不是仅仅完成列表任务。这样度过一天将有助于你赶走抑郁的情绪

P 娱乐活动（Pleasurable activities）：

你的日程表中应当包含患病之前你喜欢做的事情。你可能会暂时觉得你仅仅是在完成这些动作而已。当我们抑郁发作时，大脑中帮助我们感受到愉悦的部分并不能好好工作，因此我们自己进行"激活"是非常重要的。你应当在每天的计划中都列入平时会觉得有意思的事情并努力去做这些事情

E 运动（Exercise）：

有氧运动能够改善大脑的循环和供氧，并且能够拮抗由抑郁带来的激素水平的改变。运动能够帮助你的大脑激活正常化学物质的产生，与其他治疗共同作用帮助你走出抑郁。你应当在日程表上每天留出运动的时间。跑步、游泳、骑自行车、有氧舞蹈和走路都是有益的运动

A 自信（Assertiveness）：

这包括以**坦诚的态度**与他人沟通。尝试让他人了解你的感受、需求、愿望、观点和选择。当我们感到抑郁时这可能更加困难，因为我们倾向于质疑自己的判断。或者我们会因为害怕他人看轻自己而对自己的想法有所保留。这些想法都是抑郁的产物。因此尽管你的内心可能并不自信，但要表现得自信。把所有的想法藏在心里需要的精力，远比表达出来要多。清晰地表达自己的需要或对不想接受的事物说"不"，能够给你更多的能量和自信。你可以阅读阿尔贝蒂（Alberti）和埃蒙斯（Emmons）所著的《你完美的权利》（*Your Perfect Right*）

K 善待自己（Kind thoughts about yourself）：

抑郁导致我们产生了自罪自责的想法，当这种情况发生时要提高警惕，并用积极的想法替代负向思维。绝大多数情况下，这些负向思维是没有事实依据的。这种想法就好像不论你到了哪里，身边总是跟着一个消极的、固执己见的亲戚一样。一旦你清楚这种思维模式的存在，就可以试着去分析它们。你或许可以将持续最久的负向思维写到一张小卡片上，然后把卡片翻过来写上可以替代它的三个积极的想法，随身携带着这张卡片并经常拿出来看一看。要抵消一个负面想法大约需要三个积极的表述

注：源自 Courtesy of John F.Christensen，PhD.

的核心元素，包括行为、人际关系和认知方法。它们为患者教育和医生持续的支持性咨询提供了一个框架。表26-6中的SPEAK摘要可以作为一份讲义发给患者，用于患者的自我管理（见下文）。

（六）纳入患者的伴侣

对于处于重要关系中的患者，将伴侣纳入进行共同咨询，有助于将症状与康复置于关系情境下为患者诊治。让伴侣作为盟友参与患者的自我管理活动，可以在关爱关系中增加依从性和外部动机。这样还能帮助伴侣了解患者的症状，作为治疗疾病的一部分。在与伴侣合作时，医生可以利用以下一些干预措施。所有这些措施现在都有新的证据基础。再次向患者和伴侣明确，这些干预措施不能替代心理健康专家的治疗。当让伴侣参与抑郁的评估或管理时，必须首先获得患者

的知情同意。

（1）专心倾听患者及其伴侣的意见，讨论他们目前的生活压力和情绪困扰。允许直接沟通，本身就具有治疗作用。你将了解到关系中的不和谐在多大程度上可能影响了抑郁。此外，通过对每个伴侣表达共情，医生可以为不和谐的夫妻塑造适当的人际行为，并建立相互支持和信任。

（2）关于抑郁生物学本质的直接教育是所有治疗的必要组成部分，在伴侣关系不和的情况下，它可以帮助双方以更"宽容"的方式看待抑郁。一种常见的不和谐且痛苦的互动状态是，伴侣对抑郁的患者表达责备态度，而患者全然接受这种态度，因为它与自己极度消极的自我认知评价产生共鸣。同样，受过教育的伴侣更有可能将抑郁个体的抑郁、易激惹视为需要解决的症状，而不是人身攻击。通过将疾病重新定义为一种生物学状况，有助于医生和患者建立关系并帮助提高服药依从性（如果抗抑郁药是治疗计划的一部分）。

（3）鼓励或促进共同解决问题。帮助抑郁患者和伴侣确定两三个他们面临的令人不安的生活问题，并帮助他们制定共同的、具体的行为解决方案，这可以帮助他们建立联盟并促进康复。但是，持续的不和谐可能会破坏治疗或康复，应转诊进行正式的夫妻咨询。

（七）心理治疗

治疗抑郁常用的心理治疗策略包括认知行为疗法（cognitive behavioral therapy，CBT）、人际关系疗法（interpersonal therapy，IPT）、心理动力学疗法（psychodynamic therapy，PDT）、问题解决疗法（problem-solving therapy，PST）和家庭疗法（包括夫妻疗法）。其中有些疗法可以在个人或小组会议（CBT、IPT和PST）中进行。此外，一些疗法可以通过互联网（实时短信、电子邮件或视频会议）或电话提供。心理治疗通常由有执照的心理健康治疗师（精神科医生、临床心理学家、临床社会工作者、精神科护士执业者）提供。

认知行为疗法试图识别和挑战认知扭曲（如"我在任何事情上都失败了"），这些认知扭曲是导致和维持抑郁情绪的悲观或自我批判的想法。一旦识别出这些消极的认知模式，患者就会学会挑战它们，并开发出更多基于证据的、积极的相反信息。此外，CBT教授"行为激活"以对抗抑郁的惯性（例如，在快感缺乏的情况下从事愉快的活动，或在缺乏动力的情况下从事体育锻炼）。证据支持CBT在治疗抑郁方面的有效性，无论是作为单一问题还是作为躯体疾病的合并症。认知行为疗法联合药物疗法，在治疗老年人，尤其是慢性、难治性抑郁患者方面比单独使用CBT更有效。

有证据表明，CBT的几种变体，如基于正念的认知疗法（mindfulness-based cognitive therapy，MBCT）和心理疗法的认知行为分析系统（cognitive behavioral analysis system of psychotherapy，CBASP）可能对治疗抑郁有效。基于正念的认知疗法利用正念冥想通过增强"元认知意识"来教患者识别和放弃反刍思维，元认知意识是对思想和感受的传递与构建的非判断性观察。接受这种方法的患者学会将消极的想法和感受体验为心理事件，而不是自我（见第7章）。

在CBT领域，近几十年来出现了两种治疗方法，它们为治疗抑郁提供了良好的证据基础：辩证行为疗法（dialectical behavior therapy，DBT）和接受与承诺疗法（acceptance and commitment therapy，ACT）。辩证行为疗法最初是为了治疗边缘型人格障碍患者的自杀行为而开发的。这种处理是辩证的，因为它的目标是将接受和改变的替代原则统一起来。接受策略类似于以咨客中心疗法（client-centered therapy）中无条件积极关注的概念。改变策略的目标是改变思想和外显的行为。辩证行为疗法涉及4项技能：正念、人际交往效率、情绪调节和痛苦承受能力。在减轻难治性抑郁患者的症状方面，DBT组的治疗显示出积极作用。

接受与承诺疗法认为抑郁的精神病理问题源于试图控制情绪、思想、记忆和其他个体体验所采取的不适当努力，以及缺乏对核心价值观的清晰思考并按照这些价值观行事的能力。ACT的目标是减少思维的作用，而是鼓励患者直接接受体验，而不是去压抑。同时，它鼓励与个人选择的价值观一致的行为。与传统的认知疗法相比，ACT在减轻抑郁症状方面表现出同样的效果。

人际关系治疗（interpersonal therapy，IPT）侧重于一种或多种可能与引发或维持抑郁相关的人际关系问题，包括：人际关系冲突、角色转换、悲伤或社交技能缺陷。自信训练是IPT的一个组成部分，可培养患者在当前关系中直接交流感受、想法和偏好的能力。在治疗抑郁方面，IPT已被证明比安慰剂更有效，相当于成人的药物治疗。在晚年抑郁症中，药物治疗会更有效。总体而言，CBT和IPT在治疗抑郁的有效性方面具有最广泛的证据基础。

心理动力学疗法侧重于人际关系和无意识的感觉、欲望、努力和想法，以治疗症状障碍。它通过治疗联盟来了解不恰当的防御机制是如何发展以及如何导致抑郁的，然后通过这些机制努力建立更具适应性和更少惩罚的防御机制。一项对短期动态心理治疗（short-term dynamic psychotherapy，STDP）的荟萃分析发现，它对抑郁症状有显著影响，而且这些变化在1年的随访中得以持续。尽管其他形式的心理治疗在治疗后立即显示出更大的效果，但在1年的随访中没有差异。

问题解决疗法（problem-solving therapy，PST）教会患者将较大的生活问题分解为较小的元素，并确定解决这些元素的具体步骤。已经证实，对于基本医疗患者，它在治疗抑郁方面与抗抑郁药物一样有效。荟萃分析显示PST个体治疗对抑郁的影响一般，而在PST团体治疗中疗效更加显著。

许多随机临床试验的证据表明，在治疗10～16周后，这些心理疗法在显著减轻症状（反应率超过50%）方面与抗抑郁药物（轻度至中度MDD）一样有效。尽管在前4周内对抗抑郁药的反应通常更明显，但对心理治疗的反应会追上来，到12周时，药物治疗和心

理治疗的疗效相当。有理由相信抗抑郁药物和抑郁的心理治疗通过不同的神经生物学机制发挥了效果，因此也通常发现药物和心理的联合治疗比单独使用任何一种更加有效。对于重度抑郁患者，抗抑郁药是治疗的主要手段，比单独的心理治疗更有效。

认知行为疗法通常被认为是儿童和青少年抑郁的首选治疗方法，尽管FDA批准了一种药物（氟西汀）用于该年龄组。心理治疗的临床益处通常在8～12周内出现，治疗持续时间通常为6～16期。荟萃分析表明，心理治疗在短期内是有一定疗效的，尤其是对12～18岁的青少年，但6个月后心理治疗并没有显示出持久的效果。

引导式自助是指患者居家接受如CBT等标准化的心理治疗，医生或心理健康治疗师提供初始支持和不时的指导。治疗师的支持可以面对面，也可以通过电话或电子邮件。标准化治疗可以采用各种格式——书籍、音频CD、视频或互联网。通过电话或互联网进行的远程心理治疗也成为抑郁治疗的发展趋势。

急性期选择心理疗法的注意事项见表26-7。除了作为抑郁药物治疗的辅助手段外，心理治疗还可能在预防性维持治疗中发挥作用，以预防或延迟易复发患者的未来抑郁发作。例如，在几项随机对照试验中，MBCT已被证明可以在与维持性抗抑郁药相似的水平上降低抑郁复发率。心理治疗对于妊娠或哺乳、不想服药的重度抑郁女性或其他必须在有限时间内不服用药物的重度抑郁患者也很有用。在轻至中度抑郁中，单独的心理治疗可能与心理治疗联合抗抑郁药一样有效。

表26-7　急性期心理治疗的考虑因素

- 较轻的抑郁
- 既往心理治疗有效
- 对单纯药物治疗不完全反应
- 慢性社会心理问题
- 具有训练有素、能胜任的治疗师
- 患者偏好

（八）婚姻与夫妻治疗

夫妻治疗可能是心理治疗的适当选择，尤其是当关系问题与抑郁交织在一起时。尽管针对抑郁症的个体治疗即使在婚姻不和的情况下也能有效地减少抑郁症状，但如果夫妻关系中的不和得不到解决，抑郁复发的可能性更大。

（九）运动和体育活动

以往随机临床试验的证据对适度运动治疗抑郁的益处缺乏定论，但最近采用更严格筛选方法的荟萃分析表明，运动对抑郁有积极影响。一项荟萃分析发现，与非运动对照组相比，中等至剧烈的有氧运动，尤其是在运动专业人员的监督下，对 MDD 有巨大而显著的抗抑郁作用。另一项荟萃分析发现，与未治疗和安慰剂相比，运动具有中度的抗抑郁作用，而且可能更适合于轻中度抑郁患者。这些发现与一项对美国 120 万成年人进行的大型横断面研究一致，该研究发现体育锻炼与自我报告的心理健康负担的减轻具有显著且有效的关联。

（十）自助书籍

对于积极上进的患者，自助书籍可提升对抑郁的理解并为自我管理提供策略指导，是一种有效的辅助治疗手段。对于无法获得心理治疗的患者，使用自助材料可能是一种有益的替代品。一项对英国自助书籍使用情况的荟萃分析发现，与延迟治疗相比，《感觉良好》（Feeling Good）一书具有较大的治疗效果。

八、抗抑郁药物治疗

来自大型试验，尤其是"现实世界"的研究，如缓解抑郁的顺序治疗替代方案（Sequenced Treatment Alternatives to Relieve Depression，STAR*D）试验等，表明抗抑郁药物可有效治疗抑郁症和持续性抑郁（心境恶劣）。然而，并没有令人信服的数据支持对患有适应障碍或其他轻微抑郁障碍的患者使用抗抑郁药物。他们中大多数的初始治疗策略是"观察等待"，包括医生支持、诊室咨询并保持密切观察，过程中反复评估并记录下改善、缓解、缺乏改善或可能转变为抑郁症等各种状态。亚综合征抑郁患者在 3 ～ 6 个月的观察等待后没有改善，可以经验性给予抗抑郁药物进行试验治疗或转诊去进行心理治疗。

（一）与患者沟通用药事宜

首次使用抗抑郁药物的患者可能会担心使用药物的耻感或潜在不良反应，比如产生药物依赖或药物会以某种方式改变他们的个性。值得强调的是，抗抑郁药通常是非成瘾性药物，可以使大脑更有效地利用其产生的神经递质来对抗抑郁症，并恢复神经通路和连接。但也有必要告知患者服用特定抗抑郁药时可能会出现的一些已知副作用——最常见的是在使用 5- 羟色胺能药物的前 7 ～ 10 天内会引起头痛和胃部不适。由于 5- 羟色胺在大脑和肠道中含量最高，将这些潜在的不良反应作为药物达到预期结果的效力指标，有助于患者减轻恐惧。

尽管 STAR*D 数据显示抗抑郁药是有效的（总缓解率为 66%），但仍有 2/3 的患者在前 3 个月内停止服用处方药。因此，让患者对治疗效果的时效建立合理期望非常重要，在开始服用抗抑郁药后抑郁症状可能还会持续数周，但实际上治愈过程已经开始了。当医患保持良好的关系，患者对治疗的态度和感受得到充分探究，以及基于共同决策原则，患者在治疗决策中的意见得到特别重视时，治疗的依从性会显著提升。

（二）药物治疗选择

根据很多实践指南，选择性 5- 羟色胺再摄取抑制剂（SSRIs）、5- 羟色胺去甲肾上腺素再摄取抑制剂（SNRIs）和几种单独分类的抗抑郁药（如安非他酮、米氮平和沃替西汀）是 MDD 初始治疗的合适选择。在个性化药物治疗计划中必须考虑许多因素。西普里亚尼及其同事的两项重要研究（参见"推荐阅读"）强调了不仅要评估药物的疗效，还要评估药物的耐受性（或可接受性）的价值。图26-1显示了根据疗效和可接受性对最常用抗抑郁药的排名。

抗抑郁药对儿茶酚胺再摄取系统产生即刻首剂效应，然而，这些药物仅在治疗1～2周后才开始出现症状改善。合适剂量的抗抑郁药充分发挥作用至少需要4～6周。环类抗抑郁药反应率为50%～70%；因此，医生应该预料到多达一半的患者在使用第一种抗抑郁药治疗时可能没有反应。无反应或反应很小的患者应换用另一种药物。部分缓解的患者可以使用增强剂进行管理。如果第一个SSRI试验失败，患者可能会换用另一种SSRI或另一类药物（如安非他酮、文拉法辛、米氮平或三环类抗抑郁药）。值得注意的是，对SSRI的第一次试验没有反应的患者中有25%～50%在第二次试验中对其他SSRI产生

反应。表26-8列出了当前的抗抑郁药及其不良反应、作用机制和剂量。

（三）选择性5-羟色胺再摄取抑制剂

在美国，有5种SSRIs被批准用于治疗抑郁症——氟西汀、帕罗西汀、舍曲林、西酞普兰和依他普仑。SSRIs是治疗抑郁症的一线药物，因为它们通常耐受性更好，过量服用也不会危及生命。SSRIs实际上没有抗毒蕈碱、抗组胺和抗肾上腺素能的副作用。如前所述，根据STAR*D试验，所有SSRIs都被认为同样有效。因此，选择哪一种特定的SSRI，通常基于其副作用特征、药代动力学、药物相互作用、剂型、成本、处方可获得性等。表26-9展示了对SSRI不利影响的比较。

作为同一类药物，许多SSRIs也被证明对惊恐障碍（panic disorder，PD）、GAD、强迫症、社交焦虑症、PTSD、经前烦躁症和神经性贪食有效。氟西汀是唯一被FDA批准，

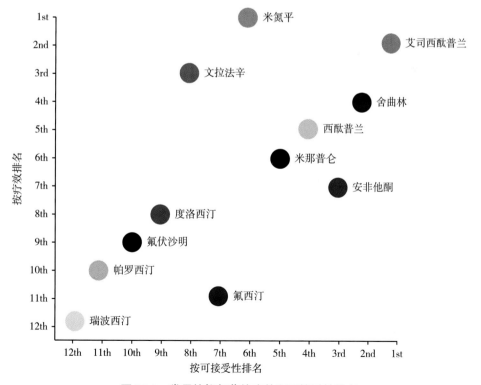

图26-1 常用抗抑郁药的疗效和可接受性排名

引自Cipriani A，Furukawa TA，Salanti G，et al（2009）. Comparative efficacy and acceptability of 12 new-generation anti-depressants：a multiple-treatments meta-analysis. The Lancet，373：746-758.

表26-8 常用抗抑郁药物

药物名称	每日常用口服剂量（mg）	每日最大口服剂量（mg）	镇静效果[1]	抗胆碱能作用[1]	每单位价格	最大剂量治疗30天的总费用[2]
选择性5-羟色胺再摄取抑制剂（SSRI）						
西酞普兰（Celexa）	20	40	< 1	1	$2.53/40mg	$75.90
艾司西酞普兰（Lexapro）	10	20	< 1	1	$4.51/20mg	$135.30
氟西汀（Prozac/Sarafem）	5 ～ 40	80	< 1	< 1	$2.48/20mg	$297.60
氟伏沙明（Luvox）	100 ～ 300	300	1	< 1	$2.64/100mg	$237.60
帕罗西汀（Paxil）	20 ～ 30	50	1	1	$2.64/20mg	$161.10
舍曲林（Zoloft）	50 ～ 150	200	< 1	< 1	$2.85/100mg	$171.00
5-羟色胺去甲肾上腺素再摄取抑制剂（SNRI）						
文拉法辛（Pristiq）	50	100	1	< 1	$11.47/100mg	$344.10
度洛西汀（Cymbalta）	40	60	2	3	$5.93/60mg	$177.90
左旋体米那普仑（Fetzima）	40	120	1	1	$14.35/80mg	$430.50
米那普仑（Savella）	100	200	1	1	$6.98/100mg	$418.80
拉法辛缓释胶囊（Effexor）	150 ～ 225	225	1	< 1	$4.67/75mg	$420.30
三环类抗抑郁药及类似物						
阿米替林（Elavil）	150 ～ 250	300	4	4	$2.14/150mg	$128.40
阿莫沙平（Asendin）	150 ～ 200	400	2	2	$1.98/100mg	$237.60
氯丙咪嗪（Anafranil）	100	250	3	3	$11.24/75mg	$1348.80
去甲丙咪嗪（Norpramin）	100 ～ 250	300	1	1	$5.74/100mg	$498.60
多虑平（Sinequan）	150 ～ 200	300	4	3	$1.97/100mg	$177.30
丙咪嗪（Tofranil）	150 ～ 200	300	3	3	$1.22/50mg	$219.60
马普替林（Ludiomil）	100 ～ 200	300	4	2	$2.34/75mg	$280.80
去甲替林（Aventyl/Pamelor）	100 ～ 150	150	2	2	$0.29/75mg	$17.40
普罗替林（Vivactil）	15 ～ 40	60	1	3	$3.30/10mg	$594.00
三甲丙咪嗪（Surmontil）	75 ～ 200	200	4	4	$9.44/100mg	$566.40
单胺氧化酶抑制剂						
苯乙肼（Nardil）	45 ～ 60	90	–	–	$0.84/15mg	$151.20
司来吉兰（皮贴）（Emsam）	6（皮贴）	12	–	–	$65.98/6mg 每贴	$1979.50
反苯环丙胺（Parnate）	20 ～ 30	50	–	–	$8.41/10mg	$1261.50
其他类别抗抑郁药物						
安非他酮缓释剂 SR（Wellbutrin SR）	300	400[3]	< 1	< 1	$3.38/200mg	$202.80
安非他酮缓释剂 XL（Wellbutrin XL）	300[4]	450[4]	< 1	< 1	$0.55/300mg	$32.10
米氮平（Remeron）	15 ～ 45	45	4	2	$2.80/30mg	$84.90

续 表

药物名称	每日常用口服剂量（mg）	每日最大口服剂量（mg）	镇静效果[1]	抗胆碱能作用[1]	每单位价格	最大剂量治疗30天的总费用[2]
奈法唑酮（Serzone）	150～600	600	3	1	$4.98/200mg	$448.20
曲唑酮（Desyrel）	100～300	400	4	<1	$0.50/100mg	$60.00
维拉佐酮（Vilbryd）	10～40	40	1	1	$9.94/40mg	$298.20
伏曲西汀（Brintelix）	10	20	<1	<1	$15.12/20mg	$453.60

注：1. 4分表示强烈作用，1分表示微弱作用。

2. 以平均批发价计算。数据源自：Red Book（electronic version），Truven Health Analytics，Information，http://www.micormedexsolutions.com，accessed April 10，2018.平均批发价可能无法准确反映实际的药物费用，因为在不同机构广泛存在合同差异。

3. 每日2次，每次200mg。

4. Wellbutrin XL的成分为安非他酮，是一种每日服药1次的剂型。目前也有速效使用的安非他酮，如果使用速效型，单次剂量不应超过150mg。

经许可引自Raj KS，Williams N，DeBattista C. Psychiatric Disorders. In：Papadakis MA，McPhee SJ，Rabow MW，eds. Current Medical Diagnosis and Treatment 2019，58th ed. New York：McGraw-Hill；2019.

表26-9　不同SSRIs副作用比较[*]

药物名称	恶心/胃肠道不适	失眠	嗜睡	体重增加	性功能障碍	抗胆碱能作用
氟西汀	+++	++++	+	+	+++	0
舍曲林	+++	++	+	+	+++	0
帕罗西汀	+++	++	++	+++	++++	+
西酞普兰	+++	++	+	尚不明确	+++	0
艾司西酞普兰	+++	++	+	尚不明确	+++	0

注：*0，无；+，弱；++，轻度；+++，中度；++++，重度。

可用于治疗儿童或青少年抑郁症的SSRI，而氟西汀、帕罗西汀和舍曲林则被FDA批准用于治疗儿童和青少年强迫症。维拉佐酮也是5-HT_{1A}受体的部分激动剂，对性功能障碍和体重增加的影响可能较小。沃替西汀是一种SSRI，也具有5-羟色胺受体调节剂活性。除了抗抑郁作用外，沃替西汀已被证明对复发性MDD成人的认知功能有积极影响。

除氟西汀和帕罗西汀外，SSRIs对肝脏同工酶系统的抑制作用很小。鉴于常见的SSRI停药综合征以自主神经体征及症状为特征，患者停药时应缓慢减量。由于帕罗西汀的半衰期较短，戒断帕罗西汀似乎比其他SSRI更困难。尽管尚缺乏有力证据，但有研究提议短暂使用长效SSRI氟西汀，以帮助在停用其他SSRI时减轻停药反应。在过量服用的情况下，SSRIs可出现剂量相关毒性，表现为恶心、呕吐、震颤、肌阵挛、心律失常和癫痫发作，即可能出现5-羟色胺综合征的所有症状。

1. 胃肠道不良反应

SSRIs抑制5-羟色胺再摄取从而激活5-HT_3受体，可导致10%～15%的患者出现恶心和呕吐。由于5-HT_3受体脱敏，对恶心和呕吐的耐受通常发生在1～2周内。短期内使用赛庚啶（5-HT_3受体拮抗剂）可能会缓解恶心和呕吐造成的不适，当然也可以使用任何一种止吐药来减轻症状。为尽量减少胃肠道刺激及恶心、呕吐，应将SSRIs与食物同服。剂量相关性腹泻也是SSRIs常见的不良反应。

2. 体重增加和体重减轻

根据以往的报告，SSRIs 的使用既可能引起体重增加也可能引起体重减轻，通常视具体的抑郁类型而定。在典型的 MDD 中，常见体重减轻，与抗抑郁药相关的体重增加有时可能是再次正常饮食的自然结果。相比之下，具有非典型特征的抑郁通常伴随着体重显著增加或食欲增加，随着患者抗抑郁治疗后的改善，这种情况可能会减少。添加安非他酮可能会减少由 SSRI 诱导的体重增加。在治疗早期也有厌食和体重减轻的报道，特别是对于有碳水化合物渴求的超重个体、低体重的抑郁患者、暴食症患者或使用氟西汀的患者。

3. 抗利尿激素分泌不当综合征

环类抗抑郁药在临床上有一项未被充分认识的副作用，即抗利尿激素分泌不当综合征（syndrome of inappropriate antidiuretic hormone secretion，SIADH）。抗利尿激素分泌不当综合征表现为血清低钠血症（＜135mmol/L）和低渗透压（＜275mOsm/kg），以及尿高钠血症（通常＞20mmol/L）和高渗透压（＞100 mOsm/kg 和通常＞280mOsm/kg）。该综合征由抗利尿激素过度释放引起，表现为恶心、呕吐、虚弱、疲劳、意识混乱和癫痫发作等症状。大多数抗抑郁药都报告过 SIADH，而这一副作用在剂量减少或停药后是可逆的。相关管理还包括液体限制，有时还联合使用生理盐水与袢利尿剂。SIADH 在使用烟草的患者中更为常见。

4. 出血倾向

研究表明，5-羟色胺能抗抑郁药与上消化道出血和功能失调性子宫出血之间存在关联。还可见鼻出血、淤点、紫癜和淤斑，这是因为约 95% 的 5-羟色胺储存在血小板中，而 5-羟色胺是导致血小板聚集的众多趋化因子之一。SSRIs 具有阿司匹林样作用，可抑制血小板聚集，但这种作用的效力和持续时间尚未得到很好的阐释。当 SSRIs 与非甾体抗炎药（NSAIDs）共同给药时，NSAIDs 诱发胃病/糜烂的风险显著增加。医生在为有胃肠道出血病史的患者和已经服用其他抗血小板药物的患者开具 SSRI 处方时应谨慎。在同时使用 NSAIDs 阿司匹林或其他抗血小板治疗的情况下，医生应考虑添加一种胃黏膜保护药物（如质子泵抑制剂）进行预防，以避免消化道出血。

5. 性功能障碍

性欲降低、性高潮困难或性高潮障碍、阴茎麻醉和勃起功能障碍（阳痿）是 SSRIs 相关的常见不良反应。25%～75% 的患者会发生性副作用，由于报告不足且临床试验持续时间较短，其实际发生率要高于包装说明书中报告的发生率。SRI 抗抑郁药相关性功能障碍（SRI antidepressant-associated sexual dysfunction，SRI-AASD）的真实发病率很难确定，但其通常与剂量有关，且发生在治疗早期，很少自发缓解。

安非他酮和米氮平不太可能引起性功能障碍。关于 SRI-AASD 生理原因的普遍观点是激活 $5-HT_{2A}$ 受体。米氮平实际上通过拮抗 $5-HT_{2A}$ 和 $5-HT_{2C}$ 受体而起到相反的作用，这两种受体都被认为可以起到保护性功能。

5 型磷酸二酯酶拮抗剂，如西地那非、他达拉非和伐地那非，已成功用于治疗男性的性功能障碍，尤其是勃起功能障碍。其他药物，如育亨宾、金刚烷胺、丁螺环酮、氨甲酰甲胆碱、新斯的明、赛庚啶和银杏，则没有来自随机对照临床试验的明确疗效证据。一些医生会建议在性活动前 24 小时停止服用 SSRIs（对氟西汀无效，因为其半衰期长）。鉴于性功能障碍对生活质量影响显著，这一问题可能是使用 SSRIs 最常见的限制因素。

6. 5-羟色胺综合征

毒物控制中心每年报告超过 27 000 次 SSRIs 的毒性暴露，其中 15% 报告了 5-羟色胺综合征。5-羟色胺综合征可能发生在过量服用，以及两种或多种 5-羟色胺能药物联合使用时。表 26-9 列出了常见的 5-羟色胺能药物及其不良反应。5-羟色胺综合征表现为自主神经功能障碍（如体温过高和血压不稳定）、神经肌肉功能障碍（如阵挛和反射亢进）和精神状态改变（如激越和谵妄）的临床三联征。这种临床表现可能轻微而短暂，包括无法静坐、震颤和精神状态改变，但也可能发展为危及生命的症状，如持续阵挛、肌张力过高和体温过高（接近 40℃）。重度 5-羟色胺综合征是一种医疗急症，死亡率为 2% ～ 12%。安非他酮无 5-羟色胺作用，这使其与 5-羟色胺能药物联合使用成为一种更安全、有效的强化治疗方案。

（四）5-羟色胺去甲肾上腺素再摄取抑制剂

1. 文拉法辛

文拉法辛是一种双环抗抑郁药，于 1994 年被批准为第一种双效抗抑郁药，可抑制去甲肾上腺素和 5-羟色胺的再摄取。此类药物通常称为 SNRIs。在较低剂量下，文拉法辛表现出相对更强的 5-羟色胺能活性；然而每日剂量 150mg 以上时，肾上腺素能和 5-羟色胺能的作用更趋平衡。文拉法辛还被 FDA 批准用于治疗广泛性精神障碍、社交焦虑症以及帕金森病。该产品的缓释形式已成为首选，因为它可以每天使用一次，且引起恶心、呕吐和血压升高的倾向低得多（375mg 剂量的患者中有 3% 的患者血压升高）。文拉法辛对肝脏同工酶系统的抑制作用非常低，与其他大多数蛋白结合率非常高的抗抑郁药相比，其蛋白结合率要低得多（约 30%）。文拉法辛的停药与 SSRIs 停药综合征类似，需要逐渐减量（或"覆盖"氟西汀的戒断效应）。地文拉法辛是一种更新的制剂，由文拉法辛的去甲基代谢物的代谢物组成。它的使用剂量从 50mg 开始，且整个治疗期间剂量都相同。相比之下，文拉法辛通常需要逐渐增加剂量以避免胃肠道副作用，地文拉法辛在这方面具有一定优势。

2. 度洛西汀

度洛西汀是一种双环 SNRIs 抗抑郁药，适用于 MDD、GAD、糖尿病周围神经病变性疼痛、纤维肌痛和慢性肌肉骨骼疼痛。度洛西汀与文拉法辛一样，可导致血压升高、恶心、出汗、失眠、头晕和性功能障碍。度洛西汀由 CYP-1A2 和 2D6 代谢，是一种 2D6 抑制剂。医生在临床上需要特别注意的是，当度洛西汀与 1A2 抑制剂（如氟伏沙明或环丙沙星）或 2D6 抑制剂（如帕罗西汀）一起给药时，度洛西汀的血清浓度会显著增加。度洛西汀不应用于肌酐清除率 < 30ml/min 的患者，因为其母体（2 倍）和大量代谢物（9 倍）会显著累积。度洛西汀与肝毒性有关。在对照试验中，1% 患者的肝酶检测值升高至正常值上限的 3 倍。有酗酒史或肝病史以及同时接受肝毒性药物的患者最好避免使用度洛西汀。

3. 左旋米那普仑

左旋米那普仑于 2013 年被 FDA 批准用于 MDD 治疗。左旋米那普仑是市场上唯一一种去甲肾上腺素比例高于 5-羟色胺的 SNRIs，其 5-羟色胺与去甲肾上腺素的比例为 1：2。

（五）其他一线抗抑郁药

1. 米氮平

米氮平是一种四环去甲肾上腺素和特异性 5-羟色胺抗抑郁药（NASSA），是有效的 5-羟色胺 2（5-HT$_2$）、5-羟色胺 3（5-HT$_3$）和中枢 α_2 肾上腺素能受体拮抗剂。米氮平的优点包括：不易引起性功能障碍，可减少入睡时间并延长睡眠时间，可能具有抗焦虑作用，相对少有 α_1 受体阻断作用，如直立性低血压，并且可能比 SSRIs 引起的胃肠道副作用更少。米氮平是一种强效的食欲刺激剂，导致许多患者体重大幅增加。这对于恶病质和营养缺乏的患者，例如虚弱的老年人以及患有癌症和获得性免疫缺陷综合征（acquired immunodeficiency syndrome，AIDS）的患者以及人类免疫缺陷病毒（human immunodeficiency virus，HIV）感染者可能有利。然而，在肥胖、糖尿病和心血管疾病患者中，米氮平引起的体重增加很难接受，并可能与对脂蛋白谱的有害影响（胆固醇和甘油三酯增加）有关。米氮平具有显著的抗组胺作用和最小的抗毒蕈碱作用，可能导致严重嗜睡、口干和便秘。米氮平的肝酶短暂升高（2%）、严重中性粒细胞减少或可逆性粒细胞缺乏（0.1%）的发生率非常低。谨慎起见，医生应在开始用药时以及此后每半年一次，或在发生感染性疾病时检查白细胞计数。米氮平不太可能通过肝酶系统对其他药物的代谢产生具有临床意义的影响。

2. 安非他酮

安非他酮是一种单环抗抑郁药，可抑制去甲肾上腺素和多巴胺再摄取至突触前神经元，被称为去甲肾上腺素多巴胺再摄取抑制剂（norepinephrine dopamine reuptake inhibitors，NDRIs）。安非他酮不会抑制5-羟色胺再摄取，也不会引起5-羟色胺综合征，因此其最常与SSRIs药物联合使用作为强化治疗方案。安非他酮也适用于戒烟，使用的品牌名为Zyban。由于去甲肾上腺素和多巴胺诱导的激活作用，安非他酮可以增强能量和动力。然而，安非他酮的活化作用也会引起烦躁、易怒、攻击性、逼真的梦、噩梦和失眠。尽管具有促去甲肾上腺素和促多巴胺作用，但只有2%的患者使用安非他酮时出现血压升高。安非他酮可用于性功能障碍。患有癫痫、贪食症、厌食症和酒精戒断的患者禁用安非他酮。安非他酮诱发的癫痫与剂量有关，每日总剂量超过450mg、单次剂量超过150mg的速释剂量或200mg的缓释剂型会增加癫痫发作的风险，应注意避免。医生每天最多可以开450mg缓释剂型的药物，这也是安非他酮在提升患者依从性方面的主要优势。

（六）三环类抗抑郁药

三环类抗抑郁药（tricyclic antidepressive agent，TCA）由于过量使用时的不良反应和毒性特征已被越来越少地使用。常见的抗毒蕈碱作用包括口干、视物模糊、便秘、尿潴留和窦性心动过速；组胺受体阻断作用包括镇静、嗜睡和体重增加；α_1受体阻滞作用包括直立性低血压和镇静。TCA还具有奎尼丁样作用，例如QRS和QTc间期延长，这可能导致室性心律失常和尖端扭转型室性心动过速，尤其是在过量服用或既往患有心脏病的患者中。TCA过量是一种医疗紧急情况，存在显著的致命风险。TCA可降低癫痫发作阈值，过量服用可能导致难治性癫痫发作。为将有自杀意念的患者过量服用致死的风险降至最低，谨慎护理原则建议在任何时候只应开出限量TCA（如7～10天的用量，尤其是在剂量较高时）。仲胺（如地昔帕明和去甲替林），优于叔胺（如阿米替林和丙咪嗪），因其诱发抗毒蕈碱副作用的倾向较低，所以造成的直立性低血压较少，镇静作用较弱。TCA的不良反应与剂量有关，可以通过以低剂量开始，然后慢慢向上滴定来最小化不良反应。尽管从广泛治疗抑郁症来看，新型抗抑郁药似乎与TCA一样有效，但TCA这类较旧的药物可能对更严重的抑郁症更有效，尤其是对于具有忧郁特征的抑郁症。

（七）第二代（非典型）抗精神病药

4种第二代抗精神病药（second-generation antipsychotics，SGA）已被美国FDA批准作为抗抑郁药治疗MDD的增强疗法。这4种药物是阿立哌唑、喹硫平缓释剂、奥氮平和最新的布立哌唑。其中，奥氮平特别被批准与氟西汀联合用于治疗难治性抑郁（treatment-resistant depression，TRD）。难治性抑郁是指MDD患者在两种或多种抗抑郁药的两项独立试验中，在使用一定的时间和剂量后均无反应。SGA的抗抑郁作用被认为与几种可能的途径有关。这些途径因药物而异，包括（但不限于）：多巴胺（dopamine，DA）受体的快速脱离和/或激活减少、5-HT$_{1A}$受体激活减少、皮质醇水平降低，脑源性神经营养因子（brain-derived neurotrophic factor，BDNF）水平增加。医生应监测患者是否出现不良反应，包括锥体外系症状（extrapyramidal symptom，EPS）、体重增加、高血糖、静坐不能和嗜睡。

（八）氯胺酮

氯胺酮作为治疗难治性抑郁抗抑郁药已引起人们的兴趣。氯胺酮是20世纪60年代开发的一种麻醉剂，通过增强大脑额叶皮质中神经递质谷氨酸的活性，使新的突触在同一区域形成。氯胺酮在抗抑郁方面起效迅速，因为它绕过了5-羟色胺，而作为一种非竞争性的N-甲基-D-门冬氨酸（N-methyl-D-aspartate，NMDA）受体拮抗剂来激活大脑中的谷氨酸系统。除了NMDA拮抗作用外，人们认为氯胺酮还作用于其他几种脑受体，包括激活阿片受体。FDA已批准艾司氯胺酮（氯胺酮的左旋异构体）作为鼻内喷雾剂，与口服抗抑郁药一起用于治疗耐药性抑郁的患者。由于滥用可能性和其他副作用，艾司氯胺酮须在医生监督下、在医疗卫生机构中使用。其副作用可能包括解离、头晕、眩晕、恶心、镇静、焦虑、嗜睡和血压升高。

（九）对儿童和青少年抗抑郁药引起自杀意念的黑框警告

FDA发布了一个"黑框"警告，即在24岁以下的儿童、青少年和年轻人中使用抗抑郁药物可能会导致自杀意念和自杀企图的增加。黑框建议医生在为儿童、青少年和年轻人开具抗抑郁药物时，应警示患者和家属即时报告任何躁动或自杀念头的增加，且医生应通过定期和频繁的随访来监测患者。该警告来自对24项安慰剂对照药物试验中4400名受试者进行的荟萃分析。试验发现活性药物组中4%的患者出现治疗中自杀念头或自杀企图，而服用安慰剂的患者中这一比例为2%（统计学上存在显著差异）。在所有研究中都没有自杀死亡。在对超过50 000名成人患者的研究中，类似的荟萃分析发现活性药物和安慰剂之间没有差异。

在此警告发布前的10年中，儿童和青少年的自杀未遂和自杀死亡显著下降，这在一定程度上与在这一人群中抗抑郁药物使用量的增加平行。然而，自2004年以来，抗抑郁药物在儿童和青少年中的使用减少了25%，值得关注的是，儿童和青少年的自杀未遂率和自杀率十多年来首次增加了。此外，大型观察性研究表明，患者开始服用药物后，自杀未遂的风险实际上会降低，且抗抑郁药使用率较高的社区平均自杀率较低。

（十）药物相互作用

临床医生在为抑郁患者开出新药时，应定期使用电子数据库（如Micromedex）来检查潜在的药物相互作用。医生应了解酶底物和酶抑制剂的基本原理，以便能更好地解释从此类电子数据库中获得的结果。

所有抗抑郁药物都由细胞色素P450肝酶子系统代谢。也就是说，它们是一种或多种主要P450同工酶系统1A2、2C9、2C19、2D6和3A4的底物。虽然所有抗抑郁药都在肝脏中代谢，但只有一些SSRIs是2C19（氟西汀和舍曲林）或2D6（氟西汀和帕罗西汀）的中度抑制剂。例如，氟西汀和帕罗西汀是中度2D6抑制剂，会抑制由2D6子系统代谢的药物的代谢过程，包括几种β受体阻滞剂、一些抗精神病药物、大多数TCA、一些苯二氮䓬类药物和非处方止咳药右美沙芬。当右美沙芬与氟西汀或帕罗西汀联合使用时，其血浆水平会显著升高，这在理论上会增加出现5-羟色胺综合征的可能性。此外，一些SSRIs可能会抑制肝脏2D6介导的几种前药样阿片类药物转化为其活性镇痛代谢物，例如可待因转化为吗啡、羟考酮转化为羟吗啡酮，以及氢可酮转化为氢吗啡酮。临床上，这种抑制理论上可以降低上述阿片类药物的镇痛作用。在SSRIs中，舍曲林、西酞普兰和依他普仑对2D6的抑制作用最小，此外，米氮平和文拉法辛对2D6的影响也很小。

（十一）药物基因组学

药物基因组学是指多个基因在决定药物反应方面的相互作用。例如，5-羟色胺转运蛋白基因的遗传多态性与不同的SSRIs反应率有关。一些个体已被证明具有不同的2C19和2D6同工酶活性水平——一些患者是"强"代谢者（高酶活性），而还有一些患者是"弱"代谢者（低酶活性）。研究人员感兴趣的是，弱代谢者的患病率因种族而异：约有30%的亚洲人、10%的非裔美国人和5%的白种人是弱代谢者。从临床角度来看，在药物剂量相同的情况下，弱代谢者的血液中药物浓度可能比强代谢者高得多。有些人对较低剂量的药物更敏感或反应更好，这可能与遗传决定的代谢率有关。目前尚未明确如何在临床上应用这些信息。

FDA已授权多个实验室提供DNA检测和血液检测，以确定CYP-2C9、-2C19、

-2D6 和 -1A2 基因型。虽然这些检测当前都是可用的，但由于成本效益和整体效用方面的问题，它们尚未获得广泛接受。下一个 10 年可能会见证药物基因组学的巨大进步，基因组检测以及基于基因组的药物治疗方案将成为医学常规实践的一部分。

（十二）抗抑郁药戒断

SSRIs 的突然停药可能导致停药综合征，包括一系列躯体、神经系统和心理症状——通常在停药后 24～48 小时内发生。这些症状包括胃肠道不适、头痛、发热、心神不宁、生动的梦境、肌痛、感觉异常、"电击样"感觉、情绪恶化、易怒、焦虑、困惑和健忘。这些症状可能会让人非常不舒服，甚至需要去急诊室就诊，但它们不会危及生命。SSRIs 停药综合征的发生率可能高达 40%，最常见和最严重的停药综合征来自帕罗西汀，这可能是由于其半衰期短（21 小时）且没有任何活性代谢。氟西汀不太可能引起停药综合征，因为其半衰期很长（4～14 天，加上其活性代谢物去甲氟西汀），因此具有自动逐渐减少的停药机制。文拉法辛、度洛西汀、曲唑酮和米氮平也会引起停药综合征。停药综合征的治疗包括重新使用 SSRIs 并更缓慢地逐渐减量，或用一剂或两剂氟西汀（10～20mg）替代 SSRIs。总之，除氟西汀和安非他酮外，所有已知的抗抑郁药都应逐渐停用，以避免出现停药综合征。

（十三）抗抑郁药"耐受"

尽管尚缺乏明确证据，但据医生观察，10%～20% 的抗抑郁药治疗成功并保持依从性的患者可能出现耐受现象或丧失疗效综合征。这一现象可能的机制包括：适应性受体密度上调或下降，病情恶化，安慰剂效应丧失，未被识别的快速循环型双相障碍，较弱或竞争性拮抗代谢物的积累，以及药物相互作用等造成的中枢神经系统受体变化。酶诱导药物，如圣约翰草、苯妥英、巴比妥类、卡马西平、奥卡西平、利福平和利福布汀，

可能会增加非 CYP-2D6 底物抗抑郁药的肝脏代谢，从而降低血浆水平。例如，苯巴比妥可使帕罗西汀血清浓度－时间曲线下面积减少 25%；圣约翰草可使阿米替林血清浓度－时间曲线下面积减少 22%，其代谢物去甲替林减少 41%；苯巴比妥可使米氮平的血浆浓度降低 60%。此外，医生应该怀疑所有筋疲力尽综合征患者都缺乏依从性。筋疲力尽综合征（poop-out syndrome）的管理包括增加抗抑郁药的剂量、改用替代药物或加强治疗。

（十四）增强疗法

若使用最大剂量的抗抑郁药仅产生部分反应并伴有持续的残留症状，专家通常建议考虑加强治疗，如在目前使用的抗抑郁药中添加另一种药物。使用 PHQ-9 进行定量评估可以帮助医生决定何时开始加强治疗。

医生可以使用以下指导原则：如果抑郁症患者经历了显著的临床改善（表现为 PHQ-9 评分下降 5 分或更多），但在服药剂量从初始水平增至最大剂量后的 1 个月内未能得到缓解（PHQ<5 分），可考虑增强治疗。

最常用的增强剂包括使用不同类别的第二种抗抑郁药，例如安非他酮、文拉法辛、米氮平或丁螺环酮（批准用于 GAD），碳酸锂，一种非典型抗精神病药（见 SGA 部分），拉莫三嗪和三碘甲腺原氨酸（T3）。在极少数情况下，可以考虑使用精神兴奋剂（如哌甲酯、右旋安非他明和莫达非尼）。

（十五）停药

自 2000 年以来，美国的长期抗抑郁药使用率增加了 2 倍多，近 7% 的美国成年人服用处方抗抑郁药超过 5 年（图 26-2）。老年白种女性占长期服用抗抑郁药女性的 58%。世界其他地区也有类似的统计数据。抑郁是一种复发－缓解性疾病，因此很难确切知道抗抑郁药需服用多长时间。通常在基本医疗中，当情况看起来"稳定"时，患者和处方医生都不愿意停止治疗。然而，很少有研究给出建议长期治疗（超过 2 年）的结论。

长期抗抑郁药物使用
近7%的美国成年人服用处方抗抑郁药至少5年。

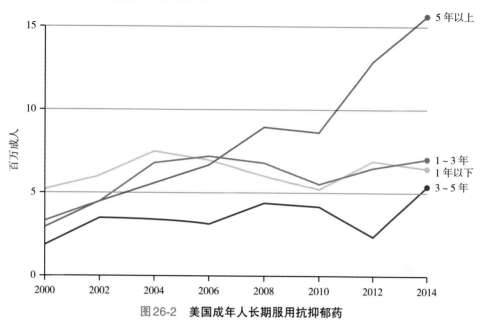

图26-2　美国成年人长期服用抗抑郁药

停止药物治疗，或"有计划和监督地减少剂量，或停用可能造成伤害或不再有用的药物"的想法对老年患者尤为重要。现代精神病学的奠基人之一菲利普·皮内尔在1809年写道："正确给药是一门非常重要的艺术；但是，知道何时暂停或是完全停药更是一门伟大而难以掌握的艺术。"

目前正基于实验证据制定苯二氮䓬受体激动剂（benzodiazepine receptor agonists，BZRAs）的减药指南，并在精神病学领域发表。然而，抗抑郁治疗仍是一门涉及共同决策的"艺术"。大多数专家都同意有一部分患者受益于终身治疗，尤其是那些在几年内经历过两次或更多次MDD发作，或一生中发生过3次或更多次MDD发作的患者。审慎开具处方和优化处方是所有医生的职责，尤其是抗抑郁药，如文拉法辛和舍曲林。众所周知，如前面所讨论的，这些药物在停用时对患者更具挑战性。

（十六）老年人和躯体疾病患者的抗抑郁药

令人惊讶的是，很少有随机对照试验支持抗抑郁药物对内科病患者和老年人的安全性及有效性。通过对特定医疗人群，例如心肌梗死后、脑卒中后、癌症、糖尿病、阿尔茨海默病，以及其他最近针对普通医疗人群和老年医疗人群的相关研究进行系统回顾，表明这些人群使用抗抑郁药物是安全有效的。然而值得医生注意的是，大多数研究表明，与没有并发内科疾病的患者相比，并发一般内科疾病的患者有着较低的整体抑郁有效率和缓解率。尤其重要的是，舍曲林抗抑郁药心脏病发作试验（Sertraline Antidepressant Heart Attack Trial，SADHART）研究表明心脏病发作后立即使用SSRI（舍曲林）是安全的，即使在患有严重心脏病的患者和使用多种其他药物的患者中也是如此。最近一些其他研究也证明了在患有急性冠脉综合征后使用西酞普兰、依他普仑和米氮平治疗抑郁的安全性和有效性。有鉴于此，SSRIs和其他新型药物已成为老年人和躯体疾病患者治疗抑郁症的首选药物。

老年人和躯体疾病患者的给药策略应遵循"小量开始，缓慢增加"的一般指导方针。在药代动力学上，抗抑郁药由于代谢更慢，会导致蓄积和毒性。老年人的药效作用增加可能是由于其白蛋白水平较低，导致未结合药物水平较高。

考虑到抑郁通常与并发一般内科疾病患者的发病率、死亡率和医疗费用有关，有必要询问内科患者抑郁的改善是否会带来其他方面的改善。关于这些问题的数据有限，且得到的结论并不一致，但最近一些值得关注的研究指出，如果对抑郁进行充分治疗，内科疾病患者的发病率、死亡率和整体医疗成本可能会降低。

SADHART研究显示，与安慰剂相比，舍曲林组的严重心脏事件和死亡发生率有降低的趋势（但在统计上不显著）。关于增强冠心病康复（Enhancing Recovery in Coronary Heart Disease，ENRICHD）心理治疗研究中患者的自然结果报告表明，与没有接受SSRIs治疗的抑郁症患者相比，使用SSRIs治疗（由医生/患者酌情决定，在协议之外）在统计上显著降低了心脏病发病率和死亡率。一项为期2年的抑郁和糖尿病共病患者治疗研究表明，成功治疗了抑郁的患者，其总的医疗费用（一般医疗和精神科）总体上下降了。

九、其他疗法

（一）电休克疗法

电休克疗法（ECT）仍然是治疗难治性抑郁的最有效手段，经典数据表明，电休克疗法的总改善率达到90%。ECT使用通过大脑的电流来诱导短暂的、受控的癫痫发作，同时对患者在全身麻醉下镇静并给予肌松药以防止其在手术过程中运动。目前，ECT仍是药物治疗困难的抑郁患者（有或没有精神病特征）和一些有急性自杀倾向患者的首选治疗方法。ECT还可用于双相情感障碍和精神疾病（尤其是紧张症）等其他情况。

尽管影视作品中常有关于ECT（尤其是旧版惊厥疗法）的负面描述，对ECT存在着社会偏见和普遍恐惧，但新的处置方法（如将电极单侧放置在头皮上）已证明，ECT是一种安全有效的治疗方法。ECT相对于药物治疗的主要优势是起效更快，特别是老年人对ECT的反应非常快。事实上，由于与麻醉相关的死亡风险已经由之前的1/1000降至0.4/100 000，ECT在老年人中可能比抗抑郁药物更安全。一些短期记忆丧失在ECT中很常见，但研究表明，大多数患者会恢复正常。在某些情况下，ECT可以挽救生命，患者不应因为理解不足或不切实际的恐惧而拒绝接受ECT。完整的ECT治疗通常是在约4周的时间内每周提供3天。如果仍无法缓解，复发性抑郁患者应接受持续性ECT，频率从每周一次到每几个月一次，通常还需配合使用抗抑郁药物。

（二）光疗

光疗已成功用于治疗冬季型抑郁症季节性模式（以前称为季节性情感障碍或SAD）。光疗中，光应不低于10 000勒克斯（Lux），灯箱与面部保持16～24英寸（41～61cm）的距离，通常每天进行20～30分钟。对大多数人来说，光疗在早上醒来后进行，并坚持使用会达到最佳效果。光疗的原理是以与自然阳光相似的强度呈现人造光，可防止介导冬季季节性抑郁的生物变化。光线必须进入眼睛才有效（不是皮肤），但必须是间接的，以免对眼睛造成伤害。光疗法可能会引发躁郁症患者的躁狂症，因此相关筛查非常重要。

（三）重复经颅磁刺激

重复经颅磁刺激（repetitive transcranial magnetic stimulation，rTMS）被批准可用于无精神疾病特征的抑郁症患者。虽然其机制尚不清楚，但将电磁脉冲引入大脑的左背外侧前额叶皮质，已显示可改善抑郁症状。大约1/3的患者症状得到缓解，2/3患者对治疗有反应。唯一的不良反应（adverse effect，AE）是手术过程中的头皮疼痛或敏感性，而一旦治疗结束就会迅速消退。与药物治疗相比，这样的AE特征很有吸引力。典型的疗程为6周，在此期间，患者每周接受5次疗程，持续时间取决于具体方案，不会超过半小时。

（四）迷走神经刺激

迷走神经刺激（vagus nerve stimulation，VNS）最初为治疗癫痫而开发，1989年首次植入人体，2005年被美国FDA批准用于治疗顽固性抑郁。通过左迷走神经将信号从全身器官传送到皮质-边缘-丘脑-纹状体神经回路，被认为与抑郁相关的情绪和认知功能有关。尽管获得了FDA的批准，但与其他脑刺激疗法相比，VNS很少使用，这主要是基于一些混合数据对其疗效的研究。

（五）其他脑刺激干预

随着对大脑网络改变的认识不断提高，近年来已探索了许多其他直接的大脑刺激干预措施。这些方法包括深部脑刺激（deep brain stimulation，DBS）和磁性癫痫治疗（magnetic seizure therapy，MST）。DBS最初是作为治疗帕金森病而开发的，可在实验基础上用于难治性抑郁（使用DBS治疗强迫症有人道主义设备豁免）。其重点是使用一对植入大脑并由胸部发生器控制的电极，来减少膝下扣带回中布罗德曼25区的激活。这种干预可立即产生效果，但它是一种伴随风险的神经外科手术，因此应用可能受到限制。目前正在研究MST作为ECT的替代方案。与ECT相比，MST显示出具有更少的记忆副作用、更短的癫痫发作和更短的恢复时间的初步前景。

十、抑郁症的协作治疗模式

一系列随机、对照的卫生服务试验表明，系统性地实施抑郁门诊患者的"协作治疗模式"或"慢性病诊疗"（或"慢性病管理"）的医疗模式可以改善诊疗的关键过程和结果，例如抑郁的检测、抑郁治疗的充分性、患者坚持治疗、通过PHQ-9评分等措施评估临床结果得到改善，以及提高患者满意度。这些新模型的关键组成部分通常包括使用结构化工具进行评估和管理，利用护理管理人员来帮助教育患者、支持自我管理、协调诊疗和确保随访，使用正式的循证指南和决策支持工具，将行为健康专家整合到医疗团队中进行咨询并提供持续支持。

十一、何时转诊

转诊给心理医生的标准在很大程度上取决于经治医生的经验和专业知识以及是否可获得心理健康专家顾问。关键是要尽快转诊专科治疗，因为随着患者接受的治疗试验失败增加，病症缓解的机会就会迅速下降。应告知患者，如果抑郁没有完全缓解，可能需要咨询心理健康专家。这种预先警告可使以后的转诊更容易被患者接受。

由于相当一部分患者只能实现部分缓解，因此医生应尽力了解患者的病前功能水平，如果患者未完全恢复到基线功能，则应转诊给专科医生。应进行PHQ-9基线评分并定期重复，以确保患者对治疗有适当的反应。PHQ-9评分持续升高（20分或以上）或评分未降至治疗前水平50%的患者应由心理健康专家进行评估。转诊的其他指征包括主动自杀行为、大多数双相情感障碍和精神病、诊断不明确以及难治性抑郁需要药物管理建议。医生应与心理健康专家沟通并提供以下信息：抑郁症状的性质、基线病前功能、基线和随访PHQ-9评分、以前尝试过或正在尝试的其他治疗（包括药物），以及患者对待定转诊的理解和期望。与专家的沟通应该始终是双向的，这也是为什么包括精神和身体需求的综合诊疗模式（如基本医疗医学之家）通常会产生最好的结果。不幸的是，未能坚持转诊和/或过早停止心理治疗比未能坚持药物治疗计划更常见。

十二、结论

在与基本医疗医生相关的所有精神疾病中，抑郁症可以说是最常见和重要的。抑郁症是一种严重的致残性疾病，尤其是与一般疾病同时发生会伴随着发病率和死亡率的增加。即使对于最有经验的从业者，从双相抑郁中识别出单相抑郁也是最具挑战性的诊断难题之一。尽管抑郁的识别和治疗率不理想，尤其是在一般医疗环境中，但基于测量的诊疗新标准有望开启识别和有效管理抑郁的新时代。较新的精神科诊疗模式，如部分住院或重症门诊计划，以及新技术，如重复经颅磁刺激等，将为心理治疗、药物治疗以及住院治疗等传统抗抑郁治疗的效果改善增添力量。最后，实现医疗系统和精神卫生系统间的密切合作是改善当前抑郁治疗效果不佳的关键。

十三、推荐阅读

Benazzi F, Akiskal HS. A downscaled practical measure of mood lability as a screening tool for bipolar II. *J Affect Disord* 2005; 84: 225-232.

Cheng-Ta L, et al. Association between antidepressant resistance in unipolar depression and subsequent bipolar disorder: cohort study. *Brit J Psychiatr* 2012; 200: 45-51.

Chekroud SR, Gueorguieva R, Zheutlin AB, et al. Association between physical exercise and mental health in 1.2 million individuals in the USA between 2011 and 2015: a cross-sectional study. *Lancet Psychiatry* 2018; 5: 739-746.

Cipriani A, Furukawa TA, Salanti G, et al. Comparative efficacy and acceptability of 21 antidepressant drugs for the acute treatment of adults with major depressive disorder: a systematic review and network meta-analysis. *Lancet* 2018; 391: 1357-1366.

Hollon SD, Javrett RB, Nierenberg AA, Thase ME, Trivedi M, Rush AJ. Psychotherapy and medication in the treatment of adult and geriatric depression: which monotherapy or combined treatment? *J Clin Psychiatry* 2005; 66: 455-468.

Josefsson T, Lindwall M, Archer T. Physical exercise intervention in depressive disorders: meta-analysis and systematic review. *Scand J Med Sci Sports* 2014; 24: 259-272.

Kim JM, Stewart R, Lee YS, et al. Effect of escitalopram vs placebo treatment for depression on long-term cardiac outcomes in patients with acute coronary syndrome: a randomized clinical trial. *JAMA* 2018; 320: 350-358.

Maki PM, Kornstein SG, Joffe H, et al. Guidelines for the evaluation and treatment of perimenopausal depression: summary and recommendations. *Menopause* 2018; 25: 1069-1085.

Park LT, Zarate CA. Depression in the primary care setting. *N Engl J Med* 2019; 380; 6: 559-568.

Qato DM, Ozenberger K, Olfson M. Prevalence of prescription medications with depression as a potential adverse effect among adults in the United States. *JAMA* 2018; 319: 2289-2298.

Raj YP, Parker J, Safani D, Nam K. Psychiatric disorders: bipolar and related disorders in *Primary Care Psychiatry*, 2nd ed. Wolters Kluwer: Philadelphia, PA; 2018.

Rush AJ. STAR*D: what have we learned? *Am J Psychiatry* 2007; 164: 201-204.

Schuch FB, Vancampfort D, Richards J, et al. Exercise as a treatment for depression: a meta-analysis adjusting for publication bias. *J Psychiatr Res* 2016; 77: 42-51.

Taylor WD. Depression in the elderly. *N Engl J Med* 2014; 37: 1228-1236.

Van der Velden AM, Kuyken W, Wattar U, et al. A systematic review of mechanisms of change in mindfulness-based cognitive therapy in the treatment of recurrent major depressive disorder. *Clin Psychol Rev* 2015; 37: 26-39.

十四、患者参考书目

Alberti RE, Emmons ML. *Your Perfect Right*: Assertiveness and Equality in Your Life and Relationships, 9th ed. Atascadero, CA: Impact Publishers; 2008.

Burns DD. *Feeling Good—The New Mood Therapy*. New York, NY: Avon Books; 1999.

Greenberger D, Padesky C. *Mind over Mood*: Change How You Feel by Changing the Way You Think. New York, NY: The Guilford Press; 1995.

Hayes SC, Smith S. *Get Out of Your Mind and into Your Life*. Oakland, CA: New Harbinger Press; 2005.

Solomon A. *The Noonday Demon*: An Atlas of Depression. New York, NY: Scribner; 2011.

Williams M, Teasdale J, Segal Z, Kabat-Zinn J. *The Mindful Way through Depression*: Freeing Yourself from Chronic Unhappiness. New York, NY: Guilford Press; 2007.

十五、网站

Columbia Lighthouse Project (website provides the Columbia Suicide Severity Rating Scale, which can be downloaded, along with supportive research.) http: //cssrs. columbia. edu/the-columbia-scale-c-ssrs/evidence/. Accessed May 2019.

National Institute of Mental Health Depression Information Website. http: //www. nimh. nih. gov/health/topics/depression/index. shtml. Accessed August 2019.

National Alliance on Mental Illness Website. https: //www. nami. org/Learn-More/Mental-Health-Conditions/Depression. Accessed August 2019.

NIH statistics on major depression. https: //www. nimh. nih. gov/health/statistics/major-depression. shtml. Accessed May 2019.

NIMH website on brain stimulation therapies: https: //www. nimh. nih. gov/health/topics/brain-stimulation-therapies/brain-stimulation-therapies. shtml. Accessed May 2019.

Screening, Brief Intervention, and Referral to Treatment (SBIRT) (assessment instruments for substance use). http: //www. sbirtoregon. org/screening-forms/. Accessed May 2019.

US Preventive Services Task Force recommendation for depression screening in adults. https: //www. uspreventiveservicestaskforce. org/Page/Document/RecommendationStatementFinal/depression-in-adults-screening1. Accessed August 2019.

附录26-A　患者健康问卷（PHQ-9）

姓名	医生	日期

在过去的两周内，你是否经常被以下问题所困扰？

	完全没有（0）	几天（1）	超过一半的天数（2）	几乎每天（3）
1. 感到低落、沮丧或绝望？	☐	☐	☐	☐
2. 对事情缺少兴趣或觉得没有意思？	☐	☐	☐	☐
3. 入睡困难、睡不安稳或者睡眠过多？	☐	☐	☐	☐
4. 感到疲惫或没有活力？	☐	☐	☐	☐
5. 食欲不佳或过度进食？	☐	☐	☐	☐
6. 觉得自己很糟糕或者觉得自己很失败，或觉得让自己和家人很失望？	☐	☐	☐	☐
7. 难以集中注意力，例如在看报纸或者看电视时无法集中？	☐	☐	☐	☐
8. 别人觉得你动作或说话缓慢？或者相反，你如此地烦躁不安以至于比平时活动得多很多？	☐	☐	☐	☐
9. 认为你不如死掉或者用某种方式伤害自己？*	☐	☐	☐	☐

10. 如果你存在以上的问题，你认为这些问题对你完成自己的工作、照料家庭或与他人之间的相处造成了多大的**困难**？

☐ 一点也不困难　　　　　　　　　　　☐ 有一点困难　☐ 非常困难　　　　☐ 极度困难

仅供诊室使用

症状数量：＿＿＿＿＿＿　　　　　　　　严重程度评分：＿＿＿＿＿＿

注：*如果你有自己还不如死掉或者想要用某种方式伤害自己，请跟你的医生谈一谈这件事，到医院的急诊去，或拨打911。

附录26-B　PHQ-9评分方式

如何进行患者健康问卷（PHQ-9）评分

PHQ-9评分可在抑郁诊断中起辅助作用，同时也有助于抑郁治疗计划的设置和监测。进行PHQ-9评分有3个步骤：抑郁症状的数量、严重程度评分、功能评估。抑郁症状数量用于辅助抑郁的诊断。PHQ-9严重程度评分和功能评价需要在初始评估和治疗开始后的规律随访中多次评估以确定抑郁的严重程度以及评估患者的进展

抑郁症状的数量（用于诊断）

1. 在第1～8问中，计算患者勾选"超过一半的天数"或"几乎每天"的选项。对于第9问，计算勾选"几天"、"超过一半的天数"或"几乎每天"的数量

2. 使用以下的表格诊断抑郁的亚型：

0～2个PHQ症状	非临床抑郁
3～4个PHQ症状*	其他的抑郁综合征
5个或以上PHQ症状*	抑郁症

严重程度评分

1. 按照表头中的数字计算每项回答的分值（完全没有＝0分；几天＝1分；超过一半的天数＝2分；几乎每天＝3分）

2. 对每项问题的回答计算总分，得到严重程度评分

3. 使用以下表格解读结果：

0～4	非临床抑郁
5～9	轻度抑郁
10～14	中度抑郁
≥15	重度抑郁

功能评估

PHQ-9问卷的最后一问是患者认为情绪障碍对于工作、家庭或人际关系的影响程度有多大，是否造成了两年或以上的困扰。患者的回答可以是以下4种之一："一点也不困难""有一点困难""非常困难""极度困难"

• 如果患者选择了"非常困难"或"极度困难"，表示他/她的职场、家庭或人际交往关系受到了显著破坏

• 如果患者受到以上问题2年或更长时间的困扰，需要考虑心境恶劣障碍（慢性抑郁症）的诊断

注：*必须存在PHQ-9问卷中第1项或第2项的问题。

PHQ-9 is adapted from PRIME-MD Today, developed by Spitzer, Williams, Kroenke, and colleagues. Copyright 1999, by Pfizer, Inc. 版权所有。仅供临床或研究使用。

焦　虑

第27章

Jason M. Satterfileld, PhD & Mitchell D. Feldman, MD, MPhil, FACP

一、引言

焦虑障碍，在全科医学领域被认为是一种有碍人体正常功能的常见疾病。焦虑，是一种常见的正常情绪；大多数人都会偶尔感到不安、恐惧、紧张、神经过敏甚至恐慌。随着不确定性或压力的增加，轻微的焦虑可能有助于保持精神敏锐。然而，对于有些人来说，焦虑会变成焦虑障碍的一种表现形式，成为一种显著、持久且会扰乱正常生活的心理失调。在美国的普通民众中，焦虑障碍的终生患病率已上升至29%，比抑郁障碍更常见。由于症状通常会在儿童或青少年时期就出现，因此早期识别和治疗对于降低发病率和保证生活质量非常重要。此外，美国在焦虑障碍的直接或间接年度支出与心境障碍带来的经济负担不相上下，甚至更多。

焦虑障碍通常会与抑郁或其他种类的精神障碍共病（如惊恐障碍和广场恐惧症）。与抑郁相似，未意识到自己患有焦虑障碍的患者往往会就诊于全科或其他专科，而非专业的精神心理科。大约一半的患者会主诉与焦虑障碍相关的躯体症状，而非情绪症状，因此许多患者没能被确诊并进行治疗。

由于治疗方法、并发症和预后不同，鉴别不同种类的焦虑障碍并识别可能的共病十分重要。虽然跨文化流行病学研究表明焦虑障碍存在于所有的文化、种族和年龄段当中，但医务人员仍需警惕多种常见疾病和可能有类似焦虑障碍症状的药物副作用（表27-1）。

表27-1　类似焦虑障碍表现的一些特定疾病

- 心脏疾病
  缺血性心脏病、二尖瓣脱垂、心律失常
- 内分泌、代谢疾病
  甲状腺功能亢进、低血糖症、嗜铬细胞瘤、类癌
- 妇科疾病
  停经，经前期综合征
- 神经系统疾病
  短暂性脑缺血发作、癫痫发作
- 药理作用
  咖啡因、酒精、拟交感神经药、安非他命、皮质醇、茶碱、违禁药
- 呼吸系统疾病
  哮喘、慢性阻塞性肺疾病

二、筛查和诊断

诊室中的筛查仪器有助于发现焦虑障碍及评估治疗效果。广泛性焦虑障碍-7（generalized anxiety disorder-7，GAD-7）是基本医疗中最常用的筛查方法，已被证实对广泛性焦虑障碍（generalized anxiety disorder，GAD）和惊恐障碍有效（图27-1）。GAD-2是GAD-7的分量表，包含两个问题，对大多数常见焦虑障碍可以进行快速筛查。GAD-2由GAD-7的前两个问题组成，即在过去的两周内，你被以下情形困扰的频率：①感到紧张、焦虑或烦躁不安；②不能停止或控制住忧虑的情绪。计算分数：0分、1分、2分和3分。不同的分数代表不同的类别：完全没有（0分），几天（1分），超过一半的时间（2分），几乎每天（3分）。GAD-2得分范

围为0～6分。3分或更高的分数被认为是阳性，提示应该进行GAD-7完整筛查和其他诊断评估。GAD-7筛查内容共7项，总分范围为0～21分。5分、10分和15分是区分轻度、中度和重度焦虑的临界分数。虽然GAD-7的设计主要用于广泛性焦虑症的筛查和严重程度的测量，但对于惊恐障碍、社交焦虑障碍和创伤后应激障碍这3种常见的疾病，GAD-7也具有良好的操作特性。在筛查焦虑障碍患者时，建议对分数10分或更高者做进一步的评估。

GAD-7

在过去的2周内，你被以下情形困扰的频率：（用"√"表示你的答案）	从来没有	几天	超过一半的时间	几乎每天
1. 感到紧张、焦虑或烦躁不安	0	1	2	3
2. 不能停止或控制住忧虑的情绪	0	1	2	3
3. 对很多事情担心太多	0	1	2	3
4. 难以放松	0	1	2	3
5. 焦躁不安，很难安静地坐着	0	1	2	3
6. 容易生气或易怒	0	1	2	3
7. 感到害怕，好像有什么可怕的事情要发生	0	1	2	3
（总分T___ = ___ + ___ + ___）				

图27-1 广泛性焦虑障碍-7筛查表（GAD-7）（受到辉瑞公司的教育资金资助，由Robert L.Spitzer博士、Janet B.W、Williams、Kurt Kroenke及同事编制。复制、翻译、显示或分发不需要任何许可。）

其他临床有效的筛查问题见表27-2。

焦虑障碍的早期识别有助于发现患者可治疗的疾病，为患者和医生提供正式诊断以便更好地解释患者的症状，也可以通过减少或去除不必要的医学检查、试验性药物治疗和专家转诊，评估无法解释的躯体症状，来降低医源性并发症的风险。

表27-2 推荐用于筛查焦虑障碍的问题

焦虑障碍类型	问题
广泛性焦虑	你会将自己形容为一个紧张的人吗？你容易感到担忧吗？你是否感到焦虑或紧张？
惊恐障碍	你是否感受过突然的心跳加快或是一阵强烈的恐惧、焦虑或紧张？有可能是什么事情引发的吗？
广场恐惧症	你是否曾经因为害怕发生我刚刚描述过的突发情况而回避参加一些重要活动？
社交恐惧症	有些人非常害怕被别人观察或者评价。比如，有些人因为害怕自己出丑而不想当着别人的面吃饭、说话或写字。你有类似的问题吗？
特定恐惧症	有些人对高空、飞翔、虫子或蛇有强烈的恐惧。你有这样强烈的恐惧吗？
强迫观念	有些人被反复出现的侵入性的、愚蠢的、不愉快的或可怕的想法困扰。比如，有些人会反复出现他们爱的人受伤的想法，尽管他们不愿意这样。比如他们爱的人受了重伤，或是他们会在公共场合喊出淫秽的词语，或是他们被细菌感染了？你有被类似的想法困扰吗？
强迫行为	有些人因为控制不住地不断重复做同样一件事而感到困扰。他们可能会每隔几分钟就洗一次手，反复检查炉子有没有关，门有没有锁，或是不停地数数。你有过类似的问题吗？

（一）症状和体征

理解不同种类焦虑障碍的症状、体征和流行病学特征有助于医生做出准确的诊断，进行及时适当的治疗并避免创伤性或不必要的检查。

焦虑障碍通常表现出情绪症状（如恐惧和紧张），认知症状（如忧虑、预感厄运或现实感丧失），以及躯体症状（如肌紧张、心动过速、眩晕和失眠）。医学无法解释的症状患者中，多达一半的人有潜在的焦虑障碍。随着症状的增加，发生共病焦虑障碍的可能性也会增加。因此，医生必须判断需要进行多少可行且必要的检查手段以排除其他重要

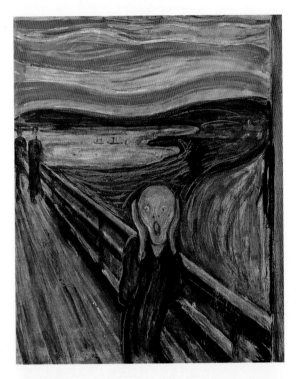

的非心理疾病。例如，有心悸症状的患者何时需要进行心电监护、甲状腺功能测定、嗜铬细胞瘤评估或进行心导管术？有偶发性恶心和腹部疼痛的患者何时需要进行胃肠镜检查？

 案例 1

格温是一名 28 岁女性，因气促、心悸、感觉要晕倒而到急诊就诊，为排除和评估晕厥收入院。她的症状大约开始于 4 个月之前，那时她的丈夫刚刚被解雇。她现在大约每周发作 4 次，每次持续 5～10 分钟。格温担心她开车或和孩子出门的时候会晕倒。她还担心自己有心脏病，她母亲在 50 岁出头就患上了心脏病。

医生对格温进行了一夜的监护，并给她做了几项检查，包括甲状腺功能和 24 小时动态心电图。检查结果均正常。

她到基本医疗医生那里接受随访，后者通过回顾病史和检查结果，判断她的症状符合惊恐障碍。进一步的病史询问排除

了其他躯体疾病或物质使用障碍、共病抑郁，排除了新近使用咖啡因、非处方草药或其他疗法。随后医生向格温保证，她的症状很常见，有 2%～4% 的人患有惊恐障碍。意识到格温可能会因为心理疾病的诊断而感到尴尬，医生向格温详细解释了惊恐障碍的特点，强调了它的生物学基础，并问格温她是否想过新出现的症状可能与她对家庭经济情况的担忧有关。为了帮助格温更加了解惊恐障碍，医生给了她一本宣传册和一个网址，请她去阅读对焦虑症状进行自我管理的内容，还安排了两周后的随访，以便于了解这方面的信息，看看她做得如何。

随访时，格温表示担心症状复发，所以希望使用一些治疗恐惧症状的药物。医生推荐她使用一种选择性 5-羟色胺再摄取抑制剂（SSRI），建议她第一周每天吃半片，7～10 天后加量到每天一片。同时医生提醒格温，药物在 4～6 周内可能没有明显疗效，建议她两周之内再次来随访，了解她的感受，回顾自助建议，并回答她可能遇到的任何新问题。在用药 1 个月后，格温的症状有了明显的改善。

（二）鉴别诊断

类似焦虑障碍的症状也可以由非处方感冒药、咖啡因、可卡因、茶碱制剂、安非他命和大麻的使用或中毒导致，或因酒精、苯二氮䓬类、巴比妥类、镇静催眠药和其他中枢神经系统抑制药物的戒断而触发。这些情况一般被称作"药物引起的焦虑障碍"（表 27-1）。因此，医生必须检查患者的用药史，询问患者是否用过包括"草药"、运动增强制剂（合成代谢类固醇）、合法（乙醇、烟草和咖啡因）或非法（可卡因）物质使用。

许多疾病与焦虑障碍有相似的症状（表 27-1）。其中有些相对常见，医生很容易识

别（如心律失常和哮喘），有些则不太常见（如胰岛素瘤、嗜铬细胞瘤和类癌）。焦虑症状也可能是躯体疾病的结果，例如在心肌梗死或肺栓塞后出现。有助于鉴别躯体和精神疾病的线索，包括患者的年龄、性别、躯体和精神疾病史、家族史和社会史等。事实上，相对于年龄在25岁以下、就诊于多个医生、做了大量检查来评估多种无法解释的躯体症状的患者，一个50岁后新发焦虑症状、既往十分健康的患者，更有可能患有躯体疾病。

（三）病因学

焦虑障碍的形成涉及多种因素，包括生物学异常、过去和现在的心理压力、不良认知和环境制约行为。与焦虑障碍相关的中枢神经系统病变包括γ-氨基丁酸（gamma-aminobutyric acid，GABA）受体和蓝斑的病变。动物实验表明，刺激蓝斑可以产生类似于人类焦虑时出现的过度觉醒状态。GABA是一种抑制性神经递质，广泛存在于中枢神经系统中。它可以通过抑制蓝斑活动和调控网状激活系统（另一个与警觉性和恐惧有关的脑干区域）来减轻焦虑。苯二氮䓬类是一类常用于治疗焦虑的药物，与GABA受体上的特定部位结合。当苯二氮䓬分子与GABA受体结合时，GABA对GABA受体的作用增强，从而减轻焦虑。对5-羟色胺和去甲肾上腺素这两种神经递质的研究是基于影响这些系统的药物的治疗反应，如SSRIs和5-羟色胺去甲肾上腺素再摄取抑制剂（SNRIs）。肾上腺素能系统调节不良也可能会导致焦虑症状，因为β受体激动剂可以引发惊恐症状，而α受体激动剂可以减轻焦虑症状。

遗传因素也有可能在焦虑障碍中起作用。双生子研究表明，同卵双生子相比于异卵双生子，惊恐障碍（panic disorder，PD）和强迫症（obsessive compulsive disorder，OCD）患病情况的一致性更高。此外，女性患焦虑障碍的风险增加，但原因尚不清楚。

认知行为疗法（CBT）认为，情绪和行为由潜在的信念或认知所驱使。焦虑障碍患者通常高估了危险与威胁，并低估了他们自己有效应对的能力。继而这些患者就会感到"有压力"或焦虑，并选择逃避或是其他非适应性应对策略。

条件性学习可能在焦虑障碍发展中起关键作用，而且它所导致的逃避行为常常使焦虑障碍患者的功能障碍进一步恶化。例如，患者可能在开车的时候注意到一些异样的自主神经兴奋或躯体感觉。他们可能会将这种最初随机的良性感觉误解为威胁生命的事件（例如，"我心脏病发作了！"），这种想法会进一步强化自主神经的反应，加深误解，最终像滚雪球一般导致惊恐发作。他们可能会将感觉和继发的惊恐发作与开车的行为联系在一起，因而在开车或想到开车时就会感到由灾难性想法导致的极度焦虑。起初，开车和恐慌之间的联系是一种巧合（开车不是引起最初感觉或恐慌发作的事件）。然而，最后患者可能会因为害怕惊恐发作而再也不开车。这种在开车与惊恐发作之间的条件作用逐渐强化，以至于开车可以触发惊恐发作。因此，这个司机错误地建立了害怕开车的条件反射。

创伤性的、高度紧张性的和灾难性的生活事件也都是导致焦虑障碍的关键因素。童年时期的虐待和创伤、性侵犯、处于过度保护或过于严厉的父母教养方式中，都会使个人对日常压力产生过度活跃的生理反应，使他们更容易患上焦虑和情绪障碍。

三、具体疾病

（一）惊恐发作

惊恐发作的特征是发作性的强烈恐惧体验，伴随突发的认知和躯体症状。认知症状包括（但不限于）思绪翻腾、为健康状况困扰、对躯体症状产生灾难性的误解或认为自己要疯了。躯体症状可能包括窒息感、心悸、大汗、腿软、恶心、颤抖、胸痛、麻木或感到疏离和不真实。骇人的躯体症状往往很明显，致使许多患者寻求紧急医疗救助。基本医疗医生通常可以使患者安心，因为惊恐发作一般并不频繁，有自限性，且和其他更严重的精神或躯体疾病无关。惊恐发作可以分为以下几类：①意料之外的（非触发的或无暗示的）；②情境限制的（常有环境或心理暗示）；③情境易感的（有时，但不是始终，有暗示）。

惊恐发作可以和一些其他的焦虑障碍共病，包括社交和特定恐怖症、强迫症及创伤后应激障碍。惊恐发作的表现和类型可以帮助临床医生做出正确诊断。惊恐障碍以无诱因的惊恐发作为特征，而有诱因的惊恐发作则提示其他的精神病学症状，包括如下几类：①社交恐怖症（由于害怕在社交时出丑而引起的惊恐发作）；②特定恐怖症（害怕某些场合或事物）；③强迫症（因暴露于强迫事物，如脏污环境，而诱发）；④创伤后应激障碍（由一个与初始创伤相似的事件引起）。

惊恐发作很常见，很多人都会在某些时候经历亚临床或症状有限的惊恐发作。普通人群中仅有大约9%的人经历过全面的惊恐发作。

（二）惊恐障碍

1. 诊断

当一个人经历了无缘无故且反复的惊恐发作，并在1个月或更长时间内持续害怕另一次发作，或因为害怕再次发作而回避相关情境时，就可以诊断为惊恐障碍。惊恐障碍在社区中的患病率为2%～4%，就诊于基本医疗机构的患者中3%～8%符合本病诊断标准。女性惊恐障碍的患病率约为男性的2倍。基于社区的研究还显示惊恐障碍患者的自杀倾向比重度抑郁症患者更常见。

惊恐障碍是一种潜在的会使人功能丧失的疾病，伴有严重并发症。它有时会导致广场恐惧症，即恐惧再次发作时身处难以逃脱或获救的场所或场合，且这种情况多发生

在首次惊恐发作后的6个月内。这种恐惧可能导致很多患者避开日常生活中的重要活动，比如购物或使用公共交通工具。患有惊恐障碍的青少年通常会在成年早期发展为抑郁症。

2. 管理

惊恐障碍和许多其他类型的焦虑症都有有效的治疗方法，临床试验证明，这些方法在减轻焦虑症状、改善与健康相关的生活质量和就业模式方面有效。适当的治疗也可以减少患者自行使用酒精、苯二氮䓬类或其他药物来缓解症状的情况。

对惊恐障碍和其他焦虑症患者的初步治疗始于为患者提供对问题的清晰理解。这有助于缓解焦虑、增强治疗联盟的力量，并且增加了患者坚持治疗计划的可能性。强调惊恐障碍的生物学本质有助于治疗，因为多数患者会发现他们患有一种可以识别和治疗、通常预后良好的生物学综合征，这会令他们放心并且消除耻感。还应该为患者提供自助书籍，介绍互助小组和认知行为学方面的资源，这些资源很容易获得（见"推荐阅读"部分）。

在为患者制订个体化治疗方案时要考虑多方面因素，包括患者表现出的逃避的程度、躯体症状的严重程度，以及其他精神疾病的共病情况。医生必须平衡对患者的教育和患者对病因的看法，进行支持性咨询。例如，如果患者把躯体症状归因于心脏的问题，纠正这种误解并强调惊恐障碍的生物学基础可能有助于患者接受诊断，从而提高对治疗的依从性。医生在许多治疗中都起着至关重要的作用，例如患者教育、就避免可能诱发发作的物质（如咖啡因和感冒药）提供建议、支持性咨询和初始药物治疗。这些都可以恰当地安排在常规门诊中。

惊恐障碍患者常常关注疾病带来的躯体症状，因此就诊的原因一般是胸痛、晕眩、腹部不适或其他不明原因的症状。不必要的诊疗操作经常会导致医源性疾病和不必要的医疗开销。因此，医生会面临两难选择，要

决定是否做、如何做患者特定症状的评估。

一种临床策略是保守地评估那些可能产生严重后果的症状，包括客观的发现，或典型的症状表现。在进行评估的同时可以按惊恐障碍对患者进行治疗，并定期重新评估症状。有效的药物治疗可以降低惊恐发作时出现的认知与躯体症状，从而减少患者以为症状是由某个未被发现的疾病导致的错误想法。

用于治疗惊恐障碍的药物包括抗抑郁药，以SSRIs和SNRIs最为常见，但三环类抗抑郁药（TCAs）和单胺氧化酶抑制剂（monoamine oxidase inhibitors，MAOIs）也会被用到。苯二氮䓬类药物（阿普唑仑、氯硝西泮）通常可以在1周内迅速缓解症状，而且有宽泛的治疗指征。它们主要的缺点是有可能产生药物滥用及依赖、产生停药反弹的可能性高和影响接触性认知行为治疗。相反，SSRIs和SNRIs不会产生药物依赖并可以与认知行为治疗形成协同作用，但通常需要3～4周或更长时间才能达到最佳效果。另外，一些抗抑郁药可能会在刚开始用药的1～2周内加重焦虑症状。

苯二氮䓬类药物可以和SSRIs或SNRIs联合使用（为避免5-羟色胺综合征，SSRIs和SNRIs不能同时使用）。考虑到几种一线药物被认为具有相似的疗效（表27-3），建议医生在提出特定的治疗方案之前，先询问个人和家族用药史、副作用、品牌偏好和保险规定的限制。

通常以一个低剂量SSRI开始治疗（如艾司西酞普兰，每天5mg口服），滴定剂量在几周内逐渐增至每天20mg，直至症状缓解或已经达到最大剂量。如果惊恐症状特别严重或在治疗的第1周恶化，则可以增加使用苯二氮䓬类药物，如阿普唑仑或氯硝西泮来迅速控制症状，逐步减量，直到SSRIs或SNRIs开始起效时停用。为了防止症状复发，专家建议抗焦虑药物疗法至少持续9～12个月，像重度抑郁的治疗一样，如果症状格外严重或经常反复，治疗时间应当更长。

辅助的认知行为学干预（如放松训练、挑战灾难性思维和渐进式暴露）可以同时治疗躯体症状和回避行为，并显著降低停药后症状复发的可能性。应该帮助患者逐渐面对他们害怕的情境与活动，并充分体会他们曾经认为是提示某种严重疾病的身体感觉。例如，应当鼓励案例1中的患者开车、购物并离家完成其他的任务，感受并最终掌控呼吸急促、心悸和晕厥感。如果患者最初不敢做这些事情，他们可以首先通过放松技巧和引导意向来进行想象接触。应当指导患者想象令她恐惧但能够承受的活动（在这个案例中是开车），同时进行放松训练并反复想象成功应对的场景。在某些情况下，可能需要寻求认知行为治疗师的帮助，他们可以为过度恐惧的患者设计和管理后续的"暴露"练习。认知行为治疗和抗抑郁药物效果相当，二者结合有一定的优势。

（三）恐惧症

1. 诊断

特定恐惧症和社交焦虑障碍的特点是针对特定诱因产生偶发性焦虑。特定恐惧症的刺激物包括地点、事物或事件，如搭乘飞机、高空、昆虫、蛇或啮齿类动物。虽然患者能够意识到他们的恐惧夸张且不合理，但面对刺激物时，他们还是会紧张、过度恐惧，进而产生回避行为。虽然许多人至少有一种特定恐惧症，但由于大多数情况只是造成轻微的功能紊乱，因此很少有人来寻求医疗帮助。当患者寻求医疗帮助时，通过病史通常就可以确诊了，不需要进行更多的检查。

社交焦虑障碍是对于在别人面前出丑、失败或丢人的过度恐惧。社交焦虑障碍可以分为两种亚型——非广泛性的和广泛性的。非广泛性的社交焦虑障碍更为常见，可能表现为害怕在公共场合讲话、表演、吃东西或书写。广泛性的社交焦虑障碍较少见，会使患者没有能力应对各种社交场合。躯体症状包括面色潮红、全身出汗、颤抖、恶心和说话困难。显著的预期焦虑会导致回避社交行

表27-3　门诊患者抗焦虑治疗推荐用药

通用名	类别	起始剂量	递增剂量	目标剂量	最高剂量/日	备注
一线药物						
西酞普兰	SSRI	10mg qd	10～20mg/qd	20～40mg/d	40mg	细胞色素P450药物相互作用可能更少
度洛西汀	SNRI	20mg qd	20mg/d	30mg bid 或 60mg qd	60mg bid	FDA批准用于抑郁症
艾司西酞普兰	SSRI	5mg qd	5～10mg qd	10～20mg/d	20mg	西酞普兰的异构体；细胞色素P450药物相互作用可能更少；FDA批准用于广泛性焦虑
氟西汀	SSRI	10mg qd	10mg/d	20～40mg/d	80mg	活性最强的SSRIs；起效慢；FDA批准用于抑郁症、惊恐障碍、强迫症和贪食症
帕罗西汀	SSRI	10mg qd	10～20mg/d	40mg/d	40mg	FDA批准用于抑郁症、惊恐障碍、广泛性焦虑、创伤后应激障碍、强迫症、社交焦虑障碍；轻微催眠作用
舍曲林	SSRI	25mg qd	25mg/d	100mg/d	200mg	FDA批准用于抑郁症、惊恐障碍、强迫症、创伤后应激障碍、社交焦虑障碍
文拉法辛 XR	SNRI	37.5mg qd	37.5mg qd	75～150mg qd	225mg	FDA批准用于抑郁症、强迫症、广泛性焦虑、社交焦虑障碍；大剂量可能升高血压
二线药物						
氟伏沙明	SSRI	50mg qd	50mg bid	50mg bid	300mg	FDA批准用于强迫症、社交焦虑障碍（缓释）
安非拉酮SR	NDRI	100mg/d	50mg bid	150mg bid	450mg	FDA批准用于抑郁症；有抑郁症共病时推荐；大剂量时可能引起癫痫易感人群的癫痫发作
萘法唑酮	SARI	100mg bid	50mg bid	150mg bid	600mg	开始时镇定催眠作用明显；FDA批准用于抑郁症；可能有肝毒性
阿普唑仑	BZD	0.25mg bid/tid	0.25mg bid	0.25mg prn	4mg	起效快，作用时程短；FDA批准用于焦虑障碍和惊恐障碍
劳拉西泮	BZD	0.5mg tid/qid	0.5mg qd	1.0mg tid	10mg	起效快，作用时程短；FDA批准用于焦虑障碍
氯硝西泮	BZD	0.5mg bid	0.5mg qd	1.0mg bid	4mg	起效较慢，作用时程较长；FDA批准用于焦虑障碍和惊恐障碍
三线药物						
丁螺环酮	其他	5mg tid	5mg qd	20～30mg bid	60mg	和SSRIs相比作用效果中等；无抗抑郁作用；仅被FDA批准用于广泛性焦虑
米氮平	NaSSA	15mg qHS	7.5～15mg qd	45～60mg qd	60mg	可用于治疗抑郁症；常用于焦虑和抑郁症共病的治疗；常与其他抗抑郁药联用；用量与镇定催眠作用成反比

注：BZD，苯二氮䓬；NDRI，去甲肾上腺素和多巴胺再摄取抑制剂；NaSSA，去甲肾上腺素和特异性5-羟色胺抗抑郁药；SARI，5-羟色胺激动剂和再摄取抑制剂。

为，严重损害患者社交功能。

 案例2

查理是一名三十多岁的男性，因心悸、大汗和颤抖来看基本医疗医生。这些症状在他等待过海关时出现。当他接近队伍的前方时，对海关官员评估和交谈的恐惧会加剧，导致症状出现。有时他会逃到队尾，直到他准备好面对海关官员。查理意识到这个心理循环很愚蠢，并在描述这个状况时焦虑地笑了出来。这个症状给他造成了很大的困扰，因为他的职业是旅行书作家。他开始逃避旅行，并且越来越担心自己不能如期完成写作任务，继续自己的工作。身体检查没有发现异常，基本医疗医生诊断他为特定社交焦虑障碍，并开了阿普唑仑给他，让他在过海关前的一小段时间服用。查理还拿到了指导自助的书，以及关于放松方式和使用想象引导的方法设想成功过海关的录像。在下一次旅行中查理成功使用了这些治疗方式，并意识到自己的问题是可控的。他将这些治疗方式融入自己的常规工作计划中，并在2个月内完全恢复了正常工作状态。

2. 管理

治疗特定恐惧症和社交焦虑障碍常常要涉及某些认知行为疗法（CBT）的形式，比如系统脱敏，使患者逐步接触自己所恐惧的事物和情境。现在还没有形成被普遍认可的针对特定恐惧症的药物治疗指南。像案例2中提到的，常常给有特定恐惧症和社交焦虑障碍的患者开短效苯二氮䓬类药物（或β受体阻断剂），在预料到的恐惧刺激之前服用。对于偶尔且不需要复杂行为的刺激事件（如搭乘飞机）经常给以苯二氮䓬类药物。需要让患者了解药物相关的顺行性遗忘或晕厥的风险。FDA批准用于社交焦虑障碍的药物有舍曲林、

帕罗西汀、氟伏沙明（缓释）和文拉法辛。通常在2～6周内可以起效，但也可能需要12周才有疗效。虽然现在缺乏数据，但其他的SSRI和SNRI类药物也应该有类似效果。

（四）强迫症
1. 诊断

在《精神障碍诊断与统计手册（第五版）》（DSM-5）中，强迫症（OCD）不再被归类为焦虑症，它被列在"强迫症和相关障碍"的标题下。然而，由于强迫症在普通医疗环境中很常见，我们将在这里回顾一下诊断和治疗。

OCD患者会经常有扰乱思绪的想法，即强迫观念，或重复执行看上去没有必要，有时甚至是奇怪、不寻常的行为，即强迫行为。攻击、性和宗教是常见的强迫观念的主题。强迫行为可以包括思维任务，如数数或祷告，或包括身体方面程序化的行为，比如反复洗手或检查某一事物的状态。对于既有强迫观念又有强迫行为的患者，程序化的强迫行为通常是用来控制强迫观念所产生的焦虑（如对细菌强迫性的恐惧可以由强迫性的洗手行为来缓解）。虽然患者通常对自己的观念和行为有很清晰的洞察力，能够感觉到自己的强迫观念和强迫行为令人厌烦且愚蠢，但在他们把思想集中于强迫观念的时候这种洞察力会急剧下降。他们可能会因为太过专注于自己的强迫观念和强迫行为而变得非常焦虑，反应迟缓，丧失正常行为能力。例如，一名患者经常拧手，以至于她无法做饭、工作或是睡觉。另一位患者每隔10～15分钟就要洗一次手，这会严重影响他的正常工作和社会活动。

OCD一直以来都没有被基本医疗医生或心理医生准确识别，直到有了针对OCD的有效药物疗法。普通人群中OCD的患病率为1%～3%。现在发现这种症状有着确切的生物学因素。选择性抑制中枢神经系统突触的5-羟色胺再摄取抑制剂可以有效治疗OCD，而且双生子研究也证实同卵双生子相比于异

卵双生子有更高的诊断一致性。此外，OCD和抽动秽语综合征（一种神经系统异常，表现为持续性运动和言语抽搐）存在很明显的相互关联。

2. 管理

OCD的心理疗法常包括一种被称作"暴露与反应预防"的认知行为疗法。患者暴露于引发焦虑的强迫思维状态或环境中，但不通过后续的强迫行为或其他适应不良的策略缓解焦虑。患者学习应对焦虑的替代方式，包括腹式呼吸和渐进式肌肉放松。认知行为治疗师也可以指导患者识别错误的认知并帮助患者验证这些想法。先会理性地审视"如果我每天不检查上百遍我锁没锁门，不好的事情就会发生"这个想法，之后设计并进行针对这个想法的行为测试——就像科学家为任何一个假设而设计和进行试验一样。

SSRIs可以抑制突触前膜对5-羟色胺的再摄取，有效治疗OCD。氯丙咪嗪是唯一一种有这种特色的三环类抗抑郁药，也有疗效。选择性5-羟色胺再摄取抑制剂（SSRIs）用药剂量容易控制，过量产生的毒性小。FDA批准用于治疗OCD的SSRI类药物包括氟西汀（百忧解）、氟伏沙明（兰释）、帕罗西汀、西酞普兰（喜普妙）、艾司西酞普兰（来士普）和舍曲林（左洛复）。双重作用机制的SNRI类药物（文拉法辛和度洛西汀）也可能对OCD有效。然而，这两种药都没有被FDA批准专门用于OCD的治疗。一个近期的荟萃分析推荐对于难治性OCD增大抗精神病药物（氟哌啶醇和利培酮）的用量。

（五）广泛性焦虑

1. 诊断

广泛性焦虑（GAD）是一种慢性、持续性担忧，影响患者至少6个月，干扰患者的正常功能。这种担忧和焦虑难以控制，出现急躁不安、易疲劳、注意力不集中、易怒、肌肉紧张或睡眠障碍。担忧通常涉及多个领域，可能包括对日常生活环境的担忧，担忧的程度与情况的严重程度不成比例。患者的症状

绝不是因为甲状腺功能亢进或药物滥用等躯体疾病引起的生理效应。GAD患者通常主诉感到"浑身发紧"或持续性的神经紧张。躯体症状，如肌肉疼痛、抽搐、颤抖、大汗、口干、头痛、胃肠道不适、尿频和过度警觉等，常伴发于这种障碍，而且经常成为患者的主诉。

广泛性焦虑障碍终生患病率为4%～6%，2/3的患者是女性。它通常与抑郁障碍、酒精和药物使用有关。事实上，大约一半的GAD患者都伴有抑郁。这种疾病往往是一个慢性、波动的过程，遇到应激会恶化。GAD患者通常会对以下问题给出肯定答复："您会对一些小事儿过分担心吗？"可以通过GAD-2和GAD-7（图27-1）进行进一步的评估。

2. 管理

随机试验的结果表明，可以使用阶梯疗法治疗GAD。首先，可以对患者进行有关GAD和生活方式改变的教育，如充足的睡眠、有氧运动和减少咖啡因和酒精的摄入。基础的基本医疗策略包括共情性倾听、鼓励和帮助患者发现问题、讨论可能的解决方案和解决问题。其次，根据患者的喜好，对于更严重和/或持续的症状，可以开始药物治疗、心理治疗或二者兼而有之的治疗方式。许多GAD患者都有生活冲突或压力源，短期心理治疗可能会有所帮助。认知行为技术可以用来帮助患者审视构成他们灾难性想法的基础。生物反馈和放松的技术可以有效改善患者的肌肉紧张和其他由焦虑引起的躯体症状。

一些SSRIs、SNRIs、苯二氮䓬类和非苯二氮䓬类抗焦虑药（如丁螺环酮）被批准用于治疗GAD。SSRIs的剂量与治疗抑郁症的剂量相同，一般需要4～6周才能出现反应。低于惊恐障碍治疗剂量的苯二氮䓬通常可以迅速有效控制GAD且产生较小的副作用。镇静催眠作用是最常见的副作用，但会随时间消退。治疗产生的耐药性非常小。应使用最小有效剂量进行治疗，只能使用3～6个月，然后逐渐减少。像苯二氮䓬在其他焦虑障碍中的应用一样，会出现停药反弹现象，所以

经常需要通过1个月或更长的时间逐步减少剂量。由于担心药物滥用和药物依赖，SSRI类药物相比于苯二氮䓬类药物更倾向于作为一线药物。

丁螺环酮是一种非镇静药物，特别适用于GAD患者。它可以减轻患者焦虑症状，但和SSRI类药物及文拉法辛一样，药物起效到症状缓解的过程比较慢。和其他药物不同，丁螺环酮需要每天两次用药，这有可能降低患者的治疗依从性。很重要的一点是，相比于SSRI类药物，它的疗效适中，而且缺乏抗抑郁作用，因此不在共病抑郁的患者中使用。

（六）伴随焦虑的适应障碍

1. 诊断

如果患者对近期的应激源适应不良，且不符合其他精神障碍的诊断标准时，应当考虑诊断为伴随焦虑的适应障碍。应激源可能是一个医疗事件（如手术、住院、发病），但最常见的是突发的个人危机，比如离婚、经济问题或工作变更。症状通常在应激源出现的2个月之内开始，并严重影响患者的社会功能和职业工作。如果症状持续超过6个月，则其他的诊断，例如GAD，通常更合适。失眠和焦虑障碍的其他躯体表现很显著，所以患者可能会因为躯体不适而就诊。引导患者讲出过去生活中的应激事件并确认患者的症状与此事件的关系有助于做出诊断。

2. 管理

对于伴随焦虑的适应障碍，基础处理方式是支持性咨询，即通过与患者讨论应激事件，医生帮助患者积极地识别和解决问题，或找到应对压力的更有效的方法（如更有效地获取社会支持或参与令人愉悦的活动）。基本医疗医生如果能够了解到引发焦虑的事件细节，并在门诊使用一些简单的支持性策略，就可以为适应障碍患者提供非常好的治疗。结构化的放松练习、压力管理或其他支持小组也可能会有帮助。有时苯二氮䓬类药物的短期（<3周）使用可以通过减少与压力有关的衰弱症状（如失眠或过度恐惧）来帮助改

善患者的应对能力。如果患者对治疗没有很快响应、严重丧失能力、反复出现适应不良或明确要求一名心理治疗师，那么将其转诊到精神专科医生可能会有帮助。

很多研究表明，基本医疗范围内的患者有很大一部分表现出相对轻微的焦虑和抑郁症状。虽然他们不满足精神障碍的诊断标准，但他们的正常功能的确受到了影响。通常心理社会应激源或长期的疾病会使精神症状恶化。一般而言，有效的管理方式应当强调支持性的心理社会疗法而不是药物治疗。

四、焦虑管理的基本原则

一些适用于基本医疗的焦虑障碍一般治疗原则值得关注。

（一）社会心理疗法

基本医疗医生不应低估在普通医疗环境中容易实施的基本支持措施的重要性。医患关系通常对需要安慰的焦虑患者起着关键作用。医患之间的信任对于焦虑障碍患者尤其重要，可以使病史记录、体检和诊断更为及时和准确，使患者的治疗依从性更强。

焦虑症状可以造成患者极度的苦恼，他们经常怀疑有潜在的疾病造成了这些症状。医生必须站在患者的视角来看待这些症状——对医生来讲很微小的症状可能在患者的眼中非常严重。听患者诉说，表达对他们的感受和担忧的共鸣，并讲解焦虑障碍的相关知识是使医患关系更为融洽的关键方法（见第1章和第2章），这些应当成为诊疗的常规。

患者有必要获得焦虑障碍的基础信息（"阅读疗法"）。焦虑障碍患者在临床中很常见，因此医院和诊所应当准备用于患者教育的宣传手册，提供相关的网站帮助患者获取更高质量的信息。大多数患者看到那些被恰当放置的宣传手册上对焦虑障碍的解释和自我管理策略后就会感到安心。一些被证实有效可供使用的心理社会疗法见表27-4。

表27-4　焦虑障碍的非药物管理

治疗类型	描述	指征
患者教育	提供基本信息和安慰	适用于所有患者 放置出版刊物 有效
认知行为治疗（如系统性脱敏）	通过放松技术逐步增加与恐惧刺激的接触 帮助患者重新建立对疾病症状的思维方式	对所有患者有效 对惊恐障碍和强迫症特别有效
放松技术	运用放松疗法，包括催眠、生物反馈、冥想	对惊恐障碍、广泛性焦虑和伴随焦虑的适应障碍尤其有效

（二）药物疗法

药物治疗（表27-3）适用于患者症状严重到足以严重干扰其功能，且药物治疗的益处大于特定患者的风险时。必须根据患者之前的药物治疗经验，如家庭经历、品牌偏好、保险处方限制、症状严重程度、复杂的医疗或药物滥用问题、各种副作用的易感性，以及药物治疗的配合度等谨慎地进行个体化治疗。

我们通常建议对初治患者使用易获得的SSRIs或SNRIs进行治疗，除非有令人信服的理由使用某种特定药物，因为这些药物中没有任何一种被证明比其他药物更有效。初始用药剂量一般是单相抑郁症起始药量的一半，然后每隔1～3周向上滴定，以尽量减少目标症状和令人烦恼的副作用。对于60岁及以上的患者，推荐使用更小的初始剂量，因为对于这个年龄的群体药物的半衰期更长，更容易出现药物累积，并且对认知和其他毒性作用的敏感性更高。此外，对于这个年龄的群体不推荐使用三环类抗抑郁药以避免对心脏的副作用，也不推荐使用苯二氮䓬类药物以避免认知和躯体损伤（如晕倒）。

在开始药物治疗的1～2周内直到症状消退期间，每2～4周与患者进行一次面谈或电话访问尤其重要。这些随访的目的在于：①提升用药依从性；②监控可能出现的副作用；③评估自杀倾向；④监控治疗效果；⑤回答患者可能出现的问题和担忧。在症状完全消除后的1年之内，应当每隔几个月就联系一下患者。

虽然相比联合用药，医生更倾向于使用单一药物疗法，但通常会在为惊恐障碍患者开抗抑郁药的同时开2～4周的轻度镇静剂。这种用药策略可以迅速缓解症状，避免在焦虑障碍的早期抗抑郁药物治疗中可能出现的焦虑加剧，并可以在患者对苯二氮䓬类药物产生依赖之前停药。如果患者被转到认知行为治疗，建议逐渐减少苯二氮䓬类药物用量至停药，通常每周减少每日剂量的25%。对有药物滥用史的患者慎用苯二氮䓬类药物。

五、转诊指征

大量随机对照试验表明，药物治疗和/或认知行为治疗对多数焦虑障碍患者有效，以下情况应该考虑将患者转诊给心理医生。

1. 患者有自杀或伤害他人的想法、计划或表现出自杀或他杀行为倾向。

2. 患者在预期治疗时间内症状没有得到改善。

3. 诊断不明。鉴别焦虑障碍与双相障碍、酗酒和酒精依赖或人格障碍尤为重要。如果基本医疗医生不能确定诊断，而鉴别对于治疗有影响时应进行精神科会诊。

4. 怀疑与物质滥用共病。

5. 医生对苯二氮䓬类药物的恰当使用、减量以及可能存在的药物依赖存在疑问。

6. 患者当下存在一系列特别复杂的心理社会应激需要解决，而这超出了基本医疗所能提供的时间和专业能力。

7. 当需要多学科或更专业的治疗方法时。包括但不限于急性应激障碍、创伤后应激障碍和针对特定恐怖症和社交恐怖症的脱敏治疗。

有时基本医疗医生可能不确定患者是否患有其他疾病，并认为有必要请专科医生考虑这种可能性。选择了解焦虑障碍的专科医生进行转诊，并与其合作向患者解释特定焦虑障碍的性质，会很有帮助。这个专科医生有必要用较为保守的方式进行诊断，理解焦虑的多方面生理表现，并采用对焦虑障碍患者较为尊重的治疗方式。

　　准确及时地诊断焦虑障碍可以避免不必要的诊断性检查、专科转诊和医源性伤害。熟悉焦虑障碍诊断和处理的基本医疗医生对患者诊疗质量和医疗资源的合理使用（尤其是治疗环境）起到重要作用。然而，在一些特定的医疗环境中很难进行恰当的照护。为了克服患者、医生和系统在提供基于指南的治疗方面的障碍，并提供持续的患者随访，"协作治疗"模式发展了起来，并已被证明能有效改善惊恐障碍和广泛性焦虑的临床预后。这种模式通常包含一名护士或其他相关专业医护人员，他们在基本医疗医生的指导下，遵循循证方案，在必要时提供专业支持，包括当面或通过电话向患者介绍自己的疾病，监督药物治疗的使用，并传授自我管理技能。

六、推荐阅读

Craske MG, Stein MB. Anxiety. *Lancet* 2016; 388: 3048-3059.

Metzler DH, Mahoney D, Freedy JR. Anxiety disorders in primary care. *Prim Care Clin Office Pract* 2016; 43: 245-261.

Slee A, Nazareth I, Bondaroneck P, et al. Pharmacological treatments for generalized anxiety disorder: a systematic review and network meta-analysis. Lancet 2019; 393: 768-777.

Stein MB, Sareen J. Generalized anxiety disorder. *N Engl J Med* 2015; 373: 2059-2068.

七、患者文献（患者参考书）

Bourne EJ. *The Anxiety and Phobia Workbook*, 4th ed. Oakland, CA: New Harbinger Press; 2005.

Craske MG, Barlow DH. *Mastery of Your Anxiety and Worry*, 2nd ed. New York, NY: Oxford University Press; 2006.

Davis M, McKay M, Eshelman ER. *The Relaxation and Stress Reduction Workbook*, 5th ed. Oakland, CA: New Harbinger Press; 2000.

Foa E, Wilson R. *Stop Obsessing*! *How to Overcome Your Obsessions and Compulsions*. New York, NY: Bantam; 2001.

Zuercher-White E. *An End to Panic*: *Breakthrough Techniques for Overcoming Panic Disorder*, 2nd ed. Oakland, CA: New Harbinger Press; 1998.

八、网站

Anxiety Disorders Association of America Website. http: // www. adaa. org. Accessed May 2019.

Cognitive Behavioral Therapy Website. http: //www. abct. org/ Home/. Accessed May 2019.

注意缺陷多动障碍

第28章

H. Russell Searight, PhD, MPH & Taylor Severance, BS

一、引言

注意缺陷多动障碍（attention deficit and hyperactive disorder，ADHD）是一种通常初发于童年早期的疾病。它的症状包括注意集中困难、注意持续时间短暂、短时记忆困难和易冲动。患有ADHD的儿童过于活跃（就像"被马达驱动"一样），无法控制正在进行的各种活动，从坐立不安到难以保持5分钟的坐姿，再到在公共场所不适当地奔跑、跳跃和大叫。由于这些缺陷严重影响学习成绩，而且会干扰传统课堂的秩序，对ADHD的关注通常在幼儿园或一年级就开始了。然而，ADHD是一个终身疾病，它所带来的功能损害将一直持续到成年期。

来自CDC的最新数据显示ADHD的患病率在9%～10%。ADHD的发病率是否在不断上升，从历史上看存在争议。迄今为止，大多数流行病学研究在北美和欧洲进行。然而，现有数据表明，这种疾病在国际上的患病率相似。但即使在美国，患病率也存在很大的差异，这可能反映了诊断方法和/或疾病定义的不同。美国CDC的一项近期研究报道了不同州的患病率，最低的是5.6%（内华达州），最高的是15.6%（北卡罗来纳州）。男性患ADHD的比例更高，性别比在3∶1和9∶1之间，门诊样本相较于社区样本的数据更为保守。较低的社会经济地位与ADHD发病率增加有关。

ADHD诊断标准包括两个症状群：注意力不集中（不注意细节、难以保持注意力、直接对话时似乎没有在听、不能按指令完成学业或其他任务、组织能力缺陷、逃避需要

持续集中注意力的活动、丢失重要物品、容易分心和健忘），或者是过度活跃/冲动（坐立不安、不能久坐、不适当的跑动和攀爬、不能安静地玩耍、行为就像"有马达驱动"一样、话多、在问题结束之前就抢着说出答案、不能和别人轮流做事、打断别人的活动或对话）。儿童存在这两个症状群中至少6个症状，年纪稍长的青少年或成年人（17岁以上）则要有至少5个症状，且部分症状出现在12岁之前。

 案例1：学龄前儿童

5岁半的乔伊在全日制幼儿园的第一个月，多次因为捣乱行为被提前送回家。乔伊的妈妈带来了一张老师写的纸条，上面记录了他最近的行为。

● 9月25日："他跑出教室，在我拦住他之前，他正准备跑出楼去。"

● 9月28日："因为一项作业感到沮丧，把一整盒蜡笔扔在地板上。当被要求把蜡笔都捡起来时，他拒绝服从。"

● 10月2日："乔伊在讲故事时间不能安坐。午餐时扔牛奶盒。"

在你的诊室中，乔伊在你的凳子上趴着，边喊"我在飞"，边用脚蹬墙。他的妈妈看起来精疲力竭，为了让乔伊安静下来做了几次很敷衍的努力之后很快就放弃了，并和你说："你看医生，情况就是这样的。"

虽然没有准确数据，但是越来越多的人开始接受ADHD对于大部分患者而言是一种终身疾病。发育确实会影响症状表现。研究表明，9岁左右，过度活跃和冲动的表现开始变得不那么明显，然而注意力不集中以及其他认知障碍依旧存在，过度活跃的行为则被躁动和坐立不安取代。

前来就诊的学龄前或低年级儿童的家长通常感到十分忧虑和急迫。过度活跃的行为可能表现为在学校或餐桌旁不能坐下超过5分钟。就算是坐下了，小朋友也有可能晃腿、前后摇摆或是拿身边的物件。当他们到了要上一年级的时候，这些小孩的腿上、胳膊上和头上常常有很多瘢痕，并且有许多从车库棚顶跳下来、骑车追汽车或是撞到很多家具的经历。对于年龄较大的青少年以及成年人，他们往往无法做完已经开始的家务、忘记支付账单，完整地欣赏电影或演讲也格外困难，别人会抱怨患者常常打断他们的谈话。"好像有马达驱动一样"这句话捕捉到了儿童的活动水平。虽然这个小孩可能在父母的强力要求下相对安稳地坐上2～3分钟，但他们会在这之后马上开始到处乱动，就好像控制不住自己一样。这种过度活跃/冲动的行为使家长感到无法掌控。在许多情况下，当患有ADHD的大龄儿童被提醒说，刚刚提醒过他们不要离开座位时，他们会表示歉意。

 案例2：小学低年级儿童

克里斯托夫是一个8岁的一年级男孩，他的父母陪同他看病。他们带来了从开学至今几个月以来老师的记录。他们还带来了克里斯托夫的几本作业。老师的记录中描述了克里斯托夫一天里有20次从座位上站起来削铅笔，被多次告知不要玩前座女孩子的头发，以及不断在老师问完问题之前就喊出答案。克里斯托夫的父母说他的阅读和拼写能力都低于该年级的水平，因为他很容易分神，无法跟上课堂节奏。在

家的时候，他们说用餐时间就像"游击战"，克里斯托夫吃饭的时候一会儿坐着，一会儿站在桌子旁边，都不会超过10分钟，其间他会经常打翻牛奶。克里斯托夫的妈妈说她再也不带他去购物了，因为他会从她身边跑开，担心他会走丢或无意中损坏东西。

在儿童和成人中，无法集中注意力、容易分神，以及短时记忆缺陷经常被误认为是"懒惰"、没有积极性或是"漠不关心"，而并非中枢神经系统的障碍。家长们经常抱怨要和小孩说"几百遍"去做某件事之后小孩才会去做。包含多个步骤的指令对于各个年龄段的ADHD患者都是巨大的挑战。一个母亲让她十来岁的儿子上楼把他的新裤子拿来锁边，再带上针线盒还有一根粉笔。15分钟过后，他还是没有出现，他妈妈便上楼找他。发现他在自己的房间里，一手拿着新裤子，正在试穿一件衬衫，完全忘了他被要求做的事情。

 案例3：小学中年级儿童

米兰达今年11岁，上四年级，因为学习成绩差而就诊。她的老师觉得她有点古怪，很难集中精力，不专注，而且记性差。然而，老师和米兰达的母亲都认为米兰达是一个"听话、敏感且乐于助人的小姑娘"，没有任何破坏性的行为。范德比尔特量表（儿童注意力测试量表）确认了这个情况。老师还认为除非米兰达的学习成绩有所提高，否则她需要重修这个年级的课程。

在学校，注意力不集中会影响学习成绩。成绩优秀大多基于记忆。将学到的内容转变为长时记忆以应对考试的过程中，必须要注意相关的信息，将其与已有的知识建立联系，

并通过短时记忆复述出来。当这个过程被打断时，记住书本上以及课堂中的信息将会极其困难。在小学，一个典型的教学过程是老师会针对某个概念运用举例子的方式进行授课（如做长除法的步骤、识别副词），随后学生们会独立做一些练习来应用这个概念。从小学高年级到大学，更强调独立阅读并记住读到的知识。患有ADHD且未经治疗的大学生经常表示，在重复阅读材料很多遍之后，他们依然不能记住其中的内容。

 案例4：青少年

乔希今年16岁，父亲带他来做毒品检测。昨天校方在乔希的更衣柜里发现了一包大麻，他因此被停学。他承认自己在过去的6个月中每周要吸好几次来"帮我冷静下来"。乔希在过去的一年里还经常抽烟。乔希在7岁时被诊断为混合型ADHD，直到1年前，中枢神经系统兴奋性药物治疗的疗效都很好。回顾乔希初诊的时候，他成绩下滑（很大程度上是因为忘记写作业），而且多次因为上课迟到而被留校。乔希的父亲感觉他多动、没有条理且健忘。七年级的时候，乔希说他感到去学校卫生室服用第二剂哌甲酯很难堪。因此乔希的用药从短效的哌甲酯变为长效缓释的复方制剂，这样他只需要早上上学前服用一次。当他被问及如何看待现在服用的药物时，他回答道："我不喜欢服用那种东西；它对我没有一点用处。我的朋友们就不用服用它。"乔希的爸爸补充道："现在我想想，我们家里至少还有两整瓶余下的药。我不认为乔希每天都吃药。"

高达80%在儿童期被诊断为ADHD的青少年持续表现出症状，持续至成年的患病率为60%～70%。除了精神疾病的发病率升高外，过早吸烟和尼古丁依赖的快速发展在ADHD青少年中也更为常见。在有ADHD病史的青少年中，未完成高中学业、车祸、非暴力和暴力违法行为的比例也较高。

对于患有ADHD的成年人，他们的工作和家庭生活都会受到注意力不集中和短时记忆缺陷的影响。他们会忘记生日和纪念日，还会忘记去参加孩子学校里的活动。他们开车也常出事故。工作中，他们可能会完不成已经开展的项目。电话、同事或者电子邮件都会使他们分神，之后很难回归"正轨"。研究发现，任务转换会导致所有成年人表现不佳，但对ADHD患者来说尤其具有挑战性。

即使青少年不再符合DSM-5的正式诊断标准，但这些缺陷常常有其他精神障碍的共病，如青少年的对立违抗性障碍（oppositional defiant disorder，ODD）或品行障碍（conduct disorder，CD），以及青少年的药物滥用。对于患有ADHD的成年人，情绪障碍和焦虑障碍以及药物滥用很常见。对于童年有ADHD病史且病情逐渐缓解的成年人，其他精神疾病也可能出现。虽然研究结果尚不明确，但已显示出童年时期的中枢神经系统兴奋性药物治疗可以降低留级的可能性，并且降低青春期和成年早期吸烟和使用大麻的概率。

 案例5：成年

吉姆是一名35岁的男性，一次工作表现评估的结果很差，之后便前来就诊。吉姆的工作是汽车销售员，最近晋升为一个青年销售员小组的经理。在评估中，他的主管评价他"……做事混乱，没有优先级；开始做一个项目之后不能完成；文书经常迟交或者弄丢。"他的主管认为他是一个"性格好的人"，但"很难知道他想要什么；他常常自相矛盾"。

在吉姆忘记过许多重要的日子，包括妻子的生日后，开始由妻子负责家庭安排。早上吉姆常常会满屋子跑来跑去找他放错地方的车钥匙。吉姆的妻子也是他们两个孩子的第一监护人，因为吉姆的行为经常自相矛盾且不考虑后果。

吉姆说他读高中就很困难："我考试考得很差，我就是记不住。"甚至小学的时候，"由于我在班里捣乱被送到校长办公室。"大学对他的挑战更大。吉姆不得不重修许多门课，延长了三个学期才毕业。

二、病因

对同卵双生子的研究表明，ADHD的遗传率在0.70～0.80。对领养儿童的研究进一步支持了遗传因素在这种疾病中的重要作用。有7个候选基因与ADHD有关。其中，参与多巴胺转运的基因数量最多。具体来说，有着特别关联的基因包括编码多巴胺能受体的*DAT1*、*DRD4*和*DRD5*，编码5羟色胺受体的*5HTT*，和影响轴突生长和突触活性的*SNAP-25*都与此有关。最近的研究将这些基因变异与特定的ADHD症状联系起来。例如，*5HTT*的变化与冲动有关。这些神经遗传模式与兴奋性药物阻断多巴胺转运体的作用一致。多巴胺能基因活动的改变也可能是患有ADHD的年轻人容易吸烟的一个因素。最后，新的研究表明，在某些情况下，ADHD表型的出现可能是由于环境因素之间的相互作用，如父母的不一致和特定的多巴胺能基因。从概念上讲，额叶脑区多巴胺能活动的减少与去抑制和自我监控能力差的核心缺陷有关。

特定的环境接触，虽然对ADHD并不具备特异性，但与其患病率上升有关。铅的接触似乎与过度活跃和认知困难相关；然而，很多患ADHD的儿童并没有铅水平的升高，相反，很多铅水平升高的儿童并没有发展为ADHD。孕产期并发症也是ADHD的危险因素，包括毒血症、母亲的年龄、胎儿过熟、出生体重低、产程长、胎儿窘迫、出血及早产。妊娠期饮酒与吸烟同样提高了ADHD的患病风险。最近的研究对妊娠期间接触的环境化学物质进行了检查，有一些证据表明汞和氟化物与ADHD症状的发展存在一定的联系。这些因素很可能直接或间接地轻微损伤了与疾病相关的中枢神经系统功能区。

在与ADHD有关的大脑结构异常中，包括丘脑以及涉及额叶、基底神经节和中央小脑参与的神经回路。在结构上，已经注意到大脑和小脑体积缩小。有证据表明，经过中枢神经系统兴奋性药物治疗的ADHD患儿和青少年相较于未经治疗者结构异常更少且大脑容量更大。

三、临床病史

在获得临床病史时，有几个基本特征与患者的年龄无关。例如，至少在两个症状组中症状必须持续而明显地表现。通常，家长首次发现孩子过度活跃是在3～4岁。注意力不集中直到上小学才会比较明显。在很多情况下，当评估不活跃型ADHD时，患儿在学校学习的困难在开始几年也许并不明显，直到9～10岁才出现。一个年纪稍大的儿童、青少年或成年人近期开始的过度活跃或精力不集中一般不符合ADHD的诊断标准，需要考虑其他诊断的可能性。

过去，批评者认为严格遵守DSM-Ⅳ-TR ADHD症状以及标准的措辞并不能涵盖患有ADHD的成年人。这些问题通过在DSM-5中改变所需症状的数量（18岁及以上者是5而不是6）和改变出现症状的时间节点（12岁前而不是7岁）来解决，症状描述也更适合成年人（例如，对于"容易被外部刺激分心"，加上了这句话"……对于年纪稍大的青少年和成年人来说，可能会包含不相关的想法。"）

近年来，关于成年人是否存在ADHD一直有争论。几项涉及大型纵向数据集的研究报告了一些患者亚群，这些患者尽管从儿童早期开始反复评估，但直到青春期晚期或成年后才符合诊断标准。虽然有多种解释可以解释这种症状史，而不需要创建一个新的诊断类别，但这种现象突显了成人因ADHD症状首次咨询医生的模式。智力上有天赋，之前处在结构化的教育和工作环境中而注意力不集中的成年人，可能不会表现出症状，除非他们到结构化水平低的外部环境中工作。晚发病和早发病的患者在治疗反应或预后方面似乎没有差异。

儿童中，ADHD的症状在学校几乎总是很明显的。如果家长称注意力不集中和/或过度活跃仅在家中表现出来，则不太可能做出ADHD的诊断。医生诊室不能用作满足诊断标准所需的两种环境设置之一。另外，不能因为家长称小孩可以专注玩好几个小时电子游戏而排除诊断。电子游戏的视觉和听觉反馈总是在变化，这常常会使ADHD患儿被吸引。

引出特定的行为很重要——尤其是在评估过度活跃/冲动的时候。家长，有时还有老师，经常从观念上将所有的外向行为都归为ADHD。反复明显的攻击性和/或损坏物品、顶嘴、偷窃、说谎或拒绝写作业都不是ADHD的核心症状。这些行为提示了其他疾病而不是ADHD的诊断（品行障碍或对立违抗性障碍），或者存在与ADHD的共病。例如，在案例1中，确定乔伊扔东西的行为是对任务相关挫折的反应还是对他人的故意攻击行为很重要。从生长发育的角度来看，4岁时攻击行为应该会减少；如果超过这个年龄还继续有此行为，则预示着以后的行为障碍。此外，在学龄前，30%的ADHD患儿同时患有对立违抗性障碍。

可能你会见到在学校成绩差的小孩来就诊，因为家长和学校的老师常常将孩子成绩差归结于ADHD。由于预算有限而有学习和/或行为障碍的孩子太多，常常没有充足的特殊教育机构。学校老师会建议家长为孩子做一个ADHD评估（表28-1），因为如果发现孩子有这方面的问题，就可以不耗费额外的教育资源来解决。回顾学业测试、成绩单、课堂作业以及生长发育史可能会提示孩子有学习障碍。同样，学习障碍经常与阅读障碍并存，这是ADHD伴随的最常见的特殊学习障碍。

表28-1　ADHD评估过程

1. 有什么症状？
- 这些症状是ADHD的核心症状吗？
- 对于自我诊断的患者，是否存在其他可能导致症状的临床情况？
2. 症状出现有多久了？
有些症状必须是在12岁之前一直持续出现的
3. 症状是否影响日常生活和工作？
4. 使用评分量表（如康纳斯量表、范德比尔特量表和儿童行为检查表）
5. 在诊室中检查精神状态，要特别关注注意力（数字正向回忆）、专注力（数字反向回忆或"数字7测试"）和短期回忆（延迟5～10分钟回忆4个单词或1个简短故事）
6. 症状是否可以用其他某种疾病来解释更好（如睡眠呼吸暂停和铅含量升高）？如果可能，按照该疾病治疗一段时间后再次进行评估
7. 如果信息与ADHD的诊断大致相符，开始治疗
8. 如果信息模糊，有复杂的鉴别诊断或存在严重的共病，应将患者转诊给心理医生或精神科医生进行进一步评估

四、精神状态检查

虽然详细的神经心理学评估超出了基本医疗的范畴，但有些认知任务与其他信息结合使用时可能会有所帮助。注意力和瞬时记忆可以通过说出一个句子（适用于学龄前儿童）或一系列随机数字，并让患者重复来评估。评估专注力的任务要求患者在之后立即说出数字，但顺序相反。也可以用单词作为听觉刺激，并要求患者正序和倒序拼写。评估警觉性可以由检查者说出一串随机的字母，其间以不规律的间隔说出"A"，要求患者在每次听到字母"A"的时候弹指。5～10分钟延迟后回忆4个单词的能力用来测试短期记忆。虽然在基本医疗环境中不常用，但依靠电脑连续执行任务可能有助于评估对刺激性药物治疗的反应。

五、医学检验

并没有一套公认的实验室检查用于诊断

ADHD。在高水平铅暴露地区应当检测铅的水平，因为铅水平的升高与过度活跃有关。由于甲状腺功能亢进可能会表现出注意力不集中、近期记忆减退和活动力增强，有时也要检测甲状腺功能，尤其是对成年人。

阻塞性睡眠呼吸暂停与注意力和专注力降低有关。若存在其他指征（如响亮的鼾声、呼吸暂停等），应考虑做一个睡眠监测。

六、量表和检查表

患有ADHD的儿童和青少年不会可靠地报告他们自己的症状，他们通常不会意识到自己多动、冲动、注意力不集中或容易分神。经常是家长、老师和配偶而不是患者自己注意到症状，因此应该进行标准化的行为评分。虽然这些量表会因开发者不同，更重要的是使用者年龄段不同而有差异，但多数的基本特性相同。所有量表都需要调查对象评定症状出现的频率。认知和行为的症状必须几乎每天都可以观察到，这样才能算作阳性。量表可能只是简单地列出DSM-5的症状，ADHD标准可能与其他障碍的症状混杂在一起，包括对立违抗障碍、品行障碍、抑郁症或物质使用障碍。

康纳斯评定量表-修订版（Conners rating scale-revised，CRS-R）和康纳斯-3评定量表包括供家长、教师使用的表格，以及供年龄较大的儿童和青少年使用的自我报告版本。康纳斯-3评定量表用于评估对立违抗和品行障碍行为、认知障碍、过度活跃，并且包括一个全球ADHD指数。这些量表的长版本大约需要20分钟完成，而简短版本大约需要10分钟。康纳斯量表有一个庞大的参考人群用来进行分数诠释。范德比尔特评估量表（Vanderbilt assessment scale），除了包括所有的DSM ADHD标准外，还包括了儿童情绪和焦虑障碍症状，以及教师和家长对这些症状造成的损害程度的评分。教师版的范德比尔特量表已经被成功地用于监测治疗反应。

儿童行为检查表（child behavior check-list，CBCL）是一种宽泛的评定量表，在鉴别诊断和检测共病方面可能特别有用。CBCL的几个子量表构成了评估自我调节能力的"调节障碍概况"的基础，当自我调节能力不足时，它与更严重的ADHD症状相关。

由于课堂等环境对注意力、专注力、组织能力和冲动抑制有要求，因此，如果可能的话，应该始终获得教师评分。母子行为评分深受母亲痛苦情绪的影响。抑郁的母亲会更认为她们的孩子存在行为障碍。

成人评定量表显示出更多的异质性，反映出对成年ADHD患者更加强调DSM-5的认知症状和更加隐匿的过度活跃表现。康纳斯成人ADHD评定量表（Conners adult ADHD rating scale，CAARS）评估当前的症状。CAARS是通过自我报告进行评估，但也可以由配偶或父母等间接信息提供者完成。成人自评量表-V1.1（adult self-report Scale-V1.1）是一个简短的筛查工具，可以帮助基本医疗医生识别成年患者患ADHD的风险。最后，成人ADHD研究者症状评定量表（AISRS）是一种医生管理工具，涵盖ADHD的诊断标准，但使用了成人版的症状。

评定量表虽然提供了关于ADHD核心症状和可能存在的共病情况的重要信息，但在进行ADHD诊断时，不应单独使用或过度强调。在儿童评分中假阳性率高是一个问题，这个问题在成年人中更加显著。这些量表通常比较敏感，但诊断特异性不太一致。在成年人中，ADHD的认知症状也是情绪和焦虑障碍的特征。

七、治疗

（一）药物疗法

1. 兴奋剂

兴奋剂，特别是哌甲酯和苯丙胺为基础的复方制剂，是ADHD治疗的主要药物。其作用原理应该是阻断多巴胺转运体。一直以来，最常开的医嘱是速释型哌甲酯，每日2～3次，每次5～20mg。哌甲酯一般在30～60分钟后开始起效，在1～2小时达到作用峰值，作用时间为2～5小时。较为长效的右旋或左旋苯丙胺盐（阿得拉、安非他明）对于ADHD核心症状有着同等疗效，可以作为哌甲酯不敏感患者的替代药物。

过去10年中，药物治疗的主要创新就在于这两种兴奋剂的给药系统。最初的药物释放模式是速释型，但近期的长效兴奋剂以缓释的形式使患者可以一天只服药一次。二甲氨基苯丙胺、哌甲酯、右哌甲酯和苯丙胺制剂等药物属于"第二代"缓释给药系统。给药系统还包括一种透皮贴剂和最近的一种缓释口服悬液，如液体形式的苯丙胺、哌甲酯缓释口服悬浮液，以及哌甲酯口香糖。这些药物一般每天只需用药一次，偶尔需两次。兴奋剂似乎对多动/冲动性症状的益处最为显著，但对解决认知症状（包括注意力、专注力和短期记忆）的效果较差。

兴奋剂的不良反应包括食欲抑制、失眠和体重降低。多达50%的儿童可能出现食欲减退，约10%接受治疗的患者认为这是一个显著的副作用。不太常见的副作用包括头痛和神经质。哌甲酯的"反弹"常常在兴奋作用逐渐消失时出现，患者会感到疲惫和易怒。有些患者在使用长效兴奋剂时易怒的反应不太明显。服药2小时内出现的副作用最好通过减少用药剂量来解决。服用兴奋剂，尤其是苯丙胺和哌甲酯，存在一些心血管风险，促使FDA的药品安全风险管理顾问委员会发了"黑框"警告。随后对成年人的研究发现，兴奋剂与心率加快、收缩压升高以及心血管指标运动后恢复时间延长有关。然而，最近的研究表明，尽管有上述作用，恰当的兴奋剂处方与成人心血管疾病发病率的增加无关。在儿童中，虽然罕见，但兴奋剂似乎确实与心血管事件的风险增加有关。

兴奋剂对于学龄前ADHD患儿的疗效似乎较弱。多达1/3的患儿在使用哌甲酯后出现明显的副作用，导致他们比在校儿童的停药率更高。针对6岁及以下儿童的ADHD治疗的循证指南指出，行为疗法应作为一线治疗，对该治疗无反应的患儿可保留使用兴奋剂治疗。

2. 非兴奋性药物

非兴奋性药物是一些特定情况下可以考虑的二线治疗用药，这些情况包括：难以忍受兴奋剂的副作用，合并其他疾病，如焦虑障碍、抽动秽语综合征或癫痫；担心兴奋剂滥用或父母明确反对使用兴奋剂。

阿托西汀（托莫西汀）是一种去甲肾上腺素再摄取抑制剂，与安慰剂相比对缓解ADHD症状有效。作为一种非兴奋剂，阿托西汀不会导致生长抑制、抽搐或失眠。不良反应可能包括恶心、呕吐、体重减轻和睡眠障碍。在有严重肝损伤的报道之后，FDA要求书面警告，一旦出现黄疸或有任何实验室证据表明患者存在肝病，则应当停药。阿托西汀不存在任何滥用的可能性，属于非计划药物。因为阿托西汀是一种抗抑郁药，关于服用抗抑郁药时的自杀风险，包括增加自杀意念的可能性，它也有着抗抑郁药的标准的自杀风险"黑框"警告。迄今为止，自杀风险尚未成为阿托西汀需要担心的一个重要临床问题。

1mg、2mg、3mg、4mg剂量的缓释胍法辛可以单独使用，也可以与兴奋剂联用作为辅助治疗。控释性可乐定制剂是另一种治疗ADHD的非兴奋剂。α_2受体激动剂对于合并品行障碍的患者，尤其是在愤怒爆发以及出现攻击行为的时候有效。此外，他们可以减少伴随兴奋剂治疗而产生的运动痉挛，也可以减少头痛和"神经过敏"等兴奋剂常见副作用。需要密切监测患者是否出现低血压以及镇静状态。

阿托西汀、可乐定与胍法辛减轻ADHD症状的效果均不如兴奋剂。

其他抗抑郁药物，如安非他酮和三环类抗抑郁药物，也在一些开放性研究中对ADHD显示出一定疗效。目前，这些药物更常用于成年人而非儿童ADHD患者。三环类抗抑郁药存在心血管疾病的风险，因此存在心脏疾病的成人患者一般应避免使用这类药物。有癫痫史和进食障碍的患者也应避免使用安非他酮。

一旦药物治疗被滴定到最佳效果，患者的共病情况和残余困难往往会更加明显。学习障碍、社交技能缺陷以及成年患者的沟通和组织能力可能成为治疗焦点。

（二）非药物治疗

最近，美国FDA批准了首个治疗ADHD的医疗方案。在为期4周的盲法类安慰剂试验中，8～12岁儿童的外置三叉神经刺激系统（external trigeminal nerve stimulation system，eTNS）与ADHD症状评分的统计学显著降低相关。研究人员指出，症状减轻的程度与使用"非刺激性"ADHD药物治疗相当。据报道，该疗法耐受性良好，副作用包括食欲增加、咬牙和嗜睡。

心理教育的手段可以提高药物治疗的依从性并减轻学校和家庭的压力，从而使ADHD患者获益。关键组成部分包括：①解释ADHD的病因是一种有生物基础的疾病；②告诉患者他们不必因患ADHD而内疚自责，使患者宽心；③区别冲动、不受控制的行为和随意动作；④解释药物治疗的作用，特别是药物治疗可以缓解和不能缓解的症状；⑤描述常见的药物副作用；⑥和患者明确药物剂量可能会改变，必须要尝试不同药物才能达到最佳症状控制的效果。

应鼓励家长经常和孩子的老师沟通，以便在明显影响学习成绩之前尽早发现问题。如果可能，应当建立一个每日家庭记录系统，在学校和家长之间传递消息。

在家里，高度结构化、可预测的安排，可以使ADHD更容易管理。睡眠、进食和完成作业应按计划进行，每天都尽量不改变。鼓励孩子在前一天晚上提前整理第二天需要用的东西，包括衣柜，可以使第二天早上更加顺利。大一点的孩子应该保持书桌和做作业的区域没有导致分心的杂物，而小一点的孩子应该在进行下一项活动之前把所有玩具收好。

对于仅患有ADHD的儿童，在兴奋剂治疗之外增加行为治疗可能不会提升疗效。然而，对于占较高比例的合并品行障碍或对立违抗性障碍的ADHD儿童来说，强烈建议进行行为干预。家长培训的重点在于：①一次只能明确提出不超过2～3个需要完成的目标行为；②积极强化亲社会行为；③为目标行为建立一个合理的时间表和进行频率，使孩子能够现实地接受早期积极强化；④通过忽略或暂停来应对不恰当的行为；⑤清楚明确地表达要求与期望。

最近的一些研究表明，在青少年和成人中，认知行为疗法（CBT）作为药物治疗的辅助手段，可以提高疗效。尤其是自尊和组织能力，在CBT的辅助下得到了提高。一种对成人ADHD有效的教育方法是元认知疗法，强调有效的自我管理，包括时间意识，将大块任务拆分成小的可操控任务，自我奖励，减轻抑郁性思维。

在实践层面，患有ADHD的成年人可以通过经常列清单或使用计划本、日历和智能手机来帮助规划活动，记住重要事件和截止日期。对于那些在办公室工作的患者，他们可以比别的同事早到一些，从而在没有他人打扰的情况下完成任务。

ADHD可以使成年患者的亲密关系造成严重破坏。很多情况下，婚姻咨询可以针对长期的健忘、不能积极倾听或不能为伴侣提供心理上的支持等提供帮助。对于没有ADHD的配偶来说，重要的是认识到这种漠不关心并不代表另一半缺乏爱，而是由这种可以改善的症状导致的。

针对儿童和成人ADHD，已经推出了许多补充和替代疗法。脑电神经反馈包括学习调节来自神经电活动的信号。虽然已被证明有些疗效，但虚假反馈与实际的脑电神经反馈同样有效。益处似乎来自持续30～40次的每周就医，让患者练习专注地坐着。ω-3脂肪酸对ADHD患者的核心症状的影响，充其量算是模棱两可的。然而，在标准的 ADHD 药物治疗中加入 ω-3 脂肪酸可能会减少相关的情绪不稳定和愤怒爆发。

八、ADHD 的代价

除医疗支出之外，ADHD 还带来经济、法律和社会成本。患有 ADHD 的年轻人就医的次数甚至比儿童和青少年哮喘患者还要多。ADHD 成年患者和 ADHD 患儿的父母有更高的医疗开支、更多的工作日损失和更高的工作流动率。ADHD 患儿的意外中毒和受伤率也较高。除了对医疗资源更高的使用率以外，ADHD 患儿与学习障碍的高共病性，导致他们需要更昂贵的特殊教育服务。

到青少年时期，共病率显著增加。当品行障碍与 ADHD 共病时症状会更加明显，可能出现损害财产、偷窃和伤害他人的情况。高中时期对于患 ADHD 的青年尤其具有挑战性。近 1/3 的 ADHD 青少年没有完成高中学业；与未患 ADHD 的青少年相比被开除的比例更高。高辍学率可能也在一定程度上反映了这样一个事实：在高中时期，接近一半的 ADHD 患病青少年至少复读过一级。患有 ADHD 的青少年中有相当一部分在 15 岁前就有性行为，并且有多名性伴侣，反映了他们关系的短暂性。更详细地研究这种关联时，发现高风险性行为者是 ADHD 青少年的一个亚群，往往同时伴有品行障碍和大量的大麻使用。

当患者成年时，ADHD 已经对生活中大多重要部分产生了负面影响。在工作中，ADHD 患者更换工作、被解雇的概率比那些正常的员工要高 2 ～ 3 倍。这些结果可能源于生产力降低、人际关系问题、与工作相关的意外伤害和疾病相关的缺勤增加。他们每年的医疗费用是非 ADHD 患者的 2 ～ 3 倍。一项为期 30 年的纵向研究发现，ADHD 患者死亡率升高。

患有 ADHD 的成年人性伴侣的数量是正常人的 3 倍，而且意外妊娠和感染性传播疾病的可能性显著增加。大量 ADHD 患者作为父母不能再拥有孩子的监护权。ADHD 患者的交通事故发生率较高，药物治疗能够降低 50% 的风险。虽然家长们经常担心使用兴奋剂治疗是否会增加以后出现精神和行为问题的风险，但情况似乎恰恰相反。几项纵向研究发现，与未接受兴奋剂治疗者相比，儿童时期接受兴奋剂治疗的 ADHD 青少年和年轻成人患情绪和焦虑障碍的可能性更小，在学业上可能表现更好。

九、推荐阅读

Barkley R. *Attention Deficit Hyperactivity Disorder: A Handbook for Diagnosis and Treatment.* 4th ed. New York: Guilford Press; 2018.

Chorozoglou M, Smith E, Koerting J, et al. Preschool hyperactivity is associated with long-term economic burden: evidence from a longitudinal health economic analysis of costs incurred across childhood, adolescence and young adulthood. *J Child Psychol Psychiatry* 2015; 56 (9): 966-975.

Conners CK. *Conners 3rd Edition Multi-Health Systems.* Toronto, Ontario, Canada: 2008.

Cortese S, D'Acunto G, Konofal E, et al. New formulations of methylphenidate for the treatment of attention-deficit/hyperactivity disorder: pharmacokinetics, efficacy, and tolerability. *CNS Drugs* 2017; 31 (2): 149-160.

Faraone SV, Larsson H. Genetics of attention deficit hyperactivity disorder. *Mol Psychiatry* 2018; 11: 1.

Hinshaw SP. Attention deficit hyperactivity disorder (ADHD): controversy, developmental mechanisms, and multiple levels of analysis. *Annu Rev Clin Psychol* 2018; 14: 291-316.

McGough JJ, Sturm A, Cowen J, et al. Double-blind, sham-controlled, pilot study of trigeminal nerve stimulation for attention-deficit/hyperactivity disorder. *Journal of the American Academy of Child & Adolescent Psychiatry* 2019; 58: 403-411.

Sarver DE, McCart MR, Sheidow AJ, Letourneau EJ. ADHD and risky sexual behavior in adolescents: conduct problems and substance use as mediators of risk. *J Child Psychol Psychiatry* 2014; 55 (12): 1345-1353.

Searight HR, Evans SL, Gafford J. Attention deficit hyperactivity disorder. In: Smith A, Shimp L, Schrager S, eds. *Family Medicine: Ambulatory Care and Prevention.* 5th ed. New York, NY: Appleton and Lange; 2014.

Sibley MH, Rohde LA, Swanson JM, et al. Late-onset ADHD reconsidered with comprehensive repeated assessments between ages 10 and 25. *Am J Psychiatry* 2017; 175 (2): 140-

149.

Solanto MV, Marks DJ, Wasserstein J, et al. Efficacy of meta-cognitive therapy for adult ADHD. *Am J Psychiatry* 2010; 167: 958-968.

Spencer TJ, Adler LA, Qiao M, et al. Validation of the adult ADHD investigator symptom rating scale (AISRS). *J Atten Disord* 2010; 14: 57-68.

Sprich SE, Safren SA, Finkelstein D, Remmert JE, Hammerness P. A randomized controlled trial of cognitive behavioral therapy for ADHD in medication-treated adolescents. *J Child Psychol Psychiatry* 2016; 57 (11): 1218-1226.

Tervo T, Michelsson K, Launes J, Hokkanen L. A prospective 30-year follow-up of ADHD associated with perinatal risks. *J Atten Disord* 2017; 21 (10): 799-810.

Thibault RT, Raz A. The psychology of neurofeedback: clinical intervention even if applied placebo. *Am Psychol* 2017; 72 (7): 679.

躯体症状及相关障碍

第29章

Y. Pritham Raj, MD

一、引言

 案例1

57岁的A女士预约了一位新的医生。她向医生诉说了困扰自己10年、始终原因不明的多种症状。她在过去十年见过很多医生，包括基本医疗和亚专科医生。目前，她的主诉包括腹痛、胸痛、头痛、心悸、疲劳和间歇性头晕。她带来了大量以前医生写的病历，其中包括许多实验检查和诊断性操作，但均未确定她的病因。

医生："A女士，你好，我今天能帮你做些什么？"

患者（叹气）："我也不知道。我的一个朋友几个月前在你这里看病，和我说你非常好，所以我非常希望你能帮助我。这些毛病已经困扰我很多年了，但是没人能够搞清楚这是为什么，或许你可以。我知道我一定有什么问题，我太虚弱了。"

医生："和我讲讲你的症状吧！"

患者："唉，这要从10年前开始说起了……"

医生被告知，患者会出现症状（主诉）和体征（客观发现），表明存在病理生理过程。他们接受培训，以识别这些临床表现并诊断潜在的疾病，从而实施适当的治疗。对医生的满意度取决于其熟练地完成这些任务

并可减轻患者痛苦的能力。患者到医生的办公室通常是为了寻求对他们症状的解释和治疗方案。当医生无法通过某种疾病去解释患者出现的症状时，医患之间的关系就会比较紧张。

当医生过于关注躯体症状而不是症状的潜在病因时，也会出现问题，在许多情况下，这些症状可能是心理而不是身体上的。高达40%的基本医疗患者缺乏可识别的躯体疾病的症状，它们被称为医学上无法解释的、功能性的或与"躯体化"有关的症状。多年来，"躯体化"一词的定义一直在变化，目前的最佳定义是放在躯体症状和相关障碍目录下。

在《精神障碍诊断与统计手册（第五版）》（DSM-5）中对躯体症状障碍（somatic symptom disorder，SSD）这一术语的定义是：明显地表现为躯体症状，这些症状要么非常痛苦，要么导致严重的功能障碍，伴有与之相关的过度的、不相称的想法、感觉和行为。许多经历并报告导致痛苦的身体症状、又缺乏相应程度的组织损伤或疾病证据的患者都符合SSD的标准。之前的DSM-Ⅳ诊断标签，包括躯体化障碍、疑病症、疼痛障碍和未分化躯体形式障碍已被删除，部分原因是它们带有贬义。总的来说，躯体症状和相关障碍已经取代了DSM-Ⅳ中的躯体形式障碍。无论术语如何变化，有躯体症状但不符合精神病学全部诊断标准的患者非常常见，特别是在基本医疗中。

对许多人来说，明显的躯体症状可能是在特别紧张的时期（如离婚诉讼过程中）出

现的一种短暂现象，包括夸大常见的身体症状，如头痛。在有些患者中，这个过程可能更持久，可能会由于症状而导致失能。在另一些情况下，躯体症状可能是其他精神障碍（如抑郁或广泛性焦虑）在所处文化中更合理的表现形式。例如，在许多亚洲国家，抑郁患者很少直接报告出现情绪低落或抑郁的症状。然而，不明原因的腹痛或头痛等主观症状常常提示有潜在的抑郁倾向，必须进行全面的鉴别诊断（见第26章）。

　　有慢性躯体症状的患者对医生来说尤其困难。虽然他们的症状可能提示潜在的躯体或神经系统疾病，但在恰当的诊断评估后却没有发现其病因。有些患者在听到医生说没有发现会引起症状的疾病时就放心了，而另一些患者却可能感到不安，并指责医生无能或对他们不信任。有些患者，特别是那些担心自己的症状没有被重视的患者，甚至会编造症状或夸大已经出现的症状的严重程度。在2018年对患者进行的一项调查中，47%的患者承认他们经常或有时会对医生说谎；另有30%的患者表示他们很少，但是也会对医生说谎。当患者不是为了获得明显的好处而谎报自己的症状时，最符合人为障碍（表29-1）。但如果他们为了某种形式的经济或物质利益而撒谎，这就被认为是"装病"（现在是V码，而不是DSM-5的正式诊断）。一些患者坚持继续进行诊断检查或要求转诊给专家。一般标准药物治疗对于这些症状无效；而治疗失败可能导致患者要求做更多的检查、转诊或拟定不同的治疗方案。患者的治疗需求不断增加，却没有得到相应的治疗效果，这让医生和患者都非常沮丧。

二、历史概念

　　医学史上早已认识到医学无法解释的症状的存在，每个历史时期都有关于这类症状组成的综合征的描述。在文艺复兴之前，医学理论建立在对解剖学或生理学的有限理解的基础之上，因此，对现代医疗工作者来说

表29-1　躯体症状和相关障碍

症状	定义
躯体症状障碍	痛苦的躯体症状对日常生活造成严重影响 与躯体症状有关的异常的想法、感觉或行为
疾病焦虑障碍（原疑病症）	专注于某种严重的疾病，或者担心将患某种疾病 对健康的高度焦虑，与健康的真正威胁不成比例 过度的健康相关行为或适应不良性回避
转换障碍（功能性神经症状障碍）	自主运动或感觉功能改变 症状不是由公认的神经系统或躯体疾病引起
心理因素影响其他疾病	心理或行为因素对现有疾病的病程、治疗或潜在的病理生理学产生不利影响
人为障碍	伪造身体或生理的体征或症状（或引起伤害或疾病） 这种欺骗行为没有明显的外部动机
其他特指的躯体症状和相关障碍	如果不符合上述疾病的全部标准，使用此诊断 未满足全部标准的原因作为说明添加 假妊娠（错误地认为有妊娠的迹象/症状）是这一诊断的一个特例
未特指的躯体症状及相关障碍	当不符合上述一种疾病的全部标准且未说明不符合诊断的原因时，使用此诊断

　　注：上述疾病特点如下。①导致临床显著的痛苦或对社会、职业功能造成损害；②不是由其他一般的躯体疾病或精神疾病引起的。经Reed M等许可转载：Somatic Symptom and Related Disorders.In：McCarron，RM，eds.Primary Care Psychiatry，2nd ed.Philadelphia，PA：Wolters Kluwer，2018.

似乎相当原始。缺乏明显原因的疾病，被认为是由于身体器官功能与行为的严重紊乱造成的。例如，癔症，是一个早期的躯体化概念，早在公元前1900年就被归因于"游走的子宫"，而从这个概念模型中发展出的癔症的治疗方法则包括将药膏涂抹在阴唇上，或操纵子宫使其回归"自然"位置。直到文艺

复兴之后，医疗工作者才开始在医学无法解释的症状的起源中，提出神经系统紊乱的可能性。

从17世纪末到18世纪，医生开始逐渐意识到心理因素在躯体症状的发生和维持中所起的作用。医疗机构不再只专注于对这些患病个体进行躯体治疗，取而代之的是鼓励医生对患者精神状态和情绪体验的询问与积极关注。此外，医生还认识到，有必要尽可能对患者进行康复相关的积极情绪的倡导。

在19世纪，人们意识到，尽管在病理学的认识与理解上已经取得了很多进展，患有躯体化综合征的患者仍然缺乏可以明确辨别的解剖学异常。因此，医学上无法解释的症状被归因于细微难测或"功能性"的病理学紊乱。这种疾病的解释模型，导致对于这类症状的治疗又回归以躯体干预为主。然而有些医生认为，心理治疗对于控制这些患者的症状很重要。这些医生还意识到，除非治疗方式与患者认为的自身疾病是身体原因所致的观点相符，否则干预措施都将被拒绝。保罗·布里凯在其具有开创性意义的"癔症论"（1859）中描述了对于400余位"癔症"患者长达10年的深入研究，强调了对于这些患者的治疗需解决社会和环境因素的影响。

20世纪之交，一个专门针对这些疾病的心理学模型被开发出来。神经系统功能性的病理损伤被心因性的概念所取代（即躯体化症状来自心智）。躯体化被认为是无意识的精神冲突以身体症状的形式表现出来的方式。因此，心理医生开始负责这些疾病的诊断和治疗。然而，身体不适源于心理原因的观点容易暗示这些症状并非"真实"，而许多患者对于这种解释疾病的价值观并不认同。

医学无法解释的症状一直是困扰着医生的临床问题。患者常表现出诸多与体格检查、实验室检查以及放射检查无关的症状，这些症状通常聚集在一起而成为具有多种可能病因的综合征，其病因包括环境接触、感染（如慢性莱姆病、念珠菌病、EB病毒病）或多种化学敏感性。此外，广泛的宣传以及教育团体试图推动与疾病有关的各种议程，都可能使这些综合征的评估变得困难。

 案例2

B先生，32岁，向他的基本医疗医生提出了自己疲倦、虚弱和恶心的问题，除此之外，他还受间歇性腹痛、胸痛以及"头晕"感觉的困扰。他提到自己住在一幢古老的建筑物中，担心自己接触了铅或其他毒素。他的体格检查和实验室检查全部正常，然而，这些检查结果并没有令他释然，他始终坚持认为自己有问题。他开始经常打电话询问慢性念珠菌感染、病毒后综合征以及多种化学物过敏综合征相关的问题。他的医生会与他讨论每个过程，并继续对B先生的症状进行合理的医学评估。B先生开始在网上搜索自己的症状，并确信他对家中的多种化合物过敏，参与了许多"线上"支持团体。他开始拒绝针对他的症状的其他解释，并逐渐对医生表示不满，选择寻求并相信其他"专家"的诊治。

三、病因学

躯体症状和相关障碍可以从许多不同的角度来解释，每个角度都阐明了相关症状的原因。但由于这些症状的确切原因尚不清楚，以下理论中没有一个可以对其进行完全的解释。然而，每一种观点都为医生提供了对躯体症状起源的见解，并提出了可能的治疗方法。遗憾的是，每种模型只能解释一类患者的症状，而对患者更全面的理解往往来源于多种观点的结合。

（一）神经生物学

根据神经生物学观点，躯体症状障碍

（先前的躯体化障碍）由负责处理外周感觉和中枢情绪信息的神经内分泌系统的功能障碍导致。结果，受影响的个体误解了正常的身体感觉以及情绪信号，认为它们预示一个危险的身体现象。例如，研究人员最近指出，皮质醇的减少对创伤后应激障碍、纤维肌痛、慢性疲劳综合征以及一些慢性疼痛均有作用。虽然在具有上述诊断的人群中发现过低皮质醇血症，但皮质醇缺乏与产生这些症状之间的关系尚不清楚。还有研究表明具有躯体化症状的个体无法适应新刺激。有躯体症状和相关障碍的个体，在新环境中的紧张程度更高，且很难随着时间的推移去适应新的环境。此外，受影响的个体，在离开高压环境后心率返回基线水平更慢。这些研究表明，适应新的或应激性刺激的生理机制，与躯体症状障碍患者的明显心理症状之间存在关联。

（二）心理动力学

根据心理动力学理论，躯体化症状仅来自心智，是代表着潜在的内部心理冲突的外在表现。研究表明，与正常人群相比，具有躯体症状和相关障碍的个体，先前承受过心理或身体的虐待，或罹患过抑郁、焦虑的比率更高。据推测，虐待会使个人面临导致躯体症状障碍的内部冲突类型的风险。例如，童年遭受过性虐待的女性与没有受虐经历的女性相比，患慢性盆腔痛的比例更高。抑郁与焦虑既可以作为内部冲突的产物，也可以作为其诱因。患有躯体症状障碍的患者，可能无法正确解释内在产生的情绪，而将这些信号识别成为身体症状。后续亦有研究支持这种观点，表明述情障碍，或无法识别及口头描述自己或他人的情绪及感受，与躯体症状障碍有一定关联。其他研究表明，女性的童年创伤与较高程度的躯体症状障碍有关，是由于不安全的依恋关系发展所导致的。依恋理论认为，个体在人际关系中的互动会受到早期与看护者互动经历的影响，目前已经有4种不同类型的依恋模型被提出，分别是

安全型、依赖型、焦虑型、回避型。特别地，对不同依恋模式的作用及其与躯体症状障碍和后续医疗措施应用的联系的研究表明，依恋模式为依赖型的患者往往会理想化他人，自我依赖性较低，需要更多的保证；而具有回避型依恋的个体可能既难以相信他人，又很少信赖自己，因此他们更多地被报道有躯体化症状的出现，对医疗资源的使用也更多。

 案例3

G女士，51岁，患有腹痛和进行性功能丧失一年半。因保守治疗失败，她入院接受了剖腹探查术，然而没有任何器质性发现可以解释她的症状。精神科会诊评估可能引起她疼痛的心理因素时，G女士否认了任何心理压力，但她的丈夫透露，在症状出现前后，与G女士关系十分亲密的母亲离开了他们所在的州，前去照顾另一个生病的女儿。随后G女士被转诊进行心理治疗以探究她内在病因，并寻找其他支持方式。经过这样的治疗，G女士的腹痛缓解了。

（三）认知行为学

根据认知行为学学者的观点，躯体症状障碍患者的症状来源于对身体感受的错误认识，例如他们可能将轻度的胃食管反流（或疼痛症状）视作严重的心肌梗死。这种错误的认知会反过来又导致某些不当行为，例如辗转于急诊室之间寻求对自身症状的评估，反复确认自己的心脏功能正常。这些症状还会通过个体环境中的一些因素被加强，如他人对患者自我察觉到的疾病的反应：受到影响的个体可能被免除工作或社会义务。此外，还有研究者提出，对某种疾病的了解也可能导致人们将先前所忽视的症状归因于这种疾

病。受到影响者会寻找其他症状作为确证证据，这样既强化了对疾病的信念，又放大了躯体症状。当宣传者及教育团体倡导人们提高对某种疾病的认识时，受到影响者对症状自我证实的评估将进一步增强。人们对自我身体信息的处理，逐渐因坚信自己患病而失去客观判断，最终可能导致受到影响的个体自愿扮演一个"患者"的角色。

 案例4

C先生，53岁，曾从事体力劳动，既往身体健康。某日，C先生在举一件非常沉重的物品时，感到右胸部出现疼痛。他的一名同事告诉他，他的父亲也有过类似的经历，此后不久便因心脏病离世。此后C先生便执着于自己患有心脏病的想法，并开始反复看急诊，咨询基本医疗医生和心脏病专家，得到的评估结论都是没有心脏病。然而他的担心仍未消除，于是他现在正向一位新的医生陈述自身的症状。

医生："C先生，今天可好？"

患者："大夫，我觉得我的心脏有些问题。"

医生："是什么让你觉得你的心脏有问题呢？"

患者："是这样的，我有时会觉得自己喘不上气，如果我举起比较重的东西时，就会感觉胸部的肌肉有些痛。其他时候，我的呼吸频率加快了，而且我的手指有时会有种刺痛感。电视节目中说这些症状都意味着我患有心绞痛。由于不想再让自己压力过大导致心脏病发作，我已经停止工作了。"

（四）社会文化

根据社会文化观点，个体通常会以文化认可的方式表达自己的疾病和痛苦。在任何文化中，身体症状和疾病的表达都是被鼓励的，而其他情绪症状或心理疾病的表达并不被鼓励。虽然躯体不适是一个普遍的过程，但个人的文化背景会影响躯体表达情绪困扰的方式。此外，这个理论认为，患者和医生有着不同的文化背景，因此医患之间的文化沟通非常重要。这种沟通通常决定了患者对自身症状的感受、理解和表达的方式。医生在与患者沟通中的任务，就是正确辨别患者出现的躯体症状中，哪些是由于文化习俗带来的精神痛苦问题。如果未能正确评估躯体症状，可能导致误诊、不必要的医疗，当患者的症状没有如预期那样获得改善时，医生会感到沮丧，患者也无法满意。

四、一种不同的模式

上述讨论的理论模型有证据支撑，也已被用作一些躯体症状障碍病例治疗的基础。但理解躯体化症状和相关障碍还有另一种方法。这种观点源于医生摒弃了非"身体"即"心理"的固有思维模式。基于这种二分法框架的互动，会使患者觉得他们和他们的症状都被医生忽视了，并得出结论"医生说这一切问题都只是我脑子里想出来的"。相反，新的模式采用了一种更全面的疾病观——基于疾病的生物心理社会模式，其中包括其他解释模型中的关键元素。在这种模式下，所有疾病都被认为是由生物、心理、社会文化多方面原因导致的。

西方医学侧重于疾病生物学方面的原因，因此常常忽略了患者的心理及社会文化方面的经历。这种模式对于理解以及治疗急性疾病非常有效，但对于慢性疾病的复杂性却无能为力。例如对于疼痛，相关研究者发现心理因素在预后方面比躯体因素还要重要。这类研究带来了一种新治疗模式的发展，这种模式意识到了生物致病因素和心理社会因素在导致症状发生中的相互作用。因此治疗的重点不仅在于缓解生物学症状，还在于改变与疼痛和疾病相关的想法、感受以及行为。

基于这种生物心理社会模型，可以将疾病理解为一系列异常所导致的结果，这些异常一部分主要表现为躯体问题，另一部分主要表现为心理社会问题（见第36章）。因此对患者的评估应当常规地包括身体和心理两个方面。从生物心理社会框架来看，躯体症状障碍的出现是由于患者忽视了他们疾病的心理社会成分而更倾向于从躯体角度观察问题。例如，一个慢性盆腔痛患者，经过多次全面的检查评估都没有找到明确的解剖学病因，但仍然坚持重复进行病情检查，而不去讨论一下可能导致躯体化症状或疾病焦虑障碍的社会心理方面的因素。根据这个模型，当症状体验受到社会心理因素影响时，就可能出现"症状放大"的现象，这在躯体化症状和相关障碍中十分常见。图29-1清晰地说明了这一点。这些社会心理因素由心理社会"透镜"表示，它改变了刺激的（躯体症状）"图像"，导致图像放大（效果），也就是增强了症状的体验。躯体症状和相关障碍不是一种单一疾病。像大多数疾病一样，它们可以被理解为连续性的表达式，一端是短暂的、与压力相关的常见身体症状被夸大，另一端是严重的、持久的主诉导致患者失能。

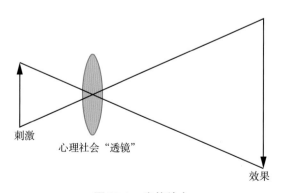

图29-1 症状放大

患者："我也不知道是怎么了，可能是我疯了，所有人都这么看我……"

医生："我可以保证你没有精神异常，我了解到你的担忧了，我们聊聊你的问题吧！"

患者："好吧……我的一个朋友得了一种病，叫作库欣病，你觉得我有可能也得了这种病吗？"

医生："这是个好问题。有很多疾病可能出现像你这样的症状。我想让你知道的是，我听了你的主诉并做了检查，除了一般的常见病，我还尝试去考虑过罕见病，我并不认为你患有这些疾病，尤其是你的症状已经持续了这么久。说实话，我们现在也没有办法完全确定。有太多可能的疾病，不可能都一一筛查。不过，我们会先做几个性价比高的实验室检查。如果结果正常我们就不做更多的检查了，但我会在接下来的几个月中保持开放心态，关注这些问题的可能性。如果你之后出现了可能提示某种罕见疾病的症状，我一定会再为你多预约一些检查的。你觉得这样如何？"

患者："好，听起来可行。"

医生："最近有什么生活中的事情让你感到压力很大吗？"

患者："你提到这个，我确实想到最近有一些压力挺大的事情发生……"

在这个简短的对话中，医生承认了诊断的不确定性，同时给人以真诚和值得信赖的感觉。医生通过增强医患关系的持续性，并表达日后愿意考虑其他可能的疾病，使患者感觉受到了关怀，从而不需要反复多次做基本无用的诊断性检查。与此同时，医生也已帮助患者接受了疾病中社会心理因素与躯体因素相互联系的观点。

五、患病率

躯体症状障碍在基本医疗诊所中经常遇到，患病率为25%～75%。另有研究表明，在基本医疗门诊，高达22%的患者被诊断出躯体症状障碍。一项研究发现，在为评估诸如头晕、胸痛、疲劳等常见症状而就诊于基本医疗医生的患者中，80%无器质性疾病。

研究还发现，50%～80%的焦虑障碍或抑郁障碍患者起病时都表现为身体症状。另一项研究表明，躯体症状障碍是住院患者中最常见的精神疾病诊断。

世界范围内，医学上无法解释的症状在女性和社会经济地位较低的个体中更为常见。在美国，拉美裔群体的患病率更高。虽然躯体症状障碍的发病率相对较低（美国为0.1%，德国为0.8%），但这个比率随着躯体症状障碍纳入标准的扩大而升高，在一些欧洲国家达到22%～80%。研究表明，没有某种文化更容易或更不容易导致躯体症状障碍，但似乎那些不能与医生保持稳定、持续关系的患者可能会产生更多的躯体化症状。换言之，患者与医生互动过程中的"文化"因素也会对躯体症状障碍的表现产生重大影响。总的来说，这些结果表明躯体化现象，以及更严格定义的躯体症状和相关障碍，在就诊的患者中非常常见。

六、影响和结果

躯体症状障碍不仅常见，还是一个非常耗费资源的问题。一项研究评估了躯体症状障碍患者的医疗费用支出，是普通医疗患者的9倍。另一项研究计算出，即使经过调整纳入了精神疾病后，美国用于躯体症状和相关障碍的年度医疗卫生总费用也超过了2500亿美元。此外，这些患者通常需要投入大量的时间与关注，但结果常常是对医生给出的治疗方案没有任何反应。这样最终会导致医疗工作者产生沮丧和无能、无助的感觉。患者看似无休止的诉求，会导致医生在看到预约名单上出现其姓名时产生愤怒或恐惧感。因此，躯体症状障碍患者不仅会大量耗费有限的医疗资源，增加医疗卫生系统成本；还会增加医务人员的负担，使他们被这些个体的需求所充斥。

研究一致表明，有躯体症状障碍表现的患者在健康状况、身体功能和心理健康方面都不如那些未表现出这些症状的患者。具有

躯体症状障碍的患者不仅面临持续存在的躯体症状表现和对自身疾病的担忧，还会长时间伴有情绪和社交障碍以及生活质量的下降。对于这类人群的准确诊断非常重要，这样才能对其进行适当的管理。

七、鉴别诊断

对于有躯体症状的患者，应评估其生物医学病因，以解释其主诉症状的原因。评估的种类取决于患者的病史、症状和年龄。评估患者时，重要的是要记住，在晚年出现多种身体症状多是由于一般的常见疾病，而躯体症状障碍通常在几十年前就开始了。

躯体症状和相关疾病的分类是基于显著躯体症状和相关严重痛苦及功能损害的共同特征。此外，这些疾病的躯体症状是在患者无意识的情况下，而不是主动控制之下出现（表29-1）。一些功能性综合征也已被确认，如肠易激综合征、纤维肌痛、慢性疲劳综合征和非心源性胸痛。这些疾病可能符合"其他特指的躯体症状和相关障碍"诊断。

对以前被称为躯体形式障碍的分类和命名法的批评表明，这一类别内的许多疾病截然不同，因此这种分类方式的效力相对有限，该诊断对提示有效的治疗方式也几乎没有帮助。如前所述，"躯体形式"一词被认为带有贬义；由于缺乏明确的疾病病因，无法正确地将病因归类为心理原因。这种"非此即彼"的方法无意中导致产生了一种身心二元论，最终使患者认为自己的症状不是"真实的"，而忽视了他们对躯体症状的真实体验。基于这个原因，人们试图修订DSM-5中这些疾病的诊断标准。另一个问题是，因为医学无法解释的症状而接受治疗的患者中，相当多并不符合躯体形式障碍的诊断标准（基本医疗中患病率达10%～15%）。

一些精神障碍与躯体症状相关，因此对有身体不适的患者进行评估时也需要考虑这些精神障碍的可能。例如，以惊恐发作为表现的焦虑通常涉及多个器官的症状，例如

心悸、恶心、呼吸短促和四肢刺痛。然而与躯体症状障碍不同，惊恐发作的症状通常是突然发作且仅限在一段时间内。仔细询问病史通常可以得到这些信息，从而有助于做出正确的诊断。广泛性焦虑患者也可能表现出多种躯体症状，如疲劳和肌肉紧张。对生活中的许多方面都过度担心是这种疾病的主要特点，这一特征有助于将其与躯体症状障碍区分开来。抑郁患者也经常向医生陈述原因不明的身体症状，尤其是头痛、疼痛以及胃肠道的问题。躯体症状和相关障碍患者的症状表现往往呈慢性特征，而抑郁患者的躯体症状仅当情绪症状出现时才会伴随出现。研究表明抑郁和躯体症状障碍共病的比例较高，因此临床上可能同时存在这两种疾病（见第26章）。强迫症患者，注意力集中于身体功能或器官，有可能会表现出躯体症状障碍。诊断的关键是要仔细了解强迫观念和强迫行为的病史。患精神疾病（如精神分裂症）时，患者也可能出现多种躯体症状。与躯体症状障碍患者的症状不同，精神病患者陈述的症状往往是奇怪或完全不合常理的（例如"我的内脏正在腐烂"或"我肚子里有恐龙蛋因此肚子疼"）。然而，重要的是要记住，患者可能既患有精神障碍又患有躯体症状障碍。反之，具有明确躯体疾病的患者，也可能同时诊断躯体症状和相关障碍。

与上述精神疾病相反，还有一些个体的症状是他们有意识地表现出来的，这种人为障碍属于躯体症状及相关障碍的范畴。其诊断需要医生判断出患者的症状是有意识或自愿诱导的或是夸大的。但是，这些个体伪造症状并没有明确的外部诱因，如经济补偿等，他们的主要目的就是扮演生病的角色。如果医生确定个体有意识伪装症状可以获得明显的外部利益，如获得金钱奖励、取得药物，或避免某种不利的局面如服兵役或监禁时，则应诊断为诈病，这种诈病不属于精神障碍（表29-2）。

表29-2 异常的疾病确认状态

	症状产生	动机
诈病	有意识	有意识
人为障碍	有意识	无意识
躯体症状障碍	无意识	无意识
疾病焦虑障碍	无意识	无意识
转换障碍（功能性神经症状障碍）	无意识	无意识
其他特指的躯体症状和相关障碍	无意识	无意识
非特指的躯体症状和相关障碍	无意识	无意识

注：改编自 Eisendrath SJ，Lichtmacher J. 精神障碍。2007年：当代医疗诊断和治疗，S. McPhee 等编；阿普尔顿和兰格；2006.（改编自 Eisendrath SJ，Lichtmacher J. Psychiatric disorders. In: Current Medical Diagnosis and Treatment 2007，S.McPhee et al（ed）；Appleton and Lange；2006.）

八、评估

大多数患者并不符合躯体症状障碍的正规诊断标准，但躯体症状出现相当频繁。这些患者绝大多数都就诊于基本医疗机构而不是精神科，因此，医生采用系统性的方法，通过尝试触及症状的核心同时排除器质性疾病的存在，来阐明躯体症状的存在并没有器质性疾病的证据，是非常有用的。做诊断评估时，医生倾向于过多地关注症状询问，一个典型的以医生为中心的询问方式如下。

医生："你今天因为什么来诊所（或医院）？"

患者："我头痛。"

医生："哪个部位痛？持续多久了？你是怎么来缓解头痛的？"

这些问题在这种情境下提出虽然都是合理的，但却过于关注症状。与之相反，以患者为中心的提问方式可以让医生更有效、更准确地了解病情的重点。

医生："你今天为什么来这儿？"

患者："我头痛。"

医生："还有其他问题吗？"

患者："嗯，我睡眠不好。"

医生："还有吗？"

患者："我很担心我儿子，他吸毒。"

最后，逐步地，基于证据的方法对于评估疑似躯体症状障碍谱系的患者非常宝贵。这个框架可以帮助医生避免不必要且昂贵的诊断操作或者向专科医生转诊。此外，在任意评估过程中它还可以避免出现潜在的医源性并发症。与所有的医疗方法一样，对出现多种躯体症状患者评估的第一步是详细、全面的病史询问。当然，医生在评估的采集病史阶段应当同时包括对相关病历的回顾。然后医生需要对患者进行适当的身体和神经系统检查，从而考虑哪些检查可以明确诊断，或根据已获得的信息，排除症状主要来源于生物医学疾病的可能。患者希望进行各种检查的冲动需要被抵制，相反，合理确定患者的需求对于明确治疗计划更有帮助。从同事那里得到的非正式的咨询信息对于恰当评估这些患者也有帮助。

一旦医生确定了患者的生理症状并无潜在的病理学异常解释，其关注点就会转向精神障碍。精神障碍的评估可以通过细致的临床晤谈、半结构化的访谈工具或转诊给精神科医生来完成。临床晤谈有助于确定精神疾病的存在，并且可以让患者感受到医生对其个人生活的积极关注。诸如自填问卷"患者健康问卷"（patient health questionaire，PHQ）这类文书用于基本医疗机构，可以帮助医生对躯体症状障碍以及抑郁、焦虑、进食障碍、药物滥用等进行诊断。这些问卷的优点在于其完成的快速性和有效性。PHQ-15是PHQ的一个子量表，用于评估躯体症状，可用于监测症状的严重程度和症状的改善情况。这类工具很有用，因为许多患者担心自己的主诉会被驳回而拒绝转诊至精神科。最重要的是，在评估患者时，医生要认识到

并去阐明身体和心理社会维度之间的相互作用。

医生："聊聊你的近况吧！"

患者："嗯，我的胸近来又开始疼了，而且我感觉很疲劳。"

医生（询问患者与症状相关的若干问题后）："这次胸痛听起来和你之前发生的胸痛类似，不过我能理解这次更严重了一些。想问一下你，除了这种剧烈的疼痛，你最近的生活中还遇到了什么变故吗？"

患者："其实真的没什么事情……不过我妻子又和我在抵押贷款上开始争执了。"

医生："哦，我记得上次你出现胸痛就是因为这个事情。"

患者："是啊，我就是厌倦了她的唠叨，还有勉强才能维持生计的压力。"

医生："我认为可能是你所承受的压力对你的身体和幸福感产生了影响。"

九、治疗

以下治疗策略并非特定针对某种躯体症状障碍的诊断。在大多数情况下，认识到患者的症状是躯体症状障碍的一般表现比对其进行特定的精神病学诊断更重要。但是如果患者的确存在诸如焦虑、抑郁或精神病等精神障碍，则应针对已确诊的精神障碍进行特定治疗。

（一）为基本医疗医生设计的治疗方案

注重非躯体干预的管理计划有助于治疗躯体症状障碍。有躯体症状的患者最常出现在基本医疗机构，并且抗拒向精神科转诊。需要有效的、基本医疗医生能接受的、适用于繁忙的基本医疗环境的技术。最后，干预需要与患者对自身疾病性质的想法相一致，以便他们愿意参与治疗。

管理躯体症状障碍患者最重要的一点是发展稳定、共情、信任的关系。尽管与这些

人建立这样的关系并不容易，但是治疗联盟的建立对于诊断和治疗都至关重要。需要记住躯体症状障碍患者只有在对他们最有效的沟通方式中才能表现出最好的反应，即使不需要治疗。因此在考虑针对这些人的特定治疗方案前，需要先考虑如何利用一些基础的技巧与他们进行沟通。

医务人员绝不该质疑患者躯体症状的真实性。躯体症状障碍是一种无意识的过程，因此躯体症状对于患者来说非常真实。另外，大多数症状本质上讲都是主观的，因此我们无法对其进行核实或产生质疑。明确地承认并证实患者承受的痛苦有助于牢固医患之间的治疗关系。

医生："我知道你因为这些症状受了很多苦。"

患者："你好像是唯一一个懂我的人。"

医生应该避免试图说服患者这些症状都是心理原因造成的。他们还应该避免使用心理学术语（如抑郁、焦虑）；相反，他们应当尽量使用易于理解且双方均可接受的表达方式来讨论患者的症状，而不是过于关注症状。每次预约就诊都应当从对躯体症状的讨论开始。医生可以使用个体更容易接受的生理学解释来描述症状（如"颈部肌肉的异常紧张导致了疼痛性痉挛"）。值得注意的是，尽管这种描述揭示了症状产生的生理学过程，但它们并不能提供症状的病因。随着时间的推移（通常是数月或数年），患者与医生可能会开始探索症状背后可能的躯体以及心理社会方面的原因。

患者："我就是不明白为什么我的脖子总是痉挛。"

医生："我注意到，你和我说过有时候当你的领导指责你之后你就会产生这种症状。有时当我们生气或紧张时，我们的肌肉就会对我们的情绪做出反应而紧张起来，当它过度紧张时就会产生痉挛。"

患者："有道理。有时候他走到我身边，我就会感觉到自己咬紧牙关，全身僵硬。"

管理患者的另一项建议是医生用恰当的方式去评估患者以排除其症状的躯体原因。一旦躯体症状障碍被确诊，医生就需要持续安排患者来进行短暂的定期就诊。这种随诊以时间为基础，患者即使没有新的症状出现也可以与医生定期见面。接诊时可以对患者的躯体症状进行简单检查，然后再就患者生活中遇到的事件、患者的情绪健康和人际关系进行讨论。当患者出现新的或恶化的症状时，医生可以采用保守方法进行新的治疗，或对患者进行诊断性检查。这么做的目的是让患者关注促进健康的行为，并帮助他们探讨其生活和疾病的心理社会方面的问题，患者的注意力会从追求对于自身症状的新的治疗方法和评估手段转移开来。同时，他们会感到医生是在积极关注着他们的问题，知道即使没有新症状的产生或已有症状的加剧，他们也会得到这样的照护与关注。医生还可以询问患者何时方便进行下次就诊，这可以让他们有一种控制感，随着时间的推移，许多患者都会建议延长预约的间隔时间。

在与躯体症状障碍患者合作时，制定适当的目标也很重要。像任何慢性病一样，这些疾病通常也无法治愈。医生常希望下一种药物可以缓解症状，或者进一步的诊断操作可以解释患者的病因。然而这种想法往往会让患者和医生都失望。因此，应设定更现实的目标，而非一定要致力于完全缓解症状。对于基本医疗医生来说，这些目标可能包括减少出现新症状就电话咨询或就诊的次数，降低对药物及转诊至专科医生的需求量，以及减少急诊室就诊次数。对于患者而言，这些目标可能包括对生活控制力的提高，社交功能的改善，对日常症状更好的应对，以及整体功能的增强。

医生："今天我想和你聊聊我们彼此都期待从治疗中得到什么。从你的角度，我猜你最希望的就是我能弄清楚到底是什么原因导致了你的这些症状，并且让它们全部消失。然而由于你的病程较长，之前你就诊过的多位医生给出的治疗方案效果都有限；因此，现实一些，我们可能不该将目光继续聚集在对治愈方案的探索上，而是应该看看如何能改善你的感受，增强你各方面的功能。你觉得呢？"

患者："唉，我当然希望你能为我找到治愈的方法。所以……你的意思是没办法帮我了吗？"

医生："不是的，我没有这个意思。我认为我是可以帮你的。首先，我想帮你学会更有效地应对你的症状。我们还可以通过不断努力提高你的身体机能。无论我们是否能很快成功，我都尽力用最好的方式帮助你。"

一种治疗躯体症状障碍疾病的新方法是使用名为"书面自我披露协议"，这种治疗要求患者定期以日记格式做记录。医生请患者每周一次在家花20分钟写下他/她生活中痛苦的经历。患者的书写工作需要在来医生办公室就诊以外的时间完成。他们还被特别鼓励去思考涉及自己与他人关系的经历，并被告知需要记录这些经历过去是如何影响他们的，未来将如何继续对他们产生影响。如果患者愿意，日记可以与他人分享，但不必以获益为目的。已经发现这一方法能够被患者和医生接受，能够带来帮助而且具有时间和成本效益。对这种管理策略的研究表明，使用这种策略的患者对医疗卫生资源的使用率有所下降。

另一种适用于基本医疗机构治疗患有躯体症状障碍患者的方法，是医生教患者重归因，将躯体症状与心理社会问题联系起来。医生被鼓励去记录患者的患病情况，包括相关的生理、情绪、社会因素，然后运用患者提供的生物心理社会信息重构主诉，以扩大看待患者问题和所需治疗的视野（见第36章）。接下来，医生会对社会心理因素是如何

引发或促成生理症状的原因给出合乎逻辑的解释，从而将患者的痛苦感受与躯体症状建立联系。这种干预模型已经被发现具有临床效益和成本效益。

尽管采取了所有这些干预措施，但还是有必要将患者转诊给精神心理专科医生。许多躯体症状障碍患者会拒绝这样的转诊。尽管患者的这种不情愿可能令人沮丧，但基本医疗医生要知道，许多患者曾经经历过这样的转诊，它往往成为与基本医疗医生终止关系的第一步。基本医疗医生可以通过在转诊前与患者进行随访预约来解决这一问题。一旦关系的连续性得到保证，就可以讨论转诊的事宜了。此外，与转诊进行持续治疗相比，患者通常更容易接受一种会诊咨询模式，即去看一次或几次心理医生，以便"获得建议帮助基本医疗医生做得更好"。会诊咨询对于明确诊断和提供精神药物使用建议都很有用。

医生："我希望1个月后再和你见一次面，同时，希望你能考虑看看R医生，就是之前我们聊起过的精神科医生。我知道你不认为你的胸痛是抑郁造成的，但我们还是达成了共识需要治疗你的抑郁。我还不太确定我们是否找到了合适的抗抑郁药，所以我很看重R医生的意见。你怎么想？"

（二）心理治疗

研究证实，认知行为疗法（CBT）是可以治疗医学无法解释的症状的一种方法。这种治疗方法的理论基础是，对于身体功能的错误观念构成了这些症状的基础，或引发了大部分的功能障碍。治疗的第一个任务是识别这些观念和行为，然后则是鼓励患者挑战这些观念，并指导他们对自己的身体机能建立更准确的认识。这种改变需要同时结合更恰当的行为来进行。一项关于躯体症状障碍患者特定治疗方案的临床随机试验表明，CBT的有效性最强，一致性也最好。后续对于躯体症状障碍、功能性躯体症状、躯体化

以及医学无法解释的症状等患者的干预方案研究也证实了这一发现。此后，越来越多的证据支持正念认知疗法在治疗多种躯体症状障碍以及医学无法解释的症状患者相关的压力、抑郁与焦虑方面具有益处。尽管这些研究的初步结果是令人满意的，但仍然需要有更大规模的对照试验。总之，研究表明CBT方法对躯体症状和相关障碍患者的治疗是有效的。

心理动力学疗法基于以下假设：患者个体正在经历内部的情绪冲突，并且相关情绪无法被识别或表达出来，结果这种情绪冲突便通过躯体症状的形式表现出来。该疗法的聚焦点在于试图让患者在治疗期间认识到，并且开放性地表达出相关情绪，从而揭示并解决这些冲突。患者这样做时，躯体症状就失去了存在的意义，于是得到缓解。一项对躯体症状障碍患者短期治疗的荟萃分析发现，患者会在多方面受益，包括身体症状减轻、社会职业功能及心理症状改善和对医疗卫生系统的使用率下降。遗憾的是许多躯体症状障碍的患者可能对探索无意识冲突不感兴趣。一般来说，心理动力学疗法是一种长期的、耗时的治疗方法，需要转诊给专科医生，并且需要患者全身心的投入。

以家庭为导向的治疗方法中，治疗师必须整合患者疾病的生理和心理社会方面的问题。医务人员必须与患者及家属共同合作治疗疾病。此外，医生也需要表现出对患者的症状、家庭、人际关系以及生活各方面的兴趣和好奇心。这些疗法试图帮助患者和他们的家人打破生理、心理之间的界限，将他们的思维从"不是-就是"（患者不是身体问题就是心理问题）转变为"既-又"（患者既存在身体问题又存在心理问题）。关系治疗师认为有效的治疗包括确诊疾病，引入家庭，与医疗团队密切合作，以及增强患者对于症状的好奇心。他们还强调了对患者躯体症状表现出兴趣的重要性，需要帮助患者认识到躯体症状与社会心理压力之间的关系，并使用物理干预方法（如生物反馈和放松技术）与

患者合作以应对疾病。

（三）药物治疗

评价药物治疗对于躯体症状障碍疗效的数据十分有限，迄今为止，相关随机对照试验很少。不过还是有一些小规模的开放性研究表明像氟西汀、舍曲林、艾司西酞普兰等选择性5-羟色胺再摄取抑制剂（SSRIs）是有效的。5-羟色胺去甲肾上腺素再摄取抑制剂（SNRIs）如文拉法辛，以及其他被单独分类的抗抑郁药物（米氮平）在减轻躯体症状、抑郁症状和改善整体评估方面也是有效的。还有证据表明圣约翰草对治疗躯体症状障碍有效，可以减轻躯体化症状的程度并提高患者的自我健康水平评估。然而对于此类治疗的长期效果还有待进一步阐明。此外，对于共病焦虑和抑郁患者的疗效研究发现，不同的躯体症状会产生不同的结果，例如对于慢性疼痛及纤维肌痛患者治疗的效果就稍差一些。

躯体症状障碍患者管理的建议总结见表29-3。

表29-3 管理躯体症状障碍患者

干预方式
1. 详细记录病史，进行体格检查，进行适当的诊断探究
2. 对有多种躯体症状主诉的个体进行精神障碍方面的筛查
3. 不仅询问患者的躯体症状，而且询问患者生活中的其他事件，从而整合患者的身体和心理社会因素
4. 建立共情关系
5. 认可患者躯体症状的合理性
6. 避免对患者的症状进行心理归因
7. 安排患者定期预约就诊
8. 建立可实现的治疗目标
9. 照顾好自身

注：改编自 Eisendrath SJ, Lichtmacher J. 精神障碍。《2007当代医学诊断与治疗》，S.麦克菲等；阿普尔顿和兰格，2006年。（改编自 Eisendrath SJ, Lichtmacher J. Psychiatric disorders. In Current Medical Diagnosis and Treatment 2007，S. McPhee et al（ed）；Appleton and Lange，2006.）

十、医患关系

治疗躯体症状障碍患者是困难的。患者如果表现出躯体或神经系统疾病的症状，则需要进行适当的评估。然而，在完成评估时，医生有可能面对这样的状况，即患者没有躯体疾病的表现，或者躯体疾病不足以解释其体验到的症状或失能的程度；而患者则相反，将症状视为身体问题，并极力否认症状的产生是受到了心理因素影响。结果，医患双方对这样的沟通都不满意。

为什么与躯体症状障碍患者打交道如此困难？一种观点认为，医生使用的术语是为了与其他医务人员进一步沟通，或是以收费为目的而产生的，并不是为了给患者提供一种解释或者确证他们的患病经历。医生注重用科学的方式理解疾病的病理生理学原因，而外行对疾病的理解则完全不同，因此，当患者在诊室向医生讲述病情时，他们可能已经有了对于症状起因的看法。躯体症状和相关障碍患者会认为症状是生理原因导致的，而医生则认为心理问题引起症状的可能性更大。结果，患者和医生对疾病发生原因的看法产生了矛盾冲突。为了有效地与患者合作，医生必须处理好这些看法。

患者："你认为我有抑郁症？抑郁症会导致我一直感觉疲劳？我不明白你为什么会这么认为。我不哭闹也不难过。"

医生："抑郁不仅仅是感到悲伤。它是一种疾病，就像糖尿病或心脏病一样。它是由于大脑使用被称为神经递质的化学物质效率低下引起的。神经递质的作用是帮助脑细胞相互交流。如果这些神经递质，比如5-羟色胺、去甲肾上腺素和多巴胺使用效率低下，大脑的功能就不能达到最佳状态，人们就会出现疲劳、悲伤、睡眠和食欲的变化以及注意力的变化等症状。"

患者："那我们能做什么呢？"

医生："好消息是有很多治疗方法。药物是很有帮助的，可以直接影响大脑使用神经递质的效率。其他治疗方法包括与他人合作，帮助训练大脑在不用药的情况下更好地发挥功能。"

与这些患者合作非常困难，因为他们不认同医生的解释模式，而是坚持自己对疾病的看法。只有当医生从全面的、支持性的角度出发来解释症状时，这些解释才会被视为积极的、有帮助的。这样做的结果，可以使患者感到满意，促进医患之间建立合作关系来解决问题，医生也能够更积极地面对患者。

医生觉得某些患者的治疗特别困难，其原因也是研究的重点。被医疗机构评定为困难患者的精神疾病患病率是普通患者的两倍（见第4章）。更多的躯体症状，无论是那些被判断为由躯体疾病引起的还是那些被判断为与躯体症状障碍有关的，都会使人觉得这位患者的治疗很困难。此外，医生期待身体症状与疾病诊断有关，缺乏这种联系会让他们对症状的"模糊性"以及自己无法做出诊断感到沮丧。医生可能会觉得患者故意假装出现症状。然而，患者会有理由，无论有意还是无意的，来保持这些症状。扮演"患者角色"可能会通过社会和家庭系统的变化带来一些好处，对此医生很难辨别或理解。医生应尝试理解症状在患者家庭和社会系统中所起的作用，以便深入了解为什么在缺乏躯体病因的情况下症状仍持续存在。

十一、关爱医生

诊治躯体症状障碍患者可能是一种消耗性的经历，医生必须注意避免职业倦怠（见第6章、第26章、第36章和第49章）。患者无休止地担忧身体，抗拒推荐的治疗方法，抱怨医生做得不够，这些都很容易让医生不知所措。医生需要记住这是慢性疾病。因此，使用"照护而不是治愈"的方式来为治疗设定合作的、现实的目标最有帮助。医生必须清楚，他们可以提供支持和有效的治疗，但患者仍然会有一些症状存在。医生与躯体症状和相关障碍患者要设定界限才会感到舒服。如果医生和患者约定定期进行短时间随访，就应该为电话和上门就诊设限。例如，可以要求患者将急诊就诊以外的所有主诉留待常规就诊。如果患者在约定的就诊时间之前打电话，沟通应仅限于确定是否有紧急情况。如果没有紧急情况，可以温和地敦促患者到下次就诊时再咨询。如果所有的医务人员（特别是那些为基本医疗医生接听电话的同事）都采取同样的做法，避免试图通过长时间的电话交谈来"拯救"患者，那么这个策略就会最有效。

工作之余，医生要花时间在体育锻炼、家人和朋友以及其他兴趣上，以避免身心"能量账户"进入消极负面的陷阱。医生也可能希望通过与同事讨论疑难病例，来管理由这些患者引起的强烈感受。这样，他们能够保持健康的工作－生活平衡。医生必须牢记，疾病属于患者，而不是自己。不能因为患者的烦恼或要求而让他们忘记了这一关键事实。共情倾听、保守（但适当）的评估和温和的限制设置相结合，不仅能使这些患者受益，而且还能提高医生对医患关系的满意度。

十二、致谢

医学博士J.朱威尔·希姆和医学博士斯图尔特·J.艾森德拉斯对第四版中这一节的内容做出了贡献，本节保留了其中的部分资料。

十三、推荐阅读

Abbas A, Kisely S, Kroenke K. Short-term psychodynamic psychotherapy for somatic disorders. *Psychother Psychosom* 2009; 78: 265-274.

Allen LA, Woolfolk RL, Escobar JI, et al. Cognitive-behavioral therapy for somatization disorder: a randomized controlled trial. *Arch Intern Med* 2006; 166: 512.

Cosci F, Fava GA, Sonino N. Mood and anxiety disorders as early manifestations of medical illness: a systematic review. *Psychother Psychosom* 2015; 84 (1): 22-29.

Creed FH, Davies I, Jackson J. The epidemiology of multiple somatic symptoms. *J Psychosom Res* 2012: 72; 311-317.

Heritage J, Robinson JD, Elliott MN, et al. Reducing patients' unmet concerns in primary care: the difference one word can make. *J Gen Intern Med* 2007; 22: 1429-1433.

Kirmayer LJ, Sartorius, NS. Cultural models and somatic syndromes. *Psychosom Med* 2007; 69: 832-840.

Kroenke K. Efficacy of treatment for somatoform disorders: a review of randomized controlled trials. *Psychosom Med* 2007; 69: 881-888.

Kroenke K, Spitzer RL, Williams JB. The PHQ-15: validity of a new measure for evaluating the severity of somatic symptoms. *Psychosom Med* 2002; 64: 258.

Reed M, Sampathi BR, McCarron RM, Xiong GL. Somatic symptom and related disorders. In: *Primary Care Psychiatry*, 2nd ed. Philadelphia, PA: Wolters Kluwer; 2018.

Rizzo M, Creed F, Goldberg D, Meader N, Pilling S. A systematic review of non-pharmacological treatments for depression in people with chronic physical health problems. *J Psychosom Res* 2011; 71; 18-27.

Sadock BJ, Sadock VA. *Synopsis of Psychiatry*. Philadelphia: Lippincott Williams & Wilkins; 2015.

Sirri, L, Fava, GA. Diagnostic criteria for psychosomatic research and somatic symptom disorders. *Int Rev Psychiatry* 2013; 25 (1): 19-30.

Sumithipala A. What is the evidence for the efficacy of treatments for somatoform disorders? A critical review of previous intervention studies. *Psychosom Med* 2007; 69: 889-900.

Somatic Symptom and Related Disorders. *Diagnostic and Statistical Manual of Mental Disorders*, 5th ed. Arlington, VA: American Psychiatric Association; 2013.

Someshekar B, Jainer A, Wuntakal B. Psychopharmacotherapy of somatic symptoms disorders. *Int Rev Psychiatry* 2013; 25: 107-115.

十四、网站

Medicare Advantage. The lies patients and doctors tell. TZ Insurance Solutions. https: //www. medicareadvantage. com/patient-doctor-lies-survey. Accessed June 2019.

Medscape. Somatic Symptom and Related Disorders. https: //emedicine. medscape. com/article/294908-overview. Accessed June 2019.

Merck Manual Online. Somatic Symptom and Related Disorders. https://www. merckmanuals. com/professional/psychiatric-disorders/somatic-symptom-and-related-disorders/overview-of-somatization. Accessed June 2019.

Patient Health Questionnaire Physical Symptoms (PHQ-15). Screening instrument and scoring. file: ///C: /Users/nagar/Downloads/APA_DSM5_Level-2-Somatic-Symptom-Adult%20 (1). pdf. Accessed June 2019.

人格障碍

第 30 章

John Q. Young, MD, MPP, PhD & Timothy T. Kreider, MD, PhD

一、引言

在医疗实践中，有人格障碍的患者很常见；其治疗效果比没有人格障碍的患者要差。人格障碍会影响患者与医生之间的治疗合作，因此，医生在患者照护的多个关键方面面临挑战：获取准确的症状史、给出准确的症状史、进行解释评估、就治疗计划达成一致，以及激励行为改变。由于医患关系不良，人格障碍患者通常会经历医疗服务的次优利用（过度使用或使用不足），从而导致更糟糕的治疗结果和更高的住院率。此外，他们常常被医生看作"困难患者"，反过来，医生们可能会感到越来越不满意和沮丧，从而有导致倦怠的风险（见第4章）。

本节提供了一个框架，可以帮助认识、理解和管理在医疗实践中遇到的各种常见的人格障碍问题。应用这一框架可以帮助医生预测在与这些患者沟通时可能出现的具有挑战性的人际关系、行为和医疗问题，并使医生能够克服这些患者可能带给他们的负面情绪。这些技能将有助于制订出更恰当的治疗计划，改善医患之间的合作关系，带来更好的治疗结果。

《精神障碍诊断与统计手册（第五版）》（DSM-5）将人格障碍定义为一种持久的内在体验和行为模式，普遍存在并具有刻板性，明显偏离该个体文化的要求，常自青春期或成年早期开始，随时间推移而稳定存在，并导致痛苦或损害。患有人格障碍的人对自我和他人有不正常的信念。这些不正常的信念和由此产生的不适应损害了他们建立和维持亲密关系、工作和在生活中感受乐趣的能力。这些患者很难处理复杂的情况以及应对压力和焦虑。患者的角色和医疗需求也给他们带来了很大问题。疾病导致的压力可能极大，因此患者出现了防御行为和刻板的情绪、认知及行为，导致预后不佳。此外，患者的人际交往障碍也常体现在医患关系中。患者可能对他人的需求表现得非常苛刻或缺乏尊重，而信任或依赖他人的需求可能引发诸多焦虑，以至于患者避免与他人建立关系。

二、人格障碍的诊断分型

长期以来，人格理论家一直在探讨如何更好地理解和分类人格障碍，争论集中在两个模型上。DSM-5中使用的分类模型将人格障碍视为彼此独立的实体，即分为不同的类别，且均不同于正常状态。这一模型与维度模型形成对比，维度模型将人格障碍视为相互重叠的实体，且与正常状态处于同一个谱线上，因此人格障碍患者的适应不良特征是常态特征的夸大化表现。DSM-5根据分类模型描述人格障碍，实际上这种方法更容易与传统的医疗诊断相结合。然而，维度模型在DSM-5临时章节中也有呈现，意味着鼓励继续研究这种替代方法的优势。无论使用哪种诊断系统，医生都可以有效地理解和认识到患者可能具有特定的人格"特征"，即使症状和损害没有达到完整的综合征的诊断阈值。

DSM-5列出了10个人格障碍诊断，并根据描述的相似性将其分为3个群组（表30-1）。鉴于个体人格的独特性，患者可以表现出两种或两种以上人格障碍的特征，或满足一种以上人格障碍的完整诊断标准。共病现象非常普遍。美国全国调查数据表明，普通人群中大约15%的人至少有一种人格障碍。表30-1显示了美国普通人群中各种人格障碍的患病率；在内科患者中的患病率可能更高。

表30-1　DSM-5人格障碍及其患病率

群组	人格障碍	判别特征	在普通人群中的患病率/%
A：古怪或偏执	偏执型	多疑	4.0
	分裂样	社会冷漠	3.1
	分裂型	古怪	3.9
B：戏剧化、情绪化或反复无常	反社会型	不合群	3.6
	边缘型	不稳定	5.9
	表演型	寻求关注	1.8
	自恋型	以自我为中心	6.2
C：焦虑或恐惧	回避型	拘谨	2.4
	依赖型	顺从	0.5
	强迫型	完美主义	7.9

诊断人格障碍并不容易。为了准确诊断，医生通常需要及时跟进患者的病情变化，了解其在不同情况下的表现及与人接触的情况，并向患者的家人和朋友们求证。医生应该关注以下4个关键问题。

首先，鉴别外界压力引起的人格特质变化和真正的人格障碍很重要。例如在急症发作期间，疾病带来的压力常诱发患者的不良行为，因此，许多患者有时似乎会表现为人格障碍，但比真正人格障碍的患者适应力更强。患者的不良行为并不"持久"和"刻板"，而是更具情境性和可变性。在这种情况下，医生可以通过支持和加强患者自身的应对能力来进行干预，从而获得比真正人格障碍患者更快的改善。

其次，与抑郁、广泛性焦虑等精神障碍相区别也很重要。例如，惊恐障碍患者可能会感到极度恐惧，变得非常依赖医生。但是当治疗了惊恐障碍之后，这些患者可表现出原有潜在的独立和自立的人格。同理，患者的粗暴和傲慢可能主要由双相情感障碍躁狂发作导致，而不是自恋型人格障碍。此外，人格障碍患者也可能与其他精神障碍共病，如抑郁症，认识共病对管理至关重要。例如，治疗边缘型人格障碍患者的重度抑郁发作，可以减轻痛苦，并使他们更好地应对其他疾病和生活。

再次，还需鉴别躯体疾病引起的人格改变，如创伤性脑损伤、脑卒中、癫痫或内分泌紊乱。患有以上疾病的患者可能会表现出人格障碍的多种特征，如怀疑、冲动或强迫。但这些行为与真正的人格障碍有区别，通常表现为基线人格特征的急性或亚急性变化。上述躯体疾病也可能加重现有的人格特质（例如强迫行为）。治疗潜在的疾病可能逆转患者的人格改变。

最后，人格障碍的诊断和其他精神障碍的诊断一样，经常被误解，甚至在医生中也可能会给患者带来耻感。因此，医生确定诊断要非常谨慎，在未明确病情以前应暂缓诊断，并在医疗记录和通信中以尊重的方式记录下来，只有这样才有助于强化患者的治疗。

（一）医患关系问题

基本医疗医生可能会发现诊治人格障碍患者面临许多挑战。人格障碍常会严重损害人际关系的质量。良好的医患关系建立在对个体重要健康问题的有效沟通之上，而人格障碍患者与医生之间可能会关系紧张，有时还会发生明显冲突。这种紧张关系也可能对医疗团队的其他成员产生影响，尤其是在急性疾病或危急情况下更为明显。事实上，诊断人格障碍的首要线索可能就是难以建立医患关系。

人格障碍患者的躯体疾病可能导致严重的精神痛苦，且患者不会总是告知医务人员。虽然部分患者会告知医务人员自己的精神困扰，但另一些患者表达痛苦的方式可能表现为对已商定的评估或治疗计划不配合，或是对医生来说改变了的、意外的或不可取的行为（由医生判断）。

对于这些患者的行为或言语，医生可能会产生强烈的情绪反应，从而改变他们对患者的行为。即使人格障碍患者在躯体疾病或医患关系中没有感受到主观痛苦，他们对他人的异常期望也可能会给医生带来困扰或负担。医生必须意识到自己对此类患者的情绪反应，否则他们可能就会无法正确识别出人格障碍或其他精神障碍的诊断，或者不能以同情和严谨的态度来满足患者的诊断和治疗需求。如果医生能够认识和处理自身的负面情绪，就可以最大限度地缓解患者和医生的紧张情绪，并使医疗结局的质量最优化。

即使是面对罹患严重人格障碍的患者，对各种人格障碍相关的独特缺陷进行深度理解，可助于鉴别问题性行为，并有助于医患间保持必要程度的合作和协作。表30-2概括了每种最常见人格障碍患者对疾病的典型反应，细述了医生被困扰时的反应，并提出了避免这些具有挑战性的患者出现进一步问题

表30-2　常见的人格障碍及典型临床表现

人格障碍	偏执型	分裂样	分裂型	反社会型	边缘型
主要临床表现	对他人不信任、猜疑，认为他人动机不良	行为模式脱离社会关系，情感表达受限	信念古怪、情感异常、知觉扭曲、渴望社会隔离	从青少年期起漠视和侵犯他人权利	人际关系、自我形象和情感均不稳定、容易冲动
疾病体验	强烈的恐惧感和脆弱感	人格完整性危机；因疾病被迫与他人交流导致焦虑增加	对疾病的理解奇特，因社交互动导致焦虑增加，可能转变为显性精神病	用强烈的敌意或蛮横态度掩盖恐惧感	对疾病有可怕的幻想；感觉自己完全健康或濒临死亡
医疗过程的问题性行为	担心医生或其他人伤害自己；误解无恶意甚至善意的行为；与同事的争论或冲突增多	延迟就医直到症状加重时；出于恐惧拒绝与他人来往；对他人的帮助表现冷漠或不予理睬	对症状持有奇特和魔幻的理解而延迟就医，拒绝承认症状提示疾病的可能；对他人表现出怪异、偏执	医疗中行为不负责任、冲动或危险，不考虑后果；愤怒、欺骗或操纵行为	不信任医生，害怕被拒绝和抛弃而延迟就诊；对医生的态度从理想化突然转变为贬低；威胁要自我伤害且有行动
医生对患者的不当处理	防御、争辩或愤怒回应导致患者进一步肯定自己的怀疑；忽视患者的猜疑或愤怒状态	过分迫切与患者交流；忽视自己的挫折感	因患者对疾病的误解而感到挫败；不愿与表现古怪的患者交流	屈服于患者的操纵；发现受到操纵后感到愤怒，实行惩罚措施	屈服于患者的理想化并产生分歧；与患者关系过于紧密以致过度刺激患者；对患者的自我伤害行为感到失望；试图愤怒地惩罚患者
管理策略	关注患者的恐惧并共情，即使看起来不合理；提前告知患者详细的治疗计划以及操作/治疗的风险；尽可能保持患者的独立性，优化患者的控制力；避免过度友善，但保持专业、客观的立场	重视患者对隐私的需要，并保持低调的态度；专注于治疗的技术层面，这样更容易接受；鼓励患者保持日常生活习惯，不要过度干预或过于热情地提供社会支持	不要因患者外表奇怪而拒之门外；努力向患者讲解疾病及治疗的知识；不要过分热情地提供社会支持	小心、尊重地询问患者的顾虑和动机；直接沟通，避免惩罚措施；根据医疗指征对患者设定明确的限制	不要过度接近患者；安排频繁的定期检查；清晰易懂地回答问题，消除患者的可怕幻想；容忍患者周期性爆发的愤怒，但需设定限制；警惕患者自我伤害行为的可能，与同事分享感受，安排多学科小组会议

续　表

人格障碍	表演型	自恋型	回避型	依赖型	强迫型
主要临床表现	过度寻求关注，且情绪化	普遍存在的傲慢、需要赞美和缺乏对他人的同情	因害怕被他人拒绝或羞辱而导致的社会压抑模式	始终要求过度照顾，这会导致顺从和依附的行为，害怕分离	注重秩序、完美主义和控制的模式
疾病体验	吸引力和自尊感受到威胁	疾病使患者对人格充分性产生怀疑，导致焦虑增加；疾病还破坏了坚韧和优越的自我形象	疾病可能加重人格不足和自卑感	害怕疾病导致被遗弃和无能为力	害怕疾病导致身体机能和情绪失去控制；感到羞耻和脆弱
医疗过程的问题性行为	过度戏剧化，寻求他人关注，倾向于与医生发展过度熟悉的关系	对医生的过度赞扬可能转变为贬低，试图保持优越感；否认疾病或弱化症状	可能不会透露症状的严重性，由于担心不受欢迎而轻易赞同医生的意见	患者可能故意拖延疾病或赞同医疗程序，以便引起注意；可能滥用物质和药物	对干扰日常生活习惯感到愤怒；重复性提问并对细节过分关注；害怕因就医失去控制权
医生对患者的不当处理	当患者表现得戏剧化时倾向过度治疗，当患者症状不典型时治疗不充分；与患者过度亲近，导致失去客观性；对患者戏剧性的或模糊的表现感到失望	直接拒绝患者请求，导致患者与医生疏远；过度屈从于患者的自夸行为	过分关心患者，扮演家长式角色，导致患者的不适增加。如果患者的实际症状比最初报告的更严重，医生可能感到愤怒和被出卖	无法界定工作时间，导致出现职业倦怠；敌对地拒绝患者	对患者不耐烦，回答简短；试图掌控治疗计划
管理策略	表现出尊重和专业的情感关怀，强调客观问题；避免过分熟悉	对患者关心的问题认真且实事求是地回答；激发患者应对疾病的"能力"，让患者避免产生贬低医生的欲望；根据他们享有最佳照护的权利提出治疗建议	提供安慰，证实患者的担忧；鼓励患者报告症状和问题	提供安慰，安排定期检查；持续提供照护，但要设置应召的时间界限；争取医疗团队的其他成员为患者提供照护支持；帮助患者获得外界支持，避免患者的恶意排斥	全面的病史记录和仔细的诊断检查让人放心；对诊断和治疗方案做出明确和透彻的解释；不要过分强调治疗的不确定性；避免含糊不清的解释；平等对待患者；鼓励自我监控，让患者参与治疗

的策略。

（二）人格障碍患者的管理

在大多数情况下，应用下文建议的行为策略就能够维持与人格障碍患者稳定的治疗联盟。有时还必须解决其他的因素。对共病患者的药物治疗和心理治疗往往更复杂，尤其是当人格障碍患者合并物质滥用或精神疾病症状（如幻觉、妄想、偏执）时。请心理医生会诊在这些情况下尤其有用。

当基本医疗医生感觉无法继续对人格障碍患者进行有效治疗时，合适的做法是将患者转诊给其他医生。虽然转诊可能必要且有益，但医生仍需要考虑转诊对患者的心理影响。部分人格障碍患者在转诊时可能会产生被拒绝感或被遗弃感，这可能会加重患者的情绪失调，并影响治疗。事先咨询心理医生明确这种转诊是否有帮助，将有助于转诊的顺利实施。

本节的其余部分讨论了医疗环境中10种常见的人格障碍，并对每种都提出了管理建议。

三、偏执型人格障碍

（一）症状和体征

偏执型人格障碍的患者存在长期的不信任和猜疑。他们认为他人的行为和动机本质上是恶意的，并认为多数情况下会失望和猜疑。患者不愿意向他人倾诉秘密，并对朋友和同事的忠诚度或可信度产生怀疑。常人所认为的良好无害的言语或行为，在他们看来可能具有威胁性、侮辱性或伤害性。为了防御察觉到的威胁，患者的立场通常是僵硬、对抗性、疏远或防备的立场。一般来说，具有这样的人格结构会导致患者难以建立亲密关系，且满意度低，因此也缺乏重要的社会支持。

（二）鉴别诊断

长期的精神病症状，如妄想和幻觉，提示诊断为偏执妄想障碍或偏执型精神分裂症。虽然偏执型人格障碍患者通常没有明确的偏执妄想，但在极度紧张时，他们可能会短暂出现此类症状。偏执也可能与医疗原因、酒精和药物滥用或戒断有关。

（三）患病体验与患病行为

患病对偏执型人格障碍患者来说非常艰难，因为疾病使患者依赖性变大，同时也更易受到伤害。与医生进行个人信息的交流可能会挑战他们对待社会交往的自我保护、僵化的方式。患者的脆弱感可能被强化，并且更害怕受到医生的伤害。在惊恐状态下，患者可能将无恶意甚至明显善意的行为视为威胁。他们可能会质疑或挑衅医生的正常干预或背后的动机。患者和医生之间可能因此爆发冲突和争论，甚至导致患者中止治疗。

医生面对这种偏执态度时的反应有可能会使情况恶化。如果医生认为自己的意图被误解而与患者进行争论或辩解，甚至使用愤怒的语气，那么这些反应可能会吓到患者，使其更加确认自己的怀疑。虽然医生应当避免这种反应，但忽视患者的不信任或愤怒行为也是有问题的。患者的担忧无论多么不合理，如果不加以解决，还会进一步增加。

（四）具体的管理策略

无论患者的担忧和恐惧看起来多么不合理，共情处理都非常重要。尽管医生可能认为患者的担忧不现实，但对患者来说，恐惧是真实的。忽视患者的担忧或称他们为偏执狂并不能满足他们的情感需求，反而可能会导致医生与患者产生隔阂。对这些患者来说，专业的"事实真相"或客观的立场最能让他们放心。过度示好或安慰可能会被误解，并可能加剧他们的偏执。向这些患者提供与治疗计划相关的详细信息非常重要，这能让他们感觉到治疗在自己的控制之下，自己可以独立做决定。在任何重大操作或治疗改变之前，尽可能提供治疗相关风险的真实信息。

案例1

西蒙是一名42岁的单身男性，职业是停车场服务员，在急诊主诉紧张性头痛和疲劳3个月，并自称"工作压力"诱发。体格检查仅发现血压轻度升高。医生还注意到西蒙有愤怒和焦虑的情绪。当问及他的工作压力时，西蒙表示无法信任两位新同事而产生焦虑，同时还担心上司正密谋解雇他。他还犹豫不决地提到，之前头痛时没有及时就诊是因为担心医生会无视他的恐惧，并认为他毫无根据或"疯狂"。此外，西蒙之前的社交情况提示他建立密切关系有障碍，并在工作时常出现适应困难。

医生带着非评判和共情的态度来倾听他的叙述，并仅就专业范围内的好奇询问了一些具体而深入的问题，以明确西蒙不满的根本所在。在讨论了可能的诊断和每种治疗方案的优缺点（包括认知行为疗法的选择，以帮助他应对工作中的焦虑和愤怒）后，医生开出了一种治疗头痛的非处方镇痛药，以及一种治疗焦虑的选择性5-羟色胺再摄取抑制剂。后续进行了血压监测，并建议西蒙去看精神科医生，以便进一步评估工作压力情况。

西蒙认为医生非常重视他的问题。由于医生是以支持的态度提出转诊，并未将西蒙的恐惧视为病态行为，因此西蒙对转诊至精神科医生欣然接受。西蒙的躯体主诉得到了医生实事求是的对待，患者对医生的信任度也因此大大提高。

四、分裂样人格障碍

（一）症状和体征

分裂样人格障碍的患者长期与社会关系脱离，在与他人的交往中，情感表达较局限，往往态度冷淡或漠不关心。这些患者会经历强烈的情绪、亲密关系和人际冲突的高度威胁，因此他们倾向于孤立自己，避免亲密关系。相比于人际交往，他们更愿意与技术或抽象概念打交道，因此可能会把时间更多花在如数字游戏等活动中。如果工作涉及与他人的互动，那么工作可能会有问题，但如果在一定程度上独立工作，他们可以表现得相当好。

（二）鉴别诊断

分裂样人格障碍的患者一般没有长期的精神病症状。然而，在极端压力下，他们可能出现短暂的精神错乱。此外，分裂样人格障碍在某些情况下可能是精神病的发展早期，如精神分裂症或妄想性障碍。某些情况下还可并发分裂型，偏执型或回避型人格障碍。

（三）患病体验与患病行为

患者对于患病通常感到压力很大，因为他们很难处理疾病带来的强烈情绪。患病情况下不得不与医生进行互动，且沟通通常围绕非常私密的问题，这是在强制患者去做一直刻意回避的事情。因此，他们常等到症状严重时才选择就医。当患者最终来就医时，为保护自己不受压倒一切的情绪影响，他们可能选择表现得冷漠或超然。他们可能面无表情，对医生表达共情的点头动作或言语无动于衷，这会导致建立治疗关系非常困难。

由于这些患者通常表现得很冷漠，医生可能认为他们对于帮助没有感激之心。另外，患者推迟就医、对治疗态度消极也可能令医生感到十分困惑或沮丧。因此，医生可能会过度热情地试图与患者建立联系，表现出特别的共情，但这一策略反而可能会吓跑患者。同时，医生也可能会退缩，对帮助这些缺乏感激之心或不积极参与治疗的患者失去热情。

（四）具体的管理策略

理解分裂样人格障碍的患者无法忍受情绪变化和亲密接触是很重要的。医生应该足够理解患者对于隐私的需求，并应逐渐与患者亲近，避免产生过度接触或坚持提供社会帮助。患者对治疗策略等内容的接受性更强，因此专注于治疗能够帮助医生接近患者，另外，鼓励患者保持之前的日常习惯也非常有帮助。医生要保证患者能找到自己，并为他们提供坚定的帮助。

 案例2

本，一名44岁的电脑程序员，由于过去几个月出现恶心、食欲减退、体重下降了30磅（14kg）来医院进行进一步评估。当住院医生询问他之前为什么没有寻求治疗时，本说自己一直身体健康，体重可能会自行恢复。

在整个沟通过程中，本一直回避与医生进行目光交流，回答问题也非常简短。他看起来也不喜欢与住院医生和医学生进行交流。当问及他的个人生活以及爱好时，本更加感觉不自在。本说除了每月与妹妹见一面以外，他通常独自生活，并将大部分时间都花在编程和玩电脑上。

当住院医生建议消化科会诊时，本显得非常焦虑，并询问是否真的有必要。住院医师向他强调了这项会诊的重要性，当谈到为评估症状可能需要做的具体检查时，本似乎平静了许多，消除了对会诊与其他医生交流的担忧。住院医生后来向医学生解释道，尽可能减少本就诊的医生数量，并避免过度友善，防止惊吓到他。

五、分裂型人格障碍

（一）症状和体征

分裂型人格障碍的患者行为古怪异常，社交能力低下，常常被孤立，并且合并有认知或知觉扭曲。他们的认知扭曲包括奇幻思维、信念诡异、牵连观念、有躯体幻觉、心灵感应和透视体验等。这些信念和扭曲常常不符合文化规范，却经常发生，构成患者经验的重要而普遍的核心组成部分。患者持续的精神病样症状在应激情况下可能恶化。患者经常穿着奇装异服，情感行为常不恰当，例如就诊期间谈论他们自身的问题时，患者可能会不合时宜地大笑。

这些患者常被社会孤立，通常很少或没有亲密的朋友。他们的社会孤立常源于行为古怪，以及对他人的怀疑或偏执导致的持续社交焦虑。

（二）鉴别诊断

分裂型人格障碍患者存在怀疑和偏执的症状，类似于偏执型人格障碍；又存在社交孤立，与分裂样人格障碍患者相似。然而，后两种疾病没有古怪行为，也不存在认知或知觉扭曲。

鉴别诊断还包括精神分裂症。虽然分裂型人格障碍的患者没有精神病的阳性症状和体征，但与精神分裂症都表现为家族性疾病，提示二者可能相关。家系研究提示，分裂型人格障碍患者的亲属患精神分裂症的风险增加。反之，精神分裂症患者的亲属患分裂型人格障碍的风险也增加。

（三）患病体验与患病行为

分裂型人格障碍患者可能在疾病晚期才来就诊，他们可能对自己的疾病有奇怪的解释，因此可能没有认识到症状的严重性。与分裂样人格障碍患者相似，他们不喜欢与他人交往或寻求陪伴。疾病迫使他们与医务人员互动，而他们可能还没有做好准备。这可能会导致偏执意念加强或明显的精神病症状。

患者的奇异打扮可能让医生在接近他们时有疑虑。对疾病的奇怪解释可能导致患者和医生之间产生误解。对医生来说，加深这些患者对自身问题的理解可能是一个挑战。

（四）具体的管理策略

医生应该努力克服自己对于治疗这些患者的担忧，这通常是由于患者奇特的外表所引起。了解患者对自身症状的看法，并设法帮助其更好地理解自身疾病，这对医生帮助很大。同时，医生不应过度要求患者增加社会支持或接触他人。理解分裂型人格障碍患者对社交隔离的需求很重要。有时，评估决策能力可能会因为疾病相关的奇异信念而变得复杂。精神科会诊可能会有帮助。

 案例 3

唐娜，一名 35 岁的单身女性，出现咳

嗽、高热和寒战，于是家人注意到她看上去开始生病了。她被母亲带到急诊室。她穿着一件五颜六色的长款乡村风格的包边衬衫和军用靴。她的头发蓬乱，用许多不同的发夹别着。接诊过程中，唐娜在与医生和护士讨论自己的问题时傻笑。她说她不喜欢看医生，更喜欢独自在树林里散步，与鸟和昆虫交流。

医生专注于患者的症状，并告诉唐娜她可能患有肺炎。医生简单地向她解释了肺炎是什么，并解释还需要痰培养和胸部X线片才能确诊。

当唐娜做胸部X线检查时，医生和护士就如何帮助患者更好地了解自身症状、进行检查和治疗进行了讨论。医生还建议要关注患者的问题，尊重患者与他人保持距离的需要。

六、反社会型人格障碍

（一）症状和体征

反社会型人格障碍患者的临床表现为漠视他人，并有侵犯他人权利的行为。该诊断只适用于18岁以上的患者，并且要求在18岁前曾有品行障碍史。其临床特征包括：不遵守社会规范和法律，利用谎言或其他欺骗手段谋取私利，在许多场合表现得冲动和不负责任。这些患者可能会威胁、操纵或伤害他人，且一般没有内疚感。患者的攻击倾向一般不会立即显现，但与旁人频繁接触后可能出现犯罪记录。反社会型人格障碍的患者在行为上不顾及他人，愤怒或恣意伤害他人，这些性格特征严重影响其与陌生人以及家人间的关系。患者可能以一种浮夸的方式展现自己，最开始显得有几分魅力，之后旁人即认识到这种所谓的魅力，实质上是操纵。

（二）鉴别诊断

反社会型人格障碍与其他人格障碍间有许多共同的特点，主要包括自恋型、表演型或边缘型人格障碍。由于物质滥用是一种常见的共病诊断，因此要注意区分；诊断反社会人格障碍时，反社会行为应该在多个情境中观察，而不仅仅是与物质成瘾有关的情境。

（三）患病体验与患病行为

为了掩盖疾病可能引起的恐惧，反社会型人格障碍的患者可能会不自觉地采取过分自信、特权或敌对的态度。不负责任、冲动或危险的行为，可能是患者否认疾病所带来的脆弱感。这种情况在不考虑医疗后果的情况下可能出现，许多患者甚至公然无视曾帮助他们的医护人员。患者自认为有特权，理应被特殊对待，如果达不到预期，他们甚至可能产生敌意。患者还可能试图操纵医生，装病来骗取药物或残障福利等。这种行为可能掩盖了真正的疾病，在没有患病的情况下也可以出现。

这些患者在行为上经常是不顺从、不礼貌或不诚实的，因此引起医护人员的反感。医生可能因此感到愤怒，当发现患者没有继续之前的治疗，或自己曾被患者操纵时，医生可能拒绝为患者诊治。

（四）具体管理策略

管理操纵型患者格外具有挑战性。如果医生被患者成功操纵，通常对患者的总体健康（广义定义）是不利的。另外，尽管及时识别操纵行为可以避免对患者健康产生不利影响，但是医生因此产生的抗拒心理可能疏远患者。医生的立场越权威，患者越有可能反抗，导致难以建立有效的治疗合作关系。

以一种客观、全面、非专制和尊重的态度来了解患者的主诉才是关键所在。如果患者的陈述或动机可疑，医生应在有需要时向旁人（其他医生或家庭成员）收集确凿的数据。医生的类似行为会使患者产生敌对，导致医患关系恶化。如果对峙或分歧无可避免，重要的是在确定患者企图操纵医生时，不要羞辱患者。与这些患者的沟通需要直接而真实，并基于医学指征，诊断或治疗计划的局限性也需详细告知。

 案例4

执业护士（nurse practitioner, NP）度假回来后的第一位患者是兰迪，一位愤怒的42岁男性，患有长期复发性腰痛，护士对他的病情非常了解。尽管他的症状一般通过背部运动和按需服用非甾体类镇痛药能够控制，但兰迪经常和朋友一起骑摩托车长途旅行，在那期间他会停止运动和服药。在NP休假离开后，兰迪骑摩托车出行，急性腰痛突然复发。随后，他打电话到诊所，愤怒地谩骂了拒绝给他提供镇痛药的值班护士。

这位NP在过去曾目睹兰迪的类似行为，她仔细倾听并且了解了他的愤怒，对他的腰痛表示了共情，然后不带评判地询问了兰迪未能坚持运动的原因。然后，她解释了与依赖麻醉品和不运动的长期风险相比，运动和避免引发疼痛的行为更具预防性因而更加有益。最后，她为他推荐了一位物理治疗师以帮助评估运动计划，同时补开了非甾体类镇痛药。她强调，她认为这样做将提供最佳的长期效果。兰迪有些痛苦地承认了这些建议的好处，并同意尝试坚持治疗。

在与兰迪打交道时，这位基层医疗服务提供者以她过去的经验为指导，以冷静和非惩罚性的方式，明确限制了兰迪的自我毁灭式行为、敌意和对他人的漠视，强调了她对患者长期健康的关注。

七、边缘型人格障碍

（一）症状和体征

边缘型人格障碍的患者在自我形象、情感，以及与他人的关系中均表现出不稳定性。患者可能相当冲动，并有自我毁灭式行为，例如物质滥用、自残和自杀倾向。这些行为反映了患者内心深深的空虚感以及对被抛弃的强烈恐惧。另外，边缘型人格障碍的患者也常常害怕亲密关系。他们内心的许多情绪和情感非常矛盾，导致对自我的认知不稳定，情绪变化大起大落。患者的目标和价值观也因此频繁变动。这些患者通常难以区分现实与幻想，对自我和他人的认知也倾向于全或无，总是交替出现过度理想化与自我贬低。

（二）鉴别诊断

部分边缘型人格障碍患者在外界压力下可能出现短暂的精神病性症状，例如患者可能异常焦虑或出现幻听。这些症状的持续时间很短暂，且与具体的应激事件相关，由此可以与精神病进行鉴别诊断。边缘性人格障碍患者的情感不稳定性可以按发作的时间进程与抑郁或双相情感障碍患者区分开来：边缘型人格障碍患者通常每天都会有很多情绪波动，与抑郁和双相情感障碍患者持续数天到数周的情绪变化相反。但边缘型人格障碍的患者往往同时患有抑郁症或双相情感障碍，使这种差异进一步复杂化，也应该得到治疗。其他人格障碍（如表演型或自恋型）可能与边缘型人格障碍并发或被混淆。

（三）患病体验与患病行为

边缘型人格障碍的患者难以区分现实与幻想，他们对疾病有可怕的幻想，例如，疾病的症状表现会让所有的亲人都远离他们，或疾病会证明他们"坏"或"不招人喜欢"。这些患者难以忍受疾病带来的复杂而矛盾的情绪，因此他们选择假装自己完全健康，并否认疾病的存在。另一种情况是，即使是患有轻微的疾病，患者也可能会认为自己得了绝症。在既往关系中受过伤害的边缘型人格障碍患者可能对医生不信任和恐惧。为了调和对亲密的渴求和恐惧，患者倾向于以"全好"或"全坏"评判医生，这种机制名为"分裂"。患者这种"全好"或"全坏"的评判并不稳定，因此可能导致情况进一步复杂化。当边缘型人格障碍患者对医生失望时，即使之前是理想中的医生，也可能突然成为"糟糕的医生"。此外，边缘型人格障碍患者可能会因冲动和自我毁灭行为（如自残、物质滥用和自杀企图）而感到不知所措。患者也可能故意不配合治疗，以此来测试医生的可及性，甚至为了保持现有治疗关系而贬低医生或装病。

医生在治疗边缘型人格障碍患者时常犯的错误是在情感上太过接近或过度满足患者的需求。尤其当医生强烈希望帮助患者减轻痛苦，并花大量时间与患者相处时。这通常会导致患者情绪的过度刺激，导致最初将医生理想化为"完美的"或"从未有过的朋友/医生/支持"，随后这种理想化便不可避免地贬值。需要注意的是，患者情绪化的行为会影响医生的判断，会使医生屈从于患者的理想化和分裂行为，并寻求保持"患者好的一面"，即使这意味着过度卷入。需要记住的是，理想化的持续时间很短，最终医生会不可避免地令患者失望。医生可能会对患者的自我毁灭式行为或经常性的挑衅行为感到绝望和无助，也可能企图惩罚患者，例如表现出毫无商量的余地，撤回药物医嘱（如镇痛药）或治疗（如要求更频繁就诊）。在某些极端的情况下，甚至还会出言不逊。

（四）具体的管理策略

当给予患者基本的支持和承诺时，医生对边缘型人格障碍患者应避免过度情绪化。可以通过安排定期（即使是短暂的）检查，并对问题给予通俗易懂的回答，来应对患者

对疾病的可怕幻想和"极端需要"。医生有时不得不忍受患者的周期性愤怒，但理应严格限制患者的破坏行为。例如，医生可能会说："你这么大嗓门，我无法集中精力给你看病。如果你现在不能在不大喊大叫的情况下沟通，那么我们得重新安排一个时间，等你能够平静下来再就诊。"当团队中的医生来自多学科时，应安排全体医生会议，允许医生发泄不良情绪，共同制订治疗计划。安排不同的医生与患者直接进行交流，明确一致地向患者阐述治疗计划，可以防止产生分歧。最后，了解患者存在自我毁灭式和/或过分苛刻行为的可能性很重要，医生应避免在制定规则时对患者发怒，甚至惩罚患者来企图报复（如对患者合理的需求不予回应）。

 案例5

住院医生向诊所的主治医生表达了自己对患者阿曼达的担忧。住院医生即将在3个月内离开诊所，并担心阿曼达难以接受被转诊给其他医生。

阿曼达是一位35岁的临时文书工作者，有长期偏头痛的病史。她经常推迟服药，直到偏头痛加重，然后打电话向住院医生抱怨疼痛难忍，有时甚至称疼到希望死去。阿曼达有时没有提前预约就出现在诊所，并要求马上看医生。另外，她经常错过定期就诊。就诊期间，她表达了自己对无家可归的恐惧，她借住在别人家里，没有一个属于自己稳定的住处。

住院医生申请了精神科会诊来帮助自己对阿曼达的治疗。她对阿曼达时常提起希望自己死去的言论非常担心。

根据精神科医生的建议，住院医生继续为阿曼达安排预约定期的简短随访，并鼓励阿曼达按时就诊。医生解释道，诊所不接受非预约就诊，阿曼达需要前往急诊治疗急性疼痛，另外尽早服药可以防止头痛突然剧烈加重。

其他有益的干预措施包括向阿曼达提供更多支持，例如为她引荐一位心理治疗师，要求社会工作者帮助她找到稳定住所。医生还非常关注阿曼达的自杀倾向。如果她提到希望死去，医生就会对她自杀的想法和意图进行评估。某天下午，阿曼达来到诊所并透露出自杀念头，护士申请精神科紧急会诊。与精神科医生交谈后，阿曼达逐渐平静并否认自杀倾向。但是她拒绝转诊到精神科继续治疗。

随着时间推移，阿曼达仍会错过部分预约就诊，偶尔会变得苛刻或向护士抱怨住院医生。但是住院医生和护士都坚定地重申治疗计划要求，包括定期预约就诊，尽早治疗偏头痛，前往急诊室治疗急性头痛发作等。阿曼达于是开始遵守预约时间并开始配合治疗。住院医师和护士之间的定期交流有助于保持治疗计划一致，避免分歧的产生。

住院医生在离开诊所前，与主治医生商讨了有助于转诊顺利开展的策略，例如提前向阿曼达介绍新的住院医生，并让护士也一起参与此过程。

在这种情况下，定期召开全体医生和相关工作人员（如主治医生、咨询师、护士、实习生和接待员）沟通会，可以保证治疗计划一致、避免分歧，减少患者的焦虑和突发行为，同时提供更多支持，并保证所制定规则的实施。

八、表演型人格障碍

（一）症状和体征

表演型人格障碍患者主要表现为过度寻求关注和情绪化。这些患者可能会表现出戏剧性、戏剧化的情感，可能在穿着或行为上具有性挑逗的风格，并无意识地去吸引他人，吸引人们对自己的注意。患者表达的情绪可能很肤浅甚至自相矛盾，但却相信分享这些感觉可以与医生缔结一种特殊的亲密关系（经常被患者夸大）。相比于客观、事实驱动的推理，这些患者更倾向于主观和直观的印象。患者往往有躯体主诉，表现令人印象深刻但前后不一致。

（二）鉴别诊断

表演型人格障碍难以与自恋型或边缘型人格障碍相鉴别，这些类别的患者也可能表现出其他类别患者的常见特征。表演型人格障碍患者和边缘型人格障碍患者在人际关系中都容易变得脆弱。然而，后者的情绪更不稳定，更易冲动和自我伤害。表演型人格障碍患者希望引起他人注意，而自恋型人格障碍患者渴望他人的赞美，但表演型相对不那么浮夸、傲慢和自恋。

（三）患病体验与患病行为

疾病会对表演型人格障碍患者的情绪稳定产生极大威胁，因为患者需要从外表吸引力获取自我价值感并满足个人诉求。患者为了降低被他人认为不够性感美丽所带来的恐惧感，可能会更多打扮外表或美化自己的能力。例如，他们可能与医生调情或做出引诱行为。

当感到虚弱和脆弱时，为了加强与医生之间的联系，患者的情感表达方式可能愈加强烈。此外，相对于需要细致观察的躯体症状，这些患者更关注感觉，因此他们的躯体主诉之间相互关联性可能不大。对症状的描述也可以反映患者对医生渴求度的大小。

在与表演型患者交流时，医生可能会被患者的戏剧性和依赖性吸引，导致过度卷入，增加工作量。当医生逐渐被患者的风格吸引之后，患者可能出现焦虑、疏远或不配合，令医生感到困惑和沮丧。另外，医生可能会因为缺乏客观信息或者对患者情绪化和模棱两可的行为出于无奈而做出草率的评价。

（四）具体的管理策略

表演型人格障碍患者的行为模棱两可且整体上偏情绪化，缺乏一致性和逻辑性，还可能出现行为迥异，可能由对轻微症状的过度焦虑转变为对重大疾病的不恰当漠视。医生应当对此保持客观的立场。医生必须为患者提供支持性且合理的建议。这既需要对患者的情绪变化足够敏感，还需要保持足够距离避免患者将这种亲近误解为恋爱或性关系。

 案例6

丽塔，38岁，是一名患有系统性红斑狼疮的单身失业女演员。她对一名45岁的男医生表现得过于友好并有调情行为，经常打电话向他咨询健康问题，并在来诊时穿着暴露。在此期间，她要求对各种躯体主诉进行检查。随着时间推移，医生感到越来越不舒服。有一天，丽塔抱怨说，她希望每次就诊都有更多的时间来讨论她的问题，她问医生是否认为她的问题"值得花更多的时间"。

在仔细思考了丽塔长期的行为模式后，医生回答道，丽塔的健康问题非常重要，值得关注。医生表示将仔细评估丽塔的每一项问题，并根据医疗需要来分配时间。他还表示非常理解丽塔需要更多的时间来讨论，但作为基本医疗医生，无法提供额外的时间。医生温和地建议道，如果他不能在随访的时间限制内为她提供足够的情感支持，可以向她引荐一位当地诊所的健康心理学家。尽管丽塔很失望，但表示能够接受这项限制，并继续与这位医生合作。

上述处理非常成功，医生不仅积极地为患者和她的问题着想，同时还明确地设定了医患关系界限。

九、自恋型人格障碍

（一）症状和体征

自恋型人格障碍是一种长期自恋的模式，需要他人赞扬和钦佩，而对他人的感受缺乏敏感性。患者可能自视过高，并夸大自己的社会地位，渴求大量的赞美。在社会、个人、浪漫或事业成就等方面，患者受到驱使渴望获得理想化的成就。因此患者可能嫉妒和贬低那些成就超过自己的人。这种行为的根本是患者对自我的贬低或不满。为了避免这些信念以及相关的痛苦体验，患者试图向自己和他人证明自己具有"特殊性"或"不寻常的天赋"。

（二）鉴别诊断

在许多情况下，自恋型人格障碍与边缘型、反社会型、表演型或强迫型人格障碍有重合之处，因此难以鉴别。当鉴别诊断不明确时，判断患者是否极度自恋和渴求赞美有助于明确诊断。与边缘型人格障碍相比，自恋型人格障碍患者的自我形象更稳定，对人际关系缺失的冲动性和敏感性更低。此外，自恋型人格障碍患者通常比反社会型人格障碍的攻击性和欺骗性更低，但二者都有儿童期品行障碍史；与表演型人格障碍患者相比，后者的戏剧性和情绪化更明显。虽然自恋型人格障碍和强迫型人格障碍的患者可能都是完美主义者，但前者对自己的成就往往自我评价更高。

医生要注意避免将暂时性轻躁狂或躁郁症误诊为自恋型人格障碍。同样地，鉴别自恋型人格障碍和药物（如中枢神经系统兴奋剂）相关的暂时性人格改变以及由基础疾病引起的人格改变也很重要。

（三）患病体验与患病行为

健康问题对自恋型人格障碍患者来说是

巨大的打击。疾病给患者保持健康、灵活和优越的内在和外在形象的无意识行为带来了威胁。健康问题和身体受限可能会破坏这种形象，导致公众形象岌岌可危，引起患者对自我意识（非现实、不可逾越的）受到破坏的恐惧。为了防止这种威胁产生，患者可能不承认症状的重要性或否认疾病的存在。更常见的情况是，当患者试图重新获得受钦佩的、理想化的状态时，他们可能会要求特殊治疗、第二意见（second opinion），或将自己转诊给更"资深"或"著名"的医生。这些患者可能会贬低、批评或质疑医生的行为或资质，或者不遵从治疗建议。

自恋型患者的傲慢和浮夸行为，再加上对特殊治疗的要求，可能会让医生极为恼火。对这些患者的反应有多种形式。有时为了避免冲突，医生可能屈从于患者的要求。对于苛责的患者，医生可能会感到沮丧、不满甚至愤怒；或者他们可能会感觉自己被贬低并质疑自己的能力。如果医生为有魅力或要求苛刻的患者花费了额外的精力，但最后却受到不公正的批评，此时产生的挫败感可能格外大。医生可能会拒绝或躲避这名患者，拒绝为其进行治疗，或表现出愤怒导致医患关系受损。

（四）具体的管理策略

应对自恋型患者最有效的策略是尊重并接纳患者自认的特殊性和权利感，并帮助他们应用自我感知的天赋来推进治疗。如果自恋型患者感受到疾病带来脆弱和威胁，他们更容易批评和贬低医生。因此，医生不应该将这种贬低看成私人恩怨，而应理解为患者对自身强烈的不安全感的表达。医生可以向患者解释，因为相信患者值得特殊对待，故为其制定了特别的方案，来满足患者的自恋。医生还可以进一步肯定患者对疾病的担忧，并表扬患者的应对能力强。这些方法有助于患者感受到安全和有能力，从而与医生自信地交流，而不是防御攻击医生。

 案例7

詹姆斯，一名44岁的已婚著名律师，作为患者却异常苛刻。对接诊他的医生感到非常生气，并指责其没有充分回应他的主诉。事实上，医生已经完成了所有必要的实验室检查，且在近几个月内接听了患者的无数次电话。

医生意识到詹姆斯长期以来自认为有特权，并对他人的轻视极度敏感。医生通过回顾詹姆斯的担忧，与其讨论治疗计划及其原因，并鼓励他谈论自己对症状的情绪反应。医生还强调了自己在为詹姆斯制定评估和治疗计划时有特别考虑过。随后医生为他安排了更频繁的就诊，并告诉詹姆斯，鉴于他的积极参与，预计治疗会取得相对好的反应。

这种反应能够使患者安心，因为医生肯定了患者的顾虑，并满足了患者自认所拥有的特权感。

十、回避型人格障碍

（一）症状和体征

回避型人格障碍的患者长期在社交场合和亲密关系中存在过度焦虑，并对他人如何看待自己极度敏感。这些患者渴望人际关系，但因为害怕被拒绝、羞辱或尴尬而躲避与人交往。如果患者真的参与到社交场合或关系中，他们总是满心担忧被拒绝、批评和不受他人喜欢。因此，患者常自尊心低下、社交笨拙、有自卑感，且害羞、压抑。

（二）鉴别诊断

分裂型人格障碍的患者同样躲避社交场合和人际关系，但他们更希望社会隔离。相反，回避型人格障碍的患者强烈渴望人际关系，但由于焦虑和害怕被拒绝和羞辱而选择回避。依赖型和边缘型人格障碍患者也强烈害怕人际排斥，但他们并不回避人际关系，而是积极寻求人际关系。

回避型人格障碍与社交恐惧症的区别在于其症状在时间和环境中的普遍性和一致性。回避型人格障碍的患者通常会回避任何形式的社交互动，但社交恐惧症患者通常更担忧在某些特定情景下的社交表现问题，例如在社交聚会上，或是在小型互动研讨课程中，对陌生人说了不恰当的话。

（三）患病体验与患病行为

疾病会引起焦虑，增加回避型人格障碍患者的无能感。患者可能会因为担心不被照护者喜欢或被拒绝而延迟治疗，或不愿意透露自己的问题。他们可能会把身体不适归咎于自己，而实际上没有要求适当地缓解疼痛。因为患者觉得自己不值得医生关注，可能也不愿意接受必要的医疗程序。

治疗回避型人格障碍患者的医生最初可能没有意识到患者症状的严重程度。因为这些患者害羞，容易接受医生的建议，医生可能更倾向于对他们采取家长式的态度。如果后来发现患者的症状比最初报告的更严重，医生可能会因患者隐瞒信息和消极的态度而感到担心或感到被背叛。

（四）具体的管理策略

回避型人格障碍患者需要得到安慰和许可，才能在非评判性的环境中表达他们的痛苦和担忧。表达出对了解患者的问题感兴趣有助于医务人员开展工作。

案例8

迈克尔，一名45岁的单身办公室职员，在年度体检时提前45分钟到达诊室。在接待处签到时，患者询问自己是否准时到达。

医生在体格检查时发现患者肘部有明显的皮疹，患者既往有明确的银屑病史。迈克尔因窘迫而满脸通红，并解释说自己使用了医生去年开的药膏，但不久前处方药物用完了。当被问及为什么不给医生办公室打电话并补充药物时，迈克尔表示觉得自己不应该为小小的皮疹而麻烦医生。

医生对患者的皮疹表示了担忧，并且尽量避免使用可能被视为责怪的语气。他写了一张新的处方，要求迈克尔在用完处方药物后，拨打医生办公室的电话来补充药物。医生向患者解释说自己不觉得患者的来电会有所打扰，医患沟通非常有必要，能够确保患者得到合适的医疗。他再次要求迈克尔在之后需要补充药物或有任何问题时都可以打电话给他。

上述方法给了患者安慰和支持，并鼓励患者与医生交流，不要由于害怕被拒绝而退缩。

十一、依赖型人格障碍

（一）症状和体征

依赖型人格障碍患者对于被照顾始终有着过高需求。他们经历过对分离和被遗弃的强烈恐惧，独处时会感到非常不适。这导致他们在人际关系中表现出顺从和依附的行为。这些患者在没有大量建议和保证的情况下很难独立做出决定，他们害怕与他人意见相左。

（二）鉴别诊断

鉴别依赖型人格障碍和由惊恐障碍、心境障碍或广场恐惧症引起的依赖很重要。患有内科疾病的患者也可能变得非常依赖他人，但并不是依赖型人格障碍。依赖型人格障碍有时与其他涉及被遗弃恐惧的人格障碍相混淆，可以通过顺从行为来区分。依赖型的人格特征可能是长期药物滥用的结果；相反，对难以忍受的不适进行自我药物治疗，可能解释了依赖型人格障碍和物质使用障碍的高共病性。

（三）患病体验与患病行为

依赖型人格障碍的患者担心疾病会同时导致无助和被他人抛弃。在与医生的互动过程中，患者可能变得非常需要精神支持，并强烈要求得到紧急治疗。如果没有得到自己想要的回应，患者可能向医生爆发出愤怒。患者还可能将身体不适归咎于其他人，包括医生。此外，患者可能不顾一切想要立即缓解痛苦，因而使用成瘾性药物或过度用药。由于接受医疗可以满足患者获取他人关注的愿望，部分依赖型患者可能会无意识地拖延疾病进程，甚至在一些极端情况下，要求进行不必要的医疗操作。

治疗依赖型人格障碍患者的医生最初可能会对患者的黏人和苛求行为感到厌恶。或者，医生可能会发现自己难以为患者设限，而试图通过满足患者的每一个诉求来安慰患者，最后导致医生产生倦怠或感觉无法胜任。最终医生可能产生敌意，并公开拒绝治疗这些患者。

（四）具体的管理策略

为依赖型患者提供安慰和减轻他们被遗弃恐惧的有效方法包括安排频繁的定期检查并保证患者能够联系到医生。然而，在治疗早期或当患者的依赖性特征变得明显时，坚定并确切地限制患者要合理联系医生也很重要。为了防止医生倦怠，可招募医疗团队的其他成员为患者提供支持。此外，医生应帮助患者找到外部支持系统，缓解其对被抛弃的恐惧。医生还必须警惕患者拖延病程以及滥用物质或药物的潜在可能。

 案例9

泰瑞，一名50岁的离异秘书，屡次向基本医疗医生提出各种躯体主诉，包括头晕、头痛、视物模糊和腿部疼痛。医生反复检查泰瑞的情况，结果均提示阴性，且抑郁评估也提示阴性。对泰瑞生活的进一步了解表明，在6年前离婚后，女儿成了她生活的重心。尽管泰瑞从青少年起就偶尔出现各种躯体症状，但一直没有明显的变化，直到2年前女儿结婚并离开家生活后，泰瑞的症状才明显加重。

泰瑞频繁地给医生打电话，在电话里她通常听起来很紧张，担忧新发症状，并要求药物治疗。医生决定为泰瑞安排定期随访来缓解她的担忧。泰瑞经常在来访时抱怨时间不充足，无法评估自己所有的症状，并哀叹女儿不再有多少时间陪她。医生以支持的方式倾听，并承认就诊时间有限，表示自己将尽可能地解决这些问题。医生还强调继续定期就诊的重要性。此外，医生认为泰瑞在女儿婚后越来越孤独，并诊断她可能患有抑郁症。医生还建议转诊给诊所的社会工作者来帮助泰瑞投入志愿者活动并增加社会交往。

这种方法通常有助于减轻患者的焦虑，降低通话频率。如果患者的痛苦没有通过这些干预措施得到改善，则需要转诊进行心理治疗，并评估可能共病的焦虑障碍。

十二、强迫型人格障碍

（一）症状和体征

强迫型人格障碍的患者非常看重有序性、完美主义和控制感。患者常常过分关注细节和规则，倾向于过度说教，专注于工作而无暇休息。患者发现自己难以适应他人，因此反过来坚持要他人遵循自己的计划。患者的情感表达通常僵化且受限，这表露了患者对失去控制的恐惧。由于患者常犹豫不决，因此在面临选择时常常感到苦恼。

（二）鉴别诊断

强迫症（见第26章）与强迫型人格障碍的区别在于前者存在真正的强迫观念（重复的侵入性思维）和强迫症状。然而，患者可能同时患有这两种疾病。强迫型人格障碍也可能与其他人格障碍混淆。

（三）患病体验与患病行为

疾病对强迫型人格障碍患者来说是一种威胁，因为患者对身体机能和情绪的失控感会带来强烈的恐惧感。患者可能因耻感和脆弱感而强烈不安，还可能因为就诊预约和治疗扰乱了日常生活习惯而感到愤怒。患者害怕不得不向医生妥协而放弃控制权。在医生的诊室里，患者受到强烈焦虑的驱使而重复提问，并过度关注细节。

医生可能因强迫型人格障碍患者重复提问而不耐烦，并缩短回答。由于患者坚持追问选择特定治疗的各种细节和原因，医生可能会觉得自己的能力受到质疑。医生还可能在无意中试图控制治疗计划，而不是与患者共同努力，忽略了控制感对患者的重要性。

（四）具体的管理策略

管理强迫型人格障碍患者的有效策略包括全面采集病史，仔细检查，向患者清楚和彻底地解释诊断和治疗选择，提供并解释实验室检查结果。不要过分强调治疗或患者对该治疗反应的不确定性。医生可以引用文献报道，避免模糊和不准确的印象式解释，这样患者会感到放心。其他有效策略包括将这些患者视为平等的合作伙伴，鼓励其进行自我监控，允许患者参与治疗，并赞扬患者思路清晰、秉持高标准。

 案例10

山姆是一名42岁的生物化学家，他要求预约评估其左腹股沟处的不适肿块。医生在例行体检中了解到山姆有轻度紧张，并倾向于询问有关自己健康的细节性问题。经过体格检查，山姆被诊断为腹股沟疝，医生建议进行外科会诊以便进一步评估病情并探讨手术可能。山姆像往常一样有点拘谨，但这次明显更加焦虑，反复询问关于外科修复治疗的问题，例如文献中是否提到有替代治疗，医生遵循哪份指南推荐这种治疗方法，而不是其他治疗。随后山姆还询问了全身麻醉的风险，以及手术是否可以在局麻下进行。

医生试图安慰山姆这只是例行程序，山姆反问医生是否肯定诊断正确，并要求医生列出诊断腹股沟疝的临床标准。山姆还详细地谈到了自己的工作职责，并担心手术可能会打断自己实验室正在进行的项目，因为有几名成员需要他定期监督。山姆还想知道医生与这名外科医生相识多久，过去是否曾一起工作过。

医生解释说，自己对这位外科医生很熟悉，认为他非常值得信赖。医生表扬了山姆在决定治疗方案前询问替代治疗的严谨性和主动性。医生准确地回答了一些基本问题，并指出部分问题应向外科医生咨询，因为专家能更好地回答这些问题。医生向山姆保证他会亲自联系外科医生讨论治疗方案，而不会等到书面报告出来之后才进行。医生还建议预约后续门诊帮助山姆更好地做出决定。

尽管山姆一直表示担心手术会打断自己工作，但在医生认真对待他的担忧后，山姆的焦虑有所缓解。山姆的问题得到了医生准确的回答，而且医生进一步推荐给他一篇文章，以便他能更多地了解腹股沟疝的相关治疗。

做保证是必要的。许多问题的重新定位应该温和而坚定。引用循证指南有帮助，因为它使用规则和结构的力量，吸引了患者的注意力。

十三、人格障碍的治疗方法

前面的部分为基本医疗医生和专科医生描述了管理共病人格障碍患者的一线方法。此外，识别和解决其他共病行为健康障碍也很重要。人格障碍患者有很高的精神共病率，尤其是抑郁症、双相情感障碍、物质使用障碍、创伤后应激障碍、惊恐障碍、社交焦虑障碍和强迫症。当共病的行为健康障碍得到充分治疗时，人格障碍的症状通常会得到改善，有时会明显改善。

关于人格障碍的具体治疗，最有力的疗效证据是典型的心理社会性质的治疗，而不是药理学。这些治疗包括多种循证心理治疗，包括认知行为治疗、心理化基础治疗、辩证行为疗法、心理动力治疗、接纳承诺疗法。每一种治疗方法都在某种程度上解决了扭曲的思维模式、失调的情绪、不适应的行为和受损的人际功能，这些都会给患者带来痛苦。具体治疗方案的选择取决于当地资源、患者偏好和行为健康医生的建议。

心理药理学治疗在心理社会治疗不足时使用。对于特定的人格障碍，并不存在明确的精神药物治疗。一般来说，疗效数据有限。尽管如此，药物治疗可以由基本医疗医生发起，最好有精神科医生的支持。药物有时有助于治疗与人格障碍相关的症状。例如，焦虑和恐惧是C群障碍（回避型、依赖型和强迫型人格障碍）患者的最主要症状。使用选择性5-羟色胺再摄取抑制剂（如艾司西酞普兰或氟西汀）治疗可改善这些患者的症状。可以考虑短时间使用苯二氮䓬类药物对症治疗。对于A群障碍患者（偏执型、分裂样和分裂型人格障碍），小剂量抗精神病药物治疗（如利培酮或阿立哌唑）可能会改善偏执和怀疑等症状。考虑到抗精神病药物的副作用很大，在开始使用抗精神病药物之前，尤其建议要咨询精神科医生。

B群障碍（反社会型、边缘型、戏剧型、自恋型人格障碍）患者通常表现出戏剧性、情绪化，并有冲动性行为。这些症状可能因药物治疗而获益。尤其是边缘型人格障碍有着支持心理药理学的最大证据基础。对于明显焦虑、愤怒或抑郁的患者，合理的做法是第一步服用抗抑郁药物，如选择性5-羟色胺再摄取抑制剂，但前提是患者不存在共病双相情感障碍。下一步是使用"情绪稳定剂"，首选耐受性更好的药物（如拉莫三嗪或托吡酯），然后在需要时使用丙戊酸钠或锂等药物。如果分离、偏执或暂时性精神病的症状突出，那么低剂量的第二代抗精神病药物可能会有所帮助，如奎硫平或阿立哌唑。对于需要抗精神病药物或多种药物治疗的患者，精神科会诊的价值怎么强调都不过分。

对任何人格障碍患者拟行药物治疗时，都应考虑精神科会诊。如果开始用药，应反复评估来确认症状改善情况，以证明药物的成本和副作用的合理性。对目标症状应尽可能使用评定量表，以尽量减少报告和回忆的可变性。要谨慎使用超出说明书适应证范围的药物；要停止任何证明无效的药物以避免不适当的多药治疗。在这些情况下，尽管患者可能主张采取更积极的方法，"低起点、慢行"和"一次只做一个改变"的原则更稳健且合理。

十四、总结

在对特定人格障碍的研究中出现了一些常见主题，如对于任何人格障碍患者，或者那些具有暗示某种障碍的"人格特征"但未被诊断为完全综合征的患者，医生如何管理治疗联盟和治疗计划。

最关键的是，医生必须注意自己的情绪以及面对这类患者时产生的自动思维。如果情绪被忽视或判断性思维没有受到挑战，那么医生将无法提供最好的治疗。医生要提醒自己，对于具有挑战性的患者行为，无论这些行为是回避性的、攻击性的还是奉承性的，都要"不把它当作是针对个人的"，这一点至关重要。

此外，医生管理患者的治疗时，应以客观数据和标准为基础。人格障碍患者可能会明里暗里地迫使医生"改变规则"，但这样做其实很少符合他们的最佳利益。医生应该努力做到冷静地给予支持，并保持在专业界限内。向同事或专家咨询患者的挑战性行为有助于保持正确的治疗立场。

人格障碍（或具有人格障碍的特征）对各种健康结局都有重要影响。无论患者是否接受专科转诊来管理精神症状（很多患者都不愿意，特别是那些洞察力低的患者），一位细致周到的基本医疗医生具有无可替代的价值。一位稳重、有同理心的权威人物，能够保持坚定、公平的界限，其治疗作用超出任何特殊的专业性医疗服务。有经验的基本医疗医生甚至可以学会享受照护这些患者，尽管他们的表现具有挑战性，但给以足够的时间和支持，他们的状况可以变得更好。

十五、推荐阅读

Gabbard GO. Psychotherapy of personality disorders. *J Psychother Pract Res* 2000; 9: 1-6.

Geringer ES, Stern TA. Coping with medical illness: the impact of personality types. *Psychosomatics* 1986; 27: 251-261.

Giesen-Bloo J, van Dyck R, Spinhoven P, et al. Outpatient psychotherapy for borderline personality disorder: randomized trial of schema-focused therapy vs transference-focused psychotherapy. *Arch Gen Psychiatry* 2006; 63: 649-658. （Erratum in: *Arch Gen Psychiatry* 2006; 63: 1008.）

Gross R, Olfson M, Gameroff M, et al. Borderline personality disorder in primary care. *Arch Intern Med* 2002; 162: 53-60.

Linehan MM, Comtois KA, Murray AM, et al. Two-year randomized controlled trial and follow-up of dialectical behavior therapy vs therapy by experts for suicidal behaviors and borderline personality disorder. *Arch Gen Psychiatry* 2006; 63: 757-766.

Markovitz PJ. Related articles, links: recent trends in the pharmacotherapy of personality disorders. *J Personal Disord* 2004; 18: 90-101.

精神疾病

Olesya Pokorna, MD & Emma Samelson-Jones, MD

一、引言

精神病症状包括幻觉、妄想（固定的错误信念，如相信外星人占有了自己的身体并控制着自己的思想和行动），以及思维混乱（表现为不合逻辑或不连贯的言论）或行为混乱。在慢性形式下这些症状通常与精神分裂症谱系障碍有关，但它们也可能在其他许多疾病的背景下发生，包括抑郁症或双相情感障碍、物质中毒或戒断、边缘型人格障碍，以及神经退行性疾病、感染性疾病、炎性疾病和自身免疫性疾病等其他多种疾病（表31-1）。

二、精神分裂症谱系障碍

精神分裂症谱系障碍包括短暂性精神病、精神分裂症样精神病、精神分裂症、分裂情感性精神病和妄想性精神病。这些病症可通过持续时间、精神病病症的类型以及是否存在并发的情绪症状进行区分。

在没有情感症状，没有接触有毒物质或

表31-1　新发精神病的鉴别诊断

类别	疾病
精神分裂症谱系障碍	短暂性精神病、精神分裂症样精神病、精神分裂症、分裂情感性精神病和妄想性精神病
情感性精神病	具有精神病特征的抑郁症，或具有精神病特征的双相情感障碍（双相抑郁或躁狂症）
其他精神疾病	创伤后应激障碍，边缘型人格障碍
物质中毒	苯丙胺、可卡因、五氯苯酚、大麻和合成大麻素（如香料）、致幻剂（如麦角酸二乙基酰胺、赛洛西宾或死藤水）造成的物质中毒
物质戒断	酒精、苯二氮䓬类、巴比妥类药物的戒断反应
药物诱导性精神病	类固醇、多巴胺激动剂及其他药物引起的药物诱导性精神病
谵妄	典型特征是注意力波动和头脑混乱，通常很快出现。需要做广泛的鉴别诊断，包括电解质异常、缺氧或高碳酸血症、感染、肝性脑病或尿毒症脑病等
内分泌失调	甲状腺功能减退（黏液水肿性癫狂）、甲状腺功能亢进、肾上腺功能不全、甲状旁腺功能减退或亢进、库欣病或库欣综合征
炎症性疾病	抗N-甲基-D-天冬氨酸受体（抗NMDA受体）脑炎、系统性红斑狼疮（狼疮性精神病通常在疾病早期，临床和血清学提示病情高度活动时发生）、多发性硬化、脑白质营养不良
涉及脑部的传染病	人类免疫缺陷病毒、神经梅毒、单纯疱疹性脑炎、朊病毒所致疾病
神经退行性疾病	阿尔茨海默病、路易体痴呆、帕金森病、亨廷顿病
神经系统疾病	颅脑外伤、脑瘤或头部其他占位性病变、脑卒中、癫痫发作
维生素B_{12}缺乏	—
代谢性疾病	肝豆状核变性和急性间歇性卟啉病

患有相关疾病的情况下，出现多种类型的精神病症状（妄想、幻觉、言语或行为混乱），如果持续时间不到1个月，则定义为短暂性精神病；如果持续时间为1～6个月，则定义为精神分裂症样精神病；如果持续时间为6个月以上，则定义为精神分裂症。精神分裂症往往开始于青春期后期或成年早期，影响着全球人口的0.3%～0.9%。分裂情感性精神病会出现多种精神病症状，并同时伴有反复的重度抑郁或躁狂发作。它通常也开始于青春期或成年初期，并影响到另外0.3%的人口。妄想性精神病的典型特征是存在孤立的妄想（如认为邻居在整个公寓中都放置了摄像头，并且不断监控一个人的对话），除了妄想的影响以外没有其他功能损害。与精神分裂症相反，它最常见于中年，终生患病率为0.2%。

（一）精神分裂症

诊断精神分裂症需要以下5种症状中的至少2种，且症状至少持续1个月：幻觉、妄想、思维混乱、行为混乱或阴性症状。阴性症状是指正常情绪反应或思维过程的缺陷，例如情绪表达减少、言语贫乏、快感不足、动力不足或缺乏建立社会关系的渴望。存在这些症状6个月内会出现功能下降。虽然对于诊断并不是必需的，但这种下降通常涉及一定程度的认知障碍，最常见的是在处理速度、工作记忆、社会认知和执行功能等方面的缺陷。与幻觉、妄想或混乱等阳性症状的严重程度相比，阴性症状和认知症状的严重程度与整体功能水平的下降关系更为密切。

精神分裂症的产生与遗传和环境因素都有关系。同卵双生子同时患有精神分裂症的概率是50%。与普通人群相比，当父母或兄弟姐妹患有精神分裂症时，个体的患病概率会增加10～15倍。分裂型人格障碍患者普遍存在社会和人际关系缺陷，以及认知或感知的扭曲或怪异行为。相比于普通人群，分裂型人格障碍在精神分裂症患者的直系亲属中更易发生。环境因素包括孕产妇感染或营养不良等产前损害，出生时的并发症以及其他

类型的创伤，都会增加精神病的患病风险。

通常，在精神分裂症的精神病性症状出现之前，会有一段持续数周至数年的亚临床体征和症状的前驱期。前驱症状通常包括社交孤立感增强、情绪表达能力下降，以及在学校或工作环境中的表现下降。抑郁和焦虑的症状也很常见。也可能有较弱的精神病症状，包括幻觉或其他知觉异常，或对这些经历的真实性持怀疑态度的奇怪信念。精神病症状的出现标志着精神分裂症的开始。对初发精神病的及时治疗可以缩短精神病发作的时间，降低复发的风险，并降低功能恶化的程度。因此，早期干预以减少精神病治疗前的持续时间，可以缩短精神分裂症在一生中的发病时间。

（二）精神病的临床研究

有精神病症状的人，他们所经历或信仰的不是与他人共同拥有的现实世界。他们可能听到上帝的声音告诉他们未来会发生什么，或者相信联邦调查局正在跟踪他们，他们处于人身危险之中。作为一名试图帮助一个家庭的临床医生，理解个体对现实的感性体验和他们的真实处境很重要。如果你要对一个有记忆问题的人进行评估，你所需要的信息比他们能表述出的病史信息要更多。同样，如果要恰当地评估一名精神病患者，那么对于患者既往的经历，你既需要患者本人的描述，也需要他精神正常的亲朋好友的介绍。

精神病患者第一次就诊时，接诊的首要目标是建立足够好的治疗关系使患者愿意再次就诊。如果一个人多疑或明显偏执，可能会是一个挑战，因此保持问题清单简短并达成共识（如"帮助你减轻焦虑"）是一个明智的选择。晤谈时间要尽量短，并且要提供足够的身体空间和情感距离，这可能会有帮助。例如，尽量减少与患者的眼神交流，或者在更大的房间里接诊患者。中立、冷静的肢体语言和直接的语言交流可以让恐惧的患者感到轻松。注意激动不安的身体迹象，包括扭手、握拳或踱步，如果患者的激动程度不断

上升，应提早停止晤谈。

三、病史

对于精神病患病可能性小的抑郁或躁狂患者，较为合理的精神病筛查可以包含以下问题："你是否曾听到过别人没有听到的声音？"以及"你是否觉得你的头脑在捉弄你？"如果根据以前的病史，或者是这两个筛查问题呈阳性结果，你认为患者患精神病的概率较高，则表31-2所列的问题都可作为扩展筛查问题。

进一步病史采集是为了了解患者的精神病体验，通过帮助他们在一个安全的空间内谈论这些经历来减少他们的孤独感。由于谈论精神病体验可能会触发患者的高度脆弱性，所以使用温和的方法，带着真诚的好奇心，以及从开放式问题开始是很重要的。对幻听的评估包括了解具体的经历，是什么加重或减轻了它，这种听到声音的体验是如何影响患者的感受和行为的。对妄想体验的评估包括理解这个信念是如何形成的，这个信念是如何占据了患者的注意力的，它是如何影响患者的感觉和行为的，以及患者是如何理解这个信念的。表31-2列出了进一步探索幻听和妄想信念的具体问题。

表31-2　询问精神病症状

筛查问题：
你是否曾听到过别人没有听到的声音？
你是否曾看到过别人没有看到的东西？
你是否曾觉得你的想法比较奇怪？
你是否觉得你的头脑在捉弄你？
你是否觉得有人想要伤害你？（偏执意念）
你有没有觉得网上或电视上的东西是专门为你写的？（牵连观念）
你是否曾经觉得自己有特殊能力？（夸张）
你有没有觉得有人在向你灌输想法或感受？（思维插入）
你是否曾有过非常生动的想法，以至于你担心别人能听到？（思维播散）
对幻听的进一步评估：
你能再多讲讲你听到声音的经历吗？
你听到多少声音？你是否能分别出声音是男性的还是女性的？很多和我聊过的人说听到的声音可能是某个认识的人的，或者是来自天堂的或地狱的。你是否有类似的想法？是什么让你觉得声音是（某人的）？
你能告诉我那个声音说了些什么吗？它有没有跟你说话或者提起过你？那个声音有没有告诉过你要去做什么？有没有给你一些建议？有没有对你正在做或在想的事情发表评论？有没有威胁要伤害你或其他人？
在某些时候或某些场合，你听到的声音会更活跃吗？（在一天中的某个时间，做某种活动或以某种方式感受时）。你有没有听不到声音的时候？你有没有发现什么可以让这些声音消失或者不那么强烈（和别人说话，和这个声音说话，看电视，毒品或药物）
当声音出现时你有什么感受？
当声音出现时，你通常在做什么？
（如果声音让你去做什么）——你会听从声音的命令吗？你曾经抵制过声音的命令吗？
对妄想的进一步评估：
再给我讲讲这个体验吧！
你还记得第一次这样的体验吗？是什么引发的？
这种体验带给你什么样的感受？
当你有这样的体验时你会做什么？
在过去几个月，你有多少时间在思考这种体验？
你如何看待这种体验（例如，你如何解释你的体验）？其他人是如何看待这种体验的呢？你对自己的解释有多肯定呢？

四、体格检查和实验室检查

对于新发精神病，鉴别诊断很广泛（表31-1）。因此，完整地采集病史和做检查很重要，尤其要强调内分泌系统、风湿免疫系统和神经系统的系统回顾和检查。意识水平的任何变化、新出现的发作性癫痫、局灶性神经系统体征、认知状态迅速下降，病史或检查对系统性自身免疫病或神经系统疾病有提示，都说明要做进一步检查，包括相关实验室检查和头部影像学检查。此外，如果精神病起病急，没有前驱期或精神分裂症谱系障碍的其他非典型症状（如出现幻视而没有幻听），也需要做进一步的身体检查。表31-3描述了一些危险因素，它们增加了新发精神病由躯体或神经病学原因引起的可能性。

在出现其他原因不明的新发精神病症状时，应常规进行毒理学筛查和一些基础实验室检查（表31-4）。对50岁以下、病史或检查

表31-3 **导致精神病的躯体性或神经性危险因素**

精神病发病时年龄＞50岁
急性发作（数天至数周）
没有合并幻听的视觉或触觉幻觉
任何嗅觉或味觉的幻觉
智力障碍或发育障碍
有头部外伤、意识丧失、意识水平波动或癫痫发作史
癌症病史或癌症危险因素（吸烟、遗传易感性）
自身免疫、神经、内分泌、代谢或遗传疾病的个人病史或家族史

表31-4 **新发精神病的一线医学评估**

详细的病史和检查，特别注意内分泌、风湿免疫和神经系统
常规化验应包括全血细胞计数评估感染证据，电解质与血钙、肝功能、尿药筛查、促甲状腺激素、梅毒螺旋体筛查（荧光密螺旋体吸收试验或其他）、人类免疫缺陷病毒和维生素 B_{12}
对于年龄＞50岁的新发精神病患者或具有精神病的躯体和神经系统疾病危险因素的患者，考虑进行头部影像学检查
如果患者目前没有服用抗精神病药物，但计划开始用药，需要获取基线胆固醇、糖化血红蛋白或空腹血糖水平，如果开始服用与高催乳素血症相关的药物（利培酮、氟哌啶醇），则需考虑检测基线催乳素

无明显异常发现的新发精神病患者，不建议进行头部影像学检查。

五、精神病管理

如果精神病症状继发于躯体或神经系统疾病，则治疗主要针对原发病，抗精神病药物仅作为辅助治疗。例如，精神性狼疮的治疗应以合理的免疫抑制为核心。情感性精神病（抑郁、躁狂或有精神病特征的混合发作）的药物治疗包括在抗抑郁药（单极抑郁）或情绪稳定剂（如锂或丙戊酸钠）的基础上加入抗精神病药物。在患有精神分裂症谱系障碍的患者中，抗精神病药物可以减轻幻觉、妄想、思维或行为混乱的症状。遗憾的是，这些药物不能改善与精神病相关的阴性症状或认知缺陷。

一些科学证据表明，青少年早期大量吸食大麻会增加日后患精神分裂症的风险。剂量-反应关系也存在，使用药效较强的大麻株，即四氢大麻酚含量更高的大麻株，比使用药效较弱的大麻株患精神分裂症的风险更高。21岁以后，易感个体仍可能因为大麻而产生精神病症状，但大麻和精神分裂症之间的因果关系减弱了。对于患有精神病且同时使用大麻或其他精神病药物（包括兴奋剂、PCP和迷幻剂）的个体，应该进行使用某些药物与精神病之间关系的教育，并建议进行戒断试验。

对精神病患者的综合治疗旨在减轻精神病症状，更重要的是帮助患者康复。以心理社会康复为重点的治疗旨在帮助个体维持或重新获得建立和维护社会关系的能力，如参与工作或学习。多学科医疗团队的早期干预，提供个人心理治疗、家庭心理教育、支持就业或教育以及药物管理，能够减少精神疾患的发病率和因而导致的失能。能够支持康复的其他治疗包括社会技能训练、多家庭小组、精神病患者社会团体（有时被称为俱乐部会所），以及对合并成瘾、情绪或焦虑障碍的恰当治疗。

六、抗精神病药物

在精神分裂症患者中，30% ~ 40%对抗精神病药物有良好反应，40%有部分反应，20% ~ 30%无明显反应。如果一个人对药物有反应，通常会在1 ~ 2周内看到初步效果，2 ~ 4周内出现显著反应，大部分预期反应在10周后出现。在抗精神病药物中，氯氮平是一个明显的例外。给定剂量的氯氮平可能需要长达6个月的时间才能达到完全的治疗反应。

选择使用哪种抗精神病药物需要权衡现有药物的风险、收益和成本。总的来说，第一代抗精神病药物（first-generation antipsychotic medications，FGAs）和第二代抗精神病药物（second-generation antipsychotic medications，SGAs）具有相似的疗效和退出率，但副作用不同。FGAs与锥体外系副作用（包括肌张力障碍、运动障碍、帕金森病和迟发性运动障碍）的发生率较高有关。SGAs通常与体重增加、血脂异常和糖尿病风险增加有关。对于有"抗药性"，即充分地试验性使用两种抗精神病药物都没有反应的患者，使用氯氮平相比其他抗精神病药物具有更好的疗效。氯氮平还能减少精神分裂症和分裂情感性精神病患者的自杀行为。

所有的抗精神病药物若长期使用都有显著的风险，临床医生应该始终以最小的有效剂量为目标。表31-5详细说明了许多常用的抗精神病药物的剂量和副作用。

表31-5 抗精神病药物

名称	剂型	起始剂量	递增剂量	每日目标剂量	每日最大剂量	副作用	备注
第一代抗精神病药物							
氟哌啶醇	片剂，口服浓缩液，肌内注射，长效注射剂（每4周），静脉制剂	0.5 ~ 5mg，每天2次	5mg	5 ~ 20mg	30mg	易受锥体外系副作用影响	高效 静脉制剂具有QTc间期延长的最高风险，考虑连续心电图监测
三氟啦嗪	片剂	每天5mg	5mg	10 ~ 20mg	40mg	易受锥体外系副作用影响	高效
奋乃静	片剂	4 ~ 8mg，口服，每天3次	4 ~ 8mg	24 ~ 48mg，分次服用	64mg		中效力 一旦达到目标剂量，可每天两次或睡前服用
第二代抗精神病药物							
氯氮平	口服，口腔崩解片	睡前12.5mg	见下文*	200 ~ 400mg	900mg	高危：镇静，体重增加，代谢综合征，直立性低血压，抗胆碱能 风险：粒细胞缺乏症、癫痫发作、心肌炎	用于耐药精神分裂症（之前两次抗精神病药物试验失败） 降低自杀的风险 要求每周实验室监测**和开始时仔细剂量滴定
奥氮平	片剂，口腔崩解片，肌内注射	睡前2.5 ~ 5mg	5mg	10 ~ 20mg	30mg	高危：体重增加，代谢综合征，镇静，抗胆碱能	最有效的抗精神病药物是氯氮平（CATIE研究***） 由于明显的代谢副作用，不建议作为年轻人的一线治疗

续 表

名称	剂型	起始剂量	递增剂量	每日目标剂量	每日最大剂量	副作用	备注
利培酮	片剂, 溶液, 口腔崩解片 (M-Tab), 长效注射剂 (每2周)	0.5～1mg, 每天两次	1～2mg	4～6mg	16mg	高风险: 高催乳素血症, 直立低血压, 锥体外系副作用	达到目标剂量时可以每日服用一次 利培酮的活性代谢物帕利培酮, 每4～12周一次的长效注射剂。在使用帕利培酮之前, 可以通过利培酮建立口服耐受性
喹硫平	片剂: 速释, 缓释	25mg/d或每天两次	25～50mg	300～600mg	800mg	高危: 直立低血压, 体重增加, 代谢综合征。白内障。低锥体外系副作用风险	初始缓慢剂量滴定, 需要避免明显的直立性低血压 缓释剂可在睡前从200mg开始使用
阿立哌唑	口服片剂, 口服液, 肌内注射, 每4～10周长效注射剂	5mg/d	5～10mg	10～20mg	30mg	治疗早期有中度静坐困难或失眠风险。降低代谢综合征的风险, 延长QTc间期	可以用来治疗高催乳素血症
齐拉西酮	口服, 肌内注射	20mg/d或每天两次和食物同服	20～40mg	40mg, 每天两次	80mg, 每天两次	QTc间期延长的高风险。有中度镇静风险。体重增加和代谢综合征的风险低	与食物一起服用可提高生物利用度
鲁拉西酮	口服	每天20～40mg与食物同服	20～40mg/d	60～120mg	160mg	良好的新陈代谢。中等锥体外系副作用风险, 特别是静坐困难	当与至少350卡路里的食物一起服用时, 生物利用度增加

注: 氯氮平滴定法*: 从每天就寝时12.5～25mg开始。每隔几天增加25～50mg, 可以在睡觉时, 也可以是白天每天两次的剂量, 达到一天300mg的目标剂量。慢滴定可将直立低血压、癫痫发作和过度镇静的风险降到最低。

氯氮平实验室监测**: 监测基线心电图、绝对中性粒细胞计数。前6个月每周监测, 之后6个月每隔一周, 然后是每月监测一次。前4～8周关注肌钙蛋白/CRP, 接下来3个月关注基准的糖化血红蛋白或空腹血糖和血脂, 然后是每年监测。

CATIE研究***: 干预效果的临床抗精神病药物试验。

有几种抗精神病药物的长效注射剂型 (long-acting injectable, LAI) 可供选择, 根据药物的不同, 每2～12周肌内注射一次。那些对抗精神病药物反应良好, 但由于药物不依从性而存在复发风险的患者, LAI是口服药物的有效替代品。在使用LAI之前耐受口服药物是必要的, 以避免持续的不良反应。氟哌啶醇、帕利培酮、利培酮和阿立哌唑都有长效注射制剂, 应考虑用于有治疗不依从史的患者。与相应的口服药物相比, LAI具有相似的副作用特征, 似乎不会带来额外的不良后果风险。

还有几种抗精神病药物的短效注射剂型, 用于紧急情况下治疗急性躁动的精神病患者。当口头安抚失败时, 应先提供口服药物, 以使患者对情况有一种能动性和控制感。为确保药物摄入, 通常首选液体或崩解片剂配方。如果患者不愿意或无法服用口服药物, 医生可以通过肌内注射来用药。氟哌啶醇、奥氮平、阿立哌唑和齐拉西酮胃肠外制剂常用于紧急处理急性精神病。一种常见的治疗躁动的联合疗法包括氟哌啶醇 (口服/肌内注射) 0.5～5mg, 劳拉西泮 (口服/肌内注射/静脉注射) 0.5～2mg, 以及苯海拉明25～50mg

或苯托品0.5～2mg，以防止肌张力障碍反应或其他锥体外系副作用。

抗精神病药物也用于一些非精神病的情况，包括双相情感障碍、难治性焦虑障碍、强迫症、单相抑郁、抽搐和抽动秽语综合征、孤独症相关易怒和躁动性谵妄。与治疗精神分裂症谱系障碍所需的剂量相比，低剂量的抗精神病药物通常足以治疗这些情况。

当患者的现实测试受损或者注意力和认知能力出现问题时，与他们谈论抗精神病药物似乎很复杂。可以根据患者理解信息的能力，决定如何提供有关潜在风险和益处的信息。对于那些患有幻听而对情况的非真实性一无所知的患者，在治疗开始时告诉患者"听起来声音干扰了你的睡眠，这种药物应该有助于你的睡眠"，作为知情同意可能就足够了。随着患者的病情在治疗中改善，更细微的对话成为可能，关于风险和益处的讨论也可以更加深入。抗精神病药物的知情同意应该被理解为一个持续的过程，而不是一次性的对话。

七、心理社会干预

抗精神病药物和心理社会干预的恰当结合可以显著改善临床结局，并对患者的整体功能、社会融合、生活质量和治疗依从性产生积极影响。在多项研究中，以下心理社会干预已被证明有效。

（一）治疗

适用于精神病的认知行为治疗（cognitive behavioral therapy adapted for psychosis，CBTP）注重于优化功能，理解精神病性体验，减少与妄想或幻觉相关的痛苦。它通常以个人为基础提供，但也可以以小组的形式提供。治疗工作首先要确定最令人不安的症状，并设定可实现的目标来激励治疗。然后，治疗师温和地引导患者发展出替代性解释，检查支持和反对不良信念的证据，并确定有效的应对策略。

（二）家庭干预

由于精神疾病的长期性和致残性，家庭成员往往需要承担照顾的重担。有证据表明，生活在高度敌对、批评和情感过度投入的家庭环境中的人，精神病复发的风险更高。对精神病患者的家庭干预，主要目的是防止复发，提升服药依从性，减少照顾者的压力，并帮助患者更加独立。表31-6详细介绍了对家庭的初步心理教育干预。家庭干预提供关于精神病本质和病程的心理教育，帮助减少耻感，强调坚持服药的作用，帮助家庭成员识别精神病复发的迹象，并教授有效的沟通技巧和解决问题的方法。这些干预通常持续6～9个月，以小组的形式进行。

表31-6　新发精神病家庭的心理教育

- 精神病指大脑的变化干扰了对个体生活的体验。症状包含听到声音或看到幻象（幻觉），错误的信念或对他人的明显怀疑（错觉），混乱的想法或讲话（思维混乱），难以集中注意力或理解社会环境（认知症状）。经历过精神病的人对感官信息（视觉、声音、气味、触觉、运动）、压力、期望和事态以及常规的快速变化、违禁药品、批评等高度敏感
- 精神病的症状是可以治疗的
- 精神病不是任何人的错——患者和家人都不应该为此受到责备
- 精神病的症状不应该被忽视。症状存在的时间越长，治疗效果和完全恢复的可能性越小。如果你查阅一下精神病，你会找到各种信息，但大部分对你了解这种疾病并没有帮助。有一些患者可以完全恢复，也有一些患者会长期遭受精神病的困扰。但大部分人会介于二者之间。越早干预治疗，患者恢复得越好
- 精神病的早期经历对患者和其家人来说都是非常混乱和痛苦的。除了用药物来减少精神病的伤害（例如幻觉、妄想或混乱思维），对精神病的综合治疗还包括支持、咨询以及旨在减少压力和提升患者和家庭应对策略的教育
- 治疗的目的是社会心理状态的恢复，也就是恢复患病前形成和维持社会关系的能力，能够参加工作或学习。早期干预项目是由一个多学科团队来提供个体心理治疗，家庭心理教育，支持就业或教育以及进行药物治疗，用以帮助减少精神病相关的疾病

（三）社会技能训练

所有的精神病患者都有一定程度的社会障碍，这会进一步限制他们的社会和职业功能，导致更大的困难以及心理上的孤立。社会技能训练的目标是弥补患者社会沟通方面的缺失。

（四）就业援助

就业援助的目的是帮助有严重精神疾病的人提升就业能力。一种形式是个人安置和支持（individual placement and support，IPS），它整合了就业支持和精神健康服务。就业援助措施从确定患者的长项、职业经历和个人偏好开始，并协助患者在社区内找到工作。一旦发现合适的岗位，IPS就会提供无限期的个人援助，以确保患者能够留任。

（五）俱乐部会所

心理康复俱乐部帮助那些受严重精神疾病困扰的人重建友谊、家庭、就业、教育，并提供其他患者恢复期所需的服务或支持。与心理健康诊所不同，心理康复俱乐部在晚上和假日期间开放。成员们深入参与到俱乐部运营的各项活动中。

（六）社区治疗

社区治疗（assertive community treatment，ACT）在社区提供强化病例管理和心理健康治疗。跨学科团队由精神病医生、护士、个案管理员和就业专家等组成，他们在社区里提供服务，包括家访、药物配送、治疗和支持就业。

 案例1：新发精神病

吉姆，19岁男性，因为新出现的"幻听"症状被其父母带到诊室。吉姆戴着墨镜和耳机，一屁股坐在候诊室的椅子上。他父母陪伴在他身边，看起来很焦虑。

你先和吉姆单独谈了谈。他告诉你他经常被两种声音分散注意力。在过去3个月，他一直能听到一个男人的声音，声音以第三人称的口吻叙述着他正在做什么（如他正在穿过那扇门，他正在上一辆小轿车）。吉姆觉得这很烦人，但并没有因此情绪低落。然而，在过去的1个月中，他又能听到一个女人的声音。那个声音在直接召唤他并告诉他自己陷于麻烦中，只有吉姆才能救她。有时他能听到那个女人的尖叫声，"好像她正在被折磨"。有时那个声音对他大喊，说他花了太长时间去救她。当听到女人对他说话的声音时，吉姆会非常痛苦。他觉得这个女人是真实的，虽然他看不到她。也许他和那个女人有精神联结。他不确定。在晚上，他一个人躺在床上时，那个声音常常出现，使得他难以入睡。他觉得折磨那个女人的人也在监视着他，可能是通过控制电子设备上的摄像头。他用胶带把手机和笔记本电脑上的摄像头盖住，并一直把卧室的窗帘拉上。他不知道到底发生了什么，感到很困惑、痛苦。他否认任何病史，否认药物使用或其他症状，也没有意识丧失、癫痫发作、视力改变或虚弱史。他最近没有生病，没有新的性接触，也没有皮疹或疼痛。他最后一次HIV检测是在1年前。他否认对热或冷的不耐受，否认头发或指甲的变化，也没有疲劳或视力变化等症状。全面的体检结果都正常。

你问他是否可以和他的父母谈谈，他说可以。你让他在候诊室等着，这样你就可以单独和他的父母谈谈。他的父母说，吉姆小时候表现很好，达成了所有发展预期。上中学时有些焦虑，在高中时更善于社交并且外向，以优异的成绩从高中毕业。他去年上大学了。他的第一个学期很顺利，他交了很多朋友，课程成绩不是A就是B，还参加了几个社团。大约6个月前，他退出了社团并在电脑上花了更多时间，但他还继续去上课。他的父母担心他可能抑郁。他最后一个学期的平均成绩是C，然后回家过暑假。他已经回家1个月了，过去几周大部分时间都待在自己的房间里。他有时会在房间里大喊大叫，让别人不要打扰他，说他帮不了他们。他和家人一起吃晚餐，但不怎么说话，而且似乎大部分时间都在分心。两周前，他开始在房子里的各种电子设备上贴上胶带，如果家里只有他一个人，他会把房子里所有的窗帘都拉低。他的姨妈23岁时被诊断出患有精神分裂症；没有抑郁、焦虑、躁郁症或自杀的家族史。他的外祖母患有糖尿病，但家族中没有自身免疫性疾病、风湿免疫病、猝死或癌症史。他没有威胁过任何人，也没有说过要伤害自己或者不想再活下去了。他的父母并不担心他或其他人的安全。

你把全家人聚在一起讨论一个计划。你强调说吉姆和你分享了一些痛苦的经历，包括听到声音和认为人们在监视他。你很高兴他们来找你谈话，你觉得你可以提供帮助。你建议吉姆开始服用一种药物，可以减弱声音，帮助他晚上睡得更好。如果他愿意的话，你还可以把他转到专门为有类似经历的人服务的诊所。经吉姆同意，你给他开阿立哌唑，每天5mg，并告诉他前6天将药片减半。你让他知道如果他变得焦躁不安或药物有任何副作用就打电话给你。你要求他做基线化验，包括血脂、糖化血红蛋白和表31-4所列的常规化验。你将他转诊到当地大学的一个早期精神病项目，接受多学科治疗，并安排了2周后的随访预约。

案例2：慢性精神分裂症

R.先生，54岁，有长期的精神分裂症病史，最近通过服用奥氮平（每天15mg）得到了很好的控制。他同时患有多种疾病，包括高血压、血脂异常和肥胖。他有吸毒和酗酒的历史，但他已经戒酒好几年了。

他是单身，一个人住在养老院，兼职做园艺助理。他过去曾多次被送去精神病院治疗，并试用了多种第一代和第二代抗精神病药物，但由于副作用，他对其中大多数药物都不能耐受。当他在两年前最后一次精神病住院期间开始服用奥氮平时，他的症状明显改善，尽管体重显著增加，但他对药物的耐受性良好。R.先生对所有精神病医生都不信任，尽管经常受到鼓励，他还是拒绝去精神健康诊所。他一直在接受基本医疗医生开的精神病药物治疗。总体上，他表现为轻度焦虑，会偶尔有眼神交流或摆弄自己的头发。

今天他来做例行体检。他没有刮胡子，有轻微的恶臭，有强烈的烟味，穿着脏衣服，显得疲惫而焦虑。在就诊期间，他怀疑地环顾诊室，并避免与医生有眼神接触。当被问及最近过得如何时，他回答说自己"很好"，但一直睡不好觉；他要了安眠药。

医生怀疑他的精神病症状正在恶化。他似乎对内部刺激有反应，医生怀疑声音在变得越来越持久。他的思维过程也比较混乱，尽管在大多数情况下是可能遵循思维的顺序的。R.先生说自己坚持服用奥氮平。他没有任何自杀或杀人的想法，但在进一步询问后，他透露，中央情报局一直在跟踪他，并在他的卧室安装了摄像头，以监控他的睡眠。他对这些信念的妄想性一无所知。R.先生的饮食一直正常，医生认为他仍然能够在家照顾自己，决定请R.先生在门诊接受密切的随访，但需要增加抗精神病药物剂量。

医生："听起来你现在过得很艰难，压力很大。一直保持警惕一定很累人。"

（直接挑战错觉会适得其反，只会疏远患者，让他感到孤独和被误解。一种方法是同情这种感觉，而不是试图同意或反驳一种妄想的信念。）

医生："什么使你认为他们在监视你？你的房间里安装了摄像头吗？"

（通过以中立的、非指责的方式问一些

简单的、事实性的问题，医师可以确定这些错觉的固定程度，以及患者是否能够有逻辑地检验其信念的证据。R.先生说他从未看到任何人进入他的房间，也没有注意到任何摄像头，但他确信摄像头就在那里。医师意识到，在这个时候进一步讨论这些错觉不会有什么效果，因此选择关注于解决困扰患者的症状。）

医生："我想知道这些恐惧是否让你难以入睡？"

R.先生："当然。难道你能在一直被监视的情况下睡觉吗？"

医生："我能理解这种挣扎。我很为你担心。你得不到足够的睡眠，一直感到压力和疲惫。我同意你的看法，改善睡眠很重要。我建议在睡前增加奥氮平的剂量，而不是增加一种新的安眠药。我认为这将有助于缓解焦虑，让你睡得更好。我两周后见你，那时我们可以决定是否需要做些其他的事情来让你感觉好点。你觉得这个计划怎么样？"

R.先生承认，休息一下减轻焦虑会很好，他同意药物的改变和后续的计划。

八、监测和管理抗精神病药物的副作用

（一）锥体外系副作用

锥体外系副作用（extrapyramidal side effect，EPS），包括肌张力障碍、静坐困难、帕金森病和迟发性运动障碍（tardive dyskinesia，TD），可见于任何阻断多巴胺的药物，包括抗精神病药物。表31-7定义了这些副作用并总结了每种副作用的治疗方案。急性锥体外系副作用，包括肌张力障碍、静坐困难和帕金森病症状，通常发生在抗精神病治疗的最初几天或几周。这些症状可以通过减少剂量或停药、换用另一种锥体外系

作用倾向较低的药物或增加药物治疗来改善。相比之下，慢性锥体外系副作用，如迟发性运动障碍，发生于数月或数年的药物治疗后，可能无法通过减少剂量或停药来逆转。

表31-7 急性和迟发性锥体外系副作用的药理学处理

锥体外系副作用	症状	治疗方案
急性		
静坐不能	烦躁不安，强烈地想要移动，踱步，不能保持静止	一线：β受体阻滞剂 普萘洛尔：10mg，每天两次；可逐步增加到40mg，每天两次；最大90mg/d 二线：苯二氮䓬类药物 劳拉西泮：0.5～2mg，每天两次
帕金森病	面具脸，静止性震颤，齿轮样强直，蹒跚步态，精神运动迟缓	一线： 苯托品：1mg，每天两次可逐步增加到2mg，每天两次；最多每天6mg 二线（如果服用抗胆碱能、抗精神病药或不能耐受一线药物）： 金刚烷胺：100mg，每天两次或三次
肌张力障碍	急性肌肉痉挛、斜颈、眼部危象、喉头痉挛	急性治疗： 苯托品：1～2mg，肌内注射/静脉注射/口服，一次10分钟 苯海拉明：25～50mg，肌内注射/静脉注射，一次10分钟 预防性治疗： 苯托品：1～2mg，每天两次
慢性		
迟发性运动障碍	主要是口面部肌肉：吮吸、咂嘴，舌头运动，做鬼脸，下颌侧移。身体的其他部分也可能参与其中	停止用药，改用另一种药剂，缬苯那嗪每天40mg，1周增加到80mg

尽管任何抗精神病药物均可发生锥体外系副作用，但第一代抗精神病药物和第二代抗精神病药物利培酮的风险最高。阿立哌唑和鲁拉西酮有中度锥体外系副作用风险，尤其是静坐困难。第二代抗精神病药物喹硫平、奥氮平和氯氮平的风险最低。发生锥体外系副作用的危险因素包括年龄超过65岁，既往有锥体外系副作用或其他运动障碍史，有外伤性脑损伤或其他神经损伤史，以及使用高剂量药物、胃肠外给药和快速剂量滴定。强烈建议尽量减少抗精神病药物的累积使用，并仔细监测迟发性运动障碍的早期症状。

为了监测急性锥体外系副作用的症状，美国精神病学会的指南建议在基线时对躁动、运动迟缓、肌肉僵硬或震颤进行筛查，然后在剂量滴定期间每周进行筛查，之后在每次访视时进行筛查。对于迟发性运动障碍症状，目前的建议是在基线进行筛查，然后对第一代抗精神病药物的患者每6个月进行一次筛查，对第二代抗精神病药物的患者每12个月进行一次筛查。对于易患锥体外系副作用的高危患者，应每3个月和6个月分别筛查第一代和第二代抗精神病药物。异常不自主运动量表（abnormal involuntary movement scale，AIMS）可用于筛查和监测（链接见建议网站）。

对心血管的影响——QTc间期延长是抗精神病药物常见的副作用，且有剂量依赖性。QTc间期延长风险最高的是齐拉西酮、硫咪嗪和匹莫齐特，而鲁拉西酮和阿立哌唑引起QTc间期延长的可能性最小。既往存在QT间期延长（>500ms）、心律失常史、近期急性心肌梗死或非代偿性心力衰竭是使用高风险药物的禁忌证。目前的指南建议在使用高危药物治疗前进行基线心电图和血钾测定，在药物达到治疗水平时复查心电图。对于没有心脏危险因素且正在服用低风险药物的患者，不建议常规筛查心电图。

（二）镇静

所有的抗精神病药物都能引起镇静，特别是使用高剂量和治疗的最初几周。许多但并非所有患者经过持续治疗能够耐受这种副作用。低效的药物，包括氯丙嗪、氯氮平、奥氮平和喹硫平，往往镇静作用最强。许多精神疾病患者都在与低能量、认知迟钝和运动障碍作斗争，而药物的镇静特性会进一步加剧这些症状。镇静可以通过以下方式缓解：从低剂量开始，慢慢滴定药物，使用最小有效剂量，每天一次在睡前给药，以及选择不太可能引起镇静作用的抗精神病药物。

（三）直立性低血压

直立性低血压是抗精神病药物常见的副作用，由α_1肾上腺素受体拮抗作用引起，有时伴有反射性心动过速，最常见于治疗开始时或快速剂量滴定期间。氯丙嗪、氯氮平和喹硫平最有可能引起直立性低血压，奥氮平和利培酮具有中度风险，阿立哌唑和鲁拉西酮很少引起。针对这种情况，不建议进行特别的监测，但可以通过低初始剂量、缓慢滴定和分次给药（特别是在滴定期间），可以最大限度地减少直立性低血压。对于有症状的病例，支持治疗包括建议慢慢坐起来和站起来，增加食盐和液体摄入量，穿弹力袜，或者用氟氢可的松治疗。

（四）抗胆碱能副作用

抗胆碱能副作用，包括便秘、尿潴留、口干，由于调节抑制而引起的视物模糊，以及认知障碍，都是源于抗精神病药物阻断了毒蕈碱受体。氯氮平和奥氮平是抗精神病药物中抗胆碱能最强的，其次是喹硫平。仔细监测、减少剂量、将药物转换为低风险药物、去除其他抗胆碱能药物以及对症治疗（如便秘）都是管理抗胆碱能副作用的策略。不受控制的闭角型青光眼和前列腺肥大是使用抗胆碱能药物进行抗精神病药物治疗的禁忌证。

（五）代谢综合征

抗精神病药物导致的体重增加很常见，高达85%的患者都有这种情况。虽然确切的机制尚不清楚，但体重显著增加与食欲增加和代谢途径的改变有关。大多数体重增加出现在前6个月，且与剂量无关，在治疗的2～3年后趋于稳定。

第二代抗精神病药物氯氮平和奥氮平导致体重增加的风险最高。齐拉西酮、鲁拉西酮和高效第一代抗精神病药物是最少见导致体重增加的。除了不良的医疗结局外，抗精神病药物引起的体重增加还会对生活质量和自尊产生负面影响，导致依从性差。旨在预防体重减轻和体重增加的循证干预措施包括认知和行为策略，例如了解饮食行为；在解决问题、设定目标和监督饮食习惯方面的培训；营养咨询和锻炼计划。在药物干预中，减少剂量和改用不影响体重的药物是治疗的第一步。如果有复发或临床恶化的风险使换药不可行，可以尝试使用辅助药物。二甲双胍的治疗，每天分次服用1500～2000mg，已被证明有助于防止抗精神病药物引起的体重增加，即使对没有血糖异常的人也有效。

虽然精神分裂症患者患糖尿病的独立风险增加，但第二代抗精神病药物治疗进一步加重了这种风险。体重增加可导致胰岛素抵抗，并间接导致糖尿病。第二代抗精神病药物还与葡萄糖代谢异常和体重指数（body mass index，BMI）正常的个体新发2型糖尿病有关。氯氮平和奥氮平引起高血糖和糖尿病的风险最高，两者通常发生在治疗的第一年。喹硫平和利培酮也有导致葡萄糖异常的中等风险。

血脂异常，特别是高甘油三酯血症，是第二代抗精神病药物的另一个常见副作用。在这里，风险最高的药物是氯氮平和奥氮平，喹硫平和低效第一代抗精神病药物具有中等风险。阿立哌唑和高效第一代抗精神病药物引起血脂异常的可能性最低。

所有接受抗精神病药物治疗的患者应在基线、3个月、6个月、1年和此后每年筛查代谢异常（血脂、糖化血红蛋白、空腹血糖）。

（六）催乳素升高

抗精神病药物引起的催乳素升高在使用强烈阻断多巴胺的抗精神病药物治疗中很常见，尤其是第一代抗精神病药物和利培酮。高催乳素血症的常见表现包括女性月经异常、性功能障碍、生育问题、乳房增大和男女均有的溢乳。育龄妇女更容易受到催乳素升高的不良影响。患有乳腺癌的女性不应该使用高效第一代抗精神病药物或利培酮。

高催乳素血症可通过减少药物剂量或改用催乳素升高发生率较低的药物，如阿立哌唑或喹硫平来控制。也有证据表明，如果更换抗精神病药物不合适，可以使用辅助药阿立哌唑。无症状患者不建议常规测量催乳素，但使用高危药物的患者应定期询问高催乳素血症症状。对有症状的患者，应测定催乳素水平。由于担心与性腺激素水平低相关的骨矿化减少和骨质疏松症，如果药物不能改变，育龄期妇女可能需要联合使用口服避孕药来抵消雌激素缺乏的影响。

（七）白内障

第一代抗精神病药物，特别是氯丙嗪，与白内障发生率的增加有关。在第二代抗精神病药物中，喹硫平的制造商建议在基线进行一次裂隙灯显微镜检查，并在治疗期间每6个月检查一次。

（八）癫痫发作

所有抗精神病药物都以剂量依赖的方式降低癫痫发作阈值。第一代抗精神病药物和氯氮平引起癫痫的风险最高。

（九）抗精神病药物恶性综合征

抗精神病药物恶性综合征（neuroleptic malignant syndrome，NMS）是对阻断多巴胺受体的药物的一种危及生命的特异性反应。其特点是发热、精神状态改变、肌肉僵硬和自主神经功能障碍四联症。所有抗精神病药物都可能导致NMS，但高效第一代抗精神病药物（如氟哌啶醇）的风险最高。尽管高剂量的抗精神病药物和多药制剂会增加发生NMS的风险，但在治疗期间，症状可随时出现。治疗是支持性的，通常需要入住重症监护病房（intensive care unit，ICU）。

九、氯氮平的副作用

（一）共同的副作用

氯氮平在急性和慢性锥体外系副作用、催乳素升高、QTc间期延长方面具有较低的发生概率。与奥氮平和其他一些抗精神病药物一样，它与镇静、抗胆碱能作用，以及直立性低血压和代谢综合征的高风险相关。它还具有独特的副作用，如下所述。

（二）常见的副作用

多达60%的患者出现便秘。便秘可能很严重，并可能发展为肠麻痹和肠梗阻。危险因素包括与其他抗胆碱能药物同时治疗，近期开始服用氯氮平以及较高的药物剂量。所有患者都应仔细监测便秘并及时治疗。

流涎，尤其是在睡眠时，是氯氮平常见的副作用。建议患者晚上在枕头上放一条毛巾，白天用无糖口香糖或含片刺激吞咽以减轻症状。药物干预包括舌下应用阿托品滴眼液或异丙托品喷剂，每日最多三次。

窦性心动过速是氯氮平的常见副作用，在所有接受治疗的患者中发生率高达25%。如果有临床意义，可以用β受体阻滞剂治疗，如美托洛尔。

（三）严重的副作用

氯氮平还与一些潜在的致命副作用有关，包括严重的中性粒细胞减少和粒细胞缺乏症、癫痫、心肌炎和心肌病。在美国，FDA要求所有处方医生、配药药房和患者都要注册氯氮平风险评估和缓解策略（risk evaluation and mitigation strategy，REMS），以确保适当的处方操作和监控。在开氯氮平处方之前，处方提供者必须完成注册表格、课程和在线测试，所有这些都可以在www.clozapinerems.com上找到。整个过程通常不到一个小时。

一些接受氯氮平治疗的患者出现一过性中性粒细胞减少［中性粒细胞绝对计数（absolute neutrophil count，ANC）$< 1.5 \times 10^9$/L］，可进展为粒细胞缺乏症（定义为ANC $< 0.5 \times 10^9$/L），这会在1%～2%接受氯氮平治疗的患者中发生。由于这种风险，在治疗的前6个月，需要每周对ANC进行密切的血液学监测；然后在6～12个月之间每2周进行一次，之后每月进行一次。在轻度中性粒细胞减少的情况下，如果ANC $> 1 \times 10^9$/L，可以继续治疗，每周3次ANC监测，直到中性粒细胞减少症消退。如果ANC $< 1 \times 10^9$/L，应停止治疗，请血液科会诊。

一般来说，对ANC $< 1.5 \times 10^9$/L的患者不应开始使用氯氮平治疗。然而某些种族，如非裔和犹太裔，中性粒细胞计数长期较低［ANC在（1～1.5）$\times 10^9$/L］，没有任何显著的临床意义。良性种族中性粒细胞减少症患者发生恶性血液系统疾病的风险不高，可以在ANC $> 1 \times 10^9$/L使用氯氮平安全治疗，与基线ANC $< 1.5 \times 10^9$/L的患者进行同样的监测。

氯氮平与几种不良心血管事件有关，包括扩张型心肌病、心肌炎和心包炎。约3%的治疗患者会发生心肌炎，与用药剂量无关，最常见于治疗开始后4～8周内。如果诊断为心肌炎，应立即停用氯氮平。心肌炎的症状包括不明原因发热、胸痛、心悸和气短，需要每周监测。基线心电图和每周生命体征也建议用于监测心肌炎的早期迹象。有些医疗机构在治疗的前4～8周每周检查C反应蛋白（c-reactive protein，CRP）和肌钙蛋白水平，以进行额外监测。

氯氮平治疗以剂量依赖的方式增加全身强直阵挛发作的风险。肌阵挛抽搐可能是最终癫痫发作之前的早期预警信号。较低的总剂量和缓慢的滴定速度可以降低癫痫发作的风险。癫痫发作或需要高剂量氯氮平（600mg以上）的患者应使用丙戊酸钠或其他抗癫痫药物治疗。

十、躯体疾病共病

躯体疾病共病在精神病患者中非常普遍。

精神分裂症是一种"缩短寿命的疾病",女性和男性预期寿命分别减少12年和15年。心血管疾病是导致死亡率上升的主要因素。

精神分裂症患者以下疾病的患病率较高,包括心血管和肺部疾病、血栓栓塞事件、生殖障碍、炎症、自身免疫性疾病和传染病,代谢异常如糖尿病和高胆固醇血症,以及牙科疾病。久坐不动的生活方式,贫困,不良饮食习惯,酒精、烟草和物质使用率较高,以及与长期使用抗精神病药物相关的医源性因素,进一步加剧了该人群的不良健康结局。

尽管躯体疾病共病的患病率很高,但精神病患者总体上获得医疗服务的机会较低,可预防的住院率较高,而且他们的躯体疾病往往得不到充分诊断和治疗。一方面,混乱的思维过程、偏执、认知障碍和动力障碍可能会使这些患者很难识别和描述自己的身体症状以及按医嘱服药、预约或就诊。另一方面,医生群体中的"治疗虚无主义"可能会导致专科转诊率降低,处方减少,预约次数减少。

十一、致谢

感谢德米安·罗斯博士协助编辑。

十二、推荐阅读

Lehman AF, Lieberman JA, Dixon LB, et al. Practice guideline for the treatment of patients with schizophrenia. *Am J Psychiatry* 2004; 161: SUPPL.

Lieberman JA, First MB. Psychotic disorders. *N Engl J Med* 2018; 379: 270-280.

Lieberman JA, Stroup TS, McEvoy JP, et al. Effectiveness of antipsychotic drugs in patients with chronic schizophrenia. *N Engl J Med* 2005; 353: 1209-1223.

Saks E. *The Center Cannot Hold*: *My Journey through Madness*. NY: Hyperion; 2007.

Torrey EF. *Surviving Schizophrenia*: *A Family Manual*, 6th ed. NY: Harper Perennial; 2013.

十三、网站

Abnormal Involuntary Movement Scale, AIMS (Word document can be downloaded from first link at this website). https: // searchapp. mo. gov/search-missouri/dmh?q=AIMS. Accessed August 2019.

Australian mental health information and resource center for 12-25-year-olds. Headspace. org. au. Accessed August 2019.

Center for Practice Innovations, Columbia Psychiatry. http: // practiceinnovations. org/CPI-Resources/First-Episode-Psychosis-Recovery-Stories. Accessed August 2019.

Center for Practice Innovations, Columbia Psychiatry. http: // practiceinnovations. org/CPI-Resources/Medication-and-Medication-Side-Effects. Accessed August 2019.

Clozapine Risk Evaluation and Mitigation. https: //www. clozapinerems. com. Accessed August 2019.

Clubhouse International. http: //clubhouse-intl. org/. Accessed August 2019.

National Alliance on Mental Illness; runs family-to-family groups. www. nami. org. Accessed August 2019.

PEPPNET, Stanford Medicine; includes directory of early psychosis programs in the United States. http: //med. stanford. edu/peppnet. html. Accessed August 2019.

Schizophrenia and Related Disorders Alliance of America. www. sardaa. org. Accessed August 2019.

睡眠障碍

第 32 章

David Claman, MD; Karli Okeson, DO; & Clifford Singer, MD

一、引言

35% 的成年人在 1 年内会出现与睡眠有关的症状，这使其成为临床实践中最常见的主诉之一。10%～15% 的成年人患有慢性失眠症，他们在与睡眠有关的问题中所占比例最大。失眠会增加患其他慢性疾病的风险，包括高血压、糖尿病、抑郁和痴呆。白天嗜睡会影响工作表现，增加工业和机动车辆事故的风险。与睡眠相关的呼吸问题导致的睡眠不足，会导致严重的疲劳和危及生命的心血管和肺部疾病。睡眠药物本身会带来诸如跌倒、日间焦虑和睡眠呼吸暂停加重等情况。本节综述了正常睡眠、睡眠障碍、觉醒障碍，以及这些障碍的临床治疗方案。

二、生命周期中的睡眠

睡眠有其特定的结构，包括非快速眼动（non-rapid eye movement，non-REM）睡眠和快速眼动（rapid eye movement，REM）睡眠的循环。清醒状态下的脑电图（electro-encephalograhpy，EEG）主要是低电压、高频率的波形；当人昏昏欲睡时，这些波形被 8～12cps 的 α 波取代。NREM 睡眠有 4 个阶段。第一阶段主要是 α 波消失，出现了更慢的 2～7cps 的 θ 波和缓慢的眼球运动。第二阶段则是在与第一阶段类似的 θ 波形背景下出现低频、高振幅放电（K 复合波）和短暂的高频（12～14cps）、可变振幅放电（睡眠纺锤波）。第二阶段的 NREM 构成了主要的睡眠时间。当出现慢波 [高振幅、低频（0.5～2.0cps）

δ 波]，并且占睡眠时间至少 20% 时，代表着第三阶段睡眠到来；而当它们占睡眠时间的 50% 以上时，预示着第四阶段睡眠。这两个阶段的"慢波睡眠"也被称为"深度睡眠"，因为它们与高觉醒阈值和醒来时持续昏昏欲睡（"睡眠惯性"）有关。睡眠不足时，深度睡眠的比例会随着睡眠的增加而增加。研究表明，深度睡眠对生长、组织修复、免疫功能和白天警觉都很重要。快速眼动睡眠是一种独特的睡眠状态，其特征是觉醒模式 EEG、骨骼肌瘫软和快速的共轭眼动。中枢神经系统在 REM 期间显著活跃，大部分梦境发生于这一阶段。

随着睡眠的开始，健康的成年人将在开始第一个 REM 周期之前的 45～60 分钟内进入 non-REM 阶段，这往往是短暂的。随着夜幕加深，慢波睡眠时间减少，REM 周期持续时间增加，最终占总睡眠时间的 20%～25%。一个 non-REM/REM 周期通常持续 90～110 分钟，每晚约有 4 个完整周期。

睡眠的时间和持续时间受许多因素控制，包括遗传学因素。许多人都是由基因决定的"时间型"，有早起（"百灵鸟"）或晚睡（"猫头鹰"）的强烈倾向。尽管大多数成年人有灵活的睡眠时间，他们对睡觉和起床的时间有一定的控制，但他们对自己需要的睡眠时长和睡眠质量的控制较少。尽管咖啡因等兴奋剂和对慢性疲劳状态的习惯可以帮助人们应对睡眠不足，但他们最终必须付出精力和精神效率降低的代价。个人的睡眠要求各不相同，虽然大多数人每晚需要 6～9 个小时的睡眠，但人类的睡眠范围要大得多。儿童通常比成年人需要更多的睡眠，但青春期后，每天的睡眠需求在晚年之前保持相当稳定。老年人的睡眠需求可能增加或减少，但最显著的变化是睡眠质量和持续时间。随着年龄的增长，深度睡眠的时间逐渐减少，这与生长激素分泌减少和睡眠期间记忆巩固的变化有关。与年龄相关的慢波睡眠减少始于中年早期，男性比女性更明显，尽管女性失眠率更高。随着年龄的增长，男性和女性都表现出夜间醒来次数增多、白天小睡次数增多的趋势。大多数睡眠专家都认为，各个年龄段的人都有睡眠不足的倾向。美国国家睡眠基金会（National Sleep Foundation，NSF）最近的一项民意调查发现，只有10%的美国人将睡眠列为他们的五大优先事项之一，尽管大多数人承认充足的睡眠使他们在工作和生活中更有效率。NSF在关于整个生命周期的睡眠时间建议方面提供了有用的信息（https://www.sleepfoundation.org/excessive-sleepiness/support/how-much-sleep-do-we-really-need）。睡眠时间受到生物钟（下丘脑视交叉上核，SCN）的强烈影响，它起着昼夜节律起搏器的作用。它为昼夜变化附加上睡眠-觉醒节律，并决定了一个人是"猫头鹰""百灵鸟"还是介于二者之间。松果体分泌褪黑素的光-暗周期和夜间节律协同作用，使生物钟与昼夜循环同步，使遵循传统作息时间的人白天清醒，晚上困倦。下丘脑视交叉上核、褪黑素周期以及周围环境的黎明-黄昏变化，它们的相互作用决定了人们是否能够在跨时区旅行、四季变化，或者是一些需要熬夜的工作和社会安排中，较好地适应睡眠节奏的改变。失明为睡眠适应光-暗周期带来了特殊挑战。大多数完全失明的患者会有昼夜节律效应，即非24小时睡眠障碍。部分视力受损的患者也可能受到影响。

打哈欠是几十年来人们一直感兴趣的一种现象。打哈欠被认为是一种唤醒机制，向间脑提供保持清醒的信号。它也可能具有社会功能。"打哈欠会传染"这种现象可见于大多数哺乳动物物种，其中在彼此关系密切或参与协作活动的个体之间最常见。

（一）新生儿

新生儿在出生后的最初几个月里有着独特的睡眠模式和结构。他们通常会连续睡2～3小时，然后醒来进食。一整天会有16～18小时用来睡觉。有趣的是，他们有等量的REM睡眠和NREM睡眠，REM睡眠启动他们的睡眠周期。人们认为新生儿需要更多的REM睡眠来帮助神经发育。

在大约2月龄时，婴儿开始随着褪黑素的释放和生长激素的调节而形成昼夜节律。这使得他们在晚上睡得更长，白天小睡的时间更短，这种现象被称为睡眠巩固和调节。通宵睡眠是孩子成熟最早的标志之一，这一发展对疲惫的父母来说非常有意义。当婴儿2月龄左右时，多数专家建议家长让宝宝在醒来时"哭出声来"，让孩子学会自我安抚，然后自己重新入睡。在这个阶段，他们有能力睡5～6小时，所以只要婴儿没有痛苦，就应该进行睡眠训练。

关于如何安排孩子的睡眠，人们一直在争论。一些人类学家指出，将新生儿隔离在单独的卧室是西方文化所独有的，与婴儿同睡更自然，可能也更有益。然而，最近的研究表明，同床睡觉与婴儿猝死综合征（sudden infant death syndrome，SIDS）有关。美国儿科学会目前的建议是，让婴儿与父母在同一个房间的单独睡眠区里睡觉。

美国儿科学会还建议，所有的婴儿在睡觉时都要平躺在一个坚实的表面上。他们的摇篮或婴儿床应该在父母的房间里，而不是同床或同睡。家庭应避免使用柔软的床垫，而且不宜过热。安全的睡眠环境对于降低与睡眠相关的婴儿死亡（SIDS，不明原因死亡，意外床上窒息）的风险至关重要，美国每年有3500例婴儿死于此类死亡。

（二）儿童

随着孩子年龄的增长，他们的睡眠模式变得更像成年人。当孩子长到四五岁时，白天小睡的次数就会减少。从5～10岁开始，孩子通常是完美的夜间睡眠者，很少醒来。总的睡眠时间在整个童年时期逐渐减少，但由于激素和社会心理的原因，睡眠的数量和质量在青春期急剧下降。在这个年龄段进行适当的睡眠健康教育很重要，要有固定的就寝时间和起床时间。建议3～6岁儿童的睡眠时间为10～13小时，6～12岁儿童的睡眠时间为9～12小时。

睡眠不足的孩子与睡眠充足的孩子相比，更容易疲劳，学习也更困难。睡眠不足会在很多方面影响大脑的功能，白天烦躁不安、有冲动行为和注意缺陷多动障碍（ADHD），这些现象应促使人们考虑不良的睡眠健康状况或其他医学问题，如阻塞性睡眠呼吸暂停（obstructive sleep apnea，OSA），通常是由于儿童的淋巴结和腺样体增大导致的（见第28章）。

（三）青春期和青年期

青少年通常能够保持儿童时期的高睡眠效率，夜间很少醒来，白天也很少犯困，尽管他们的慢波睡眠减少了。实际上，青少年经常变得更倾向于夜间活动，熬夜做作业，做兼职工作，通过手机、短信、网络社交软件与朋友聊天，或者因社交活动而不回家。许多青少年和年轻人都有成为"夜猫子"的强烈倾向（见"时间生物学"部分的延迟睡眠阶段障碍）。对一部分青少年来说，起床上学可能是一项极具挑战的事情，白天整体睡眠不足（尤其是早上）在高中是一种普遍现象。这个年龄段不仅发生了心理社会变化，而且青少年褪黑激素的释放也发生了变化，使这些倾向持续推迟睡眠。同时，在这个年龄阶段，情绪问题和焦虑障碍的发病率高，情绪也会有正常的高低起伏，因而暂时的失眠很常见，可能表现为入睡困难、持续困倦或者两者都有。这个阶段的青少年会初次接触很多物质，比如咖啡因、尼古丁、酒精、大麻、致幻剂和刺激性物质，这些可能都是

会严重影响睡眠的因素。严重的精神疾病，如精神分裂症和双相情感障碍，在青春期和青年期表现出症状的概率较高，有时最初表现为睡眠障碍。一些躯体疾病会导致炎症、疼痛、内分泌障碍和代谢失衡，这些都影响睡眠，需要通过临床评估来排除。

在这个年龄段白天过度嗜睡通常是由于睡眠不足，但也需要考虑物质滥用、感染和发作性睡病等因素。EB病毒引起的传染性单核细胞增多症在青少年中普遍存在，这会导致发热、咽炎、淋巴结肿大、异型淋巴细胞增多和疲劳。这些症状大多会在1个月内有所改善，但疲劳感可能会很严重、很持久。一项对150名EBV感染患者的前瞻性研究显示，13%的患者在最初发病6个月后仍持续感到疲劳。任何白天断续打瞌睡的人，特别是如果打盹就能缓解一两小时的话，都要考虑发作性睡病的问题。被确诊之前，患者可能已经患病多年了。

（四）中老年人

随着年龄的增长，人们的睡眠往往会变浅，而且会更频繁地醒来。健康的老年女性保持慢波睡眠，但老年男性慢波睡眠减少。随着年龄增长，人们睡眠"时相提前"，即就寝时间提前，起床时间也提前。由于睡眠－觉醒周期的时相提前趋势，患有失眠症的年轻人通常会抱怨难以入睡，患有失眠症的老年人也同样会抱怨睡眠维持时间的问题。无论是由于无聊还是生理需要，老年人经常会在白天打盹。另外，老年人白天的活动量减少，也会进一步影响夜间睡眠的效率。频繁地起夜和胃食管反流会使睡眠状况更糟糕。临床睡眠问题随着年龄的增长而增多。阻塞性睡眠呼吸暂停、周期性腿动、不宁腿综合征、抑郁、焦虑、酒精和疼痛都会影响睡眠的恢复质量。因此，失眠症在中年人中变得更加普遍，尤其是在女性和患有多种慢性疾病的人当中发生，也就不足为奇了。

三、临床评估

（一）诊室中的临床评估

每次系统检查都应包括白天嗜睡和夜间睡眠症状的筛查。4个基本问题有助于医生对睡眠障碍做出诊断，并决定他们是否需要治疗：

- 你睡得怎么样？
- 一般每晚睡多长时间？
- 一般需要多长时间的睡眠来保持最佳状态？
- 白天能否保持清醒？

后续问题应着重搞清睡眠或者觉醒特定障碍的鉴别诊断。在儿童和老年人中，发现问题的常常是父母、配偶或者照护人员。对于儿童，医生要确定父母或照护者知道孩子的正常睡眠模式。如果孩子的行为异常，则有必要进一步问诊进行诊断。

尽管大多数医生，尤其是基本医疗医生，依赖于向患者和相关照护者提出一些问题，但使用更客观的方式有助于明确诊断和评估治疗反应。人们对睡眠质量的记忆是短暂的，对睡眠症状的主观报告可能不准确。做几天或几周的睡眠日记可以改进临床评估。美国国家睡眠基金会有一个可供下载的网站：（https：//sleepfoundation.org/sites/default/files/SleepDiaryv6.pdf），人们可以很容易地编辑记录床上时间的基本数据："熄灯"时间，估计的睡眠时长和睡眠质量。匹兹堡睡眠质量指数或失眠严重程度指数等睡眠质量评定量表已经公布，提高了诊断的准确性。与采用腕式活动记录仪或睡眠脑电图的标准临床评估相比，可穿戴技术，如配备睡眠跟踪软件的健身手表，提供的数据更具准确性。床单下放置带有压力传感器的电子垫已被证明可以记录睡眠时间和呼吸节律，并将很快上市，这为临床医生提供了另一种获得准确的睡眠纵向数据的方法，用于诊断和评估治疗反应。这些方法主要针对失眠。其他疾病的临床评估将在后面部分讨论。

（二）多导睡眠监测的临床评估

睡眠－觉醒周期是一个复杂的电生理过程，包括觉醒、REM 睡眠和 NREM 睡眠的交替循环。每个阶段都有其特定的脑电图、外周肌肉运动和自主神经系统模式，在医院和诊所的睡眠实验室可以通过多导睡眠监测（polysomnography，PSG）来记录，在家中则可以使用允许无人值守的家庭记录技术。PSG 有助于医生根据脑电图、眼电图、肌电图、鼻腔气流、耳部血氧饱和度和心电图的电生理监测做出具体诊断。大多数失眠患者可以在不使用PSG的情况下进行评估，但对于疑似患有失眠以外疾病的患者，可能需要转诊并使用PSG进行全面评估。

四、临床睡眠障碍

睡眠障碍通常分为3类：启动和维持睡眠障碍（失眠）、白天过度睡眠障碍（嗜睡）和异常睡眠行为（异态睡眠），见表32-1。

表 32-1　常见临床睡眠障碍

分类	临床诊断
失眠	短暂和慢性失眠，时间生物学失眠，其他疾病合并失眠（不宁腿综合征、周期性腿动、情绪和焦虑障碍、酒精和毒品、药物、咖啡因和兴奋剂、疼痛，以及影响睡眠的躯体疾病）
嗜睡或白天过度睡眠	睡眠呼吸暂停综合征、昏睡病、特发性中枢性过度睡眠、谵妄、痴呆晚期和外伤性脑损伤
异态睡眠	夜惊、噩梦、梦游和快速眼动行为障碍

（一）失眠

失眠是基本医疗中最常见的主诉之一。当睡眠不足或无恢复性睡眠时，会被诊断出来。这本质上是一种主观诊断，本节后面将讨论更客观的评估方法。诊断时需要首先确认，与患者的正常需求相比，睡眠时间或睡眠质量不足。对睡眠需求的最佳定义是一个人需要多少睡眠来保持白天的警觉状态（在中午可能会出现短暂的警觉性降低）。睡眠需求由基因决定，也受年龄、活动和健康的影响。成年人平均需要8小时的睡眠时间，大部分人在6～9小时内波动。在高纬度地区也可能有季节性波动。当睡眠时间充足但白天表现不佳时，应进行非恢复性睡眠诊断（如睡眠呼吸暂停、周期性腿动、疼痛、抑郁和噩梦）。

最好将失眠视为一种症状，而不是一种诊断。影响睡眠的因素有很多，当这些因素间微妙的平衡被打破，就会出现失眠。例如，一个人的睡眠很轻，但他/她的睡眠质量一直都还不错；当他/她进入焦虑的状态或者使用了具有兴奋效果的药物后，就会出现失眠。为了回到自然的睡眠周期，可能需要同时处理多个影响睡眠的因素。

常见的描述失眠的类型有初期失眠和中晚期失眠。初期失眠指入睡困难，中晚期失眠指睡眠维持困难或者早醒。失眠可能是短暂的（自限性的）或慢性的（持续性的或复发性的）。由压力、环境（寒冷、噪声、新生儿）、急性疾病或疼痛引起的短暂失眠很容易识别，除了解决潜在的问题外，通常不需要特别的干预。偶尔需要服用镇静催眠药物，这样可以降低长期失眠的风险。跨时区旅行会导致生物钟和昼夜周期之间的不匹配，导致短暂失眠，也就是所谓的"时差"。加上旅行带来的疲劳，时差会让最初几天的旅行变得很糟糕。轮班工人可能也会有同样的现象，并产生由此带来的严重的健康和社会问题。

短暂性失眠可能会因某些因素而演变为慢性失眠。以失眠为主诉的患者中，40%～88%为持续性或慢性失眠。慢性失眠是一种排除性诊断，必须与其他长期睡眠中断的原因区分开来。焦虑在一开始会造成短暂失眠，如果焦虑持续存在，可能就会演变为慢性失眠。有时候，即使导致失眠的诱因已经去除，失眠仍然会持续，可能是通过一个可操作性条件反射过程，形成了与持续、宁静的睡眠不相容的觉醒状态。"条件性"失眠或习得性失眠可能由不良的睡眠卫生引发，比如不规律的睡眠时间、酒精、咖啡因、尼古丁、财务问题、夜间看电视或上网，以及其他有碍于在晚上保持情绪平稳的习惯，因为在晚上保持情绪平稳有助于克服睡眠障碍。除了电子设备上的在线内容可能会让人在睡前感到不安外，最近的研究告诉我们，手机和平板电脑屏幕的光谱在时间生物学上是活跃的，能够抑制褪黑激素的产生，推迟睡眠倾向节奏，并导致延迟睡眠。由于尝试入睡的努力一次次受挫，患者会感到越来越沮丧，进而增加了身心唤醒程度，这可能是失眠的潜在原因。事实上，这种类型的失眠是"心理生理性失眠"，它与对睡眠的压力、忧虑和沮丧有关。这种类型的失眠患者生理应激标志物指标会比较高（如激素、自主神经和认知功能）。尽管存在严重的睡眠剥夺和压抑的睡眠驱动，但应激反应的唤醒机制产生了太多难以克服的睡眠阻力。偶尔这种心理生理唤醒可能在生命早期以"原发性失眠"的形式出现，这是由于睡眠驱动（减少）或压力反应（增加）的内在生物学差异造成的。与短暂失眠和睡眠不足的患者不同，心理生理性失眠和原发性慢性失眠的患者在白天也睡不着。《精神障碍诊断与统计手册（第五版）》（DSM-5）的失眠诊断标准如表32-2所示。

作为一种典型的心身疾病，慢性失眠需要一种全方位疗法，包括使用药物，通过认知和行为策略来减少焦虑，以及改善睡眠卫生（表32-3）。短期使用镇静催眠药物是恰当的，用以打破焦虑、觉醒和失眠的循环。（见"药物治疗"部分）。有些患者的症状提示，存在其他可以治疗的疾病（如抑郁、睡眠呼吸暂停、疼痛等）。

表32-2 DSM-5失眠诊断标准

A	主诉对睡眠质量不满意，伴有以下一种（或多种）症状： 1. 入睡困难（在儿童中，这可能表现为如果没有照顾者干预则入睡困难） 2. 难以维持睡眠，表现为频繁醒来或醒来后难以恢复睡眠。（在儿童中，这可能表现为如果没有照顾者干预就难以恢复睡眠） 3. 早醒型失眠，醒来后无法再入睡
B	睡眠障碍在社会、职业、教育、学术、行为或其他重要领域造成临床上显著的困扰或损害
C	每周至少有3个晚上会出现睡眠困难
D	睡眠困难的情况至少持续3个月
E	即使有充足的睡眠机会，也会出现睡眠困难
F	失眠不能用另一种睡眠-觉醒障碍（如发作性睡病、呼吸相关睡眠障碍、昼夜节律性睡眠-觉醒障碍和异态睡眠）来更好地解释，也不完全发生在睡眠-觉醒障碍的过程中
G	失眠并非由某种物质（如毒品或药物）的生理效应所致
H	精神障碍和躯体疾病都不能充分解释失眠的主诉

注：经转载许可摘自：《精神障碍诊断与统计手册（第五版）》（版权©2013）。美国精神病学协会版权所有。

表32-3 失眠的基本认知行为治疗

基本认知技术	基本行为改变
与患者讨论无法入睡的挫败感，练习以平静的心态接受现实	床上时间或睡眠限制：患者仅在睡觉时待在床上；随着睡眠时长增加，逐渐增加在床上的时间
患者教育，告知患者失眠可能是慢性、反复发作的，可能需要患者行为调整	控制刺激因素：仅在困的时候睡觉，卧室仅用于睡觉或性生活，清醒时间超过30分钟就起床，去掉卧室内的造成压力的因素，保持整洁，不在床上看电视、阅读、吃东西
教患者控制自己想法的技巧：正念训练，训练在努力进入休息时将扰人心绪的想法放在一边	改善睡眠卫生：睡前6～8小时内不喝咖啡；睡前不进食、不饮酒并远离尼古丁；午后而非晚上进行体育活动/锻炼；小睡时间要短（<1小时），不要在傍晚睡觉

（二）生物钟紊乱

 案例1

格雷格，男，27岁，主诉失眠。晨起困难，长期工作迟到，面临丢掉工作的风险。无论他几点上床，都只能在凌晨2：00睡着，早上7：00的闹钟形同虚设。他的妻子已放弃在早上叫醒他，他自己也设置了叫醒服务，手机闹钟也不能叫醒他。白天他总是又累又困，但在晚上他妻子睡觉的时候他又变得清醒。他渴望周末和假期，因为可以一直睡到中午，这样一天接下来的时间他都会很有精神。

格雷格被诊断为睡眠时相延迟综合征的关键在于，他有很强的熬夜和晚睡的倾向，无法适应传统的睡眠时间规律，却能够按照其内在生物钟规律正常睡眠。他的睡眠-觉醒节律的调整需要训练，这对他的健康、婚姻和职业生涯有利。必要措施包括：在睡前使用低剂量褪黑素，在清晨接受明亮的日光照射，抵制夜生活的诱惑等。

无论是暂时性失眠还是慢性失眠，很多都是由潜在的生物钟或昼夜节律紊乱所致。当人们尝试入睡但他/她们体内的昼夜节律与此不匹配，就可能导致失眠。机体内的睡眠-觉醒循环由下丘脑昼夜节律起搏器或者生物钟驱动。睡眠昼夜节律的紊乱可能是暂时的，比如倒时差和夜班综合征；也可能是慢性的，比如睡眠时相延迟综合征、睡眠时相提前综合征、不规则睡眠-觉醒周期综合征和自由节律睡眠综合征。最后一种在盲人中最常见，他/她们缺乏重要的环境信号输入——光-暗循环，这个信号可以调节体内的昼夜节律。诊断为生物钟紊乱的基础是了解患者除了睡眠时间障碍以外，其他睡眠情况正常。

在睡眠时相延迟综合征中，患者不得不

做一个"夜猫子"，他们由于各种外因和内因熬夜到很晚。这种情况的患者有早起上学或工作困难。随着一天中时间的推移，他/她们可能精神越来越好，甚至可能在晚上活跃了起来。如果患者尝试在午夜到来前入睡，他/她们可能会经历数小时的辗转反侧。如果能自由选择入睡时间，患者的睡眠效率通常是正常的。这种情况在年轻人中常见，虽然病情倾向于随着年龄的增长而减轻，但也有的患者可能持续到中年甚至老年。患有睡眠时相延迟综合征的成年人常常倾向于从事倒班或夜班的工作，或者完全时间灵活的工作。这一类患者自西向东跨越时区可能尤为困难，因为他们相对难以将体内的生物钟往前调整。大部分"夜猫子"的生物钟的昼夜节律起搏器还是有灵活性的，努力一下可以适应更早的睡眠时间。真正患有睡眠时相延迟综合征的患者根本无法适应传统的作息时间，有的患者是需要付出巨大的努力和治疗。

患有睡眠时相延迟综合征的儿童和青少年常常被认为懒惰，因为他们晨起艰难，且倾向于在周末睡懒觉。在校上课期间，周日晚上的入睡和周一早上起床对他/她们而言尤为困难。由于入睡晚，这些孩子在周一早上起床困难，这使得孩子们的一周开始于一个错误的起床时间，可能导致在校表现不佳、多动、注意力不集中、旷课和学习问题。父母和老师需要认识到睡眠时相延迟综合征并不是行为问题，而是一种生物钟节律的紊乱，可以通过正确的治疗得到改善。全家一起调整睡眠时相，坚持每周7天都维持一个恒定的入睡时间，这可能对孩子的病情有所帮助。执行良好的睡眠卫生，强光疗法和褪黑素的使用都被证明是有效的治疗手段（见"失眠的治疗"部分）。

在临床实践中也存在其他形式的生物钟睡眠障碍。夜班工作人员常常努力按照正常的日程安排来与朋友和家人度过休息的日子。这可能就会造成他们不能适应日夜变化，导致睡眠不佳、精神不好，长此以往罹患慢性病和过早死亡的风险增加。定期暴露在强光下以及使用褪黑素可以加快对倒班工作的适应。

许多完全失明的人也难以保持睡眠和昼夜周期的同步性。由于不能通过视网膜下丘脑束向昼夜节律起搏器输入光，盲人可能会有一种与昼夜循环长期不同步的睡眠倾向内部节奏，导致频繁地失眠。盲人患者因昼夜节律"自由运转"而导致的时间生物学失眠，可以通过正确地按时服用褪黑素来治疗。但无论是这种睡眠综合征还是其他类型的时间生物学失眠，都应该请睡眠障碍专家会诊治疗。

（三）神经精神障碍

 案例2

弗朗辛，女，47岁，主诉焦虑。她在白天会焦躁不安，并且感到很累。她很容易哭，并且难以集中注意力、做出决定或完成任务。她虽然很累，但却要花1小时才能入睡。即使入睡了她也会感到不安，并且会多次醒来，内心充满了各种担忧。在这之前她也有过类似的症状，但这次持续的时间更长，有2个多月了。

弗朗辛的诊断很可能是抑郁症，表现出明显的焦虑和失眠。尽管弗朗辛的年龄正处于女性抑郁症高发阶段，但也要考虑其他躯体疾病或者神经系统疾病共病抑郁的可能。如果抑郁是原发病，需要进行疾病教育、情感支持和抗抑郁治疗。短期的认知行为疗法可能对抑郁和失眠的治疗都有帮助。如果选用镇静作用不强的抗抑郁药物作为一线治疗，则可以短期使用镇静催眠药（数日到数周）。

睡眠障碍是最常见的精神症状之一，尤其常见于情绪和焦虑障碍。对于主诉有频繁夜间醒来和早醒的患者，尤其是伴随着焦虑和担忧醒来者，常常要考虑到抑郁。另外，许多抑郁患者主诉有嗜睡、疲劳和早晨起床困难。这种症状是季节性情感障碍和所谓的"非典型抑郁"的特征。这两种疾病在年轻人和中年人中常见。与躁狂患者相反，抑郁患者会为他们情绪障碍造成的睡眠改变而感到苦恼。双相情感障碍患者在躁狂或轻度躁狂状态下，通常没有睡眠动力，他/她们享受全天候旺盛的精力，即使这样会损害他们的判断力和身体健康（见第26章）。

具有镇静效果的抗抑郁药物可能对继发于抑郁的失眠有所帮助，比如米氮平，但这类药物也可能导致白天打瞌睡。可以考虑使用曲唑酮和镇静效果更好的三环类抗抑郁药物，比如塞平、阿米替林和去甲替林。三环类抗抑郁药物有抗抑郁活性和中重度的镇静作用，但使用时要谨慎，因为过量使用会有毒性和抗胆碱能效应。无论是选择性还是非选择性5-羟色胺再摄取抑制剂，都不能立刻改善睡眠，甚至会增加夜间腿动和醒来的次数。短期使用镇静催眠药物来帮助睡眠是缓和患者症状的一种办法，但随着患者的抑郁和继发失眠状态的改善，助眠药物可以逐渐减量，甚至停药。

焦虑的表现也有初期失眠和中期失眠（见第27章）。噩梦，尤其是创伤后应激障碍患者中出现的噩梦，会使病情变得更复杂。有研究认为抗抑郁药物、哌唑嗪和可乐定对睡眠相关症状有帮助。丧亲之痛往往伴有焦虑和失眠。短期使用镇静催眠药物可能对那些深夜无眠的患者有所帮助。

注意缺陷障碍（attention deficit disorder，ADD）和注意缺陷多动障碍（ADHD）与REM睡眠障碍和整夜的频繁肌阵挛或者周期性运动有关。失眠是很常见的。许多患者报告说，他们很难控制自己奔腾的思绪和日夜烦躁不安的行为。打鼾和阻塞性睡眠呼吸暂停经常出现在有轻度ADD-ADHD症状的儿童中。在这些病例中，ADD-ADHD的认知和行为症状可以通过治疗睡眠相关呼吸疾病得以控制，方法包括切除扁桃体或者使用口腔矫正器。

比起影响睡眠，外伤性脑损伤和脑卒中对大脑警觉度的负面影响更常见，损伤和脑卒中常破坏昼夜节律，患者可能在白天睡觉而夜间清醒。神经退行性病变，比如阿尔茨海默病和帕金森病会影响睡眠。阿尔茨海默病会影响每天的睡眠-觉醒模式，造成夜间长时间的清醒和白天睡眠的增加，这可能会对照护人员造成压力，因为他们需要在患者夜间游荡时保持警醒。在家照顾阿尔茨海默病患者时，睡眠中断是其中压力最大的方面之一。一些阿尔茨海默病患者可能会有严重的失眠，日夜都很少睡觉。另一些患者可能会在疾病发展到晚期时，觉醒持续受损，不分昼夜地睡觉。合理安排的日间活动可以减少患者白天的睡眠，尤其对于某些患者，无聊是导致他/她白天入睡的重要因素。避免使用抗组胺药物和苯二氮䓬类药物，因为它们有导致混乱和抑制兴奋的可能。尽管证据有限，但谨慎使用褪黑素、曲唑酮或者喹硫平目前看来对病情可能有帮助。然而，考虑到睡眠障碍对患者及其家属造成的巨大压力，给患者使用低剂量促进睡眠的药物也是合理的。

帕金森病患者也可能有严重的睡眠问题。运动不能造成身体受压部位的不适，患者通常会在睡觉时辗转反侧来缓解。治疗帕金森病的药物也可能会影响睡眠。更有甚者，疾病所致的神经退行性病变和神经递质的改变会降低睡眠质量。帕金森病和路易体病导致的痴呆都与夜间睡眠受损、白天警觉性差和REM睡眠期间运动活动增加有关（见"快速眼动行为障碍"部分）。

（四）酒精和药物

酒精对睡眠模式的影响因人而异，但总体而言既影响觉醒也影响睡眠。与其他镇静剂一样，酒精会抑制慢波睡眠，使睡眠变浅。由于酒精的半衰期很短，它往往会在下半夜产生反弹性唤醒，从而减少总的睡眠时间。

其他药物也会影响睡眠。苯丙胺和可卡因急性中毒期间睡眠显著减少，而在撤药期间会有明显的嗜睡表现。当夜间疼痛导致失眠时，阿片类药物有急性镇静作用，能改善睡眠。咖啡因会延长睡眠潜伏期（入睡所需的时间），增加夜间的觉醒度。睡眠脑电图可以记录咖啡因对睡眠的影响，但有些人并不能感受到这种影响，另一些人则对此感受非常清晰。咖啡因的半衰期为4～6小时，因此，除非在睡前数小时摄入，否则它显然会影响睡眠。

无论是处方类还是非处方类镇静催眠药物，漏服药物后都可能导致反弹性失眠。使用半衰期短的药物可能会在后半夜出现反弹性失眠，而使用半衰期长的药物可能造成日间镇静。虽然记忆力减退和不明原因跌倒是老年人的常见问题，但当它们出现时，医生也要考虑到老年患者滥用酒精或镇静催眠药的可能。比如，抗组胺药苯海拉明（许多非处方类睡眠促进产品的成分之一）具有强效的抗胆碱能作用，可导致老年人轻度认知障碍，但很少会导致精神错乱。

有关这些物质对睡眠影响的教育可能会促使患者减少它们的摄入量。有严重药物依赖和滥用问题的患者，需要转诊到特定的药物依赖治疗项目（见第24章和第25章）。

（五）躯体疾病

心肺疾病、消化不良、炎症性肠病和夜尿均可导致失眠。胃食管反流是造成夜间醒来的常见疾病。限制夜间进食、避免睡前2小时以内进食可能会有所帮助。获得性免疫缺陷综合征与白天嗜睡、总慢波睡眠减少（伴有α波侵入）、觉醒增加和频繁噩梦有关。慢性病患者中有较高的抑郁共病率，医生应该考虑在这一类患者中使用镇静类抗抑郁药物来改善睡眠。

睡眠障碍在糖尿病患者中很常见，可能是由于疾病本身或继发的抑郁、睡眠呼吸暂停、周围神经病变或多尿。在典型的恶性循环中，失眠会使胰岛素敏感性和葡萄糖调节恶化。

急性疾病可能导致体弱的老年人出现弥漫性脑功能障碍；由此产生的谵妄几乎总是伴随着睡眠和警觉的损害。药物也会导致失眠和白天嗜睡。有些支气管扩张剂、具有兴奋作用的抗抑郁药物和类固醇常常会影响睡眠，很多精神类药物、阿片类镇痛药和可乐定会造成白天嗜睡。

在这里我们还要特别提一下疼痛和风湿病（见第38章）。疼痛在夜间感觉更强烈，在床上待久了会增加某些部位骨骼肌的疼痛。纤维肌痛综合征是一种典型影响睡眠的医学综合征，其特征是睡眠不能恢复精力。尽管睡眠时间在正常范围内，患者仍主诉感到疲劳。对这类患者进行整晚的多导睡眠监测发现，患者脑电图在NREM睡眠的第2、3和4阶段出现α波。这种阿尔法-德尔塔睡眠可能意味着大脑皮质的觉醒，影响了睡眠的连续性。在纤维肌痛综合征的患者中，20%的患者伴有不宁腿综合征，5%的患者伴有阻塞性睡眠呼吸暂停，使睡眠进一步变得片段化。纤维肌痛综合征的患者慢波睡眠和REM时间减少。除了睡眠无法恢复精力，纤维肌痛综合征的特点是广泛的肌肉疼痛、局部压痛和慢性疲劳。纤维肌痛患者的常见症状是睡眠不安稳，导致白天的能量和精力不足。对正常成人进行的研究表明睡眠不足会降低疼痛阈值，研究人员观察到睡眠被打扰后的第二天，被观察者会出现全身疼痛、背痛、腹痛和痛觉过敏状态的增加。改善睡眠可以显著缓解疼痛。

（六）不宁腿综合征

不宁腿综合征（restless leg syndrome，RLS）指在静息时出现，无法抗拒地要移动、伸展或者摩擦下肢。可能会出现严重的感觉迟钝，也可表现为"爬虫感"、疼痛、肌紧张或者刺痛感。腿部不宁的感觉使得患者需要动来动去，因此不宁腿综合征最常见的症状是失眠，尤其是影响入睡。大部分RLS患者（80%～90%）在睡眠期间还会有周期性的肢体运动，造成进一步的睡眠中断。除了入睡，不宁腿综合征还会影响任何需要久坐的活动，比如飞机旅行、驾驶、看电影或者听音乐会、伏案工作、观看视频媒介和阅读。

RLS是常见病，影响了3%～10%的人群，不同种族的患病率可能有不同，症状间歇性发作的情况可能更常见。女性有时会在妊娠期间首次出现，但无论男女，它都可能会遗传，且会随着年龄的增长而出现病情恶化的情况。在肾衰竭和帕金森病患者中尤为常见。很多医生没有考虑到询问患者是否有此症状，从而没有辨别出这是患者不适和失眠的原因。

RLS的诊断基于4个基本临床标准：①移动的冲动；②静息时出现或加重；③随着移动症状缓解；④症状在夜间发作或者恶化。鉴别诊断包括神经系统疾病、夜间腿部痉挛和多巴胺拮抗剂造成的静坐不能。RLS可能因为使用毒品和药物而恶化，尤其是咖啡因、酒精和抗抑郁药物。在该综合征中，铁元素似乎起着很重要的作用。铁含量降低，尤其是黑质中铁含量的降低可能导致症状恶化，这可能是RLS在女性中患病率较高的原因，因为经血和妊娠可能会加重缺铁。我们推荐所有RLS患者测量铁蛋白和转铁蛋白饱和度。如果铁蛋白低于75μg/L，推荐患者服用3个月的铁剂来将铁蛋白含量提升至100μg/L以上。

治疗RLS的一线药物包括使用新型的非麦角胺多巴胺能受体激动剂，比如普拉克索和罗匹尼罗。使用左旋多巴/卡比多巴等多巴胺前体治疗也有效，但这些药物更容易造成"反弹"或者"放大"，使症状容易出现在清晨。苯二氮䓬类药物如氯硝西泮，以及抗痉挛药物如加巴喷丁属于二线药物。如果症状严重，联合用药可能有效，如果病情反复发作，可以考虑使用阿片类药物。该综合征对一些患者来说非常痛苦，在美国已建立起一个全国性的支持组织和通信联络（详见www.rls.org）。

（七）睡眠周期性肢体运动

睡眠周期性肢体运动（periodic limb movements of sleep，PLMS）是指在数小时内每5～90秒发生一次肢体重复性肌阵挛运动，最常见于下肢；通常发生在前半夜，也可见于其他时间段。这种运动可能与短期脑电图唤醒有关，可能会造成非恢复性睡眠和白天瞌睡（尽管更大规模的研究尚未证明其与日间过度嗜睡相关）。该病的患病率在30～50岁人群中为5%，在50～65岁人群中为29%，在大于65岁人群中为44%。PLMS常见于代谢性疾病和神经退行性疾病。PLMS应与夜间下肢痉挛相区别，后者是下肢肌肉痛性、持续不自主收缩。抗抑郁药物、碳酸锂、苯二氮䓬类药物和酒精戒断可能诱发或加重PLMS。这种睡眠障碍常常没有症状表现，但在一些严重的病例中，患者可能由于剧烈的肌阵挛性运动有入睡困难、非恢复性睡眠或是由于夜间更强烈的肌阵挛运动而频繁醒来。通常是患者的伴侣会主诉患者有夜间腿部抽动的情况。

RLS主要是根据患者主诉做出的临床诊断，而PLMS最好用多导睡眠监测仪在家中或睡眠实验室进行记录。二者的治疗方式类似。多巴胺能受体激动剂是治疗首选，能减少踢腿的频率，但在后半夜或第二天出现症状反弹会使治疗复杂化。镇静催眠药有助于改善PLMS患者睡眠的连续性，但不能减少动腿的次数。阿片类药物，如睡前剂量的可待因，对PLMS（与RLS一样）有较好的效果，但应该仅适用于症状严重的患者。

五、失眠的治疗

（一）重构睡眠障碍的心理社会背景

儿童和青少年的睡眠问题常常影响其他家庭成员，造成父母和兄弟姊妹的睡眠受损，他们在某些方面可能与患者一样痛苦。错误的信息和不恰当的指责可能使问题更复杂，所以这类患者的睡眠问题需要作为整个家庭的问题来解决。

改变家庭的日常习惯可能会有所帮助。良好的睡眠卫生，包括良好的睡前仪式，如洗澡、讲故事和摇晃小孩入睡，都可以促进放松，是睡眠的重要前奏。有时候小朋友可能会过度依赖某一项习惯（如每次他/她醒来都要饮水），父母需要对此加以限制。经过一段可以预见的抗议期后，大部分孩子会放弃这些不必要的关注。这些良性的干扰必须与一些孩子在经历分离时更严重的惊恐区分开来。对于后者这样焦虑的患儿，父母通宵陪伴可能是必要的，至少在一段时间内是必要的。

对青少年而言，由于社会需求影响入睡和起床时间，他/她们的睡眠时间缩短。晚上，他/她们会有作业、社交、学校运动会和家庭生活。早上，学校常常上课较早，有时候因为搭乘巴士甚至要起得更早。对于很多青少年而言，晨起还要有个人形象的打理。越来越多的青少年在课后做兼职，也使得他们的睡眠时间更少，因此，慢性睡眠不足的广泛流行越来越成为一个社会问题。周末睡个懒觉可能会补上一些不足的睡眠，但这可能会造成睡眠时相延迟，增加了他/她们在工作日晚起的倾向。在一项试验中，高中生在系统性地增加睡眠时间1周后，智商测试增加了20分。

在为青少年提供建议时，最有效的办法是给出一些灵活的或者折中的方法。白天睡个午觉可能帮助提高警觉性。很有必要警告青少年瞌睡、醉酒或两者兼有时驾驶非常危险。可能需要一些干预生物钟的措施，比如光照治疗，来解决患者极度延迟的睡眠。除了在诊室，了解情况的医生可能能够改变公共卫生策略来帮助缓解这个问题，比如为青少年制定合理的工作规则、将学业活动限制在合理的时间。

社会和职业需求对睡眠存在影响，这一点成年人也不能豁免。很多工作的成年人随着一周工作的推进越来越缺觉。告知患者什么是正确的睡眠卫生，以及进行认知方面的

教育能够帮助患者重获一些对疲乏症状的控制能力（表32-3）。告知患者睡眠不足对健康造成的后果可以促进人们重视睡眠，将其视为一项重要的健康行为。

长期失眠的人群和有严重情绪问题的患者，无论他/她们是情绪问题导致的失眠还是失眠导致的情绪问题，都需要找心理专家评估。与儿童一样，成年人的睡眠障碍也会影响家庭成员。严重睡眠障碍患者的伴侣和照护人员可能需要情感支持和关于睡眠问题本质的教育。理解睡眠障碍可以帮助他们在接下来的治疗中更好地给患者提供支持。

（二）认知行为疗法

随着时间推移，患者可以学会控制不安、不想要的想法，转向效果的想法。一些有声读物和冥想CD可以帮助实践。认知行为疗法的行为学部分是睡眠卫生原则的实际应用。美国国家睡眠基金会的网站（www.sleepfoundation.org）上有很多建议，可以帮助对改善睡眠卫生感兴趣的人们。

目前有充分的证据表明，认知行为疗法（CBT）治疗原发性失眠，尤其是长期失眠，至少和睡眠药物一样有效。基本方法是告知患者改变引起入睡时焦虑的关键想法，鼓励他们改变可能导致失眠持续的睡前行为。基本方法是促进患者练习认知技能，这将有助于减少那些会导致生理应激反应、妨碍睡眠的担忧和不安。随着时间的推移，患者可以学会抑制侵扰性的、不受欢迎的想法，激活利于平静下来的想法。某些有声读物或冥想CD可以帮助进行这种练习。CBT的"行为"部分是睡眠卫生原则的实际应用。美国国家睡眠基金会网站（www.sleepfoundation.org）为希望改善睡眠卫生的人提供了许多有用的建议。

（三）药物治疗

急性失眠的预后很好，但也可能发展为慢性和复发性。急性失眠症可以使用镇静催眠药物（表32-4）结合睡眠卫生计划进行治疗，以最大限度地提高疗效，减少治疗剂量

和持续时间。孕妇应避免使用这些药物。患有抑郁症、疼痛、物质滥用、药物或昼夜节律紊乱继发性失眠的人，如果急性症状不能缓解，就有患慢性失眠的风险，除了治疗失眠的根本原因外，他们可能还需要特殊的睡眠疗法。

表 32-4　镇静催眠药物

药物	商品名	类型	半衰期/h	剂量范围/mg
羟基安定	替马西泮胶囊	苯二氮䓬类	8～15	7.5～30
三唑仑	海乐神	苯二氮䓬类	2～5	2～5
唑吡坦	安比恩	苯二氮䓬类受体激动剂	3	5～10
唑吡坦缓释剂	安比恩缓释剂	苯二氮䓬类受体激动剂	3	6.25～12.5
扎来普隆	索纳塔	苯二氮䓬类受体激动剂	1	5～10
右佐匹克隆	鲁尼斯坦	苯二氮䓬类受体激动剂	5～7	1～3
雷美替胺	罗泽雷姆	褪黑素受体激动剂	2～5	8
苏沃雷生	贝尔索姆拉	下丘脑分泌素（促食欲素）拮抗剂	12～15	5～20

1. 苯二氮䓬类药物

所有苯二氮䓬类药物都有助眠效果，尽管现在市场上仅有 5 种作为镇静催眠药在销售。治疗短期失眠，这些药物很有效；但在一些患者中很快会出现耐受和依赖。焦虑是造成有些患者失眠的原因之一，这类患者长期使用苯二氮䓬类药物可能获益。苯二氮䓬类药物会改变睡眠结构，减少 REM 睡眠和慢波睡眠，但其临床意义尚不清楚。尽管与酒精和其他镇静剂联合使用可能产生潜在的灾难性协同效应，但它们对年轻人来说通常是安全的，即使服用过量也是如此。对于较年长的个体，安全性没有年轻人那么高；可能

会出现遗忘、共济失调、跌倒、精神错乱和睡眠呼吸暂停加重。

为患者选定某一种苯二氮䓬类药物在一定程度上取决于药物的半衰期，这就需要确定目标的优先级。短效药物如三唑仑对治疗入睡困难型失眠有效，但很多人会在下半夜出现反弹性失眠或第二天出现焦虑。长效药物可能对午夜失眠更为有效，但有些患者会在早上有"宿醉感"。长效药物在老年人中的使用可能尤为麻烦，因为药物的累积会造成共济失调、精神错乱和日间镇静。替马西泮和艾司唑仑的半衰期长度居中，对于睡眠维持困难和使用长效药物有"宿醉感"的患者是一种合理的折中选择。

有睡眠呼吸困难、严重呼吸系统疾病、步态和平衡问题或者酒精滥用的患者不应使用这些药物。老年人和肝功能不全者，需要降低使用剂量。撤药可能出现反弹性失眠，导致患者恢复用药。

2. 苯二氮䓬类受体激动剂

这类药物的结构与苯二氮䓬类不同，但二者存在相似性，因为苯二氮䓬类受体激动剂激动睡眠特异的苯二氮䓬类受体，GABAα。这一类药物半衰期不尽相同，艾司佐匹克隆和唑吡坦的半衰期在 1.4～3.8 小时，扎来普隆的半衰期在 1 小时左右，所以这些药物对入睡困难或者初期睡眠维持困难的患者比较适合。这一类药物能保留睡眠的自然结构，至少理论上比苯二氮䓬类有优势。预防药物依赖、滥用和副作用的措施与苯二氮䓬类药物相似。右佐匹克隆（商品名鲁尼斯坦）和唑吡坦的缓释片（商品名安比恩缓释剂）在 6 个月后恢复其效能，是仅有的两种被美国 FDA 批准用于慢性失眠治疗的苯二氮䓬类或苯二氮䓬类受体激动剂（表 32-4）。即便如此，在临床实践中，耐药性会随着时间的推移而增加并限制疗效。

3. 下丘脑分泌素拮抗剂/促食欲素

贝尔索姆拉（苏沃雷生）是这类失眠药物中第一个进入美国市场的。苏沃雷生抑制神经肽下丘脑分泌素（又名促食欲素），有

促进清醒的作用。下丘脑分泌素受体有两种（OX1R和OX2R），由于苏沃雷生能阻断二者，它被认为是一种双重下丘脑分泌素受体拮抗剂（dual-orexin receptor antagonist，DORA）。苏沃雷生这样的下丘脑分泌素抑制剂，不是通过直接的镇静作用，而是通过抑制觉醒或增加慢性失眠患者的觉醒过程来促进睡眠。美国缉毒局将其列为附表Ⅳ管制物质。苏沃雷生应该在睡前30分钟服用，剂量为5~20mg。半衰期为12~15小时，肥胖患者半衰期减慢，但轻度至中度肝功能或肾功能不全患者无须减少剂量。发作性睡病是该药的禁忌证，但高龄并不是。妊娠期或哺乳期的安全性尚不清楚。与安慰剂相比，苏沃雷生在缩短入睡时间和改善睡眠维持方面表现出一定的益处（与其他睡眠药物大致相同）。目前还没有它相对于阳性对照如苯二氮䓬类受体激动剂的测试结果。在推荐剂量下，它的耐受性通常很好，白天嗜睡是最常见的副作用。大剂量的苏沃雷生可诱发发作性睡病样的症状，包括猝倒。在较低剂量下，苏沃雷生对记忆或平衡的影响最小，对于患有睡眠呼吸暂停的人来说，它可能是苯二氮䓬类和苯二氮䓬类受体激动剂的更安全的替代品。

4. 褪黑素激动剂

雷美替胺是褪黑素激动剂，也是第一个非管制处方类镇静催眠类药物。它的作用是缩短入睡困难人群的入睡时间，但对睡眠的维持没有帮助。这种药物不会成瘾、耐受或者生理依赖，不会造成共济失调、精神错乱或者加重睡眠相关的呼吸障碍。在临床试验中发现这种药物与催乳素分泌增加有关。雷美替胺在睡前使用8mg，加大剂量不能增加疗效，但有一些证据表明在使用数周之后药效增强。对于很多失眠患者而言，将雷美替胺和认知行为疗法或睡眠卫生措施联合使用，可能是一个较为温和且有效的长期策略。

5. 镇静作用的抗抑郁药物

很多医生使用具有镇静作用的抗抑郁药物比如曲唑酮、米氮平、多虑平和阿米替林来治疗长期失眠，尤其是对于伴发慢性疼痛、抑郁或者焦虑症状的患者。理论上这些药物与苯二氮䓬类药物相比，优越性在于慢波睡眠改变减少以及对潜在抑郁（如果存在）的治疗。一些患者可能出现对这类药镇静作用的耐受性。副作用很多，对于老年人需要有特殊的照顾，尤其是服用阿米替林的老年人，因为这种药有潜在的抗胆碱能效应，会损害认知功能（尤其是记忆和注意力）以及肠道和膀胱功能。有数据显示，使用非常低的剂量（10mg以下）的多虑平和米氮平可以增强睡眠，同时最大限度地减少副作用。

6. 抗组胺类药物

苯海拉明具有镇静效果，是很多非处方药物的成分。该药物短期使用通常安全、有效，但夜间服用后会很快出现耐受性。苯海拉明有抗胆碱能的特征，可能造成老年人的意识混乱和尿潴留。

7. 补充疗法和替代疗法

松果体分泌的褪黑素在美国作为一种食品补充剂出售，褪黑素对某些人具有助眠作用。褪黑素是现今研究最详细的用于治疗失眠的食品补充剂和非处方药物，在保健食品店和药店里都可以买到。需要提醒患者的是，褪黑素是一种机体自然分泌的激素，可能会有潜在的神经内分泌、免疫和生殖功能方面的影响，尽管短期使用似乎是安全的。在不同人群中的安慰剂-对照试验结果表明，褪黑素治疗失眠的效果有限，但有部分个体表示效果很好。此外，如果在生物钟节律的正确时间里服用褪黑素，可以有效缓解时差反应，帮助人们适应倒班工作。市场上出售的褪黑素的剂量可能是每片0.5~5mg（有时与维生素联合使用）。最有效的剂量尚未明确，可能因人而异。它被广泛使用，尤其是对儿童，有时使用大剂量（6~12mg）。尽管在对照试验中证明其具有安慰剂以外的强大效果存在挑战，但人们普遍相信它的疗效。

8. 生物钟疗法

按时接受自然光或者人造光的照射可以治疗睡眠-觉醒周期紊乱。患有睡眠时相提前综合征的患者需要在夜间接受矫正光照以推迟睡眠时相。光照需要仔细定时，从而能将生物钟起搏器推迟，将睡眠习惯调整到数小时之后，使得这些患者可以在夜间更清醒一些。对于更常见的睡眠时相延迟综合征，患者需要通过接受恰当时间的光照来强制自己清醒，光照可以先从他们想要醒来的时间前后开始。最初几天会很困难，但在数个早上持续30分钟的光照之后，患者开始可以在午夜入睡，在早上醒来上课或上班。为了安全有效起见，患者应该使用市场上销售的专门用于治疗的设备（SAD灯）。这种灯在很多商业设备供应商处可以买到。

褪黑素可以起到与光照疗法一样的作用，使用更为方便，尽管可能强度不够且计时方法与光照疗法相反。比如，睡眠时相延迟综合征的患者想要将睡眠时间提前，在晚上9：00或者10：00服用合成褪黑素 0.5 ～ 1mg，服用的时间早于他们自身延迟的褪黑素分泌时间，与早睡的人们褪黑素分泌的时间一致，以此来重置体内的生物钟到理想的睡眠时相。相同方法服用雷美替胺也有效。这些治疗方案能帮助夜班的工作人员、跨时区的旅行者和视力损伤的个体适应新的睡眠-觉醒节律。应该告知夜班人员尽力在休息的日子保持工作时间的睡眠安排，尽管由于家庭和社会需求，这可能会有困难。有些患者可能需要转诊给睡眠专科的医生。

六、嗜睡的患者

嗜睡的患者可能存在过度睡眠障碍。患者可能更多的是主诉失眠，而不是白天过度嗜睡。患者可能主诉虚弱或者感到劳累，但如果没有医生特别的问诊，患者可能不会认为是睡眠本身的问题。在每一个睡眠问题相关的系统回顾里都应该包括以下两个问题：

● "白天驾驶、阅读、看电视电影或者听课的时候是不是保持清醒困难？"

● "你是否在白天，尤其是早晨感到疲乏、劳累、缺乏能量？"

如果其中任何一个问题的答案是"是"，

那么后续的问题应该去判断患者是夜间睡眠不足、药物导致的困倦、发作性睡病还是睡眠相关呼吸问题。埃普沃斯嗜睡量表（Epworth sleepiness scale）是一种有效地评估患者病理性睡意的工具（表32-5）。它是一项问卷调查，包含8个假设情景，分值为0 ～ 3分，0分表示"一点都不打瞌睡"，3分表示"极度瞌睡"，总分超过10分表明患者需要转诊给睡眠障碍方面的专家，也要开始跟患者讨论在困倦时候驾驶或者操作机器可能带来的问题。日间过度睡眠需要慎重地诊断。

表32-5　埃普沃斯嗜睡量表

在不劳累的情况下，以下情景中，你打盹或睡着的频率是多少？这些问题需要参考你近来的日常生活。即使你最近没有做过这些事，尽量设想一下这些事如果发生在你身上会怎么样。使用以下分级标准来选择每个情景下最恰当的分数：	
0＝不会打盹	
1＝打盹可能性较低	
2＝打盹可能性适中	
3＝打盹可能性较高	
静坐阅读	＿＿＿
看电视	＿＿＿
安静地坐在公共场所	＿＿＿
（如电影院或会议室）	
超过1小时不休息地乘车	＿＿＿
环境允许的情况下在下午能躺下来休息	＿＿＿
坐着与他人交谈	＿＿＿
午饭后，没有喝酒，安静地坐着	＿＿＿
堵车时在车里几分钟	＿＿＿
总分	＿＿＿

注：经约翰·MW许可转载自一种测量白天嗜睡的新方法：埃普沃斯嗜睡量表。睡眠，1991：14：540。

（一）睡眠相关呼吸问题

1. 阻塞性睡眠呼吸暂停和打鼾

 病例3

吉姆，64岁，因为高血压在基本医疗医生那里随访。他的夫人陪他前来就诊，询问医生她丈夫的疲乏是否有医学方面的解释。经过仔细问诊，医生发现患者的疲劳在服用高血压药物之前就已经出现，不能确定是由药物引起的。疲乏真的会导致嗜睡；吉姆居然在阅读或者开车的时候就能睡着。他的埃普沃斯嗜睡量表评分为12分，说明白天嗜睡严重。他自己不是很在意，但承认自己在记忆力和注意力集中方面存在问题。他晚上一上床就很容易睡着，但他的妻子说他睡得不安稳，鼾声很大。

作为患有高血压和日间过度睡眠的中年男性，医生让吉姆前往睡眠实验室排除阻塞性睡眠呼吸暂停，这是嗜睡中年男性最有可能的诊断。

越来越多的人认同阻塞性睡眠呼吸暂停（OSA）是一种常见、重要且可治的疾病（参见简要综述 http://annals.org/aim/fullarticle/1742606/management-obstructive-sleep-apnea-adults-clinical-practice-guideline-from-american）。最早人们认为这种疾病是在极度肥胖患者中以经典的嗜睡、低通气和红细胞增多为表现的"匹克威克综合征"，患病率相对较低。现在认为OSA是睡眠时上呼吸道狭窄的一组疾病。对中年人的流行病学研究表明，大约有2%的女性和4%的男性患有此病，但这一估计可能偏低，尤其是考虑到现在体重增加的趋势。体重指数（body mass index，BMI）增加到病态肥胖范围内（BMI ≥ 40kg/m²），会增加肥胖低通气综合征作为OSA并发症的风险。尽管OSA在男性中更常见，但中年女性的发病率也在增加，尤其是BMI较高的女性。患OSA的女性的主诉可能是疲劳，而不是困倦。

OSA是导致成年人疲劳、白天嗜睡和心血管疾病的重要原因。此病的夜间症状包括响亮的鼾声（通常在成年早期开始，随着年龄的增长和体重的增加而加重），伴侣注意到患者的呼吸暂停，打鼾或发出呕吐声、躁动、盗汗，或是因窒息突然惊醒。由呼吸暂停发作引发的觉醒会影响睡眠质量、导致白天过度嗜睡和主观疲劳。还有越来越多的证据表明，在认知处理、注意力和执行功能方面也存在客观缺陷。尽管少见，但也有患者会将失眠作为主诉。经验证的筛查工具包括Berlin问卷和STOPBANG问卷，分别为基本医疗和麻醉而开发。

患者通常没有意识到睡眠障碍的严重性，很多人将他们的嗜睡归因于其他的原因，比如工作太努力等。患者的嗜睡程度各有不同，但是嗜睡是关键症状。医生需要直接问患者阅读、看电视、驾驶时是否打瞌睡，或者是否注意力难以集中。通过标准化的量表来评估患者白天嗜睡程度可能对诊断有帮助，比如使用埃普沃斯嗜睡量表（表32-5）。

评估OSA严重程度的一种方法是使用呼吸暂停低通气指数（apnea-hypopnea index，AHI），它代表每小时睡眠中呼吸暂停和低通气情况的数量。严重的OSA（AHI > 30）与心血管疾病的患病和死亡高度相关，可能表现为高血压、心力衰竭、脑卒中，可能还有心肌梗死。

OSA的诊断始于临床评估，但是做睡眠试验以确诊和判断睡眠呼吸暂停综合征的严重程度是很有必要的。在睡眠实验室中进行正规的多导睡眠监测仍然是诊断的金标准，但使用不需要睡眠技师在场的便携式技术在家中进行测试也越来越普遍，尽管可以为诊断提供的信息不如多导睡眠监测那么详细。如果是在睡眠实验室里做多导睡眠监测确诊为OSA，患者可以在有经验的睡眠技术专家的监督下佩戴面罩，尝试持续正压通气（continuous positive airway pressure，CPAP）治疗，这样就有机会给患者留下良好的第一印象。如果诊断是基于在家中进行的监测，在短期试验中，全自动持续正压呼吸机（auto-CPAP）对大多数有严重OSA且没有合并症的肥胖患者是有效的，但在多导睡眠呼吸监测的随访期间，CPAP仍是最佳选择。治疗方案应该个体化，参照OSA的严重程度、患者症状和共病情况来制定。减轻OSA的初步治疗方案包括减肥、睡前至少3小时避免使用镇静类药物或酒精，使用防止平卧位入睡的辅助器械（如一个经济实用的办法是将网球缝在睡衣的背部）。无论是面罩式还是鼻塞式，CPAP是提高睡眠质量，减少白天症状和降低心血管风险最常见和有效的治疗方式。对于不能耐受CPAP的患者，其他治疗选择通常是耳鼻喉科手术或者口腔矫正器。虽然外科有很多手术方式可以选择，但由于手术成功率较低，大多数病例中手术并不是令人满意的首选治疗方案。有些成年人扁桃体肥大比较严重，他们适宜手术。FDA批准的一种新型的舌下神经刺激器可用于无法进行CPAP治疗的患者，但需要经过耳鼻喉科详细评估。气管切开术的成功率虽然很高，但这个过程本身不安全，而CPAP的治疗成功率较高，所以施行手术的频率很低。有经验的牙医调试的口腔矫正器可以保持舌更靠前，在轻到中度的OSA患者或不能耐受CPAP的患者中可以改善气道通畅度（表32-1）。手术治疗或牙科治疗后的患者应该有一个睡眠研究的随访来记录这些治疗的有效性。正确的诊断和有效的治疗可以帮助OSA的患者提高生活质量、预防严重事故的发生并降低心血管风险。

打鼾是一项常见的睡眠症状。除了对伴侣造成困扰，打鼾可能预示着睡眠过程中有部分到完全的气道堵塞。男性打鼾比女性更为常见，但绝经后女性的患病率增加。除了性别，其他与打鼾相关的因素包括气道的解剖学狭窄、体型肥胖和仰卧位睡姿、睡前饮酒或服用镇静催眠药物、内分泌失调（甲状腺功能减退、肢端肥大症），以及可能的遗传因素。因为打鼾是OSA的常见症状，所以对于每一位打鼾患者，问诊关于窒息和OSA的症状很重要。与OSA相似，缓解打鼾的初步治疗方案包括减肥、避免使用酒精和镇静类药物，使用辅助装置避免平卧位入睡。如果睡眠试验排除了呼吸暂停，但打鼾对患者造成了困扰，那么可行的干预措施包括口腔矫正器、手术和鼻阀阻抗器。口腔矫正器能在睡眠时将舌和下颌骨往前推，最好请经验丰富的口腔科医生进行调试。缩小腭垂和软腭的耳鼻喉手术虽然可行，但长期效果不明。因为手术能减轻打鼾的响声但不能缓解气道的阻塞，所以在术前需进行睡眠试验来排除OSA。

OSA也会在幼儿中发病，发病率为1%～3%。其中部分原因是扁桃体和腺样体肥大，切除扁桃体和腺样体可以缓解OSA。颅面部畸形、巨舌、神经肌肉疾病和肥胖的儿童均应考虑OSA。与成人一样，大声打鼾、睡眠不宁和呼吸暂停都是症状。患有OSA的儿童可能主诉不是困倦；相反，他们可能表现出白天易怒、多动、注意力下降或学习成绩下降。OSA的另一项重要症状是继发的夜间尿失禁。医生需要问父母患儿在夜间打鼾和呼吸抑制的情况。如果怀疑OSA，建议患者咨询耳鼻喉科专家。在超过90%的病例中，扁桃体切除可以治愈，应该作为治疗的第一步。其他病因的OSA可以通过CPAP来治疗，但对于年龄＜12岁的孩子应仔细观察面中部发育情况。在极少数情况下，可能需要气管造口术或颅面重建等手术方法。

2. 中枢性睡眠呼吸暂停

中枢性睡眠呼吸暂停（central sleep apnea，CSA）是指至少10秒没有有效通气的气流暂停。在成年人中，CSA约占呼吸暂停的5%，所以CSA较OSA少见得多。大部分CSA的患者主诉失眠而非嗜睡，这一特征有助于与OSA相鉴别。CSA的鉴别诊断包括高海拔、充血性心力衰竭、通气不足（来自胸壁、神经肌肉或中枢神经系统疾病）、脑卒中、鼻腔阻塞、胃食管反流病、鼻后滴漏综合征和阿片类药物的使用。

对于因神经肌肉疾病、胸壁疾病或神经退行性疾病而影响中枢神经系统呼吸控制的低通气患者，两级治疗可同时解决中枢呼吸暂停和低通气。胃食管反流病和鼻后滴漏综合征是引起CSA的罕见原因，但如果没有其他原因，也应予以处理。阿片类药物在少数患者中可引起CSA，其风险似乎与剂量有关；这些病例可能更常见，因为很多患者因慢性

鼻塞

面罩

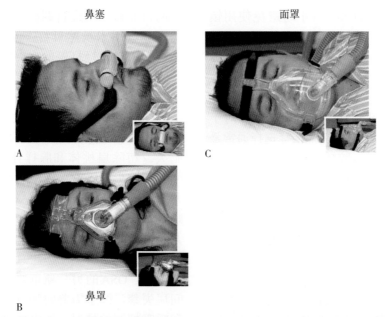

A

C

鼻罩

B

图 32-1　CPAP 不耐受患者的各种气道正压接口（经 Lee J，Schulman DA. 允许引用。睡眠呼吸暂停和肥胖低通气综合征。发表于：McKean SC 等，编辑：《医院医学原理与实践》，纽约州 2e：McGraw-Hill；2017 年。）

疼痛问题接受治疗。最后，术语"复杂性"睡眠呼吸暂停被用来描述使用持续正压通气治疗过程中出现中枢性睡眠呼吸暂停的患者。据估计，在接受 CPAP 治疗的 OSA 患者中，有 6% ~ 15% 的患者会发生复杂性睡眠呼吸暂停，但通常在使用 CPAP 治疗一段时间后缓解。如有需要，阿片类药物造成的 CSA 和复杂性睡眠呼吸暂停都可以用预设备用率的双相气道正压通气装置进行治疗。复杂性睡眠呼吸暂停的治疗难度大且有挑战性，但它比 OSA 罕见得多。

　　CSA 也常见于早产儿、新生儿和儿童，但鉴别诊断广泛且复杂，本节不做详细讨论。鉴别诊断的范围有早产儿呼吸暂停、胃食管反流病、神经系统综合征、低通气综合征（如先天性中枢性低通气综合征）。儿科 CSA 可能会导致新生儿猝死综合征发生。新生儿猝死综合征的原因至今不明，有很多内源性和外源性因素。自 1995 年以来就有公共宣传运动来提醒母亲们应避免婴儿面朝下俯卧睡觉（"平躺睡眠"），随后的流行病学评估显示，新生儿猝死综合征的病例数量大幅减少。

（二）发作性睡病

　　发作性睡病是指在清醒时猝然入睡，在睡眠中突然清醒的疾病状态。它有 4 个主要症状：白天过度嗜睡、猝倒、睡眠麻痹和入睡前幻觉，后两者不如前两者常见。许多发作性睡病患者也会报告有睡眠中断现象。估计患病率约为 1/2000。发作性睡病常开始于十几岁或者二十岁出头的年纪，但也有八十多岁起病的相关病例报道。男性和女性的患病率大致相同，通常到症状出现的 5 ~ 10 年后才能确诊。

　　发作性睡病的主要症状是突然出现的睡意，这种睡意不可抗拒地出现在所谓的"睡眠发作"中；也可能出现影响注意力、思维和记忆的轻度持续性嗜睡。睡眠发作可能是短暂的（数分钟到 1 小时），但患者醒来时通常会感到更清醒，下一次睡眠发作至少 1 小时之内不会出现。猝倒是指 60% ~ 70% 的患者出现短暂、突然的肌张力丧失，导致颈部肌肉无力、膝关节屈曲或者罕见地出现完全倒地，由大笑或愤怒等强烈情绪反应引发。发作性睡病伴猝倒（1 型）几乎总是与脑脊液下丘脑分泌素减少有关，与不伴猝倒的发作性睡病（2型）相反。发作性睡病会损害夜间睡眠，经常醒来，噩梦生动形象，并在睡前产生强烈的现实幻觉（催眠图像）。幻觉通常是视觉上的，但也可能会涉及任何感官体验。睡眠麻痹是指患者醒来时短暂的静止不动，通常伴随着快速眼动梦境的生动幻觉，而这一切都在患者完全清醒地躺在床上时发生。睡眠麻痹持续的时间很短，最多持续几分钟。如果发作性睡病作为一个综合征没有得到诊断和治疗，患者的症状会持续存在，因此他人可能认为患者懒惰和缺乏动力。漏诊的其他后果还包括患者的学业和工作表现不佳、社会耻感以及事故。

下丘脑分泌素-1，是一种由下丘脑分泌的警觉神经肽，已被证明在发作性睡病伴猝倒（1型）中发挥重要作用；脑脊液下丘脑分泌素-1浓度低于110pg/ml可作为诊断标准。感染、免疫和遗传因素相结合可能在发作性睡病中起了作用。应行夜间多导睡眠监测，之后行多次睡眠潜伏期试验（multiple sleep latency test，MSLT）来确定诊断。如果发现平均睡眠潜伏期小于8分钟，且至少在两次打盹期间都出现了REM睡眠，则可以确诊。由于非典型病例的诊断可能具有挑战性，测试应由睡眠障碍专家监督进行。专家需要能够整合患者的临床病史和睡眠试验的数据。如果没有猝倒的症状，诊断就更加困难。做出准确诊断是明智的，因为发作性睡病是一种终生疾病，常需要长期治疗。

发作性睡病造成的白天过度嗜睡，可在每天早上服用莫达非尼200～400mg或阿莫达非尼150～250mg，这些药物可以显著改善白天的表现。羟丁酸钠的商品名是Xyrem，它是γ-羟丁酸盐（gamma-hydroxybutyrate，GHB）的同类分子，被FDA批准用于治疗猝倒，也被一些医生用来治疗白天过度嗜睡。以前较早的中枢神经兴奋剂，比如5～60mg/d的右旋安非他命、20～25mg/d的甲基苯丙胺和10～60mg/d的苯哌啶醋酸甲酯都可以使用。在一天的日程安排中加入一个短暂的午睡，可以帮助改善行为能力和减少瞌睡来袭。猝倒和睡眠麻痹可以用REM抑制剂来治疗，比如三环类抗抑郁药和选择性5-羟色胺再摄取抑制剂。由于患者几乎不能控制自己发作性的睡眠，加入一个发作性睡病协作小组可以帮助患者处理来自社会和职业偏见造成的心理后遗症。

（三）克莱恩-莱文（Kleine-Levin）综合征

克莱恩-莱文综合征的特点是周期性的过度睡眠、睡眠时间不断增加，并反复发作。这种特殊的疾病常见于青春期后期阶段。这些症状的持续时间可以小于1周，也可以长达30天。在病情活跃期，有些人还会表现出其他症状，比如过量进食、性欲旺盛。患者的社会生活可能在发病期间被扰乱，比如旷课或旷工。在两次发作的间期，患者各方面功能都很正常，但在复发期会有零星的症状出现。在大部分病例中，发作的频率和强度会随着青春期成熟而减少，最终会自愈。该疾病被认为可能是由间脑区域的病毒或局部脑炎引起。现在用于治疗的药物有安非他命、甲基苯丙胺和莫达非尼，但通常它们只在数小时内有效。

七、异态睡眠

夜间行为异常的患者被视为异态睡眠。准确诊断夜间怪异行为的潜在原因可能具有挑战性。需要考虑的诊断包括癫痫、精神病、谵妄和中毒。异态睡眠是睡眠障碍中最不常见的一类，但其表现却最具戏剧性，需要包括在鉴别诊断内。

（一）夜惊

睡惊症（夜惊症）常常令父母感到不安，但通常是良性的。常见于3～6岁儿童，患者会在尖叫中醒来，表现出惊恐，伴有自主神经觉醒症状：眼肿胀、心率加快和出汗。大部分发作仅持续数分钟。尝试安抚并没有用，反而可能加剧或者延长发作时间。早上起床后，孩子会忘了自己的发病或者可能对噩梦有片段的记忆。夜惊涉及睡眠第四阶段的部分觉醒。父母的安抚是通常的治疗。如果夜惊持续发作，可以考虑使用苯二氮䓬类药物。

（二）噩梦

真正的噩梦通常发生在REM睡眠中，有时候也会出现在睡眠的第一或第二阶段。噩梦是一个人们醒来后经常会讲述的故事。这个故事不一定是对真实事件的回忆，但可能是一段与最近或以前的事件有关联的紧张情节的描述。噩梦通常是一个短暂的问题，可能由个人压力引起。然而，持续的噩梦就是一个严肃且值得注意的问题，可能需要转诊到精神科医生处。

创伤后应激障碍有很多伴随症状，其中一个症状就是持续反复的噩梦（见第27章）。创伤后应激障碍患者的噩梦与其他噩梦不同，因为梦境是对真实创伤事件的叙述，常常以过去为背景，模拟当时的记忆。比如，很多退伍老兵持续噩梦，梦到在战场上，他们会感受到真正参加战争时的所有恐惧。当一个人在正常生活中感到压力时，做梦可以疏解压力，帮助梳理感情。对于患有创伤后应激障碍的患者，梦到曾给他们带来巨大压力的创伤是有害的，会加剧他/她们对之前经历过的创伤事件的恐惧。与对照组相比，患者所做的其他与创伤没有直接关系的梦也有消极的威胁和攻击的情绪内容，且非常生动。对于创伤后应激障碍患者的噩梦没有特别的治疗方案，但通过药物和认知行为疗法治疗，噩梦发生的频率会降低。对照试验的数据和临床经验都支持使用α_1受体阻滞剂来减少创伤后应激障碍患者噩梦的强度和频率，如哌唑嗪。可乐定和胍法辛等α_2受体激动剂可能可以改善创伤后应激障碍患者睡眠和其他自主神经觉醒症状。抗抑郁药物和稳定情绪用的不典型抗精神病药物通常用于改善白天的症状，但有时也能帮助睡眠。

（三）梦游

与睡眠恐惧症一样，梦游也是睡眠第四阶段的部分觉醒。在儿童时期，偶尔的梦游很常见，可能会有一段时间感到有压力或者睡眠不足。需要担心的主要是意外受伤，可能需要采取保护措施，比如在楼梯井前安一扇门。

（四）快速眼动睡眠行为障碍

在这个综合征中，REM睡眠期间正常的肌肉弛缓没有出现，造成患者的梦境-表演行为。通过患者在睡觉期间突发的兴奋、强烈甚至有时剧烈的活动表现来进行诊断。这一综合征可能程度较轻，表现为动腿、梦呓；也可以是戏剧性的，伴有拳打脚踢，抓掐东西，或者在房间里跑步和走动。典型的梦境本质较为激烈和暴力。REM行为障碍在中毒性谵妄或者代谢性谵妄中频繁出现，但持续时间最长的一种行为障碍出现于老年，研究人员推测此病的发病原因有特发性、缺血性或者神经退行性。抗抑郁药物也会引起发作。这一综合征在帕金森病和路易体痴呆的患者中尤为常见，甚至可以在疾病的其他症状出现前就出现。在没有其他原因导致REM行为障碍的患者中，10年后患帕金森病的风险约为40%。多导睡眠监测记录下REM行为障碍之后，这一症状可以用氯硝西泮进行有效的治疗，现在也有报道其他药物也有效，比如胆碱酯酶抑制剂。

（五）儿童运动障碍

有趣的是，其他运动障碍，如节律性睡眠障碍（头部撞击、身体摇摆和头部滚动）不会引起失眠（但照护者通常会提请医生注意担心有危险）。正常在9月龄的婴儿中可以观察到节律性睡眠运动，到18月龄时，节律性睡眠运动的发生率降低了50%。到4岁时，患病率仅为8%。多导睡眠监测观察到这些运动障碍常常发生在入睡的时候，可以持续到NREM睡眠第一阶段或自发觉醒后。由于这些不同的运动会影响睡眠，因此患儿在白天会感到极度困倦。幸运的是，在2～4岁时病情会减轻，通常会自行消失。这一疾病在健康青少年或成年人中罕见。

（六）癫痫

癫痫常在睡眠时发作，可能会被误以为是其他睡眠觉醒现象，比如梦游或夜惊。癫痫可以起病于任何年龄，但最常起病于青春期。癫痫发作常常出现在睡眠的NREM期，罕见于REM期。夜间癫痫可能导致患者觉醒，之后患者可能记得或不记得，还会导致白天困倦，这取决于夜间觉醒的频率和时长。发作后的睡意可能持续到白天。事实上，癫痫患者白天的困倦并不总是因为抗癫痫药物的使用。

有一些特殊类型的癫痫更容易在睡眠期间发作。良性儿童期癫痫伴颞内棘波（benign childhood epilepsy with centrotemporal spikes，BECTS），或良性罗兰癫痫，由睡眠触发，发作特点是单侧面部感觉异常，伴有强直或强直-阵挛性运动。如果咽肌受累，这些症状可能会伴有流涎。

累及额叶的癫痫发作表现为涉及运动和异常发声的特殊行为。常染色体显性遗传性夜间额叶癫痫涉及痉挛性姿势下的抖动行为和大声吵闹。这些患者也可能会梦游和变得暴力。夜间阵发性肌张力障碍包括四肢的强直性痉挛和发出笑声。单纯强直性癫痫也会累及额叶，由于有周期性觉醒，表现为失眠或嗜睡。

癫痫发作的诊断，需要结合常规脑电图或长期视频脑电图与临床症状，来判断发作类型。可予患者抗惊厥药物以防止放电。

八、诊断性评估与转诊

大部分失眠的诊断以病史为基础，需要进行多导睡眠监测评估的情况较少或不值得。医生应该能够准确做出诊断和治疗短期失眠，不需要转诊或咨询专科医生。如果患者症状持续，对初始治疗没有反应，考虑转诊给睡眠专科医生。严重的不宁腿综合征患者和生物钟紊乱型睡眠障碍通常也应予以转诊。睡眠相关的呼吸问题、周期性腿动、发作性睡病和成人的异态睡眠都需要进行多导睡眠监测以确诊并进行专业管理，也需要睡眠方面的专家来明确诊断和做出治疗决策。

九、推荐阅读

Besteiro González JL, Suárez Fernández TV, Arboleya Rodríguez L, et al. Sleep architecture in patients with fibromyalgia. *Psicothema* 2011; 23: 368-373.

Chung F, Abdullah HR, Liao P. Stop-bang questionnaire: a practical approach to screen for obstructive sleep apnea. *Chest* 2016; 149 (3): 631-638.

Ip S, D'Ambrosio C, Patel K, et al. Auto-titrating versus fixed continuous positive airway pressure for the treatment of obstructive sleep apnea: a systematic review with meta-analyses. *Syst Rev* 2012; 1: 20.

Maness DL, Khan M. Nonpharmacologic management of chronic insomnia. *Am Fam Physician* 2015; 92 (12): 1058-1064.

Marin JM, Carrizo SJ, Vicente E, Agusti AG. Long-term cardiovascular outcomes in men with obstructive sleep apnoea-hypopnoea with or without treatment with continuous positive airward pressure: an observational study. *Lancet* 2005; 365 (9464): 1046-1053.

McEvoy RD, Antic NA, Heeley E, et al. CPAP for prevention of cardiovascular events in obstructive sleep apnea. *N Engl J Med* 2016; 375: 919-931.

Moon R. *Sleep: What Every Parent Needs to Know*. AAP EBooks, American Academy of Pediatrics, 5 July 2013, ebooks. aappublications. org/content/sleep.

Morin AK. Strategies for treating chronic insomnia. *Am J Manag Care* 2006; 12: S2230-S2245.

Morin CM, Bellville G, Belanger L, Ivers H. The Insomnia Severity Index: psychometric indicators to detect insomnia cases and evaluate treatment response. *Sleep* 2011; 34 (5): 601-608.

National Sleep Foundation Sleep in America Poll® 2018: https://www. sleepfoundation. org/press-release/national-sleep-foundations-2018-sleep-americar-poll-shows-americans-failing.

Pearson NJ, Johnson LL, Nahin RL. Insomnia, trouble sleeping, and complementary and alternative medicine. *Arch Intern Med* 2006; 166: 1775-1782.

Rhyne DN, Anderson SL. Suvorexant in insomnia: efficacy, safety and place in therapy. *Ther Adv Drug Safety* 2015; 6 (5):

189-195.

Senaratna CV, Perret JL, Matheson MC, et al. Validity of the Berlin questionnaire in detecting obstructive sleep apnea: a systematic review and meta-analysis. *Sleep Med Rev* 2017; 36: 116-124.

Silber MH. Chronic insomnia. *N Engl J Med* 2005; 353: 803-810.

Task Force on Sudden Infant Death Syndrome. SIDS and Other Sleep-Related Infant Deaths: Updated 2016 Recommendations for a Safe Infant Sleeping Environment. *Pediatrics*, American Academy of Pediatrics, November 1, 2016.

Vitiello MV, Rybarczyk B, Von Korff M, Stepanski EJ. Cognitive behavioral therapy for insomnia improves sleep and decreases pain in older adults with co-morbid insomnia and osteoarthritis. *J Clin Sleep Med* 2009; 5: 355-362.

Wickwire EM, Collop NA. Insomnia and sleep-related breathing disorders. *Chest* 2010; 137: 1449-1463.

Winkelman JW. Insomnia disorder. *N Engl J Med* 2015; 373: 1437-1444.

十、网站

American Academy of Sleep Medicine. www. aasmnet. org. Accessed September 2019.

The National Sleep Foundation. www. sleepfoundation. org. Accessed September 2019.

Pittsburgh Sleep Quality Index. https: //consultgeri. org/try-this/general-assessment/issue-6.1. pdf. Accessed August 2019.

Restless Legs Syndrome Foundation. www. rls. org. Accessed September 2019.

The Society of Behavioral Sleep Medicine. www. behavioralsleep. org. Accessed September 2019.

性相关问题

David G. Bullard, PhD & Christine Derzko, MD

性是每个人都会遇到的问题……事实上，如果我们运气好的话，可能在几周、几个月甚至几年的时间里，觉得自己已经解决了性的问题。当然，在这之后，我们改变了，我们的伴侣也改变了，或者整个游戏规则变了，因此我们便带着我们可以克服它的信念，再一次努力想要越过这道阻碍，但实际上我们永远都无法克服。然而，在努力克服它的过程中，我们学会了很多，关于人性的脆弱、亲密和爱。（引自《少有人走的路》，派克，1993年）

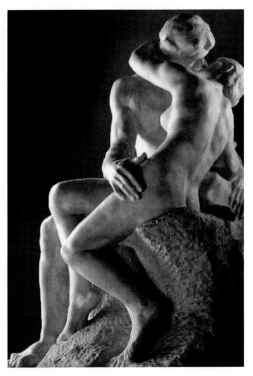

罗丹，吻。引自http://theroyalist10.wordpress.com/2010/10/.

一、引言

性包含的范围很广，有行为、信念、欲望、经历和幻想，患者可能希望就这些问题能与他/她们的家庭医生进行讨论。性还可能涉及法律、医疗、道德、政治和信仰的问题。本节旨在为医生提供一些有关人类性行为的基本知识和一些解决常见问题的方法。

有些受到性相关困扰的患者表示与基本医疗医生讨论这些问题感觉最舒服，他/她们希望从医生那里获得意见和建议。在对成年患者的大量研究中，超过70%的人认为与基本医疗医生讨论性问题是合适的。然而，在这些患者的病历记录中，能找到的他们与医生讨论性问题的证据仅占2%。基本医疗医生是性问题评估最理想的对象，因为他们与患者之间最能相互理解，医患关系最持久。

医生对性功能相关问题的评估需要考虑所有相关的潜在病因，以便采取任何适当的治疗措施，无论是心理、生理和/或药理学的。性问题的医学诊断仍在不断发展。2016年第四次性医学国际咨询的共识声明建议将DSM-5、DSM-Ⅳ-TR和ICD-10的一些定义与一些新设立的定义结合起来。

然而，与其他的医疗诊断不同，常常是由患者定义性问题存在的时间。也就是说，只有当患者或伴侣被其性欲、反应或功能水平所困扰时，"问题"才会存在。

大多数基本医疗医生会发现莱文（Levine）（2010）的三大类概念是非常有用的：性担忧、性问题和性障碍。其中很多担忧和问题可以由基层医疗医生成功解决，涉及严重疾病和障碍时才需要将患者转诊给相关专科或者精神科医生（或两者都需要）。当以一种开放的、实事求是的方式处理有关性的问题时，大多数人都会放松下来并做出积极的回应。无论他们是否现存性担忧或性活跃，他们都会赞同这种肯定，即这些问题是合理而重要的（表33-1）。

表33-1　患者的性担忧

- 对正常状态的常见性担忧，例如：我还正常吗？什么是"健康"的性生活？我该如何比较？我的性生活还可以吗？
- 性认同问题与生活方式、取向和偏好有关
- 儿童、青少年、父母和老年人的性发展问题，包括性别认同的发展、手淫、生殖器探索、儿童性游戏、性和单身生活、结婚、离异，以及伴侣的死亡
- 生殖问题包括不孕不育、计划生育、避孕、怀孕和堕胎
- 性欲、满足感和其他问题，如夫妻不同程度的性欲，阴道润滑、勃起、高潮和疼痛等问题
- 由于身体残疾、疾病和治疗引起的性变化
- 性骚扰、乱伦和强奸造成的性创伤
- 性行为的安全：艾滋病和性传播疾病
- 性欲减退和性冲动

二、医生面临的挑战

为了给患者的性相关问题提供有帮助的回答，卫生专业人员需要做到以下几点。

- 愿意并能够与患者轻松地讨论性相关话题。
- 认识到性行为的范围和多样性，考虑到本国文化和其他文化，也要认识到个人发挥最佳状态的环境或条件的重要性。
- 能够将个人的信念和价值观与患者的相区分。除非医生听到了对当事人造成客观伤害的信息，否则保持非判断性的行为举止是很重要的。
- 能够详细记录性问题的病史。
- 了解简单的干预措施，如许可、给予、传递准确信息、提供具体建议（如让性生活压力更小、更愉快），以及在适当的时候推荐

其他资源。

作为卫生专业人员，我们个人的性经验可能有限，也会有我们自己的问题。因此我们讨论某些性话题的时候可能会感到不适。然而时间、思想和经验使得我们谈论这些性相关问题时逐渐有信心和经验。通过加深对自己的态度、信念、推测和经历的了解，阅读文学作品，与朋友和同事讨论两性话题，并将性健康问题纳入患者的一般健康评估中，可以帮助医护人员增加自身的舒适程度。

当然，无论是患者还是医护人员，都不会被强制要求讨论性问题。每个人都必须认识到自己兴趣、舒适度和能力的局限性。然而，性健康是健康保健的一部分。所有与患者打交道的医护人员都应该认识到性问题很容易涉及，至少要能做到不偏不倚地倾听和宽慰。为了患者的最大利益，医护人员可以将患者转诊给有能力且能自在地与患者讨论这个话题的同事。

三、与性相关的观点

自从金赛、马斯特斯和约翰逊发表了最早的有关性问题的循证医学治疗，人类对性知识的认识发生了巨大的进步。最早的关注点是性行为范围的研究和功能障碍机制问题的治疗，之后研究范围扩大，发展到包括更好地理解性动机，性兴奋、性欲以及性满足所需的环境因素。

对人类性行为的研究快速增长，也逐渐改变了长久以来认为性常常有负面效果这一认识。我们也逐步了解性生活在不同个体的生活中所扮演的角色各有不同。一位患者可能认为某一个性问题很核心很重要，然而另一个人可能认为同一个问题是边缘化的或者很小。医生一定要注意不要揣测各种性问题的严重程度，而是要评估和发现这一问题对患者个体或者夫妻双方的意义。

人类性行为的表现动机复杂而多样化。性动机在生命周期中各不相同，包括在生病

时和健康时。性动机因文化和个体而异。它们可能包括需要表达爱意、生理释放、繁衍、娱乐、增强自尊，或者是以上所有的结合。相对应地，性也可以用于强迫、控制或者侮辱他/她人。性也可能是成瘾或强迫的表现。

大多数人在一生中的某个时期可能会经历性焦虑或性困扰，其原因可能并不仅仅是病理因素，也可能是由于生长发育和生活环境的改变。性问题有时候可能是一件好事，比如它们的存在强迫患者寻求帮助来解决症状，而这些症状可能提示了潜在的疾病、自尊心问题或者是关系问题。令人惊讶的是，对于一些人来说，为勃起或性高潮问题寻求帮助可能比为自尊问题寻求帮助更容易被接受。

因为性语言的广泛性和多样性，熟悉和理解地方方言对基本医疗医生很有帮助，能够平静、详细地与患者讨论比如自慰、性交体位、口交、肛交、阴茎的大小和乳房大小这些问题。以下内容讨论了可以解决的对这些主题容易误解的几个领域。

四、常见的性话题

从医学的角度而言，自慰是"正常的"，普遍存在的，对各个年龄段人的身体都是无害的。它与自我接受和性适应程度相关，常常被医生用以作为性问题的治疗方案布置给患者来进一步提高性自我意识。有些人可能是为了遵循自己的原则或宗教的信条而选择不自慰。然而，仍有很多患者对自慰持有罪恶感。有些人会强迫使用自慰来避免个人或者人际关系问题。性犯罪者可能通过自慰强化了他们反社会的幻想。那些真正沉迷于某些性行为的人可能会遭受各种各样的生活困苦，与其他行为成瘾者是一样的。

关于性生活的频率并没有标准。禁欲的人会认为自己是有性存在的，其中有些人偶尔也会有性生活，而且他/她们会发现性生活是令人享受且愉悦的。频繁、上瘾般的

性生活对一些人而言并无意义，然而有些人就喜欢有频繁和活跃的性生活。对某个特定的人或者一对夫妻而言，什么是"正确"的一定是取决于他/她们对性的不同的理解和期望。

性幻想仅限于人类的想象，可能对幻想的人而言是享受的。幻想对一个永远不想在现实生活中体验的人来说可能是令人兴奋的，或者渴望经历他/她们所幻想的内容。有些想法会令人痴迷或者造成不安，这些可能需要通过心理治疗来解决。

大多数女性享受且需要直接刺激阴蒂来达到高潮，可以用手或用嘴。遗憾的是很多男性认为他们的伴侣仅仅性交就能完全满足了。过度强调性交的结果是使很多男女对仅爱抚生殖器感到不适。学会享受非直接性行为有助于夫妻从相互的鼓励和认可中获益。

大多数男同性恋、女同性恋、双性恋或跨性别患者都不希望自己的性取向或性别发生改变，或是比异性恋者受到更多挑战。与异性恋一样，他/她们也存在着对正常状态、功能障碍和亲密行为的担忧。

性是一个含义广泛的术语，包括性别、性功能和性关系，所有这些都会受到某些因素的影响而发生改变，这其中包括了女性的绝经和衰老。性别是一种社会和法律地位，是社会对行为、性格和思想的一系列期望。

衰老会给性反应带来很多已经公认正常的改变，包括：①无论是男性还是女性，需要更直接的生殖器官刺激和更多的时间来性唤起，性唤起指的是润滑或者勃起；②性可能会性交痛或者感到不适，尤其是在绝经后或者禁欲一段时间后；③勃起可能不如从前那么硬；④可能不是每次性交都能高潮，射精的意愿可能没有那么强烈；⑤男性上一次射精和下一次勃起之间的不应期延长。

很多七八十岁甚至更大年纪的老人愿意做出尝试，以应对兴趣、性生理和伴侣状态的变化。一些年龄更大的男性和女性越来越不在意性交，而越来越享受爱抚、口交和自

慰。也有一些人可能会对不需要进行频繁的性生活而感到愉悦。

5型磷酸二酯酶（phosphodiesterase type-5，PDE5）抑制剂口服药物他达拉非（商品名希爱力）、西地那非（商品名万艾可）和伐地那非（商品名艾力达）能增强很多男性的勃起能力。在女性中，寻找这些药物对性行为积极影响的研究结果总体上不一致，部分原因是使用了不同的终点。然而一些实验数据显示，对于既往性功能正常、在使用抗抑郁药物治疗之后出现性欲减退的女性，使用PDE5是有帮助的。将来有可能会发现，它也有利于其他特定的女性群体。

睾酮和雌激素的替代疗法可能对纠正由于衰老带来的性欲减退有效，下文将对其进行更详细的讨论。

五、在一般医学检查中讨论性

医护人员给出不愿意解决性健康问题的部分理由有：尴尬、准备不充分、认为性生活史与主诉无关以及时间限制的问题。

医生们一直低估了性问题的普遍性。据报道，低活动性性欲障碍（hypoactive sexual desire disorder，HSDD）是最常见的性障碍。它对成年女性和男性都会造成影响，与消极的情绪、心理和躯体疾病相关。对人群中普遍存在的性功能障碍缺乏认识，导致了对性保健重要性的忽视。

比起讨论他们性生活上的细节，有些患者可能更不愿讨论自己的饮食或运动模式。然而另一些患者可能会觉得与一位医学权威谈论性问题，尤其是讨论他/她们的性行为，有被否定或评判的风险。患者报告说，医生的不适和可预见的医生对性问题的非共情反应，是患者与医生讨论两性健康的主要障碍。

当引入性相关话题时，立即承认患者可能会感到尴尬通常是有帮助的。通过在初次病史采集中常规问诊患者的性健康问题，医生向患者表明自己认可性健康是个人健康不可或缺的一部分。

此外，可以向患者解释，糖尿病、心血管疾病、免疫问题、关节炎、慢性背痛以及现存或治疗过的癌症等疾病和健康状况，可能是性功能障碍病因中的主要因素。

以下是开始谈论性行为的一种方式。

医生："性健康是卫生保健中常常被忽略的一个领域，然而它对人们而言很重要。关于性生活你有什么想要讨论的问题吗？"

可以接受患者"没有"的回答，但不除外未来还有讨论的可能。

医生："如果你以后有任何问题，我很乐意与你讨论，或者帮助你找到一个你能与之舒适讨论的人。"

当医生对一项性话题感到不适，他/她们可以说"我觉得谈论这些有些尴尬"，或者说"我还没有过这种体验，但让我了解一下"，或者说"你能指教一下吗？"这些话语对大部分患者而言都可以接受，可以帮助医生从一些困难的情景中解脱出来，并促进与患者建立融洽的医患关系。

简要的性生活史是一般医学检查中的心理社会组成部分，应包括以下内容。

- "你喜欢别人怎么称呼你？用什么人称代词？"这应该是第一次见面时开场部分的问题。

- "你现在有活跃的性生活吗？""你现在有几位性伴侣？"如果没有，"你上一次性生活是什么时候？""目前，你的性生活正常吗？"

- "你进行性生活的对象是男性、女性、两者都有还是两者都没有？"为了鼓励女同性恋、男同性恋或双性恋患者的信心，使用"性伴侣"而不是使用有性别指向性的术语比如"妻子""丈夫""男朋友"或"女朋友"，使用"性接触"而不是"性交"。

- "你对性生活的体验和自己的性功能满意吗？"（频率、种类、发起人等）

- "你在润滑、性高潮、勃起或射精方面

有什么问题吗？"

- 问患者"你有避孕的需求吗？"，而不是假定患者需要避孕。后续可以问患者正在使用避孕措施的效果或满意程度。

- "你曾查出或治疗过性传播疾病（sexually transmitted disease，STD）吗？"之后可以与患者讨论人乳头状瘤病毒（human papilloma virus，HPV）疫苗及其与预防宫颈癌和口腔癌的相关性。

- "你曾经做过人类免疫缺陷病毒（human immunodeficiency virus，HIV）的检查吗？如果有的话，你知道自己是否阳性？""即使没有怀孕的风险或者使用其他避孕措施（如宫内节育器或避孕药），你是否知道使用避孕套、屏障保护等更安全的性行为预防措施？"

- "你是否曾经经历过/或目前正处于一段感情关系中，让你在情感、身体或性方面遭受过/或正在遭受虐待？"

使用更开放的问题，而不是表现出对异性恋的偏好。基于年龄、性别、种族、民族、婚姻状况或性取向对一个人做出假设可能会误导诊断，并向个体发送有害信息。例如，一名被认为性行为不活跃的老年患者实际上可能有多个性伴侣，性传播疾病和获得性免疫缺陷综合征（acquired immunodeficiency syndrome，AIDS）的重要风险可能会被忽略；或者，如果医生推测一位专一的男同性恋有多位性伴侣，他可能会感受到刻板印象或被误解。

确保双方用语能互相理解。过于笼统或委婉的术语如"有性生活""兴奋起来""亲热""做爱"或"失去理智"可能会掩盖重要的细节。过于专业的术语（"性交""交配""舔阴"）或过于口语化的术语（"鸡鸡"）可能不适合在职业关系中使用。

避免使用表达道德判断或很少表明个人实际经历的词语（例如，"通奸""冷淡""性无能""色情狂"和"变态"）。医生可以通过替代行为描述来帮助患者摆脱贬义的标签，比如"在你的主要关系之外发生性行为""勃

起或性唤起困难"或"难以学会高潮"。同样，与各种患者相处的时间和经验提供了一种感觉，即在向特定患者传达信息时，哪些术语最有用。

患者可能会提出含糊的或心身疾病样的主诉，如失眠、疲劳、肌肉骨骼疼痛、消化不良、头痛，或任何特定的抑郁或焦虑症状，这是一种隐晦的谈论性问题的要求。另一些患者可能会在一次随访的最后以一种漫不经心的方式提到性问题，这时候没有时间来充分地评估问题。医生可以选择简单地评估这个问题，证实继续深入调查的重要性，同时可以即刻预约一个新的随访。

由于性问题常常源于患者的期望和实际经历之间令人痛苦的鸿沟，有效的性问诊旨在阐明等式的两个方面。如果患者的期望不切实际，那么治疗就是教育；如果实际经验不能满足现实的期望，则需要进行干预或转诊。通常，患者教育会与其他临床干预相结合。

案例1*

　　一对夫妻正在寻求性治疗师的帮助，之前的30年他/她们的性生活令他/她们愉悦和满意，包括持续不到5分钟的性交。他们读了一篇赞美持久性交的文章，然后开始觉得自己的性生活不够好。医生鼓励他/她们重视自己独特的性生活方式，而不是别人所认为的。他/她们感到释怀，并认为自己根本没有问题。基于他/她们已经感到满足的性生活，他/她们更自如地对性生活进行了探索，而不是试图变得更"正常"。

本节描述的案例1～10是与第一作者协商后报告的在基层医疗环境中看到的真实患者。虽然为了保密对患者的一些识别特征进行了更改，但所呈现的基层临床问题得到了准确描述。我们感谢所有患者和为我们提供

病历的医生。

六、性问题的接诊

在采集性问题病史，提出解决方案之前，医生需要询问患者性生活在他/她们生活中的相对重要性，以及他/她们满意的性生活是什么样的。

医学语言是临床语言，而性问题与情感和情感脆弱性有关。特别注意病例报告。它们说明了如何将冰冷的临床材料转化为更温暖的临床医生－患者方法，从而更好地信任和参与这些至关重要的人类问题。

与其他医疗问题类似，对于有性问题的患者，有五个基本方面的问题需要解决（表33-2）：①明确的症状或问题；②症状的发病和病程；③患者对病因的认识和问题的持续情况；④医学评估，包括病史、既往治疗和结果，以便明确地排除糖尿病、心血管疾病、高脂血症、高血压、关节炎和既往/现在肿瘤史等慢性健康问题；⑤当前对治疗的期望和目标。

性功能相关问题的评估需要考虑所有相关的潜在病因，以便采取适当的治疗措施，无论是心理上、生理上和/或药理上的。对于以上问题的回答可以帮助指导医生进行特定的医疗干预。

七、体格检查

泌尿生殖系统详细的检查应包括检查雌激素或雄激素缺乏/过多、神经功能障碍、生殖器畸形、生殖器外伤、感染、尖锐湿疣/疣和血管疾病的体征。

对于男性，检查应包括阴茎（排除阴茎海绵体硬结症、阴茎分泌物、疣、其他病变和尿道下裂）；睾丸和阴囊（肿块、萎缩、疝或精索静脉曲张）；皮肤、前列腺和直肠。检查还应包括男性乳房发育、外周血管疾病和神经病变。还可以教患者进行睾丸自检并且提供有关前列腺问题的信息。

表33-2　性问题接诊

详细地描述当前症状

- 表示你很高兴患者提出了这个问题（表示赞同、消除羞耻感并鼓励患者）
- 帮助患者明确问题，注意要使用患者可以理解的语言——低欲望、不够湿润或润滑、难以"用力"或勃起、难以达到高潮、"来得太快"或快速射精等
- 我想问几个问题来帮助我们解决这个问题
- 告诉我发生了什么？
- 这对你来说是多严重的问题？
- 还有什么变化吗？

起病和病程

- 这个问题是发生在自慰或手淫时，还是与某一位性伴侣或是与任何一位性伴侣一起时？
- 出现问题时你的伴侣是如何回应的？
- 有没有一段时间它更令人愉快，然后又改变了？
- 有没有什么时候这不是个问题？

患者对病因和问题持续情况的认识

- 你认为可能是什么导致了问题的发生？或者你担心会是什么造成了问题的出现或持续？

医疗评估，既往治疗和结果

- 你抽烟吗？你正在使用处方药或非处方药、毒品或酒精吗？
- 你患过什么病或正在进行什么治疗吗？你有抑郁、焦虑或人际关系问题吗？
- 对于女性：你的月经正常、规律吗？有孩子吗？有怀孕、分娩、哺乳方面的问题吗？
- 对于男性：你有注意过自己早晨或夜间勃起吗？你觉得足够坚挺吗？
- 你需要节育吗？如果有，你通过什么方法？你们（作为夫妻）使用什么方法？你对这个选择满意吗？你担心这种方法的效果吗？你担心这种方法会失败吗？
- 你是否担心自己可能得了性传播疾病？你现在的伴侣是否传染过你，或者你是否担心你现在的伴侣会传染给你性病（例如，他不会使用避孕套？）
- 你是否有身体、情感或性虐待史？（在你当前的这段关系中，还是在既往的关系中？）
- 你曾尝试过什么方法来改变这个问题吗？
- 你接受过心理治疗、夫妻治疗或性治疗吗？如果有，在治疗中的性问题得到解决了吗？
- 你与自己的伴侣公开讨论过这个问题吗？

当前对治疗的期望和目标

- 在这个问题上寻求帮助对你来说有多重要？你现在有兴趣尝试改变它吗？
- 为了让自己觉得投入时间和精力来处理这个问题是值得的，你需要获得的最小改善是什么？
- 几乎每个人都有过性方面的顾虑。谈论它们是最重要的第一步。"我很高兴你对与我谈论这个话题感到舒适""我建议……"或"在我回顾一下最佳资源后，我会给你提供一些建议""在这些问题上，很多人都得到了帮助"。

对于女性，需要检查：萎缩性改变、皮肤病变（感染性或其他）、发育变化、泌尿道疾病的证据，以及生殖器（内部和外部）身体异常、盆底虚弱和术后状况。如果患者生殖器疼痛，应鼓励女性指出疼痛的具体部位，必要时使用阴道镜来定位。

妇科检查是个非常好的机会，可以借此教患者进行乳房自检，与患者谈论性行为的安全问题、告知患者接种HPV疫苗对预防HPV感染的重要性，以及在适当的情况下应采取避孕措施。

性症状很少像其他医学领域一样明确。一般来说，任何使人虚弱或消耗能量的疾病或药物都可能是性问题的促发原因。虚弱和/或焦虑通常是导致性问题最终的共同原因。在按照下文中安农的P-LI-SSIT模型逐步操作时，寻找这些最终共同路径的证据作为指导，可以最大限度地运用好这个模型。

解决了可以治疗的疾病，并排除病理因素后，就可以安抚患者放心，他们的生殖器看起来"相当健康"，处于正常范畴。这有助于许多人消除对身体脆弱部位的耻感。检查时说出生殖器特定部位的名称，比如阴茎的包皮和阴茎头、阴蒂和阴唇，这样可以给患者更多的鼓励来提出问题或表达担忧。在医生自如地说出这些词语后，担心阴茎大小的男性或担心自己生殖器有些异常的女性更容易表达自己的担忧。

八、实验室检查

一般来说，对于出现最常见性问题的患者，几乎不需要进行实验室检查。对于主诉性欲低下的患者，应进行抑郁和疲劳筛查；检查是否存在贫血、甲状腺激素异常、肝脏和肾脏疾病；或筛查患者的病史和体格检查提示的任何其他使人虚弱的疾病。促性腺激素释放激素（gonadotrophin releasing hormone，GnRH）激动剂和麻醉剂（见"药物"）对性功能有负向作用。

对于性欲低下的女性推荐的筛查测试

包括促甲状腺激素（thyroid stimulating hormone，TSH）和催乳素。然而，重要的是要认识到，没有特定的实验室标记物能够"确认或排除"性欲低下的诊断。对于女性，不建议检测睾酮，因为低睾酮既不能支持也不能做出诊断。

对于勃起功能障碍或性欲低下的男性患者，一些权威人士建议评估血清睾酮、促甲状腺激素和催乳素水平。催乳素水平升高可能与许多疾病有关，包括垂体肿瘤、肾功能不全、结节病、甲状腺疾病、创伤、盆腔手术或者使用西咪替丁、氟哌啶醇和吩噻嗪等药物。如果这些检查中有任何异常，或者病史或体格检查提示有其他内分泌问题，应根据提示进行特定的相关检查。

对于一些有勃起问题的男性，可能需要泌尿外科医生进行检查，包括在睡眠实验室进行夜间勃起监测，或者使用更为常见且便宜的家用监测装置或者简单的快速测量器。如今越来越推荐使用如他达拉非（希爱力）、西地那非（万艾可）或伐地那非（艾力达）等PDE5来诊断和治疗。

九、器质性和心理性因素

普适的症状（发生在所有情况下）主要提示器质性问题，或可能有心理性因素参与，而情境性症状往往为心因性（表33-3）。

表33-3　症状特点和病因

主要提示器质性病因的症状特点
• 普遍性（尤其是性欲缺乏、勃起问题、快速射精以及性交痛。然而即使是普遍发生，在健康个体中仅出现快速射精和女性的难以高潮，也很少为器质性）
• 逐渐起病
• 与某些药物治疗相关的快速起病
主要提示心因性的症状特点
• 与特定的情境相关
• 快速起病（除非怀疑药物治疗相关）
• 对性有恐惧或反感

系统疾病等一般健康问题以及激素因素。

十、器质性因素

如果男性患者诉说夜间、早晨或自慰时无法勃起，可能需要怀疑器质性问题。对于有性交痛的女性，需要确定的重要情境变量包括：患者在性交前是否有足够的性刺激和性唤起；是否在需要时使用了性交前润滑剂；是在自慰时感到疼痛还是在与伴侣发生性关系时感到疼痛；患者能把握插入的时间和程度还是只能被动承受。除非有特殊禁忌，否则应确保适当的阴道雌激素与局部（雌激素）治疗。问诊时也应注意除了生理问题以外心理问题的可能，因为有时阴道痉挛就是这样。询问患者"你在什么情况下感到疼痛？"可能引出的答案有"与某一位伴侣而非其他伴侣时有""自从我被强暴之后"或者"一直都感到疼痛"。如果患者对足够疗程的性行为治疗没有反应，也应考虑器质性因素。

十一、躯体疾病与治疗

影响性的躯体疾病和治疗详情见表33-4。

表33-4　常见性问题相关疾病

- 焦虑障碍
- 关节炎／关节疾病
- 糖尿病
- 内分泌问题
- 手术或放射线所致自主神经系统受损
- 肝／肾衰竭
- 情绪障碍，包括抑郁
- 多发性硬化
- 周围神经病
- 盆腔根治性手术
- 呼吸系统疾病，如慢性阻塞性肺疾病
- 脊髓损伤
- 血管疾病

在我们解决患者的性需求时，要考虑到甲状腺功能异常、心血管疾病、糖尿病、高甘油三酯血症、高血压、神经系统疾病和泌尿生殖

（一）睾酮不足

充足的睾酮对男性和女性的性欲和性唤起都很重要。它还决定了男性生殖器的健康和功能。根据传统医学观点，睾酮水平在"正常范围"内下降并不表示临床睾酮水平不足。然而最近有迹象表明，睾酮水平在正常范围的男性也可能从睾酮补充中获益。

在女性中，睾酮也被证明对HSDD很重要。然而，测得的"低"血清睾酮水平（不是总睾酮、游离睾酮或生物可利用睾酮）既不足以诊断也不是诊断必需。

尽管如此，研究表明，双侧卵巢切除术，特别是在绝经前后，切除了主要的雄激素来源，就增加了HSDD的可能性；骨盆创伤、骨盆放射和其他导致骨盆疼痛和性交困难的手术也是如此。高催乳素血症、垂体功能减退、下丘脑闭经、肾上腺功能不全、原发性卵巢功能不全和卵巢抑制疗法都会减少卵巢雄激素分泌，从而增加HSDD的可能性。此外，增加性激素结合球蛋白（sex hormone binding globulin，SHBG）水平的状态、环境和疾病可能也会增加HSDD的可能性。例如，SHBG水平可能因下列因素而升高：甲状腺功能亢进和甲状腺功能减退；HIV感染；含雌激素的药物，如口服避孕药；口服（非经皮）降低游离睾酮水平的更年期激素药物。

1. 女性睾酮治疗

北美洲没有专门为女性配制的睾酮产品获得批准或上市，而之前在欧洲上市的睾酮贴片（Intrinsa）现已退出市场。一种经皮睾酮制剂被批准用于治疗因睾酮缺乏而出现症状的更年期妇女，目前仅在澳大利亚上市。在使用Intrinsa（300μg经皮睾酮贴剂）的多个安慰剂对照临床试验中，在自然绝经和手术绝经后妇女的HSDD治疗中均显示有疗效。这种剂量只是将血清睾酮水平提高到正常水平的上限，却能显著改善性欲，增加性满意度，并减少与性相关的痛苦。虽然在长达24个月的研究中未报告严重不良事件，美国当

局还是以缺乏长期乳腺癌和心血管安全数据为由撤销或拒绝批准。

首选经皮睾酮治疗，因为口服睾酮治疗的吸收存在显著差异，会导致血药浓度超生理激素水平，并导致肝毒性风险。对心脏和血脂的影响也引起了关注。最好再测一下游离睾酮水平。

建议在开具睾酮治疗处方（超适应证）时，首选经皮途径；可以尝试大约相当于男性剂量1/10的剂量。需要监测血清睾酮水平和调整剂量，以保持其水平在女性生理范围内，避免男性化和毒性作用。如果6个月的睾酮治疗试验不成功，则应停止治疗。

（二）女性雌激素缺乏症

据报道，高达60%的绝经后妇女因雌激素缺乏——更年期泌尿生殖系统综合征（genitourinary syndrome of menopaes，GSM）——而导致阴道和外生殖器组织萎缩性改变，并导致许多问题，通常包括局部性交困难。

1. 雌激素治疗

除非有禁忌，建议使用局部阴道雌激素制剂进行雌激素治疗。它们对逆转和纠正雌激素水平低下时发生的萎缩性改变非常有效，例如绝经期、绝经前、产后、哺乳期、卵巢早衰（绝经早期）和神经性厌食症。所有局部雌激素疗法都有效，如阴道乳膏、阴道片和阴道雌二醇环。

重要的是，雌激素疗法可以通过纠正阴道萎缩和干燥、改善润滑和减少性交困难来改善性欲、性体验和性满意度。

2. 雌激素疗法的替代方案

雌激素敏感型癌症（例如大多数乳腺癌）通常用降低雌激素的药物（"抗雌激素"，如芳香化酶抑制剂）治疗。在这种情况下，不应开雌激素治疗处方；相反，建议使用非雌激素替代品。请注意，这些替代疗法也可与局部或全身雌激素治疗相结合。非雌激素替代品包括性交前润滑剂（如KY胶和艾丝兰）和阴道保湿剂（如雷波仑）。在非雌激素替代品中尤其值得注意的是含有透明质酸（hyaluronic acid，HA）的产品。

透明质酸遍布全身，负责维持组织的水合（HA可以留住超过其自身重量100倍的水）。它也被证明是一种有效的阴道保湿剂。此外，最近的研究表明，HA具有抗菌特性，并促进黏膜损伤的愈合。

3. 奥培米芬

奥培米芬是一种选择性雌激素受体调节剂（selective estrogen receptor modulator，SERM），主要对外阴阴道组织产生雌激素效应，治疗性交困难和更年期泌尿生殖系统综合征。对许多女性来说，它特别有吸引力的地方在于它每天口服一次，不仅对阴道有极好的雌激素作用，而且不会刺激乳房和子宫内膜。但是，它不能与其他雌激素联合使用。

虽然雌激素缺乏的影响主要集中在阴道生殖器的变化上，但应该注意的是，这些变化也会导致口交和阴蒂自慰的严重疼痛。

（三）作用于中枢的药剂

尽管女性性功能错综复杂的机制尚未完全研究清楚，但激素确实在其中起着重要的作用。在中枢神经系统中，已知参与性欲和性反应的两种主要神经递质是催产素和多巴胺。

催产素随着性活跃程度而增加，它能使人放松和建立亲密关系，增加女性对性活动的兴趣，减少焦虑；多巴胺也能作用于中枢，从而减少对性活动的焦虑。两者都被比喻为"开/关"。

女性的性问题可能因衰老和更年期所致的生理和情绪改变而变得复杂，尤其是手术后或更年期提前的情况。尽管激素替代疗法可能有用，特别是对于手术或过早绝经，但自然绝经后雌激素替代仍存在严重争议。在任何情况下，最必要的是在治疗的同时处理严重的情感和生活危机问题。

（四）与性功能障碍有关的药物

多种药物都与性功能障碍有关，详见表33-5。阿米替林（盐酸阿米替林）和多塞平（多虑平）这些传统抗抑郁药具有抗胆碱能

表33-5 常见与性问题相关的药物类别

- 酒精
- 抗癌药和激素
- 抗惊厥药
- 降压药，包括高剂量的β受体阻滞剂，不包括血管紧张素转换酶抑制剂
- 碳酸酐酶抑制剂
- 细胞毒性药物
- 洋地黄类
- 利尿药
- H_2受体拮抗剂
- 非甾体抗炎药
- 阿片类镇痛药
- 致幻药
- 精神药物，如苯二氮䓬类、三环类抗抑郁药物、单胺氧化酶抑制剂、SSRIs、抗精神病药、碳酸锂
- 娱乐用药，如烟草、酒精和阿片类
- 安眠药
- 镇静剂

的特点，会影响性唤起，比如艾司西酞普兰（来士普）、舍曲林（左洛复），帕罗西汀（赛乐特）这些广泛使用的选择性5-羟色胺再摄取抑制剂（SSRI）。抗抑郁药可能会抑制女性的性高潮和男性的射精和高潮，同时会减少二者的性欲。某些心血管药物和降压药物也因引起性功能障碍而"臭名昭著"，同样很多具有镇静效果或导致抑郁的药物也可能引起性功能障碍。

十二、治疗性功能障碍的药物

氟班色林（爱弟）是一种非激素、作用于中枢、每日口服的多功能5-羟色胺受体激动剂和拮抗剂，也是目前美国FDA批准的唯一一种治疗引起痛苦的HSDD的药物。它是为绝经前女性提供的100mg片剂，每天睡前服用以减少嗜睡。用药期间应避免饮酒。

临床研究表明氟班色林对绝经后的HSDD女性也有效，但FDA尚未批准该适应证。

患者管理的其他建议如下。就抗抑郁药而言，缓解性功能障碍的措施包括：①减少剂量；②周末"休假"，周四上午服用本周最后一剂，周日中午恢复服药；③换药；④在性生活前1～2小时服用其他药物，如盐酸安非他酮缓释片（韦布曲林-SR）、新斯的明、赛庚啶、氨甲酰甲胆碱和育亨宾。希望目前在研发的抗抑郁药物对性的副作用能够更少。

十三、心理因素

心理因素常常是性功能障碍持续的原因之一。即使已经确定某一种疾病状态或所用的某一种药物是造成问题的原因，也需要考虑到心理因素，详见表33-6。例如，一位女性患者自从使用SSRI抗抑郁药物治疗后难以高潮，即使停用了SSRI，该问题仍持续。

表33-6 常见与性问题相关的心理问题

Ⅰ．直接原因，家庭医生最要关心的
  A．房事焦虑——担心表现不佳
  B．旁观者——批判性地监控自己的性行为
  C．与伴侣在性方面的沟通不足
  D．幻想——缺乏幻想，与性唤起不相容的幻想或分散注意力的想法
Ⅱ．更深层原因，需要转诊
  A．内心问题——早期条件反射、性创伤、抑郁、焦虑、内疚、对亲密关系的恐惧或分离焦虑
  B．关系问题——缺乏信任、权力和控制问题、对伴侣的愤怒
  C．社会文化因素——态度和价值观、宗教信仰
  D．教育和认知因素——性神话或性期望（性别角色、年龄和外貌、适当的性活动、对表现的预期）、性无知

注：改编自普劳特 S M，莱恩 G K。性功能障碍、性别认同障碍和性变态。摘自：Goldman H H，ed.普通精神病学评论，5版.纽约：麦格劳·希尔；2000.

子宫切除术后，一些女性称，由于没有了不适的身体症状和出血，她们的性快感甚于从前。而另一些人则认为手术很艰难，对失去这些器官和丧失生殖能力有心理反应，这些女性可能会出现性欲、性唤起和性高潮反应的下降，尤其是那些同时切除了卵巢，相当于提前绝经的患者。

关于子宫切除术对女性性高潮的影响，这项研究好坏参半。有人提出，女性在高潮

期间感知子宫和宫颈收缩的程度不同，术后的失落感也不同。前列腺切除术后男性也有类似的变化。对许多人来说，即使是"干性"或逆行射精，精液进入膀胱，性高潮也可以令人满意，但其他人可能会主诉性高潮感觉丧失。

 案例2：勃起困难

胡安，38岁男性，认为自己的勃起问题完全是由2型糖尿病引起。在医生的帮助下，他认识到自己也有焦虑。患者拒绝使用他达拉非，他不希望使用更多的药物来达到治疗效果。通过戒烟、在与伴侣做爱时将注意力集中于感受非生殖器的爱抚以减轻表现压力，他逐渐能够勃起到足够性交令人满意的硬度。在这个病例中，糖尿病本身并不是造成问题持续的决定性因素。

一些疾病和治疗会降低性欲或直接导致性功能障碍。然而，对几乎任何疾病的心理社会适应都会间接影响性欲或性功能。例如，因造瘘、乳房切除或对性功能的忧虑而担心被性伴侣拒绝，这可能抑制性感觉，导致避免性机会。当然，许多健康的男性和女性会选择不进行性活动，或是出于缺乏信心而克制性行为。因此，并不能仅凭医学诊断来预测一个人享受性生活的能力。

抑郁或焦虑等心理问题可能是性欲或性功能减退的原因，也可能是其结果。在某种程度上，这两种说法都正确。另一种情况是，抑郁和性问题可能都是第三个潜在因素的结果，比如内分泌失调。

性问题可能有看似遥远的心理原因，如童年创伤或性愉悦的禁令，但几乎所有这些问题都可以被视为维持当前焦虑或抑郁的因素。一般来说，以下情况首先提示心理因素：问题的发生是情境性的；似乎与焦虑、抑郁或内疚的行为相关；与重要的人际关系和沟通问题有关；或者在既往性经历中有创伤迹象。

十四、心理管理与短期性咨询

1970年马斯特斯和约翰逊关于性治疗的重要著作发表后，性功能障碍的治疗发生了模式的转变。以前强调个体精神病理学的诊断和治疗，但对性功能障碍的疗效欠佳。现在则理解了人们进行性行为条件（态度、期望和缺乏知识等内在变量，和与性伴侣或情境相关的外部因素）的重要性。

已经发现教育并建议患者关注快乐而不是表现，能够减轻焦虑，改善性功能，增加性愉悦。

焦虑被认为是性功能障碍的主要心理原因之一，无论是源于个人问题还是关系问题。患者是否感到舒适、自在、与伴侣亲密？或者患者是否因信息缺乏、人际关系紧张、关于性表现有不切实际的态度或过于在意性表现，抑或是有其他的原因而焦虑？在这些情况下，现代性治疗通常采取减少焦虑的干预措施，其中许多可供基本医疗医生使用。包括：告知患者大多数人在某个时间会经历性问题，而这些问题常常源于压力、担忧、关于性表现的忧虑，是可以理解的反应；鼓励患者与伴侣开诚布公地交流；消除患者对性不适应的想法；就如何提高舒适度和安全性，以及性生活中放松的能力提出建议；鼓励患者，非性交的性行为也可以令人满足，且不一定是"次要选择"。

十五、P-LI-SS-IT模式

安农的P-LI-SS-IT模式是减轻性问题相关焦虑的阶梯指南，基本医疗医生可以使用。首字母缩写代表了干预的不同等级。

（一）允许

最基础的干预是允许（permission，P）

患者讨论他/她们的性忧虑。共情地聆听，包括言语和非言语上给患者以慰藉，有助于患者开放地讨论性问题，鼓励并促使他/她们能够更直接地与伴侣讨论性问题。安慰和允许可以帮助医生确认性问题是正常的而不是病理性的。与患者探讨那些较好的例外情况：患者可以描述他/她们觉得性生活中较好的方面，例如，女性可以欣赏自己的能力，尽管她难以高潮；男性可能是一位有技巧的情人，尽管他可能勃起困难。如果患者对性行为感到压力或感到不能胜任，而他/她们又不在意是否有性生活，允许患者选择不进行性活动

会对他/她们很有帮助。

（二）有限的信息

事实可以增加安慰的效果，任何对性问题进行过基本阅读并坚持阅读文献或复习课程的医生都可以掌握这些事实。将反应集中在患者表达的担忧上可以节省时间，并且不会让患者被无关信息淹没（表33-7）。这些信息让患者可以选择维持还是改变性行为或态度。简单解释性唤起的心理生理学以及放松状态的重要性，有助于使症状"正常化"，并将注意力重新集中在那些可以作出改变的情

表33-7　有限的信息：不良想法和对它们的治疗性回应

不良想法	治疗性回应
我的性问题是因为我太老了	对于感兴趣且愿意创新的人，在他/她们70多岁、80多岁甚至更老的时候，性都可以是生活中令人愉快的一部分
那些疾病晚期或是慢性疾病的患者：我应该只关心自己生存的问题，而不是性	如果在你生病之前，性对你而言很重要，那么之后仍可以很重要或是重新变得很重要
我是个无性欲的人，因为我没有活跃的性生活	所有人都有性欲。即使没有活跃的性生活，你仍可以意识到并享受自己的性感觉
性等于爱	很多人在没有性生活的情况下拥有充满爱的关系，当然，也有很多人有性生活却没有爱
性等于性交	性并不是仅有一种正确的方式，很多人比起性交更享受触摸和爱抚
做爱等于享受性爱	很多人需要学会享受性爱
无论是与伴侣还是与医生，讨论性是不恰当的	私密地讨论性感觉和性忧虑对人们而言是一种巨大的宽慰
你不应该谈及性，因为这样会破坏性的神秘感	大多数人发现，谈论他们的重要感受会加深亲密关系，当你知道你可以在他人面前表现脆弱时，信任就在发展。你可以通过更深入的分享创造更多的神秘感
你应该对任何有意愿的伴侣感兴趣	尊重自己是最重要的。你的性是仅与你真正想要分享的人共享的礼物
即使你觉得劳累、愤怒或受伤，你也应该能够与伴侣享受性生活	我们对性接触到愉悦都有自己的条件，对于大多数人而言，感受到与伴侣的亲密和来自伴侣的爱是最重要的
我试着不去自慰，当我屈服的时候我感到内疚，因为我有伴侣，我应该不需要这么做	很多已婚人士继续自慰，这并不妨碍他/她们与自己伴侣间的乐趣
性是一种表现，"失败"是令人沮丧而且是灾难性的	性分享可以是玩闹性的，其目的是给予和获得快乐和关心的感觉。如果事情没有像计划那样发展，还可以有下一次
新的伴侣不会喜欢我乳房或阴茎的尺寸	大部分男性和女性享受与一个人而不是与一个身体部分做爱。大部分男性在阴茎软的时候与别的男人进行比较……如果在勃起时进行比较，尺寸差异常常不是那么大。阴道能容纳不同尺寸的阴茎，这与许多女性的最敏感的阴道外1/3区域和阴蒂有关
每次性都应该有高潮	不吃甜品会毁了一顿美餐吗？高潮仅是性接触中令人愉快的一个方面。如果性生活中没有那么多"应该"，对很多人来说是一种宽慰
性从来都不应该有问题。遇上问题是不正常的	性完全是天生的，但并不是天生完美。可能每个人都会在某个时间有"性问题"

况来缓解问题，而不是试图确定患者出了什么问题。

一位医生通过性爱"犀牛"的故事传达了这一信息：想象一下，在一个阳光明媚的日子里，一顿美味的野餐后，你和你爱的伴侣一起躺在铺在草地上的毯子上。你开始亲吻你的伴侣，感觉自己的性器官开始唤醒，这时，突然有一头犀牛从丛林中窜出来直冲向你。你的性唤起会发生什么，包括润滑或是勃起？战斗或是逃跑的应激，让你的血液迅速转向大脑和大肌肉群，相应地引起勃起或性器官唤醒地丧失。犀牛代表了你忧虑的思绪，对勃起、唤起、高潮的焦虑，或是害怕你不能取悦自己的伴侣或是不被认为是一位好的爱人。一些简单的建议可以帮你将这些犀牛赶出卧室。

（三）具体的建议

可以给患者具体的建议（specific suggestions，SS）。从性治疗中采取的有益干预措施包括：①暂时同意不性交；②建议专注于（拉紧和放松耻骨尾肌肌肉）和渐进式肌肉放松方法；③纠正认知扭曲（"自言自语"）；④改善情感和性交流的建议。

如果可获得和有限的信息不足以解决患者的问题，患者还可以从具体的建议中受益以克服性问题。大多数性咨询干预措施旨在帮助患者（以及伴侣，如果有）更好地交流性知识，并通过减少关于性唤起、润滑、勃起和性高潮等房事焦虑来享受更多的性快感。性治疗的有用干预措施包括：①暂时协定不性交；②建议专注于愉快的触摸、生殖器爱抚、凯格尔运动（收缩和舒张耻骨尾骨肌）和渐进式肌肉放松的方法；③矫正错误的认知（"自我暗示"）；④建议改善情绪和性交流。

即使是先前享受某种做爱方式的伴侣们，随着时间推移，不断地重复也会导致性厌倦。例如，建议一对夫妻达成协议暂时放弃性交或改变他/她们日常的性生活模式，常常可以帮这对夫妇专注于每时每刻的快乐。夫妻

间可以沟通自己的好恶，而不是揣测对方的意愿。许多人还记得，当他们年轻时，在没有性交的情况下"亲热"（性抚摸）是多么兴奋。如果二人都愿意，他/她们可以轮流探索爱抚和取悦彼此的其他方式。马斯特斯和约翰逊的感觉集中练习是为了抚摸者的兴趣，而不是为了被抚摸者的快感。为了减少对表现的焦虑，鼓励两人轮流"享受"触摸和探索对方的身体，而不是担心能否激起伴侣的性欲或是表现如何。对于很多人来说，通过这种方式准许生殖器爱抚能增加性快感和满足感。

在给出具体的建议后安排随访，能够使医生了解建议是否有效，使患者集中精力于问题的解决，也使医生了解是否有进一步干预的必要性。

（四）强化治疗

强化治疗（intensive therapy，IT）是阶梯治疗的最后一步，当前三阶干预均无效时，需将患者转诊给合适的专科医生，详见"转诊指征"。

十六、额外的患者教育

关于预防AIDS的安全性行为手册是对讨论的补充，应提前为患者备好。很多好的解决常见性问题的自助书籍使患者能以自己的节奏处理问题。通常，不愿意进行咨询或不愿意深入讨论自己问题的患者，愿意在家私密地阅读这些内容，在家他/她们可以更轻松自在。本节末推荐了几本书。教育录像也可以供一些患者使用。

十七、转诊指征

如果本节中的简单治疗没有起效，或是病史和体格检查提示患者主要是器质性问题，请将患者转诊给合适的专家。以下情况需要将患者转诊给心理科医生：①患者的问题是情境相关的，只发生在某个特定性伴侣身上；

②在某些特定条件下性功能令人满意；③患者出现了严重的情绪问题。

基本医疗医生可以列一份提供性相关问题治疗的医生资源清单。可以向同事、老师、朋友和临床学会寻求推荐。了解擅长处理性问题的临床医生或心理医生。从业者可以持有精神病学、心理学、社会工作、精神病护理或是婚姻和家庭咨询的执照。美国大多数州没有"性治疗师"或"性咨询师"的执照。

十八、常见的性问题

（一）性欲低下、性欲缺乏和性厌恶

1. 症状和体征

性欲相关问题的范围很广，详见表33-8。由于病因是多因素的，所以治疗方法范围也很广，从基本性问题和可能的生活方式问题的咨询，到考虑包括激素在内的药物治疗。

表33-8 常见的性问题和治疗方法

问题	诊断标准	治疗
性趣低下/性欲低下	性趣或性欲的减退或缺乏，性唤起的动机减退或缺乏	排除器质性原因，或与特定情景相关： **可获得和有限的信息：** 用行为学的术语重申患者的问题 探索患者良好性行为的条件（犀牛的故事），包括患者是否有足够的直接刺激 向患者证实他/她有对性说"不"的权利
性厌恶	极度厌恶、避免与性伴侣发生生殖接触	可能继发于抑郁、焦虑、惊恐或是恐惧症，有时恐惧症与孩童时的性虐待有关，或可能有隐藏的性唤起或高潮问题的症状。如果是，进行适当的治疗 **具体建议：** 练习倾听以增进与伴侣的交流 建议阅读（巴尔巴赫，2000；约翰逊，2008，2013；齐尔伯格，1999） **强化治疗：** 转诊给接受过性行为治疗训练的心理医生
性唤起问题	女性难以产生足够的润滑-肿胀反应或男性难以勃起	**可获得和有限的信息：** 简要解释性唤起的生理学原理和放松的必要性 患者有性欲吗？如果没有，按照性欲问题治疗
勃起或润滑问题	1. 生殖器的性唤起问题 主要特点是尽管由于非生殖器的性刺激产生了主观的性兴奋，但生殖器唤醒程度低，阴道润滑程度差 2. 主观的性唤起问题 是指尽管阴道足够润滑，有其他生理反应的迹象，但性欲缺如或低下 3. 生殖器的唤醒问题和主观的性唤起问题共存是指性兴奋和快感缺如或低下与外阴肿胀、润滑或是勃起缺如或低下并存	**具体建议：** 伴侣是否给予了足够的符合欲望的直接刺激？ 使用润滑剂（艾丝兰、KY胶等）或阴道保湿剂（如雷波仑）。对于男性：PDE5抑制剂如他达拉非（希爱力）、西地那非（万艾可）、伐地那非（艾力达） 如果患者对自己的表现有很强的焦虑，建议渐进式的肌肉放松和凯格尔运动，探索除了性交以外取悦伴侣的方式，短期停止性交，生殖器官爱抚/感观专注（无须愉悦），激素治疗，低剂量β受体阻滞剂（10mg普萘洛尔） **强化治疗：** 针对性的心理治疗，真空装置（有器质性病因的老年男性），阴茎内注射或尿道内使用前列腺素E1，阴茎植入物

续 表

问题	诊断标准	治疗
女性持续性生殖器唤起	自发、侵入性的不想要的生殖器唤起。可以继发于神经病变、开始或停止使用SSRIs及其他情绪稳定药物、绝经、严重压力和制动状态	**可获得和有限的信息：**给患者以心理教育和支持，这是一种身心痛苦的经历，但是许多女性都会有这样的痛苦且能得到帮助 **具体建议：**麻醉药物或冰块、盆腔按摩和伸展、SNRIs **强化治疗：**正念、身体意识、认知行为训练
男性持续性生殖器唤起	性刺激和性高潮后4小时以上完全或部分勃起，且与性刺激无关	**强化治疗：**可能需要阴茎放血
快速射精	终身快速射精发生于轻度性刺激后，穿过阴道或肛门之前或1分钟之内，可能伴有主观的痛苦、烦恼或对性行为的逃避。偶尔或暂时的快速射精并不是问题，可能是因为年龄、新鲜感和性行为的频率增加了性兴奋	**可获得和有限的信息：**如上所述，加上讨论自慰的方式——患者可能给了自己一个快速射精的情景。解释快速射精与焦虑，放松与持久的勃起之间的联系 **具体建议：**如上所述，加上增加射精的频率，停止-再刺激练习（齐尔伯格，1999），氯丙咪嗪（安拿分尼25mg）或SSRI抗抑郁药物，涂有普鲁卡因-利多卡因乳膏的避孕套
高潮问题	性高潮困难或缺如，高潮感的极大减退，或者尽管有明显的性刺激，高潮显著推迟 医生应考虑到患者的年龄、性经历以及性刺激的充分性	**可获得和有限的信息：**如上所述 **具体建议：**对于不明原因没有性高潮的女性，推荐阅读巴尔巴赫（2000）；对于男性，推荐阅读齐尔伯格（1999）。如果高潮问题是继发的，也就是患者曾经是可以性高潮的，评估和治疗性欲、性唤起或关系问题
延迟射精	尽管性唤起或性兴奋，但仍有不想要的射精延迟、射精困难，还常常有高潮困难	**可获得和有限的信息：**如上所述，加上询问患者的自慰方式，患者可能会使自己习惯于在特殊的幻想下射精，或需要比性交更强烈的刺激。对自己表现的焦虑可能会使情况恶化。排除如SSRIs等药物导致的射精延迟 **具体建议：**鼓励患者与其伴侣关于自己需要在射精、高潮前有更强的刺激进行毫不隐讳的交流 **强化治疗：**性治疗可能有用，重点放在性行为、性幻想和关系问题上
生殖器疼痛性交困难	与性刺激（如性交）有关的复发性或持续性生殖器疼痛，男性或女性均可	**可获得和有限的信息：**如上所述 **具体建议：**如上所述，加上鼓励患者与伴侣进行毫不隐讳的沟通，说明自己需要在进入前有足够的刺激，且感到疼痛的那一方来选择进入的时机和性交的时长
阴道痉挛	阴道外1/3的持续和不自主的肌肉痉挛，使阴茎、手指或其他物体难以穿透	**强化治疗：**对于特定条件下的疼痛所导致的长期性交痛和阴道痉挛，性治疗可能有效

注：严重程度可以更清楚地用3个程度来划分，比如没有问题——"从来没有"，轻微的问题——"几乎没有"，或严重的问题——"有时""常常""几乎总是""总是"。

必须尊重的是，有些人通常对性不太重视，或者选择不进行任何积极的性生活。其他人可能受到抑制或对性感到厌恶，还有一些人有临床恐惧症。这些问题可能近期才出现，也可能反映出一种长期存在的模式。缺乏性欲可能只针对特定的性伴侣或性行为（如口交）。夫妻二人性欲水平不同，可能会在谁的性欲水平"不正常"上有分歧。在这种情况下，双方的感受都是需要认可的，重要的是不能让性欲水平较低的一方被污名化。多数夫妻会经历性欲不一致或双方性欲都较低的时期，他们觉得自己应该有更频繁的性行为。家庭、事业和朋友的需求往往优先于性。

性欲或是性厌恶的问题可能源于更深层次的关系权力的斗争，或反映了童年时期的性虐待、身体虐待或是情感虐待，这可能需要伴侣咨询或个人心理治疗来解决。然而，下面的案例展示出，允许和鼓励直接谈论性并给出具体的建议，可以产生有力的正面影响。

案例3：性欲丧失

爱丽丝是一位健康的33岁小学教师，她最近称自己性欲丧失。她的性相关病史证实，尽管她在婚姻的前2年享受与丈夫的性生活，但在过去1年里，性变成一件枯燥的事情，她从未将之列入"待做"清单中。由于性被认为是睡前运动，而在那时她通常很累，所以他/她们的性生活频率从每周进行降低到数月一次。他/她们没有直接解决这个问题，爱丽丝与她的丈夫渐行渐远。

当被问及他/她们采取了什么措施来解决这个问题时，爱丽丝透露他/她们从未公开讨论过性。她的基本医疗医生反馈，这种情况在夫妻之间很常见，大部分人必须学会更舒适地谈及性需求（P和LI）。医生也向她解释，每个人都需要在特定的条件下才对性感兴趣（P和LI），医生也鼓励爱丽丝想一想自己的条件，然后与她的丈夫"在卧室之外找一个私密的空间，即使感到尴尬也要进行关于性的讨论"（SS）。

医生："人们的些许不安对人际关系有好处。你不一定要认可这个观点。每个人都有权对一个情景有不同的看法，但是你们可以一起说出来，试着去理解对方，看看你们还有什么其他的选择（P、LI和SS）。"

在1个月后的随访中，爱丽丝报告了她的重大进步。当这对夫妇留出时间讨论性生活时，他们进行了一次非常有意义、温和的谈话。丈夫因为得知爱丽丝性欲缺乏的主要原因而感到释怀，爱丽丝也承认因丈夫对自己需求的无动于衷而感到愤懑。丈夫承认自己认为爱丽丝的性欲缺乏是针对自己的，私底下痛苦地将问题解释为妻子对自己缺乏欲望。在表达出隐藏的不满后，他/她们得以放下掌控力的斗争，共同合作解决问题。意识到之前两人都是多么地孤独和无助，他们开始采取措施，比如每周安排一个固定的晚上，仅用于两人的交谈，增进亲密关系。

医生还推荐了一本自助书，并建议他们，如果相互之间的沟通出现了问题，可以到夫妻治疗师处接受治疗。

2. 可获得和有限的信息

对于许多个体和夫妻，没有性活动也是一种选择，如果当事人可以接受，这不应被他人认为是功能障碍。

考虑到临时的情况，比如产前产后的数月、大病初愈等，其他人可能学会理解性欲减退，而随着时间推移，他/她们的性欲会恢复从前。向患者告知他/他有对性说"不"的权利。

当一个人诉说性冲动减低或缺乏时，询问其之前在什么条件下感受到性接触和释放的欲望，帮助他/她思考重现当时一些条件的方法。

医生可以帮助在传统的性角色中长大的人发现源自性"压抑"的问题，在这种条件下，无论是男性还是女性都无法体验自己的性潜能。关于性欲的问题推开了性幻想和性剧本的大门，可以在较低或缺如的情况下形成重建性欲的参考点。例如，如果一位女性在恋爱期经历过性欲和性兴奋，但在婚后却没有经历过，医生可以帮她理解为什么会发生这样的变化并向她提供可能的简单解决方案。

3. 具体的建议

给患者开个"处方"，让他/她们在周末出去走走，或安排孩子们到亲戚家过一夜可能可以帮助夫妻"破冰"和重建亲密。建议患者和他/她们的伴侣腾出时间交流各自的感受，讨论使性生活更愉快的条件，在这过程中两人都要有一定的不被打断的时间来表达自我。也可以向患者推荐自助书。

4. 强化治疗

若简单的讨论和行为学改变失败了，可以评估夫妻或个体是否需要进行心理治疗。

5. 其他医疗干预

显然，应排除共病情况，并在适当的情况下考虑调整现有药物。在对绝经后存在性问题的女性进行的一些研究中，已经在几个领域取得了积极的结果，这些研究通常在绝经激素治疗（雌激素±孕酮）的基础上，使用透皮睾酮进行治疗。（见上文"女性睾酮疗法"的讨论。）

（二）性唤起问题

1. 症状和体征

女性性唤起问题主要表现为阴道干涩，可能独立存在或与性欲缺乏、难以高潮或是性交痛合并。老年女性最常见的病因是雌激素缺乏，伴有雌激素缺乏所致的外阴易激和萎缩性阴道炎。焦虑和抑郁或是早期条件所致的羞愧可能会抑制性唤起；也可能是由于抗抑郁药物的副作用。这些可能都应考虑到，详见表33-6。

男性性唤起问题表现为身体上的勃起问题，但也包括主观抑制和表现焦虑。

案例4

贝蒂，一位78岁的患者，预约了自己的女医生。她带着自己82岁的丈夫，因为她想讨论自己所称的"性问题"。贝蒂说自己并不在意性生活，她的丈夫常对她缺乏热情感到生气，且这个模式贯穿了他/她们50年的婚姻。她认为自己不是一位"有性欲的人"，因为她从未因性交而兴奋。她确实享受亲吻和爱抚，并提到在丈夫抚摸她的阴唇和阴蒂的数次情况下，她也能够达到高潮，但她从未因性交而高潮，而她的丈夫更喜欢性交。医生回应说，做一个"有性欲的人"并不只有一种方式，很多人都珍视性的感觉和情绪，贝蒂不需要因为

喜欢与自己丈夫不同的性亲密方式而自认为无性欲（P和LI）。医生进一步解释了比起性交，大部分女性更常因手动爱抚而达到性高潮，且很多夫妻享受除了性交以外的方式来让对方高潮（P和LI）。这对夫妻得到了宽慰，承认了自己对尝试更多爱抚的好奇。医生简短地指导他/她们回家后轮流触摸并轻抚对方，不以高潮为目的，感觉集中，重新熟悉对方的躯体，在2周内避免任何性交（SS）。

后续的电话证实他/她们享受轮流爱抚对方，且双方常能达到性高潮，也偶尔进展为性交。半年后的随访尤为令人痛苦——丈夫说贝蒂最近死于脑卒中，尽管对丧妻感到痛苦，他也就二人从医生那里得到的关于二人性冲突的帮助表示了深深的感谢。

丈夫："解决了过去关于性生活的斗争后，我们在一起的最后一年比以往我们婚姻中的任何时候都更为恩爱和互相关心。"

2. 可获得和有限的信息

患者是否得到了最有效的刺激？与伴侣疏远或生气会抑制性冲动，这种关系问题需要解决。

3. 具体的建议

让患者回家判断什么刺激的效果最好。目的是体验那种模式下的性唤起的快感——不是为了达到性高潮。询问患者关系的质量。可以建议患者使用商业润滑剂（艾丝兰，KY胶等）和阴道保湿剂（如雷波仑）。如果患者有阴道萎缩，除非有禁忌证，应处方给以低剂量的阴道内雌激素制剂（膏、丸或栓）。

也可以给患者推荐自助书，比如巴尔巴赫（2000）和约翰逊（2008，2013）。

4. 强化治疗

适当的时候向个人或夫妻推荐具有处理性问题经验的医生进行治疗。

5. 其他医疗干预

将患者转诊给妇产科或其他女性健康专家。

（三）勃起问题

1. 症状和体征

在过去的大约12年中，有超过12项研究表明，包括年轻男性在内，男性的勃起问题与心血管疾病之间的联系越来越密切。如果患者在基层医疗机构中诉说自己的勃起问题，作为一个潜在的影响因素，医生应评估患者的心血管风险，且如果二者相关，建议患者积极地减少风险因素，如减肥、运动。

一般而言，存在心理社会问题的男性能意识到夜间或者早晨的勃起，能够维持一个合理的勃起时间，然后自慰射精，或在某些情况下而不是在别的任意时候，能够良好地勃起。他可以坚挺地勃起，但在进入后变软，或不会在与伴侣在一起的任何时间勃起。这一问题的起因和维持因素常常不同，起因常常是焦虑。需要考虑对自己表现的焦虑、缺乏对阴茎的直接生理刺激、如"鳏夫综合征"这样的有意识或无意识的内疚感、对伴侣的或其他关系问题的愤怒或性虐待等儿童时期事件的可能性。

案例5

卡尔是58岁HIV阴性的男同性恋，他向自己的医生透露，自从他的伴侣去世后，他一直"性无能"，在这之前的17年里，他与伴侣有活跃且专一的性生活。将问题归咎于衰老和对HIV感染的担忧，他向自己的基层医疗医生寻求帮助。医生安排了一段仅有谈话的会面。他的伴侣在一年前死于心脏骤停。在过去的一个月里，卡尔曾四次尝试过与两个不同的男人做爱，但都无法勃起。在充分的社会-性生活病史问诊后，医生认为卡尔符合"鳏夫综合征"。显然，他仍然因失去伴侣而感到悲伤，但他试图用"我现在该结束了"和"生活必须继续下去，他希望我继续下去"这样的言语来控制自己的眼泪。卡尔随后透露，他

非常害怕这种失落感，担心自己永远也无法走出悲伤。医生认可并证实了他的悲伤（P），并向他解释，在经历失去后，这种临时的性问题是常见的，由于以下因素：成为新伴侣的表现上的压力、持续的对已故伴侣的忠诚、在与新的伴侣做爱之后的内疚，以及担心因新伴侣感染HIV（LI）。医生鼓励卡尔加入一个悲伤支持小组或联系能舒适地谈论同性恋性问题的心理治疗师（SS）。此外，医生还给卡尔推荐了一本关于男性性欲的书，书中就如何与潜在伴侣讨论更安全的性行为和缓解勃起压力的方式给出了建议（LI和SS）。4个月后的一次随访中，卡尔说，自己能够因为失去而哭得更为厉害，同时也正与一位同样失去伴侣的新朋友一起享受性生活和亲密关系。

2. 可获得和有限的信息

很多年过40岁的患者称自己在较年轻时曾经历过成功的性接触，不需要直接的阴茎刺激就可以勃起。如果他们的性互动模式很少或根本不包括与伴侣直接接触，那么随着年龄增长，他们可能会认识到接触变得更为必要，且可能是性生活中令人愉悦的一部分。

3. 具体的建议

规定暂时禁止性交，建议感觉集中、渐进式放松和凯格尔运动。夫妻需要达成一致，即使患者的勃起功能改善，也不要尝试插入或性交。

> 医生："你与伴侣一起放松、勃起的每一分钟，你的身体都在记住需要什么能够达到和维持勃起。你的心里可以自由地享受被爱抚和亲吻伴侣的愉悦的感受。你甚至可以让你的勃起消失。如果你保持放松，随着继续刺激，它很可能会再次勃起。"

4. 强化治疗

适当的时候向个人或夫妻推荐具有处理性问题经验的医生进行治疗。

5. 其他医疗干预

将患者转诊给对男性性功能感兴趣的泌尿外科医生。

PDE5抑制剂：他达拉非（希爱力）、西地那非（万艾可）、伐地那非（艾力达）这三种口服药物革命性地改变了男性勃起问题的药物治疗。尽管在服用有机硝酸酯类药物治疗心绞痛的患者中禁忌使用，这些药物在所有年龄段和疾病的男性中广泛有效，包括糖尿病、高血压、神经病变、前列腺切除术后和抑郁。

一个重要的警告是，尽管有证据表明PDE5药物的安全性和有效性，但大约50%的男性没有再次去开处方。在随访时，可能需要与这些患者探讨潜在的心理和人际因素。

睾酮替代疗法：对于血清睾酮水平较低的男性，激素替代疗法可能有效。这一疗法似乎不适用于血清睾酮水平在正常范围内的男性，尽管最近的研究表明其中可能有更多的细节。不良反应可能很严重，包括增加任何现有的前列腺癌的风险、前列腺增大、体液潴留和肝损伤。有必要认真监测和随访前列腺特异性抗原（prostate specific antigen，PSA）筛查和前列腺检查。

抗抑郁药物：抗抑郁药物，尤其是盐酸安非他酮缓释片可以有效治疗一些患者，但其他患者可能会发现SSRI类抗抑郁药物抑制了勃起和射精。

外用阴茎真空装置：在真空圆筒的帮助下，在阴茎勃起后，于阴茎根部周围放置一个张力环。这种装置对那些明确主要由器质性因素造成勃起困难的男性效果更佳，比如严重的糖尿病、多发性硬化或脊髓损伤。尽管这种装置可以产生性交的勃起功能，但有更多心理病因的男性可能会感到失望，因为勃起不如他们所期望的那么坚挺。副作用可能包括阴茎的淤血。

体内阴茎注射或尿道给予前列腺素E1：最初泌尿科医生用这些方法来诊断。然而，现在医生教患者在性接触前给自己注射，使自己勃起更坚挺，在高潮或射精后也不变软，

持续大约1小时。副作用是不到3%的患者会阴茎持续勃起和疼痛。此外，随着反复注射，瘢痕可能是一个问题。

阴茎植入手术：自有效的口服药问世以来，半刚性硅棒或可充气桶状植入物的应用就减少了。总体成本很高，常常需要超过2万美元。并发症包括设备故障和感染，前者需要进行额外的手术。然而，对于一些男性而言，这是一个有效、有益的治疗。

（四）快速射精（过早射精）

1. 症状和体征

"快速"或"早期"射精等术语在临床上比已确定的"早泄"更可取，因为它们突出了问题的主观性质，且不带有贬义。在诉说这一问题的众多男性患者中，无论是持续分钟数还是冲刺次数，都没有绝对的衡量标准。要评估的因素包括患者的主观评价、性满意度和控制感。

 案例6

唐纳德是一位45岁离异男性，诉说自己在性交1分钟或少于1分钟时就射精。自从他20岁左右开始性生活后，这一直是他的性模式。他自豪地称自己从不自慰但有很强的性欲，这使得他有多位性伴侣。他的基层医疗医生与他进行了一场支持性的谈话，关于他如何通过一些身体锻炼让自己更持久（P、LI和SS）。由于这一"医学原因"，患者愿意做"自我刺激"或"自我取悦"的练习，医生安慰他，随着对身体锻炼疗法的重视，他可以增强自己的耻骨尾骨肌，学会在性刺激时放松盆部肌肉。医生建议唐纳德增加射精的频率，告诉他放松对于维持勃起的重要性，鼓励他阅读齐尔伯格（1999）所写的自助章节，内容是关于能更持久的"停止-再刺激"练习（P、LI和SS）。随着单独练习后患者自信心的增强和射精频率的增加，唐纳德能够与

一位性伴侣尝试开始-再刺激练习，越来越成功。他说，这也得益于他阅读了其他男性的经历，了解了性忧虑的普遍性，也阅读到了多少女性享受除了性交以外各种形式的性刺激。

2. 允许和有限的信息

指出过早射精是常见的问题——一项研究表明大约35%的已婚男性认为自己射精过快。告诉患者当他们尝试一条或多条具体的针对这个问题的建议后，成功解决这个问题的概率很高。向患者简要解释心理生理机制。

医生："如果过于紧张或分心，男性勃起不能持久。'战斗'或是'逃跑'应激一般使男性更容易射精。大部分男性通过快速自慰将自己训练为快速勃起和射精；所以当他们与伴侣一起时，会继续快速射精。"

向患者保证，在学会更持久后，男性通常会有更强烈的性高潮，且通过遵循这些建议，患者很可能得以更好地掌控自己的射精。

3. 具体的建议

患者可能需要增加射精的频率，无论是单独或是与伴侣一起，也许可以在计划与伴侣进行性接触前当天较早的时候自慰至射精。讨论他可以取悦伴侣的其他方式，这样他就不会有全程都要勃起阴茎的压力。讨论肌肉放松对延长勃起时间的重要性。建议进行呼吸训练和渐进式的肌肉放松练习，主要针对耻骨尾骨肌或是臀部肌肉。

为了更持久，男性患者通常尝试减少感觉，与此相反，实际上他们需要增加自己对良好感觉和感受的耐受性，最好是专注于自己的感觉并变得更"兴奋"。在放松的"练习"氛围中关注这些感受，可以帮助提高射精和高潮前的享受阈值。

他和他的伴侣可以阅读并练习"停止-再刺激"鼓励患者改变体位，从性交转向对伴侣的口交或手动刺激，然后再回到性交（按照伴侣的意愿）；改变体位，在没有性交的情况下让伴侣达到性高潮，可以帮助许多男性更加持久。

4. 强化治疗

适当的时候向个人或夫妻推荐具有处理性问题经验的医生进行治疗。

5. 其他医疗干预

氯丙咪嗪（安拿芬尼，需要时25mg）或SSRI抗抑郁药有助于男性在射精前延长勃起时间。

一些医生推荐将普鲁卡因-利多卡因乳膏涂在阴茎上再使用避孕套，尽管生殖器的"麻木"可能会减弱双方的快感。

（五）高潮问题

1. 症状和体征

很多女性直到20多岁、30多岁甚至更晚才学会高潮。原发的性感缺失或性高潮前期的女性不能依靠伴侣或是自己达到高潮。继发的高潮问题是指先前可以达到高潮但之后不能再达到。情景相关的高潮问题是指女性可以通过自慰达到高潮但与伴侣一起则不能，或是与其中一位伴侣性交能达到高潮但是与另一位却不行。她可能达到中高度的唤起程度却不能体会到高潮的快感和释放。如果不能唤起或没有兴趣，应该评估她性欲或唤起的问题。

尽管延长了性交时间或是有其他的刺激，一些男性可能会有射精的延迟或缺如。有些人会报告说有射精但没有性高潮的感觉。

 案例7

埃索尔主诉性欲低下、唤起困难，因此医生做了简短的性问题的问诊。随着这次更为开诚布公的讨论，埃索尔透露自己未能有过性高潮，但在自己5年婚姻的第1年有过高度的性唤起。他/她们做爱的方式主要集中于性交，而埃索尔的丈夫似乎不理解她为什么不能像自己一样享受性交。她没有假装性高潮，但从未告诉丈夫自己对没有达到性高潮感到沮丧。埃索尔从未自慰，她记得父母和教堂传达的含糊的态度，认为自慰是不正确的。之后医生向她证实，很多女性随着成年首先学会自我取悦，从中得到自己身体如何运作的信息，在之后与丈夫的性关系中很有用。医生建议埃索尔阅读一本为想要学会高潮的女性所写的自助书（P、LI和SS）。在3个月之后的随访中，埃索尔自豪地称她靠自己经历了自己的第一次高潮，感觉受此鼓舞，她可以更公开地与丈夫交流，此后她的丈夫同意与她一起去看婚姻/性治疗师来讨论可以为自己的性爱带来更多快感的方式。

 案例8

弗兰克，24岁男性，透露自己从未与伴侣达到过性高潮。性问题病史显示，在性交时他从未有过射精，他的伴侣也从未试图通过手动或口交让他高潮。弗兰克能够通过自慰射精，他描述了一个生动的性幻想，而这个幻想在自己与性伴侣一起时没有，也描述了一个长久地将自己的阴茎来回摩擦枕头而不是手的刺激模式。医生对他将问题告知自己表示肯定（P），并告诉他焦虑常常是导致这一问题的原因之一，还有他自慰的方式没有模拟他在性交时所产生的那种感觉（LI）。

医生鼓励弗兰克寻求愿意合作的伴侣的帮助，从可以使他成功的因素逐步解决问题。医生还鼓励他通过握住阴茎并抚摸它来增进他在手淫过程中获得的身体刺激。与伴侣一起时，弗兰克要在伴侣用手刺激他的阴茎时，将注意力集中于高度性唤起，他在想象自己"尝试过-真实的"性幻想。下一步是以这种方式达到更高的性唤起程度，刺激高潮反应（SS）。医生也给弗兰克推荐了一本自助的书籍（P、LI和SS）。随

访表明，3周内，在伴侣的手动刺激下，弗兰克成功地达到了高潮，并按照书中的建议，下一步的目标是在性交中射精。

2. 允许、有限的信息及具体的建议

男性和女性都可能在性高潮方面遇到困难，因为反复的自慰模式与他们从伴侣那里得到的刺激不尽相同。虽然身体上的觉醒可能是明显的（勃起或润滑），但如果这些患者不得不放弃幻想或在自慰时对他们起作用的刺激，他们可能不会感到兴奋。鼓励他们将其独自达到性高潮的条件融入与伴侣的性行为中，是增进他们性快感的第一步。在某些情况下，医生可能会推荐使用振动器为某些人提供更强烈的刺激。应该鼓励患者就自己在射精和高潮前需要足够的刺激这一点与性伴侣进行清晰的沟通。

3. 强化治疗

适当的时候向个人或夫妻推荐具有处理性问题经验的医生进行治疗。

4. 其他医疗干预

对女性性高潮相关问题，通常的治疗方法是将良好的性史和心理社会史、去神话化、教育、行为治疗，以及必要时进行夫妻教育相结合。目前还没有可用的药物治疗，因为性感缺失很少由躯体性病因所致。

（六）性疼痛

1. 症状和体征

性交困难——女性或男性与各种生殖性行为相关的疼痛，可能是最常见且最被低估的性功能障碍。阴道痉挛是女性性交困难的一种特殊原因，涉及阴道周围肌肉的不自主痉挛。阴道痉挛通常可以通过教授患者练习来治疗，以建立个人阴道控制，并消除导致相关焦虑的根源，例如对既往生殖器创伤的条件反射、对插入的恐惧、对解剖结构的无知等。

温和、灵敏的生殖器检查和示范始终应作为阴道痉挛评估的一部分。在某些情况下，

使用逐渐增大的阴道扩张器是有帮助的，但如果没有扩张器，治疗也常常能够成功。

 案例9

吉娜，19岁女性，她向她的基层医疗医生诉说自己性交疼痛、失去性趣、担心她的男朋友因为她逃避性生活而对她失去耐心。医生鼓励她详细地描述这个问题（P）。吉娜说自己17岁就开始享受性生活，经常使用乳胶避孕套，但是6个月前在一次性伴侣插入的时候，她突然觉得自己的阴道好像在"被砂纸打磨"。尽管在随后的性交过程中没有再次经历生理上的疼痛，但她对疼痛复发的恐惧减少了她的性趣和对性爱的快感。当医生问到如果再次感到疼痛她会怎么做，吉娜回复称自己"会让他快一些，但有时他会持续得更长"。医生问她，如果在感到不适或疼痛时让男朋友立刻停止所有的运动并退出她的体内，她会有什么感受。吉娜担心突然停止性交可能会导致她男朋友的睾丸疼痛。医生宽慰她，这样不会造成男友持久的不适，无论是与吉娜一起还是男友自己，都有替代性交达到射精或高潮的方法（P、LI和SS）。医生也建议她去阅读，了解夫妻如何学会增加性快感（SS）。医生赞扬了吉娜讨论个人问题的勇气，鼓励她未来继续提出任何其他的问题（P和LI）。

2. 具体的建议

通过鼓励女性患者与自己的伴侣谈论自己的需求、充分参与到性接触中，这些问题可以逐步解决。医生应教育患者及伴侣，在插入前充足的性刺激和性唤起的必要性，以及患者参与控制性交的重要性，这样她可以在感受到疼痛的时候立刻停止性交。指导患者进行凯格尔耻骨尾骨肌运动能增加女性的性唤起及对自己阴道肌肉的控制能力。可以

使用逐渐扩张的圆柱体或手指来进行阴道的自我扩张，从小指到多根手指，同时练习放松肌肉和进行平静的心理意象。可以鼓励患者挤压手指或阴茎就像将东西挤出阴道，之后再放松，以此控制自己的肌肉。这种方式能帮助一些女性想象自己在"捕捉"阴茎或其他物体，而不是正在被插入。

3. 其他医疗干预

其他医疗建议包括使用人工润滑剂，如艾丝兰、丙二醇凝胶剂，或KY胶，KY胶不宜与乳胶一起使用；使用阴道保湿剂，如雷波仑；使用阴道或外阴用的雌激素乳膏。对阴道痉挛的进一步检查包括发育解剖学异常的评估；如果合适，手术修复外阴阴道区域和/或切除生殖器部位的异常增生可能会有帮助。会引起疼痛的疾病，如阴道炎、尖锐湿疣、子宫内膜异位症、盆腔炎，以及其他妇科或盆腔疾病，都可以直接治疗。然而，如果性交痛持续存在，仅靠医疗干预往往是不够的，后续应针对很可能存在的恐惧和已经习惯了的疼痛预期进行性治疗。

十九、由一般疾病引起的性问题

对于那些患有严重躯体疾病和失能的患者，可以像对待没有失能和健康的人一样进行许多性问题的治疗。另外，对失能的社会问题和身体问题有所了解、有文化能力的医务人员，提供的治疗可能最有效。一些研究表明，比如对于妇科癌症手术后的女性，网络支持小组和实地小组会议一样是有益的。在不久的将来，可能会出现由卫生专业人员进行监督和指导的其他在线资源。

 案例10

汉娜在22岁时被诊断为阴道透明细胞癌，手术切除了一侧卵巢、子宫、输卵管、2/3的阴道和双侧盆腔淋巴结。她的医生们都不能自在地与她讨论性问题。术后几个

月，在她第一次尝试性交时，她完全没有做好准备，震惊、错乱地发现自己生殖器的感觉所剩无几。她向一位男性精神科医生寻求帮助，医生聆听了她所表达的悲伤和恐惧，她觉得在性方面的自我价值降低了，她可能永远找不到男人。在双方建立信任后，医生认可了她的恐惧，告诉她可能再也不能达到"阴蒂"高潮，但有其他达到高潮和获取性快感的方式。他与患者讨论了一些想法，这些想法曾经帮助过其他经历了生殖器感觉缺失的患者：她的大脑知道如何感受快感和性高潮，男性和女性可以学习关注身体其他非生殖器官的感觉，如乳房、颈部、耳朵和嘴唇，无论是否伴随有性幻想，人们都可以重新学习享受性高潮释放和快感。在汉娜术后的第12年，她写道，"自从我接受手术以来，我关于性的思考和实践成倍增长。最有帮助的是能够与那些可以理解、接受我的人分享我的经历，并找到受过培训、能为我应该如何自助提供准确信息的人。医生不一定要知道所有的答案，但他/她们应该知道自己的不足，在必要时给以转诊。"

对于因重大疾病（如癌症）接受治疗的患者，其身体形象可能发生改变，可以想象到，性生活出现中断或停止。他们的医生可以向患者传达以下态度。

无论何时，如果你决定再次恢复性生活，你需要记住这些事情。

1. 大家爱的是你，而不是你的外表

如果你在生病前觉得自己被爱而且性感，那么以后仍然有这样的机会。

2. 我们都是存在着性的人

性是我们的一部分，无论我们是否性活跃。这不仅仅是由我们做什么或我们多久做一次所决定的。

3. 生存使性蒙上了阴影

在患有重病时，应激、抑郁、担忧和虚弱都会降低你的性欲，这是正常的、很自然的。仅仅应付日常的基础决策可能就是一种负担。但要坚持每一天，要保持耐心。当下的危机过去后，性兴趣和性感觉还会回来。

4. 分享自己的感受

你可能会发现自己不得不与某人分享自己的性感受，可能是你人生中的第一次。起初可能很尴尬，学习何时与如何谈论性话题可能不容易。探索新的、不同的发现性快感的方式可能令你感到害羞或紧张。你们可能都在等对方踏出恢复性活动的第一步。这种熟悉的等待游戏很容易使人产生误解，会被对方视为一种拒绝。想到自己打破沉默也可能令人害怕。然而，好的做法是迈出第一步。试着分享一些你从小对性的误解或期待。这可能很幽默，可能会打破僵局，并开始坦率地讨论你的性需求和担忧。尽量不要做泛泛的、笼统的陈述。谈谈对你来说什么是重要的，以及你的感受。回报给你的会是对双方需求和忧虑更好的理解，这是值得付出努力的。

5. 预料到意外

在很久之后再次经历性生活，身体上的限制或对你的表现、外表或拒绝的恐惧，可能会让你无法专注于身体接触带来的纯粹乐趣。另外，你可能会对愉悦感如此陌生感到惊讶。如果你已经预料到这些改变是自然恢复过程中的一部分，那么即使发生了，它们也不太可能分散你对性快感的注意。

6. 给自己时间

你和你的伴侣可能会害怕甚至厌恶瘢痕、不熟悉的器械或是其他生理变化。这也是自然的。但这种感觉常常是暂时的。互相支持和接受的第一步是谈论它们。不要强迫自己必须"努力做爱"。令人满意和愉悦的性生活会一步一步发生。你可能想要花一些时间探索自己的身体，熟悉身体所发生的改变，重新探索自己独特的身体结构和感觉。一旦你觉得放松了，进一步与性伴侣相互探索对方的身体。

7. 消除性交的压力

我们几乎所有人从小就相信性交是唯一

真实或恰当的性表达方式。然而，性表达可以包含许多形式的抚摸和愉悦，在心理和身体上都能够令人满意。

尝试花时间在令人愉悦的活动上——触摸、爱抚、亲吻以及保持亲密——而不进行性交。不要担心自己的勃起和高潮，再次体会性活动的乐趣，拥抱或是被拥抱的欢愉。当你觉得舒适的时候，按照自己的节奏进行性行为，如果你想的话，包括性交。

进行试验和探索，去发现什么感觉最好，什么是可以接受的。例如，如果放疗使性交疼痛，可以尝试通过口腔或手部刺激达到高潮，或者试试大腿或乳房的爱抚。如果你被疾病折磨得筋疲力尽，或者活动会带来痛苦，那么拥抱或静静地躺在你的伴侣身边，是一种非常令人满意的亲密关系。

8. 你的性问题不能被"下诊断"

没有探索，你永远不会知道自己能够经历什么样的快感。尝试新的姿势、新的触摸以及最重要的是，新的态度。

二十、其他非特指的性问题

严重的性相关问题最好由心理医生或接受过性问题培训的卫生专业人士来处理。有强迫性性行为或性成瘾的患者可能是患有某种形式的强迫症，可能需要密集的心理治疗、支持小组以及SSRI类抗抑郁药等药物治疗。有性别认同障碍的患者，经历过配偶的虐待、乱伦和强奸的患者，患有性变态的患者，都需要转诊接受专门治疗。网络支持小组为有些性问题患者带来了关于希望和认可的新的可能性。不忠是一项令很多夫妻极度痛苦的问题，然而通过夫妻治疗，很多人可以从中获得帮助，以解决痛苦、愤怒和信任的缺失。

二十一、总结

对于人类，性与健康一样，在某些时候是对我们的挑战。在性交互中，个人的脆弱感是天生就存在的，它使得性成为生活中强大而独特的一部分。性欲、性唤起或性功能的问题让我们面对、克服自己对于不被爱的恐惧，让我们寻求与他人更好地沟通和更亲密的关系。对爱最深的表达常常源于我们分享自己的弱点或问题。

二十二、致谢

感谢已故的琳达·佩林·阿尔珀斯坦，临床社工；让·M.布拉德，RN，MS；梅丽莎·A.布拉德博士；丽莎·卡帕迪尼医学博士；黛博拉·格雷迪，医学博士，公共卫生硕士；苏珊·奈特，临床社工；玛丽·罗多克博士，注册护士以及威廉·B.肖，医学博士，感谢您审阅本章的早期草稿，尤其感谢贝卡·F.巴内特博士的编辑技巧。我们还受益于雷蒙德·C.罗森博士和琳达·J.罗森博士对本节的评论；他们对人类性行为研究的长期贡献一直激励着我们。最后，我们对前任合著者、已故医学博士哈维·卡普兰的友谊以及他在性治疗领域的开创性和人性化影响表示敬意和纪念。

二十三、推荐阅读

（一）患者读物

Barbach L. *For Yourself—Revised*. New York, NY: Signet; 2000. (A revised classic that empowers women to enjoy their own sexuality, with suggestions for women who want to learn to become orgasmic.)

Johnson S. *Hold Me Tight: Seven Conversations for a Lifetime of Love*. New York, NY: Little, Brown; 2008. (Excellent suggestions for helping couples to have deeper conversations.)

Johnson S. *Love Sense: The Revolutionary New Science of Romantic Relationships*. New York, NY: Little, Brown; 2013.

Klein M. *Sexual Intelligence: What We Really Want from Sex—and How to Get It*. New York, NY: Harper Collins; 2012.

Perel E. *Mating in Captivity: Reconciling the Erotic and the Domestic*. New York, NY: Harper Collins; 2006. (Fresh, provocative, and intelligent exploration of the erotic imagination versus the sexless marriage.)

Perel E. *The State of Affairs*: *Rethinking Infidelity*. New York, NY: HarperCollins; 2017.

Schover LR. *Sexuality and Fertility after Cancer*. New York, NY: Wiley & Sons; 1997. (Compassionate and hopeful resource for women and men who have had cancer.)

Spring J (with Spring M). *After the Affair: Healing the Pain and Rebuilding Trust When a Partner Has Been Unfaithful*. Updated Second Edition. New York, NY: HarperCollins; 2013. (A compassionate and hopeful resource for people grappling with the betrayal of infidelity.)

Zilbergeld B. *The New Male Sexuality—Revised*. New York, NY: Bantam; 1999. (A common sense, practical, and sane antidote to media pressures on males to be sexual superstars. Excellent discussion of the fantasy model of sex and myths of male sexuality, the importance of an individual's conditions for good sex, and specific self-help chapters dealing with common male sexual problems.)

Zilbergeld B, Zilbergeld G. *Sex and Love at Midlife*. Bethel, CT: Crown House; 2010. (Issues on aging and sexuality with a positive focus.)

（二）医务人员读物

Al-Azzawi F, Bitzer J, Brandenburg U, et al. Therapeutic options for postmenopausal female sexual dysfunction. *Climacteric* 2010; 13: 103-120.

Caplan HW. An effective clinical approach to vaginismus—putting the patient in charge. *West J Med* 1988; 149: 769-770.

Clayton AH, Goldstein I, Kim NN, et al. The International Society for the Study of Women's Sexual Health Process of Care for Management of Hypoactive Sexual Desire Disorder in Women. *Mayo Clin Proc* 2018; 93 (4): 467-487.

Davis SR. Editorial: understanding female sexual function. *Menopause* 2009; 16: 425-426.

Derzko C, Bullard D, Rosenbaum E. Changes in sexuality and sexual dysfunction. In: Rosenbaum E, Spiegel D, Fobair P, Gautier H, eds. *Cancer Survivorship*. New York, NY: Andrews McMeel; 2007.

Derzko C, Elliott S, Lam W. Management of sexual dysfunction in postmenopausal breast cancer patients taking adjuvant aromatase inhibitor therapy. *Curr Oncol* 2007; 14: S20-S40.

Goldstein I, Kim NN, Clayton AH, et al. Hypoactive sexual desire disorder: International Society for the Study of Women's Sexual Health (ISSWSH), expert consensus panel review. *Mayo Clin Proc* 2017; 92 (1): 114-128.

Levine KB, Williams RE, Hartmann KE. Vulvovaginal atrophy is strongly associated with female sexual dysfunction among sexually active postmenopausal women. *Menopause* 2008; 15 (4): 661-666.

Levine SB. *Handbook of Clinical Sexuality for Mental Health Professionals*, 2nd ed. New York, NY: Routledge; 2010.

McCabe MP, Sharlip ID, Atalla E, et al. Definitions of Sexual Dysfunctions in Women and Men: A Consensus Sexual Statement From the Fourth International Consultation on Medicine 2015. *J Sex Med* 2016; 13: 135-143.

Montorsi F, Basson R, Adaikan G, et al., eds. Sexual Dysfunctions in Men and Women: 3rd International Consultation on Sexual Medicine—Paris. Health Publication Ltd; 2010: 403-495.

Mulhall JP, Incrocci L, Goldstein I, Rosen RC, eds. *Cancer and Sexual Health*. New York, NY: Humana Press; 2011.

Portman DJ, Gass ML. Genitourinary syndrome of menopause: new terminology for vulvovaginal atrophy from the International Society for the Study of Women's Sexual Health and The North American Menopause Society. *Menopause* 2014; 21 (10): 1063-1068.

二十四、网站

American Association of Sexuality Educator Counselors and Therapists. https: //www. aasect. org. Accessed January 2019.

Journal of Sexual Medicine. https: //www. jsm. jsexmed. org/. Accessed September 2019.

International Society for Sexual Medicine. http: //www. issm. info. Accessed January 2019.

Kinsey Institute. https: //kinseyinstitute. org. Accessed January 2019.

MyPronouns. org. https: //www. mypronouns. org. Accessed January 2019.

North American Menopause Society (NAMS). https: //www. menopause. org/ Accessed September 2019.

Sexuality Information and Education Council of the United States. https: //siecus. org. Accessed January 2019.

Society for the Scientific Study of Sexuality. http: //sexscience. org. Accessed January 2019.

痴呆与谵妄

Leah Kalin, MD; Nicholas Kinder, MSN, APN, AGNP-C; & Elizabeth Eckstrom, MD, MPH

一、痴呆

痴呆是一种获得性、持续性且通常是进行性的多个认知领域的障碍，通常包含记忆障碍；还必须有严重到足以干扰工作或社交生活的功能减退。随着病情进展，痴呆患者通常不认识他们的家人，不能清楚地表达自己的意思，也常表现出人格剧变。在《精神障碍诊断与统计手册（第五版）》（DSM-5）中，痴呆被重新标记为严重神经认知障碍。轻度认知障碍被称为轻度神经认知障碍。由于这一较新的术语尚未在临床广泛使用，我们将继续在本节中使用痴呆和轻度认知障碍的名称。

痴呆是一种常见病，60岁之后，年龄每增长5岁，罹患痴呆的概率就翻一番，因而痴呆影响了超过45%的85岁及以上的老人。当今，超过500万的美国人患有阿尔茨海默病（Alzheimer disease，AD）及其相关痴呆。到2050年，将有多达1600万人患有痴呆。痴呆是美国第六大死亡原因。2014年，照顾痴呆患者的直接成本估计为2140亿美元，其中包括1500亿美元的联邦医疗保险（Medicare）和联邦医疗补助（Medicaid）。到2050年，这些成本可能高达12万亿美元。几乎每五美元的医疗保险支出中就有一美元花在了AD及其相关痴呆患者身上。在500万AD患者中，2/3是女性。60多岁的女性在余生中患AD的概率是患乳腺癌的2倍。

尽管痴呆的患病率很高，但医生经常会漏诊，尤其是在疾病早期。在诊断和治疗痴呆过程中，基本医疗医生可以起到很重要的

作用。早期诊断使患者在尚能清楚表达自己意愿时，有机会参与治疗计划的预先制订。此外，尽管可治疗的痴呆病因很少见，但如果能够早期诊断，可能部分或完全逆转这些病因。在疾病后期，基本医疗医生可以与团队的其他成员协作，共同处理棘手的疾病行为，确保患者尽可能舒适和安全，及时发现患者的转诊需求，给照护人员以病情相关的教育并为他们提供支持，使照护人员尽自己所能应对好所遇到的情况。

二、痴呆的类型

（一）阿尔茨海默病

AD是痴呆最常见的类型，占所有痴呆病例的60% ~ 70%。它的发病年龄差异悬殊，但最常见于70岁以后出现症状。发病率随年龄增长而增加。女性的患病风险较男性稍高。罕见的早发AD患者（60岁前）可能有常染色体显性遗传的异常，因此在这些病例中，完整的家族史很重要。

AD通常缓慢而持续地进展（表34-1）。患者的生存期从症状出现后3年到15年不等。记忆缺陷是所有类型痴呆的突出表现，在AD患者中尤为明显。通常，短期情景记忆问题是AD的最早且最明显的表现。AD严重影响了新信息的录入和提取，导致患者并不能通过线索和提醒而帮助记忆改善。例如，要求患者记住"钢琴""胡萝卜"和"绿色"这3个单词，但使用如"乐器""蔬菜"或者"颜色"作为暗示提醒患者通常无效。在

大多数情况下，经过仔细的临床和神经心理评估能做出可靠的诊断。计算机体层扫描（computed tomography，CT）或磁共振成像（magnetic resonance imaging，MRI）常可发现大脑萎缩和海马体积减小；脑电图（electroencephalogram，EEG）可能表现出弥漫性慢波。

表34-1　AD的疾病分期

阶段	一般改变	特殊改变
早期	患者记忆改变相对轻微，伴有思维清晰度减弱、日常作业能力降低。患者和周围的人多数都注意不到这些改变。患者常常保留有代偿认知变化的能力	轻度记忆障碍，比如忘记约定、不支付账单 有时有轻度、短暂的混乱和定向力缺失 思维、性格和生活方式"慢下来" 更为刻板，不能容忍改变 社交孤立，对常规活动丧失兴趣 可能会变得坐立不安、易冲动
中期	此阶段患者的认知缺陷更为突出，功能缺失在他人看来较明显	严重的记忆障碍 明显、持续的混乱和定向力缺失 失语、失用、视觉空间障碍 日常活动自理严重困难 激动、单纯性妄想、其他妄想
晚期	在本病的第三阶段，也就是疾病的终末期，患者极不活跃、极为孤僻、几乎丧失了参加有目的活动的能力	短期和长期记忆严重缺失 严重的混乱和定向力缺失 大小便失禁 患者最终卧床、无反应 出现原始反射，如握持反射、觅食反射和吸吮反射 癫痫 严重神经功能障碍的表现，如偏瘫、震颤、明显强直 尽管营养充足，在死亡前数周至数月仍出现身体消耗

注：痴呆的体征和症状包括进行性认知功能丧失，特别是记忆力丧失，以及日常功能减退。痴呆通常会逐渐恶化，其进程最好分几个阶段来描述。上表所列疾病分期是基于最常见的痴呆——AD。

（二）路易体痴呆

路易体痴呆（dementia with Lewy body，DLB）是尸检发现在痴呆患者中排第二位的病因，占15%～30%。DLB被定义为存在认知障碍、类似帕金森病的运动功能障碍、严重幻视或其他精神症状，以及认知障碍的波动。患者可能不会表现出上述所有症状。DLB患者常不能耐受传统的抗精神病药物，使用这些药物能诱发严重的震颤麻痹甚至导致死亡。随机对照试验的荟萃分析表明，胆碱酯酶抑制剂可能对这种疾病有效。

（三）血管性痴呆

血管性痴呆的特点是认知障碍的发展与单个或多个区域的梗死和/或皮质下缺血相关，所以血管性痴呆的危险因素与脑血管疾病的危险因素相似不足为奇。这些危险因素包括吸烟、高血压、糖尿病、冠状动脉疾病和既往脑卒中病史。最初病变部位局灶且不连续，部分认知区域的功能相对保留。由于血管性痴呆可以由不同的皮质或者皮质下区域受损所致，所以患者的神经精神症状变化多样。

相比于阿尔茨海默病，局灶的神经系统定位体征在血管性痴呆中更常见，而且可能出现单侧的运动和感觉症状。CT和MRI常显示颅内多个梗死部位，常伴有弥漫性皮质下脑白质病变。在病程晚期，可能看到因脑组织丢失而致脑萎缩。

针对血管性痴呆已经提出许多诊断标准，但没有哪一个足够敏感或特异，能够用来确定或排除诊断。很多老年人脑部影像表现出弥漫性脑白质病变，但认知功能完好无损。而其他因脑梗死后出现认知功能减退而被诊断为血管性痴呆的患者，却在尸检时被发现，除了具有已知的脑梗死，其病理表现也符合AD。这些同时具有AD和血管性痴呆诊断要素的个体，被诊断为混合型痴呆。简言之，目前的诊断工具和诊断标准往往不足以让医生能够明确地诊断或者排除血管性痴呆。

（四）其他病因引起的痴呆

额颞叶痴呆（frontotemporal dementia，FTD）是一组以人格改变（如淡漠或社交不当行为）、口欲亢进和认知减退（尤其是语言和执行功能减退）为特征的疾病。原发性进行性失语症是FTD的变异形式，主要影响语言。FTD较AD发病年龄轻，很多患者确诊于五六十岁。影像学检查可能表现出额叶和颞叶的明显萎缩。

晚期帕金森病常导致痴呆。这些患者经常表现出精神迟滞和缺乏自发行为。相比于AD，患者的语言功能相对保留。

如果持续大量饮酒，慢性酒精滥用可能导致严重认知功能障碍，但这种痴呆是否由于合并了叶酸缺乏至今未明。

人类免疫缺陷病毒1（HIV-1）-相关神经认知障碍（HAND）是由于HIV-1对脑组织的直接感染所致。它与晚期艾滋病相关，一般见于T细胞计数小于200的患者。HIV-1-相关神经认知障碍将在第37章进一步讨论。

如果一个年轻患者痴呆进展迅速，且有肌阵挛等其他神经系统损伤表现，需要怀疑克-雅病，它是导致痴呆的一种罕见感染性疾病。

（五）可逆性疾病

许多疾病可以导致认知功能受损，包括慢性硬膜下血肿，中枢神经系统感染（脑膜炎、脑炎、脓肿），药物毒副作用，维生素B_{12}、硫胺素或烟酸缺乏，代谢性疾病如黏液性水肿、肝性脑病、高钙血症、高血糖和低血糖、高钠血症和低钠血症，谵妄，抑郁，以及中枢神经系统恶性肿瘤。这些疾病可能是可治性的，但即使有恰当的治疗，痴呆得以完全或部分逆转者也相对罕见。评估患者的相关疾病状况是痴呆诊治的重要组成部分。

（六）轻度认知障碍

轻度认知障碍（mild cognitive impairment，MCI）是一种逐渐被认识的疾病，患者主诉记忆障碍，在正式测试中表现出轻微缺陷（最常见的是短期记忆受损），但由于不伴有功能丧失而不足以诊断痴呆。每年大约有10%的轻度认知障碍患者发展成痴呆。遗忘型轻度认知障碍主要表现为情景记忆缺

陷，比非遗忘型轻度认知障碍更有可能进展为AD。非遗忘型轻度认知障碍的病理生理学异质性更大。撰写本文时，美国FDA还没有批准任何药物用于MCI的治疗。在临床试验中，乙酰胆碱酯酶抑制剂的结果喜忧参半。MCI患者中任何有可能逆转的疾病，包括抑郁、听力损伤或者维生素B_{12}缺乏，都应进行处理。同时应该建议患者做出预立医疗自主计划，至少每年随访，进行连续的临床评估。

三、诊断性检查

（一）病史

完整的病史需要从患者和他们的家人处获得。在很多病例中，询问患者和家属同样的问题会有帮助。尽管很多痴呆患者陈述的病史不可靠，但却可能提供很多有用的信息，包括患者家属没有发现的症状。

完整的社会史和家族史，包括患者的母语、痴呆家族史、受教育程度、婚育史和职业背景等，都可能是有用的信息。比如，教育背景和职业信息，可以提供患者既往功能水平的信息。要特别注意患者对近期事件的叙述。轻度或中度痴呆患者通常对过去更久远的、经过超量学习的信息（如家庭、教育和工作）有完整的记忆，但不能精确回忆不久前接收到的信息。

要询问患者日常活动、食欲、睡眠习惯以及他们关于身体和认知的不适。除了直接提问，还可以通过询问患者喜欢或者期待做的事情、可能存在的忧虑或担心，以及对未来的计划，来获取其情绪相关的信息。

家庭成员可能能够提供关于患者症状、行为改变和认知水平的更为完整的、平衡的印象。痴呆患者常常对自己的认知问题缺乏洞察力，将困难最小化或否认有任何困难。事实上，家庭成员使得对患者的关注度提高是最常见的。应该单独接诊家属，因为患者不在场时，家属才能更舒适自如地讨论他们

的发现。询问当前的和潜在的安全问题尤为重要，如行走和平衡问题、头晕、流浪、不安全的家庭行为（如不关炉子）以及工具性日常生活能力（instrumental activities of daily living，IADLs）。要询问家庭成员，当前能够或者可能能够做到哪种程度的监管。

（二）体格检查和神经系统检查

除了常规的体格检查，还应进行完整的神经系统检查。在DLB等很多种痴呆的晚期可能出现帕金森病的体征。血管性痴呆的患者可能会在神经系统检查中表现出局灶性定位体征。

（三）精神检查

由于认知障碍是痴呆的标志，因此除了传统的精神状态检查，有必要额外增加筛查项目。几种简短的痴呆筛查工具，包括蒙特利尔认知评估（Montreal cognitive assessment，MOCA）、圣路易斯大学精神状态检查（St.Louis University mental status exam，SLUMS）和Mini-Cog（见第14章），兼具结构化形式和评分系统的优点。

（四）其他检查

美国神经病学学会推荐将结构性神经影像学检查（非增强CT或者MRI）用于大部分痴呆患者的初始评估，因为这些患者中约有5%出现重要的结构性损害，但临床上尚无异常表现。我们认为，如果患者长期表现为与AD一致的痴呆症状，那么神经影像学检查本身给患者带来的负担可能超过获益，尤其是对于在陌生环境中容易受到刺激的患者。实验室检查应根据患者的病史和表现量身定制，可能会包括全血细胞计数、甲状腺功能、肝功能、肾功能、电解质、营养和代谢状态指标、艾滋病和梅毒的血清学检查、毒物检测和血清药物水平。脑电图、腰椎穿刺和脑活检对大多数认知障碍患者都不适用。

（五）神经心理学测试

神经心理学测试是指使用设计好的心理测验来检查和描述多种多样的认知问题，包括定向力、注意力、执行力、言语记忆、空间记忆、语言、概念化、计算力和思维灵活性。这种测试需要患者至少能花费20～30分钟，但可能需要3～4小时才能完成。下列情况要考虑转诊患者去进行神经心理学测试。

1．报告的缺陷问题不易察觉或模棱两可，损害轻微，而医生和/或患者想要更好地了解疾病过程。

2．鉴别诊断困难（如区分痴呆和抑郁）。

3．需要基线来测量认知功能随时间的退化程度。

4．需要进一步了解患者日常的功能等级、局限性、潜在的安全问题和需要监护的等级。

5．需要记录患者的缺陷水平或者胜任力，如在实施托管程序的时候。

6．监测治疗效果。

四、治疗和管理问题

痴呆的治疗包括识别和解决可治疗的潜在基础疾病（如果存在），治疗认知缺陷的症状，治疗焦虑或抑郁等继发性疾病，教育患者及其家属了解这种疾病的性质，帮助照护人员处理安全和管理问题（表34-2）。

表34-2　痴呆管理的总体原则

周期性地评价安全性和自我照护功能
每次接诊都评估照护人员
早期进行应对疾病进展的指导
对患者和照护人员进行疾病教育
向阿尔茨海默病协会和社区支持性组织转诊
治疗继发病（焦虑、抑郁）
精心治疗共病（如充血性心力衰竭）
对轻到中度AD患者，考虑试用胆碱酯酶抑制剂
对中到重度AD患者，考虑试用美金刚

（一）行为问题

痴呆患者的管理包括患者自我照护、安全和沟通。痴呆患者在很多活动中具有缺乏章法、健忘以及效率低下的特点，使得他们在独立行使功能时困难且不安全。同时，他们可能容易冲动，对自己的能力状况认识不足，而且不大会吸取经验教训。

神经精神症状很常见，这在几乎所有痴呆患者疾病进程中的某一时点都会出现。医生每次接诊时都应向患者和照护人员询问有关神经精神症状的问题。具体来说，患者可能出现心境和情绪不稳、易激惹或者焦虑；他们可能会恐惧、容易沮丧，或者冷漠、孤僻。他们可能会在夜间游荡，想法偏执或存在妄想。因为生物节律紊乱，AD患者可能会在夜间清醒、游荡，所以造成照护者睡眠被剥夺。

这些特点导致在管理和照看痴呆患者时会产生很多特殊问题。与照护人员、家属之间的互动多聚焦于日常管理问题和行为问题。下面提供了解决这些问题总的准则。许多时候，将患者和家属转诊到能够提供咨询服务、家庭评估和个案管理的医疗团队很有帮助。

总之，首先应该采取行为管理的非药物策略，不奏效时再考虑药物治疗。在临床实践中，很多令人苦恼的症状，比如躁动，会促使医生尝试同时用药。

1. 自我管理

最好的办法是给患者提供足够的安排和指导，让患者在保留部分独立性和选择权的同时进行自我管理。MCI患者常常依靠鼓励和提醒过活。对于更严重的患者，照护者应该提供有限的着装、进食或者活动选择，使用记号或者图片来帮助患者辨别重要的物品和位置，强调常规惯例和可预测性。将复杂的、对患者而言可能负担过重的活动拆分开，比如将洗澡分成简单的一步一步的任务，可以使这些活动在疾病过程中得到很好的管理。照护人员可能需要调整患者的衣物，如给患者穿没有纽扣的汗衫，穿尼龙扣而不是系鞋带的鞋子。大小便失禁常常会出现，可以使用尿不湿，定时让患者如厕（例如，让患者在醒着的时候每2小时上一次厕所）可能预防频繁的失禁。

2. 安全问题

因为有注意、感知和判断力的问题，痴呆患者出现意外的风险增加。他们受到包括生理、情感和经济上的虐待的风险也更高。

为了评估意外的风险，要向照护人员和患者询问家庭环境，患者独处的频率，患者是否会游荡、烹饪或者自己服药。如果安全性不够明晰，进行家庭安全评估可以提供更详细的信息，这常常要由职业治疗师来完成。

下列准则可以使家庭意外风险最小化：

1. 认真监督患者用药。
2. 保持家中相对宽敞整洁，保持过道畅通。
3. 安装扶手和其他安全设备，如沐浴椅和浴盆扶手。
4. 必要的地方装上夜灯。
5. 如果有必要，拆除炉灶和烤箱控制器。
6. 移除家中的利器，或者锁到柜子里。
7. 如果患者的游荡造成了困扰，使用安全门或者在门外安装电子锁。
8. 确保患者带着医疗专用、有个人信息的手环。通过阿尔茨海默病协会在"安全回家项目"注册是获得身份手环或项链的常用方式（参见"网站"部分）。

开车是另一项重要的安全问题。注意力、反应时间、视空间能力和判断力的缺陷，使得严重认知缺陷的患者驾驶机动车的能力削弱。痴呆患者继续开车会严重危害自身和周围人的安全。不幸的是，痴呆患者可能会坚持要开车，因为他们缺乏对自身缺陷的认识，而照护人员可能不愿意追问这个问题。由于开车是独立性的象征，这常常会演变为情绪问题。最好在认知障碍的病程早期解决这个问题，这样患者和家属就可以提前计划，并在必须停止开车前确定替代的交通方式。

保密需要根据胜任能力、公众安全和告

知义务来衡量。美国各州之间法律要求差异巨大。比如在加利福尼亚州，法律要求医生上报诊断AD或其他痴呆的病例。如果出现意外或伤害事件，没有上报的医生可能要承担法律责任。关于这个问题，医生应该了解自己所在地的法律要求。

疾病晚期的照护计划越早规划越好。有证据表明，临终患者更倾向于遵循自己偏好的照护方式，在平时记下患者的喜好有助于做到这一点。相似的，向社会工作者和专业法律机构转诊，可以确保患者在法律上和医疗上获得充分的经济和个人保障。对于患者及其家属而言，了解当地的法律资源将很有帮助。

3. 沟通

有认知损害的个体可能有特定的语言理解和表达的缺陷，这与脑卒中患者中出现的不同形式的失语症状相似。更为常见的是继发于注意力集中时间短暂、记忆问题或精神混乱的广泛性交流困难。表34-3列出了一些用于与认知缺陷患者沟通的指导原则。

表34-3　与认知缺陷患者沟通的要点

与患者说话时，确保患者的注意力集中在你身上。与患者在安静的环境下沟通，尽量远离让人分心的事物，如电视、收音机或者其他对话
与患者的沟通需要简明、具体。将复杂的信息分成小的片段
给患者若干选项供其从中选择，或者以多选的形式提问患者
让患者重复所听到的信息来确保他们听懂了医生所说

另一项影响交流的因素可能是听力或视力障碍，这种原因很常见但常常被患者所忽视。因此我们建议医生询问患者是否有视力缺损，如有必要转诊给眼科医生进行全面评估。失聪极大地加重了认知困难，还能加重幻听（如果存在）。当与痴呆患者交谈时，被称为"袖珍扬声器"的便携式放大器，有助于确保患者能够听到谈话内容。它们可以放在诊所里常规使用。即使患者否认自己有严重的听力损伤。它极大地改善了沟通交流，但尝试使用袖珍扬声器常常会揭示听力损失矫正不足。

（二）药物治疗

胆碱酯酶抑制剂使阿尔茨海默病、血管性痴呆和路易体痴呆患者有轻度获益。经验性证据表明有部分患者临床上可能获得明显改善。医生需要评估患者个体的风险和获益后才能决定是否启动胆碱酯酶抑制剂治疗。一般认为开始治疗6个月内会看到收益，即目标症状改善或者稳定。现有证据尚不能确定最佳给药时机和疗程。胆碱酯酶抑制剂的副作用包括恶心、食欲减退、呕吐、体重减轻、晕厥、躁动、噩梦和尿频。增加剂量之后需要做心电图来监测心动过缓。多奈哌齐、加兰他敏和利伐斯的明的起始剂量分别是口服2.5mg每日1次、4mg每日2次和1.5mg每日2次。如果能够耐受，每2～4周逐渐加量。建议在剂量滴定期间多次随访患者以检查不良反应，但疗效评估应在试验性治疗6～12个月后再进行。如果经过充分的试验性治疗后，认知测试或行为症状报告没有得到改善，那么患者可以被确定为"无反应者"，应停用该药物。

美金刚是一种N-甲基-D-天冬氨酸拮抗剂，无论是否同时使用胆碱酯酶抑制剂，美金刚对中到重度AD或者血管性痴呆的患者可能有帮助。临床试验表明，在标准的认知测试中，使用该药能获得统计学意义上的显著改善，但临床意义上的改善微不足道。也有一些研究表明使用美金刚能够带来行为改善和生活质量的提高。该药的初始剂量是每日5mg，可以每周加一次量，每次增加5mg/日，最大剂量不超过每日20mg。同样地，如果服药6～12个月后认知测试或行为症状没有得到改善，则应停止用药。

（三）行为干预和严重精神行为症状的药物治疗

行为症状，包括幻觉、妄想、偏执、焦

虑等，在痴呆中很常见。出现新发行为症状需要评估谵妄、感染或其他疾病状况。如果没有找到继发原因，应将非药物治疗作为管理痴呆行为症状的首选方法。

躁动，可能意味着坐立不安、四处游荡、持续大喊大叫、挑剔衣服，或其他许多需要仔细评估的行为。新发的躁动可能代表谵妄、治疗不足的疼痛、抑郁、尿潴留、粪便嵌塞、瘙痒或许多其他疾病。

照护人员的参与对于在未用药的情况下管理痴呆患者的行为症状至关重要。治疗行为问题的常用策略包括增进日间的身体和社会活动，改变问题和对话主题以避免对抗，对患者的行为保持安抚和平静，而不是愤怒或沮丧的态度。美国阿尔茨海默病协会为面临行为症状的当地照护人员提供全天候（24小时/7天）的电话支持。对照护人员有用的资源可以在"网站"部分找到。

如果没有找到继发原因且非药物治疗疗效不足，可以经验性试用对乙酰氨基酚等镇痛药、抗抑郁药或者情绪稳定剂。如果患者无法清晰表达他们的疼痛水平，则应按计划而不是需要给予镇痛药。然而，任何经验性治疗都应该有时间限制，如果症状改善不满意，就应该停药。

如果行为问题严重、可能对患者和照护人员造成伤害，则需要药物治疗。对于非药物治疗效果不佳的患者，如何用药来治疗行为问题至今还没有明确的共识。患者需要改善的靶症状——抑郁、焦虑、精神病、心境不稳或疼痛——能够提示选择哪种类型的药物可能最有效。应避免使用苯二氮䓬类药物，因为它们有可能引起镇静、意识模糊、共济失调和跌倒。

如果非药物干预和较为安全的药物无效，而症状行为对患者或照护人员造成伤害，可能有必要短期试用抗精神病药物。新型非典型抗精神病药物（如利培酮和喹硫平）可能比老药（如氟哌啶醇）耐受性更好，但会使脑卒中、体重增加和高血糖的风险增加。与安慰剂相比，治疗痴呆和行为障碍患者时，

无论经典的还是新型的抗精神病药物，都与死亡风险增加相关。如果选择使用这些药物，应将风险仔细告知患者和照护人员。在开始抗精神病药物治疗前应检查心电图，如果发现患者QTc间期延长，应认真考虑其他替代方法。初始和目标剂量应远远低于精神分裂症的治疗剂量（例如，氟哌啶醇0.5～2mg口服，利培酮0.25～2mg口服）。美国联邦法规要求，如果使用抗精神病药物治疗疗养院的患者，必须定期做出药物减量的努力。如果问题继续存在，考虑换药或者就诊于精神科医生，最好是老年精神科专业的医生。

关于胆碱酯酶抑制剂和美金刚治疗痴呆行为症状的有效性，证据混杂不同。然而，如果它们被用于治疗认知障碍，那么同时观察它们对行为问题是否也有效就是合理的。如果可能，我们建议在评估治疗认知障碍的药物疗效前，推迟处方第二种药物（如抗精神病药或其他精神活性药物）。

（四）认知康复

对于处于痴呆早期阶段的患者，由训练有素的治疗师提供的认知康复是非常宝贵的工具。它提供了多种多样令人愉悦的活动，旨在通过综合的精神刺激来改善认知、专注和记忆以及代偿认知缺陷。认知康复通常在一个小团体中开展，目标是采用一些策略来帮助患者优化记忆和认知功能。其活动包括记忆训练、使用外部线索和组织的辅助。2012年的一项系统回顾显示，迄今为止的研究确实表明认知康复可以改善认知功能。但由于缺乏随机对照试验，仍需要更多的研究来收集效果。

（五）照料痴呆患者的照护人员

照顾有认知障碍的患者往往是令人疲惫和紧张的，特别是在有神经精神症状的情况下。基本医疗医生应确保照护人员也能照顾他们自己的需要，防止疲劳和倦怠。理想情况下，基本医疗医生应该在每次随访痴呆患者时评估照护人员的需求。可以采用照护人

员的特定清单，如改进记忆行为问题列表，用以量化患者的行为、评估照护人员的情绪负担。许多组织，如阿尔茨海默病协会和家庭照护者联盟，可以提供教育、支持团队和相关资源的信息（见"网站"部分）。专门的个案管理和家庭咨询服务在评估患者和家庭需求、定位附加服务方面也很有帮助。临时看护和日间活动项目可能极有价值，既能给有压力的家庭和照护人员放假，又能为患者提供所需的刺激并增加日常安排。

五、长期照护计划

痴呆患者通常不可能始终留在家中由家人和/或照护人员照顾。无论对于患者还是照护人员，这都是一个充斥着强烈情感的领域，做出客观决定往往很难。是否安置到养老院，主要预测因素包括存在行为问题、安全问题、痴呆严重程度和照护人员负担状况。以下是一些与住养老院相关的重要考量。

1. 患者所需必要的监管和照护水平，家中能否切实可靠地提供。在这里要考虑到如患者游荡以及潜在的忽视和虐待等问题。

2. 照护人员是否能得到足够的帮助来持续照护患者，而不会压力过大和耗竭。

3. 患者的照护有哪些经济来源。

许多患者和照护人员宁愿待在自己家里。然而，要实现这一目标，必须仔细权衡安全和实际限制的问题。在痴呆晚期，当患者变得沉默、卧床不起和大小便失禁时，通常需要技术熟练的护理之家的服务，以确保患者得到适当的照护。对长期护理院的考察应考虑到成本和质量。通过政府机构、倡导团体和已发表文章，可以获得关于投诉和遵守法规的信息。记忆护理院可以减少行为障碍和使用限制。有些患者在结构化的环境（如记忆护理院或日托项目）中，比在结构化程度较低的家庭环境中表现更好。

痴呆是一种不可逆疾病，晚期患者可能卧床不起，认不出家人且吞咽困难。在这些情况下，临终关怀常常是合适的（见第42章）。

六、谵妄

谵妄，有时被称为急性代谢性脑病或急性精神错乱状态，是老年人最常见的神经心理障碍之一，也常常是躯体疾病的首发症状。谵妄是指一组症状而不是一个特定的疾病，是亚急性（数日内）至急性（数小时内）进展的定向力和注意力障碍，伴有意识水平改变或思维混乱。谵妄患者被误诊为伴有行为障碍的痴呆并不少见；然而，谵妄以起病迅速、症状严重程度呈波动性为特征，而痴呆通常起病隐匿，其进展遵循预期的过程（表34-4）。所有住院的老年人有高达一半、进入重症监护室的老年人有大约3/4会出现谵妄，这会导致医疗成本增加，并使住院死亡率翻倍。谵妄的影响可能是持久的，在某种程度上如果不是永久的，在出院后也会持续数周到数月，并带来认知和功能的并发症，最终导致独立性丧失和死亡风险增加（第一年达40%）。

表34-4 谵妄与痴呆：症状表现

谵妄	痴呆
起病迅速，病程短	隐匿起病、进行性恶化
自主神经唤醒程度可能增加	自主神经唤醒不受损
意识模糊或严重混乱	疾病早期仍清醒
病情波动较大	除晚期痴呆外，精神状态持续受损
常常坐立不安、躁动、高度警觉或昏睡	躁动不如谵妄突出，随压力而变化
常有严重的知觉扭曲和幻觉	如果有精神症状，通常是模糊的妄想

谵妄可分为兴奋型、抑制型或混合型。大多数病例是抑制型，患者经常表现出精神运动反应迟缓，无精打采，孤僻或迟钝，冷漠和更加嗜睡。兴奋型谵妄可伴有精神运动活动增加和坐立不安（常称为"躁动"），高

度警觉，攻击性，好斗和不安全行为。幻视、知觉扭曲、偏执和被害妄想以及对环境的认知波动，在3种类型中都可能出现。尽管发病机制尚不完全清楚，但推测多巴胺能、胆碱能和其他神经递质途径在谵妄的发展过程中会发挥作用。谵妄的危险因素包括潜在的痴呆、抑郁或其他精神疾病、功能障碍、跌倒史、感觉障碍、酒精和药物滥用以及多重用药。有脑卒中、骨折和其他创伤、心力衰竭和慢性肾病病史的老年人容易出现谵妄。老年人谵妄最常见的原因是感染（通常是呼吸道或泌尿道感染，也不排除其他部位感染）和药物。具体来说，具有抗胆碱能特性的药物、抗组胺药、苯二氮䓬类、解痉药、镇静催眠药、肌松药、止吐药和麻醉药常与谵妄有关。在痴呆患者中，疼痛、便秘和尿潴留治疗不充分会导致精神状态和行为的迅速变化，看起来像是与谵妄重叠。

许多谵妄病例初期并没有被识别出来，因为警觉性的变化和新发的意识混乱最初可能不易察觉或容易被忽略。这突显了下列工作的必要性：医疗卫生专业人员跨单位进行沟通，门诊进行精神状态基线评估，获取来自家人、朋友和照护人员的间接信息。所有这些都是及时诊断谵妄的关键。医生和护士应该对每一个有谵妄风险的老年人进行连续的筛查，特别是那些正在住院或最近曾经住院的老年人。意识混乱评估方法（confusion assessment method，CAM）是一种经过验证、用时不多、免费的筛查工具，它要求用户评估意识混乱的发生和经过、注意力、思维组织和意识水平。另一种经过验证的敏感性超过90%的快速预测谵妄发生的方法是，要患者正序说出（英文）一周中的星期一至星期日，倒序说出一年中的12月至1月。

预防谵妄远比治疗谵妄更为有效。预防和管理的基本原则聚焦于了解患者的基线认知和功能状态，适应环境，并通过以下方法治疗潜在的疾病和诱因。

1. 避免可能不适当的和高风险的药物，以及不必要的导管、线路、尿管和装置。

2. 使用褪黑素强化患者的正常睡眠-觉醒周期，调整用药和操作时间，尽量减少夜间干扰和噪声。

3. 通过社交互动、认知刺激活动和步行促使白天保持清醒。

4. 尽可能多地让家人、朋友和照护人员到场，鼓励他们带来照片、舒适的衣服或睡衣、最喜欢的毯子等。

5. 确保眼镜、助听器、义齿、辅助器具和其他个人物品随手可及并规律使用。

6. 联合使用多种方法充分治疗急性和慢性疼痛，可能包括步行、循序渐进的活动、按时使用对乙酰氨基酚和外用药，必要时使用按年龄调整剂量的阿片类药物。

7. 识别和处理便秘、尿急和尿潴留。

药物治疗应仅限于那些具有好斗性、攻击性和无法改变行为的案例，这些行为会干扰关键或维系生命的治疗，或者危及身体安全。尽管美国FDA尚未批准预防和治疗谵妄的药物，但如果患者愿意并能够口服药物，低剂量的第二代抗精神病药物，如喹硫平（每6小时6.25～25mg）、利培酮（每12小时0.5～1mg）、奥氮平（每6小时2.5～5mg）可以作为首选的一线药物。氟哌啶醇，一种抗精神病的老药，有口服（每4小时0.5～1mg）和静脉/肌内注射（每4小时0.25～0.5mg）两种剂型；然而，静脉注射氟哌啶醇会增加尖端扭转型室性心动过速的风险，这是一种潜在的致命性心律失常。医生需谨慎考虑风险和获益，因为所有抗精神病药物都有FDA"黑框警告"，除了存在锥体外系症状、迟发性运动障碍、神经安定药物恶性综合征和QT间期延长的风险外，还存在与脑血管事件相关的死亡风险增加。应采用取得成效所需的最低剂量和最短疗程。医生应常规尝试减少抗精神病药物的用量，因为长期使用它们往往会导致代谢综合征和其他长期并发症。年轻患者或患有原发性精神疾病的患者可能需要更高的剂量或替代疗法。身体束缚只能是维护安全的最后手段，因为已经发现使用它们会增加患者和家人心理创伤、身体伤害、跌倒、日常生活活动－依赖、认知障碍和死亡的风险。最后，谵妄经常会导致患者、家人和照护人员的情绪困扰，医生应该准备好做教育、提供共情支持以及向提供持续性帮助的机构和社区资源转诊。

七、痴呆和谵妄总结

痴呆是以认知和功能进行性丧失为特征的一种越来越常见的综合征。由于人口老龄化，医生必须熟悉其诊断、咨询、社区和专科转诊以及治疗。早期诊断有助于发现可逆性病因，改善症状管理，并为未来做好规划。

当患者出现认知方面的主诉时，医生必须进行鉴别诊断，包括考虑痴呆、谵妄、抑郁和精神病。诊断检查包括向患者和家属详询病史、体格检查、精神状态检查、实验室检查、头颅影像学检查，有时还需要转诊去做神经心理测试或其他专业评估。

治疗和管理包括排除可治疗的疾病，治疗焦虑或抑郁等继发性疾病，向患者和家属提供信息，就安全和管理问题为照护人员提供帮助。用药可能会略延缓认知减退的速度，或帮助控制严重的精神症状。此外，干预还应包括改善环境使患者尽可能舒适和安全，以及为照护人员提供支持。

八、病例讨论

案例1

A女士是一位令人愉快的82岁老妇人，由她的女儿带到诊所。她的丈夫2个月前去世了。女儿报告说，过去两年里母亲的"健忘"逐渐加重，感觉在父亲去世后愈加恶化了。她注意到A女士很快就会忘记谈话内容，丈夫去世以后她在学习如何支付账单方面遇到了麻烦。最近，她开始忽视家务，开始看起来有点蓬头垢面。她每天服用氢氯噻嗪和一种复合维生素，偶尔服

用苯海拉明来治疗失眠。她否认跌倒或运动问题，仍然经常散步。起初她对丈夫的去世感到非常难过，但现在她已经"接受"了自己的悲伤。她从不抽烟，也很少喝酒。她在大学里学习了罗曼语，现在仍然和朋友每周练习一次意大利语。考试时，她衣冠不整，略感听力受损。她做了非局灶性神经系统检查，步态正常。在SLUMS测试中，她有部分定向力，在1分钟内说出了9种动物的名字，能正确地回忆起5个条目中的1个，做时钟绘制时遇到了困难，并错过了故事中的条目，总得分为16/30。头颅CT扫描显示只有轻度脑萎缩。常规实验室检查，包括甲状腺和维生素B_{12}的检查，都是正常的。

A女士患有早期阿尔茨海默病。她应该停用苯海拉明，并实施非药物睡眠策略。重要的是需要与A女士和她的女儿谈谈家庭安全问题，要让她停止开车，并开始为她不再适合继续独立生活的那段时间（可能不会太远）做计划。A女士和她女儿应该被转诊到阿尔茨海默病协会，她们可能需要多次复诊，考虑多奈哌齐或其他药物治疗，完成预立医疗自主计划，并确保女儿有足够的照护资源。

案例2

一位75岁的老人被家人带到诊室，因为他主诉说，当他一个人在房间里的时候，会有看到了孩子和小动物的幻觉。他有时会被这些幻觉弄得心烦意乱。家人注意到他走路越来越困难，还摔过几次跤。家人认为他的记忆力也不如以前好了，尽管并不能给出记忆缺陷的具体例子。家人注意到，带他去餐馆吃饭时，他很难选择想吃什么，经常会向他们求助。他已经不再开车了，因为他说在找熟悉的地方时迷路了。检查除了齿轮样强直和双足分开的步态以

外没什么发现。SLUMS测试分数为20/30，在执行功能、注意力和抽象性方面丢了分。

　　该患者患有路易体痴呆，他具有该疾病的所有3个关键特征，包括认知障碍、帕金森样表现和视幻觉。医生可能会对使用抗精神病药物治疗困扰他的幻觉感到有压力。然而乙酰胆碱酯酶抑制剂，如多奈哌齐，是治疗路易体痴呆的一线药物，有很大机会能改善他的幻觉和认知。要告诉他和他的家人降低跌倒风险的方法，并应该把他们转诊到阿尔茨海默病协会。

九、致谢

David M. Pope, PhD, Alicia Boccellari, PhD, William Lyons, MD, Anna Chodos, MD, MPH, Bree Johnston, MD, MPH, and Kristine Yaffe, MD, were authors of prior editions of this chapter.

十、网站

Alzheimer's Association. http://www. alz. org. Accessed September 2019.

Alzheimer's Association Safe Return Program: https://www. alz. org/help-support/caregiving/safety/medicalert-safe-return. Accessed September 2019.

Alzheimer's Disease Education and Referral Center. https:// www. nia. nih. gov/health/about-adear-center. Accessed September 2019.

American Association of Geriatric Psychiatry. www. aagponline. org. Accessed September 2019.

American Geriatrics Society. www. americangeriatrics. org. Accessed September 2019.

American Geriatrics Society Health in Aging Foundation: Caregiver Self-Assessment Questionnaire. http://www. healthinaging. org/resources/resource: caregiver-self-assessment/. Accessed September 2019.

AUDIT C: https://www. integration. samhsa. gov/images/res/ tool_auditc. pdf. Accessed September 2019.

Confusion Assessment Method (CAM). https://consultgeri. org/ try-this/general-assessment/issue-13. pdf. Accessed September 2019.

Cornell Scale for Depression in Dementia. http://www. scalesandmeasures. net/files/files/The%20Cornell%20 Scale%20for%20Depression%20in%20Dementia. pdf. Accessed September 2019.

Mini Cog. http://mini-cog. com/wp-content/uploads/2018/03/ Standardized-English-Mini-Cog-1-19-16-EN_v1-low-1. pdf. Accessed September 2019.

Montreal Cognitive Assessment (MoCA): https://www. mocatest. org/. Accessed September 2019.

St. Louis University Mental Status Exam (SLUMS). https:// www. slu. edu/medicine/internal-medicine/geriatric-medicine/ aging-successfully/assessment-tools/mental-status-exam. php. Accessed September 2019.

U.S. Preventive Services Task Force: Cognitive Impairment in Older Adults: Screening. https://www. uspreventiveser-vicestaskforce. org/Page/Document/UpdateSummaryFinal/ cognitive-impairment-in-older-adults-screening. Accessed September 2019.

第六部分
特 殊 话 题

整 合 医 学

Selena Chan, DO & Frederick M. Hecht, MD

第 35 章

一、引言

整合医学（integrative medicine，IM）是指利用所有合适的、经过验证的手段，由医务人员遵循学科准则提供的针对全人（whole person）的治疗方法，这种方法包含了对个人价值观和生活方式的考虑，以促进实现最佳的健康状态。由于多种原因，行为医学处于实施整合医学框架的独特位置。首先，行为医学的主要组成部分是生物心理社会模型。该模型包括对个人独特的生物学、心理、社会、文化和环境影响的评估。生物背景包括年龄、性别、遗传易感性、毒品和物质滥用、人身伤害和医疗疾病。心理背景包括创伤经历，心理防御和特质。社会背景包括社区支持、社会技能、主要的生活转变、就业、文化信仰、价值观、精神和获得医疗保健的机会。其次，整合医学和行为医学都认为康复为多层面，并且身心之间存在双向关系。最后，整合医学和行为医学都强调了患者与其诊疗人员之间的治疗联盟和伙伴关系。

二、正统医学和整合医学的发展

尽管药物和手术治疗一直是医疗发展的

核心，但人们对替代传统医学的疗法的认识不断提高。美国国立卫生研究院（National Institute of Health，NIH）为此于1991年成立了替代医学办公室。1998年，该中心的名称更改为美国国家补充和替代医学中心（National Center for Complementary and Alternative Medicine，NCCAM）。命名中添加了"补充医学"一词，以反映与正统医学一起使用的非主流医学形式，而不是取代正统医学，并且对5个领域进行了分类（表35-1）。2014年，该中心再次更名为国家补充与整合健康

表 35-1　补充和替代医学的5个领域

领域	举例
生物学手段	饮食干预、维生素、矿物质、保健品、草药
身心疗法	冥想、放松和呼吸技巧，意象导引、催眠、生物反馈、瑜伽、太极、气功、表达艺术疗法、灵性练习和其他形式的"定向"关注
操作性身体疗法	手工正骨疗法、脊柱推拿、按摩、其他理疗
替代医学或整体医疗	中药、印度草医学、自然疗法、顺势疗法、波利尼西亚药、乌纳尼-提布药、非洲传统药、玛雅传统药
能量疗法	针灸、太极拳、气功、灵气、治疗性或康复性抚触、生物能疗法以及其他影响人体"生物电"场的方法

中心（National Center for Complementary and Integrative Medicine，NCCIH），因为"补充医疗方法的使用日趋广泛，美国人不再认为它们只是医疗服务的补充手段"。"整合医学"一词强调了那些被认为是补充或替代医学的要素，是医疗保健中完整的一部分。

三、补充和替代医疗的使用

60多年来，美国全国健康访谈调查（National Health Interview Survey，NHIS）已成为监测国家卫生状况的重要信息来源。NHIS的数据显示，以往一直有约1/3的美国成年人声明使用了补充和替代医疗（complementary and alternative medicine，CAM）。这些结果与艾森伯格及其同事在1993年发表在《新英格兰医学杂志》上的一项研究结果相吻合，该研究表明，前一年，美国有34%的成年人使用了至少一种非正统医疗形式。

在2013年的出版物中，布鲁克斯及同事分析了2007年NHIS的结果，以评估23 393名美国成年人与神经精神症状相关的CAM使用率。调查的神经精神症状包括抑郁、焦虑、失眠、注意力缺陷、头痛、过度嗜睡和记忆力减退。有至少一种神经精神症状的成年人（43.8%）比没有神经精神症状的成年人（29.7%）使用CAM更普遍。神经精神病学症状越多，CAM的使用率就越高，尤其是身心疗法。在所有有神经精神症状的成年人中，有超过一半的人没有向正统医疗人员报告使用CAM。1/5患者是因为标准的治疗无效或昂贵而选择使用CAM。1/4的患者在正统医疗人员的推荐下使用了CAM。此外，在患有精神疾病的儿童中，CAM的使用很常见。根据2012年NHIS的数据，儿童使用CAM的6种最常见的情况中包含焦虑、应激、注意力缺陷/多动障碍和失眠等。

四、整合医学中的保密与沟通

CAM方法在身心健康的人群中使用广泛，但却很少将之告知医疗人员，这种缺乏共享信息的潜在安全风险提升了探寻个人喜好、生活方式和背景的重要性。因为大多数患者不会主动提供有关CAM使用的信息，所以医生可能会低估患者对CAM的使用，因此也不会讨论该主题。乔和约翰逊分析了2012年的NHIS数据，识别出7493位既使用CAM又拥有基本医疗医生的受访者。大约42.3%的受访者没有向其基本医疗医生透露CAM的使用。不公开的原因往往不是因为医生既往或潜在的对CAM使用的劝阻（分别为2.0%和2.8%）。而更多是因为医生没有询问CAM的使用情况（57%）或认为医生不需要了解（46.2%）。出人意料的是，只有7.6%的人声称未披露CAM的使用是由于感觉医生对CAM的了解较少。

医生可能会担心，如果他们询问CAM，就需要精通所有形式的CAM。恰恰相反，医疗人员在整合医疗的协调中可以有不同的参与程度，从趋于保守到更加活跃。例如，医生可以担任导航员，将患者转诊给整合医学专家或最合适的CAM提供者，也可以直接提供本机构拥有的整合医学手段。无论选择哪种角色，医生都应该对影响患者治疗决策的因素保持好奇。

五、整合医学评估简介

整合医学如同一种模拟的美食大餐，其评估与传统医学中的重要原则相似，包括知情同意和评估患者对治疗的透彻理解能力。医生学习整合医学评估的特点时，借鉴制作美食需要了解其关键成分，可能会有所帮助。正如美食家根据个人口味定制美食一样，整合医学评估包括询问患者对治疗的偏好。美食的味道取决于受季节、当地供应情况和成本等因素影响的特定食材的获取。同样，文化背景、经济条件和服务的可及性会影响患者的治疗选择。考虑基本的饮食需求类似于考虑医疗适应证。正如膳食会改变一样，医学适应证和患者的需求也会改变。询问食物过敏和不耐受的情况类似于评估禁忌证、安全风险和治疗相互作用。确定配料如何相互作用以形成美味佳肴的跟踪记录，类似于使用循证决策过程，而遵循配方并对配料进行具体测量则类似于实施治疗方案。反思谁在一起吃饭和用餐地点相当于行为医学和整合医学的基本要素：了解患者的关系、沟通方式、环境和社会心理影响。

制作美食的一个环节就是调查配料的"构成表"，包括不熟悉的食材。同样，整合医学的评估涉及多种治疗方式的探索。患者可能会遇到持有不同观点或治疗方式的医务人员，从而对一长串治疗方法产生困惑。医生可以帮助患者明确治疗时间表，疗效和影响依从性的因素。最后，"从农场到餐桌"的理念涉及一个多行业的团队，包括种植和收获食材的人，将食材运送到杂货店或餐馆的人，准备或烹饪食物的人，以及餐时服务的人。同样地，整合医学重视跨学科的合作，并尊重每个从业者带来的独特才能和多样化视角。

假设一名医生正在为女性患者开具口服避孕药和抗抑郁药，并询问患者有关CAM的使用情况。该患者对使用圣约翰草（St. John's wort，SJW）表现出兴趣，这是一种据称具有抗抑郁作用的草药。医生要评估患者考虑SJW的动机。她描述了对天然产品的强烈偏爱，认为对这种潜在疗法的尝试增加了自主意识。她向医生询问这种疗法的疗效和风险。医生表示，尽管有一些证据表明SJW可以改善抑郁症，但严谨的临床研究未能证明SJW比安慰剂更有效。医生还提醒她注意药物相互作用带来的安全问题。SJW在肝脏中诱导细胞色素P450酶系统，该系统负责代谢许多药物。SJW可能会增加通过该途径代谢的药物的清除率并降低其活性（如某些抗惊厥药、口服避孕药、抗HIV药物、华法林、免疫抑制剂和心血管药物）。相反，葡萄柚等看似良性的食物可能会抑制许多药物的代谢并增加药物水平，从而带来毒副作用风险。在这种情况下，SJW会诱导口服避孕药的代谢，导致口服避孕药的功效降低，增加避孕失败的风险。由于患者也在服用抗抑郁药，同时服用SJW可能还会增加5-羟色胺综合征（医疗急症）的风险。提供这些信息可以帮助患者对SJW做出更明智的选择。

六、CAM/IM领域和研究概述

如前所述，NCCAM将CAM方式分为5个主要领域（表35-1）。这5个领域一直是研究各种CAM方法和实践的有效思维框架。后文将会介绍这些领域以及一些与行为医学相关的治疗案例。需要注意的是，CAM治疗措施可能适合多个领域。特别是与行为医学相关的许多疗法具有心身双重效果。这种领域的重叠影响了NCCIH的决定，将补充医疗简化为两个更广泛的类别：心身实践或自然疗法。

注意某种方法与科学范式的契合度，对于医生整理这一系列疗法可能会有所帮助。通常，更接近生物科学模型的方法更适合随机对照试验（randomized controlled trial，RCT），因此更容易被正统医学广泛接受。在西方医学中，偏离严格的科学模型的方法更有可能被视为不正规。但是，WHO估计，超过1/4的现代医药来自传统的治疗知识。WHO《2014—2023年传统医学战略》报告指出，传统医学和补充医学是全球医疗卫生保健中被低估的部分，它们的可获取性和可负担能力更强，且与文化相关（见第8章）。据WHO估计，发展中国家（如某些亚洲、非洲、拉丁美洲和中东国家）的人群中有70%～95%依靠传统的康复方法来进行基础的医疗卫生保健。工业化国家也正在使用传统医学，WHO估计在加拿大、法国、德国和意大利的人群中有70%～90%会用到它们。

七、CAM/IM方法的研究考虑

评估CAM/IM治疗的证据基础时，了

解一些方法学研究的挑战可能对医务人员有所帮助。其中有些挑战在行为医学中应用得更加广泛。正统医学的大多数研究在药物治疗方面使用双盲法，并且由于有一个单一的治疗目标（如苯二氮䓬类药物可减轻焦虑），因此想要确定主要结果相对简单。相反，大多数整合医学疗法（类似于许多行为干预措施）具有多个组成部分，需要由熟练的从业人员实施，目的是影响多种症状。例如，基于正念的认知疗法（mindfulness-based cognitive therapy，MBCT）涉及为期8周的课程，其中多个组成部分都需由专家指导。MBCT旨在防止抑郁症复发，但也可以改善焦虑和其他症状。为了应对这些挑战，研究人员在研究诸如MBCT之类的干预措施时，将针对特定计划组成部分制定内容广泛的大纲，来提高一致性（"手工化"）、核实计划实施情况（"保真度检查"）并定义多种结局。其他挑战还包括使医生或参与者对试验中分配的治疗保持盲态，以及选择合适的对照组。

为了解决对干预措施的非特异性影响（例如，是团体治疗，而不是暴露于MBCT的特定内容，对抑郁产生了影响），一种方法是使用阳性对照组或特别处理对照组。与药物试验中使用安慰剂控制预期效果类似，设特别处理对照组旨在通过平衡非特异性作用来确定CAM/IM/心理干预的有效成分。例如，可以提供一个没有MBCT内容的教育小组作为MBCT的特别处理对照组。但是，对于患者和医务人员来说，最相关的问题可能是更加务实的问题。例如，MBCT的好处可能既来自参加了一个小组，又与该小组的内容相关。与使用抗抑郁药相比，患者和医生可能更关心参加MBCT的总体益处，而不是弄清楚MBCT的哪个部分能带来什么益处。比照真实世界替代医疗的试验通常属于实用性临床试验。这样的研究可能与有阳性对照组的研究一样科学有效，但用于解决不同的问题。

八、生物学疗法和天然产品

（一）膳食补充剂

市场上有几种针对焦虑、抑郁或失眠等病症的膳食补充剂，因此与行为医学实践有关。美国FDA规定，在向公众进行药品销售之前，必须通过几个严格的测试阶段，来说明药品安全有效。1994年，《膳食补充剂健康与教育法案》（DSHEA）颁布，用以规范天然产品在美国的监管和销售。在该法案中，膳食补充剂被视为食品，而不是药品。DSHEA为1994年之前上市的补品提供了"豁免身份"；这些补充剂不需要在上市前证明其安全性或有效性。而1994年以后推出的新的膳食补充剂则需要在上市前进行安全性合理审查，FDA也会负责上市后的监督管理。

卡瓦（kava）（胡椒属）是一个经常被引用的例子，在这里，植物的品质和制备方法起着重要作用。卡瓦是一种抗焦虑的草药，推测其针对与苯二氮䓬类相同的神经递质——γ-氨基丁酸。20世纪90年代出现了几例肝毒性病例，导致欧洲最初禁止使用卡瓦。然而，进一步的研究质疑卡瓦使用的原材料是否发生了变化，因为案例报告涉及德国或瑞士生产的浓缩提取物。此外，许多怀疑卡瓦肝毒性的病例报告涉及同时使用几种药物。卡瓦抑制肝脏细胞色素P450系统；因此，卡瓦与通过该系统代谢的其他药物同时使用可能导致这些药物在血液中浓度升高至毒性水平。数百年来，许多太平洋岛屿文化所特有的传统或"高档"形式的卡瓦一直被用于社交聚会。高档的卡瓦通常在收获前在地下成熟数年，其制备过程包括使用去皮的根和水作为萃取溶剂。为了加快生产并提高卡瓦效力，一些制造商开始使用另一个品种，威奇马尼胡椒，来生产"两天（twoday）"或"图迪（tudei）"卡瓦。使用乙醇或丙酮-水混合物浓缩两天的卡瓦，可以使用非传统的植物部分，如未去皮部分、叶子或茎（与去皮的卡瓦根相反）。

（二）饮食干预

大多数得出"不健康饮食会加重抑郁或健康饮食会改善抑郁"结论的研究都是观察性或调查性研究。然而，一项名为"微笑"的RCT研究了直接通过饮食干预治疗饮食质量较差的抑郁症患者的效果。该研究纳入67名中度至重度抑郁症的受试者，他们已经接受了常规的抑郁症治疗。干预组与营养师一起参加饮食支持会议，并让患者食用改良的地中海饮食（无热量限制，精制碳水化合物含量低，加工过程中低油，全天然食品）。对照组未接受饮食干预，但参加了社会支持会议。到3个月时，饮食干预组抑郁症有显著改善。

"PREDIMED"是一项更大规模的RCT研究，将低脂饮食与两种不同的地中海饮食进行比较，并检查了3923名在基线时无抑郁的受试者亚组的抑郁发生率。这项研究发现，参加地中海饮食并补充坚果的受试者的抑郁症发生率呈下降趋势，但这在统计学上并不显著（多元危险比0.78；95%置信区间0.55～1.10）。在患有2型糖尿病的亚组中，抑郁症发生率显著下降，且有统计学意义。综上所述，这些结果为鼓励抑郁症患者，尤其是饮食质量较差的患者采用地中海饮食方式来提升健康，提供了一定的证据支持。

九、心身干预

心身实践通过促进大脑、思想、身体和行为之间的相互作用来增进健康。精神状态可能会影响身体健康（如抑郁会加重冠状动脉疾病的恶化），身体可能会影响心理状态（如有氧运动可改善情绪）。心身疗法的例子包括呼吸运动、冥想、意象导引、生物反馈、催眠、渐进性肌肉放松、瑜伽、太极拳和气功。

（一）冥想与正念

冥想及相关的包含各种自我调节注意力方法的沉思练习，已经使用了多个世纪，这些方式都用以达到情绪平静和自我理解的状态（见第7章）。虽然冥想练习多源于各种精神传统文化，但可以在没有宗教背景的情况下使用，并在医疗机构中越来越多地用来解决心理和身体健康状况。3种经过充分研究的基于正念的干预措施，可以用于调节焦虑、抑郁或物质滥用，包括基于正念的减轻压力的方法（mindfulness-based stress reduction，MBSR），MBCT和基于正念的预防复发的方法（mindfulness-based relapse prevention，MBRP）。某些形式的心理疗法也包含正念的要素，如辩证行为疗法（dialectical behavioral therapy，DBT）和接受与承诺疗法（acceptance and commitment therapy，ACT）（见第26章）。

用MBSR的创建者乔恩·卡巴特·辛的话来说，正念练习的根源在于"以一种特定的方式来关注：有目的地，关注当下且不做判断"。关于MBSR对情绪障碍功效的荟萃分析似乎因研究人群而异。一项系统回顾发现，参与MBSR的焦虑和情绪障碍患者的组间效应显著，而另一项对15项研究的综述发现，MBSR对于患有情绪障碍或同时患有抑郁症和躯体疾病的患者没有明确的益处。

MBCT创立于20世纪90年代，通过将正念与经过验证的抑郁治疗手段（认知行为疗法）相结合，旨在减少抑郁症的复发。MBCT关注于让痛苦的思想、情感和感觉逝去，而不是去压制、逃避或与之抗争。大多数研究表明，MBCT可以用作抑郁症缓解患者的预防性维持手段。一些研究表明，MBCT可作为常规抗抑郁治疗的辅助疗法，但可能不足以作为治疗抑郁症的单一疗法。一项424人的RCT研究发现，在有3次及以上发作的患者中，MBCT与持续性抗抑郁疗法在预防抑郁症复发方面一样有效，MBCT已成为英国国家卫生局提供的标准治疗方法。

MBRP与MBCT特点相似，但更关注于预防物质使用障碍的复发。大型RCT研究将MBRP与包含了12步程序和心理教育的常规治疗方法进行了比较。在6个月的随访中，MBRP参与者呈现出更低的物质使用复发风险，在那些仍在使用的人群中，使用天数也显著减少。

（二）瑜伽

瑜伽主要由冥想、呼吸法（呼吸调节）和体位法（姿势）3种主要方式组成，因此被认为是一种身心合一的方法。瑜伽的锻炼方式从身体练习到注意力训练（如提高自我意识或审视自己及他人的行为）变化多种多样。因此，需要了解患者正在练习的瑜伽类型，以及针对特定情况而量身定制的课程或说明。通常，恢复性瑜伽和哈他瑜伽（传统瑜伽）采用轻柔、有意念的运动形式，关注于身体意识和静止状态。

荟萃分析显示，瑜伽可以作为抑郁症的辅助疗法，而作为单一疗法的相关数据有限。但是，最近的一项RCT研究发现，实施为期8周的哈他瑜伽干预可在统计学上和临床上

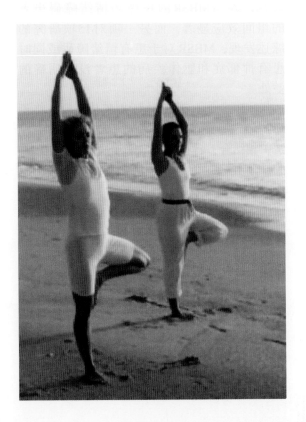

显著降低抑郁症的严重程度，并且一项亚组分析显示，瑜伽参与者更可能达到缓解。另一项RCT研究使用了每周一次、持续10周的创伤敏感瑜伽计划作为辅助治疗方法，对患有慢性难治性创伤后应激障碍（PTSD）的女性进行评估。研究发现，与支持治疗组相比，瑜伽可以显著减轻PTSD症状，其效果可与经过广泛研究的PTSD方法（包括心理药理学和心理疗法）相媲美。

（三）太极和气功

太极拳和气功是古老的锻炼方式。太极拳和气功都采用缓慢的、有意识的冥想运动，这些运动依靠身体对位置的自我意识来适应身心的能量流。荟萃分析显示，常规太极拳练习可显著改善心理状况，包括减轻压力、焦虑和抑郁。

（四）生物反馈

生物反馈的做法包括连接到接收有关人体反馈信息的传感器。这些传感器监视脑电波（脑电图）、呼吸模式、心率、皮温、汗腺活动和肌肉张力等心理生理变化。生物反馈的主要目标是平衡自主神经活动，通常可以帮助患者降低交感神经高反应性。尽管生物反馈可以解决多种健康状况，但它的最佳应用是用于疼痛综合征、焦虑症、重度抑郁和注意力不足。对于重视自我控制的患者以及压力是显著医疗问题的患者，推荐使用生物反馈。压力温度计是一种简单而低成本的方法，通过日常的手动加热（是一种放松的标志）练习来实现生物反馈。

十、操作及身体疗法

（一）按摩疗法

按摩疗法被患者广泛使用，增加放松感并减轻肌肉紧张。尽管社区中的患者广泛使用按摩来管理焦虑，但很少有严格的病例对照研究评估按摩对于精神疾病的疗效。一项

2016年的RCT研究发现瑞典按摩疗法可能是治疗广泛性焦虑症的有效方法，这是首先采用单一治疗的研究之一，填补了这类研究的空白。

（二）正骨疗法和手工正骨疗法

正骨疗法医生（doctors of osteopathic medicine，DOs）是接受了有关神经肌肉系统的额外培训并获得资质授权的医生。正骨疗法医生被教导要不仅关注疾病症状，还要考虑生活方式和环境如何影响幸福感。手工正骨疗法（osteopathic manipulative therapy，OMT）是一系列手工技术，旨在解决结构、肌肉和组织异常，减轻关节束缚和错位，并促进循环。OMT涉及医生手工向身体的特定区域施加压力或阻力。

2017年的一篇综述建议，正骨疗法可以作为CBT的补充手段，以减少患者对疼痛的恐惧并提高对运动的信心。另一篇2018年的系统综述分析了16项RCT研究，以验证正骨治疗对慢性疼痛患者的心理社会因素的影响。这篇评论发现正骨疗法可能对慢性疼痛患者的焦虑、恐惧回避、生活质量和整体健康状况有益。然而，由于生物心理评估是正骨疗法培训和实践不可或缺的一部分，因此很难得出有关OMT本身的心理社会效益的具体结论。

十一、替代或整体医疗系统

中医（traditional Chinese medicine，TCM）是一种实践了数千年的医学体系。在中医中，疾病被认为是气或生命力能量流的阻塞。为了恢复平衡，中医根据个人的情况综合采用针灸、草药和特定方式，以达到最佳饮食、锻炼、生活方式和情感/精神联系。针灸是中医治疗的一个组成部分，以特定方式将细针放置于身体的特定部位。辉及其同事使用对健康受试者的功能性磁共振成像（functional magnetic resonance imaging，fMRI）研究，发现针刺刺激通过杏仁核和下丘脑明显活力下降来影响大脑情绪功能区。

针灸治疗抑郁症的荟萃分析显示出不一致的结果。一些综述认为针灸治疗对抑郁症状的减轻没有影响，而另一些综述认为针灸与抗抑郁药一样有效。国家针灸戒毒协会（National Acupuncture Detoxification Association，NADA）方案是一种耳穴针灸，当与戒毒治疗一起配合使用时，可以减轻戒断症状的严重程度。NADA方案通常以小组的方式进行管理，以提高依从性，并且涉及在耳朵上的5个特定穴位处进行双侧针灸。卡特及其同事在2011年进行的一项前瞻性试验，在28天的住院治疗计划中，进行了NADA辅助针灸加常规治疗与单独常规治疗的比较。该研究发现，NADA针灸加常规治疗组的所有症状指标在统计学上都有显著改善。

十二、难治性失眠症的复杂案例展示

 案例

一名70岁的欧洲裔美国女性患难治性失眠症长达20多年。病史包括重度抑郁（缓解）、纤维肌痛、甲状腺功能减退（稳定，无须药物治疗）、阻塞性睡眠呼吸暂停（坚持持续气道正压通气治疗）、高血压（使用氯沙坦控制）、很久之前的乳腺癌病史（缓解），以及2型糖尿病（饮食控制）。治疗纤维肌痛、抑郁和失眠的精神药物包括阿米替林、度洛西汀和唑吡坦。

医生邀请患者讨论医疗问题对其生活的影响，对导致自身疾病原因的直觉看法以及她对健康和快乐的理解。患者将纤维肌痛发作描述为流感样症状，伴有全身疼痛。患有纤维肌痛的身体和认知限制会影响患者的自我认知、活力和动力。亲眼目睹了父母双方都患有痴呆后，她担心自己会衰老，并感到自己的疾病正在越积越多。

失眠和疲劳会严重影响她的认知。神经系统检查发现认知障碍并不明显。她认为良好的睡眠质量、有精力从事自己喜欢的活动、与他人的紧密联系是影响整体健康和幸福的重要组成部分。

医生向患者询问她补充和替代治疗的经验。该患者说她一直服用维生素D₃来治疗维生素D缺乏症，服用D-核糖来缓解疲劳，使用ω-3脂肪酸来保护心血管，并偶尔服用褪黑素来改善睡眠。每周进行针灸治疗以减轻纤维肌痛发作。她在早上进行冥想和气功练习，并运用了通过CBT学习的睡眠卫生技术来治疗失眠：使床不再成为睡眠方面的焦虑源，避免小睡，并换成喝不含咖啡因的咖啡。

进一步评估显示，该患者每天通过无咖啡因的咖啡，黑巧克力和苏打等咖啡因的隐性来源，消耗相当于200mg的咖啡因。令患者惊讶的是，从咖啡豆去除97%咖啡因，就能带有无咖啡因的咖啡标签，这样每杯咖啡最多仍可以保留30mg咖啡因。通过动机性访谈，医生得知患者喜欢使用不含咖啡因的咖啡来提升热饮的质量。患者自己确定凉茶可以作为替代品，并将午餐时黑巧克力的摄入量限制为一盎司。

医生建议患者在数周内逐渐减少咖啡因，以避免咖啡因戒断症状。患者经历了安宁的睡眠，因此精力、认知和活力得到了显著改善。她最终停用了阿米替林、唑吡坦和D-核糖，而没有情绪或精力上的失衡。患者还能够与心理治疗的主题产生共鸣，不再将焦点放在与自己的价值观不符的活动上，而将注意力放在符合自己真实愿望的活动上。

这个案例展现出整合医学和行为医学的共同目标：关注患者本人的叙述，直接询问各种各样的疗法，并仔细判识治疗是否无效或病因仍未解决。医生没有将每种疾病、症状和治疗视为彼此独立的实体，而是首先扩展到更大的框架。全人全系统的观点有助于医生揭示根本病因，并最大限度地减少不必要或有害的干预。

该患者病史的许多问题都可能导致失眠（如抑郁症、睡眠呼吸暂停、纤维肌痛、甲状腺功能减退、维生素D缺乏症和糖尿病）。但是，对这个患者的故事有更深入的了解后会发现咖啡因的隐性来源是导致之前被认为是"难治性"持续性失眠的根本原因。逐渐减少咖啡因的干预措施改善了睡眠，并最终停用了不必要的药物，这些药物在老年人中具有危险的潜在不良影响（如三环类抗抑郁药或苯二氮䓬类受体激动剂有引起谵妄的风险）。患者也开始减少对无用的思想和行为的关注，而更多地关注能够增强生活中快乐和满足感的思想和行为。尽管试图通过复杂的治疗方法来解决症状会吸引人，但仔细分析根本原因，简化干预措施可能获得更好的效果。

十三、结论

整合医学正在迅速发展并变得愈加主流。患者广泛地使用整合医学疗法，这一领域研究的发展，以及越来越多的传统从业人员寻求接受整合医学额外培训，这些都证明了这一点。行为医学具有对心理、身体和精神之间关系的固有关注，是一个特别适合整合医学实践的领域。整合医学未来理想的情况是整合医学与正统医学的优势和适当的补充模式结合起来促进身体的康复。

十四、推荐阅读

Cramer H, Lauche R, Langhorst J, Dobos G. Yoga for depression: a systematic review and meta-analysis. *Depress Anxiety* 2013; 30 (11): 1068-1083.

Frank DL, Khorshid L, Kiffer JF, Moravec CS, McKee MG. Biofeedback in medicine: who, when, why and how? *Ment Health Fam Med* 2010; 7 (2): 85.

Fryer G. Integrating osteopathic approaches based on biopsychosocial therapeutic mecha-nisms. Part 2: clinical approach. *Int J Osteopath Med* 2017; 26: 36-43.

Hofmann SG, Sawyer AT, Witt AA, Oh D. The effect of mindfulness-based therapy on anxiety and depression: a meta-analytic review. *J Consult Clin Psychol* 2010; 78 (2): 169-183.

Kuchta K, Schmidt M, Nahrstedt A. German kava ban lifted by court: the alleged hepatotoxicity of kava (*Piper methysticum*) as a case of ill-defined herbal drug identity, lacking quality control, and misguided regulatory politics. *Planta Med* 2015; 81 (18): 1647-1653.

Kuyken W, Hayes R, Barrett B, et al. Effectiveness and cost-effectiveness of mindfulness-based cognitive therapy compared with maintenance antidepressant treatment in the prevention of depressive relapse or recurrence (PREVENT): a randomised controlled trial. *Lancet* 2015; 386 (9988): 63-73.

Leo RJ, Ligot JS Jr. A systematic review of randomized controlled trials of acupuncture in the treatment of depression. *J Affect Disord* 2007; 97 (1-3): 13-22.

Rapaport MH, Nierenberg AA, Howland R, et al. The treatment of minor depression with St. John's Wort or citalopram: failure to show benefit over placebo. *J Psychiatr Res* 2011; 45 (7): 931-41.

Sanchez-Villegas A, Martinez-Gonzalez MA, Estruch R, et al. Mediterranean dietary pattern and depression: the PREDIMED randomized trial. *BMC Med* 2013; 11 (1): 208.

Wang C, Bannuru R, Ramel J, et al. Tai chi on psychological well-being: systematic review and meta-analysis. *BMC Complement Altern Med* 2010; 10 (1): 23.

十五、网站

Academic Consortium for Integrative Medicine. https: // imconsortium. org. Accessed July 2018.

National Center for Complementary and Integrative Health (NCCIH). https: //nccih. nih. gov. Ac-cessed July 2018.

National Institutes of Health Office of Dietary Supplements. https: //ods. od. nih. gov. Accessed July 2018.

Natural Medicines. https: //naturalmedicines. therapeuticre-search. com. Accessed July 2018.

应激与疾病

John F. Christensen, PhD

一、引言

人类历史中充满了应激与疾病相关联的戏剧性故事。伦敦圣乔治医院外科医生和医学教育家约翰·亨特（1728—1793）曾公开表示"我的生活受到各种挑衅我的捣蛋鬼摆布"。之后不久，他在一次与医院管理人员争论不休的会议后过世。

回顾1994年洛杉矶验尸官的记录，我们发现，1994年北岭地震当天的死亡人数显著增加，包括与动脉粥样硬化性心脏病相关的猝死。1999年中国台湾发生7.3级地震时，24小时动态心电图显示了患者由于副交感神经减弱和交感神经兴奋而出现心率变异性紊乱。而在1996年欧洲足球锦标赛四分之一决赛，法国队对荷兰队的比赛中，加时赛结束时两队仍然平局，胜负通过点球大战（突然死亡判罚）决出，最终法国队胜出。在之后针对荷兰45岁及以上人群死亡率的分析显示，和比赛日前后5天相比，荷兰男性在比赛当天死于急性心肌梗死（myocardial infarction，MI）或脑卒中的相对风险为1.51。而在法国男性身上就没有出现这一现象。这样的结果给"突然死亡判罚"一个新的定义。

暴露于危及生命的应激源后留下的心理后遗症同样会给人们的生活带来困扰。2001年9月11日，恐怖分子袭击了世界贸易中心和五角大楼，约有10万人目睹了这一幕，间接目睹的有数百万美国和全世界其他国家的人民。而在2001年10月16日至11月15日期间，居住在曼哈顿第110街以南的居民中约7.5%罹患创伤后应激障碍（PTSD），9.7%罹

患抑郁。针对有代表性的美国人群样本的调查显示，在袭击发生后3～5天，44%的居民报告了一种或多种与急性应激障碍（acute stress disorder，ASD）相关的明显症状。遭受酷刑的难民和战俘也可能出现创伤后应激障碍、焦虑和抑郁症状。

自20世纪60年代后期以来的研究已经证明了个人生活的重大变化与后续出现的各种身体和心理疾病之间的相关性。研究人员甚至发现了日常麻烦和疾病发生之间一致的关系。

精神应激与身体疾病之间的相互关系复杂且受多因素影响。因此，对应激和疾病的研究涵盖了广泛的行为、情感、认知、生理、激素、生物化学、细胞、环境甚至精神联系等方面，所以在临床对照试验中不易理解或完全概括。

据估计，高达70%的基本医疗门诊与应激和生活方式问题有关。然而，大多数医生并未接受过相关训练，难以将诊断思路和治疗方式扩展至这些疾病的心理社会背景。医疗工作者要能够在患者的生活困境中理解他们的疾病和痛苦，才能提供充分的治疗和预防。这一观点允许医生从宏观意识层面到微观分子层面进行连续性多点干预。

生物–心理–社会医学模式中，疾病被视为由多重因素决定——分子水平的生化改变以及宏观水平上的心理和社会事件都能对疾病产生影响。该模型鼓励医生在不同层次上，从患者的遗传易感性和病理生理过程到他们独特的生活环境，将应激源和构建现实的心理意义等一系列因素纳入考虑，以充分了解

疾病的起源和最适宜的治疗。

本节为医生提供了一个框架，去广义地、结合临床思考应激–疾病之间的联系，并提供了一些评估和治疗应激相关疾病的方法。我们提供了这一观点简要的研究背景基础，给出了指导诊断和治疗的理论框架以及与患者沟通有关应激问题的方法，并提供了一些应激评估、预防和干预的措施。

 案例 1

病史：一名54岁的女性，有慢性偏头痛、高血压、高胆固醇血症、轻度肥胖和吸烟史，到新的基本医疗医生那里就诊。前一位医生使用舒马普坦治疗她的偏头痛，用法为每天两次，一次1片，而她经常在每月中旬打电话以索要额外剂量的药物。其他用药还包括阿替洛尔治疗高血压、预防偏头痛，以及非处方抑酸剂治疗偶尔出现的烧心。

接诊：患者看上去很愤怒，抱怨药物对缓解疼痛没有帮助。新的医生听取了她的主诉，并在诊疗结束时同意补充她的药物。但表示他不会比以前的医生开具更多的处方药物。新医生要求她回来做每年例行的宫颈涂片检查，届时他会询问病史并进行体格检查。

这种情况在基本医疗中很常见，患者的慢性主诉使得新的医生努力缓解其症状，特别是通过使用镇痛药。许多医生可能会将这类患者视为"困难患者"（见第4章）。这位医生在进行全面的病史采集和体格检查前没有急于制订治疗计划，而将这些安排在下次就诊中。他提供了镇痛药以满足患者当前需求，并且获得了她的同意，后续来做进一步的评估。下次就诊不仅能进行身体检查，还可以探寻引起患者症状群的心理和社会应激途径。我们稍后会继续讨论这个案例。下面我们先来回顾"应激"的历史和意义、研究背景，以及可供使用的多种多样的评估和干预工具，以便帮助医生引导患者进入健康新阶段。

二、定义

应激（压力）的概念是由生理学和心理学从物理学中借用，在物理学中，压力通常指的是对抗某种阻力的力。在材料科学中，压力是外部世界施加在材料上的，应变是材料对压力的反应。

汉斯·塞利通常被认为是将应激概念引入生理学的人。他将应激（压力）粗略地定义为"身体损耗率"，更严格的表述为"特定综合征所表现的状态，包含了生物系统内所有的非特异诱导出的变化"。这种特殊综合征被塞利称为一般适应综合征（general adaptation syndrome，GAS）。在这一综合征中，肾上腺皮质分泌糖皮质激素，以应对不同应激源（如热、冷、饥饿和其他环境损伤）对机体的适应需求，因此有"非特异性诱导变化"的说法。

"应激"和"应激源"两个术语通常需要进行区分。虽然应激有时被宽泛地用于指代来源于环境的针对机体的威胁，但"应激源"这一术语更适合指代这些因素，而"应激"是指机体的反应。

最新对人类应激的定义源自一种交易模型，该模型考虑了人与环境之间的相互作用。这种观点认为，当情境需求提出行动要求，而个人认为这超出了可用资源时，就会产生应激。我提出了以下操作性定义："应激是机体与其所在环境之间的交换过程，当有自发的或环境诱发的变化，且被机体视为超过可用资源时（包括内部或外部资源），机体–环境系统中的稳态过程就会受到破坏。"这个定义既包括应激的传统概念，即应激来源于超出机体应对资源的外部需求（环境诱导的变化）；也包括对个人生存或幸福至关重要，但环境或个人能力无法实现（超出可用资源）的内在期望（自发产生）。机体–环境系统稳态的破坏可以主要表现为机体的病理性终末状态（疾病或组织损伤）或环境的破坏性改变（暴力作为应激反应）。

三、研究背景

（一）心理－神经－免疫学

心理－神经－免疫学（psychoneuroimmunology，PNI）是涵盖意识、中枢神经系统（central nervous system，CNS）和免疫系统（涉及人体对感染和异常细胞分裂的防御）相互作用的研究。这些研究的有力证据显示中枢神经系统可以影响免疫功能，反之，免疫系统也可以影响中枢神经系统。大脑是免疫调节网络的一部分。特别的是，刺激下丘脑－垂体－肾上腺（hypothalamic-pituitary-adrenal，HPA）轴会导致免疫系统功能下调以应对应激（图36-1）。应激性的思想和情绪可能通过边缘系统（主要指杏仁核）或前脑投射的轴突到达下丘脑。在应激条件下由下丘脑中产生的促肾上腺皮质激素释放因子（corticotropin-releasing factor，CRF）作用于垂体前叶以释放促肾上腺皮质激素（adrenocorticotropic hormone，ACTH），ACTH又可以刺激肾上腺皮质生成皮质类固醇。在急性应激状态下，皮质类固醇对淋巴网状内皮系统具有免疫抑制作用，并具有显著的抗过敏

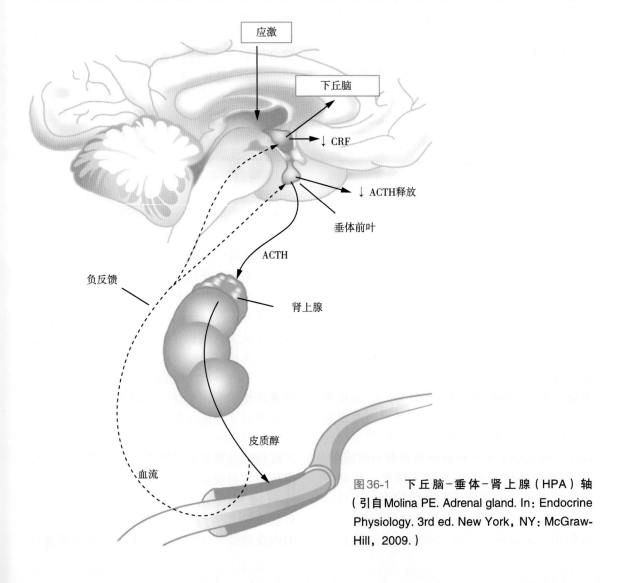

图36-1 下丘脑－垂体－肾上腺（HPA）轴（引自Molina PE. Adrenal gland. In: Endocrine Physiology. 3rd ed. New York, NY: McGraw-Hill, 2009.）

和抗炎作用。

此外，CRF导致儿茶酚胺的释放，而儿茶酚胺又可导致淋巴细胞、单核细胞等细胞功能的改变。内源性阿片（内啡肽）也会随应激水平上升而升高，而它们大多具有免疫抑制作用。最后，作为免疫增强因子的生长激素和催乳素在急性应激初期升高，但在长期应激的条件下，其分泌受到抑制。因此，皮质类固醇、儿茶酚胺和内啡肽的升高，以及生长激素和催乳素的抑制综合作用可导致免疫系统失调。

心理应激可导致促炎细胞因子生成增加，特别是白介素-6（interleukin-6，IL-6）生成增加，这一现象也可以由感染和创伤引起。促炎细胞因子高水平表达已被证实与老年人的部分疾病有关，这些疾病可以追溯到炎症（其中包括心血管疾病、骨质疏松症、关节炎和2型糖尿病）、某些淋巴增殖性疾病或肿瘤（包括多发性骨髓瘤、非霍奇金淋巴瘤和慢性淋巴细胞白血病）、抑郁、阿尔茨海默病和牙周病。应激研究的另一个进展涉及"非稳态负荷"的概念，即由于非稳态系统的慢性过度活跃或不活跃导致的机体劳损。内稳态是指身体产生激素（如皮质醇）和其他介质（如细胞因子）的能力，这些介质有助于身体适应新的情况或挑战。非稳态系统包括自主神经系统（图36-2），HPA轴（图36-1）以及心血管、代谢和免疫系统，通过对内外应激做出应答来保护人体，试图通过改变达到稳态。

（二）脑-肠-微生物组轴

最新的研究阐明了大脑和肠道微生物组之间的相互作用途径。"人类微生物群"是用来描述人体中所有微生物（细菌、真核生物、古细菌和病毒）的术语，而"微生物组"则被定义为这些微生物及其基因的完整目录。人体内有数万亿的微生物群，尤其是肠道，它们的数量略多于人体细胞。这些微生物群的总重量（1～2kg）相当于人脑的重量。脑与肠道菌群之间的双向通信被称为"脑-肠-微生物组"（brain-gut-microbiome，

BMG）轴，这种通信可通过多种生理通道发生，包括神经内分泌、神经免疫途径以及自主神经系统。迷走神经是这种双向交流的最重要的神经途径。

BMG轴功能障碍可能起源于脑或肠道。心理压力会破坏包括胃肠道（gastrointestinal，GI）生态系统在内的生物体内的稳态。这种破坏由上述的HPA轴介导。一个BMG轴破坏的例子是肠易激综合征（inflammatory bowel syndrome，IBS），其HPA轴的活化持续时间比健康人更长。旨在减轻心理压力的干预措施可以对IBS症状产生有益的影响（请参阅下文有关胃肠道疾病的部分）。同样，对肠道菌群的破坏（如细菌感染）可能会导致炎症，这与抑郁症和应激反应性增加有关。情绪障碍和肠道之间的另一种联系在于5-羟色胺和色氨酸的代谢。肠道和肠神经系统（enteric nervous system，ENS）神经元的黏膜细胞产生体内95%的5-羟色胺。5-羟色胺与胃肠道分泌、运动和痛觉有关，而在大脑中它调节情绪和认知。

可能直接影响肠道菌群的干预措施正在兴起，其中包括使用心理生物制剂，它可以改变肠道菌群，从而对情绪、认知、压力反应产生积极影响。正在研究的肠道代谢的另一个特征是肠道菌群的多样性。多样性通常是生态系统健康状况的一个指标，研究表明，西式饮食的人微生物群中物种的多样性通常远低于猎人和农民。尽管大多数关于BGM轴的研究都是在动物身上进行的，但对人类的临床研究开始显示出治疗的前景，这些治疗将可以针对大脑和肠道，以恢复平衡和缓解痛苦。

（三）应激、食物与炎症

炎症易导致疾病的高死亡风险，包括心血管疾病、癌症和糖尿病。应激、抑郁和摄食都可通过增加促炎细胞因子生成进而诱发炎症。饮食可通过ω-3多不饱和脂肪酸和ω-6多不饱和脂肪酸之间的平衡影响细胞因子水平，进而诱导炎症发生，其中ω-6多不饱和脂肪酸（精制植物油）促进促炎细胞因子的

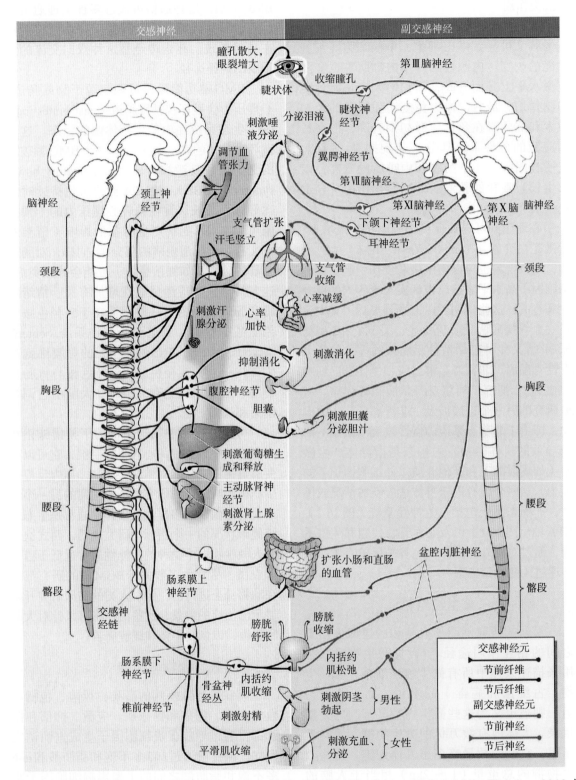

图36-2 自主神经系统（引自Boron WF，Boulpaep EL. Medical Physiology. Philadelphia：Elsevier，2012.）

产生，而 ω-3（鱼、鱼油、核桃、亚麻籽）可减少其产生。抑郁、炎症与饮食平衡相互作用，已知较高的 ω-6/ω-3 比例与抑郁症发生有关。在流行病学研究中，较多摄入鱼类与较低的抑郁症患病率相关。ω-6/ω-3 比例较高的饮食也可增加对应激诱发的炎症反应的易感性。反之，应激会促进选择不健康食物，进而促进炎症反应，应激升高与水果蔬菜的摄入减少以及甜食快餐的摄入增加相关联。应激升高还与餐后血脂峰值升高以及这些化合物的胃排空延迟相关，二者都与动脉粥样硬化有关。

（四）心理干预对免疫系统的影响

一项荟萃分析综述显示，3 类干预措施能够有效地影响免疫功能。带有免疫暗示的催眠能够对唾液总免疫球蛋白 A（IgA）浓度和中性粒细胞黏附起积极作用，并能够轻度抑制中间型超敏反应性红斑。这些作用通过放松来调节。调节性干预措施能够增强自然杀伤（natural killer，NK）细胞的细胞毒性，其中中性刺激最初与免疫调节刺激相结合，然后引发自身的免疫变化。披露干预措施，即鼓励患者将先前被压抑了的应激经历写出来，已经显示出在降低 EB 病毒抗体滴度和增强人体对潜伏单纯疱疹病毒复制的控制方面取得了一些成功。另一项荟萃分析着眼于心身干预对基因转录因子的影响。使促炎细胞因子相关基因显著下调的干预措施，包括超然沉思法和正念冥想、太极、气功、放松反应、正念减压和呼吸调节等。一项对 CRT 的综述发现，正念干预措施降低了促炎标志物水平，包括 C 反应蛋白、白介素 -6 这样的循环血液学标志物，以及应激诱导的炎症性皮肤反应。研究还发现，对于人类免疫缺陷病毒（HIV）阳性的成年人，在治疗后和长达 9 个月随访后，正念干预可以缓冲其应激状态下 CD4$^+$T 淋巴细胞计数的增减。

（五）应激性生活事件

回顾性研究显示，近期生活变化与一系列病理结果之间存在关联，如心源性猝死、心肌梗死、骨折、妊娠和分娩并发症、慢性病加重、结核病、多发性硬化、糖尿病、儿童白血病发病、抑郁症和精神分裂症等精神障碍的发作。前瞻性研究可根据生活变化评分预测未来疾病，并通过后续医疗记录检查来验证预测的准确性。

近来，研究重点集中于可能调节生活变化与疾病关系的个体和环境变量上。介导应激反应的心理变量包括控制点（包括个体在生活中倾向于控制的程度以及他们认为自己对特定生活事件的控制程度）、对刺激的需求、对改变的开放度、刺激筛选、自我实现、否认的应用、社会支持的存在以及情感的自我表露。关于适应力的最新研究集中于抑制或关闭应激反应（上述 HPA 轴和交感神经系统反应）的神经化学和激素反馈系统。在这些适应力化学物质中，脱氢表雄酮（dehydroepiandrosterone，DHEA）可以减轻皮质醇的影响，神经肽 Y 可以对抗垂体前叶 CRF 的作用。这些应激抑制机制在那些对应激事件表现出更强的适应性或耐受性的人群中更为普遍。

（六）科技应激

智能手机和互联网使用的增加，为工业化国家的工作和连接建立了新的规范。虽然先进的通信技术使得人们可以前所未有地广泛、快速地获取信息，也增加了许多人工作地点和时间的灵活性，但这些技术也对人类健康产生了负面影响。在瑞典一项针对年轻人的研究中，在 1 年随访期间，高频率使用手机是应激、睡眠障碍和抑郁的预测因素。使用社交媒体与远近朋友的频繁互动是一个悖论。一方面，社交媒体促进了使用者与社会支持网络的接触，而社会支持网络是一种成熟的应激缓冲机制。聊天和发短信是 Y 一代（1980 年后出生）人的高频活动之一。另一方面，这些媒体也会导致沟通过载，由于多任务处理、分心以及不能做到期待中的即时响应和持续在线所造成的内疚感，而导致工作记忆疲劳。

（七）美国应激调查

美国心理学协会（American Psychological Association，APA）每年发布的"美国应激调查"显示，承担家人护理任务的人（包括照顾老年人和慢性病患者）应激水平更高，健康水平更低，相比于一般人群更倾向于以不健康的行为缓解应激。2018年的调查显示，自我报告的压力从代际差异（1～10级）上看，老年人报告的最低为3.3，婴儿潮一代为4.1，X世代为5.1，Z世代为5.3，千禧年一代为5.7。造成压力的一个原因是当前的政治氛围，约3/5的美国人（62%）报告说，这是一个巨大的应激源。当被问及国家的未来时，超过2/3的美国人（69%）报告说，这使他们承受巨大压力。Z世代（出生于1990年代中期至2000年代中期的人）报告说，枪支暴力是一个重要应激源，其中75%的人担心大规模枪击事件，而72%的人担心学校枪击事件。

（八）工作相关应激与倦怠

在工业化社会中，职场的要求是一种持续而强烈的应激源。工作压力被定义为高工作要求和低感知控制的组合。一项针对健康年轻人的前瞻性研究发现（芬兰年轻人心血管风险研究），工作压力与男性颈动脉粥样硬化发病率增加有关，而与女性的发病率无关。

在另一项前瞻性研究中，超时工作的应激水平与代谢综合征的风险呈线性关系，且职位较低的受试者有更高的风险。

一项针对10 308名伦敦中年公务员的研究显示，高要求和低控制性的长期工作压力与心血管疾病事件相关。工作压力与消极行为（如低运动量和不健康饮食）和病理生理后果（如心率变异性降低和早晨皮质醇增加）之间存在关联。

倦怠是一种与持续应激相关的综合征，并且在各种工作场合和各种职业（包括医生）中被广泛研究。它包括情绪耗竭、去个性化和个人成就感降低的症状。在一项前瞻性研究中，倦怠与表面上健康个体的2型糖尿病发病风险增加有关。

在日本，近几十年来，由于过度劳累而引起的"过劳死"概念受到了政府的关注。第二次世界大战后工业化的快速发展使得生产效率提高，给日本工人带来了压力，他们经常加班而没有额外的报酬。先前健康的高层商人突然死亡的新现象引起了人们对这些紧张工作环境的关注。

（九）急性和慢性应激在心脏疾病中的作用

急性应激激活交感神经系统（图36-2），导致心率和血压升高，冠状动脉收缩和心肌电稳定性降低。某些行为和情绪事件可能是易感个体急性冠状动脉综合征（心肌梗死和心源性猝死）的触发因素，特别是症状发作前1～2小时内的事件。

行为触发因素包括强体力活动（男性更常见）、性活动、睡眠障碍和大量饮酒。研究较充分的情绪触发因素包括地震、体育赛事、战争、高压力且有截止期限的工作以及愤怒。在一项研究中，愤怒发作后2小时内急性心肌梗死的相对风险为2.3，而以发作前24小时作为对照，则相对风险为4.0。愤怒引发心肌梗死的风险与社会经济状况呈负相关。在一项大规模研究中，与通常的愤怒水平相比，愤怒引发心肌梗死的相对风险为9.0，当分析限制于无先兆症状的患者时，相对风险增加至15.7。

章鱼壶心肌病（takotsubo cardiomyopathy，TCM）是情绪紧张导致身体疾病的一个有趣的例子。这种情况类似急性冠脉综合征，并伴有可逆的左心室心尖部球形扩张，而冠状动脉造影没有显著的冠状动脉狭窄。在日语中，"tako-tsubo"的意思是"捕章鱼的壶"，被诊断出患有此病的患者左心室形状与之相似。TCM是短暂的，通常由急性情绪应激引起，也被称为"应激性心肌病"或"心碎综合征"。该疾病与过度的交感神经刺激、微血管功能障碍、冠状动脉血管痉挛和心肌组织代谢异常有关。儿茶酚胺的过度释放似乎对其发展起关键作用。几乎90%的病例发生在绝经后妇女中。

TCM 是一种可逆性心肌病，通常预后良好。这是一种近来描述的现象，对于任何在急性悲伤、休克或应激发作后出现急性呼吸困难、胸痛或虚脱的患者，都应尽早考虑。

除了会促进不健康的行为外，慢性应激还可激活、再激活交感神经系统。反复的交感神经兴奋会导致心率增加和血压上升，而自主神经系统失调会导致与心血管疾病事件有关的心率变异性降低以及应激反射功能障碍。抑郁症会提升炎症标志物水平，包括纤维蛋白原、C 反应蛋白、IL-6 和肿瘤坏死因子。慢性应激因素也会激活 HPA 轴形成高皮质醇血症，进而促进中心性肥胖和胰岛素抵抗，这也是心血管疾病的危险因素。

在护理员健康影响研究中，400 名护理员在 4 年内的死亡率比非护理员对照组高 63%。死亡率的增加在已知患有心血管疾病的护理员中尤为明显。在一系列以生理学为导向的研究中，圣地亚哥护理员研究项目探究了陪护和心血管疾病之间的可能关联途径。6 年随访期间，不堪重负的护理员患高血压的风险增加。护理员还出现 D- 二聚体（循环促凝因子）水平增加，睡眠中断增多和循环炎性细胞因子水平上升的现象。

（十）性格因素对心血管疾病的影响

研究探讨了心脏病与一系列性格特质之间的关系，包括敌意、愤怒、愤世嫉俗、多疑和过度自我卷入。敌意可概念化为 3 个元素：愤怒情绪，愤怒的表达，对外界愤世嫉俗与怀疑的认知。通过使用被充分验证的敌意认知测量方式，研究人员发现较高敌意评分与其后冠心病事件相关，包括心绞痛、非致死性心肌梗死、脑卒中和充血性心力衰竭等疾病的住院治疗。高敌意评分也与冠状动脉危险因素有关，如血浆同型半胱氨酸水平升高、甘油三酯、体质指数（body mass index，BMI）、腰臀比、血糖水平、饮酒和吸烟。在一项针对中年女性的研究中，敌意评分每增加 1 分，颈动脉内膜增厚的预测风险就明显升高。

（十一）婚姻质量与健康

婚姻和离婚会导致免疫改变，并对健康产生影响。在有问题的人际关系中，抑郁症是导致免疫失调、炎症和健康状况不佳的核心中介因素。睡眠障碍和肥胖症与抑郁症会有双向促进作用。同居伴侣呈现出显著的转录相似性，他们的基因表达模式会逐渐趋于一致。在一项研究中，生活在一起的夫妻的免疫变异性比不在一起的夫妻之间降低了 50%。此外，同居伴侣的肠道菌群也更相似。这可能导致以下事实：伴侣一方的严重精神或身体疾病往往会增加另一方罹患抑郁症、哮喘、过敏性疾病、消化性溃疡病、糖尿病、代谢综合征、高血压、关节炎、癌症和认知障碍等疾病的风险。对来自多个国家的 72 000 名受试者的婚姻质量与健康之间的关系进行的荟萃分析发现，更高的婚姻质量与更好的身体健康有关。也有明确的证据表明，婚姻冲突期间，较高的婚姻质量与较低的心血管反应性有关。

（十二）人格因素与长寿

在各种研究中，责任心作为一种人格因素成为健康和幸福的有力预测指标。有责任心的人，是审慎的、可靠的、有条不紊的，持续保持健康向上的状态，且寿命更长。这种影响效力不亚于许多已知的生物医学危险因素。广泛的研究表明，认真是健康模式和长寿的非常有力和可靠的终身预测指标。寿命更长、生活质量更高、疾病负担较低的个体在其一生中往往具有以下特征：①他们有良好的社交网络，并很好地融入了社区；②他们身体充满活力；③他们有责任心，生活和工作都充满目标，并乐于帮助他人。

（十三）积极认知模式

多项研究的证据表明，乐观、个体控制感和意义感有利于身体健康。这些认知资源在帮助人们应对紧张的应激事件方面具有特殊意义。即使是不切实际的乐观期望似乎也会减缓感染 HIV 男性的疾病进展。在对健康老年人的研究中，心理一致感（适应力的一个指标）缓和了对搬迁的预期和NK细胞裂解减少之间的关联，心理一致感低伴随着NK细胞裂解的表现最差。在一项关于2011年日本地震和海啸主要灾区幸存者的认知和心理后遗症的研究中，创伤后应激对灾后3个月自我感知的生活质量产生了重大影响。该研究的作者得出结论，在反应的早期阶段，减少负面认知比起积极再评价，对减少抑郁和焦虑的作用更大。预计导向创伤后成长（posttraumatic growth，PTG）的积极再评估将在更长时间内出现。类似于从其他灾难中恢复的时间进程，创伤后成长可能会包含与他人关系的强化，对新的可能性的意识，自我感知到的个人力量，人生目标感，"富有意义"（ikigai）的观念，以及更深刻的灵性。

（十四）宗教信仰与精神

众多研究表明宗教或修行与健康结局之间存在关联。"宗教"可以被视为一系列信仰和实践的统称，是精神体验的外在表现。这些外在表现可以基于组织或个人，但通常都源于群体传统。"灵性"可以被视为对生命的超越、存在或神圣维度的取向或体验。超越或神圣的事物被认为是超出自我的东西，无论它被概念化为是神圣存在、更高级的力量、自然、精神，还是存在的终极基础。人们可能只参与宗教活动而没有精神体验，而有些人认为自己有强烈的精神活动但没有宗教信仰，也有些人认为他们的宗教实践是通向灵性的途径。

关于宗教与健康关系的研究类型包括横断面研究、前瞻性研究和回顾性研究，涉及参与宗教或修行情况与某些健康结果测量的相关性，以及将受试者随机分为治疗组和对照组的干预研究。宗教或精神参与健康结局的相关性研究显示了它们与下列情况呈正相关：长寿，心血管疾病和高血压减少，参与健康促进行为增多，抑郁、焦虑、药物滥用和自杀的风险降低，疾病应对能力更好以及健康相关生活质量更高。在干预研究中，对健康结局有效性的最佳证据来自宗教导向的认知疗法、冥想、12步同伴疗法、宽恕疗法和代祷。

一项基于32 000名成年癌症患者、关于宗教和灵性对自我报告健康影响的荟萃分析发现，宗教/精神实践与身体健康、功能健康和身体症状之间存在显著关联。

案例1（续）

社会史：在预约随诊时，医生记录了患者的社会史。患者在以往35年里每天吸一包烟，未使用酒精或街头药品。虽然从未结过婚，但她与男友保持了10年的恋爱关系，她的男友患有严重的肺气肿，需要依赖氧气。3年前，这名男子承担起了养育他的两个孙女（8岁和11岁）的责任，因为他的女儿，也就是两个孩子的母亲正在监狱中戒毒。男友在做决定时没有咨询患者的意见。由于对男友的爱以及男友对她的依赖，患者接受了养育两个女孩的压力。大孙女现在已经14岁了，变得不守规矩，叛逆，性生活活跃，且具有攻击性。她曾要求患者协助获得避孕措施。虽然患者想要离开这种高压环境，但她认为照顾她的伴侣和两个孩子是她的责任。这段病史将近期生活事件与偏头痛频率的增加和每日使用舒马普坦联系了起来。

医生鼓励患者的情绪表达：医生积极倾听患者带着哭泣的自我陈述。在随诊结束时，患者向医生表示感谢，而医生注意到她在就诊过程中没有偏头痛的主诉。

当患者倾诉她的心理和社会应激因素时，医生能够通过生物-心理-社会视角获得诊疗的相关信息。可能导致该患者临床症状的应激因素包括照料残疾伴侣，不得不承担养育孙辈的任务，以及对爱伴侣方式的自我期望，使她无法摆脱无法控制的局面。患者情绪的表达对缓解偏头痛症状有立竿见影的效果。从这次随访开始，对于医生来说非常重要的一点便是找到了一条途径，来引导和协调与患者病情相关的各种生理、心理和社会干预措施。

四、临床诊疗的应激模型

疾病的病因及其消长过程是多因素的。任何特定的疾病发生都是由许多情况决定的。探索应激影响疾病结局的复杂机制取决于持续的数据积累和启发式的临床模型处理。图36-3展示了一个有助于疾病诊断、预防和干预的应激模型。这一应激模型源于拉赫和亚瑟首先提出的光学模型，它将应激源描述为光线，通过连续透镜过滤后投射到疾病结局的屏幕上。在这里，连续透镜由个体的感知（威胁评估）、应对、生理过程和减少唤醒的行动来代表。每个镜片在通向疾病结局的路径上都会增强或减弱光的强度（分别为粗实线或虚线），并呈现了医生诊断患者疾病的应激影响或风险因素的潜在焦点。每个镜片还代表了预防性保健或干预的潜在重点。

感知是指个体对各种应激源所涉及的威胁的评估。图36-3展示了可能影响感知威胁程度的一些个体化变量。例如，一个人对改变的开放程度或认同程度会影响特定的生活变化，如孩子幼年离家是否被视为对自我的威胁或成长的机会。个人对生活的控制欲程度以及对特定应激源的把控程度，也会影响人们对威胁的感知。因此，当孩子努力寻求解放自我时，对青春期子女外出活动控制需求较强的父母，就会比那些控制需求较少且信任孩子判断的父母要承受更强的应激。

应对指个人用来缓和应激源所带来威胁的方法。一种应对方式是"暴露管理"，即主动增加或减少接触应激源的数量和强度。比如，一个工作应激过大、感觉受工作束缚的经理可能会通过收回一些承诺、减少工作时间、授权给下属更多责任等方式来减轻自己的应激。社会支持是应激的有效缓冲。成功应对应激既需要构建彼此信任的人际关系，也需要提升自身对经受过的应激事件的认知

程度。一些证据表明，面对应激，情绪自我表达能够提高免疫功能。"应激事件筛查"需要使用一些技巧来主动关注应激事件，控制刺激总体水平在可接受的范围内。

应激下，自主神经高反应性和免疫抑制是两种最主要的生理反应。这两种生理反应都与大脑皮层有关，是个体的认知和应对方式的结果。应激状态下的自主神经高反应性，有时被称作防御反应，已被证明是针对既定疾病患者的易感器官系统的疾病进展因素。因此，高血压患者的过度升压反应、紧张性头痛和慢性背痛患者的肌电图反应增加、胰岛素依赖型糖尿病患者的糖代谢干扰以及哮喘患者的支气管收缩反应，都是在特定应激下自主神经高反应性的例子。以高血压来说，血压正常者存在自主神经高反应性是未来患病的危险因素，在某些研究中，它还预示了未来的血压水平。另外，研究发现美国税务会计在4月15日之前的2周血清胆固醇水平上升；与长途商业航线的飞行员相比，着陆在航空母舰上的战斗机飞行员血清胆固醇水平更高。

交感神经活动的适应性功能之一是为了进攻或逃跑，将机体状态调整到适于肌肉大幅度运动的状态（图36-2）。在21世纪早期的人类社会，这些身体运动反应常常被有意识地压制或者升华，应激反应释放的葡萄糖和脂肪酸消除延迟，血压更长时间、更大幅度地升高。另外，在相对富裕的社会中，如果缺乏额外补充的有氧锻炼，骨骼肌使用少，由骨骼肌激活引发的内啡肽释放也会减少。内啡肽的减少使觉醒和交感神经活动受抑制，缺乏骨骼肌锻炼使得这个过程延长。

免疫抑制与慢性应激下血液循环中皮质醇、儿茶酚胺、阿片类物质水平升高和生长激素、催乳素的减少有关，可被称为失败反应。这种反应模式发生在处于长期应激情境下的患者，其应激超过了常规的应对方式处理的极限，引起似乎无法改善的长期抑郁和痛苦。与直接作用于身体器官的神经过度激活不同，免疫抑制导致机体对外源微

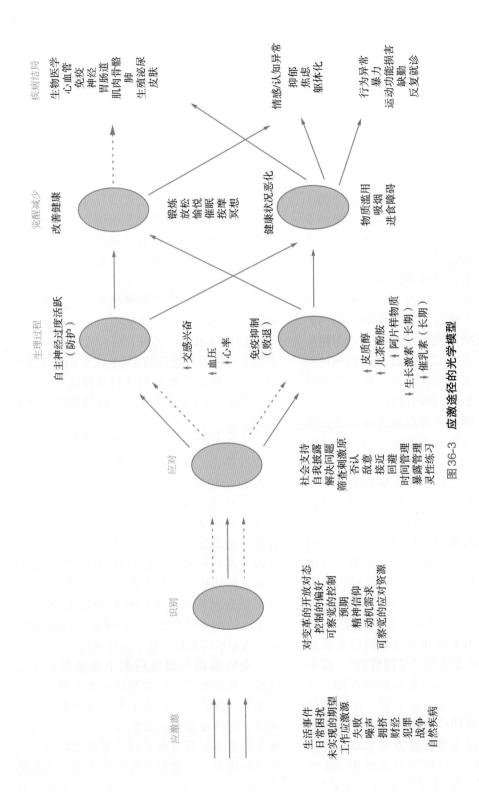

图 36-3　应激途径的光学模型

生物的易感性提高、对自身肿瘤监视作用减弱。

多种减少唤醒的方法可以用来减轻应激情境下的生理激活和体内平衡过程的破坏。这既包括增进健康的行动，也包括了损害健康的行动。提升健康和降低应激的策略有体育锻炼和多种激活副交感神经系统的方法（图36-2）。锻炼能够消耗累积的皮质类固醇，通过释放内啡肽抑制交感神经的激活。激活副交感神经的方式包括放松训练、腹式呼吸、自我催眠、冥想、舒缓音乐、按摩和接触大自然。

损害健康的活动包括物质滥用、吸烟、进食障碍等，试图减少生理唤醒，实际上却放大了应激反应，导致靶器官疾病。这些行为的强化可能与应激性生活事件相吻合。例如，在针对空管员的研究中，酒精摄入增加对职业压力和高血压之间的关系起到中介作用。

由应激导致的疾病多种多样，包括器质性疾病（如心血管、免疫系统、神经系统疾病），情绪和认知障碍（如抑郁、焦虑、精神症状躯体化），以及行为异常（如暴力、业绩下降、旷工、过度就医）。这些应激结果通常是医疗和心理健康干预的目标，但应激途径更大的模型可能为基本医疗医生提供了全面预防性医疗卫生保健的好机会。

五、应激的健康结局

每个器官系统对应激的反应都不同。以下将简要回顾特定疾病中应激及治疗的内涵。

（一）心血管系统

在美国，心血管系统疾病在死亡原因中占据首位。如上所述，应激会引发各类心脏疾病，如冠状动脉疾病、充血性心力衰竭、心源性猝死等。1/3的心源性猝死病例和心肌梗死病例，仅仅从家族史、高血压、血脂异常、糖尿病和吸烟等角度考虑，并不能找到足以解释疾病发生发展的原因。在这里，应激可以提供部分解释。如前文所述，心理上的敌意和心脏病的发生相关，相对于其他危险因素，敌意通过促进脂质积累、升高血压、加快心率和激活血小板等机制，成为可影响心血管疾病的独立危险因素。

心身治疗可能对治疗冠状动脉疾病有所贡献。一项荟萃分析显示，在心脏病治疗中加入心理教育方法能够减少34%的死亡率，减少29%的心肌梗死复发，对患者饮食和锻炼习惯、体重、吸烟、胆固醇和血压管理也有积极影响。

（二）免疫系统

临床上部分免疫缺陷由于应激导致，严重程度从普通感冒到癌症不等。虽然应激与癌症之间的关系尚不十分明确，但是有证据显示，应激和手术切除原发肿瘤可以通过抑制细胞介导的免疫反应促进肿瘤转移。围手术期是针对应激进行心理干预和药物干预最重要的窗口期，降低应激可以降低肿瘤转移的风险。其他免疫性疾病，如类风湿关节炎和系统性红斑狼疮，病情活动都可以由应激引发。

（三）HIV感染

在5年的观察期中，更多隐瞒同性恋身份、生活应激事件累积较多以及社会支持较少的HIV感染者，疾病发展速度会更快。另外，对血清HIV阳性的男性患者一项长达9年的研究发现，如果能够对密友或者伴侣的离世进行更深刻的认知处理，就更容易从丧亲的负面经历中找到积极意义，CD4阳性T细胞计数下降会更缓慢，艾滋病相关的死亡率也更低。

（四）神经系统

各种类型脑卒中的发生均呈现昼夜节律性，在儿茶酚胺水平最高的清晨达到高峰。头晕、眩晕和其他平衡障碍的发生常常有应激作为诱因或致病因素。临床上最常见的应激相关的神经系统症状是头痛。紧张性头痛和偏头痛都在很大程度上受患者的应激源影响。一项荟萃分析显示，行为干预（放松训练和皮温生物反馈治疗）对于治疗偏头痛与药物一样有效。使用"暖手"的意象催眠，是逆转偏头痛进展的有效方法，尤其是在前驱期早期（见第5章）。

（五）消化系统

消化性溃疡也可能和应激相关。胃酸过多和胃蛋白酶生成过多是应激状态下交感神经激活的标志。肠易激综合征（irritable bowel syndrome，IBS）典型症状为腹痛和便秘、腹泻等排便习惯的改变。它并非器质性病变，常常始于一段时间内的情绪应激。人类的防御反应，比如"战斗或逃跑"，能够刺激心血管系统，同时抑制胃肠动力，其背后的机制可能是在应激状态下，体内产生更多的促炎细胞因子。炎症也与IBS并发的抑郁存在相关性。一项关于IBS和炎症性肠病（inflammatory bowel disease，IBD）的心理干预的研究，发现了三种最常用的循证治疗有效性的有力证据：认知行为疗法（CBT）、催眠疗法和正念疗法。现在有大量的文献支持IBS使用这些主要为情感和心理成分的模式，而较少的文献支持IBD使用它们。

（六）骨骼肌

有些关节炎的加重与应激有关。纤维肌痛等较复杂的综合征诱因也有心理因素。心理应激常诱发颞下颌关节功能异常和疼痛。生活中的应激事件也与慢性疼痛相关。机动车事故后患者常发生持续性疼痛和精神症状。交通事故带来的急性应激和既往的经历、事故后行为、认知/心理结果相互作用，以至于改变了大脑处理疼痛信息的通路，产生了疼痛。

（七）肺

哮喘和慢性阻塞性肺疾病在应激下可能会恶化。与之相反，一种有效的自我应激调控方法就是放松式腹式呼吸。参加减压治疗的哮喘患者可提升身体活动能力并减少就诊次数。催眠治疗也能使一些哮喘患者减少支气管扩张剂的剂量（见第5章）。

（八）泌尿生殖系统

应激带来的神经内分泌、血管和免疫调节也极大地影响了泌尿生殖系统。外界和心理应激与雌激素、睾酮水平的改变密切相关。闭经多发生于女性生活应激较重的时期。生育能力也会受到应激的影响。月经不调、性交障碍、子宫内膜异位症和阳痿等疾病都与应激有明确的联系。

（九）皮肤

多种皮肤损伤和皮疹与应激反应有关。应激诱导的血管舒缩性改变可加重皮肤炎症。血管舒张被认为是导致热加重的原因，通常表现为瘙痒。在多种皮肤病中，瘙痒的发生都是因为血管扩张后瘙痒的阈值下降。情绪应激、恐惧和疼痛都伴随手指皮肤温度的大幅下降。

（十）创伤愈合

心理应激对促炎细胞因子的产生有可测量的负面影响，与应激相关的伤口愈合延迟在24%～40%，效应值在0.30～0.74。这些伤口愈合的效应与其他研究是一致的，显示了术前患者恐惧和应激越严重则预后越差，包括住院时间延长、并发症增加、再住院率升高。

（十一）老年疾病

IL-6等血清促炎症细胞因子水平的升高可预测老人失能的发生。这些细胞因子能够减缓创伤后肌肉的恢复，并且加重肌肉耗损。IL-6与C反应蛋白促进多种可致失能的老年疾病的发生发展，如骨质疏松、关节炎和充血性心力衰竭。

六、诊断

鉴于应激反应多变量、多途径的性质，临床上应激的诊断采用多因素方法。传统医学的诊断和治疗着眼于靶器官系统的疾病表现。然而，从应激医学更广泛的角度来看，光学模型中的每个透镜（图36-3）都是潜在的诊断焦点。

（一）医疗晤谈

关于应激源、感知、应对和减少唤醒策略最丰富的资料来源于医疗晤谈（见第1章）。依据头脑里的应激模型，医生可以询问当前和最近的生活应激源，并记录疾病发生之前重要的应激源集簇。仔细的病史采集应该揭示生活中的应激源是否与慢性病的发病和疾病恶化期有时间上的关联。

在晤谈过程中，医生可以询问患者的信念、期望、自我认知以及影响应激源感知的需求。例如，询问患者在生活中想要的控制程度，以及他们对特定生活事件感知到的控制程度，以确定他们所喜欢的和所感知的控制之间是否一致。不一致会放大应激源的影响。询问患者如何看待自己应对应激源的（内部和外部）资源也很有帮助，因为感知到的威胁超过感知到的个人资源越多，卷入的应激越严重。

问诊时也应询问患者应对应激源的方式。是否有社会支持，以及患者通过自我表达寻求支持的能力是有利于应激管理的重要信息。问诊中发现的感知和应对方式对患者健康管理都有影响，包括预防和干预。

同样重要的是，评估患者减少唤醒的方法，并确定增进健康和损害健康的策略之间的平衡。以下问题在这方面很有帮助："哪些迹象表明你正在经历压力？""你的身体症状是什么？""你的情感生活中发生了什么情况？""当你感受到压力时，你的表现会有什么不同？"然后，可以确定用来减少这种唤醒的方法："当你注意到这些压力迹象时，你如何来减轻自己的身体症状？"问清楚这些策略的短期和长期结果也很重要："这个策略对你有什么作用？""它会如何影响你即刻的感受？……几小时之后呢？……第二天呢？"有时候询问具体的减少唤醒的方法也有所帮助："你做过冥想或放松练习吗？""你经常锻炼身体吗？"了解患者关于使用毒品或烟草的问题时，询问他们的使用是否和应激周期有关是有益的。

（二）自评问卷

研究者开发出了多种自陈量表和清单，用以衡量应激源和图36-3所罗列的感知和应对应激源相关的变量。考虑到医生和助手的时间有限，问卷应尽量简单明了，并为医生提供患者在应激管理方面可用的资料。其中一个例子是附录36-A所展示的生活应激清单。借鉴了生活事件量表，并考虑到患者感知到的控制程度在应激调节中的重要作用，这个清单以开放式的方式让患者列出过去一年中的重大事件（以及没有发生的预期事件）、变故和应激源。患者要选出当前、正在发生的应激源。此外，患者还要按照所感受到的控制程度对每个应激源进行1～10分打分。医生可以取这些控制评分的平均分，将这个1～10分之间的数字填在"控制力评分"一栏。这个评分工具为应激源的性质、患者当前挣扎的原因、患者感觉对这些事件的控制程度提供了定性和定量的数据。外部控制评分越高，应激对患者造成负面后果的风险越高。检查那些似乎在患者控制下的应激源，医生可以提出改变这些领域生活方式的建议。在有些情况下，医生可以建议患者调整自己的感知，从没有控制感向更强的控制感转变。例如，当患者认为无法控制自身的工作时间时，医生可以帮助他寻找哪些方面可以设置时间限制。患者还可以考虑改变自己的期望，或接受那些超出自己控制范围的事情。

案例1（续）

在患者第二次就诊前，医生复习了应激的光学模型，在患者说明自己的社会心理病史后，医生为她提供了多个选择。在处理方面，第一步显然是对患者不正常的家庭关系进行干预，这是患者最主要的应激源。寻求男友更多的支持以及专家的帮助来处理孙女青春期激素分泌带来的挑战是明显的干预切入点，因此将患者转诊给家庭治疗是这次就诊的重点。

简短地接诊，将患者转诊给家庭治疗：医生告诉患者，她不是孤身一人。医生认可她为了改变现状而做出的努力，即使她最后选择了离开。他推荐患者接受家庭治疗，患者同意了。可以等患者全家参与到治疗中再进行下一步的治疗。患者在此次就诊中未提及疼痛的治疗。

改变用药和生活方式：在下一次就诊前，患者没有要求增加镇痛药物。在这次就诊时，患者称偏头痛虽然还在，但没有导致失能。此次就诊的重点是改善对高血压、高胆固醇血症和偏头痛的控制和管理。她与医生讨论了开始锻炼、低脂饮食、减肥和戒烟。医生谈到，患者似乎加强了对家庭相关生活事件的控制。

处置：在进行了数月的家庭治疗后，患者与一位儿科医生建立了基本医疗关系，医生帮助她处理孙女的医疗和激素问题。她的男友增加了支持的强度。在4个月里她减重8磅（3.6kg），开始每周4天、每次30分钟的散步，开始低脂饮食，并且没有使用镇痛药物。她答应开始戒烟。患者对诊室工作人员的态度和做法都有了显著的改善，基本医疗医生改变了对她的看法，也认识到那些"寻求药物的患者"有治愈的可能。

七、预防和干预

（一）重症监护病房中的应激管理

由于外伤、脓毒症或其他严重的生理和心理应激，很多重症监护病房（intensive care unit，ICU）患者存在免疫抑制。研究发现在受伤的即刻和数小时内，轻到中度外伤的患者皮质醇上升的水平与受伤的严重程度相关。脓毒症常始于涉及细胞因子上调的局部炎症。

然而，这些细胞因子最终可能进入循环，造成系统性的炎症过程。ICU患者的心理应激包括疼痛、睡眠剥夺（源于噪声、医务人员的打扰和疼痛）、恐惧或焦虑（可能极端地表现为谵妄、混乱或者其他不真实的经历），所有这些心理应激都可能导致免疫功能的降低。减少这些社会心理应激源对ICU医疗团队的意义在于有助于预防院内感染。焦虑和孤独感可以通过护士的照料来缓和。使用苯二氮䓬类药物可以减少患者的焦虑，它还可以助眠。医生可以尝试尽量减少噪声、减少患者受到打扰的时间。尽管很多ICU里的镇痛药物会抑制免疫功能，但也应该尝试使用来缓解疼痛，因为疼痛本身会抑制免疫反应。

 案例2

黛博拉·琼斯是一位有10年重症护理经验的ICU护士，她加入了一个医疗过程改进团队（process improvement team，PIT），来调查过去12个月院内感染增加的趋势。她最近完成了一项心理-神经-免疫学的继续教育课程，意识到ICU环境里的应激源对患者免疫功能的影响。黛博拉在团队中分享了这些信息，团队成员（包括重症医学科医生、药剂师、ICU护士长、呼吸科医生和总住院医师）一起提出了一些在环境和照护管理方面的改善建议。通过口头和张贴提示的方式提醒进入ICU的员工在患者床旁温柔地与患者交流。团队检查了所有机械性噪声的来源，发现通过一些改变可以将周围的噪声降低30%。将查房固定在一天中的具体时间，尽量让医务人员打扰患者休息的时间更为有规律。安排了不同专业的人员对患者进行非医疗相关的简单的探访，通过语言或适当的触碰，为患者提供支持和关怀。此外，通过咨询缓和医疗的专家，开出镇痛药物及其使用剂量的清单，以使免疫抑制的风险最小化，有时还会在患者配合下进行针灸等替代治疗。3个月内他们观察到ICU内的感染率降低了40%。面对这些数据，PIT推选黛博拉向医院管理层进行了一场正式的报告，之后这些改变写入了医院政策。

（二）基本医疗中的应激管理

如图36-3所示，就像在诊断中的作用一样，应激模型为医生提供了疾病预防与干预的多个焦点。熟悉这个模型的医生能够按照患者的个体需求定制具体的心理、社会、行为学和药物治疗方案。更好的方式是将患者转诊进行"应激管理"，因为这一通用的术语不能涵盖前文所述的应激相关的众多变量和通路。

（三）与患者沟通应激

应激预防和治疗的主要组成成分包括与患者讨论应激的方式。避免暗示"这些都是你的想法"，这一点很重要。同样重要的是避免说"你应对自己的疾病负责"，这暗示了患者个人对身体疾病过程的控制应比实际要大。这里的风险在于使得生病以及觉得自己没有成为"更好的人"的患者感到内疚。避免负性强调语言，例如，"你繁忙的节奏会杀了你"。鼓励应激管理中构建积极的健康框架更容易产生积极的影响（见第5章）。例如，医生可以表达出自己对患者能影响自身健康的乐观看法，如"幸运的是，有很多方法可以检查并改变你的思维习惯以及应对生活挑战的方式。我愿意在这一次以及之后的随访中给你概括介绍一下其中的一些方法"。作为讨论的一部分，给患者展示图36-3中所示的模型可以起到帮助作用。

将有益的生活方式改变作为患者的选择也很重要。基本医疗医生可以充当顾问和教练，而不是使用应激模型来为患者的生活承担更多责任，针对诊断性检查所呈现的应激方式给出清晰的反馈，提供具体的促进健康的方法以及患者依从或不依从的可能后果（见第19章和第20章）。

（四）有关感知和应对的咨询

图36-3列出的感知和应对变量代表了患者可能向基本医疗医生咨询的话题。根据医师的经验、偏好和时间，这些话题可以分别在几次就诊中完成。例如，一对因为青少年的叛逆行为而感到压力的父母，可以被邀请来反思需要多少父母的控制，并指导他们如何设定现实的限制。对于一位因最近升职为高级会计师而感到不知所措的会计，医生可以帮助患者回忆之前适应的生活挑战，并认识到自己的资源。

例如，将最近诊断为白血病的孩子的父亲介绍给其他父亲组成的支持小组，是一个处理策略。鼓励一位鳏夫向自己的密友倾诉悲伤的感受，是帮助患者寻求社会支持的例子。给长期脾气暴躁的老师推荐短期的愤怒管理治疗，可能可以减少心脏疾病的风险。

在为患者提供时间管理方面的咨询时，医生可以借此机会询问有关患者价值观和错失个人提升机会等方面的问题。例如，医生可以让患者反思那些对个人身心健康有益的重要但不紧急（如花时间与孩子一起玩耍）的事情，但这些事情常因为紧急但不重要（如追踪股票走向）的事情而无限推迟。表36-1列出了可以建议患者尝试的针对感知和

表 36-1　感知和应对相关的非药物性干预

1. 加强时间管理
2. 增加幽默感
3. 追求与价值观一致的个人和职业活动
4. 探索生活的意义和目的
5. 培养灵性和超然沉思的习惯
    a. 祷告
    b. 集体的宗教活动
    c. 精神静修
    d. 季节性的宗教庆祝活动
6. 增加情绪的自我表达
7. 寻求短期的精神治疗
8. 认清价值观
9. 培养社会支持网络
10. 增加自信心
11. 减少与不必要的应激源的接触
12. 监控感官输入
13. 帮助他人

应对的非药物性治疗。

（五）减少唤醒的方法

对于自主神经高反应性的患者，医生可以提供一些能够协同感知和处理技巧的减少唤醒的方法，同时也可以给予药物干预。这些方法见表36-2。正念疗法对减少应激尤为有效，不但能激活副交感神经，而且能构建专注于当前任务的心理习惯，对于个人的想法和情感保持一种不偏不倚的态度（见第7章）。给患者推荐一些介绍正念疗法的书籍，比如列在本节末的那些书籍，或鼓励患者参加正念疗法的课程，这些都可以给患者提供应激管理更有力的资源。一项研究表明，16周超绝静坐可以改善稳定性冠状动脉疾病患者的代谢综合征（血压、胰岛素抵抗和心率变异）。

表36-2　提升健康减少唤醒的技巧

1. 冥想
2. 自我催眠
3. 放松训练
4. 接近自然
5. 按摩
6. 腹式呼吸
7. 唱歌
8. 太极拳
9. 听舒缓的音乐
10. 瑜伽

（六）心理治疗转诊

医生可以选择将患者转诊给心理治疗或教育小组，从而在感知、应对和减少唤醒技巧方面取得理想的结果。如果医生使用图36-3中的多因素模型，这些转诊可以更加针对患者的个性化需求。这一模型可以帮助基本医疗医生与心理治疗师沟通可能的治疗焦点。失衡的信念系统（如认为自己对生活没有控制），或是处理习惯（如过度追求成就），有可能增加应激，要对其进行纠正，心理治疗可能比基本医疗的咨询更为有效。此外，

心理治疗可以提供针对性的训练，教会患者减少唤醒的技巧，比如冥想和自我催眠。

八、结论

应激与疾病之间的关系已经得到了很好的证实，尽管具体的途径是复杂和多因素的。越来越多的医生被要求检查与患者相处时间的成本效益，以期在现有财力和人力资源的限制下改善结果。关注应激在患者疾病中的作用有助于改善治疗结果，预防或延缓昂贵的靶器官疾病的发生或慢性疾病的恶化。应用多维压力模型，包括患者的感知、应对策略、生理唤醒机制和唤醒减少策略，为医疗保健专业人员提供了影响疾病生态的多种机会。

附录36-A　生活应激清单

在下面的空格处列出一年内发生的重大事件、改变或应激源。同时列出你预期但没有出现的事件。在第二列，勾出当前的应激源和问题。在最后一列，列出事情的失控程度，按照顶部的1～10分写下一个数字来代表失控的程度。

生活事件或应激源	当前的问题	控制内…… 失控 1 2 3 4 5 6 7 8 9 10
1.		
2.		
3.		
4.		
5.		
6.		
7.		
8.		
9.		
10.		
	控制评分（平均分）	

九、推荐阅读

Allen AP, Dinan TG, Clarke G, Cryan JF. A psychology of the

human brain-gut-microbiome axis. *Soc Personal Psychol Compass* 2017; 11: e12309.

American Psychological Association. Stress in America: Generation Z. Stress in America™ Survey. 2018. www. stressinamerica. org.

Ballou S, Keefer L. Psychological interventions for irritable bowel syndrome and inflammatory bowel diseases. *Clin Transl Gastroenterol* 2017; 8: e214.

Buric I, Farias M, Jong J, et al. What is the molecular signature of mind-body interventions? A systematic review of gene expression changes induced by meditation and related practices. *Front Immunol* 2017; 8: 670.

Christensen JF. The assessment of stress: environmental, intrapersonal, and outcome issues. In: McReynolds P, ed. *Advances in Psychological Assessment*. Vol. 5. San Francisco, NC: Jossey-Bass; 1981.

Cohen S, Janicki-Deverts D, Doyle WJ, et al. Chronic stress, glucocorticoid receptor resistance, inflammation, and disease risk. *PNAS* 2012; 109: 5995-5999.

Creswell JD. Mindfulness interventions. *Annu Rev Psychol* 2017; 68: 491-516.

Foster JA, Rinaman L, Cryan JF. Stress and the gut-brain axis: regulation by the microbiome. *Neurobiol Stress* 2017; 7: 124-136.

Friedman HS, Kern ML. Personality, health, and well-being. *Annu Rev Psychol* 2014.65: 719-742.

Jim HSL, Pustejovsky JE, Park CL, et al. Religion, spirituality, and physical health in cancer patients: a meta-analysis. *Cancer* 2015; 121: 3760-3768.

Kiecolt-Glaser JK. Marriage, divorce, and the immune system. *Am Psychol* 2018; 73: 1098-1108.

Kiecolt-Glaser JK. Stress, food, and inflammation: psychoneuroimmunology and nutrition at the cutting edge. *Psychosom Med* 2010; 72: 365-369.

Kyutoku Y, Tada R, Umeyama T, et al. Cognitive and psychological reactions of the general population three months after the 2011 Tohoku earthquake and tsunami. *PLoS One* 2012; 7: e31014.

Nishiyama K, Johnson JV. Karoshi—death from overwork. *Int J Health Services* 1997; 27: 625-641.

Robles TF, Slatcher RB, Trombello JM, McGinn MM. Marital quality and health: a meta-analytic review. *Psychol Bull* 2014; 140: 1-80.

Schuster MA, et al. A national survey of stress reactions after the September 11, 2001, terrorist attacks. *N Engl J Med* 2001; 345: 1507.

Spickard A, Gabbe SG, Christensen JF. Mid-career burnout in generalist and specialist physicians. *JAMA* 2002; 288: 1447-1450.

Steptoe A, Kivimaki M. Stress and cardiovascular disease. *Nat Rev Cardiol* 2012; 9: 360-370.

Thomee S, Harenstam A, Hagberg M. Mobile phone use and stress, sleep disturbances, and symptoms of depression among young adults—a prospective cohort study. *BMC Public Health* 2011; 11: 1-11.

十、推荐患者阅读

De Mello A. *The Way to Love*: *The Last Meditations of Anthony de Mello*. New York, NY: Doubleday; 1991.

Kabat-Zinn J. *Full Catastrophe Living*: *How to Cope With Stress, Pain and Illness Using Mindfulness Meditation*. 15th anniversary ed. London, UK: Piatkus Books; 2004.

Kabat-Zinn J. *Wherever You Go There You Are*: *Mindfulness Meditation in Everyday Life*. New York, NY: Hyperion; 1994.

Thich Nhat Hanh. *The Miracle of Mindfulness*: *A Manual on Meditation*. Boston, MA: Beacon Press; 1987.

Thich Nhat Hanh. *Peace Is Every Step*: *The Path of Mindfulness in Everyday Life*. New York, NY: Bantam; 1991.

十一、网站

Center for Mindfulness in Medicine, Health Care, and Society. http: //www. umassmed. edu/cfm/. Accessed April 2019.

PsychoNeuroImmunology Research Society. http: //www. pnirs. org/. Accessed April 2019.

人类免疫缺陷病毒/艾滋病

Elizabeth Imbert, MD, MPH & Mitchell D. Feldman, MD, MPhil, FACP

一、引言

对于有人类免疫缺陷病毒（human immunodeficiency virus，HIV）感染风险的个体和HIV感染者（people live with HIV，PLWH）的基本医疗，医生需要了解HIV的流行病学、危险因素、预防和筛查指南，以及PLWH在社会心理层面对持续医疗的需求。本节回顾了如何为HIV高危人群提供预防保健，以及有关PLWH的披露、依从性、保留以及神经精神表现的指南，包括慢性疼痛、精神疾病、物质使用以及与HIV相关的神经认知障碍。

二、流行病学

全球约有3690万人感染HIV。大多数（75%）HIV感染者知道自己的艾滋病状况，其中大多数人正在接受治疗、控制病情。在美国，有超过110万人感染了HIV。其中约15%的人不知道自己的HIV状况。年轻人最有可能不知道自己的HIV状况，13～24岁的年轻人中约有一半人存在这种情况。在所有HIV感染者（包括已诊断和未诊断出的HIV感染）中，约有一半得到治疗，约一半的人病毒受到抑制。在美国，每年大约有40 000新增病例，其中约2/3发生在男同性恋和双性恋男性中，1/4发生在异性恋中。非裔美国人和拉美裔人受HIV的影响尤其严重。例如，尽管非洲裔美国人约占美国人口的13%，但他们占新感染HIV患者的近一半；拉美裔人占美国人口总数的18%，却占HIV新诊断病例的26%。当前，美国有将近30万妇女感染

HIV。有色人种女性特别容易受到影响，黑人女性在新诊断出的女性艾滋病患者中占大多数。

三、感染途径

在美国，HIV通常通过肛交或阴道性交或与HIV感染者共用注射器及其他注射设备传播。接受性肛交是风险最高的性行为。尽管任何一方都可能感染HIV，但插入性肛交或阴道性交（插入性或接受性）的风险较小。HIV也会通过共用针头或注射器，冲洗水或其他用于准备注射药物的设备传播。还有一些不太常见的传播途径包括：在妊娠、分娩或母乳喂养期间的母婴传播，或通过被污染的针头或锐器传播。

四、预防

有几种预防HIV的策略。预防性治疗的概念是指采取抗反转录病毒疗法（antiretroviral therapy，ART）达到并保持检测不到病毒载量，有助于防止通过性交或注射器共享传播或在妊娠、分娩和哺乳期间的母婴传播。按照处方接受ART治疗且病毒被抑制的HIV感染者，实际上不存在将HIV传播给其HIV阴性性伴侣的风险，这是公共卫生运动的基础，U＝U，或检测不到（检测不到的HIV载量）等于不可传播。我们没有足够的数据来证实，检测不到病毒载量是否可以防止HIV在静脉吸毒者之间传播，但似乎传播是会下降的。此外，采用基于ART的暴露

后预防（PEP）是一种有效的策略，可以降低在72小时之内暴露于HIV高风险人群的感染风险。对处于持续高感染HIV风险中的个人，暴露前预防（preexposure prophylaxis，PrEP）是减少HIV感染的有效策略（请参阅PrEP部分）。如果始终使用避孕套，则可以降低HIV性传播和感染的风险。对于静脉吸毒者来说，阿片类药物替代，丁丙诺啡－纳曲酮和针头交换计划是减少危险行为和可能减少HIV感染的有用策略。男性包皮环切术可降低异性恋男性中HIV感染的风险，然而尚未证明对同性恋男性有大的益处。

五、筛查

根据疾病控制与预防中心（CDC）的指导方针，所有医疗机构都应为13～64岁患者提供常规的HIV感染筛查。如果患者处于高风险状态，则应至少每年进行一次测试，包括使用注射毒品的人及其性伴侣，以性行为换取金钱或毒品的人，HIV感染者的性伴侣，以及自最近一次HIV检测以来自己或其性伴侣有一个以上性伴侣的男同性恋或异性恋者。此外，也应为有急性或慢性HIV感染症状的人以及可能接触HIV的人提供HIV检测。对所有有免疫缺陷临床综合征和报告最近有高风险行为的患者，医生应保持对急性HIV感染的高度警惕。对于那些寻求评估或治疗某一特定性传播感染（STI）的人，开始接受抗结核病治疗的人和考虑开始PrEP的人，也建议进行HIV检测。此外，所有孕妇都应接受HIV检测，包括分娩时未经检测的妇女和HIV状况未知的孕妇。

六、检测

应口头或书面告知患者，除非他们拒绝（选择退出筛查），否则将进行HIV检测。此外，还应向他们解释HIV感染情况以及阳性和阴性检测结果的含义，并回答患者的问题。

HIV检测推荐第四代抗原/抗体（Ag/Ab）组合HIV-1/2免疫分析法，加上确证性HIV-1/HIV-2抗体分化免疫分析法。大多数快速检测都只检测抗体，在不到20分钟的时间内就能提供结果。它们可以在实验室、社区环境中进行，也可以在家中使用全血或口腔分泌物进行。慢性感染快速检测的准确性很高；然而，快速抗体检测可能会漏掉10%～15%的急性HIV感染病例，而在使用家庭口腔检测时，高达8%的HIV感染者可能会出现假阴性结果。如果快速检测呈阳性，这只是初步结果，随后应进行实验室抗原/抗体检测，如果阳性，则进行确证性抗体分化免疫分析。当怀疑有急性反转录病毒综合征时，应采用血浆RNA检测联合第四代抗原/抗体组合HIV1/2免疫分析和HIV-1/HIV-2抗体分化免疫分析法来诊断急性HIV感染。

七、了解HIV的危险因素

（一）性生活史

当看到HIV阳性的患者以及那些可能申请暴露前预防（PrEP）的患者时，了解他们的性生活史和危险因素至关重要。采集性生活史时，承认这些问题有关个人隐私，并向患者保证你向所有患者都会提问这些问题，并告知这些对他们健康的重要性。一位作者建议，采集性生活史应该像"剥洋葱皮"一样，从最外层开始用一种不带偏见的个体化方法来完成每一层问题。消极的回应可能提示医务人员应该停止询问，不要再深入到下一层的问题。了解患者的性别身份及偏好的代词。询问所有患者他们的性别身份（是否被视为男同性恋、双性恋、女同性恋、同性恋或异性恋）、性吸引力（他们被谁吸引）和性行为（他们与谁发生性关系）。要知道性别认同、性吸引力和性行为的轴心不同。询问他们和多少人发生过性关系，以及他们最后一次发生性行为的时间。然后询问更多关于他们性行为的细节，例如，他们伴侣的性别、性行为的方式（生殖器、肛门、口腔等）、是否伴随毒品或酒精行为以及用性换取金钱或物品。询问他们如何保证自己的安全（安全套、PrEP 等）。询问以前的性传播感染和症状。询问妊娠情况、是否想妊娠，如果不想，她们将如何避孕。询问对性生活的满意度。询问人际关系中的安全问题。询问有关性健康的顾虑（见第 33 章）。

（二）酒精与毒品

不带偏见地询问酒精和毒品的使用也很重要。在询问前，应先征得患者同意。对酒精和毒品使用进行筛查，如果筛选结果为阳性，则评估使用的数量和模式，并评估物质使用障碍和其他后果。采取一种降低伤害的方法，减少与吸毒、酗酒和其他有害行为相关的身体、社会、情感和经济伤害是关键。更多指导见第 24 章和第 25 章。

八、干预

（一）暴露前预防（PrEP）

 案例 1

汤姆，一个 28 岁的男性，看基本医疗医生进行年度评估。在性生活史上，患者认为自己是男同性恋，被男性所吸引，并且在没有使用安全套的情况下与几名男性伴侣发生过肛交和接受性行为。他经常在吸食和静脉注射甲基苯丙胺时发生性关系。他过去有过淋病和衣原体感染，但否认当下有任何症状。

每日口服富马酸替诺福韦酯（tenofovird-isoproxilfumarate，TDF）300mg 和依曲西坦滨（emtricitabine，FTC）200mg 的联合制剂已被证明安全有效，可降低感染 HIV 的风险（图 37-1）。虽然自 2012 年获得美国 FDA 批准以来，PrEP 的使用量一直在增加，但在美国

距离 110 万可从 PrEP 中获益的人数仍相距甚远，药学数据表明，尽管 44% 的非裔美国人和 25% 的拉丁裔美国人可以从 PrEP 中获益，但分别只有 1% 和 3% 的人使用了 PrEP（图 37-2）。

应向性活跃的成年男男性接触者（men who have sex with men，MSM）、与女性发生性关系的成年男性、与男性发生性关系的成年女性，以及注射毒品、有较高 HIV 感染风险的成年人提供艾滋病预防知识。CDC 网站列出了许多评估 HIV 感染风险的因素：与携带 HIV 病毒的伴侣进行性行为或静脉吸毒、近期性传播细菌感染、多个性伴侣、未坚持使用避孕套、卖淫或共用注射器。PrEP 也研究了性行为驱动的使用方法，即患者在第一次性行为前 2 ～ 24 小时服用两片药片，然后在性行为后 24 小时和 48 小时后各服用一片。尽管 MSM 中每日和按需制剂的有效占比都很高，但 FDA 目前还没有批准口服制剂用于性交时或其他不连续的日常使用。

在开始 PrEP 之前，进行全面的病史采集，以确定患者是否对 PrEP 有任何相对或绝对的医疗禁忌证，包括现症或既往的肾脏或肝脏疾病；现症或慢性乙型肝炎；骨质疏松症或其他骨病或急性 HIV 感染症状。要求进行以下实验室检查：7 天内进行 HIV-Ag/Ab 检

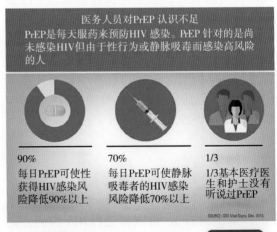

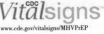

图 37-1　PrEP 因素

预估可从PrEP中获益的成年人数量，美国，2015

	男同性恋、双性恋或男男性关系者	异性恋性活跃的成年人	静脉吸毒者	总计（按种族）
黑种人/非洲裔美国人，非西班牙裔	309 190	164 660	26 490	500 340
西班牙裔/拉丁裔	220 760	46 580	14 920	282 260
白种人，非西班牙裔	238 670	36 540	28 020	303 230
总计	813 970	258 080	72 510	1 144 550

注：PrEP=暴露前预防，其他种族数据表中未体现。

图37-2 谁会从PrEP中受益？

测，如有可能，在7天内进行HIV载量测试；血清肌酐；乙肝病毒检测；如果之前没有记录，则进行甲型和丙型肝炎病毒检测；性传播疾病检测；以及育龄妇女的妊娠测试（必要时）。为患者提供有关PrEP的基本信息，包括可能的不良反应、以患者为中心的风险降低咨询、避孕套和服药依从性咨询。给予少于或等于90天的处方药量。

案例1（续）

给汤姆开了3个月的PrEP，门诊随访时，他声称大部分时间都在接受PrEP，但在接受性和插入性肛交期间仍然不使用安全套，偶尔会使用冰毒。

接受PrEP治疗的患者至少每3个月随访一次，以进行HIV检测、服药依从性咨询、行为风险降低治疗、副作用评估和性传播感染症状评估。在启动PrEP后，医务人员可以选择对患者进行1个月的随访（亲自或通过电话），以评估急性HIV感染和性传播感染的

症状、药物副作用和服药依从性，并要求进行HIV检测。应每3个月进行一次HIV检测和急性HIV症状的评估。对于无症状男男性接触者，应每3个月进行一次性传播细菌感染检测，对于其他性活跃的成年人，至少每6个月检测一次。至少每6个月检查一次肾功能。对于静脉吸毒和有丙型肝炎风险的人，应每年检查一次丙型肝炎病毒。对于育龄期妇女，必要时每3个月做一次妊娠测试。还应该评估清洁针头和药物治疗服务。

疾控中心建议对需要PrEP处方的人员进行临床管理的几种策略：①互动式、以患者为中心的咨询，谈话内容针对患者的高风险性行为和风险发生的情境，并结合艾滋病预防的目标设定策略。②识别妨碍或促进患者坚持使用避孕套和减少毒品使用的因素。帮助患者确定一个或两个可行的、可接受的降低风险的渐进步骤，发现并处理进行下一步的障碍。你可以说，"你正在服用PrEP，它可以减少感染HIV的风险，这非常好。你还做了什么事情来保证自己的安全？你能够再做些什么不同的事？"③肯定改变行为所需的努力，巩固成果，如果没有完全成功，找出妨碍完成行动计划的因素，并确定下一步

措施。④提供药物治疗和预防复发服务（为使用阿片类药物的人提供美沙酮或丁丙诺啡酮）。⑤如果患者不想接受药物治疗，在合法的前提下，通过针头交换计划或处方提供清洁的注射设备。⑥推荐认知或行为咨询，并告知患者心理健康或社会服务可能有助于减少高危的注射行为。

（二）HIV/AIDS 的社会心理影响

 案例2

尼克，23岁男性，从梯子上摔下来，跟骨骨折，现在接受紧急诊疗。他是双性恋者，与男性在无避孕套的情况下有肛门接受性和插入性行为，与女性有阴道插入性行为。1年前他做过一次HIV检测，结果为阴性。过去的1年中，无流感症状、发热、皮疹、咽痛或畏寒。上一次性交是1周前。你给他开了一个HIV-Ag/Ab测试，结果呈阳性，做了确证试验。你要求患者今天到诊所进一步讨论这个问题。后来他的HIV-1抗体确证试验为阳性。

（三）为检测呈阳性的患者提供咨询

如果你所在医疗机构能做HIV-Ag/Ab检测，结果将在得到HIV确证试验之前返回。这时可以结合危险因素，告诉患者你非常担心他会感染HIV，而且你正在等待确证试验的结果。关于如何与新诊断HIV患者进行进一步讨论的指导见表37-1和表37-2（见第3章）。

表37-1　告知HIV诊断：开场

第一步	告知实验室检查结果，患者HIV检测结果呈阳性，意味着感染了HIV
第二步	给患者留出一点时间，让他们对此做出反应（愤怒、惊讶、悲伤）
第三步	接受他们的反应
第四步	征求患者的同意，分享更多信息（表37-2）

表37-2　告知HIV诊断：交谈

询问患者对HIV的了解，并提供简短的信息。根据患者的医学素养、知识和意愿个体化地分享信息
询问他们关于治疗艾滋病的药物知道哪些信息。讨论开始抗反转录病毒治疗，最好立即开始，并告知患者服用药物可以使他们的病毒减少到检测不到，也能够做到不传播给别人
承认虽然这一诊断改变了他们的生活，但HIV可以通过日常用药治疗，许多患者在感染HIV后仍可享受长期且充实的生活
建议患者通知性伙伴，以便他们可以接受测试。如果他们不愿意或不认识他们的性伴侣，公共卫生部门可以帮助他们查找联系方式，而不必透露患者的身份
解决患者的实际需求。询问他们每天服药是否需要帮助。询问其住房需求、经济援助和食物来源
明确表示你和你的团队是来支持他们的
最重要的是，为建立融洽的关系打下基础，以确保患者能够坚持随诊

 案例2（续）

尼克回到诊所，你告诉他HIV检测呈阳性，意味着他感染了HIV。你告诉他这不影响寿命，你可以让他从今天开始接受治疗艾滋病的药物治疗。他说他正处于失业状态，住房状况不稳定。你告诉他，你将与诊所的社工交接，为他寻找住房等提供帮助。在选择ART时，他希望药片越少越好，因为有时会忘记吃药。

（四）开始抗反转录病毒治疗

对所有HIV阳性患者，无论其免疫状态如何，均建议使用ART。建议采用共同决策的方法，让患者深入参与选择ART的过程中。在选择治疗方案之前，医务人员应该评估哪些HIV抗反转录病毒药物（antiretroviral drugs，ARVs）能够充分有效地抗病毒、安全性良好，并且方便服用。然后，询问患者对药物的偏好、想法、担忧和期望，并评估妨碍依从性的因素。讨论药片大小、数量、给药频率和可能的副作用。较少的药片数量和每天一次的频率能够提高依从性。鼓励患者告知你是否有副作用或在坚持治疗方面有无困难。

（五）依从性

对不遵医嘱的性质进行分类（患者漏服药物的频率？会持续多久？）以及不带评判性地探索根本原因很重要。有很多应对不遵医嘱的策略。尽可能将治疗药物简化为联合的单片制剂。要求药房（最好是HIV专业药房）将药物包装在泡泡袋、医疗器械包或健康包中，以减少给药错误，这一策略与改善和持续坚持服药有关。使用提示或提醒的辅助工具将服药与现有常规活动联系起来。每次就诊时，询问患者是否有副作用，或者在坚持服用抗反转录病毒药物方面是否有困难。使用非评判性的问题，如"有时患者实际服用的药物与医生处方不同。你有没有想过要跳过或放弃你的HIV药物治疗？"如果患者不遵医嘱服药，考虑改用一种替代方案（这应该与HIV专家协商，因为将患者以往的治疗方案、耐药性检测、病毒载量、CD4⁺ T细胞数量反应和依从性模式相结合非常重要）。如果不遵医嘱的原因是精神疾病、毒品或无家可归，需要将患者转给社会工作者来解决，并帮他们链接其他资源。如果因为住房状况不稳定，或者有其他问题使患者难以每月取药，或难以将药物留在自己手中，则可以尽量每周从诊所给药（见第20章）。

（六）提高医疗参与度和持续度

坚持治疗可以更好地抑制病毒，提高生存率和增加CD4⁺ T细胞计数，尤其是对于那些CD4⁺ T细胞计数低的患者。患者的治疗经常断断续续。那些没有坚持治疗的人常常报告的原因包括、忙于照顾孩子和工作、交通困难、耻感和保险问题。持续治疗率低与耻感、年龄较小、女性、非裔美国人、兴奋剂和酒精使用、异性恋倾向和社会支持水平低有关。与持续治疗率低相关的架构和临床上的因素，包括无家可归和医患关系差。

事实证明，通过信任和合作建立牢固的医患关系可以促进患者参与诊疗活动，这种诊疗模式可以消除社会和经济障碍，并整合了精神健康和物质滥用等服务。同时采用多种干预措施，已证明有助于减少诊疗的阻碍，包括文字消息传递，同事的指导和继续教育培训以减少差错。定期与患者一起审视随诊策略很重要，告知他们HIV治疗的新进展，以及医务人员在帮助患者持续诊疗中发挥的作用。让患者参与诊疗是一个长期的过程，需要医务人员和团队的额外工作来响应患者的需求。

九、特殊问题和人群

（一）乙型和丙型肝炎

对于慢性乙型肝炎患者，应选择两种对乙型肝炎具有活性的核苷反转录酶抑制剂（nucleotide reverse transcriptase inhibitors，NRTIs）。应向所有丙型肝炎患者提供治愈性治疗，并咨询治疗HIV阳性丙型肝炎患者的专家。对于已经在接受抗反转录病毒治疗的患者，如果抗反转录病毒治疗方案的组成部分不能与计划中的HCV抗病毒药物一起使用，则可能需要更换方案。

（二）慢性疼痛

慢性疼痛在PLWH中很常见，并且与显著的病态相关。由于HIV造成的神经系统损害，其他病原体感染，药物的副作用或除HIV相关病症以外的其他原因，HIV感染者的慢性疼痛中约有一半是神经性的。过去，PLWH中的疼痛未能得到充分的治疗，特别是在社会经济地位低下的人群以及妇女和静脉吸毒的人群中。

应筛查PLWH的慢性疼痛，可以询问前1周的疼痛程度，这种程度的疼痛持续时间是否超过3个月。如果患者筛查结果为阳性，请使用生物-心理-社会学方法评估疼痛的发作、持续时间、强度、性质、加重和缓解因素、既往和当前的治疗方法、潜在的或合并的疾病，以及疼痛对身体和心理功能的影响。进行查体、心理评估和诊断性检查以确定潜在病因（见第38章）。

推荐尽早开始抗病毒治疗，以预防和治疗HIV相关的远端对称性多发性神经病。对于PLWH中的慢性神经性疼痛，建议加巴喷丁作为一线治疗。如果对加巴喷丁的反应不佳，可考虑使用选择性去甲肾上腺素再摄取抑制剂（SNRI），三环类抗抑郁药（TCA）或普瑞巴林。辣椒素被推荐作为局部治疗慢性HIV相关的周围神经痛。医用大麻在某些患者中可能是有效的治疗方法。硫辛酸也可用于治疗慢性HIV相关的周围神经痛。阿片类镇痛药不适合长期治疗慢性神经痛。医生可以考虑对一线治疗无反应的患者进行限时试验。推荐对乙酰氨基酚和非甾体抗炎药（NSAIDs）作为肌肉骨骼疼痛的一线治疗药物。

（三）疲劳

疲劳是指开始或维持身体活动的能力下降。疲劳在PLWH中很常见，并且通常由生理和社会心理双重因素造成。医务人员应评估其严重性和影响，寻找潜在的医学或精神病学原因，复查用药情况、睡眠方式，寻找并治疗根本原因。对于性腺功能减退的男性，睾丸激素可能会有所帮助，但应权衡睾丸激素治疗的风险。如果患者能够忍受，那么适当的运动是合理的，可以考虑对精神兴奋药进行试验。但是，应谨慎行事，并应考虑潜在的精神疾病、物质滥用和躯体疾病。

（四）耻感

耻感是预防和治疗PLWH的常见普遍障碍。现实的耻感是源于对艾滋病的偏见或歧视的经历，而内化的耻感是对耻感外部过程的内部认可。耻感可以以几种方式表现出来。首先，耻感可以采取歧视形式，对感染HIV或有感染HIV风险的人的歧视会妨碍这些个体获得服务，并导致心理和身体伤害。其次，它

可能使患者预期受到歧视，这可能导致恐惧心理，对采取预防性策略产生犹豫以及不愿寻求诊疗。最后，它可能表现为低自我评价，使一个人更难以预防或治疗艾滋病。既往的研究记录了医务工作者污名化的观念和态度以及歧视性做法，包括破坏保密原则，增大身体距离以及未经同意即进行检测。在医疗环境中可感知的耻感会导致心理困扰，患者满意度下降，维持健康的动机低下，自尊心低落并产生不配得到诊疗的感觉。但是，医务人员与HIV感染者/艾滋病患者之间的积极互动可以改善依从性以及与医疗相关的生活质量。医务人员应欢迎患者来诊所，确保患者的隐私，不加评判地提出问题，并提供以患者为中心的共情式诊疗。

（五）女性

与男性相比，HIV女性患者就HIV疾病相关负面自我形象程度更高，恐惧程度和HIV相关的预期歧视程度更高。一项研究发现，抑郁症状已被证明可以调节内化的耻感与女性ART依从性差之间的关系。另一项研究报道，在控制了临床特征和治疗后，患有慢性抑郁症状的女性死亡的可能性是轻度或无抑郁症状女性的2倍。医务人员需要认识并提供适当的和个体化的干预措施，以改善女性HIV携带者的心理健康和整体预后质量。

十、神经精神并发症

在PLWH中，神经精神疾病的患病率很高。这些疾病的病因很复杂，部分原因包括HIV病毒的直接作用，既往存在精神疾病和情感障碍，成瘾以及对HIV诊断带来的边缘化的反应。最常见的精神障碍是抑郁，其次是物质使用障碍、焦虑症、精神病、适应障碍和双相情感障碍，神经认知障碍也很常见。识别和有效的治疗对于最大限度提高生活质量、抗病毒治疗和预期寿命都至关重要。

（一）抑郁

抑郁在PLWH中很普遍，它与HIV的关系很复杂。抑郁可以在HIV感染之前，并且可能与HIV的危险因素有关。HIV的诊断以及针对HIV的慢性病管理带来的压力也可能触发抑郁。耻感可能导致抑郁的发生发展。此外，HIV的身体损害与某些抗反转录病毒药物都与抑郁相关（表37-3）。另外，HIV感染的疾病进展与抑郁症状相关。对于PLWH，抑郁会对抗反转录病毒疗法的依从性、病毒抑制、生活质量和长期生存产生负面影响，并且与HIV传播相关的高危性行为有关。

表37-3　ARVs的中枢神经系统毒性

抗反转录病毒疗法分类	神经精神病学影响
非核苷类反转录酶抑制剂	神经精神病学事件：依非韦伦（Efavirenz, EFV）＞利匹韦林（Rilpivirine, RPV）＞多拉韦林（Doravirine, DOR）＞依曲韦林（Etravirine, ETR） EFV：嗜睡、失眠、梦境异常、头晕、注意力不集中、抑郁、精神病和自杀意念。症状通常在2～4周后消退或减轻。睡前服药可能有助于减轻症状。危险因素包括已知的精神病，同时使用具有神经精神作用的药物以及由于遗传因素或食物吸收增加而导致的EFV浓度升高 RPV：抑郁、自杀、睡眠障碍 DOR：睡眠障碍、头晕、感觉改变，抑郁和自杀/自残
整合酶抑制剂	失眠、抑郁和自杀倾向，主要在已知精神疾病的患者中

资料来源：美国卫生与公众服务部：艾滋病信息（网址：https://aidsinfo.nih.gov）。

医务人员应识别和治疗PLWH的抑郁，因为抑郁常常未被诊断，未得到治疗或未得到充分治疗。抑郁的特征与非HIV感染者的典型临床特征相似。然而，PLWH注意力不集中、绝望、内疚、疲劳、食欲减退和体重下降更为常见。PLWH的自杀风险很高。与大多数患者一样，推荐使用选择性5-羟色胺再摄取抑制剂、SNRI、安非他酮和米氮平作为一线药物。医务人员应了解抗抑郁药和抗反转录病毒药物之间的药物相互作用，并应检查药物相互作用。值得注意的是，与既不开处方也不遵嘱服药的患者相比，遵医嘱服用抗抑郁药的抑郁患者对抗反转录病毒疗法的依从性更高。以正念为基础的减压和认知疗法对HIV患者具有心理益处。认知行为疗法（CBT）在短期内可有效改善生活质量和抑郁，长期治疗可有效改善依从性。此外，已证明将CBT依从性与抑郁症治疗的依从性相结合可以改善依从性和抑郁症（见第26章）。

（二）物质使用与物质使用障碍

PLWH的物质使用和物质使用障碍的患病率很高。物质使用与HIV的进展、依从性差、病毒载量高、HIV传播的高危行为、生活质量低、抑郁和社会支持少有关。重要的是要采用降低伤害的方法，使用非评判性语言，尊重患者的尊严，避免长久性的耻感。与患者共同制定自己的健康目标，并帮助他们逐步减少物质滥用和不安全的做法。让患者知道，过程中的反复并不意味着"治疗失败"（见第24章和第19章）。

（三）焦虑

与一般人群相比，PLWH的焦虑水平更高。就像抑郁一样，焦虑症可以先于HIV感染，也可以由HIV诊断及其带来的压力引发。焦虑会削弱注意力，使患者不太能坚持服药。对于治疗HIV阳性患者的焦虑症，心理干预通常比药物干预更有效（见第27章）。

（四）创伤后应激障碍

在HIV阳性患者中，创伤后应激障碍（PTSD）比普通人群更为普遍。PTSD加剧了HIV的高危行为，影响预后效果。HIV高危行为可能会增加遭到创伤的次数和PTSD的可能性，同样，先前创伤造成的PTSD会使个体倾向于从事容易感染HIV的高危行为。

（五）精神分裂症

HIV导致精神分裂症患者的发病率和死亡率更高，因为他们可能更难向医务人员解释症状，他们的主诉也不太可能引起医务人员的关注，并且更难遵医嘱治疗。据报道，PLWH中的新发精神病通常对抗精神病药反应良好，但是，PLWH更容易发生迟发性运动障碍和锥体外系症状等抗精神病药物副作用。PLWH中的精神分裂症与其他人群的精神分裂症相似。

（六）ARVs的中枢神经系统毒性

有些ARVs药物与神经精神症状和其他中枢神经系统表现有关，因此在选择抗ARVs药物时应考虑个人既往的精神疾病史。

（七）HIV相关的神经认知障碍

HIV相关的神经认知障碍（HIV-associated neurocognitive disorder，HAND）涵盖一系列无法由其他原因解释的认知障碍，范围涵盖从无症状到严重干扰日常功能的疾病。危险因素包括低CD4⁺T淋巴细胞、年龄和其他合并症。HAND的早期征象包括精神运动功能、注意力和专注力以及思维敏捷性和灵活性的损害。语言功能通常被保留。HAND还会导致性格变化，如冷漠和易怒；以及行为变化，如社交退缩和日常生活活动受损。神经系统表现包括震颤、失去平衡和协调性差。抗反转录病毒疗法是HAND治疗的主要手段。对HAND的管理应配合HIV专家会诊。

十一、结论

为了向HIV感染高危人群和HIV/AIDS患者提供优质的医疗服务，需要注重以下问题：识别谁是高危人群，何时及如何进行筛查，如何预防HIV感染以及如何照顾患有艾滋病的患者，包括他们的社会心理和精神障碍合并症。

十二、推荐阅读

Bruce RD, Merlin J, Lum PJ, et al. 2017 HIVMA of IDSA clinical practice guideline for the management of chronic pain in patients living with HIV. *Clin Infect Dis* 2017; 65 (10): e1-e37.

Centers for Disease Control and Prevention: US Public Health Service: Preexposure prophylaxis for the prevention of HIV infection in the United States—2017 Update: a clinical practice guideline. https: //www. cdc. gov/hiv/pdf/risk/ prep/cdc-hiv-prep-guidelines-2017. pdf. Published March 2018.

Imbert E. Antiretroviral Medication Adherence and Retention in Care. http: //HIVinsite. UCSF. edu\InSite?page=md-ward86-adherence-retention. November 9, 2017.

Knights M. HIV Infection and its psychiatric manifestation: a clinical overview. *BJPsych Advances* 2017; 23: 265-277.

Panel on Antiretroviral Guidelines for Adults and Adolescents. Guidelines for the Use of Antiretroviral Agents in Adults and Adolescents Living With HIV. Department of Health and Human Services. http: //www. aidsinfo. nih. gov/ContentFiles/ AdultandAdolescentGL. pdf.

十三、网站

http: //www. unaids. org/en
https: //www. cdc. gov/hiv/
https: //www. hiv-druginteractions. org

十四、患者参考书

cdc. gov/hiv/. Accessed August 23, 2019.
HIV. gov. Accessed August 23, 2019.

疼　　痛

Michael W. Rabow, MD; Gregory T. Smith, PhD; Ann C. Shah, MD; & Steven Z. Pantilat, MD

一、引言

大部分疼痛都是急性而短暂的。急性疼痛通常是病理性过程或者损伤的症状。一般来说，治疗疾病或者损伤能减轻或消除急性疼痛的症状。镇痛药常常在愈合过程中用于缓解患者的痛苦。大部分情况下，原发病或损伤的治疗和用药管理对缓解急性疼痛是有效的。有很多资源可以协助临床医生管理急性疼痛。

即使医生们尽了最大的努力，仍有大约 1/5 的患者会由急性疼痛演化为慢性疼痛。慢性疼痛的管理比较复杂，常涉及药物和非药物干预。心理状态（如抑郁和焦虑）、环境因素（如应激源或者强化因子）和患者之前的身体情况都能影响慢性疼痛。综合性多学科的治疗方式对慢性疼痛的管理至关重要。

管理慢性疼痛的患者常常充满挑战，并可能导致复杂的医患关系。这经常引发基本医疗医生的强烈情绪。本节旨在介绍慢性疼痛管理的有效策略和医生如何面对照护慢性疼痛患者的挑战。

二、慢性疼痛患病率 / 背景资料

国际疼痛研究学会（International Association for the Study of Pain，IASP）将疼痛定义为"与现存的或潜在的组织损伤相关的不愉快的感觉和情绪体验"。急性和慢性疼痛之间的区别在于病程。急性疼痛最多持续 3 个月，而慢性疼痛是指持续时间超过 3 个月的疼痛。尽管无法治愈的恶性肿瘤造成的疼痛常常持续数月且是逐步发展的，基础病的致命本质使得癌症相关疼痛与慢性非癌性疼痛需要分开考虑。每年大约 20% 的急性疼痛患者最终会因为慢性非癌性疼痛寻求治疗。在这些患者中，62% 的患者有超过 1 年的疼痛；57% 的患者自述是发作性疼痛（如偏头痛、神经痛）；其他 43% 的患者自述有持续疼痛。

在美国，每年有超过 7000 万人次因慢性非癌性疼痛就诊，直接的医疗费用高达 1250 亿美元，而由此造成的生产力降低会造成更多损失。仅仅治疗下腰痛的花费平均每年就大约 860 亿美元。虽然下腰痛的诊断仅占所有申请残疾补助的 5% ～ 10%，但却花费了所有残疾补助的 80% ～ 85%。在美国，疼痛的花费大于癌症和糖尿病花费的总和。

三、医患关系 / 治疗目标

对基本医疗医生来说，照顾慢性非癌性疼痛患者可能有困难。即使最有经验的医生有时也会感到与慢性疼痛患者的临床关系是困难和令人沮丧的。一些慢性疼痛患者在使用适量和稳定剂量的药物治疗的情况下能积极地生活。而另一些患者则懒散且消极，企图依靠增加药物剂量存活，且常常因为疼痛而终止自己的生命。基本医疗医生可能会与后者形成对立关系，导致双方都产生不适、沮丧和愤怒的情绪。

慢性疼痛通常无法治愈，单靠药物治疗效果不佳。虽然慢性疼痛的病因因人而异，但常常都合并有心理、社会和功能性因素，增加了慢性疼痛患者的管理难度。这些共病也经常需要临床关注。仅仅使用药物治疗常常会失败。

医患关系的有效性很大程度上依赖于医生识别并解决患者问题的能力，以及达成医患双方共同认可的协作管理策略的能力。由于医生和患者关注的重点可能不同，很容易导致二者间沟通不畅、互相不理解。对医生而言，在与患者分享自己的慢性疼痛治疗方法和理念之前，很重要的是先要了解患者对治疗的期望。建立良好的医患关系是慢性非癌性疼痛治疗成功的核心。

寻求医疗帮助的慢性疼痛患者可能会有以下的期待或治疗目标：

1. 他/她们可能只是想要发现自己疼痛的病因，排解对潜在严重疾病的恐惧。

2. 他/她们可能只是希望缓解疼痛。

3. 他/她们想要修复自己受损的功能，以回归正常的工作、社会或娱乐活动。

4. 他/她们可能想要医生和周围的人认可，疼痛影响了自己的正常活动。

"医疗晤谈的三功能模型"（表38-1）可以用于慢性疼痛患者持续评估和再评估（见第1章）。

表38-1 医疗晤谈的三功能模型

1. 资料收集：阐明疼痛的生理和心理原因。给出诊断假设，并提出其他的诊断可能

2. 关系建立：通过共情、主动聆听，判断疼痛对患者生活造成的影响，包括"疼痛行为"及疼痛所造成的患者生理和社会失能

3. 管理：解释镇痛药物的作用，包括治疗的疗程、疼痛发作时间的不确定性及对疼痛可能缓解程度的预期

  a. 制订理疗和其他改善患者功能的治疗计划

  b. 承认休息的作用和局限性

  c. 让患者意识到回归正常工作和娱乐生活对克服疼痛行为和失能的价值

疼痛管理基于以下基本方针：

1. 获取患者对疼痛的描述，了解疼痛对患者本人和周围人的生活有什么意义和影响。

2. 评估患者的精神状态，比如抑郁和焦虑。

3. 基于疼痛的病史，进行重点查体。

4. 回顾检查结果，或者进行诊断检测，确定患者是否有可治的躯体疾病。

5. 使用沟通和共情的方式与患者讨论疼痛治疗方案。

（1）向患者解释不使用阿片类镇痛药治疗慢性非癌性疼痛的原因。

（2）根据"行为改变阶段"模型向患者提供非药物治疗的选择方案。

（3）与患者探讨治疗目标是恢复功能和生活质量还是仅仅消除疼痛。

6. 通过药物和言语安慰给患者以缓解和宽慰。

7. 采用多种方式管理疼痛。

8. 评估疼痛行为和整体功能的变化。

9. 加强功能的改善及减轻疼痛是治疗目标，停止无法实现这些目标的无效治疗。

总之，必须对用于治疗慢性非癌性疼痛的所有干预措施进行反复评估，以评价每种治疗方式的利弊得失。在以改善功能为主要目标的前提下，患者和医生应随着时间的推移作为合作伙伴一同进行评估。

四、行为医学疗法

在多项随机对照研究中，认知行为疗法（CBT）已被循证医学证实为治疗慢性疼痛的主要方法。认知行为疗法是一种心理治疗，认为想法在决定我们的感受和行为方式上有着重要的作用。已被证实对慢性疼痛有效的认知行为疗法和其他治疗方法包括生物反馈治疗、催眠、正念治疗、接受和承诺疗法（acceptanceand commitment therapy，ACT）。表38-2总结了用以治疗慢性疼痛的行为医学方法。

医生还可以向患者推荐自助资源，有阅读能力和意愿的患者可以在自我疼痛管理中发挥更加积极的作用（表38-3）。

表38-2 疼痛的行为治疗方法

1. 认知行为疗法	这一方法通常涉及对自发负面想法的监控；意识到思想、情绪和行为之间的联系；将使自己失能的一些想法替换为现实导向的想法。最新的CBT治疗慢性疼痛的进展通过行为学和认知学的方式，转变了人们认为疼痛使人失能、疼痛影响正常功能的想法，取而代之的是帮助患者建立更为现实的信念
2. 生物反馈	计算机辅助对生理变化进行测量，改变了之前对生理变化不自主的认知，进而训练患者自主控制自身变化。测量常包括体表肌电图、皮温、皮肤电反射、呼吸、心率、脉冲时间、远端体积描记术和脑电图
3. 自主运动和放松训练	一系列旨在产生放松意象的心理练习，可由医生通过建议来引导，或与放松和锻炼相结合
4. 进行性肌肉放松	一种系统的放松方法，包括拉伸和放松肌肉群
5. 正念	在本文中，正念疗法是一种认知行为疗法，强调引导患者将客观注意力集中到当下的体验中去，集中精力来感受思想、情绪和包括疼痛在内的感觉。这样，患者善于观察，能意识到自己的思维、判断和情绪反应对改变躯体疼痛发挥作用，能注意到自己可以用不同的方式来应对疼痛，让自己可以在接受痛苦的情况下，过上生理和情感上更完整、更满意的生活
6. 催眠	增强注意力或意识以提高可暗示性的状态。这有助于阻断疼痛感觉（催眠学）
7. 接受和承诺疗法	这种方法将接受和正念的认知疗法与行为改变策略相结合。治疗的核心是从相关的情绪反应中播散思想，朝着有价值的行为发展，并学会不要过度反应或避免痛苦

表38-3 患者自助资源

1. Caudill M.Managing Pain Before it Manages You，revd ed.New York，NY：Gillford Press；2002.

2. Catalano E，Hardin KN，eds.The Chronic Pain Control Workbook: A Step-by-Step Guide for Coping with and Overcoming Pain，2nd ed.Oakland，CA：New Harbinger Publ.；1999.

3. Butler DS，Moseley GL.Explain Pain.Adelaide，Australia：Noigroup Publications，2010.www.noigroup.com/en/Store. Accessed September 2018.

4. American Pain Foundation.www.painfoundation.org.Accessed September 2018.

5. Internet support group.www.chronicpainsupport.org.Accessed September 2018.

6. Dahl，T.-Lundgren，T. "Living Beyond Your Pain" New Harbinger Publications，2006.

7. Thorn，B. "Cognitive Therapy for Chronic Pain: A Step By Step Guide；" 2nd ed.Guilford Press，2017.

 ### 使用CBT治疗的案例

迈克尔是一位50岁的混凝土施工队长，一次工作中受伤使其患腰椎间盘突出症，并伴有多节段的神经根受压。他接受了融合治疗，包括使用器械快速康复，并在6周内恢复工作。6个月后，迈克尔再次出现了下腰痛。影像学检查显示融合牢固，无其他异常，他被转诊接受注射疗法。

迈克尔具有强烈的职业道德感，需要继续全职工作以维持自己和家人的生活。他几乎没有能够改行的技能，所知道的只有混凝土。得益于每3个月的类固醇注射，他能继续工作。在两次注射之间，他口服阿片类药物，渐渐地，他需要逐渐增加剂量以减轻疼痛。5年后，他的医生发现他已经完全残疾了，将他转诊，采用认知行为疗法来帮助他适应残疾状态。

开始他对医生表达了愤怒，之后他开始采取措施来控制疼痛。在治疗中他意识到自己最初完全镇痛的目标不现实。他学会了观察自己的痛苦，观察自己对疼痛的愤怒和恐惧，以及在得知自己严重、永久地功能受损之后，感到怎样的焦虑和沮丧。他决定了什么程度的痛苦是可以接受的；学会了不论怎样的疼痛，有些功能活动一定要做到；学会了在疼痛加重时，不使用药物或者别的治疗措施，使用自我管理技巧来减轻疼痛。之后在被宣布残疾后不到1年的时间里，他带着与疼痛共存的能力，回到了全职的工作岗位上，从事体力要求较低的工作。

正念训练是治疗慢性疼痛的主要方式。正念是指将全部的注意力集中到自己当下的体验上。它强调当下的重要性，而过去的记忆和预期的未来事件仅仅是心理构想。因此，仅活在当下很重要。正念理论还告诉我们，尽管思想是一项很有用的工具，但仅有思想不能决定一个人。疼痛作为一种个人体验常常按照我们自己的想法被物化、分析，并做出反应。我们对于疼痛感受的分析和反应被称为"忍受疼痛"，这完全在我们的控制之中。施行正念疗法是让我们在疼痛中放松，观察甚至能改变自己对疼痛感受的反应。通过这种方式，患者学会接受疼痛作为他们的经历本身的一部分，限制或减少了对它的反应。这一方式也强调了，尽管有疼痛，仍需对现在和未来活动或生活做出计划。

接受和承诺疗法也是一种用正念训练来治疗慢性疼痛的方法。它将正念疗法与认知剥离（指将思维和印象与情绪和记忆相分离/剥离）相结合。它教给我们去接受，让痛苦的想法、印象和记忆来去自由，不用为此感到挣扎。在这种疗法中，价值探索至关重要，它帮助每个人发现什么是最重要的事。这种方法增进了个人接受疼痛的能力，也调和了对疼痛的想法和反应。

生物反馈是计算机处理的音频和视频反馈系统，它通过测量生理指标来放大个体的意识，生理指标包括使用肌电图测量的肌肉收缩、交感觉醒、皮温改变、心率以及通过脑电图测量的大脑活跃程度。随着对自我认知的提升，患者学会增强和降低自己的生理反馈，更好地控制自己的觉醒程度。现已证明生物反馈对治疗头痛很有效；配合其他

积极的理疗对背部骨骼肌疼痛有效；同时能够协助应激管理训练。

现已发现放松和压力管理对减少焦虑和疼痛共病有帮助（见第35章）。催眠疗法通过意象和放松来集中注意力，帮助减少疼痛，改善身心健康（见第5章）。

当患者同时患有抑郁或者焦虑等心理疾病时，应考虑转诊给专攻慢性疼痛的心理医生或者精神科医生。此外，已证明认知行为疗法可以帮助患者减轻疼痛、缓解痛苦，也能改善功能，提升对疼痛的应对技巧。认知行为疗法可以与其他康复和治疗方式合用。

五、疼痛康复

急性疼痛的物理疗法通常先是被动的，比如热敷、超声波、肌筋膜技术等，之后6～12周的阶段，变得更为主动，比如拉伸、强化和耐力训练等。物理疗法对肌肉骨骼疼痛治疗有效。现已证明，积极的物理疗法联合使用其他行为医学方式和教育，是治疗慢性背痛和肌痛的有效方法。

职业治疗师通常在家庭和工作环境中评估和治疗日常生活和日常功能活动中的功能障碍。职业治疗师可以改装工作场所和家庭，增加辅助设备的使用，改善患者独立自主的能力。

经皮神经电刺激（transcutaneou electricalnerve stimulation，TENS）单元提供局部电流，通常用于缓解疼痛。TENS单元有益于神经性疼痛的治疗和跨学科的疼痛治疗项目。

六、跨学科疼痛项目

跨学科疼痛康复项目（interdisciplinarypainrehabilitationprograms，IPRPs）包含疼痛医生、疼痛心理学家、理疗师和职业治疗师、护士和生物反馈系统技师提供的服务，包括了催眠、正念和ACT等多种常见的治疗方式。这些专业人员在跨学科团队中一起工作，为

患者提供协调、整合的照护。这些项目通常首先会包含行为改变和康复策略，同时也有用药调整和功能改善方式。这些项目的应用对慢性疼痛治疗的功效是循证且有据可查的。事实上，在IPRPs中，联用认知行为疗法和康复疗法已在慢性疼痛治疗方面展现出最好的效果。

跨学科疼痛治疗主要包括注射疗法、药物治疗、植入泵和刺激器，也包括理疗和心理治疗，这些方法联合应用以缓解疼痛、改善活动能力和应对技巧。

七、补充医学疗法

针对疼痛的替代医学技术包括针灸、脊椎推拿、按摩、营养和顺势疗法。当这些疗法作为一系列治疗方案整合使用时会有助于减轻疼痛。

针灸已被证明是治疗背部和颈部疼痛、骨关节炎、慢性头痛和肩部疼痛的有效方法。推拿也已被证明可有效治疗慢性下腰部和背部疼痛。营养作为减轻疼痛的主要干预手段，已在减少炎症过程、改善饮食以获得最大功能方面被越来越多的人接受。营养疼痛管理认证课程可通过综合疼痛管理协会获得。运动疗法，如菲登奎斯或亚历山大技术，在特定情况下（如害怕运动）可发挥作用。

补充医学疗法与行为医学疗法相结合，能够帮助持续减轻疼痛，增强功能以及改善情绪和应对技巧，从而改善治疗效果（见第35章）。

八、社区疼痛项目

社区疼痛项目在行为医学治疗框架内，利用特定的补充医疗来提供明确的非阿片类药物治疗，这种治疗方式对于大多数人而言在经济上是可以接受的。这些项目是美国最近为响应国家对增加阿片类药物使用量的关注而制定的。社区疼痛项目可以将任何一种补充医学疗法与CBT或ACT行为改变策略结合起来，再加上诸如作业治疗或瑜伽之类的激活疗法。通过这种方式，这些项目帮助人们在不使用阿片类药物的情况下应对日常疼痛挑战。

九、药物治疗

药物治疗常常是基本医疗医生治疗慢性非癌性疼痛的首选。这是治疗疼痛的重要手段，但不应成为治疗的主流。对于轻中度疼痛，使用对乙酰氨基酚、阿司匹林和非甾体抗炎药（NSAIDs）可能就足够了。对于中重度疼痛，这些药物联合阿片类药物可能有效。严重疼痛可能需要足量阿片类激动剂。

（一）对乙酰氨基酚与NSAIDs

很多情况下，对乙酰氨基酚和NSAIDs是慢性非癌性疼痛的首选治疗药物。适量的对乙酰氨基酚与NSAIDs一样，能有效解热镇痛，而没有消化道出血或溃疡的风险。对乙酰氨基酚在各种非处方药中是一种常见成分，因此其肝毒性需要特别关注。对乙酰氨基酚的总剂量不应长期超过3g/d，对于老年人和肝病患者，不应超过2g/d。

阿司匹林是一种有效的解热镇痛药和抗炎药。其副作用是胃肠道刺激和出血，但可使用阿司匹林肠溶片剂、合并使用质子泵抑制剂类药物来减轻副作用。其他部位出血、过敏以及与儿童和青少年瑞氏综合征的相关性进一步限制了它的使用。

表38-4列出了常用的NSAIDs及其剂量。与阿司匹林相似，NSAIDs是解热镇痛药和抗炎药。NSAIDs使胃肠道出血的风险增加1.5倍，也会提升老年人的出血和肾毒性的风险。使用双氯芬酸的贴剂或凝胶，可以使NSAIDs的血药浓度降低、全身性不良反应减少。同时使用质子泵抑制剂或使用选择性环氧化酶-2（cyclooxygenase-2，COX-2）抑制剂，可预防胃肠道出血和溃疡。塞来昔布是现在唯一可用的COX-2抑制剂，但是心脏病患者应谨慎使用。包括COX-2抑制剂在内的

表38-4 对乙酰氨基酚、阿司匹林、常用非甾体抗炎药及COX抑制剂

药品（按字母表次序）	≥50kg成人的常用剂量	<50kg成人的常用剂量[1]	每单位价格	每30天价格[2]	说明[3]
对乙酰氨基酚注射液	1g 每6～8小时，静脉注射		$45.02/1g（瓶）	$5402.40	
对乙酰氨基酚或氨基酚[4]（泰诺、达崔尔等）	325～500mg每4小时或500～1000mg每6小时，每天最大量2～4g，口服	10～15mg/kg每4小时口服或15～20mg/kg每4小时直肠给药，每天最大量2～3g	$0.02/500mg（口服）OTC；$0.43/650mg（直肠给药）OTC	$3.60（口服）；$77.40（直肠给药）	不属于NSAID类药物，因为缺乏外周抗炎效果。作为解热镇痛药效果与阿司匹林一样最高使用剂量：急性疼痛4g/d，慢性疼痛3g/d，老年患者或肝病患者2g/d注意对乙酰氨基酚可能是很多复方镇痛药、感冒制剂和助眠制剂的成分
阿司匹林[5]	325～650mg每4小时，口服	10～15mg/kg每4小时口服或15～20mg/kg每4小时直肠给药	$0.02/325mg OTC；$1.51/600mg（口服）OTC	$7.20（口服）；$271.80（直肠给药）	也有肠溶制剂，吸收更慢，但是耐受性更好
塞来昔布[4]（西乐葆）	200mg每日1次用于骨关节炎；100～200mg每日2次用于类风湿关节炎	100mg口服每日1～2次	$4.37/100mg；$7.58/200mg	$227.40 OA；$454.80 RA	COX-2抑制剂。没有抗血小板效果。体重低于50kg的老年患者应减量。内镜下胃肠道溃疡风险降低。但无法确定是否真的降低消化道出血发病率。可能与心血管毒性有关。塞来昔布禁忌用于磺胺过敏患者
三水杨酸胆碱镁[6]	1～1.5g每日3次，口服	25mg/kg每日3次，口服	$0.46/500mg	$124.20	与NSAIDs相比，水杨酸盐所致的胃肠道不适和肾损伤少，但镇痛效果可能略差
双氯芬酸贴剂	1.3%贴剂每日2次		$13.43/片	$805.80	将贴剂放于最疼痛的地方
双氯芬酸（扶他林，克塔夫林等）	50～75mg每日2～3次，口服；1%凝胶2～4g每日4次		$0.95/50mg；$1.14/75mg；$0.52/g凝胶	$85.50；$102.60；$249.60凝胶	肝毒性可能更强。肠溶剂起效较慢。皮肤用药所致的副作用可能少于口服用药
双氯芬酸缓释剂	100～200mg每日1次，口服		$2.70/100mg	$162.00	
二氟尼柳[7]	500mg每12小时，口服		$2.07/500mg	$124.20	氟化水杨酸衍生物
依托度酸	200～400mg每6～8小时，口服		$1.32/400mg	$158.40	
非诺洛芬	300～600mg每6小时，口服		$3.40/600mg	$408.00	副作用可能强于其他同类药物，包括小管间质性肾炎
氟吡洛芬	50～100mg每日3～4次，口服		$0.78/50mg；$1.18/100mg	$93.60；$141.60	老年患者的胃肠道副作用更常见
布洛芬注射液	400～800mg每6小时，静脉注射		$20.08/800mg（瓶）	$2410.00	
布洛芬制剂	400～800mg每6小时，口服	10mg/kg每6～8小时，口服	$0.28/600mg Rx；$0.05/200mg OTC	$33.60；$9.00	耐受性相对较好，价格便宜

药品（按字母表次序）	≥50kg成人的常用剂量	<50kg成人的常用剂量[1]	每单位价格	每30天价格[2]	说明[3]
吲哚美辛	25～50mg 每日2～4次，口服		$0.38/25mg；$0.64/50mg	$45.60；$76.80	剂量相关毒性的发生率更高，尤其是胃肠道反应和骨髓反应
酮基布洛芬	25～75mg 每6～8小时，每日最大剂量300mg，口服		$1.12/50mg Rx；$1.24/75mg Rx	$134.40；$148.80	老年患者应减量
酮咯酸氨丁三醇	10mg 每4～6小时，每天最大剂量40mg，口服		$2.16/10mg	无建议	仅限短期使用（<5天），否则增加胃肠道不良反应的风险
酮咯酸氨丁三醇[8]	首剂60mg肌内注射或30mg静脉注射；之后每6小时30mg肌内注射或静脉注射		$1.45/30mg	无建议	肌内注射或静脉注射的NSAIDs是阿片类药物的替代治疗。老年患者减量。仅限短期使用（<5天）
水杨酸镁	325～650mg 每6小时，口服		$0.25/325mg OTC	$60.00	
甲氧胺苯酸钠[9]	50～100mg 每6小时，口服		$7.74/100mg	$928.80	腹泻更常见
甲芬那酸	250mg 每6小时，口服		$17.41/250mg	$2089.20	
美洛昔康	7.5mg 每12小时，口服		$3.16/7.5mg	$189.60	COX-2/COX-1的比例和双氯芬酸类似
萘普酮	0.5～1g 每日1次，每日最大剂量2g，口服		$1.30/250mg；$1.53/750mg	$78.00；$91.80	相比于布洛芬，导致溃疡的可能性较低，但总体不良反应可能没有减少
萘普生	250～500mg 每6～8小时，口服	5mg/kg 每8小时	$1.29/500mg Rx；$0.09/220mg OTC	$154.80；$8.10 OTC	总体耐受性良好。老年患者减量
噁丙嗪	0.6～1.2g 每日1次，口服		$1.50/600mg	$90.00	与布洛芬类似。可能造成皮疹、瘙痒、光过敏
吡罗昔康	20mg 每日1次，口服		$4.39/20mg	$131.70	药物不良反应率高，不推荐老年患者使用。每日使用一剂较为方便。半衰期长。胃肠道出血和皮肤不良反应可能更多
舒林酸	150～200mg 每日2次，口服		$0.98/150mg；$1.21/200mg	$58.80；$72.60	胃肠道出血概率更高。肾毒性风险可能减少
托美汀	200～600mg 每日4次，口服		$0.75/200mg；$3.98/600mg	$90.00；$477.60	不良反应可能多于同类药物，包括过敏反应

注：1. 对于体重<50kg的成年人，对乙酰氨基酚和NSAIDs的剂量应根据体重进行调整。

2. 基于数量限制的平均批发价。来源：IBM红宝书（电子版）IBM沃森健康，https://www.micromedexsolutions.com。平均批发价并不一定能精确反映药房价格，过程中有很多协议因素。

3. 这些药品的使用可能会产生头痛、耳鸣、眩晕、混乱、发疹、厌食、恶心、呕吐、胃肠道出血、腹泻、肾毒性、视觉失调等副作用。根据患者的不同情况，耐受力和疗效都会不同。注明：所有NSAIDs药物都会提升血清中锂的水平。

4. 对乙酰氨基酚和塞来昔布缺少抗血小板效果。

5. 可能会在1周或更长时间内抑制血小板凝集或导致出血。

6. 可能会导致抗血小板活跃度低。

7. 抗酸药的使用可能会降低吸收效果。

8. 与口服NSAIDs有相同的胃肠毒性。

9. 抗球蛋白阳性的自身免疫溶血性贫血与药物的长期使用有关。

OA：骨关节炎；OTC：非处方药；RA：风湿性关节炎；Rx：处方药

经许可引自：MW，等.缓和医疗与疼痛管理.转载自：Papadakis MA，McPhee SJ，Rabow MW.eds.

Current Medical Diagnosis & Treatment 2019，New York，NY：McGraw-Hill；2019.

NSAIDs可导致液体潴留和充血性心力衰竭恶化，因此在这样的患者中应谨慎使用。

（二）阿片类药物

通常，阿片类药物治疗不应常规用于慢性非癌性疼痛，因为其危害通常会超过其益处。仅使用阿片类药物几乎不足以充分控制疼痛，在这种情况下，如果使用阿片类药物，应与本节概述的其他管理策略结合使用。阿片类药物是严重病残的来源，在美国，阿片类药物的转移和过量死亡构成了所谓的"流行病"。2000—2016年，阿片类药物在美国导致的死亡率翻了一番。一般来说，患有慢性非癌性疼痛的长期使用阿片类药物的患者应尽可能降低剂量甚至不使用，以减少其所带来的危害。

在认真评估了潜在的利弊后，可以对某些患者使用阿片类药物治疗。表38-5列出了阿片类药物。最常用的是完全性阿片类受体激动剂，比如吗啡、氢吗啡酮、羟考酮、美沙酮、芬太尼、氢可酮和可待因。氢可酮和可待因通常与对乙酰氨基酚或一种NSAIDs联合使用。口服硫酸吗啡、氢吗啡酮或羟考酮的短效制剂可用于其他镇痛药控制效果不佳的急性疼痛。对于慢性稳定性疼痛，优选长效类药物，如口服缓释的吗啡、羟考酮或美沙酮。美沙酮价格便宜，有液体制剂，且由于N-甲基-D-天冬氨酸（NMDA）拮抗作用，可能对神经性疼痛有额外的治疗效果。然而，等效镇痛剂量因患者的阿片类药物使用剂量而异，使用高剂量美沙酮时要注意QT间期延长的风险。应当咨询疼痛或姑息疗法方面的专家。

一项有用的阿片类药物治疗慢性疼痛的方法是等效镇痛剂量，详见表38-5。任何一种用于控制疼痛的完全型阿片受体激动剂的剂量都可以转化为其他阿片类药物的等效剂量。因而，使用短效阿片类药物的24小时药物需求和给药方案可以换算为长效阿片类药物或者长效剂型阿片类药物的等效镇痛剂量。

然而，阿片类药物的交叉耐受经常不完全，所以在转换使用阿片类药物制剂时，通常使用的剂量低于计算所得等效镇痛剂量。美沙酮的等效镇痛剂量更为复杂，会随着剂量和疗程而改变。

尽管一些缺乏严重慢性疼痛管理经验的医生和患者可能更倾向使用非阿片-阿片类混合制剂，但对于剧烈疼痛的患者，单一组分的完全型阿片受体激动剂常常更适用，因为阿片类药物的剂量不受对乙酰氨基酚、阿司匹林或者NSAIDs等组成成分的毒性的限制。阿片受体激动剂没有最大许可剂量或者最大有效剂量限制。但是，也应该意识到阿片类药物引起的痛觉过敏可能出现在服用更高剂量的阿片类药物的患者中。

随着阿片类药物剂量的逐步增加，其副作用也可能会增加。任何剂量的阿片类药物都易导致便秘，而且随着疗程进展，对这个副作用的耐受性不会提高。医生应该考虑到阿片类药物诱导的便秘且对所有患者都要采取预防措施。

有多种策略在尝试降低阿片类药物的潜在危害，尽管目前它们的功效证据有限。这些策略包括：阿片类药物风险评估工具，限制每日阿片类药物总量，进行尿液药物测试来评估滥用、不依从和转移的情况，使用国家阿片类药物电子处方监测程序（注册表），发放阿片类药物解毒剂（纳洛酮）以及使用阿片类药物协议。该协议旨在在开始任何治疗之前全面地设定管理目标。表38-6列出了慢性疼痛管理协议的关键要素。医生和患者均应在开始治疗之前签署协议，并每人保留一份。最初可以通过单次书面警告来解决患者违反协议的问题，但是反复违反协议应停止阿片类药物治疗，会有一个快速的减量过程以避免阿片类药物戒断反应。重要的是要向患者明确，即使不再开具阿片类药物处方，也可继续采用其他管理策略和干预措施（见第25章）。

表38-5 阿片类药物

药物	等效镇痛剂量（与吗啡30mg口服或10mg静脉/皮下）[1]		体重≥50kg成人的通常起始剂量		体重<50kg成人的通常起始剂量		可能的优势	可能的劣势
	口服	肠外	口服	肠外	口服	肠外		
阿片受体激动剂[2,3]								
丁丙诺啡注射液		380μg		300μg缓慢静脉注射，30～60分钟后可重复一次；或600μg注射一次；$18.20/300μg				
丁丙诺啡贴片	不适用	不适用	不适用于口服 贴片剂量：每小时5μg、10μg、20μg 阿片类药物初使用者每小时5μg贴片 $114.77/10μg/h	不适用	不可用	不可用	阿片类药物初使用者在使用每小时5μg剂量时可能出现7天痛觉消失 72小时后可使用5μg/h滴定，最大剂量20μg/h	由于丁丙诺啡受体强结合关系，急性疼痛时可能难与其他阿片类药物一起使用，虽然这在在门诊疗中并不常见
丁丙诺啡含片	不适用	批准用于舌下含服镇痛	阿片类药物初次使用者或不耐受者，每12小时定制化剂量。从每12～24小时75μg开始至少持续4天，逐渐增加到每12小时150μg，后续可以每小时不超过150μg的增幅递增，每次递增间隔不少于4天 最大剂量为每12小时900μg $6.07/75μg/h				需在专家指导下使用	不要切开、咀嚼、吞咽药片，使其慢慢变细直至断开 使用最小反应剂量，持续最短使用时间。>65岁患者应缓慢滴定 有阿片类用药经验患者的用量请见脚注[4]
芬太尼	不适用	100μg	不适用	50～100μg静脉注射/肌内注射每小时1次或0.5～1.5μg/(kg·h)静脉注射	不适用	0.5～1μg静脉注射，每1～4小时1次或1～2μg/(kg·h)静脉注射，然后0.5～1μg/(kg·h)溶液	神经兴奋效果可能较弱，包括造成肾衰竭	

续　表

药物	等效镇痛剂量（与吗啡30mg口服或10mg静脉/皮下）[1] 口服	肠外	体重≥50kg成人的通常起始剂量 口服	肠外	体重＜50kg成人的通常起始剂量 肠外	口服	可能的优势	可能的劣势
芬太尼黏膜制剂，口腔片	不适用	不适用	200μg黏膜制剂；100μg口腔片；$18.80/200μg黏膜制剂；$81.60/200μg口腔片	不适用	不适用	不适用	可用于长效阿片类药物的疼痛阻断	黏膜制剂和口腔片形式，口腔制剂的生物药效率更高；不具有生物等效性，口腔制剂的生物药效率更高
芬太尼透皮贴	不适用	不适用	不适用于口服 12.5~25μg/h贴剂，每72小时1次；$14.43/25μg/h	将一定量的吗啡转化为芬太尼贴剂主要取决于口服吗啡每日总剂量[2]：口服吗啡60~134mg=芬太尼贴剂25μg/h；口服吗啡135~224mg=芬太尼贴剂50μg/h；口服吗啡225~314mg=芬太尼贴剂75μg/h；口服吗啡315~404mg=芬太尼贴剂100μg/h	不适用	12.5~25μg/h贴剂，每72小时1次	血药浓度稳定	禁用于阿片类药物不耐受的患者
氢可酮缓释剂	30mg[1]	不适用	10mg 每12小时；$11.11/10mg	不适用	不适用	不适用	可在无对乙酰氨基酚时以缓释剂状态服用	
氢吗啡酮[5]	7.5mg	1.5mg	1~2mg每3~4小时1次；$0.48/2mg	1.5mg每3~4小时1次；$1.80/2mg	0.015mg/kg每3~4小时1次	0.06每3~4小时1次	与吗啡类似。有可注射的高效价剂型，有直肠栓剂	短效
氢吗啡酮缓释剂	参见包装摄入	不适用	8mg每天；$16.73/8mg	不适用	不适用	不适用	与吗啡类似	
左吗啉	4mg	不适用	4mg每6~8小时1次；$53.40/2mg	不适用	不适用	0.04mg/kg每6~8小时1次	比硫酸吗啡长效	

续　表

药物	等效镇痛剂量（与吗啡30mg 口服或10mg 静脉/皮下）[1]		体重≥50kg成人的通常起始剂量		体重＜50kg成人的通常起始剂量		可能的优势	可能的劣势
	口服	肠外	口服	肠外	口服	肠外		
哌替啶[6]	300mg	100mg	不推荐使用	100mg每3小时1次；$2.72/100mg	不推荐使用	0.75mg/kg，每2～3小时1次	仅限单剂量，短期镇痛使用，如门诊结肠镜。不推荐用于慢性疼痛或重复使用	短效。在肾衰竭或其他情况中，去甲哌替啶代谢产物可以蓄积；高浓度可能造成怒和癫痫
美沙酮（多 酚，其他）	变化[7]	变化[7]	5～20mg每6～8小时1次；$0.31/10mg	2.5～10mg每6～8小时1次；$21.00/10mg	0.2mg/kg，每6～8小时1次	0.1mg/kg，每6～8小时1次	稍微比吗啡长效。吗啡不耐受时有效，对神经性疼痛可能尤为有效。有液体剂型	麻醉时长短于吗啡血浆浓度时长。可能会蓄积，治疗第1周需要密切监测血药浓度。等效剂量随着阿片类药物剂量而改变
吗啡速释片[5]（硫酸吗啡片、罗克萨诺液）	30mg	10mg	4～8mg每3～4小时1次；用于已经服用缓释片的突发疼痛；$0.52/15mg片剂；$0.84/20mg液体	10mg每3～4小时1次；$11.90/10mg	0.3mg/kg，每3～4小时1次	0.1mg/kg，每3～4小时1次	所有镇痛药相互比较的标准；多种可用的剂型	与其他阿片类药物相比没有特殊副作用
吗啡缓释片	30mg	不适用	15～60mg每12小时1次；$1.50/30mg	不适用	不适用	不适用		
吗啡长效缓释片	30mg	不适用	20～30mg每天；$5.69/30mg	不适用	不适用	不适用	每日服药1次即可	
羟考酮	20mg	不适用	5～10mg每3～4小时1次；$0.48/5mg	不适用	0.2mg/kg，每3～4小时1次	不适用	与吗啡类似	
羟考酮控释片（奥施康定）	20mg	不适用	20～40mg每12小时1次；$9.00/20mg	不适用				药片形式以减少误用（注射或鼻吸入）
羟吗啡酮[5,8] 口服速释片	10mg	不适用	5～10mg每6小时1次；$2.95/5mg	不适用	不适用	不适用		与食物一起食用可使血清水平提升50%，新剂型，对其等效剂量所知较少

续 表

药物	等效镇痛剂量（与吗啡30mg 口服或10mg 静脉/皮下）[1]		体重≥50kg成人的 通常起始剂量		体重<50kg成人的 通常起始剂量		可能的优势	可能的劣势
	口服	肠外	口服	肠外	口服	肠外		
可待因[9,10]（与阿司匹林或对乙酰氨基酚合用）[11]	180～200mg	130mg	60mg，每4～6小时1次；$0.64/60mg	60mg，每2小时1次，肌肉/皮下注射	0.5～1mg/kg，每3～4小时/次	不推荐	与吗啡类似	密切监视药物效能，因为患者将可待因转化为吗啡的能力不同
氢考酮[8]（氢可酮片剂，复方羟可酮，维方羟可酮片，泰勒柯丁等）[11]	30mg	不适用	10mg，每3～4小时1次；$0.54/5mg	不适用	0.2mg/kg，每3～4小时1次	不适用		与对乙酰氨基酚合用限制了使用剂量
羟考酮[10]（盐酸羟考酮和对乙酰氨基酚片剂，泰勒宁等）[11]	20mg	不适用	10mg，每3～4小时1次；$1.37/5mg	不适用	0.2mg/kg，每3～4小时1次	不适用	与吗啡类似	与对乙酰氨基酚，阿司匹林合用限制了使用剂量
联合阿片类激动剂-去甲肾上腺素再摄取抑制剂								
他喷他多	未知	未知	开始每次50～100mg，可在1小时内重复剂量。后可增加到50～100mg每4小时1次。每天最大剂量600mg；$11.89/100mg	不适用	不适用	不适用		避免严重的肾脏或肝脏损伤
他喷他多长效缓释片	未知	未知	开始50mg每12小时，口服。后每3天可增加单次用量，每次增加50mg，至每次剂量100～250mg；$15.20/100mg	不适用	不适用	不适用		避免严重的肾脏或肝脏损伤

续表

药物	等效镇痛剂量（与吗啡30mg 口服或10mg 静脉/皮下）[1]		体重≥50kg成人的通常起始剂量		体重<50kg成人的通常起始剂量		可能的优势	可能的劣势
	口服	肠外	口服	肠外	口服	肠外		
曲马多	300mg	100mg	开始25mg每天，口服。后每3天可增加25mg至每天4次，后每3天增加用量，每天增加50mg，至100mg，每天4次。75岁以上老人每天用量不超过300mg；$0.83/50mg	不适用	不适用	不适用		若肌酐清除率<30ml/min，则每天剂量不超过200mg；若同时有肝硬化，则每天剂量不超过100mg

注：1. 公布的表格中建议的吗啡镇痛剂量各不相同。临床反应是必须适用于每个患者的标准。为达到临床疗效对剂量进行滴定是必要的。因为这些药物之间没有完全的交叉耐受性，更换药物时开始的剂量可以低于等效镇痛剂量，然后重新调整患者的剂量。

2. 更换药物的过程要谨慎；不要按照等效镇痛剂量将芬太尼贴剂换为其他阿片类药物。

3. 有儿和明显更有效的丁丙诺啡制剂可用，但通常用于治疗阿片类药物使用障碍伴或不伴持续疼痛，通常由疼痛管理专家提供。在换用芬太尼贴剂的过程中，患者可能需要使用紧破性阿片类药物。丁丙诺啡单独皮下植入物（普罗布维）；皮下注射（局部注射）；舌下片剂；丁丙诺啡与纳洛酮结合的舌下膜；丁丙诺啡单独皮下植入物。请参见文本。

4. 在有阿片类药物经验的患者中，将现有阿片类药物逐渐减少至30mg/d的口服吗啡当量。此后，丁丙诺啡的给药计划取决于之前的口服吗啡当量：<30mg/d，每12小时含漱75μg；30～89mg/d，每12小时含150μg口服，90～160mg/天，每12小时含漱300μg；在所有患者中，使用与未服用阿片类药物的患者相同的剂量。

5. 注意：对于吗啡、氢吗啡酮和羟吗啡酮，如果患者不能口服，直肠给药是一种替代途径。口服和肠外给药的等效镇痛剂量可能不同。初期治疗通常应使用短效阿片片类药物。

6. 不建议用于慢性疼痛。所列剂量仅用于急性疼痛的短期治疗。若长期使用，换用其他阿片类药物。

7. 转化为美沙酮的等效剂量取决于每日吗啡的总剂量。如要换用美沙酮，咨询疼痛管理或姑息治疗专家进行转换。

8. 注意：推荐剂量不适用于肾功能不全或能有其他有影响药物代谢情况的成年患者。

9. 注意：单独服用60毫克以上的可待因因通常不合适，因为随着剂量不合适，因为随着剂量增加，镇痛效果增加，但恶心、便秘和其他副作用会持续增加。

10. 注意：复合制剂中阿司匹林和对乙酰氨基酚的剂量必须根据患者的体重进行调整。

11. 注意：仔细监测对乙酰氨基酚总剂量，包括任何非处方药，对乙酰氨基酚总剂量最大为3g/d。如果有肝脏受损或大量饮酒，最大为2g/d。正在调整这些复合药物的可用剂量配方，以反映对乙酰氨基酚毒性的日益增加。单一复方片剂或羟基甲基酚胶囊中对乙酰氨基酚不得超过325mg。

所列数量的平均批发价价格（averagewholesaleprice，AWP，一般来说如有）。来源：IBM Micromedex Red Book（electronic version）IBM Watson Health.Greenwood Village, CO, USA.Available at https://www.micromedexsolutions.com，2019年3月12日访问。AWP可能无法准确反映实际的药房成本，因为各机构之间存在着广泛的合同差异。

经许可引自：Rabow MW, et al.Palliative Care & Pain Management.In: Papadakis MA, McPhee SJ, Rabow MW.eds.Current Medical Diagnosis & Treatment 2019, New York, NY: McGraw-Hill; 2019.

表 38-6　典型的疼痛管理协议的关键要素

确定治疗目标，尤其是①药物治疗只是治疗的一部分，并且②药物不能完全消除疼痛

只有一名医生能够开具镇痛药处方

患者同意在唯一一家药房购买所有阿片类药物和非阿片类镇痛药

镇痛药不会因丢失或被盗而开具补充装，并且仅在适当的正常营业时间提供

随机进行尿液药物筛查，不会提前通知

患者同意不向他人提供或出售药物

警告药物可能出现的镇静作用和长期副作用

警告不允许使用任何非法物质

违反协议中的一项或多项内容将导致在适当的减量后终止阿片类药物处方；但是，其他所有的医疗服务将继续

来源：改编自可公开获得的协议，包括来自www.dora.state.co.us/medical/policies/10-14SampleContract. 医生2011年11月20日访问。

（三）神经性疼痛

采集病史时聆听患者关于疼痛的描述很重要，比如烧灼、枪击、针刺、触电样或麻木感。这样的病史提示疼痛可能是由神经性病变所致（与伤害性疼痛不同），通常使用一些不用于其他类型疼痛的药物进行治疗。许多非阿片类药物在随机试验中被发现是有效的（表38-7）。

钙通道α2-δ配体加巴喷丁和普瑞巴林被认为是神经病理性疼痛的一线治疗药物。这两种药物都会引起镇静、头晕、共济失调和胃肠道副作用，但没有明显的药物相互作用。肾功能不全患者使用这两种药物时需要调整剂量。意外过量使用时，这两种药相对安全，

表 38-7　神经性疼痛的药物管理

药品[a]	起始剂量	常用剂量
抗抑郁药物[b]		
去甲替林	睡前口服10mg	睡前口服10～150mg
地西拉明	睡前口服10mg	睡前口服10～200mg
钙通道α2-δ配体		
加巴喷丁[c]	口服100～300mg，每日1～3次	口服300～1200mg，每日3次
普瑞巴林[d]	口服50mg，每日3次	口服100mg，每日3次
选择性五羟色胺和去甲肾上腺素再摄取抑制剂		
度洛西汀	口服每日30mg，老年患者20mg每日	口服每日60mg
文拉法辛[e]	口服每日75mg，分2～3次服用	口服每日150～225mg，分2～3次服用
阿片类药物　详见表38-5		
其他		
利多卡因透皮贴	5%贴剂每日使用，最多使用12小时	每日使用1～3片贴，最多使用12h
盐酸曲马多	口服50mg每日4次	口服100mg每日2～4次

注：a.从起始剂量开始，之后每4～5天增加一些剂量。

b.低剂量开始。缓解疼痛所需剂量可能低于抗抑郁所需剂量，因此副作用较少。

c.常见的副作用包括恶心、嗜睡、头晕。饭后服药。不要与5-羟色胺或去甲肾上腺素再摄取抑制剂或TCA类药物合用。

d.常见的副作用包括头晕、嗜睡、外周水肿、体重增加。肾功能不全患者需要调整用量。

e.注意：可能造成高血压和心电图改变。用药前先做心电图，注意监测。

经允许引自：Rabow MW，et al.Palliative Care & Pain Management.In：Papadakis MA，McPhee SJ，Rabow MW.eds.Current Medical Diagnosis & Treatment 2019，New York，NY：ugraw-Hill；2019.

对于有充血性心力衰竭、心律失常或者有自杀风险的患者，这两种药可能优于三环类抗抑郁药（TCA）。当加巴喷丁和吗啡联合使用时，即使减少每种药物的剂量，治疗效果也比单一成分的制剂更有效。

选择性5-羟色胺和去甲肾上腺素再摄取抑制剂（SSNRIs）度洛西汀和文拉法辛也是神经性疼痛治疗的一线用药。这些药物不能与其他5-羟色胺再摄取抑制剂或者去甲肾上腺素再摄取抑制剂合用，但可以与加巴喷丁或者普瑞巴林合用。因为文拉法辛会引起高血压，诱发心电图改变，有心血管风险的患者使用这种药需要仔细监测。也可使用三环类抗抑郁药，通常较少剂量就能达到良好效果。去甲丙咪嗪和去甲替林是很好的一线药物选择，因为它们引起直立性低血压和抗胆碱能的作用比阿米替林更轻。从低剂量用药开始，每4～5天增加药物剂量。

5%利多卡因贴剂对带状疱疹后神经痛有效，可能对其他类型的局部神经性疼痛也有效。一剂新的贴剂贴于疼痛局部每日不得超过12小时。

要想成功治疗神经性疼痛，常常需要使用多种有效药物，并且要以行为治疗为基础（详见案例4）。

（四）其他药物治疗

有证据显示氯胺酮在疼痛控制中有一定效果。但高大麻二酚（CBD）医用大麻在神经性疼痛治疗中的证据有限。

（五）介入性药物治疗

1. 注射治疗

包括痛点注射、硬膜外注射和神经阻滞。痛点是指肌肉触痛和疼痛的局部区域，常常用于临时缓解肌筋膜疼痛。结合物理疗法，可以缓解长期疼痛。硬膜外注射将局麻药或激素打入硬膜外腔，既能用于诊断，也能让患者短暂缓解疼痛。可以重复注射硬膜外类固醇以达到长期的缓解，但是医务人员需要监测长期使用类固醇的影响。只有部分慢性疼痛患者可从痛点和硬膜外注射中获益。周围神经阻滞常用于外周神经病的短期镇痛。神经阻滞常常在3～18周内连续给3针注射。一般而言，通过注射进行长期疼痛治疗的证据有限，但可能是减少阿片类药物使用的联合疗法的一部分。

2. 植入式泵

阿片类药物或其他药物的鞘内注射可通过一个植入泵来实现。由于更接近脊髓背角疼痛受体，口服阿片类药物剂量的不到1%即可能在鞘内空间具有同等镇痛作用。在癌症患者中，随机临床试验显示出比全身药物治疗更好的镇痛和毒性特征。但是，鞘内注射治疗非癌性疼痛的疗效尚有争议。脊髓刺激器：植入式脉冲发生器通过靶向脊髓的电极提供神经刺激来阻断疼痛信号。有证据表明，脊髓刺激器可用于复杂的局部疼痛综合征和背部手术失败综合征。但在阿片类药物流行的背景下，人们对脊髓刺激作为全身性阿片类药物治疗的替代方法重新产生了兴趣。

十、慢性疼痛病例

以下病例分析强调了慢性疼痛管理相关的主要问题。

 案例1：慢性头痛

丽莎，39岁，女性，因长期头痛就医。她的头痛首发于18岁，表现为严重的左眼眶和颞侧疼痛，伴有恶心、鼻塞、惧光。发作前常有右颞侧视野闪烁的黑点。检查包括正常的腰椎穿刺结果、数张正常的脑电图、CT和血液生化检测。在她20岁出头妊娠之后的1年里几乎没有头痛。后来，头痛逐渐再现，在30岁出头因为子宫内膜易位症行子宫切除术后的1年内再次缓解。现在她声称，在过去的两年里，头痛的频率、持续时间和严重程度都有所增加，且畏光、恶心、呕吐更为严重。

患者的药物治疗史包括阿司匹林、对乙酰氨基酚、NSAIDs、阿片类等镇痛药，已经放弃了舒马普坦、托吡酯等药物，预防性使用阿米替林、赛庚啶、苯妥英、丙戊酸、普萘洛尔等和维生素。所有这些药物都只有短暂的症状改善。给患者开饮食和运动处方也成效甚微。去年她主要缓解疼痛的方法是反复到急诊室静脉注射阿片类药物。她曾就诊于多个内科医生、神经科医生，找麻醉科医生进行痛点注射和神经阻滞，还就诊于变态反应科和急诊科。

长期存在、反复发作、影响活动的非癌症性疼痛对疾病管理提出了很多的挑战：

1. 反复求医但疼痛得不到解决。

2. 受生理状态的影响，头痛的频率和强度有明显的波动，但找不到可能与之有关的行为或者社会改变。

3. 未能探讨头痛对患者生活的影响。

疼痛病史表明，在成年之初，丽莎的头痛频率不高，每年数次，且接受了保守治疗。曾有一次因严重的疼痛发作入院治疗，这次经历对她和她丈夫而言都很尴尬。在她结婚后的前几年，虽然头痛频率不高，但程度更为严重。在服用6个月的口服避孕药后，头痛频率更高且更严重。随着她女儿的长大和工作职责的增加，她头痛的频率和程度都增加了。她进一步说，一个人待在安静的房间里，读书或者听一些轻柔的音乐能够很好地控制疼痛。

现在患者认识到婚姻或者社交的压力与她的头痛之间可能有明显的关系。头痛能让她在当下的冲突中喘口气，且她能通过听音乐或者阅读来缓解疼痛。她进一步发现头痛对她早年的生活没有很大的影响。

她的疼痛模式一直持续到18个月前才

有所变化。因为她丈夫工作的原因，丽莎和她的丈夫搬迁到了新家，新家需要很大的改建，而改建的责任很大部分落在了丽莎的身上。她很难回归原来的工作，正考虑开始一个新的工作。尽管对改建和搬家表现出了热情，丽莎称头痛的频率也大大增加。当她头痛时不能在家附近做改建的工作或者参加到家庭讨论中，但除此之外，可以做饭、做家务和驾车30英里（48km）去参加社交活动和就诊。她说，当她因头痛回到自己的房间里，丈夫和孩子会照顾她直到她的症状开始改善。她也提到在自己头痛严重时，丈夫会提早结束工作回家。她就诊于多个专科医生，做过很多没有特殊结果的诊断性试验和专科检查。她平均在每个医生处就诊5次。她称自己对不能控制饮食和坚持锻炼感到羞愧，越来越超重。除了这些，她身体健康，没有其他疾病。

尽管头痛可能有肌肉收缩、内分泌和血管因素，丽莎的头痛发病和严重程度显然与一些情境或者环境条件有关。此外，随着生活压力的增加，丽莎的头痛程度和频率都有增加。头痛的恶化存在着行为学因素：①逃避压力；②吸引他人注意力。

基于丽莎的情况，采取了以下治疗方案：

1. 医生向患者表示自己想要与她一起努力，缓解头痛。她向丽莎保证，她认为通过共同的努力和综合考量，可以减轻丽莎头痛的频率和程度，提升整体生活质量。

2. 医生和患者一致认为，最好的治疗方法是尽可能少使用阿片类药物。即使患者发现使用阿片类药物有效，但她认识到，最终这些药物并没有改变头痛的整体病情，决定在其他措施无法解决的严重头痛中使用阿片类药物。用药协议中列出了患者和医生对药物管理的责任，规定了阿片类药物的使用剂量和频率。

3. 医生和患者一致认为，未经与基本医疗医生讨论，患者不得寻求其他的医疗评估或治疗。

4. 基本医疗医生同意，如果患者因头痛联系医生，与医生讨论头痛的病情和周围可能的环境因素，她或他委托的人会在12小时内与患者联系。双方达成共识，这些对话通常要很简短，不超过5～10分钟。

5. 医生详细讲述了头痛的综合治疗方法，包括一个疗程的生物反馈训练和指导患者在理疗中做颈部训练。丽莎同意积极参与这些治疗。

6. 医生也将丽莎转诊去接受认知行为治疗。

7. 医生和患者一致同意，丽莎将主要通过行为和理疗技术来更积极地自我管理头痛。

8. 如果这项治疗计划在3个月内没有减轻患者的头痛，医生将考虑将患者转诊给多学科疼痛康复项目。

9. 最后，医生会照顾到丽莎所有的医疗需求，包括预防保健。在此之前，由于仅仅注意到头痛，且频繁转诊，她的这些需求被忽视了。

用这种方法，基本医疗医生帮助丽莎重新制定了头痛治疗方案：不需要急诊或者重症医疗；也不需要再进行诊断性评估（因为已经做过详尽的医疗评估）；不需要更多种类的药物治疗（因为已经尝试过各种治疗方式）。通过与患者建立有效的医患关系、认同患者所倾诉的问题的严重性、对于如何应对症状设定预期、明确地表达出帮助患者的渴望和意图、帮助患者确立带病坚持工作的意愿，建立起了一个良好的医患合作关系来解决丽莎的诉求。

 案例2：慢性难治性疼痛之慢性腰痛

迈克尔，男性，45岁，高血压控制良好，主诉腰痛。2年前他在农场工作时发生了机动车事故，导致腰椎间盘突出。椎板切除术和椎间盘切除术术后疼痛缓解了3个月。此后，他进行了6周的被动理疗，如热敷、超声、按摩、温和的拉伸等，他的外科医生给他开了口服阿片类药物和NSAIDs。除了腰痛，他没有其他不适。受伤之后，他没有再回到工作岗位，目前正参与职业康复计划。

体格检查时，患者双侧腰部叩痛。被动直腿抬高试验正常。锐器、钝器和轻触感觉都正常，双下肢反射对称。腰骶椎CT显示，除椎间盘突出手术的修复痕迹外未见其他异常。近期的神经传导试验显示神经传导减缓，但没有特殊意义。外科医生表示"没有其他可做的了"，将他转回给他的基本医疗医生继续治疗。基本医疗医生转诊他去做了3次硬膜外注射。第一次注射后疼痛部分缓解了2周。后两次注射没有使疼痛减轻。

慢性腰痛的常见特征有：

1. 主观感受疼痛，但客观检查很少有异常发现。

2. 使用"被动"理疗而不是"主动"理疗。

3. 持续使用阿片类药物，逐渐增加剂量来控制疼痛。

患者称他大部分时间都坐在躺椅内，除了参加职业训练，他要么看电视，要么阅读。他每天离开躺椅2～3次，主要是为了吃饭。他常常在白天小憩，夜间睡眠不稳，平均睡眠5～6小时。他对自己的康复感到沮丧和无望，认为除非疼痛缓解，否则就不能回到工作岗位上。他承认自己的配偶和孩子对他和他无法重新工作这件事感到生气。

进一步问诊发现疼痛的社会"代价"很

高。迈克尔的日常活动受到严重影响，他的自尊和情绪非常低落，与家人在情感上产生隔阂。患者认为要恢复正常生活，首先要缓解疼痛，在这种情况下，医生必须准确地为康复和可能的治疗效果设定一个期望值。因为患者仍将痛苦作为最初受伤的一种延续，所以在关注改善功能的同时，有必要识别和处理患者对疼痛的看法。

尽管迈克尔有抑郁的情绪，但是简单地认为疼痛是由抑郁引起或者抑郁是由疼痛而引起，都是不正确的，应该说抑郁与疼痛共病。然而有研究表明，疼痛的强度随着抗抑郁药物的治疗而减轻，睡眠也有改善。

慢性腰痛的治疗目标主要是改善患者的活动能力；减少他们对药物治疗的依赖，因为正如在这个病例中，尽管增加了药物剂量，药物没有改善患者的功能及减少疼痛行为（如将治疗的重心从减轻疼痛转变为提升从事有意义任务的活动能力）。这样，医生能帮助患者"管理"疼痛行为。

患者普遍认为增加阿片类药物的剂量对提升自身活动能力是必要的，医生应该对这一观点提出质疑。尽管在急性疼痛情况下常常是这样的，但对慢性非癌性疼痛并非一定如此。在某些情况下，增加阿片类药物的剂量与整体功能恶化有关。医生还应帮助患者认识到随着活动的增加而加重的疼痛并不意味着潜在病情的恶化。在患者增加功能性活动水平的同时，医生也应强调使用非药物方法来控制疼痛。

在医生仔细地给迈克尔解释了他腰痛的解剖、生理和可能的病因后，二人进行了一场合作式的讨论，就以下治疗计划达成了一致：

1. 进行一个疗程的以主动锻炼为主的理疗，包括有氧锻炼、散步、力量训练和伸展运动。此外，患者同意逐渐增加每天步行的距离。随着活动量的增加，预期疼痛也会增加。因此双方同意在这段时间内继续使用同等剂量的阿片类药物。

2. 尽管没有证据证明患者存在对阿片类药物的成瘾或滥用，但很明确的是，增加阿片类药物的剂量和按需用药并未改善患者的疼痛或者功能。医生意识到，仅仅依赖阿片类药物控制疼痛是不行的。另外，考虑到患者长期使用阿片类药物，停药也不是一个符合实际的选择。口服阿片类药物使用的是长效剂型，没有短效或"突破"剂量。这一方式避免了将患者的疼痛与给药的时机和剂量相关联。医生每月开一次处方。双方一致认为，任何改变用药方案的要求，都只能与基本医疗医生而不是与急诊医生或者其他医生来商量。这一点在患者药物协议中列出并签了字。

3. 医生每月与患者见一次面，之后随访主要的关注点是讨论患者日常活动或者回到工作的目标，而不是疼痛对生活带来的不便。

4. 每月，通过就诊时填写的一个简短的关于活动的问卷调查来监测功能性活动的进步和药物治疗依赖的减少。

5. 在迈克尔的同意下，医生将他转介到疼痛心理治疗项目。

在医生与患者的合作努力下，确定了治疗方案的各项参数，明确了功能恢复的治疗预期，制订了一个更合理的阿片类药物给药计划，并向着回到就业岗位这一目标努力，这些进步的前提是医生给患者以安抚，让患者感受到医生在花费精力帮助他，并会与他一起努力。这种方法与之前的"医生没有什么可做的"态度截然不同，并给患者带来了希望。这些步骤显示了为减少疼痛感知和疼痛行为的治疗努力，改变了关于疼痛所致影响的执念。对这种慢性疼痛治疗反应良好的患者要么称疼痛大大减轻，要么称疼痛不像以前那样令他/她们烦恼。如果疼痛更为顽固，也就是说患者对治疗没有反应，其中部分原因是过于相信疼痛带来的影响，继发性疼痛，或者两者都有，此时推荐将患者转诊给跨学科疼痛康复机构。

认知行为疗法和其他疗法（表38-2），通常是独立于多学科疼痛康复项目的有效疗法，对于此患者会是合理的辅助疗法。

案例3：纤维肌痛

金姆，女，46岁，胃食管反流病（gastroesophageal reflux disease，GERD）史，主诉全身疼痛。患者称，20年前，她在厨房里举起烘焙好的食物的时候，突然感到右肩有咔嚓声。随后她被诊断出胸廓出口综合征，摘除了第一肋，疼痛缓解了大约8个月，之后症状复发，再行锁骨上区的手术。患者还有颈部和肩部疼痛。之后诊断为颈椎强直，5年后，行颈椎椎板切除术，效果良好。此后，患者逐渐减少镇痛药的剂量，回归正常生活，包括她面包师的职业。大约术后的10年内，患者症状未见复发。此后，患者双肩和上肢开始疼痛。

现在，金姆躯干的全部4个象限都有疼痛，且在施加9磅（4.08kg）的压力时，18个压痛点中有16个表现出疼痛过敏。金姆还称她的颈部和肩部对疼痛尤其敏感。

纤维肌痛是一种临床综合征或症候群，其病因或病原至今仍未达成一致。全身4个象限均表现出疼痛，加上施加9磅（4.08kg）的压力时，有11～18个压痛点出现压痛，这些足以作出诊断。2010年发布的新的诊断标准不再使用压痛点，而是更关注广泛性疼痛以及相关的睡眠问题、疲惫和认知问题。纤维肌痛也可见于没有已知外伤或者疾病的患者。

体格检查显示，感觉完好，双侧反射对称，未见杵状指、发绀或水肿。她的双侧上下肢活动完好，未发现运动障碍。颈椎MRI提示陈旧颈椎病变修复，未见异常。随后，金姆在一个多学科疼痛治疗项目中被转诊给一位缓解疼痛方面的专家（麻醉医生）。

多学科疼痛治疗项目采集了详细的病史，记录了疼痛症状以及慢性疲乏、睡眠障碍、间歇性头痛、体重减轻、主观虚弱感、间歇发作的肠易激和焦虑等症状。多学科评估包括一项心理评估，用于诊断是否并发抑郁和伴有对应激过度反应的焦虑。

多学科评估发现了多项常见伴随纤维肌痛的症状，包括疲乏、睡眠障碍、间歇头痛、体重减轻或增加、虚弱、肠易激、焦虑和抑郁。纤维肌痛的其他常见合并症包括不正常的惊恐反应和当压力和刺激增加时应对能力的降低。

金姆称自己是单亲妈妈，带有三个十几岁的女儿，其中两个住在家里。她称她的前夫与她和女儿很是疏远，且没有给孩子抚养费，金姆的全职工作是家庭的唯一收入来源。随着她的女儿们进入15～17岁，母女之间有了越来越多的冲突。金姆称她最担心自己17岁的大女儿，她最近辍学并与一个男孩同居。金姆担心她正在使用毒品。金姆称由于疼痛，她已经旷工数天，她的老板警告了她两次，如果她继续再旷工可能导致纪律处分。最后，她称自己与一位男性正在恋爱中，他看起来很喜欢自己的女儿们且在她疼痛加重的时候给予她支持。

虽然至今尚未明确压力是否为纤维肌痛的诱因之一，但是在这一类患者中常常能找到加重焦虑和抑郁症状的环境或个人因素。

多学科疼痛治疗措施最初的治疗包括选择性5-羟色胺再摄取抑制剂（SSRI）类抗抑郁药物、加巴喷丁、试用肌松剂和一系列肌筋膜痛点注射。她还参加了提升解决问题能力和压力管理技巧的认知行为疗法课程。金姆也进行了被动理疗，如超声、按摩和温和的拉伸。金姆称被动理疗和肌松药帮助她情绪提升，得以更好地放松。痛点注射没有带来帮助。最后，心理医生认为对于17岁的女儿，她做出的决策正在改善，有证据表明她的处理技巧有改善。她也在自己的日常里加入了放松的环节。她开始一个口服短效阿片类药物疗程。金姆还决定就短期伤残问题向雇主请假。

在没有找到真正病因的情况下医生倾向于治疗疼痛症状。这些症状常常具有模糊性和短暂性特点，且对急性疼痛治疗方法反应不佳。尽管金姆确实从减少疼痛的唤醒、提高应对技巧的治疗中获益，她仍有疼痛，这导致她的伤残更为严重。

多学科疼痛管理项目将金姆转回给基本医疗医生治疗。为了配合医生，金姆同意继续使用抗抑郁药物，逐渐减少并停止使用肌松药和阿片类药物。医生考虑给她使用低剂量NSAIDs药物。金姆继续接受理疗，其中包括连续1个月的每周在游泳池里步行3次，之后是每周3次的轻度有氧训练，最后通过主动理疗进行肌肉复健。双方同意使用热敷和按摩代替阿片类药物或者肌松剂来暂时缓解疼痛。金姆也将继续全天执行放松练习，她也同意继续认知行为疗法来协助她应对压力和刺激。

医生每月为金姆随诊一次，评估她的进展。金姆同意记下她日常锻炼和用药的情况，她也在用药协议中同意，任何增加或者改变用药都由基本医疗医生来管理，而她的基本医疗医生同意，在每月就诊间期，只要她联系医生，就会在24小时之内做出回应。

经过4个月的治疗，金姆的功能和日常活动能力有了明显的改善，重新开始了全职工作。她能与未婚夫一起计划未来的婚礼，并称她现在全身疼痛大大改善，但有

间歇性的起伏波动。

案例4：带状疱疹后神经痛

林恩，女，63岁，有高血压和高胆固醇血症，控制良好。她做社工，也在社会服务机构做志愿者。12年前，她的左侧额部头皮和前额上出现了水疱，水疱区疼痛严重。在出疹后4天，她前往全科医生处就诊，以为这是对新洗发水的反应。

她被诊断为水痘-带状疱疹病毒感染，医生对她进行了仔细的评估，确定眼部没有受牵连。尽管她未及时就医，但她接受了阿昔洛韦和泼尼松10天的治疗。

为了缓解她急性的疼痛，医生给她用了氢考酮/对乙酰氨基酚和布洛芬作为治疗。她的疼痛得到了部分控制，但由于使用氢考酮/对乙酰氨基酚，她感到头晕，NSAIDs药物使她感到胃肠道不适。

发病5周后，她的皮损完全消失，林恩回到她的基本医疗医生那里，称她的头皮和前额持续疼痛，她描述疼痛为"烧灼样"和"火辣辣的"。疼痛在夜间睡前最为明显，有时让她难以入睡。当她较为忙碌的时候，她的疼痛较轻。然而，有时疼痛非常严重，使得她难以继续日常活动。林恩被诊断为患有带状疱疹后神经痛（postherpeticneuralgia，PHN）。

PHN是水痘-带状疱疹病毒感染后的并发症，更易发于60岁以上的患者。它能持续数月、数年甚至长期存在。PHN的实际病因未明，因此治疗是针对疼痛症状的管理。对疾患的真实的解释、典型病程和多学科管理能使PHN患者从中获益。

林恩尝试使用加巴喷丁，但几乎没有改善。此外，每日3次、每次900mg的剂量引起的强效镇静给她带来了很大的负担。

普瑞巴林治疗无效。考虑到对外貌的影响，她拒绝使用利多卡因透皮贴剂。辣椒霜难以用于头皮。每晚使用超过150mg的去甲替林效果甚微。患者也尝试了其他TCAs、SSRI和SNRI。在这些药物中，度洛西汀的疗效最好。当疼痛使患者丧失行动能力时，她继续使用氢考酮/对乙酰氨基酚。然而她不喜欢常规使用阿片类药物，即使使用低剂量，她也感到头晕。即使最好的情况下，也只能部分缓解疼痛。她主要的治疗药物是布洛芬400mg，每日2～3次。为了缓解胃部不适，她还用了一种质子泵抑制剂。

镇痛药物的副作用通常需要使用其他药物来控制。即使希望少用药，患者很快就会发现他们的用药方案变得复杂和烦琐。此外，正如在这个病例中，单纯的药物治疗可能不能充分治疗疼痛，应该考虑使用行为医学方法。

林恩尝试了针灸，没有成功，也尝试了正念减压练习，有一些效果。她注意到在夜间即将入睡时正念练习尤为有效。医生将她转诊到理疗诊所，进行了包括热/冷对比水疗和之后进行的经皮神经刺激器疗法（TENS），这些都只能暂时缓解疼痛。此后林恩被转诊进行认知行为疗法，在那里她学会了接受疼痛，带着疼痛关注自己的生活，且带着疼痛过正常的生活。

在这一类多种药物难以控制疼痛的病例中，重点在于慢性疼痛管理。慢性疼痛通常无法治愈，且仅靠药物治疗效果欠佳。对于慢性神经痛，认知行为疗法与物理康复、药物治疗相结合的治疗效果最佳。

在6个月的症状治疗后，林恩开始常规使用布洛芬、奥美拉唑和度洛西汀，偶尔需要氢考酮/对乙酰氨基酚。她认识到，在工作和家里尽可能保持活跃，可以明显提高自己的生活质量，同时控制了她的疼痛。

在12周的认知行为疗法和6周的理疗后，尽管仍有疼痛，但她过起了积极的生活，根据需要使用数个自我管理的方法，以及一个副作用很少、令人满意的治疗方案，这些都增加了她的幸福感和适应力。

十一、总结

本节我们给出了几种治疗各种类型慢性非癌性疼痛患者的治疗方法，强调不仅要评估和治疗生物学问题，也要考虑到心理和社会因素对疼痛的影响。我们鼓励基本医疗医生充分利用三功能模型与患者进行持续的沟通（见第1章）。在治疗慢性疼痛时应注意以下关键因素。

- 重视疼痛：在发病之初即给予全面的医疗、社会和心理的处理，而不是在其成为严重问题时才处理。
- 疼痛行为：鉴于患者可能很快就认为疼痛主要来自诱发事件或者因素，治疗疼痛的医生必须始终关注疼痛的社会原因和疼痛的后果及其对患者工作、家庭和娱乐生活的影响。
- 疼痛的含义和影响：文化差异可能决定了表达疼痛的态度和方式的不同。生活方式或者工作的改变对生活质量可以产生深远的影响。
- 医生作为"变革的推动者"：除了给患者提供直接的治疗和建议以外，医生可以通过医患关系来提高患者的依从性。
- 功能导向，而不是功能障碍导向：医生的兴趣和注意力极大地影响了患者的想法和表现。将患者功能的提高作为患者痊愈的指标，医生可以将患者的注意力从疼痛转移到功能的进步。

十二、推荐阅读

Beal BR, et al. An overview of pharmacologic management of chronic pain. *Med Clin North Am* 2016; 100 (1): 65-79.

Bonakdar R, Cotter, N. Certification Program in Nutritional Pain Management. *Academy of Integrated Pain Management*. 2017.

Catalano E, Hardin KN, eds. *The Chronic Pain Control Workbook*: *A Step-by-Step Guide for Coping with and Overcoming Pain*, 2nd ed. New Harbinger Publications, Oakland, CA; 1999.

Centers for Disease Control and Prevention (CDC). CDC guideline for prescribing opioids for chronic pain. 2017 August 29. http: //www. cdc. gov/drugoverdose/prescribing/ guideline. html.

Chapman CR, et al. The transition of acute postoperative pain to chronic pain: an integrative overview of research on mechanisms. *J Pain* 2017; 18 (4): 359. e1-38.

Chou R. Diagnosis and treatment of low back pain. A joint clinical practices guideline from the American College of Surgeons and the American Pain Society. *Ann Intern Med* 2007; 147: 478-492.

Cordier Scott L, et al. JAMA patient page. Opioids for chronic pain. *JAMA* 2016; 315 (15): 1672.

Dart RC, et al. Trends in opioid analgesic abuse and mortality in the United States. *N Engl J Med* 2015; 372 (16): 1573-4.

Deer TR, et al. Dorsal root ganglion stimulation yielded higher treatment success rate for complex regional pain syndrome and causalgia at 3 and 12 months: a randomized comparative trial. *Pain* 2017; 158 (4): 669-81.

Dowell D, et al. CDC guideline for prescribing opioids for chronic pain—United States, 2016. *JAMA* 2016; 315 (15): 1624-15. http: //www. cdc. gov/drugoverdose/prescribing/ guideline. html.

Fornasari D. Pharmacotherapy for neuropathic pain: a review. *Pain Ther* 2017; 6 (Suppl 1): 25-33.

Frank JW, et al. Patient outcomes in dose reduction or discontinuation of long-term opioid therapy: a systematic review. *Ann Intern Med* 2017; 167 (3): 181-91.

Gatchel RJ, Okifuji A. Evidenced-based scientific data documenting the treatment and cost effectiveness of comprehensive pain programs for chronic nonmalignant pain. *J Pain* 2006; 7: 779-793.

Henschke N, et al. The epidemiology and economic consequences of pain. *Mayo Clin Proc* 2015; 90 (1): 139-47.

Manchikanti L, et al. Responsible, safe, and effective prescription of opioids for chronic non-cancer pain: American Society of Interventional Pain Physicians (ASIPP) guidelines. *Pain Physician* 2017; 20 (2S): S3-92.

Qaseem A, et al. Clinical Guidelines Committee of the American College of Physicians. Noninvasive treatments for acute, subacute, and chronic low back pain: a clinical practice guideline from the American College of Physicians. *Ann Intern Med* 2017; 166 (7): 514-30.

Rabow MW, Pantilat SZ, Shah A, Poree L. *Palliative Care & Pain Management*, 59th ed. *Current Medical Diagnosis and Treatment*. New York, NY: Lange Medical Books/McGraw-Hill; 2020.

Ray WA et al. Prescription of long-acting opioids and mortality in patients with chronic noncancer pain. *JAMA* 2016; 315 (22): 2415-23.

Sharan A, et al. An overview of chronic spinal pain: revisiting diagnostic categories and exploring an evolving role for neurostimulation. *Spine (Phila Pa 1976)* 2017; 42 (Suppl 14): S35-40.

United States Surgeon General, "Facing Addiction in America. " https: //www. surgeongeneral. gov/ library/2016alcoholdrugshealth/index. html.

Vickers AJ, et al. Acupuncture for chronic pain: Individual patient data meta-analysis. *Arch Intern Med* 2012; 172 (19): 1444-1453.

医疗差错

John F. Christensen, PhD

> 最富有成效的收获是克服自己的错误。拒绝承认错误的人可能是一个伟大的学者，但不是一个伟大的学习者。任何为错误感到羞耻的人都会陷于认识和承认错误的挣扎之中，这意味着他要与自己最重要的内在精神做斗争。
>
> 歌 德

一、引言

在医疗实践中，差错不可避免。其最显而易见的原因是注意力、记忆、知识、判断、技能和动机相关的个人失误。差错也部分来自医疗工作本身，比如医学知识的复杂性、临床预测的不确定性和医生需要在有限或不确定的情况下及时做出治疗决策。错误也是影响工作环境和流程的系统因素所致。尽管现在很多注意力都集中于医疗差错对患者造成的危害上，但我们也要理解，这样的事件同样会给医务工作者带来困扰，唤起他们曾经受到过的打击和懊恼、内疚、愤怒和恐惧感。

如果处理得当，医疗差错会为医务人员和医疗机构提供宝贵的学习经验；但如果处理不当，它们会妨碍医生从中吸取经验教训、规避后续的差错。职业规范认为医生不能犯错，并将错误视为异常现象或个人失误，这对学习造成了极大障碍。评判性机构对医疗差错的反应和医生对诉讼的恐惧，进一步阻碍了对医疗差错的公开讨论，减少了广泛学习的可能。

（一）定义

对差错或错误相关的术语进行定义非常有用。医学研究所（Institute of Medicine, IOM）将差错定义为"计划的行动未能按预期完成（如执行错误）；或使用错误的计划来实现目标（如计划错误）。差错可能来自作为或不作为"。不良事件是由医疗造成的伤害。差错与不良事件不同，因为差错不一定造成伤害。差错与疏忽或渎职也不同，后者是指由于违反职业规范造成的可预防的伤害。

（二）流行性

大多数对医疗差错的研究都集中在医院环境发生的不良事件上。尽管医疗差错的总体发生率不确定，但它似乎很常见。美国多个州和国家层面进行的研究表明，不良事件的发生率可能高达10%。《加拿大不良事件研究》报告了加拿大医院中不良事件的发生率是7.5/100次患者住院（7.5%）。

据估计，至少有一半的不良事件可以预防。一项研究使用全球触发工具（Global Trigger Tool, GTT）系统地审查了医疗记录，以寻找表明发生了不良事件的特定线索或触发因素，并得出结论：每年有40多万死亡与患者可预防的伤害有关。WHO估计，在全球范围内，医院不良事件是发病率和死亡率的第14位主要原因，与用药差错相关的成本估计每年为420亿美元。

门诊差错的发生率尚未得到充分研究。在美国，门诊大约每20人中就有1人会受到诊断错误的影响。一项研究表明处方错误率为7.6%；另一项研究表明，至少有1/4的接诊出现错误，每100名患者中有27例药物不良反应。文献综述发现，在基于门诊治疗的研究中，可预防的药物不良事件的患病率中位数为16.5%。一项关于门诊肿瘤治疗的研究发现，经过药品对账，每100张处方中有31处变更。一项针对基层诊所的患者调查发现，在过去10年，近1/3的人经历过医生发生错误或诊断失误，14%的患者因此更换了医生。

（三）类型

在医疗实践的各个方面都可能存在差错：诊断、决策（经常由于对事实了解或重视不够）、评估的节奏或者时机、处方药物、进行检验和操作等。医疗差错的常见例子包括漏诊、处方剂量错误、不恰当或过早地安排出院、手术过程中意外割破动脉，以及在将患者移交给另一个团队时没有传达重要信息。在哈佛医疗实践研究中，最常见的不良事件涉及医疗操作或手术的实施和随访（35%）；其次是没有采取预防措施（如未能防止意外伤害的发生），占22%；诊断差错占14%（如未进行合适的检查，未针对检查结果采取行动，或未能及时做出反应）；药物治疗差错占9%；系统差错占2%。

1. 认知差错

认知差错可能源于失败的感知、错误的模式识别或常见的思维偏倚。认知功能的两大领域与这些差错相关：图式控制模式和注意控制模式。图式控制模式是典型的专家模式，思考和行动的顺序深植于无意识的子程序里，使更多的精力可以用于其他的活动，如说母语或开车。在医学上，一些操作技能与模式识别技能（如对患者病情的直观判断或对诊断的直觉）都属于图式控制。当出现异常情况或医生感到疲劳或紧张时，就会转为注意控制模式，在这一模式下精力更加集中，需要更多刻意的思考和行动。注意控制模式在新手学习新技能（一门外语、一种新的操作技能）时更常用。随着时间的推移，注意控制模式会快速减弱。每种认知模式都可能出现差错，常见的例子有在熟练的手术过程中出现短暂中断，或注意力一时疏忽导

致数据缺失。

这两种认知功能模式与卡尼曼提出的"快和慢"两种不同的思维模式有关。图式控制模式属于卡尼曼所说的"系统一"的思维方式的一种，该方式是快速的、自主的、频繁且无意识的。注意控制模式属于"系统二"思维，它缓慢、费力、低频、精于计算并且是有意识的。

其他认知差错源于人类思维中固有的偏见。思维偏差中包括思维倾向性，如"可得性"偏差指的是脑海中出现的第一个诊断被认为是最有可能的；"证实性"偏差指仅采纳支持第一个假设的证据；"近因"偏差指的是最近处理的重要诊断在概率估计时会凸显；"赌徒谬误"指一系列类似的诊断导致医生期望下一次出现的是另一种疾病。

2. 操作差错

在手术和非手术环境中都可能出现操作差错。一项研究表明，3.4%的外科手术中出现严重并发症。手术部位错误和异物残留很少见，但一旦出现，可能给患者带来毁灭性的后果。操作差错的原因包括个人差错，如手术技术（包括失误）、判断错误、对细节的忽视，以及对病例的理解不透彻。其他操作差错的原因会出现在系统的其他层面，包括围手术期团队成员之间的沟通不畅、计划不周（如手术当天没有外科植入物）、缺乏团队合作以及手术部位感染。非手术操作（如内镜、腰椎穿刺、建立静脉通道）出现差错的原因包括疲劳和中断。通过使用联合委员会通用协议或者模拟训练，可以避免很多操作差错。

3. 系统差错

医疗保健系统也可能出现差错，人们工作本身具有不可靠性，很多差错发生在不是以安全为首要目的系统中。差错发生于患者、任务、医生个人、团队、单位、组织等各个层面。差错也发生在很多场所，如临床诊断实验室、药房、医疗设备的准备和维护场所。身份识别差错在一些不良事件中是常见原因，包括将患者搞混，或错误地给另一位患者检查、治疗。患者在不同的医生和医院或诊所交接的过程中也常发生系统差错。沟通问题

和团队运作问题是许多不良事件的根源。

4. 用药差错

用药差错很常见，部分原因是药物使用无处不在。在美国，超过4/5的成年人在1周内至少服用一种药物，而近1/3的成年人服用至少5种不同的药物。安全和有效的用药目标可以概括为"五个正确"：正确的药物、正确的剂量、正确的给药方式、正确的给药时间和正确的患者。然而用药过程中，任何时间使用任何药物都可能出错。

（四）原因

个人和系统因素共同导致了不良事件的发生。人为差错有时被称为不良事件的"锐端"，就发生在患者身边，包括技能（注意力、记忆和执行力）、知识、决策和遵循规则方面的缺陷。系统差错是不良事件的"钝端"，发生于多个层面，包括患者、任务、医生个人、团队、单位环境、部门和机构等层面。系统差错包括团队成员间彼此不熟悉、交接班时沟通不足、团队人手不足、设备不足、长时间工作和产出压力等。

医生们认为自己的差错有很多原因，且常常将差错归咎于不止一种原因。包括缺乏特定临床情况的基础知识，以及在有限的时间里要执行的任务太多。疲劳会影响医生图式模式的思考能力，导致医生依赖效率更低的注意控制模式，而这个模式下，认知功能更容易衰退。前文中提到过的常见的认知偏倚也会导致医生的诊断和决策出差错。

许多由工作场所和组织过程造成的差错很大程度上与医生无关。对系统因素的研究表明了这些组织因素的预测能力。一项针对住院患者医疗服务的研究发现，医生交叉管理患者是可预防性不良事件发生率的重要预测因子。最新的研究表明，人员配置比率往往与患者的结果相关。类似地，第三方付费鼓励尽量减少诊断检测和限制亚专科转诊量，也可能导致漏诊差错。

医学文化本身是影响医疗差错发生率的一个被忽视的因素。从历史上看，医学培训本身就隐含着完美主义的理想，理想很美好，但却是不现实的。这种观点将差错视为性格上的失败，往往导致"责备和羞耻"的反应。过分注重个人完美，导致了对无差错表现不切实际的依赖。它低估了系统差错的"钝端"，而过分强调了医生差错的"锐端"。这种文化偏见使得临床差错的讨论倾向于暗中进行，因而减少了差错的报告和讨论，而这些本可以带来重大的变革。

以系统为导向的观点认为，即使在最好的组织中也会出现差错。医疗差错领域的领军学者卢西恩·利普讲道："任何一个依赖个人不出差错的系统都注定失败。我们需要建立一个系统，这个系统假定差错会发生，但能够在差错发展为灾难之前识别并解决它们。"

（五）环境

在住院医生培训期间，差错的发生似乎尤为频繁，这可能是因为实习医生和住院医生正在学习新技能，打磨自己临床的判断力并承担起新的责任。许多差错发生于住院或急诊科环境中。外科专科和重症监护病房也被确定为患者安全的高风险地区。重症患者需要快速评估复杂的临床情况和各种操作并进行分析和决策，这为差错的产生提供了很多机会。一项研究发现，重症监护病房的患者平均每天经历178项医疗操作，平均每天被观察到1.7个错误。

患者本身的特点也可能会增加医疗差错的风险。不良事件发生的风险随着年龄、疾病严重程度、住院时间和用药数量的增加而增加。例如，老年患者可能会患有晚期疾病或共病，而且更加可能服用多种药物。这些因素增加了差错的风险以及差错对患者造成危害的可能性。

门诊过程中也会出现严重的医疗差错。在美国，门诊是给患者提供治疗的主要场所。由于医疗事件松散的结构和多样性的本质，医疗差错可能是很常见的。排在前三的患者安全问题是诊断错误、药物不良事件和手术差错。对医疗事故索赔的研究发现，在门诊诊断和治疗癌症时，前两种差错是关注的重点。

二、医疗差错的后果

（一）对患者和家人造成的后果

某些差错可能对患者没有多大的影响。这种情况下，医生可能都没有意识到差错已经发生。然而，实际上差错经常对所涉及的患者造成重大后果，如身体不适、情绪困扰、需要额外的治疗或操作、住院时间延长、病情恶化、永久残疾甚至死亡。差错也会给患者家属带来困扰，包括担忧、愤怒和内疚，特别是在他们参与了治疗决策的情况下。

（二）对医务人员的影响

导致患者伤害（可预防的不良事件）的差错会对患者及家属产生负面影响，他们是"第一受害者"。参与其中的医疗人员也可能成为受害者（第二受害者），因为他们在事件发生后会受到精神创伤，并且经常遭受严重的个人和职业困扰。

1. 医生

医生会因医疗差错而经受情绪困扰，并表现出不同的情绪反应，从懊恼、愤怒、内疚、缺乏信心，到羞愧和恐惧，尤其是对负面结果的恐惧，如医疗差错的诉讼案件。在差错导致一名年轻患者死亡之后，住院医生写道，"这次事件是我培训过程中所面临最大的挑战"。

自我觉察到的差错与医生生活质量降低、抑郁和职业倦怠具有相关性。一些医生报告说，所犯过的差错对自己的心理和职业生涯产生了持续的负面影响。在发生医疗差错导致一名患者死亡后，一位住院医生说，"这个案例让我对临床医学感到非常紧张。我现在为所有发热患者感到担忧，因为他/她们可能处于败血症的边缘"。而对于另一位住院医生，因为发生了漏诊，结果被涉及"大量数据收集和不确定性"的临床亚专科拒之门外。

2. 高级卫生从业人员、护士和其他临床工作人员

直到最近，人们仍然没有足够关注到医疗差错对没有医学博士学位的临床医生、护士和

医疗团队的影响。一篇文献综述考察了工作环境的特征，这些特征在护士如何应对医疗差错方面起着重要作用。如果工作环境对待差错是惩罚性的，那么护士在发生医疗差错事件后会经历信心下降和焦虑增加。护士长被认为是营造处理差错氛围的关键人物。为护士提供的支持类型包括：讨论差错；提供建议、同情和口头支持；尊重和谨慎；表达对护士的信任。如果得到支持，护士会感到恢复了个人诚信，并且更有可能做出建设性的改变。

（三）对医患关系造成的后果

有时，医患关系可能因医疗差错而受到影响，这取决于差错所致后果的严重程度和医患之间的沟通质量。愧疚、羞耻或信心的动摇可能导致医生回避患者或减少与之开诚布公的讨论。例如，一位医生称自己因患者死亡而感到愧疚，导致自己表现得像患者家属的契约仆人一样，且在很长一段时间内，试图通过在家属身上花更多的时间以及减少费用来抵偿自己的"罪行"。

对患者而言，得知医疗差错后可能会感到恐慌和焦虑，可能会破坏患者对医生帮助能力的信任和信心。患者也可能会感到愤怒、信任受损、对医生尊重减少或感到被背叛，这些都可能减少患者对医生的开放性。患者可能会对医疗行业普遍感到失望，导致他们此后对有益的治疗或习惯的依从性降低。

如果医生和患者可以直接讨论自己的情绪，相互理解和接受，那么医患之间的关系可能得以持续；甚至可能随着时间而更为牢固。如果之前的治疗决策是共同制订的，差错对医患关系的负面影响可能得以缓和，因为共同制定医疗决策可以分散医生所承担的责任，尤其是当治疗存在不确定性时。

三、对医疗差错的应对

医生对医疗差错的应对方式可以将这些经历转化为学习和个人成长的有利机会。图39-1列出了处理自己或同事医疗差错的策略。

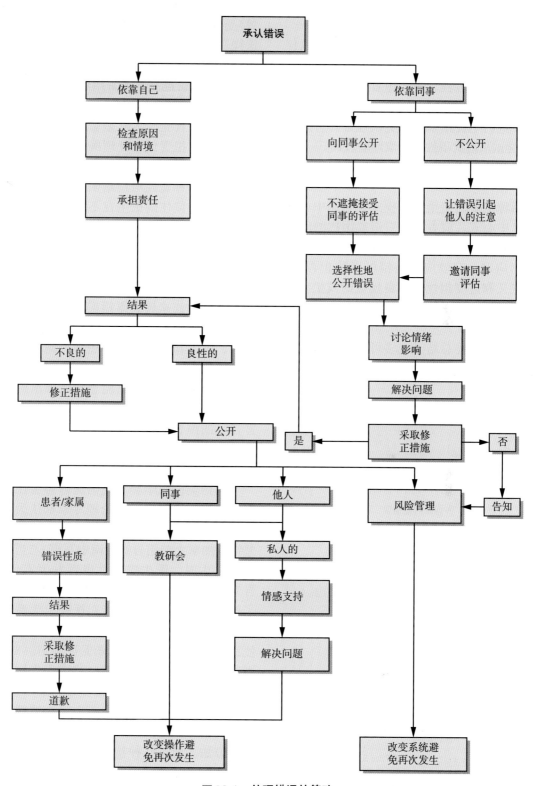

图 39-1 处理错误的策略

（一）个体反应

在认识到差错发生后，第一步是采取任何可能的纠正措施。其他重要的步骤包括开始自己的应对过程、告知患者及其亲属、告知同事和卫生组织的风险管理部门（如果出现了严重的不良结果，要更快地告知管理部门）、尝试从这次事件中吸取经验教训。

（二）个体应对差错

两种主要的差错处理模式是问题中心式和情绪中心式，前者是针对造成困扰的问题做出应对，后者是针对由问题造成的情绪困扰做出应对。有效应对差错可以防止否认、犬儒主义和过度担忧等不良反应的发生。有效的应对策略可以调节医生的压力，提高医生工作满意度。

表39-1简要总结了众多可行的医疗差错应对策略中的一部分。其中，接受责任和解

表39-1　可应对医疗差错的策略

模式	策略
问题中心式	承担责任
	咨询以了解错误的性质
	咨询以纠正错误
	设计解决问题的方式（如接受额外的培训）
情绪中心式	寻求社会支持
	重构错误（如将其视为临床实践中固有的情况）
	告知给同事、朋友或配偶
	告知给患者
	情绪上的自我控制（如约束自己的情绪反应）
	逃避/回避
	保持距离

引自：Wu AW, Folkman S, McPhee SJ, et al. How house officers cope with their mistakes: doing better but feeling worse? West J Med 1993, 159: 565-569; Christensen JF, Levinson W, Dunn PM. The heart of darkness: the impact of perceived mistakes on physicians. J Gen Intern Med 1992, 7: 424.

决问题的技巧可能是最常用的策略。例如，"接受责任"包括"我向自己保证下次不会再这样""我进行了自我批评和教育""我道歉或做了什么来弥补"等陈述。寻求社会支持和控制情绪可能是不太常用的策略，逃避/回避和保持距离使用得更少。

承担责任是个人从差错中学习的先决条件，通过承担责任来处理医疗差错的医生更有可能在医疗实践中做出建设性的改变。然而，他们更可能经历情绪困扰，正如在一个案例中，一位住院医生在不恰当地处理糖尿病患者的足部溃疡导致患者截肢后，称自己长久地感到愧疚和羞耻。

（三）告知患者和家属

向患者或家属披露错误并不容易，一些报告表明医生不愿意将错误告知患者。研究表明，医生和受训人员对患者、同事、机构和自己的责任感相互冲突。这些感觉因恐惧、焦虑、不确定的自我效能感和结果预期而变得复杂。披露错误有很多障碍，包括害怕损害自己的声誉，担心纪律处分和诉讼。即使是旨在提高医疗质量的国家医生数据库，也会在医生中引发恐惧和不满。

包括美国医学会和美国医师协会在内的专业组织、法律专家和伦理专家都认为，一般来说，医生应该告知有关人员自己所犯的差错。加拿大差错告知指南中写道，"当有害事件发生时，医生应告诉患者发生了什么。告知患者，也就是向患者承认差错，让患者了解情况，这对维护患者对医疗卫生系统的信任和信心至关重要"。披露错误也能通过迫使医生诚实地承认错误来促进学习。此外，当产生了严重不良后果后，将错误告知患者可能是医生获得解脱感的唯一方式。

过去，医生不知道关于向患者披露不良事件的指导原则，因而针对每个病例都有各自的方法。通过几种技巧，可以更容易地向患者或家属披露错误并进行讨论。首先，医生应该试着承认自己的情绪。在接触患者或家属之前，医生应该（可以通过膈肌呼吸放

松）集中精力并提醒自己，无论是作为医生还是作为一个人，都不能由不良事件和当前的感觉来给自己下定义。其次，提前演练一些简单而直接的表述可以在这种尴尬时刻为自己提供一些指引。最后，与患者或家属会面时，医生应做一个简短、直接的陈述，并进行真诚的道歉。这种直接的态度可能有助于避免冗长而杂乱无章的讨论，这种讨论往往会增加医生和患者的焦虑。

例如，医生在未核查患者过敏的情况下错误地开了一种药物，他可能会告诉患者："琼斯先生，我发现了上周是什么令你感到不适。我很抱歉，在开处方前，我没有检查你是否对抗生素过敏。你对这种药物过敏，你的病历中清晰地记录有这些信息。我的疏于检查给你带来了太多的麻烦，对此我感到很难受。我真的很抱歉。"这时候，恰当的方式是先暂停一下并允许患者做出反应。回应并接受患者的情绪可以帮助改善医患关系，而不是用客观信息让患者不知所措。在这个艰难而敏感的时刻，诚实和共情可以增强医患关系（见第3章）。

告知患者他原本不知情的差错可能会导致诉讼，特别是发生了严重伤害的时候。但可以肯定的是，当试图掩盖的事情被曝光后，诉讼的风险会成倍增加。有限的证据表明，及时告知患者，如果患者赞赏医生的诚实，将告知差错作为患者治疗相关对话的一部分，医生做出真诚的道歉可以减少诉讼风险。在发生严重伤害时，至关重要的一点是，给予及时和公平的解决。

一些医疗组织规定要将医疗差错全部告知给患者，并因此降低了损失和诉讼的数量。例如，一个学术型医疗中心采用了全面披露指南，强调了5项原则：与患者和家属进行诚实有效的沟通，对不当的医疗行为做出诚恳的道歉和快速的赔偿，从差错中学习，对粗心大意的过失做出快速的纪律处罚，给医生和员工提供恰当的支持。这些指南有7项核心内容：①所有病例都需要进行患者安全事件报告；②如果发生事故，立刻进行标准化调查；③风险管理人员或负责患者安全的官员会帮助医生进行沟通和告知；④如果不恰当的诊疗造成了伤害，尽早赔偿、道歉并做出补救措施；⑤在进行根本原因分析后，及时进行系统改进；⑥系统改进后进行数据跟踪和性能评估；⑦针对系统改进进行全员教育和培训。这些准则并没有导致诉讼或赔偿金的增加。研究的另一项结果是随着对医生压力的认识增加，同行之间会互相支持。最后，这些指南强调了对于任何患者安全事件，至关重要的是及时做出反应。

（四）告知同事和医疗机构

让同事了解医疗差错的发生很重要，尤其是当同事作为上级或团队成员也参与了患者的治疗时。了解差错的发生能让医疗机构获益，它们可以在处理差错时提供支持，帮助医生了解差错的原因和意义并从中学习，防止以后再发生。然而医生可能不愿意将差错告知同事。一些医生称，与同事讨论差错会感到恐慌，因为担心同事的看法，也因为同事可能不重视这件事，不能提供帮助。然而，与同事讨论差错的目的在于问题中心式的处理差错，也就是说，纠正导致差错的原因。与同事分享自己的差错也能避免孤立，并开始从悔恨中恢复、从差错中学习，这也是一种情感中心式的应对方式。

（五）医疗实践的改变

表39-2总结了发生医疗差错后，医疗实践中的改变。这些改变的本质可能是建设性的，也可能是防御性的或适应不良。医生提及的积极改变包括更关注细节、亲自确认临床资料、改变诊治方案、增加自我照顾、改变与团队成员的沟通方式并愿意接受别人的建议。其他积极的改变包括试图促进医疗机构的改革以防止未来事故的发生。

医生也会出现防御性改变。这些改变包括不愿意讨论自己的差错，避免接诊类似的患者，以及在某些情况下进行额外的检查。如果医疗机构对于医疗差错的反应是惩罚

表39-2　医疗差错后医疗实践常见的改变

建设性改变	防御性改变
增加信息搜集	不愿意讨论差错
• 寻求建议	避免接诊类似的患者
• 阅读	进行不必要的额外检查
增强警觉性	
• 更关注细节	
• 亲自确认资料	
• 改变对资料的组织	
• 进行其他恰当的检查	
• 改善疾病筛查	
改善与患者的沟通	
加强自我调节	
改善与团队成员的沟通	
加强对他人的监管	

性或批判性的，那么医生更容易出现防御性改变。

（六）从差错中学习

多种因素决定了医生从医疗差错中学习的程度。当错误引发羞愧、罪恶感或耻辱之类的负面情绪时，医生的精力可能集中在应对这些情绪上。直接处理这些负面情绪可以增强医生学习新信息或解决问题新方法的能力。不理解这些情绪则会导致否认。医生会将错误归咎于某些原因，也可能影响到从差错中学习。一项研究发现，如果差错是处理复杂病例的经验不足或判断错误造成的，医生更可能做出积极的改变；而如果他们相信差错的原因是超负荷工作，则做出积极改变的可能减小。面对差错，更能承担责任、更多进行讨论的医生更可能做出积极的改变。

（七）对犯错同事的回应

在回应披露错误的同事时，重要的是要引导或接受同事的自我评估，而不是低估事件的重要性。此时，有选择、谨慎地披露自己过去的错误可以减少同事的孤立感，并使讨论合理化。然后，可以询问错误对情绪的影响，以及同事是如何应对的。这里需要考虑的一个重要因素是，负面情绪不一定

是需要解决的问题，通常可以通过承认它们来获得缓解。医生应该回到错误的内容上来，用解决问题的技巧帮助同事纠正错误，在实践中做出必要的改变，并吸取新的经验教训。

为医生提供一个可以分享差错和情绪的安全环境可以纠正完美主义，帮助医生相互支持并从这些经历中学习。本书的一位作者（JFC）以工作坊的形式，让来自不同专业的医生们在小组中反思自己的差错。在关于一个差错简短的描述之后，他们在保密的环境中讨论差错对自己造成的情绪冲击，自己如何应对这样的情绪，是否将差错告知他人，情绪背后个人的想法和在随后临床实践中的改变。事后许多参与者表示，这是他们第一次与其他人分享错误经验。从他人的故事中学习并以非评判性的方式进行聆听有助于他们的恢复。

建立"第二受害人"支持团队，是机构对差错发生后医生出现情绪问题提供支持的方法。在这种方法中，一个临床医生团队在经过培训后，为在患者相关事件中受创的医生提供紧急的同伴支持，并在差错发生数天和数周内根据医生的需求持续提供帮助。

（八）见证他人所犯的差错

一位医生发现同事的差错后，有以下几种选择：等待同事告知患者；建议同事告知差错；自己主动告知患者；或安排联合会议来讨论这一差错。尽管一些医生觉得自己有义务报告自己所见的差错，但大部分医生都不愿意去告发。这样的讨论存在许多困难，包括担心引起同事的愤怒或不利于与同事的关系及获得转诊资源。

当然，最简单的方法是等犯错医生自己说出来。但这样不能保证患者会被告知这些差错。直接告知患者可能会很尴尬，尤其是当发现差错的医生并不认识患者时，这样做可能会影响现有的医患关系。发现差错的医生可以通过建议出现差错的医生告知患者来履行自己的责任，但患者可能仍不知情。同

时给医生、医院或诊所的质量保证或风险管理人员提出建议可以增加患者知情的可能。组织一个联合会议可以既保证做出了适当的告知，又确保了患者与其治疗医生之间关系的首要地位（图39-1）。

四、制度的应对

（一）医院和诊所

医疗机构的目标之一就是形成一种"安全文化"，使得大家可以从不良事件中学习。安全文化鼓励医生们认识到犯错的可能，鼓励他们将系统思维引入到日常医疗实践中，且为管理人员提供差错相关的充足数据。医生有时觉得医院评判性的氛围妨碍了他们讨论自己的差错。为了避免"责备-否认-重复犯错"这一恶性循环，医疗系统的高层领导持不责备态度鼓励差错的上报和处理是至关重要的。一些医疗机构有正式的环境来讨论差错，例如发病率和死亡率会议。然而在这类会议上，探讨医生对差错的感受，同事分享如何应对自己的差错这些重要的话题常常没有涉及。医疗机构的风险管理部门可以在这个领域发挥领导作用，如推动举办全面的、支持性的论坛来讨论差错，使用情绪中心式的应对方式以最大限度地进行问题中心式的学习，尽量减少未来发生的差错。

（二）医学生教育

尽管有将差错公之于众的担忧，越来越多的人认为，患者安全、医生难以避免犯错和处理医疗差错的方法适合加入医学生、住院医生和专科住院医生的培训中。尽管最初他们可能不愿意，但医生有时会发现，讨论一项差错是有积极作用的经历，"在实习生汇报中讲述这个案例很难，我觉得自己在接受许多同行的审查。但最后，我觉得比起讲述自己做出了不起的诊断，讲述自己的差错使我赢得了更多的尊重"。

差错讨论可以在主治查房，晨报或发病率和死亡率会议上讨论。在这些会议上，解决一些议题很重要，比如超负荷工作，职业倦怠，与会诊医生、主治医生等其他医生分摊责任，以及与同事恰当的沟通方式等。这一类讨论也是提出认知偏见，讲解减少这些偏见的策略的良好机会。此外，即使确保每一位参与人员都从差错中得到了学习，也应注意差错是临床实践中无法避免的不幸事件，且有恰当的方法可以应对差错或出现差错的同事。为解决员工反应和当地文化之间的差异，医疗机构可以给出明确、可行的方案，以便在发生医疗差错时指导员工。

向患者和家属披露临床错误是一项可教导的技能。一些住院医生培训课程已将其纳入模块，以提高学员在这种非常困难的沟通中的技能。对此类课程的一篇评论发现，大多数课程由简短的单次接诊，结合讲授的讲座或小组讨论与角色扮演组成。多项研究描述了学习者自我报告的知识、技能和对信息披露态度的改进。

应更加重视门诊的执业医师。有证据表明，简短的正规课程可以改善人们对充分披露医疗差错的态度和接受度，并促进关于患者安全性的文化转变。未来的工作可以集中在已确定的主题上，例如从差错和差点造成差错的事件中学习，在充满激情的情况下进行学习和教学，在个人和系统责任之间取得平衡。

（三）基本医疗团队

团队的支持应该明确地规范下来，为差错的讨论提供一个安全、私密的环境（见之前在应对同事的差错时所讨论过的指导意见）。对于临床小组而言，比较明智的做法是规定好定期讨论差错，从而使讨论合法化；这样可以拓宽以情绪为中心的支持的范围，允许成员从同事所犯的差错中学习，解决导致差错的系统缺陷。这种方法带来的一项好处是，团队成员的个体幸福感得到了提升，这对改善临床环境是非特异性的，但很有帮助。

五、预防差错

第一要务是减少差错的频率和严重程度。有数种方法可以帮助医生从自己的差错中学习，在临床实践中做出积极的改变。然而，大部分的改进方法都需要在系统的层面进行。

（一）医生个体

如前所述，我们应鼓励医生承担差错的责任。尽管比起不承担差错责任的医生，承担责任的医生更可能在临床实践中做出积极的改变，但承担责任可能会引起情绪困扰。因此，很重要的是，同事和上级医生能够敏感地察觉并应对由于告知差错给相关医生带来的痛苦。如果在回顾现有差错时采用适当的方式减少情绪困扰，在诊断和控制病情时告知不确定性，并且讨论在医疗实践中能做出的改变，那么未来发生差错的可能性会降低。

许多药物差错是由对用药方式沟通不畅或误解导致的。医生应更加重视与患者协调好药物清单，告知患者恰当的用药方式。医生也可以鼓励患者积极参与到医疗团队中。比如，患者应该自己管理药物和过敏药物列表，且利用一切机会与医生分享。

提升自我意识可以纠正上述的认知偏倚。无论是在医学培训还是医学继续教育中，学习正念技术（见第7章）可以帮助医生认识到在什么情绪或环境下更可能出现认知捷径（低级决策方式，导致诊断差错）。医生可以学会切换到高级决策方式，例如，当感知到自己处于不耐烦、疲惫或急于快速解决问题时，不要过早局限于先前的假设。

（二）系统

一些简单易行的防止差错的安全策略包括：坚持使用可靠的方法来确认患者身份，使用公制计量单位，工作场所保持充足的照明和管理。其他策略包括：消除缩写词和首字母缩写词，在护理时提供最新信息以及与患者合作以确保其自身安全。在单个任务的级别上，全面的标准化可以增强患者的安全性。在通话期间复述实验室检查结果是减少误传的一种经济有效的方法。以赛车和一级方程式赛车进站为模型，标准化的患者交接可以减少技术错误，改善信息交接，并缩短了易于教学的规程中的交接时间。

（三）管理

预防差错需从最高管理层开始。若要一个机构从差错中吸取教训，至关重要的是领导阶层认识到差错是不可避免的，且明确将患者安全置于首要地位。临床上，更积极的监督可以防止一些差错的发生或减轻其不良影响。在做出重要临床决策时，尤其是病例较为复杂需要更成熟的临床经验来判断时，高年资医生应为经验较少的同事提供更多的帮助。临床团队管理人员和训练项目的主管应解决员工配置、时间安排和工作性质方面的问题，这些都可能导致差错的发生。优化不同医生和医疗机构之间在患者交接时的沟通是一项重要目标。

睡眠不足被证实是造成医生差错的原因之一，过多的工作和疲劳都可能导致。在这种情况下工作，住院医生可能容忍和合理化差错，此外，超负荷工作和疲劳妨碍了医生们探寻正确的信息以预防未来差错的发生。睡眠不足已被证明是差错的一个来源；工作负荷过重和疲劳也会导致差错的发生。在这些条件下工作可能会导致住院医生容忍错误并为其辩解。此外，这可能使他们不太可能寻求有助于防止未来错误的纠正信息。高年资医生也会受到睡眠不足的影响。

拟定操作步骤、标准化过程、使用核对清单，可以帮医生做正确的事情。例如，外科医生使用"签署手术部位"来消除手术部位错误的风险，使用减少手术中其他差错的WHO手术安全核对清单，使用"中心静脉手推车"提供必要的器械来减少导管相关血流感染，当患者从手术恢复室转入病房时，使用一个简单的清单来改善药物核对。

改善人员配置也可提高安全性。有专职的护士与住院医生和基本医疗医生密切合作，安排出院事宜，可以增加出院率，提升患者满意度，完成药物核对，减少住院医的工作时间。引入专科护士和专科医生的帮助也可以对患者结局有积极的作用，比如饮食助理。尽管减少患者/护士比会增加医院开销，但能降低患者死亡率。医院管理人员需要仔细权衡开销和工作量，并允许护理管理人员在人员配置上有更大的权力，以确保患者安全。在员工持续超负荷工作的医院里，增加10%的工作量可以增加超过15%的不良事件发生率。

（四）发现和上报差错

通过调查和根因分析的方式来阐明不良事件的原因，有助于提出预防未来发生危害的具体策略。常规不良事件的辨别机制可以帮助不良事件的调查和分析，比如医护人员的匿名上报和计算机化反馈的不良药物反应，已开始有证据表明这些机制在提供差错发生的频率和原因方面的信息上很有用。

（五）工作场所设计

这方面的干预可以在特定任务和临床微环境层面进行。"人为因素"方法研究人类的行为、能力和缺陷，结合这些知识来设计供人类使用的安全有效的系统，以此来优化人与系统之间的关系。假定任何系统里的人都不可避免地会犯错，人为因素设计师能设计出足够强大的人机界面和系统，以降低系统内的出错率和不可避免的差错所造成的影响。

更改工作区域的物理设计和布局可以提高安全性。其中一些变化针对的是影响良好临床实践的障碍。例如，优化消毒酒精凝胶取液器的设计，可以改善对手卫生指南的遵循程度。

（六）计算机化的系统

计算机化的系统可以检测和避免用药差错，包括药物过量、不正确的给药途径、药物相互作用和过敏。计算机化的订单输入系统、自动化的药物分配机以及药物、血液制品和患者的条形码已被证明可以减少不良事件的发生。

然而，不得不承认的是，引入新技术所带来的变化，风险和收益并存。医护人员必须接受充分的准备和培训才能保证新的技术不会带来破坏，他们不会无意中成为差错的来源。但是，如果医生、医院或卫生系统过度依赖技术而降低了对差错的警惕性，势必也会造成差错。

六、总结

在临床实践中，每一个医生、领导和机构都应该采取措施防止差错的发生和再发。在出现差错后，为医生提供情绪支持可以减少他们的痛苦，增加从差错中学习的可能，从而在医疗实践中做出建设性的改变。医生的训练中应加入私密的、非惩罚性的场景来讨论医疗差错及其对医患双方情绪的影响。坦诚、直接地认识和处理差错可以改善医疗质量，对临床实践非常有益。

七、致谢

Stephen J.McPhee，MD和Albert W.Wu，MD，MPH在第四版中为本节做出了贡献，其中某些材料已保留在本节中。

八、推荐阅读

Christensen JF, Levinson W, Dunn PM. The heart of darkness: the impact of perceived mistakes on physicians. *J Gen Intern Med* 1992; 7: 424-431.

Gillies R, Speers S, Young S, et al. Teaching medical error apologies: development of a multi-component intervention. *Fam Med* 2011; 43: 400-406.

Graber ML, Kissam, S, Payne VL, et al. Cognitive interventions to reduce diagnostic error: a narrative review. *BMJ Qual Saf* 2012; 21 (7): 535-557.

Helmchen L, Richards M, McDonald T. How does routine disclosure of medical error affect patients' propensity to sue and their assessment of provider quality? *Med Care* 2010; 48: 955-961.

Institute of Medicine. *Preventing Medication Errors*. Washington, DC: National Academies Press; 2006.

James JT. A new, evidence-based estimate of patient harms associated with hospital care. *J Patient Saf* 2013; 9: 122-128.

Kachalia A, Kaufman SR, Boothman R, et al. Liability claims and costs before and after implementation of a medical error disclosure program. *Ann Intern Med* 2010; 153: 213-221. PMID: 20713789.

Kohn LT, Corrigan JM, Donaldson MS, et al, eds. Committee on Quality of Health Care in America, Institute of Medicine. In: *To Err is Human. Building a Safer Health Care System*. Washington, DC: National Academy Press; 2000.

Lewis EJ, Baernholdt M, Hamric AB. Nurses' experience of medical errors: an integrative literature review. *J Nurs Care Qual* 2013; 28: 153-161.

Patient Safety Advisory Group. Health care worker fatigue and patient safety. The Joint Commission Sentinel Event Alert 2011; 2018 Addendum; 48: 1-4. https: //www. jointcommission. org/sea_issue_48/.

Seys D, Wu A, Gerven EV, et al. Health care professionals as second victims after adverse events: a systematic review. *Eval Health Prof* 2012; 36: 135-162.

Stroud L, Wong BM, Hollenberg E, Levinson L. Teaching medical error disclosure to physicians-in-training: a scoping review. *Acad Med* 2013; 88: 884-892.

West CP, Huschka MM, Novotny PJ, et al. Association of perceived medical errors with resident distress and empathy: a prospective longitudinal study. *JAMA* 2006; 296: 1071-1078.

Wu AW, Cavanaugh TA, McPhee SJ, et al. To tell the truth: ethical and practical issues in disclosing medical mistakes to patients. *J Gen Intern Med* 1997; 12: 770-775.

九、其他资源

Barnett P. Dialogue about unwanted and tragic outcomes. Web-based learning module in *DocCom*: *an Online Communication Curriculum*. American Academy on Communication in Healthcare. https: //doccom. org/. Accessed August 2019.

WHO Multi-professional Patient Safety Curriculum Guide. https: //www. who. int/patientsafety/education/mp_curriculum_guide/en/. Accessed August 2019.

WHO 10 Facts on Patient Safety. https: //www. who. int/features/factfiles/patient_safety/en/ Updated March 2018. Accessed August 2019.

亲密伴侣暴力

Mitchell D. Feldman, MD, MPhil, FACP & Gina Moreno-John, MD

一、引言

亲密伴侣暴力（intimate partner violence，IPV）被定义为任何故意的、控制性的行为，包括身体、性或心理攻击，或来自当前或以前的亲密伴侣的跟踪行为。IPV影响着来自所有社会经济阶层、职业、地点和文化背景的男性和女性。前往门诊、产科/妇科诊所以及急诊室（emergency department，ED）就诊的女性，其主诉常常可以直接归因于IPV。由于经常被误诊，她们可能会一次又一次地复诊，遭受到的创伤通常也会越来越严重。除了增加受害者的发病率和死亡率外，IPV还给美国带来了巨大的经济负担。与IPV相关的年度总成本估计在20亿～70亿美元，而疾病预防与控制中心（CDC）估计，终身成本高达36万亿美元，其中包括医疗支出、受害者和犯罪者的生产力损失、刑事司法费用以及财产损失或其他损害。

尽管在社会和医疗环境中这一问题的存在十分广泛，但长期以来IPV还是被认为是一种"无声的流行病"。由于政府认为这是一种私人、家庭的问题，而医疗机构认为这是社会问题，所以受害者往往无处寻求帮助。这种困境正在逐渐得到改善。目前IPV被认为是一个重要的公共卫生问题，有各种诊断和治疗指南可供医生参考。所有医生必须了解和掌握遭受IPV的患者的评估方法和治疗适应证（见第41章）。

二、流行病学

CDC赞助的全国亲密伴侣和性暴力调查（National Intimate Partnerand Sexual Violence Survey，NIPSVS）的最新信息发现，37%的女性一生中经历过性暴力或肉体暴力或被亲密伴侣跟踪，高达23%的女性和14%的男子报告遭受了亲密伴侣严重的身体暴力（包括诸如用重物殴打，被踢或殴打，或故意烧伤等行为）。在女性一生中，这种暴力行为比糖尿病、抑郁症或乳腺癌更为普遍。此外，在美国，据估计有19.3%的女性和1.7%的男性被强奸，来自基本医疗诊所和急诊的横断面研究发现，在基本医疗、急诊科、妇产科门诊以及心理健康和成瘾实践单位这个比例更高。妊娠会使IPV的风险增加1倍。IPV每年占美国女性谋杀案的一半以上。不幸的是，自2010年以来，患病率基本保持不变。

大多数研究仅关注异性恋关系中的暴力问题。但是，女同性恋、男同性恋、双性恋、跨性别者（LGBT）关系中也存在类似的IPV流行，并造成相同的身体和情感后果。根据NIPSVS调查，实际上，一生中遭受暴力、强奸和骚扰发生率最高的是双性恋女性（61%）。大多数双性恋女性报告说只有男性施暴（90%）。此外，NIPSVS发现，女同性恋者中IPV的发生率为44%，男同性恋者中为26%。基本医疗医生应意识到，出于社会和法律原因，与异性恋受害者相比，LGBT患者可能更难以透露自己处于虐待关系中，主动寻求帮助的可能性较小。此外，通常认为在这些关系中不会发生暴力，这种偏见进一步降低了IPV检出率。

男性报告被女性伴侣身体虐待的比例，仅略低于女性报告的比例。NIPSVS显示，29%的男性一生中曾遭受过亲密伴侣的强奸、身体暴力和/或跟踪。多达14%的男性报告遭受严重的暴力。不幸的是，针对男性的研究少于女性，部分原因是女性遭受严重伤害的可能性更高，其严重后果的发生率要高于男性。但是，近2/3经历了IPV的男性没有得到所需的服务。

三、诊断

许多女性因IPV造成的直接和间接后果而寻求医疗帮助，但只有小部分女性得到恰当的诊断和治疗。下面的案例详细说明在医疗场景中常见的患者类型。

 案例1

一位40岁的护士因头痛来急诊就诊，她说，3天前她经历了一起车祸，头部撞在仪表盘上。她说她朋友们鼓励她来就诊，她的伴侣陪同她来到急诊室（但不是诊室）。在查体时，她显得紧张而悲伤，双侧眶周有淤斑。

（一）病史

完整的病史采集是诊断IPV的基石。因为这种表现往往是微妙的，很少有明显伤害，所以检查时需要高度警惕。病史中往往有很多线索，如案例1所示，此时医生应对患者进行IPV评估（表40-1）。被殴打的患者往往会延迟求医，而事故受害者一般会第一时间寻求医疗帮助。由一些看似不合逻辑的原因造成的伤害应该引起关注。例如，眶周淤斑（"黑眼圈"）往往是由拳头造成的，而不是诸如车祸、"门把手"或其他东西导致。

表40-1　哪些情境下需要IPV筛查

延迟求医
无法合理解释的外伤
多个躯体主诉
抑郁、焦虑和其他心理障碍
妊娠
物质使用
近期诊断人类免疫缺陷病毒（HIV）感染的患者
IPV家族史
专横的伴侣

1. 慢性病

CDC的行为危险因素监视系统（Behavioral Risk Factor Surveillance System，BRFSS）调查强调了经历IPV的人群中慢性病的增加。这些疾病包括糖尿病、哮喘、关节炎、高血压病、高脂血症和心血管疾病。这项调查是美国最大的具有全国代表性的健康状况电话调查，调查显示，医务人员在评估有遭受伴侣暴力危险的患者时，不应仅仅关注身体方面的伤害。

2. 多个躯体主诉

有些患者IPV唯一的症状是模糊不清的躯体主诉。乏力、睡眠障碍、头痛、消化道症状、腹痛和盆腔痛、反复尿路及生殖系统感染等泌尿系症状、胸痛、心悸、眩晕等都是女性可能会有的症状。医生需要考虑到IPV可能是造成这些症状的唯一因素或主要因素之一。

3. 抑郁、焦虑和其他心理障碍

相比于一般人群，抑郁、进食障碍和焦虑障碍，如创伤后应激障碍（PTSD）和惊恐障碍，在IPV受害者中更为常见。如果有这些心理障碍，医生应该进行IPV筛查；反之，如果患者病史中有IPV，也应进行心理健康筛查。这些心理和行为障碍应该被看作是IPV的结果，而不是原因。有些患者可能会觉得绝望，选择自杀作为出路。研究显示，10%～31%受虐女性曾尝试自杀，其中50%的人不止一次尝试自杀。

4. 妊娠

意外妊娠可能与IPV相关。与此相关的因素包括强迫或威逼性行为，伴侣拒绝使用避孕套或破坏女性的避孕措施。其他研究表明，孕妇在妊娠期间遭受身体和性虐待的风险会增加。需要警惕的线索包括产前检查延迟、情绪低落或焦虑、乳房或腹部受伤、频繁的自然流产和早产。除了对孕妇的身体和情感创伤外，这些攻击还可能导致早产、低出生体重、胎盘早剥、胎儿骨折和胎儿死亡。

5. 使用毒品

虽然暴力和毒品可能并存，但认为IPV是使用毒品所致是不准确的，也并不解决问题。虽然施暴者，有时甚至是受害者自己，经常声称暴力是毒品或酒精引起行为改变的结果，但事实上，暴力行为必须作为一个单独的问题来处理，即使停止使用毒品，暴力行为也不太可能会结束。

相反，一些研究发现，IPV受害者的毒品使用率逐渐增高。有时，受虐者可能通过增加止痛药、抗焦虑药或其他药物来应对虐待。在这种情况下，医生更不应将IPV归因于毒品。正是这种"责备受害者"的心态，往往妨碍了在各种医疗场景中对IPV进行适当的评估和治疗。

6. HIV和性传播疾病

在育龄女性中，伴侣暴力与性健康状况不佳有关，包括反复发生的性传播感染和HIV感染。一些女性在告知其伴侣HIV血清阳性后，导致IPV的发生或升级。尽管应尽量告知性伴侣HIV阳性结果，但医生应在告知的同时评估患者遭受暴力的风险。对IPV的讨论和对安全计划的审查应始终作为检测后咨询的一部分（见第37章）。

（二）危险因素

1. IPV家族史

存在IPV家族史的患者，尤其那些曾经在儿童或青少年时期目睹过长辈暴力行为的，即使他们目前不存在虐待关系，却仍是高风险患者。因此，这些女性应受到更细致的宣教和筛查。

2. 专横的伴侣

一个专横的伴侣，如坚持陪同患者进入检查室，表现得过于关心或担心（有时甚至要敲开检查室门询问她的健康状况），或者对健康管理团队有敌意，都可能是IPV存在的线索。千万不要在施虐者在检查室时探讨IPV，这可能会无意中使暴力升级，使患者处于极端危险之中。

3. 社会经济地位或种族

许多医生错误地认为IPV对不同民族或社会经济群体的人影响程度不同；事实上，它跨越了所有种族和经济阶层。虽然一些研究发现，没有保险或接受医疗援助的女性遭遇IPV的风险会更高，但这很可能是由于研究的选择偏倚所致。来自社会经济地位较低群体的女性在一些统计数据中所占比例可能过高。因为来自较高社会经济地位群体的女性拥有更多的资源，也更可能将虐待行为掩藏起来。例如，资源较少的女性被迫到收容所或县医院急诊寻求庇护，而中产阶级的女性则可能逃往旅馆或办公室，导致在一些调查中这部分人群会低报。

 案例2

一位28岁的博士后就诊于她的家庭医生处，主诉新发失眠和头痛。在查体时，她的家庭医生发现她的胸部和背部有淤伤，于是进行了IPV相关的问诊。患者崩溃了，并表示她的伴侣，一位大学教授，多年来一直在感情和身体上虐待她，只有一个朋友知道她的这种情况。当虐待加剧时，患者会躲藏在实验室，有时整晚都在做实验。

（三）体格检查

体格检查可以为IPV的存在提供初步线

索。这些线索可能是看似不恰当行为、多发性损伤、中心型损伤模式以及不同愈合阶段的损伤（表40-2）。

表40-2　查体时提示存在IPV的线索

不恰当行为
多发性损伤
中心型损伤模式
不同愈合阶段的损伤

1. 不恰当行为

在查体时出现不太恰当的行为可能是IPV的征兆。如恐惧、不恰当的尴尬或笑声、焦虑、被动、羞怯和避免目光接触，都可能是IPV的线索。

2. 多发性损伤

亲密伴侣暴力的受害者比普通事故受害者更可能出现多处损伤。例如，遭受IPV的女性通常头部、颈部、腹部和胸部受伤，而事故受害者的创伤范围往往较小。对IPV攻击的常见情绪反应包括否认、困惑和退缩，也可能导致更广泛的伤害。

3. 中心型损伤模式

IPV受害者会经常受伤，如淤伤、撕裂伤、烧伤、咬伤，以及因使用致命武器进行攻击或反复殴打而造成的更严重的伤害，造成严重的内伤和骨折。受伤最常见于身体的中心部位，如头部、颈部、胸部、腹部、乳房，有时也包括由于抵挡导致的上臂受伤。

4. 不同愈合阶段的损伤

与虐待儿童一样，多种处于不同愈合阶段的损伤也应促使进行IPV筛查。

总之，医生必须对IPV的体征和症状保持警惕。必须要牢记，大多数IPV受害者不存在需要紧急治疗或导致住院的伤害。事实上，对许多患者来说，即使是在急诊，患者的主诉也往往是躯体或心理症状，而不是身体受伤。因此，只有在医生将IPV纳入鉴别诊断中并在医疗过程中进行积极筛查，IPV才能更容易被发现。

四、IPV的筛查

建议对IPV进行广泛筛查。2018年美国预防服务工作组（U.S.Preventive Services Task Force，USPSTF）建议对所有的育龄女性进行IPV筛查。其他专家小组，如医疗机构认证联合委员会、美国医学会和医学研究所，主张在医疗机构中对女性进行IPV的筛查，以提高检出率。由于筛查的潜在好处似乎超过了潜在的危害，而研究表明大多数被虐待和无虐待的患者倾向于由他们的家庭医生进行IPV的常规筛查，那么有关IPV的问题应纳入所有女性患者的常规病史采集和体格检查中。一些医生也在男性群体中进行筛查，尤其是与其他男性保持亲密关系的男性。但是目前尚无有关男性筛查的数据。

筛查的最佳方法一直都是研究的课题，无论是通过在电子病历系统（electronic health record，EHR）或病史调查表中纳入有关虐待的问题，还是在口头上将其作为社会史或既往史的一部分，或二者兼而有之。HITS（hit，insulted，threatened，screamed）筛查工具被广泛使用，包括四个问题（"您被打、侮辱、威胁或吼叫过吗？"），采用5分制李克特（Likert）量表从"从不"到"经常"打分；它有多种语言版本，并且已经过男性和女性使用的验证。采用以下问题进行筛查以使问题正常化，一些患者可能更愿意透露IPV。

医生："由于虐待和暴力在女性生活中非常普遍，因此我开始例行询问。在任何时候，你的伴侣是否打过或以其他方式伤害或威胁过你？"（有关建议的筛查问题，请参见表40-3。）

如果答案是含糊或回避的，则必须提出更直接的问题以确定是否发生了虐待行为。如果以支持性、非评判性的方式进行此操作，大多数患者会感到舒适并诚实地做出反应。

表40-3 筛查问题

> 我们有时候在家里会打架。当你或你的伴侣发生争执或意见不合时，会发生什么事儿？
>
> 你在家里或者在你们的关系中是否感到安全？
>
> 你害怕你的伴侣吗？
>
> 因为虐待和暴力在女性的生活中非常普遍，因此我开始例行询问。在任何时候，你的伴侣是否打过或以其他方式伤害或威胁过你？
>
> 你的伴侣是否曾经强迫你发生性行为，使你觉得不舒服？
>
> 你的伴侣会威胁、殴打或者虐待你的孩子吗？

五、治疗

（一）5个任务

多项研究表明，仅进行筛查而不进行干预不会改善女性的健康状况。医生的共情以及多种干预方法已显示出对IPV的患者有益。当筛查出IPV时，必须完成5个基本任务（表40-4）。第一，要明确问题，向患者明确声明暴力行为是不可接受且非法的，没有人有权虐待他或她。医生确认IPV真实存在，这可能是帮助他们摆脱虐待的第一步。在任何情况下，避免可能被解读为因暴力行为而责备受害者的言语。

表40-4 发现IPV后，需要完成的5个任务

1. 确认问题
2. 评估患者的安全，审查紧急逃生计划
3. 清楚、完整地记录
4. 提供信息和恰当的转诊
5. 知晓报告和其他法律要求

由于在发现IPV时，大多数人没有准备好脱离这种关系，家庭医生的一项主要任务是与患者建立良好关系。表达共情的话语是完成这一任务的有效方法，例如，"我非常尊重你处理这个问题的方式"和"我们可以一起解决这个问题"。研究表明，即使是与医生的简短讨论，对于患者也具有治疗效果，当谈话以一种关心的方式进行时，也可以改善

健康结果。重要的是帮助患者设定短期目标（例如，学习特定工作所需的技能），以便当她慢慢意识到她的长期目标是结束虐待及这种关系时，她不会感到苦恼。最重要的是，避免重述代表患者虐待关系的权力和控制力。永远不要坚持让她结束这段关系而是让她自主来做决定。

第二，评估患者的安全是至关重要的。她回家安全吗？应该探寻其他选择（如朋友、庇护所等），并审查她的紧急逃生计划。对于选择不回家的患者，建议他们向一两名同事告知这一情况，因为施虐者可能会试图在工作单位找到他们。很重要的是询问是否有儿童处于潜在的危险中。应仔细评估暴力加剧的危险因素，如攻击频率和严重程度的增加、威胁的增加和使用枪支的可能性。

第三，当医生发现IPV时，必须清楚、完整地记录。如果可能，这份医疗记录应包括患者本人对攻击的完整描述，并整段加以引号。同时也包括既往史和社会史的相关细节。一定要清楚地进行记录；绝不能因为草率的记录而影响成功的起诉。如果患者同意，应用身体图片或照片直观记录受伤情况（至少在一张照片中包括患者的脸）。如果报警，记录须包括调查警员的姓名及其所采取的任何行动。

第四，必须向患者提供信息和适当的转诊。研究表明，遭受暴力侵害的女性希望医务人员提供可用的医疗和社会资源，这与2018年USPSTF的建议相符，即医务人员将女性推荐给持续的支持服务。尚无研究确定最佳治疗方案，但是研究还表明，仅提供简短的干预措施或有关转诊的信息通常无效。医务人员应熟悉其所在地区提供的多方面社会和法律服务。即使患者打算回家，也应提供有关庇护所的信息（尽管如果施虐者发现此类情况可能导致虐待加剧）。所有患者均应被评估是否存在能从治疗或转诊中受益的精神问题或物质使用。医生应对法律选择有基本了解，如限制令，以便能够对希望立即

采取行动以确保她们安全的患者给予帮助和建议。

最后，了解你所在州的IPV报告要求。医务人员经常被要求向警方报告所有造成伤害的IPV事件。这种情况下，法律明确禁止了医患沟通通常的保密原则。医生应与其急诊室、医院或诊所合作，以确保关于报告要求和其他患者教育文献的信息以多种语言免费提供。

 案例3

一名32岁男性因外伤和出血被收住院治疗，他声称自己"穿过玻璃门摔了下来"。他接受了急诊手术以修复撕裂的内脏器官，同时输注了2个单位红细胞。术后5天，他的男性伴侣到医院探望了他，当外科住院医生试图获得更多的病史时，他的伴侣变得具有攻击性。之后患者透露，他一直处于长期虐待关系，并且在过去6个月里虐待一直在加剧，实际上他是被伴侣推搡而撞在玻璃门上的。医生叫来医院社工与患者谈话，社工告诉患者将会向家庭暴力热线报告他这个案例。患者说，他最终决定结束这段关系并打算起诉，同时很感谢医院医生和工作人员的支持。

（二）需要避免什么

当照护IPV的受害者时，需要避免4个易犯错误。

1. 不要坚持要求患者结束目前的关系，即使你相信这是最合适的决定。只有当事人可以做这个决定。尽管有些微妙，但尝试控制患者的行为将使虐待关系中的负面状态重演。

2. 只有施虐者承认问题并且想要改变自己的行为，同时伴侣双方仍然想要继续这段关系时才可以推荐伴侣咨询。

3. 不要在医疗记录中使用"声称"这样的字眼。这表示你不相信患者所说的，你可能无意中妨碍了他或她将案件告上法庭。

4. 不要询问受害者做了什么招致了暴力。

六、障碍

（一）医生筛查障碍

许多研究表明医生和其他医务工作者在筛查IPV方面所做的工作并不理想，女性中的识别率很少超过10%。造成这一惨淡记录的因素有很多。一个原因是许多医生缺乏适当的知识和培训以便有效筛查和治疗IPV受害者。提高他们这方面能力的第一步，是更广泛地传播关于IPV的流行率和重要性的信息，并将IPV纳入医学院、住院医生和继续医学教育的课程设置中。

缺少机构支持是另一个重要障碍。尽管问题非常严重，并且需求日渐增加，所有的医疗机构都有IPV相关的预案，但大多数医院和诊所几乎没有训练有素的员工、可供医生使用的指南，以及可提供给患者的信息。此外，随着诊治更多患者和使用更少资源的压力越来越大，IPV等问题可能会被忽视。在一项研究中，许多接受采访的医生认为，时间限制是打开IPV"潘多拉盒子"的主要障碍。

然而，上述总结的诊断和治疗策略并不是特别耗时。面对典型的新患者进行IPV的询问评估，增加的时间不到1分钟。如果广泛使用，它可以通过预防伤害、减少医疗卫生系统使用以及防止对患者及其家人的身体和精神伤害而节省大量资金。

IPV筛查的第三个障碍来自医务人员的不适。许多医生在处理不符合传统医学模式的问题时感到不自在。大量研究表明，许多人在与患者讨论性、暴力、精神障碍和物质使用这类问题时做得不够好。深入探究造成可疑伤害的原因可能会使他们感到不安：这通常无法得到直接的解决，可能会引起尴尬或不舒服的感觉。所有的医务人员都必须考虑到IPV在患者身上造成的情绪和感受，才能有效地照顾这些易受伤害的患者。

（二）终止虐待关系的患者障碍

医生常常难以理解为什么那么多的患者不终止他们的虐待关系。维持这种关系的原因是复杂的，其中一些原因如下。

1. 恐惧：担心自己或孩子的安全。当袭击发生时，患者通常不在家，所以很明显，离家并不能保证安全。

2. 经济因素：许多受虐者缺乏就业技能或经验，一旦终止关系则很难养活自己和/或子女。

3. 心理因素：有些人可能觉得很难离开，因为多年来不断遭受虐待造成的"心理依赖"。幸存者被公开地或秘密地告知，她们"一文不值"；有些人最终内化了这一点，认为自己无法靠自己生存。

4. 社会支持（或缺乏社会支持）：善意的朋友和家人经常鼓励幸存者"努力解决问题"，或者建议他们"为了孩子"留下来。

5. 缺少其他选择：庇护所经常爆满，朋友和家人不在，也无法获得法律顾问。

6. 并不是所有幸存者都想终止这种关系，她们只想终止暴力。

七、施暴者计划

在某些情况下，患者可能会在医疗环境中暴露自己是施暴者。这些患者可能更容易改变行为。然而，很少有研究关注对施暴者的干预措施。很少有关于结果的评估研究，最近的综述显示在防止未来虐待方面只取得很小的效果。大多数干预是由刑事司法系统下令进行的，除非是强制性的，否则中断率很高。

八、新技术

患者发现可以接受基于计算机的IPV筛查方法，并且与常规医疗相比，在计算机上进行IPV筛查可显著提高IPV检出率。基于计算机的筛查方法可能有助于在急诊和基本医疗机构中筛查IPV。一个研究小组建立了基于症状的模型，能够预测未来诊断虐待的风险。下一步可能是通过电子病历（EHR）为医生建立针对此类高风险患者的预警系统。

基于视频会议的健康干预可以通过远程医疗提供心理服务，帮助遭受创伤和虐待的受害者。症状改善率（抑郁和PTSD症状减少）与传统认知行为疗法记录的效果基本一致，这似乎是医疗资源不足的人群未来可行的选择。

从机构的角度来看，一些单位现在正在使用系统水平的方法和性能改进措施来成功修订其系统干预措施。美国国家家庭暴力健康资源中心（https://ipvhealthpartners.org）赞助了一种工具，可供医疗机构使用，以跟踪其在改善组织对IPV受害者的反应方面的进展。

九、结论

除刑事司法系统外，医生和其他医务人员最有可能接触到IPV受害者。他们有职业和道德义务来识别IPV，进行适当干预，并在更广泛的层面上施加影响。如倡导为庇护所提供更多的资金或者在各级医学教育中进行关于IPV的教学。IPV的筛查和治疗应成为医学实践和培训的常规内容。我们有义务直面IPV的流行，并努力减轻其影响，这是我们这个时代最重要的公共卫生问题之一。

十、推荐阅读

Miller E, McCaw B. Intimate partner violence. *N Engl J Med* 2019; 380: 850-857.

Miller E, McCaw B, Humphreys B, Mitchell C. Integrating

intimate partner violence assessment and intervention into healthcare in the United States: a systems approach. *J Womens Health* 2015; 24: 92-99.

Sugg N. Intimate partner violence: prevalence, health consequences, and intervention. *Med Clin North Am* 2015; 99: 629-649.

US Preventative Services Task Force. Screening for intimate partner violence, elder abuse, and abuse of vulnerable adults: US preventive services task force final recommendation statement. *JAMA* 2018; 320 (16): 1678-1687.

十一、网站

https: //www. loveisrespect. org. LoveIsRespect. org is an organization that empowers youth to prevent and end dating abuse, sponsored by the National Domestic Violence hotline. Accessed March 2019.

https: //www. thehotline. org. The National Domestic Violence Hotline is a resource to help victims get help and stay safe. There are also opportunities for volunteers to get involved. Accessed March 2019.

https: //ipvhealthpartners. org. Online toolkit for Community Health Centers. Includes information for identifying and responding to IPV cases, and for developing community partnerships. Accessed March 2019.

创　　伤

第41章

Coleen Kivlahan, MD, MSPH; Edward L. Machtinger, MD; & Nate L. Ewigman, PhD, MPH

一、引言

创伤的认知与处理为感受患者和医生的基本医疗经验与结果提供了强有力的机会。对于医生来说，认识到创伤是许多常见健康状况的基础并可能永久存在，有助于理解为什么标准治疗有时难以奏效。相应地，这种理解可以促使医生与患者建立更深入、更富有同情心的联系，并制订更有效的治疗计划。对于患者来说，了解创伤经历与当前健康问题之间的联系，可以帮助他们更好地接纳自我、参与医疗过程，同时建立更健康的应对机制、改善健康结局。

二、什么是创伤

物质滥用和精神卫生服务管理局（substance abuse and mental health services administration，SAMHSA）将创伤定义为"一个人经历过的对身体或情感造成持久负面影响的伤害或威胁的一个或一系列的事件或情境"，这些事件和情境包括儿童及成人遭受的身体伤害、性侵害、精神虐待、忽视、丧亲、亲密伴侣的暴力行为、社区暴力、战争以及诸如种族主义、性别歧视、仇外心理、同性恋恐惧症和跨性别恐惧症等结构性暴力，等等。反复经受创伤（如目睹母亲不断遭受身体虐待、经历多次性虐待）被称为"复杂性创伤"，对身心健康危害尤为严重。

三、创伤对健康的影响

在美国，童年或成年后遭受的创伤与很多成人疾病、死亡和失能的病因密切相关。具有开创性意义的童年不良经历（adverse childhood experiences，ACE）研究显示，在17 000人（主要是中产阶级成年白人）中，儿童时期遭受过严重的身体虐待、性虐待、忽视和家庭功能障碍的人占了很高的比例。该研究依据成年人在童年时期经历过的不良事件的种类数给出了一个ACE评分（0～10分）：64%的人声称至少遭受过一种ACE事件，1/6的人经历过4种或更多。其中值得注意的是，25%的女性和16%的男性表示曾在童年时遭受过性虐待。这项研究揭示了童年创伤次数与成年患心肺与肝脏疾病、抑郁症、物质滥用、肥胖、糖尿病、性传播感染的风险及亲密伴侣暴力（IPV）之间存在很强的正相关性。相比于ACE评分为0的成年人，那些报告有4种或4种以上ACE的成年人患肝、肺疾病的比例是其2倍，抑郁与酗酒的比例均为其3倍，静脉注射吸毒的比例是其11倍，试图自杀的比例为其14倍。

同样，成年后的创伤也很普遍，并与不良的健康状况相关。这种创伤时常未能被诊断出来。超过1/3的美国女性在一生中经历过亲密伴侣的跟踪、身体暴力和/或强奸。1/5的男性在一生中经历过性暴力。同童年期创伤一样，成年时期经历的创伤也可导致许多相同的疾病以及不健康的应对策略。此外，这些数据可能低估了创伤的影响，因为大多数研究没有考虑到与种族主义和仇外心理等普遍的结构性暴力相关的慢性毒害性压力应激（见第40章）。

基本医疗医生有义务了解创伤对健康的影响并采取措施。他们可以通过了解患者的创伤并给予更好的治疗，包括提供如何更好地应对并最终获得康复的机会，来改善诸如物质使用、抑郁、慢性疼痛和肥胖等一系列常见的难治性疾病的健康结局。本节后面部分介绍的创伤知情方法，也能够改变一个基本医疗医生的照护经历，使之更加令人满意且更有意义。

四、识别创伤的危险因素

基本医疗医生可能会识别出那些经历过创伤的患者，以及那些未来有面临创伤风险的患者。有许多已知的危险因素可以为患者的筛查、教育和治疗提供信息。早年的创伤经历就是一个已知的今后遭受创伤的危险因素。需要注意的是，并不是所有人对创伤的反应都一样；有些人更容易经历持久的负面影响。个人或家庭的精神或行为障碍史、严重危及生命的事件、创伤后强烈的消极情绪反应和分离经历等危险因素，更有可能造成创伤后的持久负面影响。

大多数关于导致创伤的危险因素的研究是针对儿童进行的。其中一些危险因素因人而异，有些则不是。不能改变的危险因素包括创伤史、压力过大的生活事件、既往存在的精神疾病/抑郁、家族病史、代谢和遗传易感性。人口统计学相关因素，如性别、年龄、社会经济地位、非洲裔美国人，通常也被认为是不可改变的危险因素。但越来越清楚的是，社会对种族、性别或年龄的反应，以及由此产生的慢性压力，可能在这些人群中造成实际的风险。

作为基本医疗医生，我们也知道创伤的经历和影响受到潜在可改变的环境因素（如贫困、压力型社区）、社会因素（如家庭不稳定）、生物因素（如认知功能低下、情绪失

调）和职业暴露（如消防员、警察）的影响。

创伤后应激障碍（PTSD）发展的可调整危险因素包括患者的认知方式、格格不入的想法（如沉思）、应对方式（如痴心妄想）、心理特征（如行为怪异、冲动）和社会支持水平。这些可变的因素在难以获得诸如医疗保健、药物和心理健康治疗等支持的人群中，以及一生经历歧视的人群中更为常见。PTSD的风险也会随着创伤事件的数量和严重程度增加而增加。

（一）向患者询问创伤情况

在繁重的基本医疗工作过程中，询问患者当前和过去所受到的创伤似乎是一项艰巨的任务。不过，稍做练习后再去询问，就可以建立更深入、更令人满意、更有效的关系了。基本医疗实践以及自身的准备有助于我们做好此类询问。

1. 实践准备

本节的一位作者，爱德华·马辛格和他的同事将询问创伤的工作总结为四个步骤。

首先，要认识到创伤是普遍的现象。了解创伤经历对行为和健康的影响，可以阐明为什么某些情况下使用传统疗法难以治愈患者的疾病，以及为什么一些患者表现出不配合或敌对的行为。这种理解可以帮助医生减少挫败感，使得医生能够始终对患者抱有同情心，采用以患者为中心的方法为其提供更有效的治疗措施。

其次，采用创伤知情原则，创伤经历会降低一个人的安全感并影响他同其他人的关系。为了给患者及医疗团队提供一个良好的治疗环境，需要我们将创伤知情原则应用于我们的医疗过程中。这些原则包括安全性、可信赖性、协作性、同伴支持、授权以及文化上的谦逊和响应能力。

再次，向患者、医生和团队其他工作人员普及相关知识，并提供相应资源。向所有患者和整个医疗团队普及创伤、健康和健康相关行为关系的相关知识。对患者的教育，例如，在候诊区张贴海报和传单，给患者测

量生命体征的时候提供信息简短的小册子，在日常接诊和/或讨论创伤相关情况时邀请患者对话。要明白，患者可能会因为许多原因而不透露创伤，包括恐惧和耻感。

最后，为那些需要其他服务或治疗的患者建立转诊流程。了解其他支持方式的选择，有助于医生更轻松地让患者了解创伤，并确保患者"匹配"到最适合其愿望、需求和所处改变阶段的现场或社区服务。将行为健康医生整合到基本医疗工作中可以极大地促进这一过程。

2. 自我准备

我们可以用利金伯格医生描述的"4C"技巧进行创伤谈话的准备。

（1）保持冷静（calm）：照护有创伤经历的患者时保持从容不迫的态度可以使得诊疗更加高效。和患者在一起时可以练习轻快短促的呼吸以及使用正念技巧。

（2）有限制的（contain）互动：并非在掌握详细的创伤史后才能提供帮助。为患者提供信息、介绍资源以及转诊去专门的创伤治疗时，没有必要要求患者详述有关创伤的细节（请参阅下面的创伤查询），这样可以使我们和患者的压力都有所减轻。

（3）富有同情心地照护（care）自己和患者：消除物质使用、暴饮暴食和抑郁等创伤后遗症，一个是要改变我们对疾病的看法，不要问"你有什么病？"，而是询问"发生了什么事？"。帮助创伤经历者的同时也要关注医护人员及周围其他人所经历的替代性创伤。替代性创伤，也称为继发性创伤应激，是在执法机关、紧急医疗服务和医疗卫生等领域工作的员工，由于接触到创伤和暴力受害者而面临的职业风险。利用员工支持服务、跨学科团队来减少员工和医生的隔离感。

（4）专注于应对（coping）：强调适应力和意志力。征询并结合患者过去的技能和策略用于克服当前的困难。询问并强化有助于患者感觉更好的实践（如锻炼、音乐、志愿活动、有组织的团体、能提供支持的朋友或家人以及祈祷/灵性）。

3. 询问近期创伤

询问创伤时，患者的即时安全是首要任务。例如，IPV是初级保健患者中常见的暴力形式。IPV为有效筛查和响应提供了强有力的证据基础，筛查可以通过对话或使用标准化工具进行。筛选应始终私下进行，如果需要，还应进行专业翻译。一些环境可能会选择强调普及教育，在这种教育中，提供者使用信息材料来教育患者IPV相关信息，提供资源，并在直接询问之前促进讨论。询问和回应IPV的详细信息请参阅第40章。

4. 询问既往创伤

马赫廷格及其同事总结了4种询问既往遭受创伤的常用方法（表41-1）。对方法的选择取决于诊疗单位的资源、专长以及患者群体。

表41-1 询问创伤的4种方法

- 不询问，假设存在创伤史
- 针对既往创伤的影响进行筛查
- 采用开放性问题询问创伤
- 使用结构化工具

选项一：不询问，假设存在创伤史。

和所有的患者接触时都带着"创伤镜片"，假设他们之前艰难的生活经历影响着当下的疾病和应对行为。可以提供关于创伤与身心健康之间关系的普及教育。无论患者是否选择披露自己的创伤史，都可以转诊给定点或基于社区的干预，以解决过去创伤的体验和后果。

选项二：关注既往创伤带来的影响，而不是创伤本身。

筛查与创伤经历高度相关的常见疾病，如焦虑、创伤后应激障碍、抑郁、自杀倾向、物质使用、慢性疼痛和病态肥胖。这些疾病往往是过去创伤的"印记"，并被高度污名化。采用非评判性的、富有同情心的、创伤知情的方法，以及提供转诊给创伤知情的定点或社区治疗，可以使这些疾病的患者获益良多。

选项三：采用开放性问题询问创伤。

与结构化工具相比，开放性问题可以让患者透露出任意形式的创伤。医生可以这样进行询问："艰难的生活经历，如在一个让人受伤的家庭中长大，或在一个有精神疾病或毒品/酒精问题的家庭中长大，或目睹暴力，都会影响我们的健康。能否告诉我，您之前经历过哪些可能会影响到您身心健康的事情吗？"然后是，"听到这些我很难过，过去的创伤有时会持续影响我们的健康，如果您愿意，我们可以更多谈谈能提供帮助的服务"。

选项四：使用结构化工具探索既往的创伤经历。

如果选择使用结构化筛查工具，则必须考虑什么时间、由谁、通过怎样的方式进行筛查，以及哪些人可以访问相关信息。一些诊所使用诊前预先筛查工具，通过平板电脑、纸张或者小的擦除板进行管理。在其他单位，由非临床人员管理筛查工具，或者由医生在诊室进行标准化筛查。无论使用什么工具以及如何使用，患者都必须有机会与医生私密地讨论他们的反应。

（二）检查创伤患者

要点
- 为患者营造安全的环境
- 提供多种选择来增强控制
- 每一步都寻求知情同意
- 始终尊重个人空间
- 注意有些操作可能会引发操作性创伤

在治疗的过程中，基本医疗医生可能需要对创伤幸存者进行身体检查。此时，首要的原则是保证患者的安全感。必须保护患者免受伤害的威胁，包括实际的或可感受到的伤害。许多创伤幸存者不愿就医，不愿被陌生人触摸，可能生活在不安全的情境中。患者在临床环境中可能会反复遭受创伤，可能会表现为难以信任医务人员、难以控制自己的情绪和状态，需要更多的时间向他们反复

解释基本步骤。许多人在就诊前会感到恐惧与焦虑。此外，脱衣、穿上检查用的长袍、涂抹医用凝胶和润滑剂或者侵入性操作，或是躺在密闭小屋中的诊床上都会造成很大的压力。患者可能会取消预约或爽约、联系不到、就诊时心不在焉、或过于谦卑、不遵医嘱。在急诊室和医院环境中，过度的噪声、大量陌生人、规则不清楚以及没有足够的时间进行充分解释，会使创伤幸存者面临焦虑、恐惧、急性谵妄和神志混乱的风险。

对大多数创伤幸存者来说，自我调控情绪是一项挑战。在诊室他们可能表现出焦虑、退缩、不配合、不愿脱衣服、极度恐惧、担心被评判、羞愧以及创伤事件重现等。这种情况下，医生轻柔的动作以及不断的安慰会带来帮助。此外，检查过程中的每一环节都要征得患者的同意，并要不断地为患者讲解接下来的检查步骤。当不清楚创伤的部位时，应从身体没有受损的部位开始检查，慢慢移向最可能触发再创伤的区域。患者可能会对抽血、口腔或生殖器的检查等特别敏感。如果患者感到不舒服，可以在任何时候停止检查，也可以找一个不同性别或种族的医生（一个看起来不像施暴者的人）进行，或者稍事休息再开始。尊重创伤幸存者的个人空间是确保安全的关键，在谈话及检查期间留心患者的反应，有助于了解他们觉得舒适的距离。临床环境、诊室以及工作人员应是热情而灵活的，以最大限度地避免触发再创伤。

创伤可以是急性、单一事件或持续数年的反复、重复性事件。基于前面提到的危险因素以及创伤事件的发生频率和严重性，患者对医疗系统的反应会有不同。一些患者的病史和检查结果极具挑战性。酷刑造成的创伤（定义为"由公职人员或其他以官方身份行事的人或在其唆使下、同意或默许下……故意对某人造成身体或精神上的剧烈疼痛或痛苦的任何行为"）尤其具有挑战性，需要专门的临床培训。患者可能在儿童时期经历过严重的危及生命的事件，可能会在战争期间或在因政治、社会原因被拘禁期间遭受酷刑。

受过创伤的残疾人也是需要特别关照的一类人群。与那些身体健全的人相比，这一群体更可能反复经历人身暴力事件，而且他们表述自己创伤史的能力也有限。

有创伤史的患者出现一些看似无关的急性或慢性身心健康问题的比例远高于没有创伤经历的患者。创伤和创伤后应激障碍（PSTD）幸存者患慢性心脏、消化、肌肉骨骼、神经和内分泌系统疾病的概率更高。这些患者的躯体化症状可能导致不必要的检查和住院治疗。对于基本医疗医生来说，面对那些极难治疗的患者时，应该考虑他们是否有严重的创伤史，这一点非常重要。我们对患者创伤影响的认知和同情会直接影响患者能否在基本医疗机构得到深度治疗。

（三）在基本医疗机构筛查创伤后应激障碍

虽然在基本医疗人群中受过创伤的患者很常见，但只有少数人会继续发展为临床精神疾病。在大多数社区样本中这一比例为5%～12%。最常见的创伤后精神疾病包括急性应激障碍（acute stress disorder，ASD）和创伤后应激障碍（PTSD）。ASD和PTSD都会表现出一系列症状，包括过度唤起、消极认知、再体验和回避。如果这些症状出现在创伤后3天到1个月则为ASD；如果持续1个月以上，则为PTSD。

PTSD在基本医疗机构的检出率很低，而创伤后如果出现症状是可以有效治疗的。因此，对于基本医疗医生来说，PTSD的筛查是一项重要的技能。虽然美国预防服务工作组（USPSTF）建议应在基本医疗筛查有亲密伴侣暴力（IPV）、抑郁症及酗酒问题的成年人，但并没有特别强调筛查过去的创伤经历。USPSTF指出，"筛查应当在合适的体系下操作，以确保精准的诊断、有效的治疗并要有适当的随访。"美国目前尚未出台操作指南要求对过去的创伤经历进行普查，但我们建议从上述四种询问创伤的方式中选择一种进行筛查，从而在基本医疗环节解决终身创伤的

高流行率。

由5个问题组成的基本医疗创伤后应激障碍（PC-PTSD-5）筛查表（表41-2）是退伍军人健康管理局在基本医疗广泛使用的检测创伤后应激障碍的工具。虽然该工具对于那些寻求基本医疗的老年退伍军人之外的人群普遍适用性还不得而知，但它是基本医疗过程中筛查PTSD的少数比较简洁的工具。

表41-2 DSM-5的基本医疗PTSD筛查

有时一些极不寻常的事情会发生在人们身上，它们特别可怕、恐怖，甚至是有创伤性的。例如，严重的事故或火灾，人身攻击、性侵犯或虐待，地震、洪水、战争，眼睁睁地看着某人被杀或重伤，心爱之人自杀或被杀 您经历过这类事件吗？ 是/否 如果经历过，请完成以下问题：在过去的几个月里，您是否有过： 1. 梦中出现这些事件，即使不愿想起，还是不由自主想起某些事件。是/否 2. 努力不去想这件事，或者竭力避免能够联想起这件事的情况。是/否 3. 时刻保持戒备、警惕或容易受到惊吓？是/否 4. 感觉麻木或者与周围的人、活动或环境隔离？是/否 5. 对事件本身或其造成的后果一直感到内疚，或不停地责备自己或他人。是/否

经允许引自：Prins A，et al. The Primary Care PTSD Screen for DSM-5（PC-PTSD-5）: development and evaluation within a veteran primary care sample. J Gen Intern Med 2016；31：1206-1211.

PC-PTSD-5得分在3分及3分以上的患者很可能有创伤相关心理困扰以及PTSD。对于这些PC-PTSD-5得分在3分及以上的患者，我们建议进行进一步的筛查或转诊。进一步的评估包括转诊给社区行为健康资源，或者，理想情况下，可以与定点整合到基本医疗诊所的行为健康医生合作。研究表明，整合有行为健康医生的基本医疗诊所更有可能筛查出以前从未诊断过的PTSD患者。对于没有这些资源的诊所，经历过创伤的患者更有可能被误诊，或因为创伤症状会影响依从性而被贴上"不配合"或是"困难患者"的标签。

整合的行为健康医生的出现减少了心理治疗的耻感和医疗的障碍，有利于准确地诊断和实施治疗计划。

行为健康医生可能会使用诸如PTSD清单（PCL）（https：//www.ptsd.va.gov/professional/assessment/adult-sr/ptsd-checklist.asp）、DSM-5中的临床医生辅助PTSD量表（https：//www.ptsd.va.gov/professional/assessment/adult-int/caps.asp）等工具进行进一步评估，明确诊断并制定治疗方案。

当患者无法转诊时，如果患者有下列情况，基本医疗医生对自己做出的创伤后症状诊断和以创伤为重点的治疗转诊需求要有合理的自信。

1. 直接或间接遭受创伤，涉及实际或感知到的死亡、受伤或性暴力。

2. 再次体验具有负面情绪和/或身体反应的创伤（如梦魇、不想要的记忆）。

3. 回避关于创伤的情境或思考/谈论创伤。

4. 创伤后有很多负面的想法和感受。

5. 正在经历过度觉醒（如急躁、总是"警惕"、易怒、容易受惊、提心吊胆、睡眠困难）。

6. PC-PTSD-5筛查阳性（得分为3分或3分以上）。

许多遭受创伤的患者只会分享一部分症状和经历，所以基本医疗医生转诊给行为健康医生的阈值应该降低。虽然建议把上述标准作为需高度怀疑创伤后精神疾病的迹象，但诱发PTSD的一定是接触了实际死亡或死亡威胁、严重伤害或性暴力。PTSD的症状可分为4类：重新经历创伤（记忆、梦魇、闪回）；回避（情绪/认知与情境）；思维、情绪的负面变化（不记得创伤的方方面面、对自我/他人/世界的信念变化、责备自己或他人、持续的负面情绪、缺乏快感、孤独、难以体验正面情绪）以及觉醒（睡眠障碍、易怒/愤怒爆发、夸张的惊吓、过度警觉、注意力中断、自毁行为）。PTSD会导致患者在社交、工作或其他重要的功能领域出现临床上显著的痛苦或损害。

（四）创伤知情的基本医疗

研究一致发现，经历过创伤的患者总体上对卫生服务的使用率较高，对于经常在基本医疗机构就诊的精神障碍和物质使用障碍共病的患者也是如此。因此，基本医疗医生在处理创伤及其对许多常见行为和身体疾病的影响上发挥着重要作用。认识到这对患者生活和基本医疗实践的影响，一些诊所演变为创伤知情的基本医疗（trauma-informed primary care，TIPC）诊所，这个过程由旨在帮助其逐渐完成转变的资源推进着。

根据美国卫生与公共服务部物质滥用和精神健康服务管理局（Substance Abuseand Mental Health Services Administration，SAMHSA）对创伤知情的定义，如果一个项目、组织或系统能做到以下几点，则是创伤知情的。

1. 认识到创伤的广泛影响，了解康复的可能的方法；

2. 能识别出患者、家属、员工和其他参与系统的人员的创伤迹象和症状；

3. 将创伤相关的知识应用于临床策略、操作以及实践的过程中，并努力避免再创伤。

下面介绍创伤知情基本医疗（TIPC）的5个核心部分，如附图所示。（参见改编自马赫廷格等的图41-1。参见推荐阅读以获得完整资料。）

1. 实践环境

创伤知情基本医疗（TIPC）旨在减少创伤触发因素、促进康复，无论是对患者还是对医务人员来说，都应是平和、安全、自主的。第一步包括对所有员工和医生进行培训，使他们了解创伤如何影响健康，如何与患者共同使用创伤知情技能，以及如何获得针对创伤的特定服务。医生作为一个跨学科团队来工作，帮助创建协调好的服务，能够有效地照护创伤患者，而不会让患者、医生或工作人员感到负担过重。

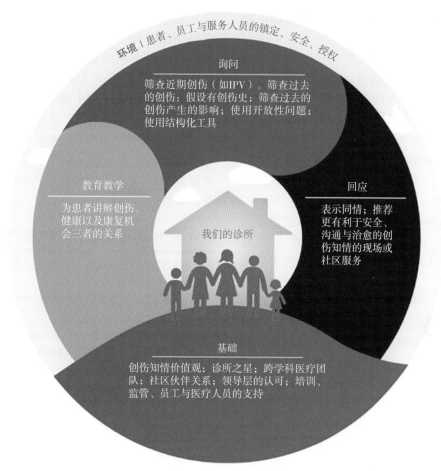

图41-1 创伤知情健康照护（转载自Machtinger EL，Davis KB，Kimberg LS，et al. From treatment to healing：inquiry and response to recent and past trauma in adult health care. Womens Health Issues 2019；29（2）：97-102.）

2. 教育

应以多样化的形式向所有患者和工作人员提供有关创伤、健康、健康相关行为之间关系的教育。

3. 询问

正如许多医疗机构规范了人际暴力、虐待儿童的常规筛查一样，定期为患者提供披露过去创伤的机会是创伤知情实践的核心组成部分。理想情况下，应该在正在持续的关系中进行这种询问。在前述"向患者询问创伤情况"部分，描述了适合于不同临床环境、医生及患者的不同询问方式。

正如许多实践规范了人际暴力或虐待儿童的常规筛查一样，理想情况下，这种询问发生在现在进行的医患关系中。前一节"询问患者有关创伤"描述了各种方法，以最适合临床环境、医生和患者的方式询问近期和既往的创伤。

4. 对披露创伤的回应

对患者而言，讲述最近或过去遭受的虐待行为本身就具有潜在的治疗效果。对创伤披露的反应应该是支持性的、共情的，要肯定患者的经历、选择和自主权，还可以激发和利用患者过去在克服逆境的过程中展现的力量和智慧。

如果患者披露了某些近期经历的创伤（如IPV），医生要立即有所行动。由于地方和国家家庭暴力热线（国家家庭暴力热线

1-800-799-SAFE 7233）随时提供咨询，使得这种回应更加标准与便捷。

对近期遭受IPV的回应可以是：申明患者不应受到这样的对待并对他们的安全表示关心。还可以电话连线家庭暴力机构和/或定点心理社会团队成员进行"热线传送"。后者应该具备制订安全计划的能力，能够进行致命性评估，转介安全住所、司法、警察和其他社区资源，进行个体和/或团体治疗以及同伴支持。

与近期创伤不同，披露过去的创伤不需要立即干预。不过仍旧可以表达共情（"我对发生在您身上的事感到非常难过。您不应该被这样对待"）并提供一些有助于应对、治愈创伤的信息（"我们可以多聊聊，我们可以获得能够帮助你应对这种经历的服务"）。通常情况下，基本医疗诊所应对终身创伤及其后果（如物质滥用、精神疾病、慢性疼痛、肥胖）的方法是，现场提供创伤知情的服务以及建立强大的社区伙伴关系以保证患者能转诊给创伤知情的服务。医生通过将患者与擅长创伤治疗的现场或社区心理社会工作人员联系起来而发挥着至关重要的作用。机构还应采取策略，以减少因接触创伤患者而产生的替代性或继发性创伤反应的影响。自我照顾对医务人员至关重要。

5. 创伤知情基本医疗的基础

TIPC拥有一套核心的创伤知情价值观，这套价值观影响着诊所的医疗设施、活动的开展、关系的建立、诊所之星的应用、组织领导的认同、跨学科团队的诊疗、与创伤知情社区组织的合作以及对临床医生和工作人员的有力支持等。

将这些要素逐步落实下去是可行而且有益的（表41-3）。步骤可能包括对所有医务人员和临床医生的培训，告知他们创伤对健康和行为的影响，以及与患者及彼此沟通时应用的创伤知情沟通技巧。慢慢地，可能会出现诊所之星，与当地创伤和服务组织之间会建立伙伴关系，制订教育教学、筛查、回应工作的方案。为TIPC的每一个环节提供高质量、实用的资源和技术支持。可以考虑将心理健康服务整合到基本医疗工作中去，这样可以使得整个团队更好地诊断、治疗受过创伤和PTSD的患者。为此成立一个专门团队也是有益的，这样医生无须单独承担照顾遭受严重创伤患者的重担。实施TIPC为改变医生和团队成员的照护经验提供了很好的机会。对于患者和医生而言，应用TIPC有可能使基本医疗的功效从症状和疾病的治疗转变为真正的康复。

表41-3　创伤知情基本医疗的第一步

1. 思考患者的创伤和健康之间的联系。要意识到创伤会改变一个人的性格以及行为方式
2. 在候诊室放一些有关创伤对健康影响的教育材料。这些材料会传递强有力的信息
3. 为你和你的同事安排创伤对健康影响方面的专业培训
4. 练习和你的患者谈论创伤，确定最适合你的方法

诊所会逐渐出现诊所之星，采用筛选的流程，对创伤的处理能力也会在与当地组织的协作过程中不断提升

（五）创伤后应激障碍的治疗

可以采用循证的方法对PTSD患者进行治疗。虽然通常情况下，基本医疗医生不会提供针对创伤的治疗，但是了解最有效的治疗方法有助于有效的转诊。

在治疗PTSD方面，退伍军人事务部（Department of Veterans Affairs，VA）一直处于领先地位，并已根据专家对最佳证据的审查制定了指南。VA指南强烈建议，首选治疗方案是以创伤为中心的个人心理疗法，而不是药物治疗。有效的PTSD心理治疗方法包括创伤再加工（引导，逐步披露）和帮助改变创伤后无益的想法和行为方式（如隔离）。这些疗法改编自认知行为疗法，专门针对创伤后精神病理学。最常见的循证的、以创伤为中心的治疗方法有：延长暴露疗法（prolonged exposure，PE）、认知加工疗法（cognitive processing therapy，CPT）、眼动脱敏和再加工疗法（eye movement desensitization and reprocessing，EMDR）以及PTSD的

认知行为疗法。这些治疗最好由专业的治疗师（如心理学家、有执照的临床社会工作者和有执照的咨询师）进行。一般来说，家庭作业也是治疗的一部分，治疗可以增加到每周10～15次，每次50～90分钟。有了这些基本知识，基本医疗医生可以自信地提供高质量的转诊并帮助满足患者的期望。

对于具有整合行为健康医生的基本医疗机构，可以在机构内进行治疗。最近的研究表明，以创伤为中心的心理治疗可以适应基本医疗的快节奏环境。例如，体育疗法已经应用于基本医疗的环境（用于基本医疗的体育锻炼，PE-PC），并显示出在4个疗程内减轻症状的良好疗效。整合心理健康专业人员的存在增加了PTSD的基本医疗患者在其信任的基本医疗环境中开始治疗的可能性。

当无法应用以创伤为中心的心理治疗时，美国国家指南建议药物治疗。特别是可以首先考虑舍曲林、帕罗西汀、氟西汀或文拉法辛作为一线单药治疗。尽管哌唑嗪在临床中很常见，但目前尚无足够的证据推荐或反对使用哌唑嗪治疗PTSD相关噩梦。由于缺乏疗效或存在潜在的危害，禁忌使用以下药物：双丙戊酸、替加巴滨、胍法辛、利培酮、苯二氮䓬、氯胺酮、非典型抗精神病药、氢化可的松或D-环丝氨酸作为单药或增强剂。

PTSD通常有精神疾病合并症，如抑郁、焦虑和物质滥用。建议对抑郁和焦虑进行共病治疗。虽然常规做法认为应首先治疗物质滥用，但有证据表明PTSD可以同时被成功治疗。

除了物质滥用，PTSD的另一常见合并症是失眠。失眠可能是由于过度警觉/过度觉醒，回避噩梦，或仅仅是无用的睡眠行为所致。在成功接受以创伤为中心的心理治疗的PTSD患者中，约有一半的患者失眠有所改善。然而对于那些长期失眠的患者，建议采用失眠的认知行为治疗（cognitivebe havioral therapy for insomnia，CBTi）。CBTi是另一种常见合并症的循证心理疗法，对于那些尚未准备好进行以创伤为中心的心理治疗的PTSD患者来说，CBTi也是一个良好的初始治疗选择。

慢性疼痛、吸烟和肥胖也是PTSD常见的合并症。要注意，对于这些患者来说，在有PTSD症状的情况下，改善健康行为更具挑战性。患者可能需要联合心理治疗（例如，延长暴露并戒烟，在以创伤为中心的心理治疗中整合行为疼痛管理），或者在尝试改善其他健康行为（如减肥、戒烟）之前治疗PTSD。

无论哪种情况，都会有一些患者对一线治疗没有效果。重要的是要保持以患者为中心并尊重创伤幸存者的治疗选择。此外，许多创伤幸存者还没有准备好进行针对创伤的正式治疗。这时，基本医疗医生可以推荐社交、社区和宗教活动。创伤幸存者常常感到被孤立，与所爱的人失去联系，无法产生积极情绪。因此，重新建立社会联系并帮助创伤幸存者找到可以与之敞开心扉地讨论创伤细节的人，可能具有很好的治疗作用。此外，推荐正念、瑜伽、针灸和定期进行中高强度运动，可以改善创伤幸存者常见的失眠和其他过度觉醒症状（见第35章）。

（六）创伤的预防

由于暴力和创伤会对个人和社区产生深远影响，我们应在各个层面上进行预防。成人创伤的识别和治疗还可以作为儿童创伤的重要预防方法，因为儿童创伤的很大一部分与父母和照顾者的情绪和身体健康有关；有效治疗父母创伤的影响是预防家庭和儿童代际创伤的关键。其他预防策略包括对初为父母的人的支持、支持家访计划、普及学前教育以及加强枪支管控。

二级预防方法可以使用创伤知情框架来筛查近期和过去的虐待情况，对创伤的影响进行深入了解并提供早期治疗和干预措施，包括为有创伤史的患者提供转诊。预防目标包括减少再次创伤、改善目前的创伤症状以及提升适应力。

除了减少风险的策略外，基本医疗医生还可以关注和强化可以提升幸存者适应力的性格，如自尊、信任、幽默、自我控制、安全依恋关系、社会关系、个人安全感、宗教信仰、强大的成人角色作用等，充分利用好现有资源。

五、总结

关于创伤对健康的影响，利用我们的理解来改善患者和医疗团队基本医疗的经验和效率，还有许多尚未开发的机会。当我们能够更深入地了解患者的故事时，我们的工作便有了意义，我们的好奇和大方就发挥了作用。创伤史尚未被发现的患者通常被认为是"困难"或"敌对"的，经常迟到或爽约，时常处于危机中，自我保健能力差，并患有慢性疼痛。这些患者也可能有着看似棘手的健康行为问题，被贴上"依从性差"的标签。创伤知情疗法为医生和工作人员提供了一个框架，帮助更好地理解患者的行为，并以更富同情心、更有效、更令人满意的方式照顾患者。基本医疗机构可以从本节中概述的几个简单步骤开始，逐渐将我们的治疗转变为创伤知情疗法。

六、案例分析

案例1

斯科特，男，34岁，由于失眠和慢性疼痛到基本医疗机构就诊并寻求药物治疗。他的问题清单包括吸烟、城市公交车撞击后的硬膜下出血、无意识的癫痫发作、脑外伤、自闭症、PTSD和抑郁。

他言语急迫不停，思维杂乱离题，躁动不安，记忆力改变，并声称自己正遭受慢性"失眠"的折磨。他每天服用阿片类药物和苯二氮䓬类药物。当他在基本医疗诊室的时候，经常感到墙壁在向他逼近。他每天吸2包烟。

他一直无法工作，被以前的同居者反复家暴，因暴力言论而被禁止进入戒酒小组，并说他的父母物质成瘾比他更严重。他定期到急诊室接受治疗，当身体被别人触碰时，他会不顾医嘱而离开。他描述了周期性的自杀想法。他透露，自己"由于童年时期受到哥哥的性虐待和身体虐待而患上了PTSD"，他的哥哥在很小的时候也摔断了腿。这个哥哥现在被监禁了。

几家基本医疗机构都无法收留斯科特，他自己也"解雇"了几家基本医疗机构。目前在新的基本医疗机构中他的状况比较稳定，他对这里的医生和工作人员有着明确的界限和期望，而他们也能够理解创伤对他行为的影响。医生带着好奇和同情走近斯科特，健康计划中确保每次就诊时，他的健康管理员都在场。斯科特没有服用任何管控药物，他的抑郁症得到了治疗，现在他已经完成了神经病学和疼痛管理方面的专科随访。在过去6个月里，尽管他不断要求打电话，但他没有侮辱或威胁他的医务人员。机构还召开了一个案例会议，在会上讨论斯科特的行为及需求，员工也可以在照护过程中相互支持。

案例2

德文，男，62岁，目前正在接受基本医疗，有糖尿病控制不良、慢性疼痛、晚期肝衰竭、日常吸烟（香烟和大麻）和酗酒的病史。

他大部分时间都待在家里，躺在床上，喝酒，时而抽烟，时而吸大麻。尽管他和基本医疗医生关系密切，但他觉得没有必要照顾自己的健康，因为他"反正很快就要死了"。他曾因肝病和糖尿病控制不力多次住院。在住院期间，他不断对其他患者和医生大喊大叫，并威胁他们。他曾多次不顾医生的建议离开医院，当时他感到"被触发了"。

他已经有几十年不能工作了，在他还是个孩子的时候，亲眼目睹了几个亲密的家庭成员被杀害。他否认对所使用的任何物质上瘾。

在基本医疗医生的建议下，他咨询了一位心理学家，讨论他的药物使用和创伤情况。经过多次参与和以物质为导向的动机式访谈，德文已经准备好开始以创伤为中心的心理治疗（认知加工疗法，cognitive processing therapy，CPT）。经过8次CPT治疗，德文不再符合PTSD的诊断标准，并且戒了烟酒。在整个治疗过程中，与基本医疗医生的密切配合使德文得到了一致的信息并让他觉得"我终于有了自己的团队"。

不幸的是，他很快被诊断出患有转移性喉癌。他不再表现出行为困难，也不再威胁他人或不听医嘱就离开医院。在他去世前，他向整合的基本医疗团队表达了感激之情，因为他在生命的最后时刻找到了安宁。

 案例3

佩柏丝，女，51岁，患有艾滋病且长期吸毒。在十几岁时，她成了一名性工作者，在她的一生中经历了一系列的性虐待和身体虐待。佩柏丝最终嫁给了她的皮条客，并被丈夫控制着大部分的活动。佩柏丝50岁时，她的丈夫去世了。

在接下来的4年中，佩柏丝的药物滥用和对HIV药物的依从性更差了。她只有在健康状况极大恶化时才寻求基本医疗服务。在就诊的过程中，工作人员努力转介她接受戒毒的住院治疗。每次她的住院疗效都很好，恢复了健康和善的行为举止，但当她出院回到社区时，几乎立刻又复发了。这一循环往复进行，其中还有几次是因HIV相关肺炎和菌血症住院。

佩柏丝就诊的诊所正在努力成为创伤知情的基本医疗诊所。这需要对所有工作人员和医生进行关于创伤后果的教育，包括物质滥用和PTSD。在接受了这些培训后，她的医生第一次使用了PTSD筛查工具，结果是强阳性的。佩柏丝被转介给一名整合的精神专科护士，她正式确诊佩柏丝患有PTSD。针对PTSD相关的噩梦和焦虑，她接受了药物治疗，并被转诊给一位具有创伤和物质滥用专业能力的社区心理治疗师。她还经常去麻醉品匿名组织。

经过针对物质滥用和PTSD的适当治疗，佩柏丝已经戒毒一年多了。她的稳定让她实现了一个毕生的目标：将自己成年的孩子（在佩柏丝有毒瘾时出生，出生时就有认知障碍）带到她的公寓，开始全职照顾她。她也坚持按时服用抗艾滋病的药物。

七、推荐阅读

American Psychiatric Association. PTSD. In: *Diagnostic and Statistical Manual of Mental Disorders*. 5th ed. Arlington, VA: American Psychiatric Publishing; 2013.

Bohnert, KM, Sripada RK, Mach J, McCarthy JF. Same-day integrated mental health care and PTSD diagnosis and treatment among VHA primary care patients with positive PTSD screens. *Psychiatr Serv* 2015; 67 (1): 94-100.

Cigrang JA, Rauch SA, Mintz J, et al. Moving effective treatment for posttraumatic stress disorder to primary care: a randomized controlled trial with active duty military. *Fam Syst Health* 2017; 35 (4): 450.

Department of Veterans Health Affairs. VA/DOD Clinical Practice Guideline for the Management of Post-traumatic Stress Disorder and Acute Stress Disorder (v. 3.0, 2017). https://www. healthquality. va. gov/guidelines/MH/ptsd/VADoDPTSDCPGFinal012418. pdf. Accessed January 16, 2019.

Felitti VJ. Adverse childhood experiences and adult health. *Acad Pediatr* 2009; 9 (3): 131-132.

Impact of adult trauma: Centers for Disease Control and Prevention Division of Violence Prevention. U.S. Department of Veterans Affairs National Center for PTSD, 2014.

Kimberg L. Trauma and trauma-informed care. In: King, TE Wheeler, MB eds. *The Medical Management of Vulnerable* and

Underserved Patients: *Principles, Practice and Populations*. New York, NY: McGraw-Hill Professional; 2016: chap 36.

Liebschutz J, Saitz R, Brower V, et al. PTSD in urban primary care: high prevalence and low physician recognition. *J Gen Intern Med* 2007; 22 (6): 719-726.

Machtinger EL, Cuca YP, Khanna N, Rose CD, Kimberg LS. From treatment to healing: the promise of trauma-informed primary care. *Womens Health Issues* 2015; 25 (3): 193-197.

Machtinger EL, Davis KB, Kimberg LS, et al. From treatment to healing: inquiry and response to recent and past trauma in adult health care. *Womens Health Issues* 2019; 29 (2): 97-102.

Substance Abuse and Mental Health Services Administration. SAMHSA's concept of trauma and guidance for a trauma-informed approach. SAMHSA's Trauma and Justice Strategic Initiative. July 2014. Rockville, MD. http: //www. traumainformedcareproject. org/resources/SAMHSA%20TIC. pdf.

缓和医疗、安养院和临终关怀

第42章

Bethany C. Calkins, MS, MD; Michael Eisman, MD; & Timothy E. Quill, MD, MACP, FAAHPM

一、引言

当患者病情不可逆转，有可能死亡时，单纯以治愈和功能恢复为基础的医疗目标经常受到质疑。而疼痛和症状的管理、提高生活质量、面对死亡寻找生命意义等新目标就会被优先考虑，逐渐成为治疗计划中越来越重要的部分。有些医生可能会疑惑，是否应不惜一切代价来与死亡抗争，但是无论治疗的总体目标是什么，减轻痛苦始终应该是我们作为医生职责的核心部分。

提高患有严重慢性疾病患者的生活质量是快速发展的缓和医疗专业的基石。如图42-1所示，缓和医疗可以与患者的积极治疗同步进行，但随着患者病情加重临近死亡，缓和常常成为主要目标。

 案例1

艾拉，女，71岁，因持续下胸部疼痛

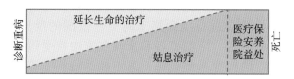

图42-1　缓和医疗在病程中的地位（根据2018版《国家共识项目的质量缓和治疗临床实践指南（第4版）》改编。可在以下网址获得：https://www.nationalcoalitionhpc.org/ncp/.）

1个月就诊于私人医生。胸片显示多发结节性肿块，提示肺癌播散。医生电话告知艾拉，结果可能有些问题并请她次日来诊。在这次就诊时，医生与患者和她的儿子一起讨论了胸片的结果。艾拉一听到结果就大哭起来，一直以来，她就怀疑自己可能因大量吸烟罹患肺癌。医生建议她进行支气管镜检查，并将她转诊给呼吸科医生。支气管镜活检显示小细胞肺癌。呼吸科医生将艾拉转诊给一位肿瘤科的医生，后者建议她接受化疗。

患者和儿子再次回到基本医疗医生处就诊，讨论她之后的治疗方案的选择。艾拉说她目前愿意继续化疗，但如果因治疗而太难受，则想停止化疗。因为她是罗马天主教徒，她也和牧师讨论了如果她进入终末期，拒绝特殊治疗（包括鼻饲）的宗教道德。她授权儿子为她的医疗作代理，并讨论了她拒绝心肺复苏的意愿。医生给艾拉一份生前预嘱和拒绝复苏的同意书，她和儿子一起签署了这些文件。她想尝试其他所有可能有效的疾病治疗方法，也同意积极治疗疼痛和呼吸困难。她知道这些治疗不可能治愈她的疾病，所以开始和一位理财规划师合作来把她的事情安排好。

经过几个月的化疗，艾拉越来越瘦弱。她和儿子去看医生，他们得知目前的治疗已经无法控制癌症，唯一方法是进行试验性治疗。她被推荐加入一个家庭临终关怀计划，并同意了一个专门为减轻她的痛苦而制订的方案。艾拉独居，她不想死在她的公寓里，也不想在无法独自生活时由儿子照料。她想知道，当她不能在家照顾自己的时候，她是否可以搬到临终安养院或护理院度过她最后的阶段。医生和儿子同意在有需要的时候为她寻找其他场所。

1个月后当她变得糊涂，不能待在家里时，她被送到当地一家护理院的缓和医疗病房，开始采取强化缓和医疗方案，2周后在儿子的陪伴下她去世了，距离初步诊断有6个月。

在这个患者初次诊断后的早期，她在接受抗肿瘤的积极治疗的同时也接受了缓和医疗。在转诊到临终安养院之前，拒绝给患者积极控制疼痛和症状是错误的，对患者而言也不公平，这使患者从患病之初就无法获得最佳治疗。这种"双管齐下"的方法是缓和医疗最重要的理念突破之一，因为它使所有严重疾病的患者都能改善生活质量，而不仅仅是帮助那些转诊到安养院的患者。这样可以使患者在"期待最好结果"（即使是不可能或者试验性治疗也能治疗疾病延长寿命）的同时，也能"做好最坏的打算"（确保财务问题得到解决，并像他们所希望的那样考虑关于宗教或存在的问题）。如果患者在疾病初期就与医生进行这种"双管齐下"的谈话，那么患者可能更容易过渡到临终关怀的阶段。

二、关键问题

（一）不放弃

当患者被诊断出一种威胁生命的疾病时，可能会产生否认、焦虑、恐惧、悲伤、愤怒等各种各样的情绪。医生如果感到这个诊断出乎意料，觉得自己似乎漏掉了早期诊断的线索，或对死亡感到不适，他们很可能会退出患者的治疗，或尽量弱化该诊断的意义和影响。不放弃患者的承诺，需要医生学习带着自己的感受去工作，熟悉缓和医疗，并且认识到死亡的过程对医生和患者来说都是一种独特的精神体验和个人经历。我们的目标应该是建立一种伙伴关系，帮助患者带着勇气和尊严面对未来。

建立伙伴关系和进行共同决策的目标，有时会受到强烈的情绪反应和长期存在的人格特质的限制，这些特质可能会使患者与医生、朋友和家人隔离开来。此外，医生可能无法保证有足够的时间和精力与重病患者和临终前患者建立亲密的私人联系。医生需意识到有时需要付出非凡的努力才能成为患者及其家属的伙伴，这种伙伴关系可能从最初对抗疾病的激烈斗争开始，最终会因患者的死亡而结束。

缓和医疗的目标是为患者及其家人提供尽可能好的生活质量。缓和医疗涉及疾病的生理、社会心理和精神层面，强调最先进的疼痛和症状管理，同时重新审视目标和预后。不同于医疗保险赞助的临终关怀计划，缓和医疗并不要求患者放弃对其基础疾病的积极治疗，接受生存期少于6个月的预后，或接受缓和医疗作为中心目标。因此，这使得"临终关怀"的治疗措施能够提供给那些想要继续进行部分或全部疾病导向治疗的重病患者。例如，那些极有可能死亡但却想尝试试验疗法、希望借此延长生命的患者，他们可能不符合医疗保险赞助的临终关怀计划，但能够接受缓和医疗。临终关怀计划招收那些极有可能在未来6个月内死亡的终末期患者，他们同意放弃对原发病的治疗，只关注于改善生活质量。缓和医疗能更好地管理疼痛和症状，更关注生活质量，审查治疗目标，并为患者提供机会进行生命终末时更广范围的反思。不幸的是，帮助患者和家属在家中接受缓和医疗的医疗基础设施，远不如对临终安养院的支持全面。

面对重病的患者可能会选择全力以赴的、以疾病为导向的治疗方案，或者选择有限制（如签署了拒绝复苏）的积极的试验性治疗。

最理想的情况是，选择这两条路径的患者都可以从诊断时开始接受缓和医疗的会诊。在接受有时间限制的积极试验性治疗时，患者有机会与他们的医生评估和讨论，考虑了治疗成功的可能性，承担治疗相关的痛苦是否值得。当治疗开始失效，或者如果所谓的治疗变得难以承受，患者可以随时停止，并且考虑将方案过渡到缓和医疗医生进行的纯粹的缓和医疗。此时是转诊至临终安养院的时候了，那里优先缓解症状和减轻痛苦，而非努力治疗基础疾病。

（二）安养院

安养院有一支拥有护士、医生、社会工作者、神职人员和志愿者的多学科团队，会为临终患者提供全面照护。这些项目只接受那些愿意放弃针对疾病的治疗和住院治疗，并且很有可能在未来6个月内死亡的患者，通过提供优质的缓和医疗，帮助患者及家属尽可能更好地生活。在美国，只有大约30%的死亡发生在临终关怀项目中，其中许多患者在疾病很晚的时候才转到临终安养院，因此无法充分利用他们可用的资源和支持。临终关怀背后的缓和医疗理念可以应用于各种环境，包括急症治疗医院、专业护理机构以及患者家中。临终关怀的优势是多学科成员为缓和医疗带来的专业知识，以及对患者及其家庭的额外支持，包括支付缓和医疗药物和医疗设备的费用。在大多数门诊临终关怀计划中，基本医疗医生和临终关怀小组结成合作伙伴关系来照顾患者。长期为患者提供服务的基本医疗医生应该深入参与临终关怀转诊的决定和患者的持续照护。一旦痛苦的症状得到控制，临终关怀小组就有可能帮助患者寻找希望、生命意义和告别的方法。

（三）管理悲伤

有时很难区分到底是对死亡过程的正常悲伤反应还是可能需要会诊和特殊治疗的病理状态。人类对死亡有一种自然的悲伤，这种悲伤可能是为死亡做准备的一种方式，被称为预备性的或预感性的悲伤。无论是对自己还是爱人，人类为失去体能、社会地位、愉快的日常生活而悲伤是一种自然的反应。对这些损失缺乏悲伤的反应可能意味着否认和情绪麻木。分享并探究悲伤可以帮助患者和医生尊重彼此的人性、建立良好的关系。勇于去探索这些感受可以帮助患者接受死亡，并可能防止那些有抑郁倾向的患者与世隔绝并逐渐走向临床抑郁。

（四）抑郁

我们很难将临床抑郁和伴随着绝症的自然悲伤过程区分开来，因为它们有许多共同的症状，像疲劳、食欲改变、睡眠障碍、性欲减退等抑郁症的植物性症状都是严重疾病常见的症状。癌症患者多达80%的心理症状没有得到治疗，就是因为这类人群的抑郁很难诊断。医生面对严重疾病患者，应该高度警惕此类患者的抑郁。抑郁的情感和认知特点，如失去兴趣、回避、悲伤、注意力不集中、绝望等是面对剧烈痛苦、害怕失去尊严以及面对即将到来的死亡时对现实的反应。当焦虑、羞愧、内疚、孤独或自杀观念等认知症状与患者的情况不相称时，应考虑到抑郁症（见第26章）。即便抑郁被视为正常反应，但药物治疗和咨询对绝症晚期的抑郁很有效。更具挑战性的抑郁和焦虑病例应转诊给心理健康专家，这取决于多学科团队中医生和其他成员的专长。熟悉临终过程并对躯体疾病患者有丰富经验的心理治疗师，在照护临终患者时能够对诊断和治疗提供宝贵的资源。

（五）转变

在疾病晚期，患者健康会逐步恶化。接近生命终末的转变会给患者及家属带来失落感，这些转变也可能带来个人转变并接受死亡。最初，身体健康的每况愈下会被视为一种坏消息，但这同时也在临终的过程中提供了丰富生命的意义和控制人生的机会。临终关怀医生必须与患者一起探讨和面对这些转变。表42-1列出了医生与患者探讨对生命终结的看法时可以提出的一些问题。这些问题可以以假设性的方式来询问从而探讨患者对生死的看法。对于病情较严重的患者，这些问题及答案与当时的治疗决策密切相关。

表42-1　需要与患者讨论的临终问题

生命支持

- 你是否有预立医疗指示（生前预嘱或医疗代理人）？
- 你知道心肺复苏（CPR）是什么吗？对于你这种情况它可能效果不佳并且很痛苦。如果你选择不做心肺复苏，我们可以把治疗的重点放在任何可能帮助你而对你不会造成伤害的事情上
- 假如疾病后期你长期不能进食饮水，你能接受用胃管进行喂养吗？
- 关于你的医疗服务，对你来说你觉得延长寿命和改善并维持生活质量哪一个更重要？

个人想法

- 你有过与死亡或者临终相关的经历吗？
- 这些经历是如何影响你对死亡的态度的？
- 关于死亡，你最害怕的是什么？最大的希望是什么？
- 对你来说，什么是"好死"？
- 你认为死后会发生什么？
- 如果不久之后就要死去，你还有什么事想要做呢？

长期照护和支持系统

- 如果你病得太重，照顾不了自己，谁能来照顾你？
- 如果你已经没有办法做出医疗相关的决定，你想让谁替你做这个决定？
- 如果你将要离世，你希望是在家里还是在医院或安养院之类的机构里？
- 你知道什么是临终关怀吗？在疾病晚期你想要那种治疗吗？
- 在临终时，你想要谁在你的身边？
- 在你生命结束前，你还需要完成哪些事情吗？

藏了一批古董工具，花了大量时间给这些工具贴上标签并进行排序。他的护士和他谈论这个过程，这似乎象征着他预感的悲伤。随着他的身体状况变差，护士的访视越来越频繁，家庭健康助理来帮助照顾他。卡洛斯逐渐需要长期卧床。尽管他的家人一开始对他即将死在家里这件事感到不舒服。但在一次与医生和临终关怀护士召开的家庭会议中，大家确定轮流来陪伴和监护患者。久未联系的孩子们进行轮班，这成为家庭疗伤的时刻。尽管很少有人明说他即将死去，但是家人的存在和谈论他的古董工具等话题成为告别的桥梁。卡洛斯静悄悄地在家中去世，他的家人也都在场。

在深度讨论死亡和临终期相关的事情时，患者的意愿和能力会有很大差异；医生要灵活应对患者期望的事情，看有多少是可取或可能的。在临终过程中改变长期行为模式很难，因此，生活私密的人即使到人生终点可能也无法敞开心扉。对一些人来说，临终阶段可能是个人成长、反思和极具意义的时刻；但对其他人来说，个人因素和情绪反应阻碍了对死亡的接纳。这些反应中最常见的是否认、愤怒、抑郁、恐惧和焦虑。这些反应可能在不同时间以不同程度出现在临终过程。医生需要确认、探究并最终理解这些反应的作用并为患者服务。共情而非回避，是加深医患关系的方式，能够创造一种更容易促成人格成长的氛围（见第2章）。

 案例2

卡洛斯，男，70岁，被诊断为肝癌晚期。在与医生探讨治疗方案时，他明确表示只想采取缓和医疗措施，希望转诊到安养院开始临终关怀计划。卡洛斯不善于表达，在讨论死亡和临终期时几乎没有反应。

起初，只需要护士定期去访视。他收

 案例3

68岁的阿尔伯特因长期吸烟患有严重的终末期肺气肿，还有二尖瓣反流、充血性心力衰竭、心律失常、酒精中毒。他和妻子住在一起，在他们40年的婚姻生活中，他一直恐吓和控制着妻子。他一直在家里吸氧，并多次因呼吸困难住院。

阿尔伯特因严重气短而被送进急诊室，诊断为肺炎和心力衰竭。他以前决定不做心肺复苏，希望"不要任何这些该死的机器"。他被送进医院，用积极的医疗手段治疗，但没有使用呼吸机。阿尔伯特经常对呼吸治疗师、护士、医生大喊大叫和咒骂，因为他们没有照顾他、使他受苦、没有给他喂饭、喂药，治疗不够及时，等等。他坚持认为他唯一的毛病就是药物让他生病了。

当努力与阿尔伯特对话、探索他的感受时，刚开始他不愿意交谈，后来了解到他感觉被抛弃、无力、被雇主背叛并且时运不济的人生历史。他说自己是"狗娘养的"。他害怕在医院里苟延残喘遭受痛苦，虽然他希望他能很快死去，但也很惧怕死亡。阿尔伯特害怕被活埋，他以前看过一个电视节目，在那个节目中确认一个人是否死亡是很困难的，一个人可能在活着的时候就被送去殡仪馆，被困在"幽闭"空间的焦虑压垮了他。

阿尔伯特的医生最初拒绝给他服用抗焦虑药物或毒麻药，因为担心这些药物会影响他的呼吸。缓和医疗会诊医生建议同时使用这两种药物，向医生、患者及家属保证，只要从低剂量开始，这种药物治疗安全、有效。最后，低剂量的阿片类药物和抗焦虑药物24小时持续使用，他的呼吸困难和焦虑显著改善。他的房间有一个大窗户，他花了很长时间凝视窗外。他的抱怨减少了，看起来轻松多了。虽然他本来不想谈论死亡的临近，以及自己的生活还有什么遗憾，但他同意医院牧师的探视，并和他一起祈祷。他最后告诉妻子，他已经受够了，不想再活下去了。由于二氧化碳水平的升高，他逐渐意识不清，并在几个晚上后去世了。

那些临终的困难患者对照护者来说很有挑战性。正如缓和医疗小组所做的，利用多学科的专业知识集思广益，分享专业知识，可能有助于医生不抛弃这些特别具有挑战性的患者和家庭。

（六）信息、预后、替代方案

医生要向患者提供疾病、预后、治疗选择和预期病程等信息。当诊断为终末期疾病时，大多数患者和家属想要知道还剩多少时间。提供生存时间的范围，同时告知存在超出范围的情况，这会比直接预测一个准确时间点要好。（"和你一样患病的人会生存2～6个月。可能会更长，我们会尽力做到这一点，但也可能会更短，因此，你可能要确保一切都准备妥当，以防万一"）拒绝给出时间期限或保留其他严重信息来保护患者往往不可取，这可能使患者及家属无法为死亡做好准备。疾病的正常进程有奇迹或例外（"可能更长……"）的可能，这一点给部分患者带来一线希望。然而，提供预后信息的医生必须提醒自己，要讨论死亡可能比预期来得早的可能性，以免患者对此毫无准备。总之，医生应该尊重患者及家属的想法，确定他们希望了解多少预后信息。（"你想听听我们在预后方面的想法吗？"）

当传统治疗方法无效、难以承受或不符合患者期望时，替代治疗可以给部分患者带来希望。应该对那些寻求替代治疗方法的患者给予支持，特别是当这些方法无创、不会造成伤害时。应当支持个体化治疗中非传统治疗与传统治疗相结合。收效甚微的积极治疗方案可能会给部分患者带来希望，但医生和患者应该一起权衡讨论这类希望的利弊。分析传统疗法和非传统疗法的风险和益处往往足以开始医患对话，接下来可以持续沟通，探索好转的可能性以及治疗的具体风险和益处，并且区分虚假希望和有意义的替代方案（见第35章）。

案例4

马克斯，63岁，刚刚退休，既往体健，

因腹痛就诊被诊断为结肠癌广泛转移。他去看医生，得知没有什么治疗方案能够解决问题，他仅剩半年到1年的生命了。医生给他对乙酰氨基酚和可待因来镇痛，并告诉他如果这两种药物无效时，就回来复诊。马克斯和他的妻子不能忍受坐等死亡来临的现状，决定广泛寻求更多治疗方式——或者至少是某一种治疗。他们听说国外有一家癌症治疗诊所，去那里参加了为期6周的强化维生素和草药治疗、咖啡灌肠、各种茶和膳食补充剂的方案。马克斯还得到了一系列他回家后要遵循的治疗清单，这让他忙于与癌症"斗争"。这个诊所承诺通过邮件或电话提供后续服务；然而，几个月过去了，该诊所没有任何后续联系。

当马克斯出现腹痛加重、腹水和黄疸症状后，他和妻子在失望之下去到另一个医生那里就诊。医生和他们一起商讨可供选择的方案，决定选择纯粹的缓和医疗措施。马克斯被转诊到家庭临终关怀项目，4周后去世，死于明确诊断后约9个月。他的家人觉得他在人生的最后4周得到了极好的照顾，然而，对于先前的治疗他们感受到抛弃和背叛。他的妻子从没有收到海外诊所的任何后续消息，之前的医生办公室也没有任何人打来电话对她丈夫的去世表示哀悼。

案例4中的患者两次被抛弃。第一位医生没有帮他寻找全部的治疗方案（如第二种选择，试验性治疗及非传统疗法的指导），也没有提供充分的随访（只是告诉他，疼痛无法控制时再来就诊）。替代治疗的诊所为患者提供了一种积极治疗方法，这是他和他妻子拼命寻求的方法，但是治疗结束后没有随访就抛弃了他。第三位医生终于帮助患者及家属了解了实际情况，并且安排了机构在他最后几周中提供照护和随访。不抛弃永远是临终患者照护的一个关键因素。

（七）希望和意义

在临终期，人们会一直寻找希望和意义，即便这不是最主要的事。希望能帮助患者和他们的亲人在面临绝症时忍受痛苦。除了治愈或康复，希望还会以多种形式出现：希望平静的死亡，希望有更多的时间"完成事业"，找到新的意义和个人成长的可能，希望与亲人或上帝更亲密。而这些希望都不是来源于身体的治愈。

 案例5

雷亚，女，64岁，乳腺癌已转移，因为骨痛使用大剂量的长效吗啡。她有锁骨骨折和双股骨骨折，要求在心肺出现急症时不做复苏。她希望能死在家里，在家里她有着非常亲密的家人支持她，不会有更多痛苦的事件或骨折。她参加了一项家庭临终关怀项目，她的妹妹搬来和她一起住，并承担基础照护的角色。

雷亚最后逐渐神志不清并且脱水。她强烈表示还不想死去，因为她的孩子和其他家人将会在2周内赶来。她不仅希望看到他们，还想在他们来的时候意识清楚并且不那么疼痛。为了看看她是否有什么可以很容易逆转的因素，给她抽血做了检查，发现高钙血症。她希望死在家里，因此只采取了缓和医疗措施，她又在家里待了一天。她知道她很可能死于未经治疗的高钙血症，但这样她就见不到她的孩子们了。尽管尝试了口服治疗，她的神志还是越来越模糊，当她进食停止时，她被带到一个急性临终关怀病房。

为了让她在家人探视时保持意识清楚，她开始了静脉输液、利尿剂和双膦酸盐的治疗。高钙血症得到改善，她的神志好转了，1周后她就能回家了。当她的孩子们到达时，她思维敏捷，能够连贯地交流。她很高兴她能和家人以及孩子们做最后的交流。当她的高钙血症和相关的意识混乱再次出现时，尽管需要更大剂量的吗啡和多种药物来控制症状，她没有被安排重新回到急性临终关怀病房。几天后，她在家里平静地死去。

在案例5中，因为患者愿意忍受较为积极的治疗，且临终关怀计划具有灵活性、可以满足她的短期目标，患者希望有更多时间的这一愿望幸运地得以实现。只要患者同意，即使在临终关怀方案中，只要能延长有意义的生命、提高生活质量，超出临终关怀界限的有创性治疗有时也适用。在面临不断变化的困境时保持灵活性，允许尽量以患者的目标来指导治疗，允许医生与患者一起，面对死亡时希望尽可能减少毫无意义的痛苦。

当患者康复无望时，试图寻找并保持希望，需要进行个人和精神层面的探索。在新的方法找到希望和意义之前，可能很有必要深入探讨患者的绝望感。重要的是不要试图用简单或公式化的解决复杂问题的办法，给患者提供虚假的希望；有希望的解决方法通常是独特、具有个人特色的，可以通过患者与家人、朋友、医生和神职人员的持续不断的探索来发现。

三、规划未来

（一）预立指示

预立指示是指如果患者在未来失去为自己说话的能力，能够指导医疗决策的正式文件。有以下两种类型的预立指示：生前预嘱和医疗服务委托书（又称永久授权书）。

1. 生前预嘱

如果患者丧失决策能力，生前预嘱将指导患者执行想要的治疗。一些生前预嘱侧重于一般目标，而另一些则指定具体处理（CPR、人工通气、补液治疗、营养治疗）和具体情境（疾病终末期、持续植物状态、无

法自主决策）。只有当患者无法自主交流而且发生文件中指定的情况时，生前预嘱才能生效。

2. 医疗服务委托书或永久授权书

允许患者指定一个人在患者无法自己做决定时代表他做决定。这些指令比生前预嘱更灵活，因为很难预测某特定患者可能存在的全部医疗情况和治疗选择。

许多人都填写了两份文件：一份代表指导治疗的哲学观的生前预嘱，另一份是当患者不能这样做时，指定一个人来帮助解释这一治疗哲学观的医疗服务委托书。对于健康人而言，讨论生前预嘱或医疗服务委托书可能是初次面对自己的死亡。对于那些疾病晚期患者，完成预立指示可能会被视为疾病不可避免走向恶化的另一个迹象。

让家庭成员参与预立指示的讨论是有好处的。如果不清楚患者的价值观和愿望，代理人要代表无行为能力的患者做出艰难的治疗决定是一项艰巨的任务。虽然预立指示不能涵盖每一种情况，明确陈述目标、价值观和方向的生前预嘱有助于医生和指定的代理人制订治疗计划。此外，有能填写的表格可以帮助患者和家人讨论与死亡、残疾有关的问题。对于终末期疾病患者，完成预立指示可能被视为病情恶化不可避免的另一个迹象。

（二）不复苏

不复苏（do not resuscitate，DNR）医嘱指的是不进行心肺复苏，特别是胸外按压、电除颤和人工呼吸支持。对大多数终末期疾病患者来说，心肺复苏是无效的，而情况的严峻性使其成为一种冷酷、昂贵、技术上的死亡仪式。许多研究表明，心肺复苏没有增加多系统疾病患者，特别是晚期癌症和肾衰竭患者的院外生存率。

不幸的是，许多患者和家属将DNR等同于抛弃或放弃，并为做出不复苏的决定而苦恼。这在一定程度上是由于医务人员强调的是什么将会被叫停，而不是将要做什么。如果不解释替代治疗策略，患者和家属会认为

DNR意味着没有采取任何措施治疗可能存在的可逆情况或者减轻不适症状。如果医生和医疗机构对DNR医嘱的狭义范畴不了解的话，患者及家属就可能会感觉接受了"二等"治疗。医务人员应该理解并达成共识：DNR绝不限制其他治疗选择。可以用这样一句话表达："我们希望尽一切可能来帮助你，但我们也不想伤害你。鉴于你的情况，心肺复苏不大可能奏效，而且可能造成伤害和痛苦。我建议你设定该限制，我们会继续提供任何的，而且是所有的，有助于你的治疗。"

然而，DNR代表着一种信号，即事情有所不同了。当死亡临近时，在心跳呼吸停止后复苏并不能明显增加生命的质量和长度，这一点是共识，也就是说逆转死亡过程超出了医学的能力范畴。虽然部分患者最初被这种讨论吓到，但更多人感到宽慰，并感谢有机会避免对他们没有帮助的治疗。

除非患者明确表示不进行心肺复苏，否则急诊救援人员有义务尝试复苏。在住院部有效的DNR医嘱在门诊可能无效，除非根据不同地区要求完成了特殊的流程。这些预立指示相关问题应与希望留在家中的晚期患者一起讨论，因为如果没有适当的文件，医生可能会在危急时刻进行复苏。在美国纽约和其他州，生命维持治疗的医嘱（MOLST）已成为一项法律文件，急救医疗技术员和一线人员必须遵守。

（三）限制性干预

终末期的患者或高度痛苦的患者可以通过他们的预立指示来选择不接受治疗，这些治疗在其他情况下可能被认为是常规治疗。患者有权放弃静脉输液、鼻饲、吸氧等治疗。如果不想接受治疗，可以把他们的选择记录在MOLST表格上，而关于这些选择的记录至关重要。在美国的一些州也有关于限制性干预的表格以加强预先指示。（至关重要的是，了解所在州适用哪种表格以及存在哪些限制，以确保在任何场所都能实现所需的治疗并遵守相应的限制。）

（四）疼痛和症状缓解

缓和医疗的一个重要目标是尽可能使患者免于疼痛。如果在定期给药计划中给予足够的剂量和适当的补充剂量，长效阿片类制剂就能有效地缓解大多数慢性疼痛，而不会显著降低生活质量（见第38章）。对患者来说，得知自己的疼痛能得到控制是一种安慰，尤其是那些见过痛苦死亡的患者。所有来自患者、家属和照护人员对药物成瘾的现实的和不切实际的担忧，都应该被预见到并得到解决，因为这些担忧往往是充分缓解疼痛的主要障碍。由于这些担忧而不给重病患者使用麻醉剂，是毫无道理的，也是非常残忍的。另外，注意通过订立处方协议和明确违规的后果，防止有药物滥用问题的重病患者出现阿片类药物使用不当。

（五）谵妄和昏迷

许多患者死于感官严重改变的状态。还有越来越多的痴呆患者，他们的认知和情感生活可能在终末期到来之前就已经显著减少。患有谵妄的晚期疾病患者给医生和患者家属带入了一个两难的境地。谵妄可能是由可逆因素引起的，如果治疗得当可以延长寿命。在多大程度上寻找和治疗谵妄的可逆性原因，取决于患者当前的目标、预立指示，以及家庭在了解患者的基础疾病后讨论的结果。先前的痛苦程度和患者的意愿应该在很大程度上决定了要做什么。

 案例6

凯莱布，一个101岁的奶农，在他生命的最后五年里，他先是部分听力丧失而后失明，但仍然思维活跃、沟通流畅。他出现咳嗽、发热，尽管积极进行肺炎相关治疗，但病情还是逐渐加重。他告诉他的医生，他不希望心肺复苏。他说他"准备死了，不想以任何方式被挽救"。由于年迈的妻子不能在家照顾他，凯莱布住进临终关怀医院，并采用"仅舒适措施"进行管理。他变得越来越迷糊和孤僻，他的聋和失明进一步影响沟通。他躺在床上很长一段时间，医生和护士付出很多努力与他交谈，但通常只得到简短的回应，比如"是的""不是"或者"好的"。某天早晨，他的医生问他正在经历些什么，他回答说，在一个阳光明媚的日子里，他正飞越金黄的麦田。然后，他用一种惊奇的声音问他是还活着，还是已经死了。他的医生回答说他还活着。那天晚些时候，凯莱布去世了。

一个神志状态改变的濒死之人，他内心主观体验可能与外界的感觉有很大不同。从谵妄和昏迷中恢复过来的患者有时报告一系列的经历，有噩梦般可怕的幻象，也有灵魂出窍的旅行或光明和天使存在的幻象；有些人可能一点也记不起这些经历。偶尔的，定向力问题严重，对世界的感知丧失。

在生命尽头出现谵妄的患者需要支持性治疗。如果患者事先还没有做好有关人工补液和喂养的决定，那么应由指定的代理人做出决定并正式确认。考虑到患者的病情、预后和先前的意愿，代理人或家人必须做出"替代判断"，这一判断应该符合患者如果能够理解病情的细微差别所做出的决定。如果不能确定患者自己的喜好，医生的决定应基于家人和医生之间的共识，即什么是最符合患者利益的。

当垂死的患者不能进食水时，可透过鼻饲管和静脉输液提供营养和水，这些做法好像富有同情心，但可能会在无意中延长临终期的时间、加重痛苦。当有终末期疾病患者主动走向死亡时，我们应该接受这一事实并以减少痛苦、提高余生的生存质量、尊重患者的尊严为目标指导所有的治疗。

（六）死亡的愿望

有时候，即使是最好的缓和医疗方法，也无法将痛苦减轻到患者满意的程度。如果发生这种情况，患者可能会觉得死亡是唯一的出路。患者可能再也无法忍受痛苦、屈辱、失控、依赖性增加或疾病给家人带来的负担。这样的患者经常会出现结束自己生命的念头。

 案例7

马文，男，63岁，患有肌萎缩侧索硬化症，在家中已经靠呼吸机治疗1年。他的手臂和腿都已经失能并需要全面的照顾。他对依赖于呼吸机维持生命越来越不满，最后要求摘掉呼吸机让他死亡。在1个月的时间里，他一再提出这一要求。他的家庭医生在家访中见过他好几次，并和他的家人一起讨论了这个请求。他们也认为应该停止使用呼吸机。一位精神科医生来看患者并认为马文并不是抑郁，可以做出决定；精神科医生同意患者、家人和家庭医生关于摘除呼吸机的决定。在没有吗啡镇静的情况下尝试摘除呼吸机会引起呼吸窘迫和窒息感。建议在吗啡滴注的情况下关闭呼吸机。在家人和医生的陪伴下，患者在几分钟后舒适地死去。

提供旨在减轻痛苦的药物，同时冒着无意中缩短患者寿命的风险，这种双重效应是医疗实践和缓和医疗的一个公认部分，前提是患者的痛苦相当严重。停止能维持生命但难以忍受的治疗，即便会引起死亡，但基于患者的身体完整权，在医疗实践中也是可以接受的。这些做法得到了法律、伦理和医学上的广泛认可，不应该与协助自杀、自愿安乐死等争议混为一谈。在这种情况下，患者想死的愿望可以被接受，但前提是患者了解充分的信息而不是仅仅根据不恰当的缓和治疗做决定。在这种情况下，可以停止那些维持生命但难以忍受的治疗，同时提供适当剂量的麻醉剂，以减轻痛苦（表42-2）。

表 42-2　最后的干预措施：定义

术语	定义	在美国的合法性
双重效应	采用减轻痛苦但可能无意中缩短生命的药物，缩短生命的风险必须与痛苦的程度成比例。医生可以预见生命可能会缩短，但不是有意为之	合法
延缓或停止生命支持治疗	在患者或代理人的同意下，延缓或停止生命支持治疗可能引起患者死亡。正当理由是，基于身体完整权	经有效同意后合法
缓和镇静至昏迷状态（又称终末期镇静）	经患者或代理人同意后，患者镇静至昏迷状态，以减轻其他方法无法处理的痛苦，然后禁食水。一般认为是双重效应和停止治疗的结合。但归结起来，仍然有道德上的争议	经有效同意后合法
医生协助死亡（又称医生协助自杀）	医生应患者的要求，为患者提供结束自己生命的方法。然后患者在之后的某个时间服用或不服用过量的药物	除俄勒冈州、华盛顿州、蒙大拿州、佛蒙特州、夏威夷、加利福尼亚、科罗拉多州、缅因州、新泽西州和华盛顿特区外，大多数州都是非法的
主动安乐死	医生在患者知情同意的情况下，有意使用致命的过量药物，医生是应患者的要求造成死亡的直接因素	非法，在美国如果被发现有可能被成功起诉

　　然而，患者有时候可能会试水，在不经意间询问医生有关更直接的死亡辅助，包括协助自杀或安乐死。鉴于这个话题涉及伦理和法律，医生常常和患者一样不愿意谈论这个问题。

　　如果患者极其痛苦但又没有维持生命的治疗（如呼吸机、透析或鼻饲管）可以停止，没有能够证明需要服用高剂量麻醉剂是合理的疼痛，那么患者关于死亡帮助的要求会使医生在法律和道德上处于更加困难的境地。自愿主动安乐死是指在患者明确要求和完全知情同意的情况下，故意干预导致患者死亡的行为。如医生给予一种能同时减轻痛苦和引起死亡的致命的药物。尽管自愿积极安乐死最近在加拿大全境和部分西欧国家已经合法化，但在美国各地都是明确非法的，如果被发现就会被起诉。协助自杀指医生应患者要求提供方法（如巴比妥酸盐的处方），但患者最终必须自己亲自服用（或者不服）潜在致命药物。在俄勒冈州、华盛顿州、蒙大拿州、佛蒙特州、夏威夷、加利福尼亚州、科

罗拉多州、缅因州、新泽西州和华盛顿特区，协助自杀是合法的，但在美国另外的州都是非法的，或在法律上非常不确定。在另外的这些州可能会有地下活动，但其程度仍不确定，因为它是在没有公开文件或监督的情况下秘密进行的。现在有关于俄勒冈州和华盛顿特区合法化实践的数据，可以与其他州协助死亡和其他终末缓和医疗方法的使用模式进行比较。例如，在俄勒冈州，每6名临终患者中就有1人与家人谈论此事，每50人中就有1人与医生谈论此事，但这仅占死亡病例中的1/300。

 案例 8

　　萨拉，女，84岁，因终末期充血性心力衰竭长期卧床不起，像她这种情况四处可见。她正在服用吗啡等多种药物，以缓解呼吸困难和肺水肿等症状。尽管接受了强化治疗，但即使是吃东西也会令她呼吸

困难。她从床上抬起头来，要求给她一剂致命药以便让她死去。当被问到为什么现在想死时，萨拉回答说，她已经活得够久了，她的丈夫、两个孩子、三个兄弟和两个姐妹都去世了。她剩下的那个儿子身患白血病几个星期后也将死去。她想死在他之前，这样她就不必为他的死而悲伤。她要求使用致命药物未获批准。萨拉带着可以照顾她的公共卫生护士和家人一起离开医院。由于萨拉太虚弱，无法去家庭医生诊室，她的医生同意进行家访。几天后，来访的护士发现萨拉死在床上。医生被叫到萨拉家中宣布患者死亡，注意到床边有几个空药瓶，包括吗啡的药瓶。医生认为这可能是自杀，但决定不去追查，像自然死亡一样填写死亡证明书。

医生应详细探究患者想要加速死亡的原因。刚开始，这应该被认为是患者在寻求帮助。它可能代表想要摆脱抑郁、焦虑、无法控制的身体疼痛和无法独立的耻感等愿望以及其他社会心理问题。一旦充分理解了根本原因，问题往往可以通过适当的缓和医疗技术得到改善，这种请求也会随之撤销。如果该请求被忽略、低估或轻视，患者将独自处理这些感受，并可能因为本来可以通过其他方法缓解的痛苦而过量服药走向死亡（如案例8所示）。

有时候，就像我们的案例一样，长时间的痛苦和其他令人虚弱的症状可能会让选择死亡成为替代持续痛苦的方案。医生、患者和家属之间的关系、医生自己的价值观以及患者和医生所在地的法律决定了对患者此类要求的反应。如果医生由于自身道德立场而拒绝参与法律允许的协助自杀，那么应该向提出要求的患者明确说明这一点。在这种情况下，他们有义务与患者寻求共同点，并继续寻找其他途径来减轻痛苦。通常，这种难以治疗的痛苦可以通过症状管理、停止潜在的维持生命的治疗以及作为最后手段的临终镇静来解决。

在上述案例中，如果患者的要求是合理的，并且已经探讨了所有合理的备选方案，患者可以停用除吗啡以外全部抗心力衰竭相关药物，吗啡可以逐渐上调剂量以控制呼吸困难。当医生考虑做最后抉择时（法律上允许或特别禁止的情况），应该充分了解可能的个人、职业和法律后果，并在执行之前听取有经验医生的建议。协助自杀指南已经发布，医生面对患者结束生命的合理要求应该参考指南，也可以请在缓和医疗方面有经验的同事提供帮助。几乎在所有情况下，都可以找到法律许可的、更好的临床替代方案。

四、接受

有些患者并不害怕死亡，并将死亡视为完成生命周期中的自然一步。许多这样的人能够安详平和地死去，这表明死亡并不总是令人恐惧或难以接受的。此外，有些患者在死亡过程中经历了深刻的个人成长。对于一些高度独立的人来说，这是一个更多地接受和感恩他人关爱的时刻。

 案例9

64岁的兽医理查德患上了严重的头痛，以至于他再也不能进行外科手术了。在3个月内，他被诊断为无法手术的脑瘤。在接下来的6个月里，尽管采取了积极的治疗，他失去了行走和吞咽的能力。由于反复误吸，他使用了家用呼吸机并且通过胃造瘘管喂养。面对身体机能严重退化，他决定要他的亲戚、朋友、同事和教会成员到他的家里来，记录他对自己的生活和旅程的描述。当这个过程完成后，理查德向他的妻子和家人道别，并要求摘除呼吸机、停止液体支持。得到医生同意以及他给家庭成员的指示，他被给予常规剂量的吗啡同时关闭了呼吸机。他在亲人的陪伴下死去。

他的生与死留下了一份关于勇气和接受命运的遗产，触动了他所认识的人的心。

在帮助患者度过死亡过程时，寻找爱、与他人的联系和意义感至关重要。体验爱和意义的能力可以很大程度上减轻痛苦。如果可以找到爱和目标，那么恐惧通常会减少，死亡可能会作为一段冒险旅程的终点和另一阶段的开始而被接受。

五、家庭的照顾

晚期疾病能帮助解决或加剧家庭冲突。伴随着家庭成员可能为彼此做出的无法预知的勇气和崇高的牺牲，权力、金钱、忠诚、以前的损失和悲伤等问题浮出水面。愤怒和爱，恐惧和勇气，焦虑和同情，抑郁和超脱的矛盾情绪似乎一直萦绕在垂死的患者和他们的照顾者周围。

通过将患者家人和其他照顾者作为治疗团队的一部分，医生可以在这种不稳定的组合状态下发挥治愈的作用。这种协作扩大了患者的支持网络、争取了新的盟友并且更广泛地分担照顾患者的负担。

医生需要与家庭成员就医疗计划、预后、并发症等问题进行清晰的沟通，并明确在患者无法做出决定时由谁来做决定。由于患者可能在患病期间丧失能力，与患者和代理人制定预立指示是必不可少的。选择代理人是强迫患者在家庭成员中做出选择，这可能会揭开谁受宠、谁权力更大等家庭旧伤疤。患者的愿望和选择应该优先于家庭成员的意愿，尽管有时在实际操作中这一点很难实现。当患者失去心智能力时，家庭就成为决策的焦点，而决策过程可能会引发冲突。家庭的压力甚至可能会影响有决策能力的患者的决定。医生可能需要提醒家庭成员，无论患者是否有能力做出决定，患者的价值观、信念和爱好都需要得到尊重。

当一个家庭有许多成员，医生可能希望定期与一小部分人会面，并在特定时间与更多的成员见面。可以要求家庭指定的代表与医生保持密切联系。如果患者失去表达意愿的能力，而家庭成员因某项计划发生冲突，最好将注意力聚焦在患者会想要什么上，应用替代判断的伦理原则。如果不清楚患者的愿望，医生和家属必须讨论在当前情况下什么是患者的最佳利益，而大家对此的想法可能会有很大差异（见第11章）。

（一）意外死亡

意外死亡给家庭和医生带来了特别的压力。猝死或创伤致死会使家庭受到重击，当它发生在医疗机构时，可能会招致对医生能力的强烈怀疑。医生与家属见面，表达同情，以尽可能直截了当的方式回答问题，可能会有所帮助。应允许家属探视并陪伴已经离世的患者；如有可能，应闭上患者的眼睛和嘴巴，并将四肢安详地摆放好。医生应该预料到家属强烈的情绪反应和饱含悲伤的哭泣。

医生应识别在场的每个家庭成员，并关注每个人的反应。在不同的文化传统下，人们表达情感的方式可能会有很大的差异。在某些文化中正常的对悲伤的强烈反应（尖叫、大喊大叫、摔倒在地），对于来自另一种感情不那么外露的文化背景的医生而言，可能是不合时宜或令人尴尬的（见第15章）。只有经历悲伤的各种表现形式，医生才能判断什么是"正常"的悲伤该有的样子。医生和护士可能会邀请神职人员和社会工作者；每个人都可以为这个震惊和失落的家庭提供一些东西。

当在持续的医疗过程中发生意外死亡时，医生应该批判性地审视是否可以采取任何措施来防止其发生。对医生而言，自责最初可能是这一过程的一部分，尤其是在可能涉及医疗误判的情况下。从经历中学习，与值得信赖的同事讨论并向家人披露这一经历往往是合适的做法。重要的是，医生不能独自承受这种经历带来的负担（见第39章）。

（二）难以释怀的悲伤

在所有引起难以释怀的悲痛的原因中，对于家庭和医生而言最困难的是面对儿童的死亡，尤其是意外死亡。必须密切关注父母的悲伤，发现病态的迹象。医生不应试图过早地减轻丧亲的痛苦。最初，支持性倾听、承认痛苦及其合理性、表达同情是最好的方法。如果他们愿意，可以在后续随访时引出故事和记忆，以便让父母有机会谈论死者。积极表达和讨论愤怒、内疚和悲伤可以帮助家属度过丧亲过程。在许多情况下，幸存者无法处理失去父母、兄弟姐妹、配偶、伴侣或多年挚友的情况。无法释怀的悲伤可能会导致临床抑郁、社交隔离、情绪麻木以及多种躯体症状。也可能引起药物滥用、婚姻和工作冲突等社会问题以及绝望和被遗弃等感受。如果医生不能帮助家庭解决悲伤，应转诊到合适的支持小组或治疗师那里进行专业咨询。

根据医疗保险的临终关怀福利，临终关怀机构向其服务过的患者家属提供至少1年的丧亲支持。他们同样也为伴侣和密友提供丧亲服务。通常情况下，临终关怀机构也会向社区中的人提供这种支持，即使他们没有加入临终关怀。

六、自我照顾

医务人员从事与死亡和终末期有关的工作时如何照顾自己，并没有得到很大的关注。在照顾终末期患者的医生和护士中，职业倦怠很常见。在一个拒绝死亡的社会中，负责临终患者的照护和管理只会加剧问题。从最初告知新的重病诊断坏消息，到探讨疾病复发，再到讨论是否转入临终关怀，是否参加葬礼，医生会难以避免地将自己的思想和感情与患者及家属联系在一起。患者家庭与医生自身家庭的动态或疾病经历相似的程度，可能会决定他们的感情投入程度。关系密切的患者去世带来的哀伤可能非常沉痛，需要

时间和反思来治愈。不幸的是，大多数机构没有系统化的方式能够让医务人员在这种时候获得和给予支持。失去的感觉需要得到认可并进行相应的讨论。支持小组或丧亲团体可以在这个过程中提供帮助。医院发病率和死亡率委员会审查死者的医疗过程，但他们很少关注医务人员对死亡的感受及它对员工造成的影响。从这个角度来看，花时间回顾死亡可能对员工的士气、凝聚力和康复都有帮助（见第6章）。

照顾临终患者使医生得以在很近的距离观察死亡。在医护人员身上经常被激发出同情和爱，以及孤独和脆弱的感觉。康复反应可能包括转向音乐、艺术、宗教、文学、自然、幽默或心理治疗，以寻求慰藉和理解。面对即将来临的死亡，生活的目的和意义等精神问题变得更加直接。和死亡打交道的工作人员在帮助临终期患者度过死亡的同时，也获得了来自临终患者的更丰富的生命体验。

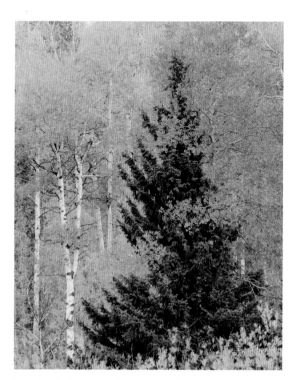

Hank Christensen拍摄的照片（www.hankchristensen.com）

七、推荐阅读

Back AL, Arnold RM, Quill TE. Hope for the best, and prepare for the worst. *Ann Intern Med* 2003; 138: 439-443.

Block SD. Psychological issues in end-of-life care. *J Palliat Med* 2006; 9: 751-772.

Casarett DJ, Quill TE. "I'm not ready for hospice": strategies for timely and effective hospice discussions. *Ann Intern Med* 2007; 146: 443-449.

Clinical Practice Guideline: Management of Cancer Pain. Agency for Health Care Policy and Research. Publication No. 94-0592. Available through the National Cancer Institute.

Meier DE, Back AL, Morrison RS. The inner life of physicians and the care of the seriously ill. *JAMA* 2001; 286: 3007-3014.

Quill TE. *Caring for Patients at the End of Life: Facing an Uncertain Future Together*. New York, NY: Oxford University Press; 2001.

Quill TE, Bower KA, Holloway R, et al. *Palliative Care Primer*. 6th ed. Chicago, IL: American Academy of Hospice and Palliative Medicine; 2014.

Quill TE, Ganzini L, Truog RD, Pope TM. Voluntarily stopping eating and drinking: clincial, ethical and legal aspects. *JAMA Intern Med* 2018: 178 (1): 123-127.

Quill TE, Lo B, Brock DW. Palliative options of last resort: a comparison of voluntarily stopping eating and drinking, terminal sedation, physician-assisted suicide, and voluntary active euthanasia. *JAMA* 1997; 278: 2099-2104.

Snyder L, Quill TE, eds. *Physician Guide to End-of-Life Care*. Philadelphia, PA: ACP-ASIM Publishing; 2001.

Sulmasy DP. Spiritual issues in the care of dying patients: "...it's okay between me and god." *JAMA* 2006; 296: 1385-1392.

八、最新章节

Okon TR. Overview of Comprehensive Assessment in Palliative Care.

Meier, DM, McCormick E, Langman RL. Hospice: Philosophy of Care and Appropriate Utilization in the United States.

Hauer PC. Pediatric Palliative Care.

Bailey FA, Harmen SM. Palliative Care: The Last Hours of Life.

Kumar S. Palliative Care and Hospice Outside of the United States.

Rosenstein DL. Challenging Interactions With Patients and Families in Palliative Care.

九、参考网站

American Academy of Hospice and Palliative Medicine. www.aahpm.org. Accessed September 2019.

Center to Advance Palliative Care. www.capc.org. Accessed September 2019.

Compassion and Choices. www.compassionandchoices.org. Accessed September 2019.

Death with Dignity National Center. www.deathwithdignity.org. Accessed September 2019.

Education in Palliative and End-of-Life Care. www.epec.net. Accessed September 2019.

Hospice Foundation of America. http://www.hospicefoundation.org/. Accessed September 2019.

National Consensus Project for Quality Palliative Care (2013). *Clinical Practice Guidelines for Quality Palliative Care*. 3rd ed. http://www.nationalconsensusproject.org. Accessed September 2019.

National Hospice and Palliative Care Organization. www.nhpco.org. Accessed September 2019.

National Palliative Care Research Center. www.npcrc.org. Accessed September 2019.

Medical Orders for Life-Sustaining Treatment (MOLST). www.molst.org. Accessed September 2019.

Physician Orders for Life-Sustaining Treatment (POLST). http://www.polst.org/. Accessed September 2019.

第七部分
教学和评估

基于胜任力的行为医学教育

第43章

一、引言

　　温迪是第二年内科住院医生，正在努力尝试胜任门诊基本医疗医生的工作。在实习期间，她对住院患者的诊疗能力和自信心都得到了提高。但是，相比之下，她的门诊机会不多，她自己感觉还没有成为一名"合格的基本医疗医生"，她与导师分享她的烦恼——部分是由于所需技能广，又缺乏衡量自己进步的基准，并且缺乏有效的评估工具。她的导师试图通过形成性评价帮助温迪制订个性化的学习计划。

　　医学教育最近经历了一场变革，从以过程为导向来衡量成功转向更多以结果为导向进行评估，即衡量学习者实际能做什么，而不仅仅是他们接触到了什么。虽然胜任力并不是一个新概念，但近来胜任力的概念远远超出了简单的技能清单，它包含多维的、动态的、情境的和发展的元素。随着毕业后医学教育认证委员会（Accreditation Council for Graduate Medical Education，ACGME）的出现，这一运动在毕业后医学教育领域（graduate medical education，GME）尤其具有变革性，并且医学院普遍开始接受基于胜

任力的医学教育（completency-based medical education，CBME），将GME胜任力作为"上游"医学生能力的衡量标准。现在，学习目标和相关胜任力被更频繁地阐释，并且更多地与衡量特定能力的评估工具相关联。然而，医学实践本身是复杂的，往往需要精细、微妙的技能，这些技能既难以传授，也难以量

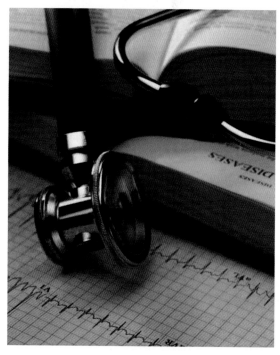

化。特别是行为与社会科学（behavioral and social scieuce，BSS）领域的胜任力尤其难以阐明、教授和评估。

本节首先简要概述了CBME，阐述这种方法常见的优势和局限性。然后，我们总结了医学教育中BSS的课程思想，包括美国医学院协会（The Association of American Medical Colleges，AAMC）BSS专家小组、BSS课程联盟（由美国国立卫生研究院资助）和美国医学研究生院入学考试（MCAT）第五次修订（MR5）委员会行为科学小组委员会的工作。本节结合本科医学教育和毕业后医学教育的创新性工作，详细介绍了CBME的概念和过程与BSS的内容。BSS胜任力的具体评估方法和评估工具将在第45章进行描述。

二、CBME 的教学模块

基于胜任力的国际医学教育联盟将CBME定义为"一种基于结果的方法，使用胜任力的组织架构来设计、实施、评估和评价教育项目"。CBME重在关注结果、强调胜任力、淡化基于时间的培训，并推进以学习者为中心的更高水平的培训。爱泼斯坦将职业胜任力定义为"在日常实践中习惯性和审慎地运用知识、技术技能、临床推理、情感、价值观和反思，以造福于所服务的个人和社区"。登·凯特将胜任力更简单地定义为"允许无监督实践的专业知识发展阈值水平"。

许多经典的教学和学习理论使得医学教育从以专家为中心的学徒模式，向一种更加注重成人学习和职业发展的更先进的、循证的方法转变。医学也许在学科数量、知识数量和达到最低胜任力所需的综合能力方面是独一无二的。米勒的金字塔学习模型为技能学习提供了一个有效的思考框架，它包含4个层级，从"知道是什么"到"知道如何做"，到"展示出如何做"，再到"做到"。德雷富斯提出了一个阶段性职业发展模型，包括从最开始的初学者阶段，到高阶学习者阶段，再依次到能胜任的、精通的和专家等阶段的

连续过程。值得注意的是，在德雷富斯模型中，"胜任"阶段并不在这一连续过程的末尾，后面还有精通和专家两个阶段，这意味着胜任是成为专家的路上的一个阶段，一个重要的基准。

在这些重要的模型和定义中，很显然，胜任力被认为是在教育系统和学习环境的直接（和间接）干预下以发展的方式取得进步的。认识到胜任力具有发展性，某国际性组织制定了一系列定义，以帮助澄清"素养""胜任力""能胜任的"这3个术语产生的混淆。素养可被视为包含知识、技能、态度和行为的一系列"能力"。胜任力和能胜任的代表的是一种状态，可进一步细分为3类状态。

- 胜任的：在医学教育或实践的特定阶段，在所有领域都具备所需的能力。
- 不完全胜任的：在医学教育或实践的特定阶段，在一个或多个领域所需的能力相对欠缺。
- 不胜任的：在医学教育或实践的特定状态下，在特定背景下缺乏所有领域所需的能力。

胜任力是由学习者习得的，而不一定是由教师传授的。同龄人、患者、相关的健康专业人员、学习者本人和其他人都可以被认为是能够帮助学习者获得胜任力的教师。一旦达到胜任状态，学习和成长就会延续到职业生涯中，可能还会延续到余生的整个职业生涯。胜任力是多维的，包括知识、操作技能、元认知、情绪管理、社交关系和沟通。为了更好地理解如何有目的地捕捉和评估这种宽泛性以帮助我们引言中的导师和住院医，回顾CBME的历史和演变是很有帮助的。

三、CBET 和 CBME 的历史

CBME不是一个新概念，它起源于桑代克和杜威的研究，代表着教育理论的融合。最早的基于胜任力的培训概念于20世纪20年代在美国产生，当时教育改革与工商业界以明确产出为中心的工作模式连接了起来。然而，CBME的最新概念在很大程度上起源于

20世纪60年代的教师教育改革运动。1968年，美国教育部门国家教育研究中心向10所大学提供资助，以开发和实施新的教师培训模式，重点关注学生成绩（成果），激发了人们的兴趣。1971年，埃拉姆提出了一系列基于胜任力的教育和培训（completeucy-based education and training，CBET）的原则和特点，至今仍然影响着CBME（表43-1）。2002年，卡拉乔和他的同事指出，医学教育的一些部门在20世纪70年代探索了基于胜任力的模型，但是除了一项研究之外，均没有对基于胜任力的课程和传统的基于结构/过程的课程进行比较。一篇受WHO委托发表于1978年的论文，强烈推荐采用以胜任力为基础的医学教育模式，并指出："基于胜任力的培训计划的预期产出是一名卫生专业人员，他能够根据当地条件按照规定的专业熟练水平行医，以满足当地的医疗需要。"WHO这份报告背后的驱动力是更好地将医学教育与公共卫生需求联系起来。

在医学领域基于胜任力模型的少数几项研究中，CBET模型似乎给学员带来了一些益处。例如，多伦多大学在骨科住院医生培训中采用了以胜任和掌握为基础的方法，成功地加速了对具体手术的学习和胜任，甚至有一些住院医生提前毕业，比传统需要5年的时间更早完成了培训。

2002年，ACGME成果项目将认证的重点从过程和结构（如轮转、书面课表）转变为实际学员/培训项目的产出。项目必须严格记录住院医生在六个通用执业领域的胜任力情况，包括：医学知识、患者照护和操作技能、沟通和人际交往技能、职业精神、基于实践的学习和提高以及基于系统的实践。在成果项目的第一阶段，项目方案明确了在胜任力学习方面的目标。在第二阶段，他们将胜任力纳入课程体系，并拓展了评价系统以评估实际表现。这两个阶段对2012年GME的认证设计改变产生了巨大的影响。改进后的认证系统被称为下一代认证系统（NAS），通过引入临床学习环境评估（CLER）计划、自学访问和里程碑（表43-2），纳入了更多的质量改进重点。

除了ACGME之外，也有其他一些国际化的胜任力框架来指导本科生医学教育（UME）与GME的课程和评估。每种方法都提供了与ACGME方法的有用对照，但与ACGME一样，都不是专门针对社会和行为科学的。表43-3提供了这些不同胜任力框架的并行比较。胜任力按照与ACGME类别的近

表43-1　基于胜任力的教育和培训（CBET）

CBET原则	CBET特征
1. 胜任力源于角色，以行为术语说明并公开	1. 学习个体化
2. 评估标准以胜任力为基础，具体说明了成绩对应的掌握水平	2. 对学习者的反馈至关重要
3. 评估需要以行为表现作为主要依据，同时也要考察知识	3. 强调出站标准而不是准入标准
4. 学员个体的进步速度有赖于所展示的胜任力	4. CBET需要一个系统的计划（方法）
5. 教学计划有助于培养和评估具体的胜任力	5. 培训模块化
	6. 学习者和培训计划都负有责任

表43-2　ACGME胜任力和评估工具

ACGME胜任力	推荐的评估工具
医学知识	澳洲医疗系本科生毕业考试（MCQ考试），口试，病例引导回顾
患者照护和操作技能	标准化患者，客观结构化临床考试（OSCE），患者调查，多源反馈（又称360度评估），模拟（操作），直接观察
沟通和人际交往技能	标准化患者，客观结构化临床检查（OSCE），患者调查，多源反馈（又称360度评估）
职业精神	客观结构化临床考试（OSCE），患者调查，多源反馈
基于实践的学习和提高	档案，病历审核，循证医学实践审核
基于系统的实践	MCQ考试，患者调查，多源反馈，实践审查

表 43-3　医学胜任力框架

ACGME（美国）	全国医务委员会（大不列颠）	苏格兰医生（苏格兰）	CanMEDS框架（加拿大）
六大胜任力领域	临时注册医生的7个成果分类	12项学习成果领域	基于医生的6种角色和医学专家的整合角色
医学知识	良好的临床照护	• 基础、社会和临床科学及基本原则 • 医学信息学	学者
患者照护	良好的临床照护	• 临床技能 • 实践操作 • 患者调查 • 患者管理 • 决策技能和临床推理判断 • 健康促进和疾病预防	• 健康倡导者 • 医学专家
沟通和人际交往技能	与同事合作共同处理与患者的关系	• 临床技能 • 健康促进与疾病预防	沟通者
职业精神	• 健康（自我照顾） • 正直（诚实）	• 态度、伦理和法律责任 • 医生在医疗服务中的角色 • 个人发展	专家
基于实践的学习和提高	保持良好的医疗实践		管理者
基于体制环境的工作实践	• 与同事合作 • 教学和培训，评估与考核	• 患者管理 • 医生在医疗服务中的角色	• 合作者 • 管理者 • 医学专家（整合所有角色）

似等效性进行分组。

　　ACGME与24个认证委员会合作，以德雷福斯发展阶段模型作为里程碑的参考框架，是所有住院医师培训和专科医师培训计划制订的里程碑。6种通用胜任力进一步分为一系列可变的子胜任力（根据具体专科的要求），并根据德雷福斯模型的阶段和学习者的培训水平将其分为5个层次进行描述。例如，随着住院医生在培训计划中的进步，以什么来代表人际沟通能力和技能的胜任力是会发生变化的。非医生和学员也会被告知里程碑的发展，以确保他们不会错过关键的发展里程碑和合适的阶段。许多专业已经在里程碑前5年经验教训的基础上启动了"里程碑2.0"的工作。"里程碑2.0"工作组成员包括学员、公众成员，以及来自职业精神、人际交往和沟通能力、基于系统的实践以及基于实践的学习和提高等胜任力领域的跨专业专家。

　　当学习者达到对应胜任力时，他（她）已经从只能简单地将规则应用于没有情境的事实（新手），成长到可以针对具体情景的具体特征进行应用（高级初学者）。有胜任力的学习者会考虑非情境和情境元素，将它们按层次组织起来并缩减为较小的一组作为决策的基础。此外，他或她变得更加密切地参与其中，并对结果更负责任。在下一个阶段，即熟练阶段，学员能够用直觉解决问题，这种直觉通常来源于一段时间的无监督实践。不过，尽管部分住院医生在多个胜任力方面能够达到熟练的程度，但ACGME和GME也只是把"熟练"设为期望的目标，而不是必须达到的要求。大多数里程碑都以足够有力的术语定义了胜任力水平，即毕业时被视为"胜任"的住院医生必须能够在无监督的临床环境中有效地行医，这是所有培训项目最终必须做出的关键性"置信"决定。表43-2列出了所有ACGME胜任力，并且配以推荐的评估工具。

CBME 摆脱了传统的在第 1 ~ 2 年只学习基于课堂的基础科学、在第 3 年之前几乎没有临床经验的弗莱克斯纳模型，因此受到了 UME 的欢迎。许多医学院采用 ACGME 胜任力框架，既有观念上的原因，也是为了便宜行事。最近，AAMC 为医学院学生设计了一套核心的置信职业行为（entrustable professional activities，EPAs），作为有效进入住院医师培训阶段的有意义的准备（见下文）。据推测，所有毕业生都将继续进入 GME，因此他们需要熟悉 ACGME 的胜任力。从观念上讲，从医学院入学第一天开始，到住院医师期间获得胜任力为止，进行完整的连续的胜任力对标培训是令人信服的。当然，真正的 CBME 主张放弃基于时间的教育，这可能意味着一些学生（或住院医师）将在更短的时间内获得胜任力，而其他人可能需要更长的时间。与 GME 一样，UME BSS 胜任力被归入同样的类别，但可能表述没有那么明确，评估起来更具挑战性。尚未制定 UME BSS 胜任力的基准，但美国医学研究所（IOM）和 AAMC 提供了有用的指南和工具（见下文）。

最近，EPAs 的概念已经成为一种与胜任力评估相关的更实用、更全面的方法。在医学培训中，教师本质上希望培训和"交托"学员进行特定的行为，如进行心脏检查或诊断抑郁症。一旦"交托"，学员可以继续深化这一特殊技能，并可以作为一个可以自我指导的学习者继续学习。在整个培训期间，甚至整个行医生涯内需要不断增加这样的额外技能。虽然新的 CBME 模型增加了情境和多维因素，但 EPAs 方法以更稳健、更全面、更系统和更易测量的方式实现了这一点，并产生了实际成果。如上所述，AAMC 目前正在研究 13 个核心 EPAs，以纳入住院医师培训。这些核心 EPAs 的目的是帮助确保即将毕业的医学生在核心活动中获得足够的胜任力，从而有效地过渡到住院医生。例如，与 BSS 相关的两个核心 EPAs 是"采集病史并进行体检"和"作为跨专业团队的成员协作"。

四、CBME 的前景与不足

CBME 代表了我们对各级学医者的医学培训和评估方式的巨大转变。然而，对 CBME 并非没有批评意见。CBME，特别是 CBME 里程碑，要与粒度问题做斗争，或者说需要采用原子论将复杂的技能简化为组成要素。这种简化分解有可能导致出现冗长、详尽的技能清单，这些技能可能是重叠的有时甚至是多余的，却仍然不够完整，可能无法捕获复杂交互中所需的更微妙的技能。

特殊的"医生"技能，如共情或尊重，以及重要的技能，如自我照护或反思能力，可能特别难以衡量和评估。有些人认为，由于缺乏有效的心理测量工具和训练有素的教师评估人员，评估负担会非常沉重。除了对 CBME 所需的时间、金钱和资源有明显反对之外，有些人认为，CBME 专注于最低的共同标准，而不是促进学习者变得卓越。随着学习者水平的提高，能力变得更加专业化，需要项目主管和评估人员关注更高层次的细节以及特殊性。支持者认为，尽管面临这些挑战，但医学界始终需要"交托"接受培训的学员来提供医疗服务。更加重视具体的、场景化的胜任力培训会使得这一不可避免的过程更有效、可靠和安全。

五、构建 BSS 胜任力框架

尽管 CBME 必然会带来很多争论，但阐明特定技能组、描述其发展进程、制定评估方法的挑战对该领域具有重要影响。最近的教育研究支持将复杂的技能集合拆分为基础技能单元，并且 CBME 共识会议肯定了 CBME 与既往指导方法比较的相对价值。此外，CBME 对医学课程中经常被忽视或被认为难以评估的非生物医学学科带来了特殊的希望。BSS 领导人被要求阐释、实施和证明 BSS 胜任力对医学实践至关重要。这些初步的努力可以在 NIH BSS 课程联盟、IOM BSS 报告委员会和 AAMC BSS 专家小组的工作中找到（见下文）。

很少有人会说BSS在医学教育和实践中没有一席之地，但BSS并不总是与仍然由生物医学占主导地位的医学文化同步。BSS包括具体的临床内容（医学知识），如了解吸烟与心血管疾病之间的关系。然而，BSS还包括调查方法（定性或调查研究），并介绍科学哲学和包括变量的相互依赖、非线性因果模型、歧义容忍度和社会背景因素知识。BSS包括元过程，如思维习惯、反思能力、自我调节、职业认同发展和情绪管理。最后，BSS谈到了医学的社会政治方面，包括医学与社会的"契约"、社会正义、医疗公平、伦理和道德。在ACGME胜任力方面，BSS属于所有6个胜任力领域，但在专业、沟通和人际交往技能以及基于系统的实践类别中最为突出。

虽然目前已经有关键的BSS主题和更具针对性的BSS胜任力清单，但它们并未被普遍接受，反而被矛盾地认为既冗杂又不完整。这些清单可以作为制定和评估BSS课程和胜任力的重要起点，而不是专注于排除或纳入自己认为重要的主题。迄今为止，致力于进一步界定和列出BSS主题和胜任力的内容包括行为科学和医学教育协会（ABSAME）的基础工作，IOM BSS报告（2004），NIH BSS课程联盟，以及最近MR5团队和AAMC BSS报告（2011）。下面将介绍这些重要报告的要点，本节末尾提供了完整报告的链接。

ABSAME试图发展和促进行为科学在医学教育中的应用。作为该过程的一部分，这个AAMC附属小组（该小组已于2017年解散）开发了最早和最全面的BSS内容清单之一。内容广泛，类别包括"健康、不适、患病和疾病""人类行为的生物学成分""个人行为""人际和个人/社会行为""文化、社会、机构和组织""流行病学""临床推理""精神病理学"。

2004年，美国医学研究所（IOM）发布了"医学教育中的社会和行为科学"报告。在对美国医学院BSS课程进行全面评估后，该报告提出了五项推动该领域发展的建议，并列出了6个基本的BSS内容领域和20个高度优先级主题（表43-4）。这些核心内容和主题列表已经通过一项全国教师调查得到证实。

针对其中一项报告的建议，NIH资助了9

表43-4　IOM内容领域和高优先级主题

核心内容领域	高优先级的主题
健康与疾病的身心相互作用	• 心理和社会因素与健康之间的生物媒介 • 慢性疾病的心理、社会和行为因素 • 影响疾病和患病的人类发展中的心理和社会方面 • 疼痛的心理社会方面
患者行为	• 危害健康行为 • 行为改变的原则 • 心理应激源和精神障碍对其他疾病表现和健康行为的影响
医生的角色和行为	• 职业行为的道德准则 • 影响患者照护的个人价值观、态度和偏见 • 医生福利 • 社会责任 • 在医疗保健团队或机构工作 • 利用并联系社区资源来加强患者照护
医患互动	• 基本的沟通技巧 • 复杂的沟通技巧
医疗卫生中的社会和文化问题	• 社会不平等对医疗保健的影响以及决定健康结局的社会因素 • 文化胜任力
卫生政策与经济学	• 美国医疗卫生系统概述 • 影响患者健康相关行为的经济激励措施 • 成本、成本效益和医生对财务激励的反应

所医学院校发展和评估BSS课程创新。创新包括IOM内容领域更好的阐述、改进了的教学方法以及针对BSS胜任力的更有效和可靠的评估工具。

MR5委员会通过详细说明从2015年开始采用新的MCAT的所有医学院校申请人将评估哪些BSS概念、知识和技能，以进一步解决BSS胜任力问题。通过制定评估标准，MR5委员会基本上为医学院顾问和申请者提供了在申请医学院之前应该学习什么内容的路线图。表43-5列出了初步的五个核心内容领域和相关主题。正如预期的那样，这些BSS领域代表了BSS的基础科学，与IOM报告中描述的BSS的临床应用相对应。

AAMC BSS专家小组、未来医师行为和社会科学基金会的报告在医学背景下定义了BSS，说明了BSS内容和过程影响教学和临床照护的方式，并提供了BSS胜任力样本的简短列表。更重要的是，该报告提供了一个强大的课程工具，可以指导教育者和学习者

识别和阐述任何临床案例中出现的BSS内容。这一工具，即BSS矩阵，使用IOM内容领域（表43-4）和CanMEDS专业角色（表43-6）作为补充准则，将复杂的临床经历分解到其基础BSS胜任力单元中，以便进行进一步的教学和/或评估（图43-1）。

表43-6 CanMEDS医生胜任力框架（2015）

作为专业人员，医生通过道德操守、职业主导的规范和高标准的个人行为致力于个人和社会的健康和福祉

作为沟通者，医生有效地促进了医患关系及其在医疗接触之前、期间和之后发生的动态变化

作为合作者，医生在医疗卫生团队内有效地工作，以实现最佳的患者照护

作为领导者，医生与其他人合作，为高质量医疗体系的愿景做出贡献，并通过作为医生、管理者、学者或教师的活动，负责提供优质的患者照护

作为健康倡导者，医生负责任地利用专业知识和影响力来促进患者、社区和人群的健康和福祉

作为学者，医生表现出终生致力于反思性学习以及对医学知识的创造、传播、应用和翻译

作为医学专家，医生整合了CanMEDS的所有角色，并运用医学知识、临床技能和专业的态度提供以患者为中心的照护。医学专家是CanMEDS框架中的核心医生角色

表43-5 MCAT BSS内容

基础概念1（个体感知、思考和做出反应的方式）	基础概念2（影响行为和行为改变的因素）	基础概念3（影响我们如何看待自己和他人的因素）	基础概念4（文化和社会差异影响幸福感的方式）	基础概念5（社会阶层影响资源和幸福感的途径）
A：感知环境 1）感官加工 2）视觉 3）听觉 4）其他感官 5）知觉	A：个体对行为的影响 1）行为的生物学基础 2）个性 3）心理障碍 4）动机 5）态度	A：自我认同 1）自我概念与身份 2）身份的形成	A：理解社会结构 1）社会结构的组成部分 2）理论途径 3）具体的社会制度 4）文化	A：社会不平等 1）空间不均衡 2）社会阶层 3）健康差距 4）医疗差异
B：理解环境 1）注意 2）认知 3）记忆 4）语言	B：影响人类行为的社会过程 1）社会化 2）他人的存在如何影响个人行为 3）群体进程 4）文化	B：社会思维 1）将行为归因于个人或情境 2）成见和偏见 3）与刻板印象相关的过程	B：人口特征和过程 1）人口变化和社会变化 2）社会人口结构	
C：对世界做出的反应 1）情绪 2）应激	C：态度与行为改变 1）联想性学习 2）观察性学习 3）态度与行为改变	C：社交互动 1）自我展示和与他人的互动 2）社交行为 3）歧视 4）社会互动的要素		

		CanMEDS医生角色					
		专业人员	沟通者	合作者	领导者和体系思考者	健康倡导者	学者
IOM BSS概念和证据	患者行为		什么是改变的阶段，我如何使用动机性访谈来帮助这个患者？	我怎样或者什么时候可以向行为健康顾问咨询？	是否有跟踪酗酒检测和干预的质量指标？		对酗酒的循证干预措施是什么？
	身心相互作用						压力是酗酒的原因吗？
	医生角色和行为	在这种情况下，我的道德或法律责任是什么？	我个人对大量饮酒的看法是什么，它们会影响我的交流方式吗？				
	医患互动	我如何评估饮酒，并且以非评判性的表达对患者进行风险教育？	我怎样才能建立融洽的关系，加强我们的联系？				研究是否支持针对患者进行风险教育的特定沟通策略？
	卫生政策、经济和系统(包括人口卫生)			如何更有效地与急诊医生进行交流？	我能挖掘本地资源来支持这个患者的行为改变吗？	我能在急诊推广更好的患者教育计划吗？	
	社会和文化领域	我怎样才能对他的年龄、性别、文化或社会经济地位敏感？					这个问题更常见于男性吗？

图43-1 AAMC BSS矩阵（案例：一例27岁男性酗酒后出现心房颤动发作2次）

我们继续开篇示例以说明住院医生和导师如何使用BSS矩阵来提升BSS的胜任力。

教授：温迪，谢谢你提出这个问题。你可能需要很长时间和更多的耐心才会开始感觉能胜任基本医疗医生这一角色。这其中涉及很多技巧，而且可能当沉浸在照顾真正的患者时才是最好的学习方式。你有什么可以与我分享的案例吗？我们将使用AAMC BSS矩阵为你的发展计划确定一些关键的学习内容。

住院医生：我上一个患者是一位27岁男性，第二次因为一夜醉酒后心房颤动到急诊就诊后来看我。他自己也吓着了，不知道大量饮酒和心房颤动可能有关。他需要检查INR和调整华法林，但我想询问他酗酒的问题，我不确定我是否做得很好。

教授：这是一个非常好的案例，有许多重要的行为和咨询问题值得我们讨论。我们来把它们对应到BSS矩阵上，看看哪些角色和内容会呈现在我们面前。首先，确定你作为他的基本医疗医生可能需要担任哪些角色。然后，思考一下你需要知道的BSS核心内容和你需要具备的胜任力。让我们一起来填写这个案例的学习问题（图43-1）。

教授：很棒的列表！现在我想请你把你觉得最能胜任的单元和你觉得最不能胜任的一到两个单元圈起来。也许我们可以从这些单元开始谈起，并找到一种学习方法来培养你的胜任力。（对话继续……）

从上述例子和各种BSS胜任力与内容列表可以推断，开发针对BSS的CBME的教学过程需要高水平的教师和学习者的参与，需要时间、资源，最重要的是机构或组织的文化支持。然而，即使不存在那些必要的条件，组织的变革也会发生，并且会以自下而上和自上而下两种方式推进。在第44章中，作者仔细地描述了支持BSS教育的必要和充分条件，以及促进文化转变的步骤，以确保最终产品的质量和可持续性。

虽然BSS胜任力可以"设定标准"，但正是对达到这些胜任力的评估，使我们能够"交托"学习者从事这些临床活动，评估可以是形成性的（即用来制订学习计划），也可以是总结性的（即提供等级或确定技能水平）。在CBME领域内，大多数评估测量的是技能或能力而不是态度，因为行为和态度往往只有微弱的相关性。直接观察学习者是最常用的评估方法，但观察应该经常进行，且观察者需要接受培训和标准化。在第45章中，卡尼和米兰描述了一套完整的评估和评价方法，包括每种方法的相对优势和劣势。正如他们所主张的，无论选择哪种方法，BSS胜任力都可以而且应该经常进行评估，并与其他更具生物医学基础的胜任力相结合。

鉴于国际上基于胜任力的医学教育模式逐渐趋同，从医学院到住院医生培训，CBME将在可预见的未来继续存在。虽然BSS内容广泛，包括一般的"元技能"以及基础科学知识，但BSS符合现有的CBME框架，可以使用现有工具进行衡量。随着学习者努力培养胜任力，教师们努力适应他们的培养需求，AAMC BSS矩阵等工具可以识别每个案例中包含的复杂、交互式学习问题。此外，随着EPAs体系的进一步发展，BSS的知识和技能也许可以被视为与生物医学科学合作的医学实践的基础。

六、推荐阅读

Association of American Medical Colleges. The Core Entrustable Professional Activities (EPAs) for Entering Residency. https://www.aamc.org/initiatives/coreepas/. Accessed September 9, 2018.

Carraccio C, Wolfsthal SD, Englander R, Ferentz K, Martin C. Shifting paradigms: from Flexner to competencies. *Acad Med* 2002; 77: 361-367.

Epstein RM, Hundert EM. Defining and assessing professional competence. *JAMA* 2002; 287: 226-235.

Frank JR, Snell LS, Ten Cate O, et al. Competency-based medical education: theory to practice. *Med Teach* 2010; 32: 638-645.

Green ML, Aagaard EM, Caverzagie KJ, et al. Charting the road to competence: developmental milestones for internal medicine residency training. *J Grad Med Educ* 2009; 1: 5-20.

Holmboe ES, Edgar LE, Hamstra SJ. *The Milestones Guidebook*. https: //www. acgme. org/Portals/0/MilestonesGuidebook. pdf?ver=2016-05-31-113245-103. Accessed September 9, 2018.

Nasca TJ, Philibert I, Brigham T, Flynn TC. The next GME accreditation system—rationale and benefits. *N Engl J Med* 2012; 366 (11): 1051-1056.

Nousiainen MT, Mironova P, Hynes M, et al. Eight-year outcomes of a competency-based residency training program in orthopedic surgery. *Med Teach* 2018: 1-13.

Satterfield J, Adler S, Chen CH, Hauer K, Saba G, Salazar R. Creating an ideal social and behavioral sciences curriculum for medical students. *Med Educ* 2010; 44: 1194-1202.

Ten Cate O, Snell L, Carraccio C. Medical competence: the interplay between individual ability and the health care environment. *Med Teach* 2010; 32: 669-675.

七、网站

AAMC Behavioral and Social Science Foundations for Future Physicians (2011). https: //www. aamc. org/publications. Accessed May 2019.

CanMeds Competency Framework (2015). http: //canmeds. royalcollege. ca/en/framework. Accessed May 2019.

IOM BSS Report (2004). https: //www. ncbi. nlm. nih. gov/ books/NBK10238/. Accessed May 2019.

MCAT (2011). http: //aamc. org/mcatprep. Accessed May 2019.

行为医学教学：理论与实践

　　我的一位导师在诊所时，如果接诊的时间晚于预计时间，他会经常向患者等候室探出头去，因让他们久等而道歉。他还会告诉他们，他并没有忘了他们，他会尽快过去为他们检查。我认为这是尊重患者和他们的时间的好办法，并可以避免他们感到愤怒和沮丧。这是我当医生时一定要养成的习惯。

三年级医学生

　　有一次我和我的一个同学正在值班，接到了楼上的一个抢救任务。每个人都跑去协助，我的同学被问是否愿意参加救治。这对于一个三年级的医学生来说无疑是一件非常幸运的事情，因为我们还没有遇到过这样的机会。然而，这名同学在大厅的尽头看到了正在被抢救的患者的妻子独自站在那里，无人安慰。这位同学没有去帮忙抢救患者，而是去和患者的妻子交谈，向她解释患者情况。我认为这非常贴心，因为其他人都没有注意到患者妻子站在那里，有时我们会抓住机会去做一些医疗救护的事情，而忽略了患者的亲属。

三年级医学生

一、引言

　　今天，人们普遍认识到，只有在基础、临床、行为和社会科学的知识和能力基础上，为患者提供高质量的照护，才能实现健康和福祉、促进行为改变和应对疾病状态。据估计，美国超过一半的疾病和死亡原因是由社会和行为因素造成的，包括癌症、心脏病、慢性阻塞性肺疾病和2型糖尿病。了解导致疾病的复杂行为、社会和心理因素对临床实践和医生教育，无论是正式的还是非正式的，都具有重要意义。医生必须了解这些因素及其相互关系，并能够将这些知识应用于患者的诊疗，促使个人、社区以及整个国家层面的健康结构优化，同时增强自身职业幸福感，促进个人成长和职业发展，减少愤世嫉俗和职业倦怠的情况出现。

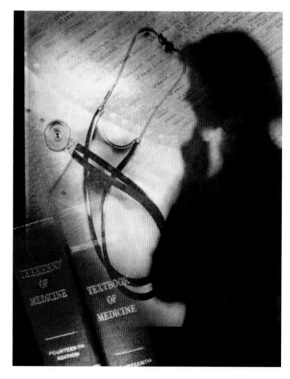

尽管大多数健康培训项目在课程中增加了与行为和社会科学相关的内容，但许多行为和社会科学课程仍然是支离破碎、不完整和边缘化的。强调正式课程的开发也可能忽视非正式课程（或学习环境）的重要性，即医生和住院医生的行为和态度典范对职业身份形成和实践模式的影响。因此，教育工作者必须关注学生教育在临床前和临床阶段的影响，及其对于学生作为未来医生看待行为和社会科学态度的影响。本节利用当前的学习理论，阐述了整合正式和非正式课程以有效教授社会和行为科学（SBS）的创新教育方法。

二、背景

美国医学研究所（IOM）（现在称为美国国家科学院）的报告《改善医学教育：加强医学院课程的行为和社会科学内容》确定了六个SBS领域中的26个对未来医生教育很重要的主题（表44-1）。这个表虽然较长，但仍然完整地列在这里，因为它为SBS教学提供了详细、具体的主题，无论这些主题在医学院的核心课程中以何种形式表达，他们可以并且应该作为SBS学习的教学目标。有证据表明，人口和社会背景因素决定了在SBS教学中加入这种培训的必要性。然而，几十年来为教授这一内容所做的努力既有成功也有失败。医学教育文献明确指出了正式课程中SBS教学面临的几种具体困难，包括SBS内容的边缘化、缺乏经过培训的教师、缺乏SBS内容教学的时机、教学方法与使用环境不匹配，以及社会科学家和临床医生未能共同创造有效的学习经验，诸如此类的例子并不难找。SBS内容可能会被视为传统基础科学和临床课程的"附加"课程。医学培训课程可能缺乏针对教师纳入SBS内容及SBS职业发展计划的支持和激励。在任何可能的时机都可以进行SBS的主题教学，而不是在学生发展的适当时间和适当深度开展相应的教学。例如，诸如死亡和垂死这样的话题通常

在第一年或第二年的小组讨论中进行，并且在见习期间不会以任何正式的方式重新教授，然而关于知识的使用和获取的研究结论认为，从一种使用环境到另一种使用环境，学习是几乎无法直接移植的。因此，只在培训的最初一两年（课堂学习中）讨论过死亡而没有在临床情境中进一步接受过培训的学生，想要在真实的患者面前（实践情境中）表现出专业的和人文的行为无疑十分困难。

尽管已经取得了一些成果，但从系统的角度来看，要完全成功地将SBS整合到更多的医学教育课程中，还有很多客观存在的结构性障碍。医学教育主要由考试驱动，本质上是量化的，偏重于基础医学（BMS），学生之间的竞争也是基于这些考试成绩的排名。这一体系使SBS进一步边缘化，在教师和学生心目中成为辅助或次要的角色，而对医学生们更具影响力的BMS课程更受重视。例如，在全国范围内，美国医学院协会的医学院入学考试（MCAT）以及其他高风险性考试（如USMLE STEP1）均涉及SBS的内容，但仍然是以BMS为重点的多选题为主。尽管有充分的证据表明，一旦学生在这些考试中的分数达到某一个阈值，即使获得更高分数，其临床诊治能力的表现也没有太大差异，但这些考试并不以通过/失败作为判定标准。虽然这些证据都摆在那里，但许多机构仍在利用具体分数来筛选可以进入美国医学院和住院医师培训的申请人。只招募和录取那些考试分数最高的人，而不是制定标准，将六个SBS领域中的26个主题作为更重要的判别因素，这使得学校管理者面临压力，在某些情况下又会得到奖励。

为了应对类似的担忧，加拿大麦克马斯特大学开发了多重迷你面试（MMI），用于招生过程。类似于客观结构化临床考试（OSCE），MMI由专门关注非认知领域的简短面试组成。面试官与申请者之间的开放式互动主要围绕着诸如协作能力、沟通技巧和道德推断等方面展开。通过关注这些非认知专业能力，MMI与标准面试方法相比，在准确

表44-1　具有优先级主题和学习目标的SBS领域

领域：健康和疾病的心身相互作用

心理和社会因素与健康之间的生物媒介：

　　描述行为、社会因素和应激如何改变生理，使疾病更容易发生，以及稳态系统的相互联系

　　解释慢性压力、情感障碍、社会支持和健康之间的关系

慢性疾病的心理、社会和行为因素：

　　了解心理、社会、行为和生活方式因素与特定慢性疾病（如糖尿病、冠状动脉疾病、关节炎、癌症）之间的相互关系

　　了解和预测持续存在的健康风险行为

　　描述如何识别慢性疾病患者的压力

影响疾病和患病的人类发育中的心理和社会因素：

　　认识正常发育的各种生命周期理论（弗洛伊德、皮亚杰、埃里克森、鲍尔比）和生命周期理论的表观遗传学原理

　　了解人类发育阶段与疾病状态之间的相互作用

疼痛的心理学问题：

　　了解影响疼痛感知和表达的各种社会心理和文化因素

　　熟悉经典的门控原理和当代疼痛理论

　　对慢性疼痛患者进行功能分析

　　描述疼痛控制的多模式治疗和阿片类药物过度使用成瘾的风险

　　认识到医生的偏见会影响疼痛的治疗

躯体化的心理、生物和管理问题：

　　了解躯体化相关的定义、患病率、常见症状和潜在情感障碍

　　列出躯体形式障碍的诊断标准

　　反思自己对可能存在躯体形式障碍的患者的反应

疾病、家庭动态和文化之间的相互作用：

　　了解家庭和文化对患者解释疾病和治疗决策的影响，以及获取此类信息的重要性

领域：患者行为

健康风险行为：

　　了解与发病和死亡的主要原因有关的行为发展和维持的相关心理因素

　　显示评估患者健康风险行为的能力

　　了解预防和终止这些行为的关键策略

　　思考医护人员在促使和保持这些行为改变方面的作用

　　将动机性访谈和行为改变咨询的原则应用于患者照护的情境

行为改变的原则：

　　展示应用各种模型（经典条件反射、认知社会学习理论、健康信念模型、理性行为理论、阶段改变模型）指导行为改变的能力

　　了解在健康风险的背景下，如何获得、维持和消除行为

　　了解影响行为改变动机的患者、家庭和社会文化因素

心理社会应激源和精神障碍在健康行为方面对其他疾病表现的影响：

　　认识慢性躯体疾病与精神障碍之间的联系和共病

　　当慢性躯体疾病和精神病并存时，了解并能够与患者讨论治疗方案的范围

　　当慢性躯体疾病和精神病并存时，了解基本医疗医生和专科医生在治疗中的作用

　　展示筛查抑郁症患者的能力

　　了解抑郁症与合并症之间的发病关系

领域：医生角色和行为

职业行为的伦理准则：

　　分析医疗卫生专业人员面临的伦理和职业困境

　　确定并应用伦理决策准则

续　表

影响患者照护的个人价值观、态度和偏见：

　　描述家庭出身、文化背景、性别、生活经历和其他个人因素如何影响你对患者情绪反应的态度

　　确定在医疗中常常遭遇的高度情绪化状况的处理方法

医生幸福感：

　　识别自己心理健康问题的危险因素和警告信号

　　制定个人健康策略

社会责任：

　　参加能够培养社会责任感的领导技能培训活动

　　认识到你所服务的社区、地区以及国家不断变化的医疗卫生需求

在医疗卫生团队和组织中工作：

　　认识到医疗团队的每一位成员所做出的贡献

　　确定如何有效地作为团队的一分子开展工作

联系、利用社区资源，加强患者照护：

　　确定患者所在社区的可用社区资源

　　对所提供的干预措施的类型有一定的了解

领域：医患互动

基本沟通技能：

　　展示基本的沟通技能，包括建立融洽关系和建立信任，获取足够的信息以便进行有力的鉴别诊断，理解和解决患者问题

　　了解如何建立治疗关系（以及阻碍其发展的潜在障碍）

　　展示共情、积极倾听、获取关于患者生活信息和就医原因的信息的能力

　　展示动机性访谈技术和5A咨询技能

复杂沟通技能：

　　在情景（文化、翻译、家庭）和发育（儿童、青少年）的访谈情境中展示有效的沟通能力

　　在评估和咨询情境中展示有效沟通的能力

　　运用以患者为中心的访谈原则，练习在具有挑战性的情况下有效沟通的基本技能

　　运用以关系为中心的沟通原则，练习与同事有效沟通的基本技能

患者社会和经济状况的背景，自我照顾能力和参与共同决策的能力：

　　展示出对患者参与决策能力的认识

　　确定必要资源的可获得性，以确保能够得到照护

管理困难的或有问题的医患互动：

　　描述在困难的情况下与患者一起开展工作的方法

　　确定困难访谈的分类（包括个人史或性史；虐待关系；艾滋病患者；告知坏消息）

　　确定遇到的困难患者的关键特征，包括个性类型和压力情况

　　识别和使用以患者为中心的晤谈基本技能，尊重地、非评判性地询问敏感问题和倾听

领域：医疗卫生中的社会和文化问题

社会不平等对医疗卫生的影响以及决定健康结局的社会因素：

　　分析社会因素（种族、民族、教育、收入和职业）与患者健康状况之间的复杂关系

　　反思你自己（学生或医生身份）的社会观点对提供有效医疗的影响

文化胜任力：

　　描述疾病的文化背景对成功的医患关系的影响

　　认识到文化胜任力涵盖语言、习俗、价值观、信仰体系和仪式等的方式

补充和替代医学的作用：

　　描述当地社区和当地民族、文化中的补充和替代医疗方法

　　识别并应用所需技能，从寻求或使用替代治疗方法的患者那里获取信息

　　向患者介绍替代治疗方法的有效性和安全性

续　表

领域：卫生政策和经济

美国医疗卫生系统概述：

了解美国个人和组织对医疗卫生服务的投资规模，这些支出对个人和组织的影响以及有限的"投资回报"

解释为什么竞争和其他"市场力量"在医疗卫生方面可能不起作用

在团队学习场景中采用最先进的使用控制，试图将财政资源分配给关键的医疗部门

经济激励对患者健康行为的影响：

了解患者的价值观和生活环境如何影响他们健康支持行为的动机、对医疗的利用和对医疗结果的偏好

依据这种理解来预测患者对多种慢性病共病复杂且昂贵的治疗方案的反应，包括需要在治疗替代方案、依从性挑战和基于患者的风险评估中进行选择

概述医生在这种情况下可能采取的、可以保留有效治疗基本要素的行动

成本、成本效益和医生对经济激励的反应：

以微系统模型为例，了解"交付系统"收入如何分配给成本部门

运用这一理解，结合实践目标声明，在财务背景下制定实践的关键要素——人员配置、提供的服务、办公室设备、接受的患者、与付款方的关系

照护的差异：

了解即使在有普遍接受的循证诊疗指南的情况下，实践中的变异有多大，以及造成这些变异的决定因素可能是哪些

将这些知识应用到一个具体的案例中，确定在这种情况下"不想要的"变异意味着什么，并设计一个行动计划来消除这种变异

SBS Domains with Priority Topics：Cuff PA，Vanselow NA，editors. Improving Medical Education：Enhancing the Behavioral and Social Science Content of Medical School Curricula. Washington（DC）：National Academies Press（US）；2004. Learning Objectives：Used with permission of the Office of Medical Education and Curricular Affairs，Indiana University School of Medicine，（IUSM）Indianapolis，Indiana.

评估这些以SBS为基础并在临床实践中很重要的素质方面，具有更高的可靠性（例如约0.75）。此外也已证实，MMI在预测临床实习表现方面具有显著的中等程度的正相关，在国家执业医师资格考试评估专业素质的各个方面也具有统计学意义上显著的正相关。

尽管有MMI的研究结果，但许多对医学本科教育中基础科学成绩的评估，包括针对特定学科的美国国家医学考试委员会考试（NBME Shelf EXAM），都采用"多选题"的形式，使得SBS内容难以被客观评估。SBS课程通常在教学和评估方面都需要额外的时间和资源。因此，即使SBS的内容被纳入到所有年级的课程中，它在考试中的权重通常也不会很高，没有受到同等重视。这不仅使得SBS内容对于医生的职业形成和角色定位来说不重要的观点进一步固化，而且对于成功通过量化评估（即进入医学院、成为住院医生或通过考试/实习）的学习者来说，这也无疑形成了一种系统诱导的生存策略，即

"如果它对我的考试没有帮助，那么它就不重要了"。这种相比主观定性的SBS内容更重视客观量化结果的心理或双层体系，与上述课程中SBS教学的具体困难一样，也是一个系统问题。

最后，强调以学科为基础的知识体系为SBS内容的整合制造了另一个障碍。要实现SBS内容的真正整合，就需要学科间紧密合作，共同为知识的创造、发展和传播做出贡献。除了家庭医学住院医生培训计划强调SBS培训以外，针对本科医学教育的限制和批评同样也适用于毕业后医学教育。

SBS的非正式教育方式也带来了挑战。研究表明，医学院的社会环境，即所谓的"非正式课程"，在很大程度上指导着未来医生的行为。主治医生和住院医生实际上所做的比他们所说的更有力地影响着实习医生的信念、价值观和角色预期。患者照护和见习医生经历——在患者身上展现出的身体、情感、行为、社会和文化问题——有可能为学

习者提供特别重要的行为和社会科学的学习机会。在这里，主治医生和住院医生教学可以将SBS教育无缝整合到日常临床活动中。然而不幸的是，研究表明，在这段时间里，诸如社会意识和对所有疾病中都会涉及的社会心理问题的兴趣非但没有提升，反而有所下降，并且许多学生的道德价值观基础都在削弱，而不是增强。

要提高教师和住院医生这方面的意识，让他们认识到他们的言行在塑造学生"对患者、自身专业和医学的看法"中的重要作用。学生和教师都有机会从自己的经历中学习和借鉴，使每个人更好地意识到他们的价值观、行动和行为之间的关系，从而以身作则地实践和传授患者照护和医疗实践中SBS相关的内容。

三、整合正式和非正式课程来教授社会和行为科学

（一）创建社会行为科学课程的教育学习理论基础

随着医学培训计划试图整合他们的正式和非正式课程来改善SBS教育，当前的学习理论提供了一个有用的基础框架。了解各种理论取向将使教育工作者能够解决IOM报告中提出的，关于在SBS教学时采用最合适的教学方法的问题。成人学习文献中描述的五种学习理论包括行为主义、人本主义、社会学习、认知主义和建构主义取向。表44-2简要概述了这些取向、相关的教育方法和理论原则。

（二）学习社会和行为科学的基础教学方法

本文提出了5个理论方向作为SBS教学的框架，并对每个方向下所建议的方法进行了简要的描述，同时给出了具体案例说明如何运用这些方法。在某些情况下，作者所提供的例子可能会适用不同方向。总之，这些例证的主要目的是提供广泛的教育材料样本，这些小插图整合了正式和非正式课程，为不同层次的医学培训生建立SBS课程。

（三）行为主义取向

行为主义取向对于教学技术、临床和精

表44-2 社会和行为科学教学与评估的基础学习理论与取向

取向	教育方法/工具	SBS能力	理论原则
行为主义	• 直接观察 • 标准化患者 • 检查表 • 评分表	• 临床和精神运动技能 • 其他可观察到的行为	学习源于环境因素和塑造行为的正负强化
人本主义	• 叙事反思 • 问题导向学习	• 自我意识 • 自主性 • 自我指向性	学习结果源于学习者实现其全部潜能的愿望
社会学习	• 角色示范指导 • 协作/合作学习，如团队学习	• 社会适应性 • 团队合作	学习是学习者在社会环境中与他人互动和观察的结果，在这种环境下，当学习者有行动的动机时，他们会使用创造性的可恢复的认知表征
认知主义	• 认知图 • 反思性练习	• 洞察力 • 信息处理	学习是将新的知识/经验与已有的知识/经验联系起来
建构主义	• 反思日志 • 承诺改变声明 • 建立档案	• 拓宽个人视角 • 批判性反思 • 从经验中创造意义的能力	学习是学习者通过对原有的假设进行批判性反思，从经验中构建意义

神运动技能以及其他可观察的行为非常有用。直接观察学员对待真实患者或标准化患者（SP）的表现，特别是一些训练有素的观察员利用精心设计的核对表、评分表，可以对学员的社会和行为科学胜任力做出有价值的形成性评估和终结性评估。

1. 直接观察

直接观察是培养医学实习生基本临床技能、沟通技能、人际交往和专业行为的重要途径，只是很少被使用。在此，关于住院医生或医学生的患者照护能力，从以往情境化的非正式课程或机构文化的日常互动转而纳入正式课程，以达到形成性反馈的目的。

直接观察本身就是一项需要训练和实践的技能。教师培训应着重于尽可能地规范感兴趣的行为，以及如何准确地识别学员的这些行为。这对于高推断行为尤其重要，如下文所提供的行为（见案例1）。例如，在行为主义方法中，关于性传播疾病的非评判性沟通实际上是什么样子的？教师应该花一些时间讨论这些问题，作为标准化和校准过程的一部分。

2. 标准化患者

为了规范医患沟通、体格检查技能和其他领域的培训，医学院、住院医生培训计划和国家医学考试委员会（NBME）已经逐步开始使用标准化患者。可以对模拟环节进行录像，并用于自我学习反馈或小组学习反馈。典型案例也可以用于教师能力的培养，以识别和确保行为评估的内部信度。这些案例说明了如何提供反馈、创造学习机会。

（四）人本主义取向

人本主义取向促进学习者自主的、自我引导的学习活动，使其更深入地理解充分发挥潜能所需的途径，同时作为回报，能够认识到自身和患者的为人之道。基于问题的学习（PBL）和促进自我评估的练习是培养人本主义学习的教育手段。

1. 基于问题的学习

基于问题的学习是一种以学习者为中心的小组学习方法，通常基于真实的临床病例编写而成的纸质病历。案例讨论通常在几天或几周内完成，要在学生要求时或在关键时刻逐步向他们披露信息。学生确定自己的问题和学习资源，寻找满足他们学习需求的解决方案。指导老师引导小组会议的进程，而不是作为学习者的内容传授专家。这个过程促进自主的、自我引导的、终身学习的技能，并促使学习者反思形成其学习问题和资源清单的文化假设或观察，为非正式课程的整合提供了机会。

 案例1

作为一年级医学生健康与疾病PBL课程的一部分，SBS针对行为改变原则的目标被编入了一个涉及心血管疾病（CVD）的医学和遗传危险因素的案例。学生们将在一周的周一、周三和周五举行会议，讨论"罗伯特·理查森的跟腱"的一系列问题。

 案例摘录

第一天

44岁的罗伯特·理查森先生，拜访了他的家庭医生罗伯茨医生，对他几周前患的心肌梗死进行了随访。理查森先生一直感觉良好，坚持遵医嘱完成步行计划。他正在尝试按照医生的建议调整饮食结构，并开始戒烟。理查森告诉罗伯茨医生，他过去几天一直感觉左侧跟腱疼痛。理查森说，在过去的一年里，已经疼过好几次。疼痛通常不需要治疗，会在几天内自行缓解。

学生指导
在接下来的1周里，请做出如下改变。
● 每天至少进行10分钟的有氧运动。

● 每天服用两次所提供的药品（每个学生都会得到一包惰性药丸）。

● 饮食——从平时经常吃的食物中选择一种会导致心脏病的食物戒掉。

不推荐：盐、红肉、黄油、奶酪、牛奶、鸡蛋、油炸食品。

在每天结束时写一两段关于遵守这些行动的经验。一切都按计划进行了吗？评估做这些事情需要多大努力，1是最简单的，10是最难的。如果事情没有按计划进行，会发生什么？你面临的困难是什么？你的成功之处是什么？

指导老师注意

指导老师也可以考虑做这些事情，以帮助讨论。

2. 引导自我评估

自我评估练习可以被纳入各种教育活动中，由医学教育工作者提出的问题激发。为学生创建一个论坛，以便他们能够安全地讨论，对日记条目或作为自我评估和同伴评估计划一部分而采集的信息的个人反思，可以在一对一和小组环境中促进自我意识、个人成长和职业发展，这也是正式/非正式课程整合的另一个例子。正式课程要求学生反思和评估他们在正式和非正式课程中的能力和表现。

为了确保有效性，自我评估不是孤立地由学生进行。自我评估的影响在有外在指导的情况下最有价值，这种外在的指导可以是外部提供的指导（如同行评议等），或顾问、导师的指导。

 案例1（续）："罗伯特·理查森的跟腱"（PBL）

案例摘录

第二天

罗伯茨医生报告说，理查森先生的血脂和肝功能都有了改善，他应该继续遵医嘱治疗。只要他坚持饮食、锻炼和药物治疗方案，他的病情就会持续改善。他应该每半年进行一次检查，评估胆固醇和肝酶水平的变化。

指导老师注意

在会议的第二天和最后一天，询问小组成员以下问题：引导日志讨论——提示性问题

● 最困难的事情是什么？

● 最容易的事情是什么？

● 是否与你的失误有关？

● 产生失误后你的感受是怎样的？

● 你对写作日志的执行情况如何？

想想理查森先生和你自己练习所学到的东西，你如何帮助理查森先生和他的孩子们解决这些要终身坚持的问题？

作为上述PBL练习的一部分，一个学生在她的个人饮食、锻炼、服药依从性日志中的自我评估记录如下：

总的来说，这项练习告诉我，医生很容易对不遵医嘱的患者感到恼火和沮丧，并认为他们对自己的健康或进步不上心。坚持饮食、锻炼和服药并不像看上去那么简单。我希望在未来的几年里，当我努力向患者解释为什么这一点如此重要的时候，我能记住这些教训，这样他们就不会觉得自己只是在做一些"因为医生说"的事情。

一年级医学生

（五）社会学习取向

按照社会学习取向，学习者通过角色示范、行为演练和注意观察到的行为，来吸收新信息并承担新角色。这一取向在塑造学员专业发展的非正式课程中至关重要。让学术界内的榜样故事更加鲜明可见，无疑会提高人们对角色示范重要性的认识。促进协作、合作学习的教育方法，如基于团队的学习

（TBL），也强调了依靠集体智慧和资源解决问题的复杂性和重要性。

1. 角色示范

角色示范塑造了一个组织的职业文化或非正式课程，会对学员的职业认同产生重大的影响。从学员记录的关于他们学习环境的故事中可以看出医学教育工作者角色示范的影响。将学员的故事整合到教师发展计划的"正式"内容中，可以影响教师的行为举止以及如何通过行动践行价值观。

案例2

来自一名医学生在她轮转期间职业日志中记录的一个负面角色示范。

在我轮转的第二个月里，我遇到了一个棘手的患者，他的主要诊断是慢性腹泻，既往有精神病史。在患者住院期间，每一次他的诊疗出现变动，他都非常焦虑且情绪激动。在这个患者住院期间，住院医生换班了，新的住院医生非常有攻击性。当我们在一起查房时，他几乎从不向患者介绍自己，就直接问问题。如果遇到像胰腺炎患者还饮酒这样的行为便会斥责他们。在看完我们那位腹泻的治疗困难患者后，他把我拉到一边，告诉我他会给我一些建议。他认为我不应该对患者太好，这不利于建立医患关系。他说："如果你这样做，就很难让他们离开这里。"考虑到这位住院医生才工作了两天，几乎不认识任何患者，我觉得他的话很无礼。我同意在做患者的朋友和患者的医生之间必须有一条界线，但是很难想象对你照护的患者不带一丝同情心和同理心。我知道医院很忙，但因为这位住院医生没有花时间照看患者，我觉得我们的患者实际上反而待得更久了，因为我们的团队和患者之间缺乏关于我们的目标和期望的沟通。

三年级医学生

案例3

来自一名医学生在她轮转期间职业日志中的一个正面角色示范。

这个月我所在的团队中有一名学生负责的3名患者先后接受了缓和医疗。包括她在内的所有人都温和地开玩笑说，她是患者的"克星"或"乌云"。这不是什么卑鄙或残忍的事情，只是为了博她一笑，可以让她继续下去，忘记现实情况的真正影响。她的前两个患者回家后在家人的陪伴下去世了。她的第三个患者是晚期疾病出现急性高原反应（AMS），入院仅仅几小时大家就已经清楚，患者将在接下来的几天内死亡。因为患者无法回应，所以这个学生从来没有和患者交谈过，但是她与患者的家人建立了关系。患者入院的第三天，这个学生在查房时汇报这个患者在当天凌晨3：30去世。当她传达这个消息时，她的声音没有颤抖，但我们都知道这样的坏消息其实很难传达。我们的新主治医生和我们在一起工作才一天半，在几分钟之前还要求我们快速汇报病情，此时他却停止了查房，看着这个学生，然后简单地问了一句："你感觉怎么样？"这让在座的我们大多数人感到惊讶，而且一开始，这个学生不知道要说些什么。我们的主治医生继续与她交谈，讨论该患者去世带来的影响。他鼓励她停下来思考自己的感受，因为医生和患者之间的联系是独特和特殊的。他告诉她，感到失望是正常的，它意味着你真正全身心给予了患者关怀，并关注他们的健康。这是第一次，这位学生承认了她感受到的痛苦。我对主治医生的行为印象深刻。作为医生，我感觉好像大多数教师都只关注患者的健康状况以及我们可以提供的信息和帮助。看到这位医生花时间教我们关于如何应对和照顾自己，这是非常独特的学习经历。只要学生有需要，他甚至愿意随时与这位学生交谈。这真是一次非常好的学习经历，我们觉得他真的很关心我们作为医学生的教育和成长。一直以来，我们其他人都在试图逗她笑，让她继续前行。但我们从来没有想过，对她来说最好的事情就是暂时停下来，思考一下。

三年级医学生

2. 基于团队的学习

基于团队的学习有可能成为 SBS 的主要工具或教育方法。这种方法能够促进主动学习和有效的团队技能培养，而不需要大量教师资源进行辅导。TBL 运用原则目的是将小组学生培养成有效的学习团队，他们不仅会学习课程内容，而且还要学习高层次的内容应用、问题解决和有效的团队互动。

团队学习策略由 3 部分组成，将这些原则付诸实践。第一部分是确保准备就绪的过程，初步了解教学单元的概念。确保准备就绪的过程从个人课前作业（通过指定阅读材料、计算机模块任务及其他方式）开始，要求学生在课堂的前几分钟完成个人准备就绪保证测试（IRAT），其中涵盖预先布置的内容。在 IRAT 之后，各小组立即进行相同的测试，即团队准备就绪保证测试（GRAT），以便同侪讨论重要的课程内容。IRAT、GRAT 将在课堂上进行回顾，以确保所有学生都对基本内容有透彻的了解。对于需要进一步澄清的内容，教师应提供重点反馈和指导。团队有机会对任何标记为错误的答案提出质疑并进行辩白，这使团队有机会进一步反思和讨论困难的概念。

完成准备就绪保证测试之后，团队即准备好开始团队应用程序任务（第二部分）。小组作业允许学生通过使用主要单元概念来解决问题，从而加深对这些概念的理解。任务通常要求团队成员做出决定（而不是撰写报告），从而激发团队的高度互动。在特定时间点，所有团队同时公布他们的决定，随后开始进行团队间的反馈和讨论。给定教学单元的团队任务通常是由简单到复杂的。每个团队成员在课外为团队任务做好准备，然后在课堂上与他们的团队成员共同探讨，以达成

一致的结论。在充分的团队应用实践后，教师回顾主要课程内容以及应用学习要点，并依据学生个人解决最终应用问题的能力对其进行正式评估（第三部分）。

这些团队学习经验为学习者提供了一个从"一个阶段到另一个阶段"的绝佳机会，作为专业发展和角色认同过程的一部分。作为 TBL 团队成员的经历也直接解决了 SBS 一些关键的学习目标，包括"确定作为团队的一员如何有效地开展工作"和"参与培养社会责任领导技能的活动"（表 44-1 中，医生角色和行为领域）。TBL 在课程中还正式纳入了同侪评估，也可以纳入自我评估。

学生的叙事描述了他们在非正式课程中的经历，可以为 TBL 小组提供机会，将多种 SBS 能力/领域整合到讨论中，以解决关键学习目标并探索支持这些目标的科学依据。采用这种方式，叙事有可能利用非正式课程的个人体验来增强相关性，丰富与正式课程目标相关的内容。

（六）认知主义取向

认知主义取向是指学习者使用认知工具，如洞察力、信息加工、感知和记忆等，通过为事件赋予意义来促进学习。使用认知地图和反思练习是促进认知主义取向的教育方法。

1. 概念映射

概念映射练习为学员提供了一种工具，用图形表示他们对复杂问题或系统的理解。概念映射为学习者提供了一种方法，通过关联关系将新信息整合到现有知识框架中。概念映射可以纵向地用于直观地表示发展中的大脑逐渐复杂的神经连接。当我们跟踪学习者的认知发展时，我们可以很容易地看到，随着时间的推移，其复杂度、层次和前后图形之间交叉联系的复杂性不断增加（图 44-1、图 44-2）。

对同一个体不同时间或者群体之间概念映射的发展变化都可以进行分析报告。可以使用软件包以及一些基于其他地方报告的评分方案的定量或半定量测量，对进行映射的短语和术语进行定性分析。

案例4

行为和社会科学课程之前

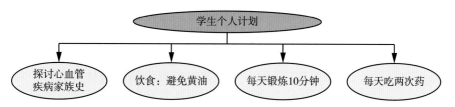

图44-1 概念映射：了解影响心血管疾病（CVD）风险的因素

 案例4（续）

行为和社会科学课程之后

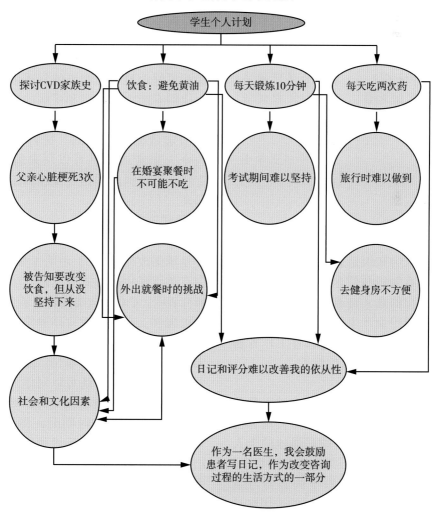

图44-2 概念映射：了解影响CVD风险的因素

2. 反思性练习

医学培训项目越来越多地为学员整合360度（多源）评估。通过与导师和顾问进行简单的一对一评估，这些课程为学习者提供了使用众多认知工具的机会，借助这些工具可以挖掘探索这些数据中的高度复杂的、个性化的数据的意义。

 案例5

一位学生在他自己选择的自我和同侪评估顾问的年度会议上，回顾其自我和同侪评估数据激发的个人反思节录。

"……理想的专业医生必须是尊重他人、宽容、耐心的，并应该是一个好的倾听者。从我的同侪评估的反馈中，我意识到当我认为一个弱者被欺负时，我不必要立刻站出来打抱不平……在做出关于同事是否宽容的判断之前，最好先注意倾听和理解……这将帮助我成为一名更好的医生。"

二年级医学生

（七）建构主义取向

建构主义认为知识是通过将学习活动和经验整合到原有知识和信念中形成的。从这些经验中创造出的意义是通过对现有信念和假设的批判性反思而产生的。反思日志和积极创建学习或胜任力档案，是教育工作者利用建构主义学习风格做教育的例子。

1. 反思日志

医疗培训机构正在将反思日志纳入其课程。诸如身份、偏见、特权、社交关系和情绪管理等SBS构成内容都可能是强烈的个人触发因素，需要得到支持反思和成长的机会。反思和反思实践是一个好医生的必备习惯（虽然反思被认为是一种可以教授的受用终身的技能，但在密集强化和具有挑战性的培训环境下尤为重要）。日志练习的范围可以是简短的非正式邀请，写下自己对非正式课程中个人经历的想法，每年给自己写一封信，并进行个人回顾，也可以是更广泛的叙事写作练习，由具有"叙事医学"专业知识的教师进行正式分析（见第47章）。反思日志可以仅做学习者个人使用和回顾，或者学习者可以拿去与自己信任的导师进行一对一交流，日志去除隐私后还可用于小组研讨会学习或严格评估的叙述写作课程。有许多批判性反思的指导原则，其中一个例子是"LEAP"指南（LEAP 即"从专业经验中学习"），教学习者写出类似于医学"SOAP"笔记的反思，即主观体验（S）、关于事件的客观数据（O）、对原因和可能的学习要点进行评估（A），以及学习者对下一步行动的计划（P）。

反思日志可以使医学实习生将患者照护方面的生物医学原则和社会、行为原则的经验更好地整合。学员的叙述可以清楚地证明他们有能力将健康和疾病的这些不同维度结合起来，而且比知识考试或其他学生表现的定量测量更全面。征得同意后，学员的个人思考或故事可以用来编写新的课程资料，将培训的非正式课程和正式课程联系起来。

2. 承诺改变声明

帮助学习者整合知识和经验的另一种方法是承诺改变（CtC）声明（参见上文案例1中有关承诺生活方式改变的学生日志练习）。研究表明，CtC方法确实提高了个人做出改变的可能性。在一次教育体验结束时，学生只需要写下在接受培训之后他们希望去改变或去完成的有限的几件事情。除了写出他们想要做的事情之外，还可以对他们做出改变的动机和他们认为做出改变的困难程度进行评分。到预定的随访时间时，将学生的CtC声明返还给他们，用来反思他们是否成功地做出了改变及其原因。如果他们没能成功改变，也可以反思做出改变的障碍以及从这次经验中吸取的教训。

案例6

学生们选择经过去隐私处理的团队成员日志进行小组讨论，即在实习期间举办职业素养研讨会。在小组讨论自己的故事时，学生们在谈论和学习职业素养时都表现得很职业化。研讨会上指导老师提出问题，学生进行反思，例如"哪些环境因素或人为因素促使这件事成功？"。当学生们一起审视他们的经历时，他们会把亲身经历（可以视为非正式课程）纳入到明确而正式的课程中。学生们报告说，这种加入他人职业故事中的体验，使自己不再为自己的经历感觉隔离和孤单，也有助于将那些自己没有意识到或者没有解决的经历表述出来。

来自一名医学生在三年级轮转时的职业素养日志：

今天，县医院的火警警报器响了，所有的电梯都停了。我走到六楼的楼梯间，正要下楼，却遇到了一个戴着发网的医院工作人员，她手里抱着四个盛满食物的托盘，摇摇欲坠。她的呼吸声音很大，而且非常费力，每次呼气都恳求耶稣。我跑下几步到她身边，问她是否需要帮助。在喘息和祈祷之间，她告诉我她患有哮喘，真的不应该爬楼梯，特别是不应该爬六层楼，更不应该带着四个沉重的托盘爬楼。我告诉她，一个维修人员告诉我，电梯很快就会恢复正常，也许她可以等几分钟。她回答说："我们不能因为电梯停了而我们有点哮喘就让患者受苦，对吧？"她对工作的奉献精神和对患者的关心令我感到惊讶。这件事提醒我，在任何岗位负责照护另一个人都是多么的高尚，而在为每个患者提供照护的过程中有多少人在起着重要作用。

三年级医学生

3. 档案

档案汇总了学员、课程和培训项目主管对学习内容的回顾和分析。经研究发现学习档案在记录SBS领域（如自我意识、职业精神、伦理判断和道德推理）的学习成绩方面具有很高的实用性。学员可以将正式或非正式课程中的经历或活动记录在案。考虑到学员档案中一些资料的敏感性，有些机构已经采取了一些方法，允许学习者自己填写他们学习档案的"个人"版本和"学术"版本。为了便于处理数据，目前越来越多地使用电子档案跟踪系统。

案例7

作为电子档案项目试点计划的一部分，来自IUSM Terre Haute校区的16名一年级医学生被要求自行填写档案中的各项内容，以记录学生在每个核心胜任力领域的表现。四名学生在观察尸体解剖之后填写了他们的学术档案中的反思性叙述。一名学生写到"运用科学指导诊断、管理、治疗和预防"的能力，并解释说，这些经验帮助他更好地理解了解剖学，这对未来的手术十分重要。一名学生将自己的故事补充到了"自我意识、自我照护和个人成长"的能力中，虽然她永远不想成为验尸官，但她现在对大型医疗卫生团队中医护人员所发挥的重要作用有了新的认识。两名学生在"道德推理和伦理判断"能力一栏中进行了记录。一名学生记录了医护人员在处理一名死者遗体时的不当行为，而该名死者的家属可能仍在为死者哀悼。第二个则包含了学生的反思，针对的是医生如何做出选择，去处理导致儿童死亡的医疗差错。通过不同学生对同一个经历做出不同反思分类可以看出，一次课程练习可以为学员提供多种多样的教育体验。档案可以帮助记录学员感知到的课程中对所有核心胜任力领域的广泛接触。

（八）有效教授行为与社会科学的医学教育方法

可以提高学生学习传统基础科学或临床内容的教育方法同样适用于SBS的教育，以下是4个例子。

1. 成人学习方法

成人教育的中心原则是识别和利用他们丰富的经验作为教育资源，并开展"主动"和"被动"（如讲座）学习活动。SBS适合采取这种教育方法，因为学习者往往可以通过反思自己的经历（如种族主义、同性恋恐惧症、老年人照顾）、小组讨论或与同龄人一起就TBL案例一起讨论来获取知识。参与"以学习者为中心"教学模式的学生更有可能超越被动的课程吸收，他们在逐步发展成启发型医生的过程中逐渐养成了探究、反思和团队合作的习惯。此外，活跃的学习者也参与或者和同伴直接负责课程的制定。跨专业TBL经验可以进一步提高课程质量。护理和社会工作等学科有着长期以SBS为重点的患者照护和课程教学的历史，这可以提高其在医生解决问题和世界观形成方面的重要性和影响力。这些学生可能会特别积极发展和支持SBS教学，不仅在他们的医疗实践中，而且会作为未来几代医生的榜样。

2. 强调临床相关性

所有医学院校的重要任务之一是培养为医疗实践做好准备的学生，而SBS课程是这一使命的核心。强调临床前和临床学生的临床相关性，可以反驳SBS在患者照护中缺乏实用价值的认知。尽管在呈现SBS材料方面没有国家共识框架，但现有指南可能有助于确定如何最好地将SBS内容应用于临床照护。早期接触患者的长期照护可以为学生提供"活生生"的经验，站在患者的角度与医疗卫生系统互动，学生们很快就能对临床、经济乃至政策产生影响。现在还可以使用强调患者和/或医生叙述的已发表文献来进行类似临床病理讨论会（CPC）的讨论，以便在生物-心理-社会健康模式下阐明SBS元素。当然，虽然缺乏事实依据，但在说明贫困对健康的影响方面，一次重要的患者访谈可能会比一篇期刊文章更令人难忘。同样，精心设计的长期患者照护经验或PBL案例，强调了诸如物质滥用、社会支持和治疗关系的价值等问题，同时也将它们与临床和基础科学结合起来，与教学讲座相比可能会更有效地传达这些理念。

3. 关注医疗质量

强调医疗质量进一步使学生的临床相关性最大化。向学生讲授健康的社会和行为决定因素、SBS问题对死亡率的主要影响以及解决这些健康风险的方法，使这一问题超越了政治正确或社会趋势的问题。教导学生如何询问与健康有关的行为，以及如何促进行为改变，对提升医疗质量有直接的益处。质量提升（QI）显然离不开有关卫生系统、医疗团队和避免医疗差错的教学。如果SBS的概念被定义为帮助学生成为更好的医生的实用工具，那么医生的感知价值就会增加。此外，创造机会让学生参与实际的、小规模的质量提升项目，实现从被动获得知识到主动获取技能和效能的转变，能够促进对患者和医生的生活以及整个医疗卫生系统产生可量化的影响。

4. 创建螺旋式课程

由于有大量的内容需要教授，许多教育工作者犯了一个错误，就是一次教的太多。独立的行为科学课程是如此之多，以至于几乎没有时间来促进临床应用和提高学员的有效接受度。应该创建一种适合发展的"重复和细化"方法，先在初学者水平介绍这些材料，然后在更高层次和学习者需求的情况下重新回顾，复习这些相同的概念。然而，在某些情况下，这些SBS联系可能已经存在于正式和非正式课程中，但它们的课程规划很差，而且很少会明确有目的、有计划地教授学生。这种缺乏目的性的情况进一步使人们相信SBS的概念和课程是"常识"，不需要向对待生物医学科学一样重视。绘图的方式将有助于确定SBS概念自然出现在课程中的领域，这反过来又有助于教育工作者更好地以有意义的方式识别和阐述这些概念。绘图还可以帮助课程设计人员确定SBS需要解决的具体问题。

四、创建一个支持行为和社会科学知识与能力的示范性社区

以上所述的教育方法除非根植于一个塑造和教导这些价值观、知识和能力的社区内，否则其效果将是最有限的。因此，重视行为和社会科学的教育必须关注那些对学员职业认同和实践模式建立有重大影响的机构性非正式课程。下面介绍的教育方法旨在促进医疗培训机构本身的发展。

（一）促进整个组织的关系实践

在非正式课程中教授行为和社会科学需要机构和教师/员工的发展，以促进日常环境中的关键行为和社会科学知情（关系）行为。建立关系的实践包括提高个人和团队沟通技能的教师培训。会议中的新做法可以让与会者了解坐在他们旁边的人，而不仅仅是位置。这其中包括邀请参与者在会议开始时"签到"，并分享一些个人或职业信息（例如"我儿子昨天赢了自行车比赛！"或者"我的临床研究项目得到了资助！"），这样可以实现更深层次的互动。在会议开始时，以合作和透明的方式制定会议议程，确保每个人都有机会发言，并积极看待和重视对任何特定主题的各种观点，有助于创建一种组织文化，以塑造学生在正规教育中所接受的价值观和行为。

（二）花费时间检查和宣传什么是有效的

传统的组织发展战略通常始于确定机构中哪些运转不良，即"问题"是什么，然后着重寻找避免、减少或解决该问题的方法。这种变革方法要求参与者解决和研究"我们的不足是什么？"这一问题。与之相反的是，

以积极心理学为基础的欣赏性探询（AI）的组织发展方法对传统方法提出了挑战，前提是人们更愿意通过发现哪些工作做得好并做得更多来参与变革。其创始人大卫·库珀里德这样描述：

> 欣赏式探询是一种合作式的探索，即在人群、组织以及他们周围的世界中寻找最好的东西。它涉及系统性地发现，当系统在经济、生态和人类方面最有效、最有能力时，是什么赋予了系统"生命"。欣赏性探询涉及到提问的艺术和实践，这些问题增强了一个系统提高积极潜力的能力。它通过提出一个"绝对积极的问题"来动员调查。

欣赏性探询旨在发现社区中哪些成员已经做得很好，并将这些成就视为可以达到的成功标准。医学培训机构可以利用它来识别关键行为和社会科学领域的现有优势，例如有效地解决健康和疾病中的身心相互作用的能力；理解患者的行为并促进行为改变；示范了专业医生的角色和行为；展示有效的、富有同情心的医患互动；为解决医疗卫生中的社会和文化问题建立模型；以及说明兼顾到卫生政策和经济的照护方法。它专注于机构已经在做的积极工作，激励社区发挥其全部潜力。

（三）创建一个反思性社区

自我反思不仅对个人很重要，对机构也很重要。它使成员能够有意识地检查他们自己及其机构在培养和促进的职业和学习环境。以每周通讯或其他公开形式发表的关于积极并具有挑战性的关键事件的全机构内对话，可以促进对机构的学习和职业环境的公开反思，允许承认错误，促进价值观的讨论，并为机构成员提供了一个机会，来仔细思考他们文化中的道德风气。

五、总结

医学培训项目采用了各种组织和理论框架，作为加强SBS教育的工具。这些努力虽然重要，但却是一个不完整的解决方案。关注学员的学习环境，以及他们在非正式课程中的体验式学习，也是至关重要的。作者建议，教育工作者应考虑学习从正式和非正式课程内容和经验中吸取和整合经验。他们提供了实现这种整合的一系列理论方向范围内的教育活动实例。举例说明了如何不同情境下，将学员和学术团队其他成员就个人经历和对本机构职业文化的看法所做的叙述，创造性地将其纳入正式课程。这一策略促进了个人和组织的反思和关注，并强化了在非正式课程中吸取经验教训的重要性。这一循环过程促进了对于社区成员个体在创造有利于学习和患者照护的文化中所起作用的认识。

六、致谢

作者感谢J.Satterfield博士、A.Schickedanz博士、R.Salazar博士、S.Adler博士、H.C.Chen博士、K.Hauer博士、D.Hughes博士和G.Saba博士在"有效教授行为和社会科学的医学教育方法"部分做出的贡献。部分资金由NIH奖R25AR060994提供。

七、推荐阅读

Charon R, Holmboe E, Holmes J, et al. *Behavioral and Social Science Foundations for Future Physicians*. Report of the behavioral and social science expert panel. Association of American Medical College, Washington, D. C., 2011.

Cooperrider DL, Whitney D. Appreciative inquiry: a positive revolution in change. In: Holman, P Devane, T eds, *The Change Handbook*. San Francisco, CA: Berrett-Koehler Publishers, Inc.; 2005, pp. 245-263.

Frankel RM, Eddins-Folensbee F, Inui TS. Crossing the patient-centered divide: transforming healthcare quality through enhanced faculty development. *Acad Med* 2011; 86: 445-452.

Inui TS. *A Flag in the Wind*: *Education for Professionalism in Medicine*. Washington, DC: Association of American Medical Colleges; 2003.

Karnieli-Miller O, Vu TR, Frankel RM, et al. Which experiences in the hidden curriculum teach students about professionalism? *Acad Med* 2011; 86: 369-377.

Litzelman DK, Cottingham, AH. The new formal competency-based curriculum and informal curriculum at Indiana University School of Medicine: overview and five-year analysis. *Acad Med* 2007; 82: 410-421.

Reiter, HI, Eva KW, Rosenfeld J, Norman GR. Multiple mini-interviews predict clerkship and licensing examination performance. *Med Educ* 2007; 41: 378-384.

Satterfield JM, Adler SR, Chen HC, Hauer KE, Saba GW, Salazar R. Creating an ideal social and behavioral sciences curriculum for medical students. *Med Educ* 2010; 44: 1194-1202.

Suchman, AL, Sluyter, DJ, Williamson, PR. *Leading Change in Healthcare*: *Transforming Organizations Using Complexity*, *Positive Psychology and Relationship-Centered Care*. London:Radcliffe Publishing; 2011.

Suchman A, Williamson P, Litzelman D, et al. Toward an informal curriculum that teaches professionalism: transforming the social environment of a medical school. *JGIM* 2004; 19: 501-504.

Torre DM, Daley BJ, Sebastion JL, Elnicki DM. Overview of current learning theories for medical educators. *Amer J Med* 2006; 119: 903-907.

八、网站

Behavioral and Social Science Foundations for Future Physicians. https://www. aamc. org/download/271020/data/behavioralandsocialsciencefoundationsforfuturephysicians. pdf. Accessed August 2018.

Early Data on the Validity of the Psychological, Social, and Biological Foundations of Behavior Section of the New MCAT Exam.

https: //www. aamc. org/download/448364/data/mcatpsbbvalidity research. pdf. Accessed August 2018.

Improving Medical Education: Enhancing the Behavioral and Social Science Content of Medical School Curricula. https: // www. ncbi. nlm. nih. gov/books/NBK10238/. Accessed August 2018.

O' Sullivan P, Aronson L, Chittenden E, Niehaus B, Learman L. Reflective Ability Rubric and User Guide. MedEdPORTAL; 2010. www. mededportal. org/publication/8133. Accessed August 2018.

Team-Based Learning Collaborative: http: //www. teambasedlearning. org/. Accessed August 2018.

行为与社会科学中学员和课程的评估

第 45 章

 案例

根据基本医疗成人年度酒精筛查的建议，一位家庭医学住院医生培训项目主任希望开发一门课程，教她的住院医生如何使用经验证的酒精筛查工具，并提供简单的戒酒咨询。考虑到相互竞争的教育需求，她希望这门课程既高效又有效，她计划对她的住院医生和课程进行评价……

一、引言

卫生专业培训项目越来越多地注重评估临床能力，从而判断学员是否有能力独立执业。培训项目中必须包括多个维度的胜任力或"置信职业行为"（EPAs），通常既包括具体的可观察到的操作步骤，也包括新纳入的且至关重要的行医技能，如同理心、文化敏感性和职业精神。虽然学员和课程评估的一般原则同样适用于行为和社会科学（BSS），但行为和社会科学的相关内容可能更难以操作和评估。此外，高质量BSS教学和评估工具通常需要明确及强大的机构支持，这依赖于与机构目标、教学活动及课程表现相一致的、详细的、有计划的评估。在评估学员、计划的同时，评估结果的反馈应该能够对课程和制度的改革有所帮助，这些改革往往与新出现的或者更新的教育

和临床照护功能有关。

本节为卫生专业人员和课程计划的评估和评估策略的设计提供了指导，力求不断改进。在"评估和评估计划"部分，我们概述了如何设计评估，包括评估过程、评估方法和评估工具。在"学员评估和评价"部分，我们介绍了评估方法和工具，以确保学员能够掌握处理健康相关行为和社会问题所需的技能。在"项目评估"部分，我们将讨论如何使用量表来评估课程和项目表现。最后，在"教育研究与学术"部分，我们强调了教育研究和传播最佳实践作为推动教育科学和教育评估手段的重要性。

基本原则对每个部分的内容都有影响。首先，评估与培训课程同样重要，不应该在培训课程完成后再予以考虑。其次，正如我们敦促学员实践循证医学一样，我们也敦促教育工作者实践循证教学。虽然教育学起步较晚，但是相关研究已越来越多，这些研究包括如何进行教学干预、安排课程时间和设置课程"量"，以及如何选择有效和可靠的评估工具等。教育的传统和便利性不足以引导学生有效地利用宝贵的课程时间。最后，我们主张，严格开发、交付和评估的课程应该作为学术同行评议的作品出版和分享，以提高教育者的技能和学习的科学性。

二、评估和评估计划

（一）评估设计

评估的设计对于确定课程或教学方法对学员的知识、态度（价值观）和技能的影响至关重要。评估设计的选择也要考虑成本效益、系统变化，以及对患者和临床结果的影响。对一项既定的课程或者新课程策略进行评估设计需要详细的计划和全面的衡量。评估设计的最佳方法是在课程或教育计划的开发过程中开发评估，而不是在对这些领域进行调整之后，以便使用最有效的评估。很多时候，在计划结束时，对学员及项目结果的评估修改机会已经错过了。早期制订评估计划将确保目标清晰，有助于确定最佳的评估方法和工具，并制定好评估的流程和时间节点，以获得最佳的评估结果。虽然评估计划的制订过程因资源、专业知识和其他背景因素的不同而有所不同，但以下是制订评估计划时通常需要考虑的四个问题。

1. 评估的目标是什么？所有的教育工作者都认为他们的培训计划是可行的，但其具体目标可能会有所不同。例如，干预是为了改变知识还是态度抑或是技能？该项目是为了测试学员能力的最低阈值，还是尽可能让学员展示其非凡的才能和成就？结果是形成性评价还是总结性评价？数据将如何使用？这些数据是否会影响机构政策或识别项目的优势和劣势？

2. 哪种理论模型最能指导评估设计和课程内容设置？例如，一个对某一特定"胜任力"感兴趣的教育工作者，可以使用德雷福斯的技能习得模型，从新手开始，逐步发展到高级初学者、胜任者、熟练者和专家。在这种情况下，需要选用针对特定的"胜任力"阶段和能力提升程度的评估工具。其他指导评估发展的模型包括米勒的金字塔模型（知道，知道如何做，展示如何做，真正实践），柯克帕特里克的等级评估模型（评估课程影响程度，从学员满意度到临床结果的变化），或布卢姆的分类学（评估回忆/记忆、理解、应用、分析、评价和创造）。指导教育内容的模型包括跨理论（改变阶段）模型和动机访谈，将行为咨询与患者对改变的准备情况相匹配（见第19章）。"胜任力"的证明需要使用一般的德雷福斯模型以及与动机式访谈相关的具体评估项目。

3. 可用的评估资源有哪些？资源包括（教师、学员的）时间，资金，教师、评估者的技能以及项目领导者和学员的认可。评估所需的时间、成本和劳动强度有所不同，例如，高水平的标准化患者（SP）评估会比较昂贵，而同伴观察则更快、更经济。必须特别注意所选评估工具的测试特性，以及其可行性是否会影响结果的效用。

4. 关键的方法论考虑是什么？即使目标明确、资源充足，也务必做好可能影响评估效果的重要决策。如下文所述，心理测量的特性，如信度、效度和工具的保真度都必须加以考虑。还应确定标准设置、基准测试、评分和补救措施。表45-1中开篇的案例使用了所有4个关键因素。

（二）创建可靠且有效的工具

信度和效度是设计和实施高风险评估的关键。评估相关的风险越高（例如，通过或未通过某项课程/实习），评估的有效性和可靠性就越重要。简单来说，效度是指该项评估是否能真正评估其想评价的内容。一种常见的误解是，评估工具被认为是普遍有效的，事实上，它往往只在针对特定人群和背景时才有效。评估验证包括评估对效度有潜在威胁的影响因素，以确保评估能够代表预期环境中应用的预期结构。影响效度的常见问题包括构念表达不足（例如，项目或案例太少）和构念无关方差（例如，有缺陷的评分量表、结构不良的项目、项目排序不当以及训练不足的SP）。

教育评估的信度是衡量可重复性的标准。测量信度的统计方法决定了"真实得分"和

表 45-1 饮酒咨询课程的评估设置

1. 课程目标	2. 理论模型	3. 资源安排	4. 方法：工具	5. 方法：时间点
使住院医师在酒精筛查和短期干预方面的知识和技能得到持久的改变	米勒金字塔模型；国家酒精滥用和酒精中毒研究所（NIAAA）临床医生指南对饮酒过量患者的指导；阶段改变和动机性访谈	3小时集体教学；4小时小组讨论或角色扮演；采用关于酒精使用的3个SP案例	SP测试；笔试；问卷；焦点小组	课前知识考核；课后SP考试；课后笔试；课后问卷和焦点小组

"观察得分"之间的差异或观察得分中的误差量。测量误差越大，评估的可重复性就越低。如果让同一组学员多次考同一个考试，可以通过以下3个问题考察此次考试的可重复性：①通过和失败的是否为同一批同学？②成绩排名是否会出现变化？③所有学生都会得到相同的分数吗？有3种不同的理论可用于统计评估信度，包括经典测试理论（使用克朗巴哈系数）、概化理论和项目反应理论。心理测量咨询通常可以回答以上这些问题，以及许多关键的评估设置问题。

三、标准制定与评分

标准制定是指设置及格分数线。对于传统评估方法，如多项选择题，标准制定方法已经非常完善。为了有效地将基于表现的评估用于总结性决策，必须制定合理的标准。虽然标准制定可能需要关注心理测量学，但最终它将考虑机构文化、政策和资源等因素。

确定及格分数线意味着决定有多少学生未能通过考试。未能通过考试的后果（例如，重读该课程、需要补考、影响毕业）对如何设定及格线影响最大。标准制定有两大类：规范性标准（曲线上的分级）和绝对标准或参考标准。规范性评分包括确定一组学习者的表现，然后将切点设置为低于平均值的标准差的倍数。参考标准的制定需要更多的工作，但通常倾向于基于表现进行评分，基于每个学员的某项能力是否达标进行评分。评分可以是补偿性的，当学员在一方面比较弱

但另一方面表现优秀时，可考虑互补评估。评分也可以是非补偿性的，选择非补偿性评分可能会导致更多学员不及格。例如，学员需要学习一定数量的病例才能通过客观结构化临床考试（OSCE），但他们也可以凭借出色的医患沟通来弥补糟糕的病史询问技巧。如果学员必须在病史询问和医患沟通中都表现良好，通过考试显然会更加困难。

四、学员评估和评价

理想情况下，要对学员（和项目）进行多点评估，评估结果同时反过来用于改进评估方式。在基于胜任力的模型中设定了所有学员必须达到的阈值，然而，胜任力发展道路上的基准或里程碑也可用于跟踪学习者随着时间的推移向更高级技能的发展。课程应阐明技能学习过程，反复评估学员的表现，并根据需要提供补救措施。

目前已经有许多经过验证的BSS评估工具，卡尼等于2016年发表了一篇系统综述指出，BSS工具的信度和效度评估级别均较高（参见推荐阅读和网站）。表45-2提供了评估核心BSS领域的具体工具示例，如社会态度和行为改变咨询等。评估人员可以根据具体的评估需求选择已经经过验证的工具或开发自己的工具。如前文所述，评估工具并非普遍有效，因此即使既往的研究已经证实工具的有效性，但在真正用来评估学员时，仍然需要评估该工具在此特定评估环境下的适用性。需评估的目标（如改变态度，知识或技能）、可用的资源和评估者偏好，都将影响评

表45-2　学员BBS评估工具举例

评估工具	描述	来源
医学中关于社会问题的态度	包含63项李克特型问题的态度调查，分为7个子项目，包括社会因素、跨专业及预防	Parlow & Rothman.J Med Educ 1974；49：385-387.
视频模拟评估（VASE-R）	基于3个案例短片评估学员在动机性访谈中的技能	John S.Baer，PhD VA Puget Sound Healthcare System-Seattlejsbaer@u.washington.eduhttp：//adai.washington.edu/instruments/VASE-R.htm
认知行为调研	7个量表，120个项目的调查问卷，用于考察住院医师或学生对学习的认知、元认知和体验	Dr.Rudolph Mitchell，Massachusetts Institute of Technology，（rudy@mit.edu）.See Acad Med 2009；84：918-926.
简短协商晤谈（BNI）	一份21项的检查表，用于评估物质使用障碍患者简短协商晤谈的质量	http：//www.ihs.gov/nc4/documents/appendix_a_yale_bni_manual.pdf

估工具的选择。

（一）态度评估

培训项目旨在向学员灌输特定的价值观或态度（如共情、尊重、不评判、平等主义等）。教育活动，尤其是那些临床实习或轮转部分的内容，通常是间接的，或仅发生在体验层面的，并且受到机构文化和"隐性课程"的影响（见第48章）。态度通常通过自我报告形式的调查来评估，这样的方式非常高效，但也具有相当明显的需求特征。受访者可能知道社会期望的答案，可能不会诚实地作答。间接测试方法（如内隐联想测验、IAT）试图通过追踪与种族、性别或其他人口统计学特征匹配的单词反应时间的毫秒级差异来挖掘无意识偏见。多源反馈（又称360度评估）包括从同事、医疗专业人员、患者和其他人那里获得学员的语气、情绪和行为的第一手资料，所有这些都可以用来推断学员的态度。

（二）知识评估

教育和学习目标对课程开发和评估都至关重要。目标应具体说明参加该课程学习会带来的可观察、可衡量的变化。即便对于仅限于医学知识的教学目标，所期望的知识水平或内容也可能有所不同，从简单的知识回忆，到基于基础知识和原理的复杂综合应用

（参见布卢姆分类法）均可。笔试通常用于评估医学知识，但其内容和形式应由所期望的知识水平决定。因为学习可以发生在许多层次，从简单的回忆到问题的解决，因此多项选择题（MCQ）应该针对所教内容的学习要求进行设置。有效的MCQ与题目、问题题干和答案选项均有关。MCQ设置不当可能会导致无法准确地提供考试分数，并影响学员的通过率。关于设置MCQ的技巧可以在国家医学考试委员会网站上找到。

尽管MCQ在几乎任何领域中都可能存在一定的问题，但是MCQ在BSS领域尤其难以开发。MCQ通常是测试识别（选择答案）而不是回忆（完成答案），允许猜测，并且出题非常耗时，因为选项既不能是凭直觉就能选择的，又不能含有非常明显的正确选项。因此，案例撰写、评论文章或像概念映射这样的创新工具，可能可以更好地评估学员对BSS内容的掌握程度。例如，在加州大学旧金山分校医学院中，医学生保留一份"社会文化技能追踪表"，其中包括一系列基于患者的纵向任务，以展示与不同背景患者沟通的能力进展。"追踪表"条目用于提供反馈并制定后续练习。

（三）技能评估

获得行为科学能力包括掌握广泛的内容

以及沟通和人际交往技能。虽然评估学生行为科学知识的研究相对较少，但基于表现的测试来评估沟通技能的文献很多。这项工作大部分都是在米勒金字塔（知道，知道如何做，展示如何做，亲自实践）的"展示如何做"层面评估学员，预测学员是否能够在临床环境中而不只是在书面考试中展示这些技能。在临床环境中使用未公布的 SP 是一个基于表现评估的例子，假如他们不知道自己正在接受评估，即是在金字塔"亲自实践"的层面进行评估。

在下文中，我们将讨论几种基于表现的评估方法，用以评估沟通和人际交往技能。许多基于表现的评估方法也可用于直接衡量知识和间接衡量态度。

（四）直接观察

在医学教育，特别是临床实践中对学员直接观察的方法是非常重要的，但常常未被充分利用。医学教育联络委员会（LCME）和毕业后医学教育认证委员会（ACGME）都要求对学员进行包括直接观察临床技能在内的连续性评估。小型临床评估练习（mini-CEX）是被研究最多的使用直接观察法进行评估的形式。其他不算太正式的观察法包括行为检查表、整体评定量表等。

1. 评定者信度

在使用直接观察评价评估的质量和准确性时，需要考虑几个重要因素。基于临床观察的总体评估通常可靠性较差。评定者评估的可变性归因于宽大的测量误差、阈值设置偏差和不良表现歧视。案例特异性通常不可避免，并且会影响可靠性，但评定者的可变性也会影响准确性。评定者做出的判断可能非常主观，受其情绪的影响，并且可能带有个性化。

通过对教师评定者的访谈，科根及其同事确定了 4 个主题，可以让我们深入了解评估是如何形成的：①在观察过程中，教师依赖于不同的参考框架，包括他们自己的表现，他们所了解的其他人在不同级别的培训中的表现，认为对患者照护必备的能力和治疗结果；②推断通常起着关键作用，包括对学员动机和态度的假设；③教师使用多种方法来综合判断，形成数值评分；④情境因素（遭遇的复杂性，学员的经验水平，师生关系），以及住院医师对反馈的反应，均在教师的最终判断中有一定的影响。因此，评估者需要工具和培训来提高可靠性。

2. 观察工具

指导观察和结构评估的工具有不同的形式。科根及其同事发表了一份关于工具的系统综述，用于在临床环境中与学生、住院医生和研究员进行直接观察。另一篇评估沟通技能工具的综述根据《卡拉马祖共识声明》的标准评估了 15 种工具。人们发现，全球评级量表在这些工具中是更为有效的一种，在由专家完成时与检查表一样可靠。对于缺乏经验的评估者（如学生或 SP）检查表更具优势。

检查表和评分表的长度和格式根据评估的目标、被评估表现的各个方面以及不同评估者有很大的不同。检查表通常会评估所观察到的行为，这些行为可以分为"已完成"或"未完成"。这种方法不适用于评估复杂和有细微差别的行为，如共情或尊重。一般而言，评级量表通过数字、李克特式量表、行为锚定评级量表（BARS）来衡量行为过程并提供一系列指导。行为锚定评级量表专门列出了各项拟考核行为应该达到的分数。例如，"允许患者讲述他们的故事"，学员的行为范围可以从最低级别的"未能让患者讲述故事，或封闭性问题对答而非对话"，到最高级别的"鼓励患者讲述故事，使用开放式问题，且不会打断患者"。"行为锚定"可以提高评估者之间的一致性，因为它们可以更清晰地定义每个级别的表现。整体评级量表的项目较少，但评估范围广泛，因此对细节的评估较难（如共情、文化敏感性等）。对于专业教师或训练有素的评估者来说，整体评级量表非常可靠。

3. 观察者培训

尽管教师评定者存在固有的困难，但他

们对学员表现的评估对于任何教育项目都至关重要。教师培训可以提高他们的观察技能，这远比选择"完美"的评分工具重要得多。

行为观察训练（BOT）旨在提高观察者对学习者表现的检测、感知和记忆能力。主要策略包括通过增加观察次数、使用工具记录观察结果、设立学习目标以及考虑遭遇行为的组织架构等进行练习。表现维度培训（PDT）旨在使教师熟悉所观察能力的定义和标准。如果教师作为一个群体来理解学员表现的维度，就更容易就行为的优劣表现达成共识。参考框架培训是表现维度培训的延伸。它鼓励教师达成共识，并分辨出不同表现水平的最低标准。培训中有几次练习，教师们在这些练习中共同制定令人满意的表现标准，并创建行为锚定评级量表。使用量表对案例进行查看和评分，然后由课程培训教师反馈"真实"评分并做出说明。最后，胜任力培训的直接观察（由霍姆博伊及其同事开发）结合了上述所有评定者培训方法的要素，并在直接观察中添加了相关的实践练习。这些练习可以在教师发展课程中进行，并且已被证实可以带来有意义的改进。

（五）临床模拟

1. 客观结构化临床考试（OSCE）/临床技能考试

由于在临床环境中仅仅是教师的直接观察不足以达到高风险评估所需的可靠性，因此现在大多数机构多采用结构化的表现测试。临床技能考试（如OSCE）或临床表现考试（CPE）在许多课程考核中用于评估学员是否能进入下一阶段培训。美国和加拿大都将临床技能考试作为医学执照考核的一部分。这些测试通常涉及SP的参与，他们在经过培训后去模仿具有特定医疗需求的患者。通过保证遭遇境况恒定不变，这种测试结果的可靠性将大于真实临床工作中的直接测试。然而，人为地创建场景和使用SP并不能完全消除考核的效度问题。

标准化临床考试是在米勒金字塔"展示如何做"层面衡量学员的技能水平；然而，这是在人为的情况下发生的。临床技能考试的关键问题是其分数如何预测实际临床环境中的学员表现（例如，米勒金字塔的"亲自实践"水平）。一些研究支持CPE沟通分数的预测有效性，说明医学生的CPE分数与之后作为住院医生的表现之间存在很强的相关性。尽管有证据支持CPE评估沟通的有效性，但在实际临床环境中，沟通的许多方面是无法测量的，如团队沟通以及在不同临床环境中沟通方式的适应性。

模拟真实度或CPE受学习者、环境，任务或技术系统影响的程度，可能会威胁到沟通技能评估的有效性。此外，CPE中的人为背景可能会使学员失去真实临床环境应具有的情境线索，影响他们的共情能力。考虑到这些因素对有效性的影响，一些专家建议使用反思练习、具有挑战性的案例和关于如何提供反馈的评定者培训，以丰富SP模拟评估共情。如果考试环境中的人为性因SP培训的"过度标准化"而进一步增强，将会导致接诊场景更加缺乏真实性和有效性。

关于BSS技能是否可以通过临床病例进行可靠的评估，或者当病例的明确目标是关注BSS时（如戒烟咨询），是否可以得到更准确的评估，还存在一些争论。一些人还质疑，对学习者BSS技能的一般评估是否可以在多个案例中进行衡量，或者是否需要案例特异性。通常，CPE的每个临床病例都有一份独立的、有关病史和体检的考查内容清单，但针对BSS技能，通常只有一份全球通用的检查表（整体评定量表）评估所有病例。吉顿针对四年级医学生进行的一项研究发现，七种沟通技能在七个OSCE案例中具有很高的通用性，支持能够在不同案例中识别出一组通用沟通技能。然而，他们也发现个别学生在沟通得分上存在显著差异。这表明，即使一个沟通技能清单可以应用在多个案例中，但在任何沟通技能的表现评估中，还是应提供多种沟通（或BSS）挑战的不同案例来提高评估的可靠性。

尽管CPE中评定者信度通常高于在真实患者中的直接观察，在评估BSS技能时，提高评估可靠性仍至关重要。关于教师和SP的评分是否一致，或者教师对沟通和其他BSS技能的评估是否评估了与SP不同的内容，文献中给出的结果并不一致。教师通常会关注对患者有效的沟通行为或技能，而SP会从与学员的互动中获得他们需要观察的沟通技巧的相关体验并报告出来。当使用整体评定量表代替检查表时，专业的教师和SP评估者之间存在一些差异。通过培训评估者和要求使用标准化工具（如检查表）可以减少所需的评估者数量，并且能提高评定者信度。

2. 高科技仿真

高科技的复杂人体模型和任务培训师已越来越多地被应用到卫生专业教育中，用于临床技能的教学和评估。越来越多的文献表明，在计算机化、高技术的人体模型上进行高风险操作，这些模型可以眨眼、出汗和呼吸，提供了足够的真实感或逼真度，从而使在这些场景中展示的技能可以应用到真实的临床情况中。同时还必须考虑心理逼真度——或者情境有多么"真实"——以及它是否需要与真实情境相同的认知和情感技能。高科技仿真人体模型不仅非常适用于对诊疗操作进行评估，也可以用于测试团队合作技能、临床推理和情绪/压力管理。

以患者为中心的模拟训练多涉及模拟场景中人体模型和真人的组合，保证心理和功能上的真实感。这些模拟使学员利用有意识和无意识的反应，为他们提供传达坏消息、沟通医疗失误、伦理决策和临终关怀等技能的评估机会。计算机虚拟患者是BSS评估的另一种新兴技术。在MedBiquitous网站上有更多相关虚拟患者的使用和开发的信息（参见网站）。

3. 表现档案

学员的态度、知识和技能的评估是复杂的，需要一个强大的评估工具箱。对于BSS技能，最有效的评估是计划好交叠使用SP、案例任务、教师观察以及其他"真实世界"工具（如360度反馈或病历回顾）。这些不同的数据元素通常被整合到"表现档案"中。在这些档案中，学员和教师在选择评估胜任力或表现的工具方面有一定的自由。通过从一组经过验证的评估工具和评估数据（如CPE、OSCE）中提取，使档案确保了一定程度的标准化，同时仍为具有不同优势和需求的学习者提供了足够的灵活性。理想情况下，表现档案的评估兼具总结性及形成性评价的作用。

五、项目评估

积累的学员评估数据可以为一个项目在培养毕业生的知识、行为/态度和技能方面的运行情况提供信息。然而，项目评估也可能包括机构影响、成本、与项目目标的一致性，以及对其他项目或学校的计划外影响。与学员评估一样，课程评估应该与课程本身同时设计，而不是在课程完成后添加。此外，作为推动课程改革的总结性过程，课程评估数据具有很大的价值。通常使用简单的课程评估周期，从课程规划和准备开始，然后进行教学、数据收集、反思、分析和修订。

柯克帕特里克的评估层次结构如图45-1所示。满意度调查（柯克帕特里克结构的底层）是最常用的，但该数据不能代表项目在知识或技能培训方面的效果。理想情况下，

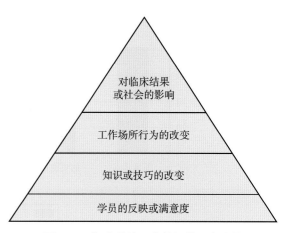

图45-1 柯克帕特里克的评估层次结构

医学教育工作者能证明他们的培训干预会影响学员的行医过程并最终影响患者的治疗效果。

评估水平和匹配评估工具的选择取决于多种因素，包括项目目标、资源、可行性、受众和首选方法。除了在学员评估中描述的评估工具（例如CPE、MCQ）外，项目评估的信息来源包括满意度调查、毕业或退出访谈、焦点小组以及来自专家/外部观察员的评级。表45-3提供了BSS项目评估工具的示例。

案例（续）

在收集了关于酒精筛查和简短干预的SP（CPE）考试的学员数据后，将满意度调查和焦点小组作为最终的项目评估工具进行管理。家庭医学住院医生主任审查数据，以评估和改进酒精咨询课程。她首先对完成CPE的住院医师进行综合评分。

图45-2中显示的CPE综合数据表明，这类家庭医学住院医生的医患关系和查体技能比其病史询问部分的表现更好。同时也发现饮酒筛查和咨询（一种更专业的技能）的得分与普通的问诊大致相同。学员的平均分反映了该项目在教授这些

技能方面的水平。一般来说，当基准在85%～95%及以上时，就表明该测试适合住院医生。如果基准分数低于85%，就不太好了，要么是考试太难，要么是设计的不好，又或是课程教学存在问题。由于病史和饮酒咨询分数最低且基准值低至80%，需要核查这部分考试及教授此技能的课程。在柯克帕特里克模型中，CPE评估虽然随着学员技能的变化而变化，但他们无法随着临床实践和患者预后的变化而变化。

住院医生满意度调查和焦点小组不仅能解决柯克帕特里克模型中学员反应水平低的问题，也能提供重要的形成性反馈机制，以促进后续课程的改进。学员如果对课程满意，会将其推荐给身边的人。然而，住院医生需要更多的培训，学习如何利用社区中帮助戒酒的资源，与真正的门诊患者沟通，更直接地观察他们的咨询技巧。有趣的是，住院医生发现评估者在饮酒筛查和咨询技能的评估方面有很大的不一致性，需要为评估者提供相关的教师培训。

上述案例说明了如何利用学员评估产生的数据来改进课程项目和教师教学。为了充分利用所收集的评估数据，应定期使用这种综合评估方法。

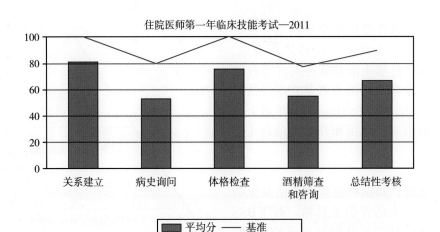

图45-2　住院医生临床表现考试的综合平均得分

表45-3 针对项目的BSS评估工具示例

评估工具	描述	来源
评估文化能力培训的工具	一种用于自我管理的课程评估工具,用于识别文化能力课程中的差距和冗余	https://www.aamc.org/initiatives/tacct/
沟通、课程和文化工具(C-3)	一个含29个评估项的工具,用于评估机构的"隐形课程"	Haidet P, et al.Characterizing the patientcenteredness of hidden curricula in medical schools: development and validation of a newmeasure.Acad Med 2005; 80: 44-50.
美国医学院协会(AAMC)毕业问卷(GQ)	一项AAMC的网络调查。管理所有毕业医学生,包括24个潜在BSS变量	Carney PA, et al.Utility of the AAMC's Graduation Questionnaire to study behavioral and social sciences domains in undergraduate medical education. Acad Med 2010; 89: 165-176.www.aamc.org.

六、教育研究和奖学金

研究开发有效可靠的工具是非常重要的事情,应该与其他传统学术研究同等重视。院长、课程负责人和教育工作者有责任对课程进行严密设计并创新,将其提交给同行评审的期刊进行审核和推广。

虽然教育研究的资金比临床研究的少,但是卫生保健研究和质量协会(AHRQ)、卫生资源和服务管理局(HRSA)以及像FIPSE、Harvard-Macy、Stemmler基金会等组织会定期支持教育研究项目。支持教师开展教育技能研究的创新项目越来越多,研究生课程也越来越多。与任何学术研究一样,教育研究在研究招募、数据收集和文章署名等方面也都应遵从伦理和实践指南。最后,BSS评估如果"提高门槛"会出现三赢的局面:学员会获得更高质量的反馈,项目和课程会不断改进,而对教育科学的贡献可被视为学术进步。

七、推荐阅读

AAMC. Medical Simulation in Medical Education: Results of an AAMC Survey. https://www. aamc. org/download/259760/ data/medicalsimulationinmedicaleducationanaamcsurvey. pdf. Accessed February 2014.

Carney PA, Palmer RT, Fuqua Miller M, et al. Assessment tools for behavioral and social science competencies in health care: a systematic review. *Acad Med* 2016; 91 (5): 730-742.

Cook DA, Beckman TJ, Bordage G. Quality of reporting of experimental studies in medical education: a systematic review. *Med Educ* 2007; 41: 737-745.

Corbett E, Jr. Berkow R, Bernstein L, et al. *Recommendations for Clinical Skills Curricula for Undergraduate Medical Education*. Association of American Medical Colleges, Washington, D. C., 2008. https: //www. aamc. org/ download/163788/data/recommendations_for_preclerkship_ skills_education_for_ugme. pdf. Accessed February 2014.

Downing S, Yudkowsky R. *Assessment in Health Professions Educations*. New York, NY: Routledge; 2009.

Duffy D, Gordon G, Whelan G, Cole-Kelly K, Frankel R, & All Participants in the American Academy on Physician and Patient's Conference on Education and Evaluation of Competence in Communication and Interpersonal Skills. Assessing competence in communication and interpersonal skills: the Kalamazoo II report. *Acad Med* 2004; 79: 495-507.

Epstein RM. Assessment in medical education. *N Engl J Med* 2007; 356: 387-396.

Epstein RM, Hundert EM. Defining and assessing professional competence. *JAMA* 2002; 287: 226-235.

Haidet P, et al. Characterizing the patient centeredness of hidden curricula in medical schools: development and validation of a new measure. *Acad Med* 2005; 80: 44-50.

Kneebone R, Nestel D, Wetzel C, et al. The human face of simulation: patient-focused simulation training. *Acad Med* 2006; 81: 919-924.

Kogan J, Holmboe E, Hauer K. Tools for direct observation and assessment of clinical skills in medical trainees: a systematic review. *J Am Med Assoc* 2009; 302: 1316-1326.

Schirmer J, Mauksch L, Lang F, et al. Assessing communication competence: a review of current tools. *Med Stud Educ* 2005; 37: 184-192.

Schuwirth L, Van Der Vleuten C. General overview of the

theories used in assessment: AMEE Guide no. 57. *Med Teach* 2011; 33: 783-797.

八、网站

AAMC Tool to Assess Cultural Competence Training. https: // www. aamc. org/initiatives/tacct/. Accessed September 2018.

American Board of Internal Medicine Mini-CEX. http: //www. abim. org/program-directors-administrators/assessment-tools/ mini-cex. aspx. Accessed September 2018.

Brief Negotiated Interview. https: //medicine. yale. edu/ sbirt/curriculum/manuals/SBIRT%20training%20 manual_2012_100719_284_13471_v3. pdf. Accessed September 2018.

MedBiquitous. http: //www. medbiq. org. Accessed September 2018.

NBME MCQ Guide. http: //www. nbme. org/publications/item-writing-manual. html. Accessed September 2018.

VASE-R. http: //adai. washington. edu/instruments/VASE-R. htm. Accessed September 2018.

循证行为实践

一、行为与医疗实践的相关性

人类的行为对健康有重大影响。在医疗实践中看到的患者往往具有罹患慢性疾病高风险相关的行为（如吸烟、饮酒和不良饮食习惯）。同样，他们也可能有心理问题（如抑郁），这不仅会影响他们的生活质量，也会降低他们遵循治疗建议的依从性。此外，如果医生对一些固定的家庭和患者进行长期照护，那么可能会在高血压、高胆固醇血症或高血糖等症状出现之前，很早就观察到了他们的不健康行为。通过帮助患者改善不健康行为，就有可能帮助他们预防慢性疾病的发生或恶化。就像循证医学一样，医生应该知道如何找到和评估行为（非药物、非手术）治疗的证据基础，这样就可以帮助患者选择最合适的行为治疗方案。下面是一个可能在基本医疗诊所遇到的情况。

 案例1

一位43岁的男性为预防保健来诊。他已经5年多没有采取任何预防保健措施了，但在4个月前的一次急诊就诊时发现有高血压。既往仅有轻度湿疹病史。患者已婚，育有两子，从事律师工作。自述有时工作压力很大，但否认自己情绪低落，也没有对业余活动失去兴趣。否认睡眠障碍。最近吸烟减少，每天约5支，几乎每晚都喝3～4杯酒。不经常锻炼，但每天会步行2次到火车站，每次大约5分钟。饮食没有

特殊习惯：早餐通常是咖啡和烤面包；午餐是快餐或熟食三明治；工作时会吃饼干或糕点等。患者妻子有时会自己烹制"健康膳食"，但通常都是吃外卖。体检时体重94kg，BMI为$29.7kg/m^2$。在办公室测量血压，3次平均值是139/88mmHg。除上肢可见湿疹外，其余查体均正常。当你针对患者的皮疹开外用激素时，你要考虑如何更好地建议他改变行为。你认为以下行为的改变是有益的，包括：①戒烟；②减少总热量摄入；③低钠饮食，摄入大量蔬菜水果，遵循全谷类和脱脂乳制品的饮食；④减少饮食中的饱和脂肪；⑤减少饮酒量，每天不超过两杯；⑥每周额外增加90～120分钟的中等强度体力活动。

二、在基本医疗中应用循证实践

该患者有多个危险因素和行为会危及他的健康，是行为改变干预的潜在目标。医生可能很熟悉如何在做出药物或手术治疗的决策时实践循证治疗。对于如何改善大多数不健康行为，同样也有科学的证据基础。在本节中我们使用了更宽泛的术语"循证实践"（EBP），它包含了传统循证医学和循证行为实践。

（一）循证实践5A法：提出问题

进行循证实践的一个实用方法是5A法，它包含5个步骤。5A指的是：提出问题（Ask）、收集证据（Acquire）、评估（Appraise）、应用（Apply）、分析和调整（Analyze & adjust）（图46-1）。

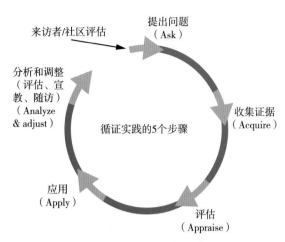

图46-1　**循证实践的5个步骤**

来源：Evidence Based Behavorial Practices.（www.ebbp.org.）

第一步是通过查阅文献来提出有针对性的问题。有两类问题能将医务人员与提供最佳预防保健所需的知识库联系起来。第一类问题（预后问题），询问哪些因素（例如，生物标志物、行为、环境条件）对慢性疾病的发生具有潜在风险或保护作用。第二类问题（治疗问题），是关于哪些治疗方法在逆转疾病危险因素和促进健康保护方面最有效。

大多数医生在职业生涯的早期就已经清楚哪些生物标志物是值得持续临床关注的证据基础，因为它们是慢性病发展的危险因素。他们也会学会监测和治疗胆固醇、血压和血糖的升高，以减缓患者临床疾病发展的进程。为了有效地预防疾病，医生要像关注危险的生物标志物一样及时关注那些不健康的行为（如物质使用、缺乏运动、暴饮暴食）。通过询问预后问题和查阅科学文献，医生能够掌握支持这一论点的知识基础，即生活行为方式和高危的生物标记物一样与疾病的发病密切相关。有了这种意识，接下来就可以寻找干预不健康生活行为方式的最佳方法了。

（二）循证实践5A法：收集证据和评估

循证实践第二步是收集证据，并且批判性地评价证据的质量以及与患者的相关性。作为一名健康管理者需要做科研，有时候需要寻找原始文献的研究证据，如个体临床研究，包括临床试验。更多时候，医生会依靠经过整合加工的二次文献，譬如系统评价和基于证据的临床指南。

有很多关于患者生活方式、危险行为和

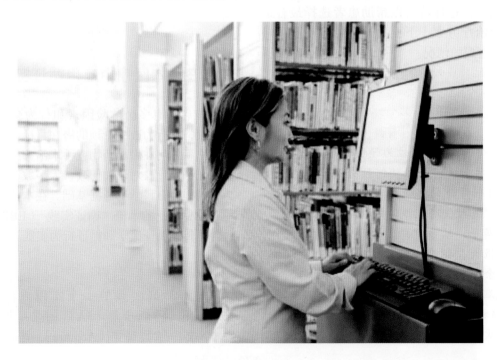

治疗选择的研究。这些证据经常会通过系统评价最终变成基于证据的治疗指南。例如，由美国预防服务专项组（USPSTF）编写的《临床预防服务指南》，严格评估了预防措施的优点并提出筛查、咨询和预防性药物等建议。另一项由美国公共卫生服务局（USPHS）编制的指南《治疗烟草使用和依赖》，对烟草使用的治疗进行评估并提出了建议。美国心肺和血液研究所支持的系统评价，为美国心脏联合会（AHA）、美国心脏学会（ACC）和肥胖协会联合发布的肥胖治疗指南提供了信息。每一篇综述都以一个分析框架来解释证据，该框架总结了通过观察性流行病学研究得出的不健康行为危害的证据，同时也显示当不健康行为停止时危害减少的证据。这些指南对于患者吸烟、酗酒、肥胖和久坐不动的生活方式给出了许多建议。

1. 短期行为干预与强化行为干预

健康管理者的作用在于能够识别患者的不健康行为，如吸烟，并提供简短咨询促成患者的行为改变，而后跟进随访，这样可以帮助改善吸烟等一系列行为。然而，通常情况下行为变化很小，大多数患者并没有改善。关键在于医生不能把这种经历解释为行为不能改变。毕竟，大多数不健康的行为习惯是多年养成的，已经根深蒂固。在大量接受治疗的患者中发现，接受强化治疗越多（由经过专业培训的咨询者提供更多次、更长时间的咨询），患者行为改善的程度越大。例如，糖尿病预防计划和前瞻性研究确定，多个阶段的饮食、锻炼和行为改变咨询可以使体重减轻7%～8%，改善血糖控制，延缓糖尿病的进展，并改善心血管危险因素。同样，综合了许多研究制定的美国公共卫生服务局烟草指南提示，提供的咨询次数多，或联合咨询与戒烟药物，会大大提高患者长期戒烟的概率。

2. 多重不健康行为

虽然支持强化健康行为改变治疗的证据很充分，且这些证据来源于执行良好的多点随机对照试验，但关于如何治疗多个合并存在的不健康行为和医学共病的研究却很少。

大多数改善健康行为的治疗都是针对单一行为，如过量饮酒、肥胖或危险性行为。一次可以改变多少种行为，尝试改变多个行为时应该同时进行还是顺序进行，如何决定优先处理哪些行为，鼓励患者增加健康行为和减少不健康行为二者哪一个更有效，等等，这些还都没有得到很好的研究。如果有若干行为需要依次被改变，很少有研究可以指导医生间隔多长时间开始新的行为改变干预最合适，医生也不清楚采取怎样的干预顺序最好。关于患者做出健康生活方式改变的努力对于治疗共病是否会有支持或妨碍作用或者没有影响，这方面的证据尤为匮乏。这是医生和患者亟需研究人员来填补的重要知识空白。

（三）循证实践5A法：应用

提出有关患者健康风险和治疗方案的关键问题，并且获得和评估证据之后，就会进入循证实践的应用过程。决定如何应用证据是医生如何将研究转化为实践的核心。如图46-2所示，做出如何应用证据的决策需要整合以下3方面的数据：最佳可用研究、患者特征（包括个人喜好和价值观）和可供使用的资源（包括医生的专业知识或技能）。

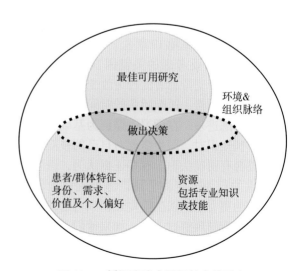

图46-2　循证实践中需要整合的要素

来源：Spring B，Hitchcock K.Evidence-based practice in psychology.In: Weiner IB，Craighead WE，eds.Corsini's Encyclopedia of Psychology，4th ed.Wiley，2009.

对案例中的这位患者而言，有许多有效的干预措施可以解决他的危险行为问题，其中一些是短期干预，另一些是强化干预。患者有多种不健康行为，真正的挑战是明确从哪里开始干预。为了确定治疗的优先顺序，需要考虑图中的这三个循环。首要的是评估患者每个健康行为相关风险的大小和紧迫性。研究证据表明，吸烟和肥胖通常是危害最大的危险因素。然而，对该患者而言，酗酒可能会带来更大的直接伤害风险。可能还需要评估是否同时存在需要积极治疗的焦虑或抑郁等心理障碍，这可能会使改变行为的干预变得更为复杂。

为了解决患者酗酒的风险，可以从名为SBIRT的程序（筛查、短暂干预和转诊治疗）开始。根据患者对筛查问卷的回答，可以告知他，他的饮酒量对应的摄入水平带来严重健康后果的风险有多高。然后，要评估他改变的动机或准备改变的程度。根据他的准备情况，医生可以与他共同设定一个到下次随诊时要达到的底线目标，以减少每周饮酒量，开始看物质滥用咨询师门诊做强化治疗。或者，另外的可能是患者对改变饮酒习惯不感兴趣，而更愿意去进行体育锻炼。在制定行为改变的目标时，患者参与度越高就越可能坚持到底，从而更有信心和动力去尝试新的健康行为改变（见第19章）。

另一个需要考虑的关键因素是资源。哪些资源可用于支持患者的行为改变？财务资源可能是一个因素，医疗团队的时间和专业技能也都要考虑进来。在学习以循证为基础的行为改变干预知识时，医生需要对自己的技能、时间和资源有明确认识。有些证据认为，医生无法提供的行为改变的干预措施可能比他们所能提供的更有效。医生需要意识到自己的局限性，并且能够理解这一点。如果他们无法在实践中开展这些服务，就应该把患者转诊至所在区域能够提供这些服务的医生和项目那里。为了充分帮助患者提升健康水平，医生需要建立一个拥有行为改变专家（心理学家）、营养专家（营养师）和运动专家（运动生理学家）在内的专业转诊网络。为了给那些没有能力支付强化行为治疗费用的人提供服务，医生还需要掌握一些免费或低花费的治疗资源，包括免费电话咨询服务（如戒烟热线）、社区项目（例如，提供免费或按比例计费的培训诊所、教会项目、基督教青年会）、互联网或移动治疗项目以及书籍等。

（四）循证实践5A法：分析和调整

归根结底，最好的干预并不一定是有最高质量的临床试验证据支持的干预，而是对特定的患者有效的干预。有最佳证据支持的治疗是最好的初始治疗选择，但选择并实施初始治疗是干预决策的开始而不是结束。接下来重要的是衡量并分析，由于接受治疗，患者的获益（积极的行为改变）和危害（副作用、痛苦、其他健康行为恶化）有哪些。如果弊大于利引起不利影响，医生就需要考虑调整治疗方案、剂量或负责人。

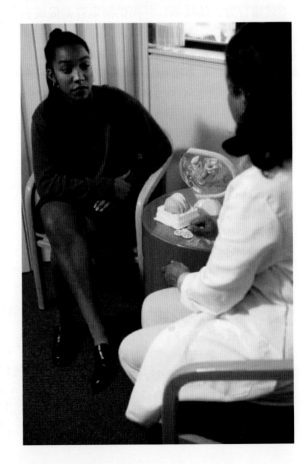

假如医生在临床实践中观察到的任何一种治疗的获益都比在研究中看到的要小，医生不必感到惊讶。造成这种差异的原因有很多，可能由于在实践过程中提供干预的医生缺乏良好的训练，或者对治疗质量的检查比较少，或由于治疗优先级的竞争关系，导致强化治疗不够。费用也可能是限制患者充分治疗的一个障碍；行为干预可能是很昂贵的，而对于这些服务，第三方保险往往支付力度小甚至根本不存在。对患者而言，自付的费用可能成为充分参与治疗的真正障碍。

三、建立基于证据支持的循证行为医学实践

预防医学的前景在于将循证行为实践变成现实。由于生活行为方式是慢性疾病主要的可预防因素，因此，通过整个医疗卫生系统在全生命周期对其进行有效的监测和治疗，是实现真正的初级预防的最大希望。适合临床工作流程的实用工具有助于在临床实践中系统地完成风险行为筛查。重新调整医疗团队成员所扮演的角色也许可以减轻医生的负担，并使干预系统更加高效和可靠。电子健康记录工具，如临床通知单或检查表，可以鼓励完成标准化的健康行为评估，用于筛查或追踪进展。连接到患者电子健康记录的互联网门户等工具，可以让患者在就诊前完成评估，并允许患者在一段时间内自我监控个人的病情进展。此外，还需要简化和加快将患者转诊给专业干预人员的过程，这样当患者需要的不仅仅是简单的行为治疗时，能够减少转诊的障碍。我们不能管理我们无法测量的东西，所以增加使用评估危险行为筛查和治疗的相关指标，能有效增强生活方式干预的有效性。这类指标有些已经存在并在不同程度上被使用（例如，在医疗保险和医疗补助服务中心等实体的报告项目中）。

整合现有的最佳研究、患者特征和资源，以这样的方式评估和干预风险行为，是实现综合治疗的途径，不仅可以管理疾病，还可以预防疾病。

四、推荐阅读

Fiore MC, Jaen CR, Baker TB, et al. *Treating Tobacco Use and Dependence*: *2008 Update*. Clinical Practice Guideline. Rockville, MD: U.S. Department of Health and Human Services. Public Health Service, May 2008.

Guyatt G, Rennie D, Meade MO, Cook DJ. *Users' Guides to the Medical Literature*: *A Manual for Evidence-Based Clinical Practice*, 3rd ed. New York: McGraw Hill Publishers; 2015.

Ryan DH, Kahan S. Guideline recommendations for obesity management. *Med Clin North Am* 2018; 102: 49-63.

Satterfield J, Spring B, Newhouse R, et al. Toward a transdisciplinary model of evidence-based practice. *Milbank Q* 2009; 87: 368-390.

Spring B. Evidence-based practice in clinical psychology: What it is; why it matters; what you need to know. *J Clin Psychol* 2007; 63 (7): 611-631.

Taggart J, Williams A, Dennis S, et al. A systematic review of interventions in primary care to improve health literacy for chronic disease behavioral risk factors. *BMC Fam Pract* 2012; 13: 49.

Tsai AG, Remmert JE, Butryn ML, Wadden TA. Treatment of obesity in primary care. *Med Clin North Am* 2018; 102 (1): 35-47.

World Health Organization. Toolkit for delivering the 5As and 5Rs brief tobacco control interventions in primary care. Geneva: World Health Organization; 2014.

五、网站

Centers for Disease Control and Prevention. https://www.cdc.gov/tobacco/campaign/tips/partners/health/hcp/index.html. Evidence-informed advice to health care professionals about how to help patients quit smoking. Accessed December 17, 2018.

Duke and UNC Chapel Hill Introduction to Evidence Based Practice. https://guides.mclibrary.duke.edu/ebmtutorial/home. Brief online tutorial and resources about evidence based practice. February 2014. Accessed December 27, 2018.

Evidence-Based Behavioral Practice. www.ebbp.org. Free online modules that illustrate the EBBP process for both individual clinical practice and public health. Accessed December 27, 2018.

U.S. Preventive Services Task Force. https://www.uspreventiveservicestaskforce.org/Page/Name/recommendations. Preventive care recommendations for primary care practitioners to intervene on chronic disease behavioral risk factors, mental health and substance abuse based on systematic evidence reviews performed by Agency for Health Care Research and Practice Centers.

叙事医学

一、引言

在一所繁忙的医学院里，一群医生、作家和教育工作者围坐在会议桌旁，匆忙地吃着午餐，为医学院学生整理课程材料，怀着兴奋或担忧的心情回顾第一年医学晤谈课程中刚刚发生的事情。越来越多的人聚集过来，房间开始安静下来。一位小说家提醒他们，今天他们正在读的是《水族馆》，是由一位叫亚历山大·海蒙的作家撰写的个人传记，讲述他的宝贝女儿因脑肿瘤去世的故事。大家的情绪由轻松转为沉重。一位资深的家庭医生叹了口气说道："我读这部小说的时候心情很沉重"，一位住院部医生则表示"它让我想跑回家去拥抱我的孩子"。

随着谈话的深入，小说家将大家的注意力引到小说的名字和主要形象上，这是作者对疾病和分离经历的重要隐喻。"整件事同水族馆相关"，一位内科医生兼文学学者认为。一位儿科医生说，"读这篇文章，你会感觉自己像个局外人"。

经过一番讨论后，小说家让大家描述一个曾去过的水族馆。大家拿出笔和纸，低着头，专心写了4分钟。时间到后，许多人想分享他们的作品。一些人朗读的水族馆的经历是关于海洋生物的异国情调。一位精神科医生和一位普通内科医生大声朗读了他们所写的内容：当他们在家庭或工作中感到孤独，无法与周围的人真正沟通的场景。有些人写道，作为医生，他们感觉自己就像在一个水族馆里；其他人则写下了在真实水族馆的经历。一位儿科医生反馈道："患者的体验就像是在一个鱼缸里；在故事中，医生们也在鱼缸里。"有位内科医生兼文学学者回答道："但这个故事是关于如何不被置于孤立无援的境地。它让你瞥见了鱼缸，还说，然后你就可以写了。这开启了一种新的谈论方式，可以充分运用想象力和文字的力量。"

二、什么是叙事医学

这次会议是该小组每周日常工作的一个典型例子。他们是医学教育工作者、临床医学基础学院（哥伦比亚大学的"博士"课程）的工作人员，他们运用叙事医学技术提高临床技能，深化教学，反思工作。叙事医学是医学与文学研究相结合而发展起来的，其目的是通过对患病故事的认知、吸收、理解、诠释以及感动来加强临床实践的叙事能力。其统一的原则是自我叙事的提供和听取是医疗的核心事件——无论提供叙事的是患者、家庭成员、学生、医生还是大众，也无论听取叙事的是办公室里的医生、教学会议中的同行、诊所中的多学科团队或国会关于健康改革的听证会等。尽管叙事医学在2000年才诞生，但在人文医学以及基本医疗的努力促进下，很快从发源地哥伦比亚大学传播至全美和国外。叙事医学综合了人文科学、社会科学和行为科学的理论和方法，在学科之间架起了一座桥梁。更重要的是，它支持认知、行为、想象、审美和情感状态的整合，满足了工作卓有成效的那些医生的期望。

叙事医学涵盖以下3项广泛且同时发生的活动：注意，再现和联系（译者注：有译为归属）。将这些活动概念化后指导临床和教学实践，可以在自我、患者、学生、同事和医学服务的公众之间建立联系。我们将首先定义这些活动，然后再举一些实际的例子。

（一）注意

注意是一种接受状态，倾听者、听众或读者可以通过这种状态接受另一个人的叙述。为了达到注意的状态，接受者应密切而深入地关注叙事者，无论此人是患者、学生、小说家、诗人，还是画家、作曲家。接受者不是要抹去自己，而是要提供自我的轮廓作为接受信息的容器，将正念与好奇心结合起来，捕捉到对方传递的所有信息，不忽视任何言语、沉默、手势或情绪，不忽视遭遇过程中获得的任何证据。

（二）再现

再现包括了任何细心的见证者为接收到的内容赋予形式的手段，通常是通过语言的形式进行的，如编写故事、画小插图或写病程记录等（虽然也有视觉表现方法，但这里仅讨论书面表达）。所表达的内容能够被作者、所再现的主体或其他人读懂。正如精神分析学家汉斯·勒沃德所说，写作是一种将非物质转化为物质的行为，它使作者在写作过程中了解到之前未知的东西，再传递给他人。

（三）联系

联系是所有临床活动的最终目标，包括在患者与医生、医生与同事、医生与学生、医务人员与所服务的公众之间建立联系。强大的联系是治愈的基础。

在整个过程中，上述活动彼此强化，注意力集中会提升再现效果，再现力增强反过来也促进了注意的集中，两者均会促进联系的建立。医生和患者写下关于临床事件的记录。医学生写关于早期临床实践的反思性文章，他们的老师通过最新学习的精读技巧阅读这些文章。患者和医生建立写作小组，写下他们与疾病有关的经历。多学科团队在病房或诊所工作时，可以发挥团队协作能力。这些方法让我们能够理解那些通常让我们彼此隔离开来的分歧，让我们能够共同认识到人类的痛苦以及减轻痛苦的愿望。

三、叙事医学在临床实践中的应用

在咨询了哥伦比亚大学临床医学基础课程的所有教师后，我们编制了一份采用叙事方法在临床实践中完成的目标表（表47-1）。从我们的受访者的陈述中可以更好地理解我们列出的目标。我们根据前文所述三类活动将这些目标进行分类，很容易看到，这些活动经常交织、同时发生。

表47-1 叙事医学的活动

注意：
自我意识和自我照护
认识患者
认识同事
再现：
写作是一种探索
在文本的感悟中写作
与患者一起写作
联系：
医患联系
同事联系
人际联系

（一）注意

 案例1：自我意识和自我照护

几年前，我碰到一位退休的医务人员，我发现照顾他非常困难……我尝试了各种方法想让她明白，她的各种不适可能是由潜在的未经治疗的抑郁焦虑引起的，但失败了。她觉得我没有给予她足够的医疗照护。我觉得非常沮丧和无力。因为她对我的印象不太好，我建议她换一位医生就诊。在此之后不久，我在我们的叙事医学小组中反思并写下了关于这位患者的事情，与其他人进行了分享。通过写作，我分析了事情的经过，更深入地理解了对我来说重要的事情。作为一名临床医生，我觉得自己失败了，因为我放弃了患者。同时作为一名教育工作者，我感到特别羞耻，因为我自己都没能成功处理医患关系，又怎么去教学生如何与"困难的患者"沟通。在书写和讲述自己故事的过程中，其他人与我的经历发生了关联并使我明白我的体验很正常。这让我能够原谅自己，并且对以往自我评判过于苛刻进行了反思。从事业中，我发现了自己的人性。（一位普通内科医生撰写）

案例2：认识患者

我刚刚经历大量的叙事医学练习。当我走进诊室看到一叠病历时，我感到更多的是兴奋而不是压力。我认为这是一个可以聆听患者故事的机会，而不是工作负担。那天下午我见到了一对母子，孩子有一个几乎不需要治疗的小切口。按照我以前的习惯（当时还有许多患者在等待）会给他们抗生素软膏，告诉孩子要远离剪刀等锐器。然而那时我想到了更多的问题，我试着站在母亲的角度了解这件事。我意识到我可能不了解完整的故事，我进一步探索，更专心地倾听，发现了她带孩子来医院的真正原因。原来母亲把抗HIV阳性的寄宿者带进了她的公寓。这些寄宿者曾多次发生暴力冲突，其中包括使用剪刀。她要求他们搬出去，在搬家期间，她的儿子拿到了剪刀并割伤了自己的手，这才是她真正害怕的地方。通过使用叙事医学的能力了解了完整的故事，使我能够解决患者真正需要解决的问题。（一位普通儿科医生撰写）

（二）再现

案例3：写作是一种探索

我们被要求记录一个让我们觉得困难的患者。我之前从未以这种方式记录患者，也从来没有真正花时间去思考为什么我对某些患者会有这样的反应。找到这类患者很容易，当你在日程安排上看到他们的名字的时候，你会希望他那天不要出现。那天我写的是一个几乎没有"真正"健康问题的患者，但她总是试图用身体不适来掩盖她看病的原因。在我写作的时候，我发现我其实挺喜欢她。在写了关于她的文章之后，我对这种情况感到不那么沮丧了。我其实是欢迎她来我的门诊的，但我觉得我需要知道我的角色是什么以及我对她的责任是什么。我想我一定给她提供了帮助，她反复来我的门诊一定是有原因的。我感到很荣幸。现在，她已经不是我的患者了，

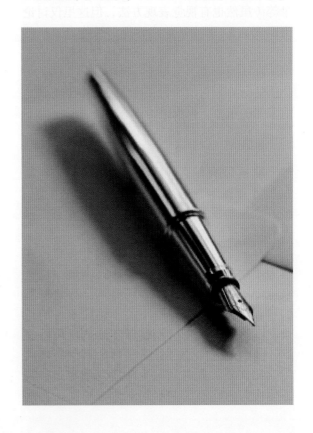

我却有点想念她。我之前的怨恨变成了一种感恩。通过第一次写关于患者的文章，我开始了解，自己作为医生的经历也可以写作。（一位从事学生健康工作的家庭医生撰写）

案例4：与患者一起写作

我为一名53岁的企业高管做了10年的内科/内分泌科医生，她忽然顺便提起，当她来到我的门诊时，有时会想起她已故的姐姐。我默默地想，是不是更年期的紧张情绪和有关死亡的想法唤起了她对逝者的追忆，特别是对于姐姐。我建议她可以写下为什么会将我们的会面与她姐姐的死亡联系在一起，也许她会从中受益。1个月后，她带来了写好的文章，希望同我分享她的想法和记忆。她清晰地回忆起10年前，我是第一个在询问她家族史时给她足够时间回答的医生。她提起她的姐姐在30年前自杀的事情，那时她们都还是青少年。她有时甚至会有点想要和我一起探索关于她姐姐早逝的记忆，然后也许去看一下心理医生。但直到现在，把她姐姐和她自己对情绪的担忧写下来之后，她才有勇气开始这样做。（一位私人诊所的内科/内分泌科医生撰写）

（三）联系

案例5：与患者建立联系

我为医院的医护人员举办了一次叙事医学研讨会，其中3个人恰巧是我的内科患者。我们每个月都聚在一起阅读，然后在阅读后的感悟中写作。有一次，我选择了雷切尔·哈达斯的一首诗《男高音和汽车》作为分享。在诗中诗人传达了常春藤和墙壁之间的密切关系，爬上了墙壁的常春藤，依附于墙壁，同时又装饰和摧毁了墙壁。尽管没有具体说明，但意象暗示了亲密的个人关系是对立统一的，关系双方都扮演着双重角色。有医护人员写了他们在医院照顾那些需要他人照顾的人。我的一位患者正面临极具挑战的健康问题，她找到了面对该问题所需要的极大的韧性和勇气。她写到，这首诗对她来说像是她自己对即将到来的婚姻许下的誓言，反过来意味着相互的勇气和慷慨。这不仅仅对于作者的爱情关系，而且对所有其他成员来说，都是一种令人震惊的表达，能够看到这首短诗的影响力有多大。（一位在诊所实习的内科医生撰写）

案例6：与患者和家属建立联系

儿童心脏病专科医生的最终目标是让患儿和家庭获得最好的结果。在为患者诊疗的过程中，医生不断地变化着角色：从医学图像和数据的解释者，转变为对患儿诊断和预后的描述者，再到聆听患儿父母讲述他们的生活经历和所能提供支持的倾听者，再至整合上述信息引导家长做出最终决定的参与者。在每个过程中，共情、想象、观察及站在患者的角度考量等叙事医学技巧让医生能满足患者的个体需求，形成同患者合作的纽带，为患儿家庭紧张的医疗过程提供帮助。（一位儿童心脏超声专家撰写）

四、我们为何阅读写作

上面的例子展示了叙事医学的部分指导目标和力量。作为一个基于文本的学科，叙事医学将学生培养成近距离读者和作家，进入他人的叙事世界，从别人的角度理解这些世界，与这些世界的主人共同创造深层次的意义，并在此过程中汲取营养不断成长。遵循每个词都很重要的原则，细心的读者会研究文本的形式特征，它的体裁、措辞、时间结构、隐喻及叙事策略等，以便接收所写内容的完整"信息"。无论是阅读亚历山大·海蒙的《水族馆》还是斯蒂芬·金的惊悚小说，读者沉浸于文字之中，思考着故事为什么是以这种方式讲述，或者为什么它会引发特定的情绪或想法。认真的读者可能会与他人一起阅读或阅读他人的评论，以了解他人的想法。读者学会将文字作为一个实体来尊重，并将其作为自己强有力的一面镜子。在临床实践中，这些阅读中的技巧转变为强大的实践技巧，能够更好地倾听和捕捉患者的语言、沉默、肢体所传达的信息。读者/倾听者能够以开放、好奇的心态进入患者的世界，更有效地理解事情的全貌，对事件提出合理假设，对陌生事物也更具包容性，并最终与患者建立联系。读者/倾听者寻找同事聚在一起，个人的理解经过叙事医学会议交流会变得丰富多彩。

医生对我们所提问题的回答，恰恰表明叙事医学在实践中发展了多种写作形式。在任何情况下，作者都需要读者。叙事医学项目中的教师，类似与同事一起写作那样，接受了精读训练。其中任何一员撰写的内容，都会由同事们仔细而娴熟地阅读或倾听。通过培养教师的阅读能力，我们可以确保，当学生撰写经历时，他们的文字能被仔细而娴熟地阅读。我们为教师提供"读者指南"而不是评分量表，以便他们能关注学生表达的内容，不是判断和评价学生的反思水平，而是充分仔细地阅读文本，然后能够说出看到了什么。

一些反思性写作练习采取实用手段，将注意力集中在特定的临床情况上——写下具有挑战性的患者，写一个令你深思的患者，或者写一个你喜爱的患者。其他能让医生和患者投入的写作似乎离临床实践较远，但它们也直接反映了写作者提供或接受医疗的能力。通常来说，写作是从为小组成员分享阅读开始的，一首诗、一段小说、一篇短篇小说、一段实习生的进步笔记、一段祷告等。叙事医学小组采用精读的技巧，考察文本的形式、隐喻、节奏、情绪和动作。这部分叙事医学课程让人感觉有点类似英语课。但与英语教师不同的是，叙事医学教师会提供写作提示，邀请大家思考自身经历的某些方面。创造写作提示是叙事医学教学中最难的部分，因为它必须是一种简洁有力的邀请，将学习者的思维延伸到文字的"要点"和读者的内心。

以下是几个例子。

弗雷德·克利夫顿之死
露西尔·克利夫顿
1984年11月10日，49岁
"我似乎被拖至我的内心深处，
将其他的都留给了我的妻子。
目之所见都异常的清晰，
虽然我没有眼睛，
却能看清。
我在上升、旋转，
通过我的皮肤，
我能感受到周围的无形之物，
最终，是事情本身。"

在教授这首诗时有时使用的提示是："写下事物本身。"最近，我们中的一员采用这个提示在一个缓和医疗团队教授了这首诗。无论这些医生经历了多少死亡，他们都会写下自己生活中的"事情本身"。一位重症监护室医生写了四个词："爱，家庭，工作，快乐。"我们之中有人听过这些话后告诉他，自己刚刚把这些话写在了家族徽章上。就好像他在自我边缘找到了一条直达本质的路线，从而将垂死患者的困境与他自己对生命意义的探索直接联系起来。

一本关于叙事医学的书提供了一段由爱德华多·加莱亚诺撰写的故事，作者亚瑟·弗兰克说自己几年前就已经听到了这个故事，常常思考并同人分享。

费尔南多·席尔瓦在马那瓜经营儿童医院。圣诞节前夜，他工作到深夜。当他决定离开的时候，他听到了烟花爆竹的声音，发现烟花照亮了天空。他想着家人们在家等待着他。

当最后一次环顾四周，检查一切是否井井有条时，他听到身后轻轻的脚步声。他回头发现一个生病的孩子跟着他。在昏暗的灯光下，他认出了那个孤独的孩子。这是一张濒临死亡的面庞，双目带着祈祷。

费尔南多走到他身边，男孩伸出了手。

"告诉别人……"小孩低声说，"告诉别人我在这里。"

我们在此故事中使用的提示，来自弗兰克关于故事对读者影响的解释，即"写一篇能打动你的故事"，这个故事可以是至今记忆犹新的临床事件，也可以是童年的回忆、童话故事或福音书中的寓言。

我们希望这些关于写作提示的例子能说明叙事医学写作的作用。不是要求学习者关注文字本身，而是关注情感、思路以及小组经历的对话。在文本的感悟中写作，意味着可以进入强大的沉思和反思状态——如果认真关注好的文本或艺术作品，可以很快进入这种状态。精读可能是一种冥想形式，读者全神贯注于文章的全部，不仅仅是语言传输，还有它的音乐，它与其他文本的呼应，它的平衡，它的震荡，它的形式。读者被故事俘获，被带到了新的境界，那是一种如果舍弃最初的阅读，他们自己写作时难以达到的境地。换一种说法就是，读者很快就会被文本所渗透，然后延伸渗透到自我。我们知道，在欣赏伟大的艺术作品或音乐作品时可以达到这样的境界。这促进了将医学生带到艺术博物馆或交响乐大厅的活动，这些发现推动了最近的一种趋势，即把医学生带到艺术博物馆或交响乐大厅，不是为了教化他们，而是让他们直面不同的伟大的美，这种直面总是能够让他们更接近世界和自己的内心。

这些来自叙事医学的例子显示了从简单阅读和写作练习中能够获得的快乐和自由。当写作者大声朗读自己在文本的感悟中写下的作品时，小组成员的思想不仅会延伸到文字上，也会延伸到作者身上。正如勒沃德描述的那样，写作是一种探索，学习者会获得他们知道却并没有意识到自己知道的东西。然后，他们接受了将这种"新知"暴露给自己和听众的风险，因而加强了自我意识以及与同辈间的联系。如果叙事医学小组由身份不同的人组成——护士、社会工作者、患者、医生、行政人员，可能在同一个小组中——阅读和写作活动会使他们从通常状况下将他们分隔开来的差异中解脱出来。抛开包围着他们的层级结构，他们在读和写方面是平等的。

五、叙事医学教学

当理解了叙事医学方法有助于实现重要的临床目标之后，我们转向了在教学实践中使用叙事医学方法。教育目标与临床目标是并行的。在这里，我们沿着职业发展序列展示教学经验，从医学预科生开始，到高级住院医生结束，展现每个例子中涉及的活动和达到的具体目标。

 案例7：医学预科生——再现（写作是一种探索）

一名医学预科生来我的办公室学习。她是艺术史专业毕业，正在攻读国际健康硕士学位。在门诊跟诊后她写了笔记（类似于人类学家写的实地笔记），我发现她"获知"了我和患者之间发生的事情，关注到我没有注意到的细节。她在医学院申请时提交的第一份个人陈述，是一份有关国际卫生运动和医疗改革的机敏而干脆的陈述。然后，在写了一个月关于她在办公室目睹的事情后，她完全修改了自己的陈述。接触患者对自身的说法以及我在医疗中的叙事常规，使她改变了对于患者真正需要什么和医生能做些什么来帮助患者的看法。

案例8：一年级医学生——注意（自我意识）

上周，一名医学生在课堂上讲述了观看一名患者在全班面前被接诊的经历。这听起来像是一个传统的"病例演示"环节，患者完全处于被动状态，手足无措，而医生则似乎无所不能。她讲述这个故事时哭了，整个小组都产生了共鸣。昨天我在地铁上碰到她时，她告诉我她没有意识到自己有多难过。但分享这段经历有助于她认识并思考为什么这件事让她如此不安。

案例9：一年级医学生——联系（与同伴）

（一年级医学生）面对标准化患者时是充满活力与热情的，她开始表现很好，自我介绍并控制节奏。患者沉默寡言，情绪低落，但学生无法改变语气来回应患者的提示。她继续热情地接诊，但她的热情和活力将患者推得越来越远。

课程在继续，她的热情没有减弱。在与一位更安静、沮丧或烦恼的患者晤谈时，她在继续努力管理自己活泼的举止。她告诉我，她表面上的行为实际上是为了掩盖自己对于与患者互动的极度焦虑，她常常近乎狂躁的晤谈表现是她在接诊患者时想保护自己不致崩溃的结果。她写下与患者的遭遇，并经常向全班分享她所写的内容。

她写了接受焦虑，学习读懂身体的表现，如湿冷的手掌：狂跳的心脏。她写道，她已经学会了只去感受这些感觉，而不让它们遮蔽她需要对患者说的话或为患者做的事。她写到，她已经学会了放下接诊患者的焦虑，转而去感受照顾患者的

兴奋。

她一直在写接诊时的感受，她能够更好地控制自己，更有尊严和更专业地接诊患者，这种客观能力有了显著提高。她依然充满热情，但能控制自己的能量。我相信，她用叙事医学写作来表达自己对接诊的感受，使得她能够以一种前所未有的方式来看待自己，虽然她的导师或同伴以往曾多次对她的晤谈技巧给予评论。通过叙事获得的自我反思使她经历了一次真正的变革，这将有利于她未来的医生职业生涯。

案例10：二年级医学生——再现（写作是一种探索），注意（自我意识和自我照护）

在读完弗兰克的书中关于垂死的孩子那一段后，我邀请我的学生写一个关于他们的故事。有一名学生在我们的小组讨论时没有透露她在童年时曾经有一个兄弟患重病后来去世的事情。在有机会写作之前，这位学生没有透露过自己在被要求为家人争取医疗时所扮演的挑战性角色。写作这篇文章她有什么获益呢？写作让她认识到，这些事和她在其中扮演的角色造就了她，也是她当初从医的部分原因。

案例11：三年级医学生——注意（自我意识），联系（与同伴）

在三年级医学生进行内科轮转之前，我每周用一节课的时间请学生利用平行图表写下他们认为对患者至关重要的照护，但又不属于医院已有规定的一部分。有一名学生对写作是一种探索的想法感到愤怒，她说她讨厌写作，她只想以长期的方式进行沉思和自我反省。我请她在课堂上简单列出她穿过乔治·华盛顿大桥时脑海中闪

现过的事情。她这样做了，写下了闪着光芒的文字，充满了图像的片段，凝聚出脆弱的意义。我告诉她，她正在写诗。她开始将诗歌带到我们的课堂。当她带来狄兰·托马斯的《不要温柔地走进那个美好的夜晚》与同学们一起阅读时，她在照顾一位临终患者方面取得了突破。她第一次放下自己对患者治疗的观点，能够去理解患者及其家人坚持积极治疗的意愿。

案例12：四年级医学生——注意（自我意识），建立联系（与患者）

（在一个写作研讨会中，我让医学生从他人的角度来写一个复杂情况）一名学生说，她从"如果自己是患者"的角度来想象他，结果改变了她的一切。患者让她哭了，她说，这是几年前的事了，她无法忘记患者对他的敌意。但当她从他的角度写作时，突然觉得她能理解他为什么对她无礼了，即使这只是她想象的原因。这就足够了，她感觉好多了。毕竟这种无礼不是因为她。

案例13：医院管理者——注意（对患者，自我意识）

我尽量不去打扰那些正在忙着的住院医生，他可能还有很多字没有签，而他的患者可能就是想要见见消化科医生，即使她去年在多米尼加共和国做的结肠镜检查是完全正常的。"太奇怪了，"我说，下意识地没有要求医生进行鉴别诊断。"你觉得这里发生了什么？为什么这位38岁的女性一定要转诊？"住院医生看着我，列出了一些可能性，包括了对家庭暴力或强迫性性行为的担心，然后他停下来，看着我。"你为什么不问她在担心什么？"我说。她耸耸肩，几分钟后她回来了，整个人容光

焕发，"我知道啦！她的岳母患有结肠癌，她担心自己也会患上结肠癌！"这种患者叙事的方式并没有破坏医学推理或流行病学方法。它只是简单地考虑了具体情境，我相信可以节省大量的时间和金钱。作为一名督导者和教师，如果采用同样的立场对待我的学生，他实际上也在告诉我一个故事，如果我允许自己首先作为信息接收者，而不是教练，那么我可能就是在做出榜样行为，而这种行为正是我希望他们能够在临床工作中做到的。

六、叙事医学的目的是什么

以上看到了我们学校和教学医院的职业发展序列中学习者的展示。叙事医学已经成为我们的教学和实践方法之一，学生们通过纵向课程学习，不断加深和细化自己的技能。从医学预科生和一年级医学生关于在工作和课堂某些讲座中之"所见"的早期经验，学生们逐步发展出更重要的自我讲述和自传体真理的形成力量。他们发现同伴是自己经历的宝贵的见证人和确认者。他们的文字和聆听技能将成为他们作为医生和个人生活中的宝贵资源。更有经验的学生用自己的方式写下病房医疗中不可避免的冲击和悲伤。通过以他们不断发展的写作能力转而面对与患者的实际冲突或困境，他们开始使用这些技巧与患者建立真正的联系，然后解决临床问题。

菲利普·拉金的一首短诗给了我们询问的勇气，《叙事医学的目的是什么？》

> 日子，
> 日子的目的是什么？
> 日子是我们生活的地方，
> 它们来到，叫醒我们，
> 一次又一次。
> 能在其中让我们欣喜，
> 如果没有日子，我们生活在哪里？
> 啊，为了解决这个问题，

请叫来牧师和医生。
穿着长长的外套，
在田野里奔跑。

无论在临床实践还是在课堂或病房教学中，上面引用的例子都很好地展示了叙事常规在医疗实践中的效用和优势。我们希望你能发现我们与患者、同事及学生之间工作的相似性。我们利用这些技能在实践中给我们带来的好处，为我们教授这些技能提供动力。临床叙事经验为我们自己提供了一个继续发展这些技能、研究他人成果并传达给学习者的机会。

七、叙事医学成果研究

为了了解学生叙事医学工作随时间推移的纵向影响，以加强反思能力，哥伦比亚大学的教师们创建了一个为期4年的课程，称为"档案袋"。为配合当前课程的主题，如临床接触中对多重视角的认识，我们选择了与学生医学院经历相对应的叙事文本。我们通过学期末的元反思练习来强化这一课程，在这一练习中，学生们被要求回顾他们的作品集，并根据提示写作："把你的文章想象成一面镜子；写下你所看到的。"因为这种元反思的素材是学生自己的作品，这些作品是学生在课堂上自发地写下来的，开放式的提示旨在激发创造力，提高了注意力和自我发现的可能性，并使学生对其个人和职业的发展获得新的看法。

 案例14：医学生——再现（为探索而写作）

"跨过时间的长河回顾我以前的作品，真的很有趣。我喜欢那个写文章的人，即使我已经不再是那个人了。我不确定那个女人会成为什么样的医生，我想是因为我已经感觉到了和她之间的距离。我想她会成为一位伟大的医生：有点天真，但非常

乐观，关心他人，体贴他人，同时充满希望。"

 案例15：医学生——注意（自我意识）

"我这学期写作中反复出现的一个主题就是焦虑。我进入医学院就像一个孩子跑进迪斯尼乐园的大门。5个月后，这种兴奋已经被洪水般的不确定性、不安全感和事后猜疑所淹没。"

除了学生回顾自己的写作之外，有一个能够从学生作品中见证发现的读者也至关重要。在我们的档案袋课程中，每个学生在与他或她的叙事医学导师间长期的互动关系中，学习不断深化，导师会阅读学生的元反思及其选择的其他内容。导师反馈是单独会面的基础，这些反馈显然不是评价，而是依赖于精读方法的观察和表述。

 案例16：医学生——联系（与教师），注意（自我意识）

"我最早的（元反思），也是我们写的第一篇，写的比较模糊。后来的就比较具体了，通常是对即将发生的事情的焦虑，可能更多的是关于我的心理而不是其他。我越来越了解我的导师，这很重要，我认为他很了不起。知道这个人会读到我写的内容，会做出反应，而且会尊重我，这些对我来说有着很大的影响。"

为了了解档案袋对学生反思能力的影响，一组教师进行了一项定性研究，研究了一个医学生队列的元反思。通过扎根理论、迭代常数比较法，并在学生写作产生的概念再现的指引下，研究团队一起编制了代码和代码

族。通过对班级97名学生（占全班的73%）的反思研究，研究小组确定了学生们对认知（共情、自我意识）和应对（内在变化、两面性、怀疑、提问）等主题的关注程度。这项成果研究使我们能够与学生一起去完善档案袋项目的体系结构，并对学生的快乐和挑战做出更积极的回应。

叙事医学方法在教学中的效果，以及在临床实践中的效果，都在进行着严谨的研究。正如本章介绍的几个案例所示，叙事医学有望在多方面改善临床实践。哥伦比亚大学和其他地方先前的研究记录了叙事医学在各种住院场景的具体效果，包括提高团队的凝聚力、改善处理问题的视角、减少临床医生的情绪耗竭等。

我们已经在门诊环境中实施和评估了叙事医学干预，并探讨了可行性、有效方案设计和不同结局。其中一项工作是在纽约市的3个学术性基本医疗诊所实施和评估的一项为期1年的叙事医学项目，该项目由小乔赛亚·梅西基金会资助。在这个项目开始的时候，我们和临床主任讨论了他们的预期。主任们认为，获益可以是多方面的，包括帮助改善跨专业的临床协作，将临床工作与有意义的目标重新联系起来，并提供机会反思重要的临床经验。

在我们的项目中，我们每月花30分钟时间在所需的跨专业团队会议期间进行叙事医学交流。团队中包括主治医生、住院医生、护士、社会工作者、护理助理和其他工作人员在内的所有工作人员都参加。我们要求小组成员都参与创作（包括诗歌、艺术和电影），按照开放式写作提示来写作并相互分享作品。

案例17：临床医疗团队——注意（认识同事），再现（在文本的感悟中写作），建立联系（同事之间）

我们在一家基本医疗诊所的叙事医学交流会上读了唐纳德·霍尔的诗《船在颠簸》。这首诗是以第一人称写的，他去医院探望患病妻子，他把医院（也许也是一个人的人生旅程）比作一艘船，承诺前往安全的港口，然而在诗的结尾，我们意识到这艘船其实从未离开过港口。

尽管这首诗描写的内容很悲哀，但这群人被吸引了。一位社区卫生工作者开始没有发言，后来她主动提出来将这首诗再读一遍，以便更好地理解它。她认为，这"描述了医院的日常生活"和患者所面临的"不确定性"。该小组继续探索不确定性的概念及其对医务人员临床工作的影响。负责做会议记录的研究助理在反思中写道："每个人都在工作坊中发言，那些在小组会上没有发言的人也都自愿参加到讨论中了，这也说明了工作坊是如何为他们提供分享空间的。"

我们发现，叙事医学是可行的，即使在繁忙的城市基本医疗实践中也一样。员工积极参与，不同专业员工定期出席并积极参与。大家都认为这种方式"是有意义的"，甚至有"促进恢复"的作用。工作人员指出跨专业和平等的交流是很重要的。项目的成功取决于行政领导的支持和是否有专业的指导者。这种混合方法的可行性研究为后续的实施研究铺平了道路。

八、结论

叙事医学领域在持续地寻找洞察力、联系和归属。随着美国的医疗卫生服务越来越受到公司控制以及行政官僚化，认真倾听患者故事的时间越来越少。按绩效付费制度和收入优先制使得医生无法深入了解患者的生活经历，而这些经历会影响他们的健康。随着人们对健康差异的结构性原因了解得越来越多，需要更多的行动和宣传，以实现医疗公正公平的首要目标。我们建议，叙事训练能够使经验丰富的医生和初出茅庐的医生都能看到痛苦，能致力于医疗公正，为同伴和患者提供帮助，来了解自我，与患者和同伴进行治疗性接触，而这些在我们现有的为患者提供诊疗的服务体系中已经非常缺乏了，这是非常危险的。

九、致谢

我们感谢K07研讨会的教师同事以及哥伦比亚大学内外科医学院临床医学基础课程的学生。这项工作得到NIH（NHLBI R25 HL108014）的支持，课题为"在临床环境中实施行为和社会科学：高效的团队式患者照护的全机构教学"。

十、推荐阅读

Berthoff AE. Learning the uses of chaos. In: *The Making of Meaning*: *Metaphors, Models, and Maxims for Writing Teachers*. Montclair, NJ: Boynton/Cook Publishers; 1981: 647-651.

Charon R. *Narrative Medicine: Honoring the Stories of Illness*. New York, NY: Oxford University Press; 2006.

Charon R, DasGupta S, Hermann N, et al. The principles and practice of narrative medicine. New York, NY: Oxford University Press; 2017.

Clifton L. *Blessing the Boats*: *New and Selected Poems 1988-2000*. Rochester, NY: BOA Editions; 2000: 51.

Epstein R. *Attending*: *Medicine, Mindfulness, and Humanity*. New York, NY: Scribner; 2017.

Hemon, A. The aquarium: a child's isolating illness. *The New Yorker*, June 13 & 20, 2011: 50-62.

Larkin P. Days. In: Thwaite A, ed. *Collected Poems*. London, UK: Farrar Straus Giroux and the Marvell Press; 1989: 98.

Merleau-Ponty M. Cézanne's doubt. In: *Sense and Nonsense*. Chicago, IL: Northwestern University Press; 1964: 9-25.

Santayana G. *The Sense of Beauty*: *Being the Outline of Aesthetic Theory*. New York, NY: Dover Publications; 1955.

Weil S. *Waiting for God*, translated by Craufurd E. New York, NY: Harper & Row; 1951.

职业素养教育

Richard M. Frankel, PhD & Frederic W. Hafferty, PhD

一、职业素养教育面临的主要挑战

过去80年来，人们对医学作为一种职业的地位越来越担忧。到了20世纪90年代末，许多专家认为，医学已经变得自私和孤立，侵犯了社会信任，并有失去其引以为豪的专业地位的危险。尽管医学的觉醒速度缓慢，但在21世纪的最初十年里，一系列旨在定义、评估医学教育课堂、临床实践环境和教师专业发展中的专业精神并使之制度化的行动成为标志。例如，到2000年，几乎所有医学院和住院医生项目都实施了某种形式的职业素养课程。

医学职业素养面临着许多挑战。或许最重要的一点是学习者需要将"课堂"上教授的职业素养（包括制度、章程、胜任力以及课程中所含的职业精神）与学生在临床环境中观察和体验到的更高年资医生和教师日常表现所示范的职业素养结合起来。从根本上讲，这是一个典型的隐性课程问题，是横亘在规范职业素养教育的努力与学员日常或每时每刻的生活经历之间的一道鸿沟。在某些情况下，这个鸿沟已经大到足以导致学员"抵制"和否定正式的职业素养课程。成功地开发和实施整合了正式和非正式或隐性课程要素的职业素养教学方法，仍然是一个亟待解决的问题。

基于胜任力的医学教育进一步界定、标化和评估了职业素养。毕业后医学教育认证委员会（ACGME）的职业素养能力强调职业品质、高度的责任感、与人打交道时的人道主义和利他主义（将患者的利益置于自身利益之上）。目前，已有许多正式的职业素养课程、评估工具和文献（参见拓展阅读网站和推荐阅读）可供参考。尽管针对正式课程与非正式课程的挑战依然存在，但这些资源明确了职业素养的重要方面，并指出了进一步开发课程的方向。

职业素养要求对医生多方面的行为进行关注，包括坦诚沟通、保密、破坏性行为、承担责任、沟通时尊重患者和同事、给予或接受反馈、盛气凌人、性骚扰、个人仪表和着装等。在本节中，我们关注3个主要的职业素养问题：社交媒体的不当使用、剽窃和越界。我们先对上述问题进行定义，然后分别用一个或多个案例进行阐释。在每个问题讨论的末尾，我们将从以下4个方面对教育或制度影响进行评论：①正式/非正式课程；②教师发展；③机构响应；④补救措施。

二、社交媒体问题

（一）社交媒体

信息技术爆炸性的发展，尤其是社交媒体的应用，对职业素养提出了新的挑战。在公开的社交媒体网站上分享患者的隐私信息，张贴不适当的个人信息，在查房、讲座或其他教学活动等不适宜的时间使用社交媒体，以及超越职业界限如在社交媒体网站与患者"加好友"等，这些近来医学生和住院医生群体中的问题行为受到了关注。"千禧一代"或Y一代（出生于1980—1994年的人），包括医学生、住院医生、专培生、年轻的专科医生等，几乎一直在使用社交媒体。据估计，仅在美国，就有超过1.7亿的脸书（Facebook）用户，而且这个数字还在迅速增长。这种交流方式已经取代了电话甚至电子邮件等其他交流形式，后者在年长的同事中更为常用。在社交媒体领域，普伦斯基称年长的教师职员们是"数字移民"，而伴随数字技术成长的年轻一代则为"数字原住民"。既能够充分利用社交媒体带来的好处，又能够理解其固有的风险，这对于本科生和毕业后教育来说仍然是一个挑战。

 案例1："只是点击了一下鼠标"

一名医学生报告说：最近我在Facebook上开了一个无礼且无趣的"医生玩笑"给我的朋友们看。另一名医学生看到后认为这个帖子非常不专业，而且对学校造成了潜在的负面影响，因此提请了学校管理者的注意。由于我的这一行为，我被学生促进委员会通报，并且面临着因不符合医学生身份的行为而被退学的可能性。

由于这次经历，我深刻地意识到社交网络的吸引力、危险性以及它潜在的危害。自从罗格斯大学的一名学生因泄露自己的信息而自杀的案件在社交网站上流传以来，我逐渐意识到，我有责任去理解，只是点击一下鼠标就足以危及我作为医生的整个未来。（二年级医学生）

上述文字是由一名二年级的医学生和他的班长写的，发表在印第安纳大学医学院的每周电子通讯上，该通讯会发送给九个不同校区约2500名医学教职员工。这篇文章是在这名学生因违背职业素养的行为被传唤后撰写的，在与学校胜任力总监一起成功补救后，他才被允许留在了学校。在与两位教师谈话之后，该生主动写下了这篇文章，目的是警示其他学生在社交网站发布信息的隐患。另外，该生还自愿在即将入学的新生班级讲述了他的这段经历。

（二）教育与制度启示

1. 正式/非正式课程

（1）许多医学生和住院医生都没有意识到社交媒介的风险。例如，一项由医学生和住院医生参与的网络言论调查显示，只有37.5%的人将自己的Facebook页面设置为隐私。

● 加强教育是有效的。一所学校针对互联网隐私问题对学生进行教育干预，结果学生的Facebook公共访问页面下降了85%。

（2）非正式课程中的职业行为榜样示范

● 以尊重的态度与学生进行沟通，了解他们使用社交媒体的方式和原因，有助于改变其行为或思维。

● 招募那些有网络使用相关职业素养问题经验的学生做引导，可能帮助学生认识到这个问题是很重要的，会影响到他们的同伴和同事。

2. 教师发展

最近大众媒体上的一系列文章和对国家医疗委员会处理相应事件的行动研究显示，教师群体中对于社交媒体的不当使用与日俱增。

● 主要针对学生和员工使用和滥用社交媒体的教师发展项目，将有助于提高教师对相关风险的认识。

● 鼓励教师在使用智能手机和其他手持设备方面以身作则，也可以有效地协助解决不恰当应用社交媒体的问题。

3. 机构响应

（1）应用社交媒体的医学生逐渐增加。

（2）学校监管人员针对社交媒体的使用率及应用的合理/非合理性进行调查，可以帮助学校了解医学生、住院医生、教师的社交媒体应用情况，并有助于制定政策。

（3）鲜有学校制定针对社交网络方面的书面规章制度，有证据表明对此有明文规定的学校在处理违规问题时会更容易些。

（4）根据学校规模及问题行为的范围制

定相应的书面规章制度，将使学校未来处理相关问题时更有针对性、更妥当。

（5）在制度制定过程中，学生、住院医生及年轻教师的共同参与，将有利于日后制度的实施。

4. 补救措施

（1）目前还没有国家标准用来改进医学生和住院医生涉及社交媒体时不符合职业素养的行为。这份责任落在了院长、课程与实习主任及教师的个人身上，由他们提出公平合理的对问题行为的补救措施。

（2）除了取消学籍，本着改进的精神和提高对社交媒体使用相关风险的认识来完成补救可能是解决该问题的最佳方式。通过对违反社交媒体标准的学生进行个体研究，了解作为"数字原住民"的千禧一代，并记录日记和反思，这些往往很有用。

（3）招募那些在职业素养方面曾经有过失误，并且会分享不恰当使用社交媒体的风险信息的学生做引导，可以是一种有效的"传播"期待和适当行为的方法。

三、剽窃问题

（一）剽窃

职业素养教育的另一项挑战是剽窃行为。这个问题可能部分源于几代人之间的"数码鸿沟"以及他们对于管理电子、印刷和书面媒体的规则的了解和理解。例如，通过与互联网中可获得的资源比较发现，在某单位实习申请的个人陈述中，剽窃率可达5.2%。同样地，在本科课程中，部分医学生认为引用如维基百科或其他网站的互联网资源无关紧要，因为这些资源都是开放共享的。同样令人担忧的是，一些教师和学员在临床诊疗中"复制和粘贴"病历的趋势。住院医生可能会看到主治医生们进行如此操作，或者得到这样的信息，因此认为复制和粘贴患者每日的病程记录或既往住院的病史资料并无大碍。医学生在这方面通常没有获得正式的指导，

他们会学着效仿，其结果是这样的行为成为一种"流行病"，对医生的职业素养和医疗质量都构成威胁。

 案例2：剽窃

A. 住院医生申请	B. 网络匹配http:// csa-notes.com
"我习惯于长时间工作、在高强度压力下做出决定，以及同时完成多项工作。我拥有良好的医学知识基础，并渴望继续深造。我具有团队精神，喜欢与他人合作，而如果需要，我也可以胜任领导者的角色。"	"我习惯于长时间工作、在高强度压力下做出决定、同时完成多项工作以及独立工作。我拥有良好的医学知识基础，并渴望继续深造。我具有团队精神，喜欢与他人合作并可以清晰表达，而如果需要，我也可以胜任领导者的角色。"

牛津英语词典将剽窃定义为"自己非法占有或盗取和出版他人的观点或思想的表达"。上述的两个例子，A为申请哈佛医学院住院医生培训项目的个人陈述，B为颇受欢迎的范文申请网站的范文。申请者除了删除少量内容，个人申请的其他部分与范文完全一致。申请者必须保证申请书准确且为原创。在上述案例中，剽窃导致申请人和申请书直接被拒绝。随着申请人、教师和管理人员可以使用越来越复杂的软件，关于剽窃的教育和监督的挑战变得更加紧迫。

（二）教育与制度启示

1. 正式/非正式课程

剽窃可以在临床前和临床环境中以多种形式出现。

- 我们不能默认学生和住院医生在大学中已经学过什么是剽窃。对于医学实践中各种形式的剽窃，我们应制定正式的规定来让学生了解什么是剽窃、什么不是剽窃。

- 获得证书认证或许是进行剽窃相关教学的另一个选择。正如研究者必须获得人体受试者认证一样，学生必须完成剽窃相关课程的一个或多个模块并"获得认证"。只有这样，当学生再次出现剽窃行为时，则不能将原因仅仅归结为剽窃认识的缺乏，也更利于他们清楚地了解剽窃行为的后果。

- 利用非正式渠道，如以期刊俱乐部的形式评论文章，以及午餐研讨会或"伦理学午餐会"，由学生领导并由教师顾问提供意见，可以成为提高对伪造和剽窃的认识的有用途径。

2. 教师发展

许多教师怀疑学生的报告存在剽窃问题，但却不愿投入更多时间和精力来阻止或"证明"这些问题。许多程序可自动检查是否存在抄袭，例如，可通过以下网站对入选的文章进行查重（www.duplichecker.com、www.scanmyessay.com、www.turnitin.com）。而且，教师可能没有意识到剪贴电子病历的行为也是剽窃。

- 对教师进行有关发现和应对剽窃事件的培训会有很大帮助。

- 提高教师们对剪切和粘贴自己医院病历的风险（玩忽职守和其他）意识，认清住院医生和医学生会效仿他们的榜样行事的事实，这样可能有助于解决这个问题。

3. 机构响应

在医学生的临床前和临床教育中，学校应向医学生明确说明剽窃行为相关的政策、处理流程及后果，这对于医学生和住院医生了解抄袭他人的言论、思想或伪造病历的风险十分必要。

- 学院政策以及学生促进委员会可促进标准的制定。通过学生领袖共同参与制定相关标准，可提升学生们的接受度。

- 使用"荣誉准则"（如果存在的话）来明确界定剽窃的影响，可以帮助学生理解在这个领域对他们的期望。

4. 补救措施

补救措施在很大程度上取决于剽窃的类型。严重情况，如窃取他人的想法据为己有，涉及一件作品的科学完整性，应考虑该课程或临床实习评定为不及格，甚至开除学籍。

- 任何形式的剽窃都是严重的违法行为，不论是有意还是无意的。如果学员对于违反了哪些规则或规定及其带来的对现实和未来的影响有清晰的认识，那么补救通常会更成功。以历史学家斯蒂芬·安布罗斯为例，当发现他在书中剽窃了自己和他人的作品时，他原本清白的职业生涯蒙上了污点，这有助于将剽窃问题摆到最前沿。

- 提醒医学本科生注意违背职业素养的行为（包括剽窃）与随后受到州医学委员会谴责的风险之间的联系，可能也是有用的。

四、界限管理问题

（一）界限管理

职业素养教育的另一项挑战是职业界限管理。尽管在使用社交媒体方面存在着一些界限管理方面的问题，例如，医生在脸书上与患者成为朋友是否合适，或第一修正案中的问题，如学校或住院医生培训项目是否有权利或责任监督学生的个人发帖内容。但除这些以外，医学生和住院医生在每日的工作中仍需要面对许多其他方面的职业界限问题。由于人们的认识不足，或者由于不符合全球职业素养分类，如利他主义、仁慈、人道主义等，因此在正式的职业素养课程中很少关注这些问题。此外，关于职业素养的抽象讨论往往排除了主导许多学生思维和经验的权力和等级问题。这方面的一个特殊挑战是从课堂学习到临床轮转的转变，通常在医学院第一年或第二年会进行课堂学习，而进入临床轮转后课堂所学则会被无视甚至嘲笑。学生们往往需要自己拼凑出他们在患者、同伴、治疗联盟卫生人员和教师那里的职业角色的适当界限，同时意识到自己往往处于权力的较低级别，如果错误地定义了自己的职业角色，那么可能容易受到负面评价。

案例3：管理职业和个人界限

场景一

一位实习医生特意"提醒"我们的团队成员，某个……与我们共事的（专业人员）是"白痴"……我想这对这位（专业人员）是极大的不尊重，而他并不知晓此事……我想说点什么，但又不确定是否合适。我真的不知道这种情况要怎么办。（一名第三年医学生的叙事写作）

医学生常常为职业界限而困惑，尤其是涉及等级地位时。在临床轮转中，医学生主要是作为观察者的角色，他们经常目睹其他人的行为，他们认为这些行为违背了职业素养，但却觉得无能为力。担心被报复，害怕在同伴面前丢脸，担心被贴上"告密者"或麻烦制造者的标签，这些都是医学生面对违背职业素养的行为却不采取行动的常见原因。在这些情况下，如上所示，由权力差别定义的界限对医学生来说的确是难以应对的，他们尤其担心可能涉及不尊重的情况。职业界限并未列入美国医学院协会（AAMC）职业素养的分类中，但可以将其视为关注个人和职业行为的替代方法。

案例3（续）

场景2

我坐在会议室里，助理走进来说，"检查室里有一个患者，她会让你开心的"。我走进检查室，这位女士就像穿了一件湿漉漉的T恤，未佩戴胸罩，长得漂亮，身材也好。我开始与她交谈，她每说几句话就会发出咯咯的笑声，也时常做出超出我接受习惯的不恰当动作……而我坐在那个房间里看着她，眼神难以从她的胸部移开，这让我觉得非常不舒服。我多次尝试低头看她的检查表格，但每次我抬起眼睛，就会不自觉地聚焦在她的胸部……对我来讲，她实在是太轻浮了，我感觉非常不舒服。（第三年住院医生）

性欲和性感觉是人性的正常部分。医生和患者之间产生性感觉并非不正常，但有时会让人困惑和烦恼。当这种情况发生的时候，这种关系可能会存在危险并存在被人利用的潜在风险。在之前以医学生、住院医生和执业医生的叙事为基础的研究中，我们发现，在大多数情况下，性感觉发挥作用涉及医生方面职业界限的混淆。这些情况通常涉及他们对性吸引力的认识，或在患者就医的过程中出现性唤醒的可能。在非常罕见的情况下，这种感觉会导致医生和患者之间界限交叉，相互透露彼此的吸引力。更频繁的是，医生采取措施，通过避免与该患者相遇以及略过部分体格检查来避免这种感觉。男性和女性医生均表示，为了避免这种界限混淆，他们一般不做直肠、泌尿生殖系统和乳房检查。上述第三年内科住院医生的叙述，生动地说明了性感受以及对他人行为的假设在诊疗过程中产生的影响。

从上文的描述中，我们可以清晰地看到，患者的外貌和行为举止（被助理不恰当地描述为"这个患者会让你很开心"）让住院医生对这个情境有更多"性冲动"，并对患者、她的行为及意图做出一些假设。随后他被抓住了，对医患互动的性质和界限，以及自己作为一个对性感兴趣的男人和一个有魅力的女人之间的邂逅感到困惑。有趣的是，这位住院医生并没有意识到自己的非言语鼓励在让他如此不舒服的行为方面所起的作用。他报告说，每次他抬起头来，目光会聚焦在患者的胸部，这让患者的表现更加突出。很明显，这位住院医生被他的患者所吸引，同时努力让自己保持足够的距离以保持适当的职业界限。他知道出现了问题，但并不能确定问题是什么或怎样处理，这种无助感和缺乏清晰度是典型的职业界限混淆的情况。

正如上文所提到的，被患者吸引而产生的困惑，这名住院医师并非个例。以往对于精神科住院医生的研究发现，大部分男医生及约半数的女医生曾对一个或多个患者产生了性吸引，1%承认曾与患者有过性接触。另一项研究发现，57%的医学生曾对患者有过性感受，且男生的比例高于女生。在接受调查的医学生中，有21%认为与患者发生性关系并无大碍。这项研究也表明，在本科课程中没有关于医疗中的性界限的教学。

（二）教育与制度启示

1. 正式/非正式课程

医学生和住院医生在目睹违背职业素养的行为或经历可能威胁或跨越职业界限的性感受时，很难采取行动。

- 学校应开设相关的课程来介绍职责、任务以及问责制度，这会帮助学生形成正确的职业界限，从而对相关问题有清晰的了解。
- 课程应该针对医生与患者、同事、教师在身体和性方面的界限展开讨论。角色扮演可以解决性困惑或越界的问题。所产生的法律和道德后果也应让学生讨论清楚。
- 面对冲突，尤其是存在地位差异时，一定的谈话技巧将会帮助学生和住院医生成功化解不同层级之间的界限冲突。
- 课程内容强调因关注患者安全和医疗质量而产生的职业界限的困惑、交叉或冲突，这有助于人们对医学职业中潜在的更大的问题引起关注。例如，利用证据表明，散漫的外科医生会引发患者更高的并发症发生率，而且更容易被指控有违背职业素养的行为风险，而并不是其品性不佳。

- 寻找那些与学生、住院医生、教师在两性和其他方面保持合理界限的正面的例子，并在非正式课程中强调这些正确的示范，同样有所帮助。

2. 教师发展

（1）教师常常没有意识到他们的行为对学生和住院医生的影响。在医学生和住院医生中，沮丧、愤怒、蔑视等强烈情绪会被放大，他们认为自己处于"一败涂地"的状态。当学生受到威胁和侮辱时，学习环境中的关系协调性和安全感就会受到影响。

（2）教师发展项目的新规章制度着重强调了对于不负责任的行为、对学生的不合理对待或侵犯性界限的行为采取零容忍的态度，这会帮助规范教师群体的行为并引起他们的重视。

（3）了解与同事保持合理的界限的技巧并多加练习，会帮助解决人际和职业界限问题，而这是学校和住院医生培训阶段没有教授过的。通过和同事进行案例实践分享与交流，可以在教师之间形成互相尊重的氛围，继而对学生和住院医生也起到"润物细无声"的效果。

（4）教师发展课程，如医疗传播学院开设的课程，将技能发展和个人意识结合起来，指导教师如何为学员创造一个安全、满意的学习环境，以及如何认识和有效处理性和其他界限问题。

3. 机构响应

（1）学校制定明确的解决界限问题和冲突的政策，对于形成安全的、积极支持的工作环境至关重要。

（2）为教师和学生提供场所并配备人员和相应的流程，让他们可以倾诉其担忧、与他人交流并通过相对客观的方式解决问题，这有助于加强非正式和正式课程的学习。

（3）为新入学的医学生、住院医生、专培生提供的定向课程，有机会进行小组讨论和角色扮演，这有助于从积极、建设性的角度看待健康界限问题。类似的课程在培训新教师和新员工方面也很有用。

4. 补救措施

（1）对于那些做出可能威胁或跨越个人或职业界限、违背职业素养行为的学生，应根据具体情况进行补救。显然，补救措施将取决于所涉边界问题的严重性。后果也会有所不同，从勒令退学或退出住院医生培训项目，到学习了解界限混淆、越界和违反界限的风险。

（2）如果确定界限问题是表现欠妥，可以采取以下措施来改进：如辅导和角色扮演；调查医学生和住院医生出现界限问题的原因和结果；开发并向同行介绍职业界限领域的教学模块；进行心理咨询和心理治疗；在临床轮转期间由教师密切监督。

（3）如果明确界限问题是由于制度的缺失，应采取措施，提醒准备处理这类问题的机构代表。

五、总结和结论

在这一节，我们重点介绍了学员遇到的一些最紧迫的职业素养问题。尽管利他主义、尊重和公平等全球性概念在制定行为的群体或纪律标准方面有很大帮助，但医学生和住院医生的生活经历与他们生活和工作所在地的文化和环境有着更紧密的联系。进行医学职业素养教育最重要的一个方面，是在学生非正式课程中的经历与他们理想中的观念之间建立一座桥梁。

教学和实践中的一个挑战是对医学生和住院医生看到或报告的行为保持非评判性。在讨论违背职业素养的行为时，很容易陷入道德仲裁者的角色。对学生大喊大叫的外科医生或告诫患者减肥的主治医生可能有很好的理由这样做（例如，学生即将要污染无菌区，患者存在严重高血压、面临心脏病发作的高风险）。在面对职业界限问题时，与其代替学生或住院医生面对和解决界限问题，不如帮助他们培养解决问题的能力并密切监督他们的进步，这样可能会更加富有成效。当然，如果怀疑问题已经侵及职业界限、可能

对学员造成伤害，则需要立即采取行动并查明事实。

在学生层面，职业素养的挑战往往是反复出现的。关爱、同情与沟通（尤其在涉及权威等级差异时）、尊重，以及团队合作，应该成为主导关注点的倾向。对于住院医生来说，自主性、利益冲突和错误具有特殊的重要性。对于医学生和住院医生来说，虽然在两个群体中职业界限问题不尽相同，但在关于职业素养的讨论中出现频率均很高。

从教学的角度来看，从学员职业素养相关的真实经历开始，通过小组讨论、学生叙事和引导性的教师讨论来加强对他们的反馈是有帮助的。这种方法最大限度地突出了职业素养教育，使学生和教师都参与其中。诸如医疗差错、职业界限问题、性感觉与职业素养、有缺陷的医生、医疗质量与安全、利益冲突，关于这些话题的讨论可以帮助激发并加深学员对自己和他人行为的理解，强化职业素养对个人、群体和社会的价值。从实践的角度来看，将职业素养作为一种存在方式而非抽象的概念集，有助于学员将他们在现实环境中的生活与他们在从医生涯中的希望、梦想和抱负结合起来。

六、推荐阅读

Ginsburg S, Regehr G, Lingard L. The disavowed curriculum: understanding students' reasoning in professionally challenging situations. *J Gen Intern Med* 2003; 18: 1015-1022.

Hafferty FW, Levinson D. Moving beyond nostalgia and motives: towards a complexity science view of medical professionalism. *Perspect Biol Med* 2008; 51: 599-615.

Karnieli-Miller O, Taylor AC, Cottingham AH, Inui TS, Vu TR, Frankel RM. Exploring the meaning of respect in medical student education: an analysis of student narratives. *J Gen Intern Med* 2010; 25: 1309-1314.

Levinson WL, Ginsberg S, Hafferty F, Lucey CR. *Understanding Medical Professionalism*. New York, NY: McGraw-Hill Education; 2014.

Papadakis MA, Teherani A, Banach MA, et al. Disciplinary action by medical boards and prior behavior in medical school. *N Engl J Med* 2005; 353: 2673-2682.

Passi V, Doug M, Peile E, Thistlethwaite J, Johnson, N. Developing medical professionalism in future doctors: a systematic review. *Int J Med Educ* 2010; 1: 19-29.

Ziring D, Frankel RM, Danoff D, Isaacson JH, Lochnan H. Silent witnesses: faculty reluctance to report medical students' professionalism lapses. *Acad Med* 2018; 93 (11): 1700-1706.

七、网站

ABIM Project Professionalism. https: //medicinainternaucv. files. wordpress. com/2013/02/project-professionalism. pdf. Accessed May 2019.

Academy of Communication in Healthcare. https: //www. achonline. org/. Accessed August 2018.

AMA Position Statement on Medical Professionalism. https: // ama. com. au/position-statement/medical-professionalism-2010-revised-2015. Accessed May 2019.

American College of Physicians. Medical Ethics and Professionalism Cases. http: //www. acponline. org/running_ practice/ethics/. Accessed May 2019.

Annals of Internal Medicine Physician Charter on medical professionalism. http: //annals. org/article. aspx?volume=136 &issue=3&page=243. Accessed May 2019.

学员的幸福感

第 49 章

John F. Christensen, PhD & Mitchell D. Feldman, MD, MPhil, FACP

一、引言

　　成为医疗卫生专业人员是一个具有挑战性和复杂的过程。学员常常需要经历超出他们既往生活经验和应对能力的压力。鉴于患者的多样性和脆弱性，这些需要与照顾患者的责任和复杂性成正比。由于需要大量的专业训练，学员们常常会忽视自己在身体、情感、人际交往以及精神状态方面的健康状况；然而，职业素养的一个核心组成部分是意识到自己的局限性，注意明智地分配自己的精力，以便为患者提供高质量的照护（见第6章和第7章）。如果忽视了这种意识，可能会埋下职业倦怠的种子，导致医疗质量下降和医疗差错（见第39章）。相反，对学员的幸福感给予密切关注，可以提高他们对医疗卫生职业的满意度并优化医患关系。由于学员易受到压力的影响，常常直到培训结束他们才会关注自己的幸福感，因此，将促进自我照护纳入医疗卫生专业人员的培训是至关重要的。

案例1

　　吉尔·雷伯恩几乎已经30小时没有合眼了。她准备病理生理学的考试已经一周，但仍觉得没有准备好。作为一名医学院二年级学生，她开始怀疑自己是否适合从医，尽管她的成绩在班上名列前20%。她的许多同学似乎已经复习好了，有些同学昨天下午甚至去了远足。昨晚吉尔谢绝了室内足球比赛的邀请，尽管这是在1月中旬，外面天气很冷，她也厌倦了待在图书馆的生活。她开始对邀请她与人合著一篇论文的教授感到不满，尽管当时她为教授单独挑选了她而感到荣幸。现在她感觉自己不能胜任这项任务了，她真希望自己早点开始准备考试，而不是写论文。她回忆起自己在高中和大学的日子，那时她一直在班上名列前茅，还记得许多无忧无虑的日子。她想知道那个具有幽默感、有时间和朋友们出去闲逛的自己哪去了。当她向前展望这一年剩下的时间时，所看到的只有越来越多的各项任务的最后期限，以及图书馆里与世隔绝的日子，没有喘息时间。她怀疑自己是否还有机会重新获得快乐。

　　医生和其他医疗卫生专业人员的共同特点是有强迫症。尽管强迫症的许多特征——全面、准确、事后反省、监测变化——既有益于患者照护，又显示了医疗培训的成功，但这一特质也可能损害医生的个人健康、满意度和幸福感。在培训的早期阶段，吉尔表现出许多与强迫相关的特征，如果放任不管，可能会导致她在今后的职业生涯中变得愤世嫉俗和倦怠。尽管她在班级里排名前五，但她已经开始质疑自己的能力。她有患上"冒充者综合征"的风险，这种疾病的患者会觉得自己欺骗了他人，让他们认为自己有能力，而随时面临着被揭发为骗子的威胁。此外，吉尔还为自己未能很好地分配时间而感到自责。无论她工作多么努力，似乎都是不够的。除了自我怀疑和内疚之外，吉尔还肩负着履行所有义务的责任，这种负担让她感到孤独。她想象着同伴们正在一起郊游，而她却继续孤独地待在图书馆里。这种怀疑、内疚和夸张的责任感，在格伦·加巴德的一篇经典论文中被描述为强迫症的组成部分，这是大多数医生的"正常"特征。

吉尔的不满源于美国社会许多聪明的年轻人在早期受到的熏陶，认为个人价值是与学业成功或外在表现相关联的。我们大多数人都有爱和接纳的内在需要，当孩子们反复被告知他们是特殊的，只有当他们"杰出"（成绩在班上名列前茅以及成为各种表演活动的明星）时才会受到大家的重视，他们就会开始将个人价值与达到这些优秀标准联系起来。这种对成就的高度需求，与医学院中许多同龄人都是原来班级的佼佼者这一现实发生碰撞，因此即使聪明且表现优异也不见得"杰出"。他们必须更加努力，才能脱颖而出。表现不突出，则被理解为未能实现个人价值。他们常常陷入两难境地，要么摆脱过度工作的困扰，而背负"第二好""普通""平庸"的自我污名，在不知不觉中变得不讨人喜欢；要么更加努力地工作，以便脱颖而出。然而自相矛盾的是，这些追求卓越和"脱颖而出"的努力，可能会加剧他们想要极力摆脱的隔阂感和孤独感。

强迫型人格因素加上完美主义文化的强化机制，可能导致医学生抑郁症高发。最近的一项荟萃分析研究发现，大约1/3的医学生患有抑郁症，这是普通人群中同龄人患病率的2～5倍。该研究还发现，医学生中有自杀意念的比例为11%。这些发现与之前的一项荟萃分析研究结果相似，该研究发现住院医生中抑郁症的患病率为30%。显然，当近1/3的受训者出现抑郁时，表明医学培训对此存在着系统性影响。

有些学员或许有些抱怨的想法，认为过度的学习无益，而能够照顾好自己、保证充足的睡眠、运动、品尝美食、过得开心、能

与朋友们共度时光，才是重要的事情。但在"延迟心理"的作用下，他们想，"等考试结束，我就解放了"。而且，他们对自己进一步的期待会加重这种自我的讨价还价："等我成为住院医生，我就轻松了""等我获得奖学金，我就可以开始锻炼了""等我开始第一份正式工作，我就可以有生活了"。因此，在职业培训的早期会养成拖延的习惯，如果放任不理，可能会导致忽视职业生涯中许多最宝贵的关系和活动。威廉·奥斯勒爵士在1889年医学生毕业典礼致辞时关于延迟心理有如下表述。

> 后来很快专注于专业诊疗，你可能浪费了生命，以至于你可能发现，为时已晚，由于心不在焉，在你已形成习惯的心灵中，再没有地方可以容纳那些使生活有价值的温柔的影响了。

吉尔的故事同时也表明，医学生这些无意识的行为与医学教育体系中公开的或隐性的奖惩制度有关，它们会加重学生内在的强迫行为。她的出色表现已经赢得了一位教授的关注，也因此能够与教授共同署名发表文章。教师希望尖子生能够做得更多是正常的，然而不论是教授还是学生都没有停下来反思过度工作带来的潜在危害。传统上，医学院更善于将学生引向学术和专业成功，而不是指导他们在健康生活的前提下努力建立自己的职业生涯。除非吉尔遇到一位对个人和职业幸福有更广泛理解的导师，否则她的榜样和教授们可能会继续提供一个隐性课程，在不知不觉中传递这样的信息，即要成为一名成功的医生，必须暂时放弃自己的生活。

 案例1（续）

病理生理考试结束后，吉尔在院中踱步，没有注意到上一学期医学沟通课的老

师安·本宁顿医生。安·本宁顿医生注意到吉尔踽踽独行，脸上看起来很憔悴。"吉尔，你看起来压力很大，有好几天没有睡好了吧，最近怎么样？"吉尔努力挤出一个微笑谎称道，"我挺好的，我只是刚刚考完病理生理学。"安温和地安慰她，"你看起来很疲惫啊，上次好好休息是什么时候呢？"

安注意到吉尔眼中的泪水，对她说，"吉尔，我想你一定承担了比别人更多的压力，我的确想与你多聊聊这个问题"。她提议当日下午在她办公室见面。在安·本宁顿医生的办公室里，吉尔起初还有些犹豫，但随后就将过去几周所经历的自我怀疑、空虚、疲惫及孤独和盘托出。安略作停顿后说，"吉尔，你知道吗，你让我想起了我还是医学生的时候"。看着吉尔的泪水，她继续说道，"你是班里最出色的学生之一，但现在这对你来说已经不那么重要了，而我知道其中的原因。你是一个完美主义者，这一点和我很像，有太多的原因让我们变成了这样。完美主义的影响之一，就是我们感觉他人对我们自身价值的赞扬和肯定永远不够多。那是因为我们没有被教导，在开始做伟大的事情之前，要从内心来评价自己，我们是可爱的，有着巨大的价值"。说完，她停下来观察吉尔的反应。当她呼吸更平稳，并投出更好奇的眼神后，安继续说道："追求卓越并没有错。事实上，这是值得鼓励的。但是'卓越'究竟意味着什么，是需要挑战的。你所从事的医生的工作，与你现在作为学生面对的学业一样，这些都发生在一个复杂的真实世界中，这里面有我们坚守的价值观、做出的承诺以及关于时间、个人精力、竞争工作的诸多限制。面对这些很难突破的限制，会让我们感觉到自己的渺小，但如果能够接受这些限制，让卓越融入你的生活，最终你会获得智慧。你的身体、思想、精神在给你反馈，你不应该忽视它们。与其在这种痛苦中麻痹自己，不如让

它帮助你更深刻地认识自己，并告诉你哪些是你可以胜任而又能带来快乐的事情。在一定程度上，你对这份痛苦的根源认识得越深，就越能够接受自己。你一定会成为一名杰出的医生，并能够替他人解除痛苦。"

吉尔与本宁顿医生的偶遇，以及本宁顿医生愿意指导吉尔在成为医生时尊重生命价值的重要性，显示出为获得生命智慧而努力的资深医生的强大影响力。在选择导师的过程中，学生最好能找到这样的医生：他们能够容忍个人生活和职业生涯平衡的压力，明确地尊重职业生活之外的各种价值观，包括家庭关系、友谊、娱乐追求、爱好和自我照护。

拥有一个好的导师是职业满意度和医疗事业成功的关键组成部分。导师和学生的关系被称为是最复杂但也是一个人成长中最重要的关系之一。导师是学员的老师、榜样和向导。在实践层面上，有导师的医学生和住院医生与没有导师者相比有更好的职业准备。理想情况下，导师关系为导师和学员都带来了益处，如合作机会、教学相长，以及上文提到的促进自我反思等。

意识到成为一名医疗卫生专业人员是一个多年的过程，而自我感知的不完美是该过程的一个固有部分，这是一个值得培养的观点。认同自己"正在成为"，而不是坚持将自己与一个尚未达到的目标形象进行不利比较，将有所裨益。鉴于医学培训中持续存在着评判自身胜任力的固有压力，因此培养"自我欣赏"的能力就显得同样重要了。当我们对落日、春天花园里盛开的第一朵鲜花或贝多芬第九交响曲的最后乐章做出反应时，那通常不是判断，而是一种欣赏。我们不可能调动我们大脑中的"判断"和"欣赏"中心同时工作。

加伯德指出，夸大的个人责任感是强迫三联征的一部分，而进入医学院并通过培训

取得进步的竞争环境会使之进一步强化。这种态度经常出现在住院医生培训和后续实践中，人们会错误地认为自己是一个自给自足的专业人员，寻求帮助是软弱的表现，而胜任力突出表现为"独立"的能力。事实上没有什么比提供医疗保健的实际过程更重要了。目前，为提高质量和减少差错所做的系统性尝试，要求多学科专业团队进行合作，为患者提供诊疗和促进群体健康。最好的医学院已经开始培训这一点，毕业后医学教育认证委员会（ACGME）表示，"基于系统的医疗实践"主要涉及团队合作，是住院医生培训期间需要掌握的核心胜任力之一（见第43章）。无论一个人是否通过医疗卫生专业人员的培训强化了团队合作，培养与他人合作诊疗和帮助同事取得成功的能力，都可以极大地提高个人和职业满意度。

 案例1（续）

在医学院第四年的4月份，吉尔拜访了本宁顿医生，告诉她自己即将到南部进行家庭医学的住院医生培训。"申请的过程怎么样？"安问道。"说实话，"吉尔回复道，"我的第一选择是另一个项目，因为我可以在几年前共同署名的那篇文章的基础上完成一些流行病学的研究。但自从开始申请后，我对即将参与的培训项目进行了更多的思考，特别受到了一位面试官的启发。我看到墙上挂满了他的妻子和孩子的照片、孩子的诗作和画作，同时面试官告诉我在他们的培训项目中，职业素养和个人成长以及生活幸福感都是对住院医生评价的标准，这让我受到了很大的触动。"安微笑并点头赞许。吉尔继续说道，"我非常感谢您，因为几年前，在我最关键的时刻，您向我伸出援手，让我明白比起成为众人瞩目的焦点，还有更多重要的事情。您同时给予了我最珍贵的礼物，那就是培养了我欣赏自己生活的能力，这也为我欣赏他

人奠定了基础"。在六月毕业典礼后，吉尔收到了来自本宁顿医生的贺卡，其中包含德里克·沃尔科特的诗。

爱复爱

这样的时刻将会来临，
你得意扬扬地
站在自家门口，照着镜子，迎接自我的
到来，
以微笑迎接彼此，
并说到，坐这儿，吃吧。
你将会再次爱上这个陌生人——从前的
自己。

斟满美酒，递上面包，把心交还其身。
给那一辈子爱着你的陌生人。
你曾因为他人而忽略了他，
他却打心底里懂你。
从书架上取下那些情书、
照片以及绝望的字条，
从镜子中剥去自己的形象。
坐下来。享受你的生活。

 案例2

当比尔·特里梅尔坐在住院医生办公室里，浑身发抖，他想知道为什么他对刚刚住院的那个患者大喊大叫，责骂她没有做好血糖监测，导致高血糖和随后的感染。当他反思这段不愉快的对话时，他突然扪心自问，"我究竟在做什么呢？"这只是今天第二个收住院的患者，而他已经迫不及待想要回家了。早上他一直在忙一个患者并将其送至重症监护病房，中午只有十分钟的时间吃掉了晨会剩下的不新鲜的百吉饼。比尔的内科住院医生培训第二年才只过了1/3，而他发现自己已经经常在怨恨患者。他不禁思考当初吸引他进入医学院的那个治病救人的利他主义梦想到底去哪儿

了。为什么他觉得自己不再在乎了？

比尔表现出了职业倦怠的典型迹象和症状，包括情感耗竭（同情疲劳、一般情绪解离），人际关系中的去人格化（将自己、患者、同事、家人视为物体），以及感知到的临床无效性。倦怠被称为"灵魂的侵蚀"，随着时间的推移，它会逐渐而持续地蔓延，把人送进一个恶性循环，如果一个人继续留在产生倦怠的环境中，就很难恢复过来。职业倦怠会影响工作表现并损害健康，产生头痛、睡眠障碍、易激惹、人际关系困难、疲劳、高血压、焦虑、抑郁、心肌梗死及物质依赖等状况。职业倦怠也会影响认知能力。美国一项针对内科住院医生的全国性调查显示，倦怠症状与较高的医学院债务相关，也与较低的培训考试分数有关。对于医生来说，倦怠的种子可能在医学院和住院医生培训期间就种下了，在学习和培训阶段，疲劳和情感耗竭往往是常态。到了职业生涯中期，这种状态通过工作环境中的各种细节不断强化从而持续：努力工作，把服务他人置于自我照顾之前。

住院医生经常面临的现实是，患者由于这样那样的原因不遵守医疗方案，或者对慢性病患者难以进行干预（见第4章和第20章）。不断地暴露在自己的努力似乎徒劳无功的情况下，可能会引发挫败感和愤世嫉俗。如果这些常见的经历没有机会与同伴和教师讨论，学员可能会开始经历倦怠的早期症状。

美国针对医学生、住院医师和低年资执业医师职业倦怠的一项大型研究发现，抑郁症、自杀意念和个人成就感低下的症状在医学院期间最为普遍，然后随着职业生涯的每个阶段逐渐下降。另一个发现是，在职业倦怠的整体表现中，高度去人格化和过度疲劳在住院医生/专培生中的发生率最高，进入早期执业阶段后会有所改善。此外，在接受医学培训的学员中，倦怠的发生率高于同年龄段美国人群。

倦怠的一个常见表现是"同情疲劳"，在这种情况下，大量的压力耗尽了我们的情感从而产生过多的痛苦可能会耗尽我们的情感储备，导致解离，其特征是我们更关注复杂患者的医疗问题或沉浸于"要做"的清单，而减少了对情感和身体感觉的关注。我们对情感变得麻木，一旦离开工作则无法与家人和朋友相处。解离的认知关联是去情境化。这涉及一种以功利主义的方式思考他人（甚至我们自己）的习惯，即将人抽象化并构建成对我们的工作有用的类别，然后我们的任务就能够及时完成。

这种思维习惯忽视了他人以及我们自己所处的整个生活环境。因此，我们将患者当作一个个疾病诊断以及日程表里的预约，将同事分为促进或阻碍我们工作的人，将家人和朋友作为打扰我们时间或向我们提出不合理要求的人，将我们自己视为一台工作的机器。

比尔很清晰地感觉到，曾经他对医学这份职业的期待和现在工作中的无力感之间存在脱节。在没有时间反思或与他人讨论的情况下，他发现自己陷入了理想破灭和愤世嫉俗之中。作为一名住院医生，他感觉工作毫无意义。

 案例2（续）

在住院医生培训第二年的1月份，比尔参加了一个住院医生幸福感务虚会，这个活动每年举办3次，针对培训项目中的所有住院医生。活动聚焦于在照顾患者的工作中发现个人成长。在小组讨论中，一位高年资的住院医生分享了她的经历。在住院医生第二年的中间阶段，她一度出现了职业倦怠和工作心不在焉。这引发了一场关于倦怠和大多数住院医生对这种现象的易感性的讨论。另一位住院医生说，帮助到他的是看到一位主治医生在临终患者床边表现出的极大耐心和同情心。他询问主治医生是如何做到这一点的，主治医生回答说，他有一本日记记录当天发生的一些值得纪念的事情，这给了他反思的机会。随着大家的交谈，比尔清楚地意识到，他并不是唯一一个感到工作意义不断变弱的人，而且存在着个人和团体策略可以重新激发他对医学的热情。

卡尔·罗杰斯曾说："越是个性化的东西就越普遍。"没有什么比一个人在职业上迷失方向的感觉更使人孤立的了。这让人想起了但丁在《神曲》开篇上的痛苦哀叹：

"在我生命的道路中途，我在黑暗的树林里醒来，完全迷失了方向。"

没有什么比知道其他人也走了同样的路，并且成为值得钦佩和效仿的同事更能治愈创伤和令人安心的了。务虚会、支持小组，甚至工作间歇的即兴讨论，分享共同的经验和奋斗，都可以提醒学员，他们是人类社会的一部分，他们有能力更新和改变。

如何建立自己的职业认同感，培养自己的职业自信，以及面对患者死亡、医学理想遭到破坏的能力，应对压力的思想和行动，承担团队领袖的责任，培养自我反省的能力，寻找自己的职业道路，以及学会接纳自我及自身的局限性。上述这些挑战如果能与值得信任的朋友交流，培训项目也应考虑将这部分内容纳入课程学习中。

在住院医生培训项目中，支持小组是一种特别有价值的学习形式，它可以引导住院医生完成个人和职业发展的任务，学习自我管理和情绪管理的技能，与同伴们建立真正的群体，促进他们的幸福感。住院医生成长中常见的挑战包括确立职业身份，培养职业信心，应对患者死亡，面对医学理想化观念受到的侵蚀，对压力进行认知和行为管理，承担团队领导的责任，培养自我意识的反思能力，寻找职业道路，以及学习自我接纳和

自身的局限性。上述这些挑战如果能与值得信任的朋友交流，培训项目也应考虑将这部分内容纳入课程学习中。

个人控制的局限性。拥有安全和保密的形式与同伴分享这些问题，对于住院医生的职业发展来讲至关重要，培训项目最好将其纳入课程中。

二、情商

学员可以用来恢复同情心和享受工作的策略之一是培养"情商"。发展自我意识对情商至关重要。这对医生来说是一个挑战，他们接受过训练，要想在与患者的专业角色中做到"客观"，就要从他们的情绪中解脱出来。由于医生与患者建立关系的质量是治疗过程的重要组成部分，也是他们自身幸福感的主要来源，因此发展自我意识以最大限度地促进这一过程至关重要（见第7章）。情商包括发展出表达自己情绪的语言和向他人自我表露的能力。自我认识和自我表达的过程也是认识他人情感能力的一面镜子。我们可以利用自己的情绪，来建立关于对方情绪的假设。我们可以学习与他人核实情绪、反馈情绪，就所观察到的东西做出评论，不加评判地接受他人的情感表露。有帮助作用的是，将情绪视为价值中性的信息，通过我们的意识传递，就像天气系统一样没有对错。因此，我们可以将关注患者的情绪视为获取"天气预报"，将了解自己的情绪视为"检查天气"。接受自己和他人的情感可以解放自己，让我们在他人和自我面前得以充分展现（见第2章和第7章）。

控制情感冲动也是情商的一部分，尤其是通过在发生冲突时延缓我们的反应，为了实现目标而延迟满足，以及使用认知重构和自我指导语句来调节我们的情绪。我们可以通过多种方式提高自己的情商：在内心说出我们此刻的感受，在日记中记录下我们一天最主要的感受，与朋友和亲密伙伴练习情感自我表达，对他人暴露给我们的情绪进行反馈，以及在某些情况下，通过参与心理治疗来提高我们的情感素养。

对焦虑和情境压力的自我调节是一项可

以在培训中学习的技能。这是准确感知患者痛苦的必要前提，有助于我们使用共情技术（见第2章）。比利时针对住院部轮转的住院医生的一项研究发现，他们自我报告的焦虑和交感神经系统唤醒的生理指标与他们发现患者痛苦的能力成负相关。

对于比尔来说，尽管他已经尽力，但患者没有好转使他感到徒劳，这种无力感主要来源于他自己对控制的观念和期望。搞清楚在我们的生活事件中，尤其是在医学专业中，什么程度的控制是可行的，对于医生在工作中的满意度是十分重要的。尽管人们对事情掌控度越高往往就越满意，但患者的临床结局很大程度上由多种因素共同决定，如患者自身的选择、基因和环境等，这些远非医生可以控制的。考虑采用"影响"而非"控制"，或许更为现实。由于很多因素都可以引发疾病、影响健康，尽管医生在其间会发挥巨大的作用，但医疗照护仅仅是导致临床最终结局的一个影响因素。可以运用一个禅宗的方法，如专注于此刻"正确的事情"——无论是表达共情，仔细做体格检查，进行临床推理，或是做手术操作——并且放下以结局作为胜任力评价标志的需要，能够为自我评估提供一个有用的认知框架。其他能够帮助我们预防徒劳感的方法，包括从小的胜利中发现意义，比如让慢性肺气肿患者避免了一次住院；将疾病的复发加重看作是我们深入学习临床知识的机会，例如，患者反复因糖尿病酮症酸中毒收住院；把那些"困难的患者"当作访问教授，因为他们可以提供如何管理此类患者的学习机会；对于病情恶化的患者，重点关注医患关系的质量；花些时间反思，用来回忆与那些感恩我们工作的患者之间的积极联系。

上述几种不健康习惯（强迫症、拖延心理、情感解离、忍耐职业倦怠）的共同点，是认为工作是能量消耗。因此，许多医生、护士、管理人员和其他卫生专业人员将周末、假期和与家人相处的时间作为充电和更新拓展认识的机会。有些人试图通过兼职来延长充电时间。理应受到保护的"私人时光"与一天里密集的工作时光以及大量要处理的工作形成鲜明对比。在这种超出现实的任务处理过程中，"做得多"就等同于"做得好"，出现了一种改变了的意识状态（见第5章）。这是一种恍惚状态，一个人进入某些既定的步骤（打开门走进办公室，打开电脑，查看日程安排，检索语音邮件），不间断地运行"待办事项"列表，抱着要做完的幻想开始做些简单易行的工作，而自己的注意力下降，会在冗长、费力的对话中表现得不耐烦，会习惯性地反复核查工作，并且纠结于过去艰难的互动，对未来的事情忧心忡忡。

三、更新蓄能、反思和正念

史蒂夫·麦克菲用太阳能汽车和汽油汽车的对比来比喻我们日常生活中使用自身能源的不同方式。将工作视为能源消耗场所（需要离开工作才能寻找更新蓄能机会）的概念类似于工业社会对化石燃料的不可再生依赖。从长远来看，这种对自身能量的使用是不可持续的。另一种观点是，无论是在工作中还是工作之外，能量更新在一天中不断进行。这类似于太阳能汽车，它需要打开面板来吸收来自太阳的可再生能源。这种对能源观念的根本转变可能需要我们重新评估人类的自我概念。化石燃料模型代表了一种观点，认为自己是生产力和成就的个人源泉，在与物质世界和人们生活的共同作用下来取得成果。太阳能电池板模型将自己视为能量交换的媒介，是一个自组织系统，如同蜡烛火焰，在不断转换的过程中发光。它作为一个嵌入系统，成为如医患关系、医疗卫生系统、社会甚至是地球本身等更大型的自组织系统的一部分。

学员应该扪心自问：每天不论是在工作中还是在家庭中，我们怎样才能让自己不断更新蓄能？如何打开精神上的"太阳能电池板"？一种方法是培养正念，这是一种实践训练，即专注于我们在哪里、我们正在做什么。它是一种有意识地、清醒地生活的准则（见第7章）。我们的意识流通常包括对过去的思考，有时伴随着遗憾或怨恨；也包括对未来的思考和想象，有时是威胁性的，有时想要逃避。而正念则是在抗衡"彼时彼刻"的种种诱惑中，提高我们活在"此时此刻"的能力。正念也涉及当情绪和精神状态从意识中经过时，对它们的非评判性关注。我们学着把自己看作是脉管，任凭欢乐、悲伤、愤怒、喜爱、宁静、焦躁等各种各样的情绪在其间流淌，而不必在任何紧张的时刻定义我们是谁。每天花20分钟来进行正念冥想训练能帮我们提高专注度。这种做法可以帮助医生专注于与患者的相处而免受之前或之后的事情的干扰。正念也是在工作中获得个人更新蓄能机会的门户，因为在工作中除了消耗能量外，我们也从人际互动中，或者从出色完成工作的满足感中获得能量。

用专注而又开放的心态面对一天中即将到来的不确定性，比如接下来谁会走进隔壁的门；以非评判的态度面对我们自己和他人情绪的"天气"，这些都被13世纪苏菲神秘主义者鲁米记录在诗作中，他跨越时间和文化的长河，表达出了我们的心声。

客房
人生就像是一间客房，
每天清晨都有新的客人来访。
喜悦、沮丧、无聊。
一些瞬间的意识，
就像一位不速之客。

欢迎并招待每一位客人！
即便他们是一群悲伤之徒，
粗暴地扫荡你的客房，
将家具搬空。
但你依然要尊重每一位客人。
他或许正在为你清理，
为了迎来新的乐趣。

阴暗的想法、羞耻和怨恨，

你也要在门口笑脸相迎，
邀请他们进来。
无论谁来都心存感激，
因为每一位都是远方派来
作为指引你的向导。

在每一天结束时进行一段短暂的反思是一种调节自己的方式，可以作为一个机会来感知个人更新蓄能和一天中各种遭遇中所包含的意义。写一段日记，或花几分钟时间简单地回顾当天发生的事情，能够让我们有一段过渡的时间来结束这一天并从中收获属于我们的礼物。安杰利斯·阿瑞恩曾建议我们每日三问："今天是什么让我惊喜？今天是什么让我感动？今天是什么让我振奋？"有时我们会发现，包括苦难在内，生命所有的经历，都蕴含着巨大的意义。一种相关的训练方式是每周末记"感恩日记"。可以写下一周来值得感恩的事情，从看一次非常美丽的日出等小事，到更深刻些的事件，比如与过去关系紧张的患者之间有了一次令人满意的接诊。

案例2（续）

在参加住院医生幸福感务虚会后的几周，比尔坚持记日记。渐渐地，他发现自己会关注到一天中能提升自身能量的源泉——与护士分享一件趣事，对患者的痛苦发自内心地感到同情而产生的满足感，学习了激励特定疾病患者的新的方式，指导实习医生完成了一次复杂的接诊，观摩导师完成一次较为艰难的关于终末期患者照护的家庭会议。他每天会读一小段正念冥想的书籍，有时在一天开始之前他会进行5分钟的冥想练习。尽管他有时会忙到不可开交，也会面对不确定的医学难题及复杂的患者，但他却可以更从容地面对了。他发现自己在进入下一位患者的病房之前，会更加专注于自己，深呼吸几下，放下之前的事情，从而更好地面对下一个患者。对他来讲，与其他住院医生的讨论让他受益最深，在这些讨论中，他发现自己更愿意分享工作中的压力和不确定性，并享受一种并肩战斗的同志情谊。

四、亲密关系与澄清价值

如果我们对各种关系的承诺始终要服从于工作需求，那么我们就需要重新审视和澄清自己的价值观。虽然简单，但我们可以通过检视某一周我们是如何花费时间和精力的，来粗略了解我们的价值阶梯。我们可能会发现，我们的实践所揭示的，与我们告诉自己和他人的关于我们最深层价值观的内容是不一致的。我们还可能发现，我们花费时间的大部分方式都是为了应对从长远来看并不那么重要的紧急需求。

除了因工作需求限制而致培养与家人和朋友的关系受到挑战外，另一个障碍则是由于我们对于亲密关系存在恐惧，或者缺乏与他人分享内心的相应技巧。医生将大量时间用于接收他人的信任和信息披露，却很少能表露自己的内心。然而，正是在与他人的关系中，我们加深了对自己的身份识别和自我意识。这不仅需要在医疗内和医疗外都保持密切联系，更需要花时间与他们在一起，还需要我们自我表露和建立亲密关系的能力。

（一）朋友

鉴于美国社区生活的普遍削弱，我们必须积极寻求与他人的联系。有时，在工作中会出现建立友谊的机会，但这取决于我们是否愿意主动把握机会。我们也可以培养医学以外的兴趣爱好，无论是艺术、志愿者工作、政治行动、宗教团体、体育运动还是户外活动，都可以为志趣相投的人营造自然相聚的环境。如果不培养自我表露的能力，仅仅拥有朋友圈子是不够的。学会向可信赖的朋友吐露心声是一种重要的抗衡能力，能够帮助我们在职业角色中长时间地接受患者的倾诉。

（二）亲密的人生伴侣

在我们成长和发展的道路上，持久的爱情关系将是我们巨大的精神动力之一。长期甚至终身拥有一位亲密的人生伴侣就像是一种考验，既证明了我们的身份，又帮助我们一起拥抱生活、承担压力和挑战。正是在这样的关系中，我们学会了接纳自己所有的缺点和美德。我们也可以通过滋养我们的爱人和寻求他们的幸福来学习同情的艺术。建立并维持成功的爱情关系需要计划时间。提高我们的人际沟通技能——尤其是积极倾听、表达感情以及与他人存在分歧和冲突时能对他人保持尊重并协商——是建立持久关系的核心。维持亲密关系的其他重要技巧包括了解我们的出身对配偶间沟通和期望的影响；学会容忍品味和喜好的差异；阐明配偶间共同的价值观；针对时间、性、金钱、家庭空间、家务分工以及是否和如何养育孩子进行协商。浪漫和性可能会在一段关系的早期自发发生，但随着时间的推移，我们需要有意识地计划来创造时间和条件，使这段关系的重要组成部分成为相互更新蓄能的持久源泉。有时，配偶之间的沟通会陷入停滞或僵局，在这种情况下，婚姻咨询可以作为一种宝贵的资源。

五、组织机构和学员幸福感

尽管通过自我反省、价值澄清和行为改变来推动我们自己的生活走向更新和可持续发展是非常重要的，但仅仅将其视为个人计划并不足以做出有意义的改变。幸福感不仅源于一种个体的进程，也取决于体系和政策的过程。怀着最美好的意愿，我们可以开始练习正念，增强亲密关系，关心自己的身体——只有这样，在下一次查房或教师会议时，意图强调超负荷工作是满足对生产力的需求并会赢得同事尊重的观念才会消失。为了增进学员的幸福感，他们接受培训和工作的组织机构（医院系统、团体实践、医学科学研究中心和政府机构）必须是重视所有员工健康和幸福感的可持续发展单位。我们每个人不仅对自己，而且对同事和我们的职业都负有责任，来参与艰难的组织变革工作——包括医学院、住院医生培训项目、医疗卫生系统和执业环境——以便使它们花费时间和精力来实施"那些使生活更有价值的温柔的影响"。

六、结论

下面所见的木版画《神奈川的巨浪》，由艺术家葛饰北斋创作，来自一个名为"富士山三十六景"的系列作品。它体现了上述提及的关于个人和机构幸福感的多项元素。第一个也是最明显的因素是巨浪，海浪奔腾呼啸，有倾覆船只的威胁。巨浪让人想到临床训练和实践中面对的持续存在的挑战和不确定性。第二个元素是船上的人，他们需要凝聚力、团队合作和持续的沟通，以保证船只穿越巨浪、勇往直前。与我们一起工作的同事和团队，就是在每天的患者照护和我们职

业发展遇到障碍时指引我们的重要资源。一个健康的组织为其成员提供了一种纪律严明的协作，使得个人不会有独自面对责任的压力。第三个元素是富士山，初看难以从巨浪中分辨，被混乱环绕的它，以其根深蒂固的稳定性为这幅画的中心提供了一个静止点。正念和自我意识能够提供这样一种内心的宁静，让我们内心最深处得到休憩，不断地找到平衡，以迎接下一波巨浪。

在人类历史上这个复杂的、信息爆炸、选择多元的时代里，培养医疗卫生专业人员需要训练前几代人不需要的新技能。同时，我们仍需要借鉴前人宝贵的"实践智慧"，既支持教师，又支持学员。这种实用的智慧，亚里士多德称为"实践智慧"（phronesis），融合了认知、情感、行为和人际交往技巧，以提高我们作为人的各项能力，减少或消除那些影响我们精神发展的不重要和不必要的负担。我们还需要培养在医疗卫生系统内工作的实际智慧，同时考虑促进可持续性发展的因素，例如，通过团队合作扩大我们的服务能力，澄清组织的价值观，以及建立促进医务工作者幸福感的机制和流程。这是学员和教师共同的责任。培养实践智慧，以可持续的方式参与这项工作，是我们个人和集体

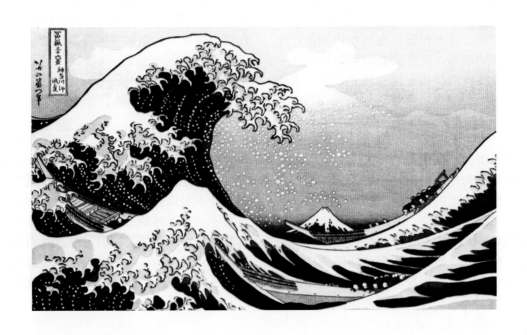

共同面临的挑战。

七、推荐阅读

Barks C, trans. *The Essential Rumi*. Edison, NJ: Castle Books; 1997.

Christensen JF, Feldman MD, eds. Recapturing the spirit of medicine (Special issue on physician well-being). *Western J Med* 2001; 174: 1-80. http: //www. ncbi. nlm. nih. gov/pmc/ issues/116276/. Accessed April 2019.

Dyrbye LN, West CP, Satele D, et al. Burnout among US medical students, residents, and early career physicians relative to the general US population. *Acad Med*. 2014; 89: 443-451.

Gabbard GO. The role of compulsiveness in the normal physician. *JAMA* 1985; 254: 2926-2929.

Gabbard GO, Menninger RW. The psychology of postponement in the medical marriage. *JAMA* 1989; 261: 2378-2381.

Kabat-Zinn J. *Wherever You Go There You Are: Mindfulness Meditation in Everyday Life*. New York, NY: Hyperion; 1994.

Mata DA, Ramos MA, Bansal N, et al. Prevalence of depression and depressive symptoms among resident physicians: a systematic review and meta-analysis. *JAMA* 2015; 314: 2373-2383.

McPhee SJ. Letter from the abbey. *Western J Med* 2001; 174: 73-75.

Meunier J, Libert Y, Merckaert I, et al. How much is residents' distress detection performance during a clinical round related to their characteristics? *Patient Educ Counsel* 2011; 85: 1880-1187.

Osler W. Address to students of the Albany Medical College, February 1, 1899. *Albany Med Ann* 1899; 261: 307-309.

Regehr C, Clancy D, Pitts A, LeBlanc VR. Interventions to reduce the consequences of stress in physicians: a review and meta-analysis. *J Nerv Ment Dis* 2014; 202: 353-359.

Rotenstein LS, Ramos MA, Torre M, et al. Prevalence of depression, depressive symptoms, and suicidal ideation among medical students: a systematic review and meta-analysis. *JAMA* 2016; 316: 2214-2236.

Satterfield JM, Becerra C. Developmental challenges, stressors, and coping strategies in medical residents: a qualitative analysis of support groups. *Med Educ* 2010; 44: 908-916.

Thich Nhat Hanh. *The Miracle of Mindfulness: A Manual on Meditation*. Boston, MA: Beacon Press; 1987.

Walcott D. *Collected Poems* 1948-1984. New York, NY: Farrar Strauss & Giroux; 1987.

West CP, Shanafelt TD, Kolars JC. Quality of life, burnout, educational debt, and medical knowledge among internal medicine residents. *JAMA* 2011; 306: 952-960.

八、其他资源

Christensen JF. Balance and self-care. *Web-Based Learning Module in doc. com: An Interactive Learning Resource for Healthcare Communication*. American Academy on Communication in Healthcare. http: //doccom. org/. Accessed September 2019.

九、网站

American Medical Student Association. Resources on medical student well-being. http: //www. amsa. org/well/. Accessed September 2019.

Clinician Well-Being Knowledge Hub. https: //nam. edu/ clinicianwellbeing/. Accessed September 2019.

Positive Psychology Center, University of Pennsylvania. https: // ppc. sas. upenn. edu/. Accessed September 2019.